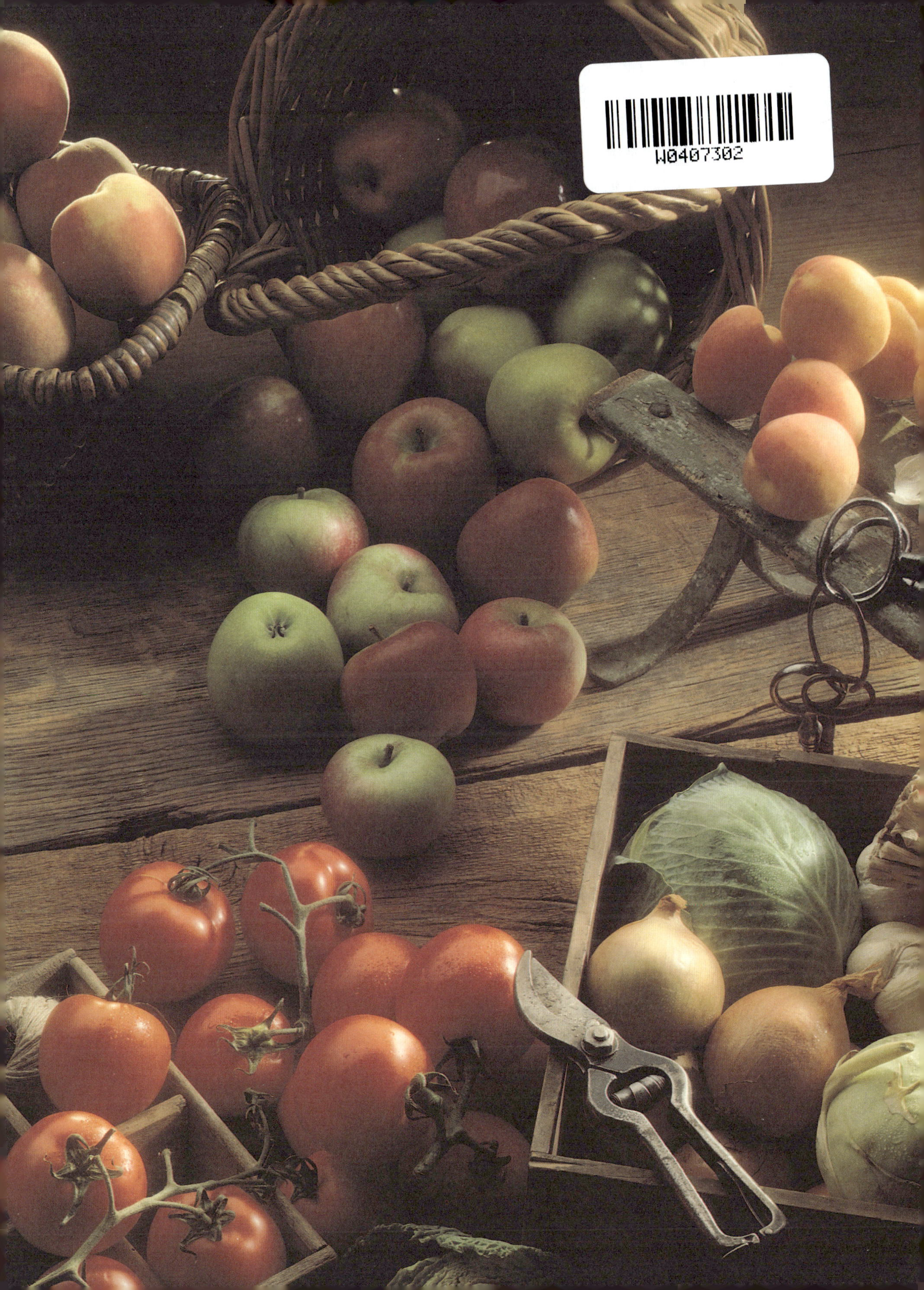
W0407302

€2,50

W49

Nahrung die schadet Nahrung die heilt

Ein ADAC Buch

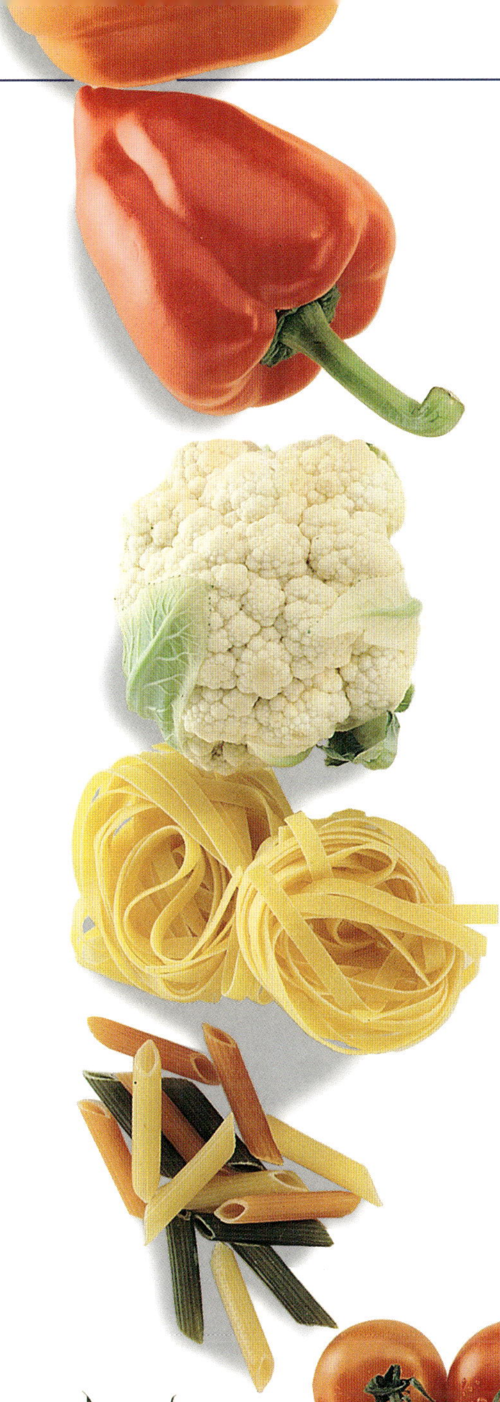

NAHRUNG DIE SCHADET NAHRUNG DIE HEILT

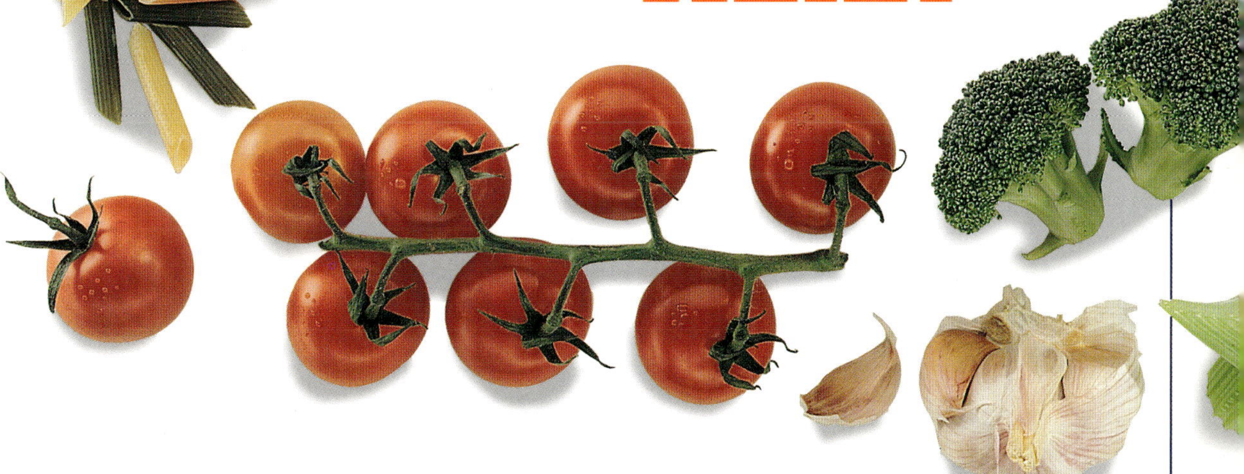

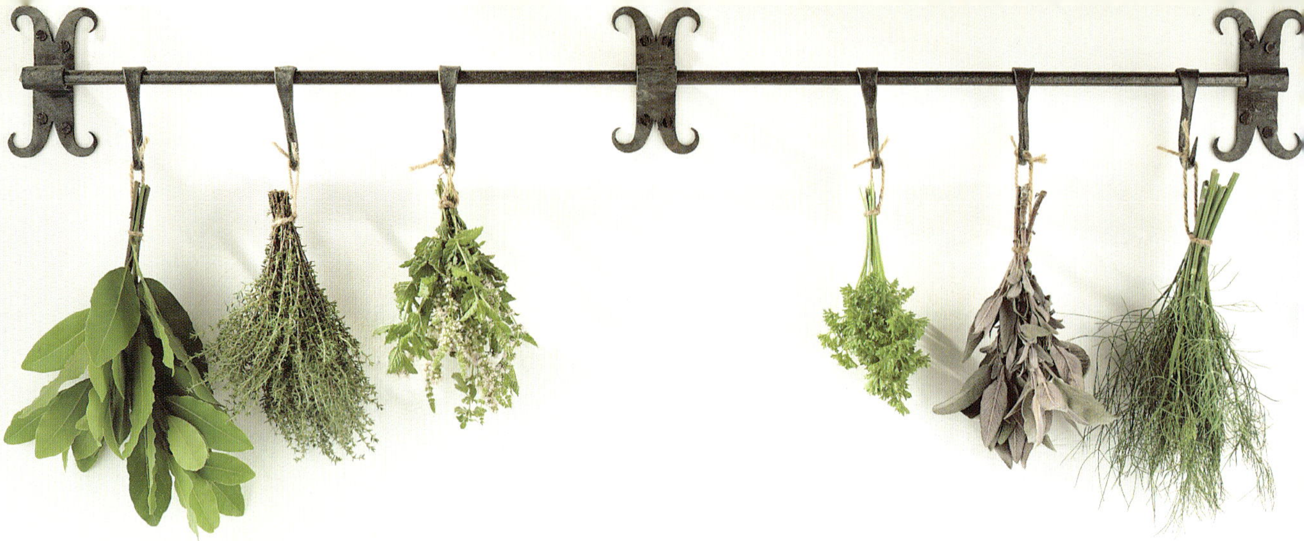

Aktualisierte Sonderausgabe für die ADAC Verlag GmbH, München, 2002

Printed in Germany
ISBN 3-87003-958-2

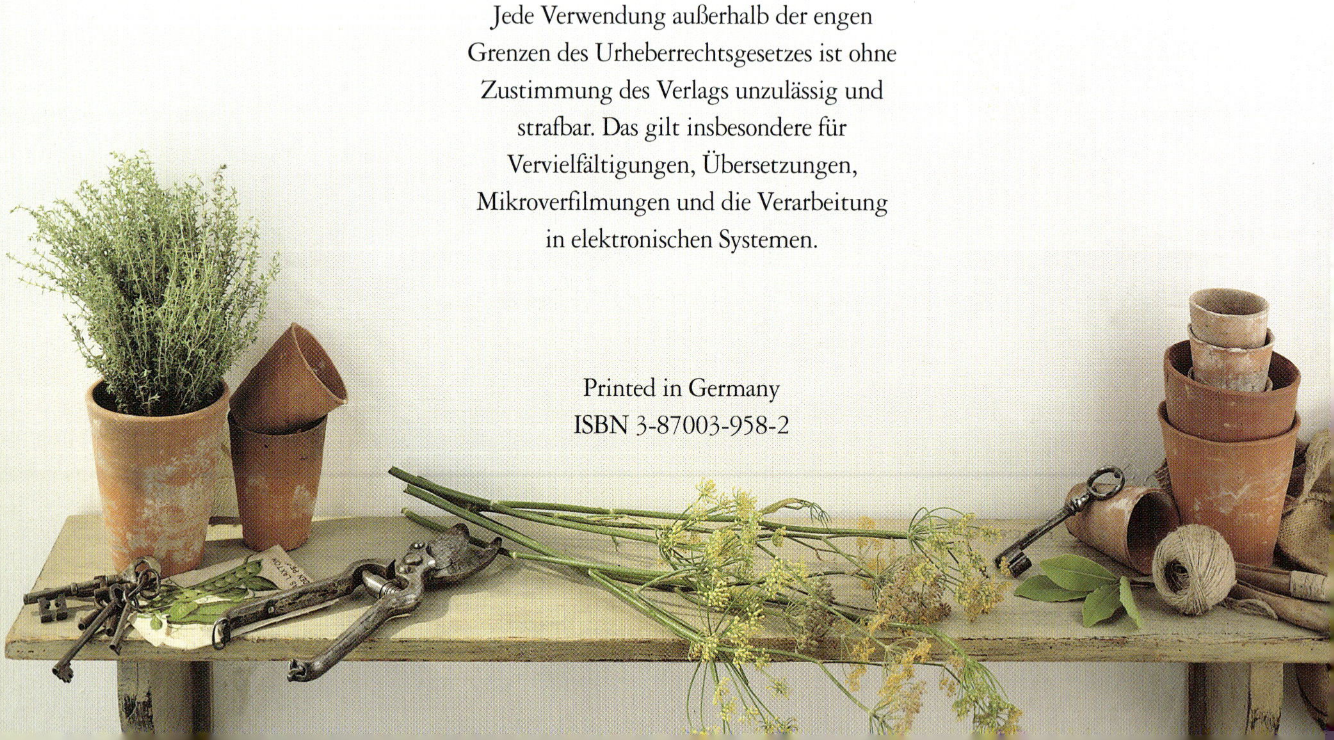

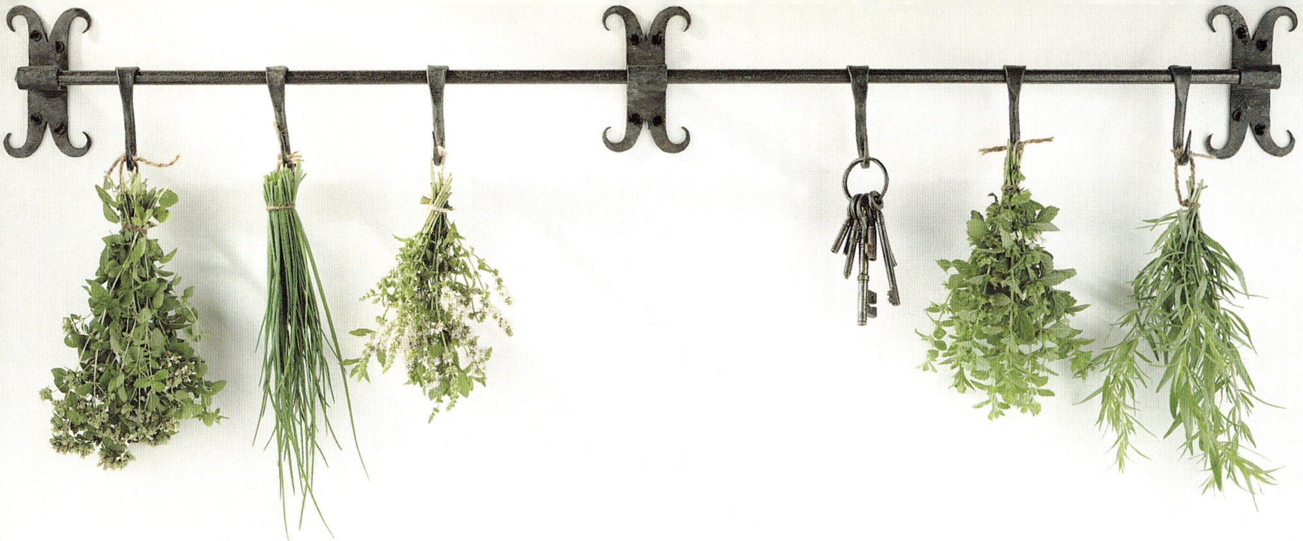

Fachliche Bearbeitung der deutschen Ausgabe:
Professor Dr. med. Hans K. Biesalski

Übertragung aus dem Englischen:
Peter Gillhofer, Birgit Lamerz-Beckschäfer

Redaktion der aktualisierten Neuausgabe:
Cornelia Klaeger
Koordination: Stefan Kuballa
Grafik: Martin Stiegeler
Bildresearch: Ellen Miller
Produktion: Hans-Peter Ullmann,
Margaret Zausmer

Redaktionsdirektorin: Suzanne Koranyi-Esser
Redaktionsleiterin: Dr. Renate Mangold
Art Director: Rudi K. F. Schmidt
Leitung Produktion Buch: Joachim Spillner

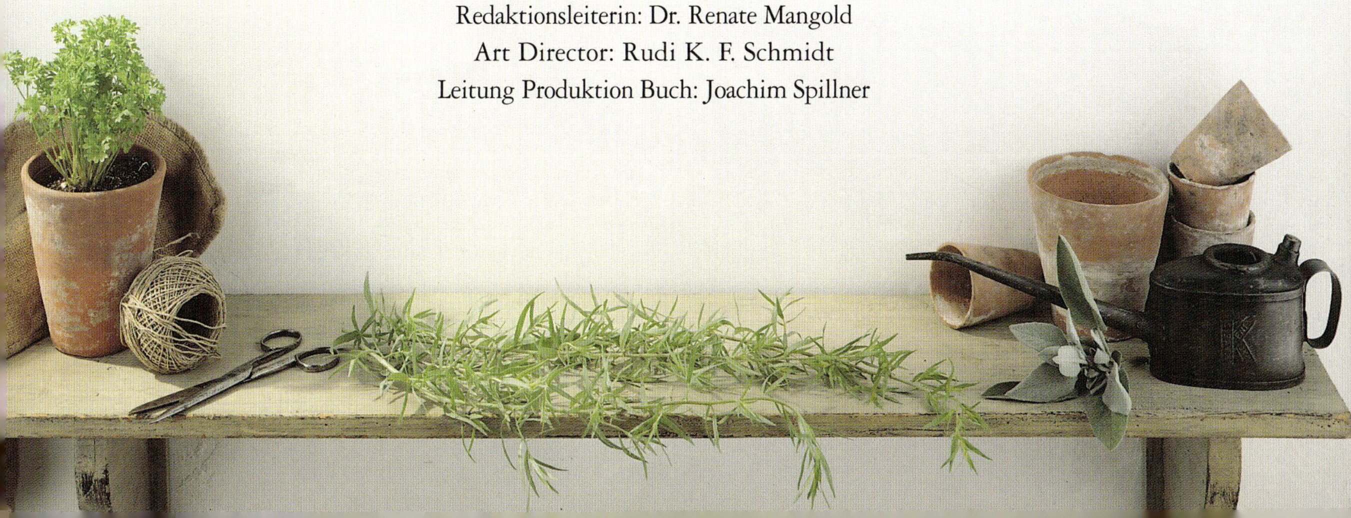

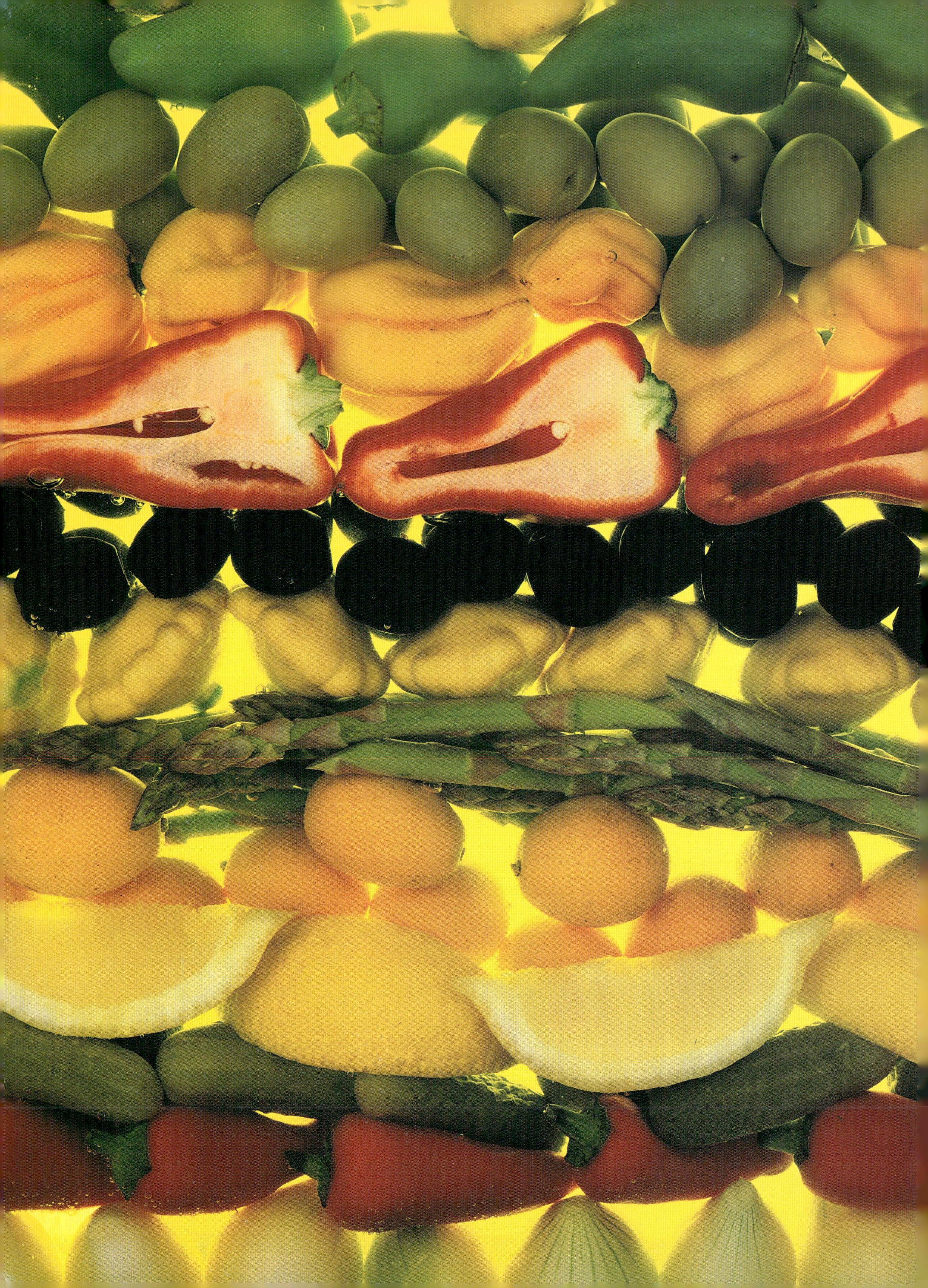

Wie man sich ernährt, so fühlt man sich

Gesundheit und Wohlbefinden hängen zu einem großen Teil davon ab, wie man sich ernährt. Und oft tragen schon kleine Änderungen in den Ernährungsgewohnheiten dazu bei, daß man sich deutlich besser fühlt. Doch was man ißt und wie sich der tägliche Speiseplan zusammensetzt, wirkt sich nicht nur unmittelbar auf die jeweilige Tagesform aus, sondern trägt auch langfristig dazu bei, die Lebensqualität zu steigern sowie Fitneß und Gesundheit bis ins Alter zu erhalten, ja es kann sogar die Spanne des Lebens verlängern. *Nahrung, die schadet – Nahrung, die heilt* sagt Ihnen, welche positiven oder negativen Wirkungen die einzelnen Nahrungsmittel im allgemeinen und bei bestimmten Beschwerden haben können.

Zuverlässige Informationen

Fast täglich hört und liest man neue Schreckensmeldungen über Gesundheitsrisiken, die mit bestimmten Nahrungsmitteln verbunden sein sollen. Der Meinung des einen Experten steht morgen schon wieder die eines anderen gegenüber. Zurück bleibt ein verunsicherter Konsument, der nicht mehr weiß, wem er nun glauben und was er tun soll, um sich so zu ernähren, daß es seiner Gesundheit zuträglich ist. *Nahrung, die schadet – Nahrung, die heilt* bietet klare, zuverlässige Informationen. Es geht auf die wichtigsten Streitpunkte ein und erläutert die Ergebnisse wissenschaftlicher Untersuchungen. Seine Aussagen beruhen auf dem gesammelten Wissen der Ernährungswissenschaftler, Mediziner und Naturheilkundigen. Geordnet von A bis Z behandelt *Nahrung, die schadet – Nahrung, die heilt* die verschiedenen Nahrungsmittel sowie die unterschiedlichen Alltagsbeschwerden und Krankheiten. Es reicht von Akne und Äpfeln über Lebererkrankungen und Lebensmittelzusatzstoffe bis hin zu Zuckerkrankheit und Zwiebeln. Es sagt, welche Vor- und Nachteile mit den einzelnen Nahrungsmitteln verbunden sind; es erklärt, warum man bei den unterschiedlichen Krankheiten und Beschwerden manche Nahrungsmittel verstärkt, andere seltener zu sich nehmen und warum man einige ganz meiden sollte; und es gibt praktischen Rat, wie man sicherstellt, daß man sich ausgewogen ernährt und damit auf Dauer Gesundheit und Wohlbefinden fördert und schützt.

Essen für mehr Gesundheit und Lebensfreude

Die Ernährungswissenschaft ist zwar ein noch recht junges Fachgebiet, dennoch gilt heute als sicher, daß man den meisten Krankheiten mit einer richtigen Ernährung vorbeugen oder deren Symptome zumindest erträglicher machen kann. Die Ernährung spielt eine entscheidende Rolle im Kampf gegen Herzkrankheiten, Krebs und Arthritis und kann helfen, Streß, Schlaflosigkeit und Antriebsschwäche zu überwinden. Richtig essen dient daher nicht nur der Gesundheit, sondern steigert auch allgemein die Leistungsfähigkeit, Energie und Lebensfreude.

ABNEHMEN

Viele REDUKTIONSDIÄTEN versprechen zwar schnelle Erfolge, doch diese sind meist nicht von Dauer. Besser ist es, seine Ernährungsgewohnheiten umzustellen und langsam, aber dauerhaft abzunehmen. Siehe ABNEHMEN OHNE PROBLEME, S. 274.

AIDS

ESSEN SIE VIEL

- *Vollkornprodukte, Obst und Gemüse*
- *Fisch, Fleisch, Leber und Eier*
- *pasteurisierte Milchprodukte*
- *Nüsse*

TRINKEN SIE WENIG

- *Tee, Kaffee und koffeinhaltige Getränke*
- *Alkohol*

MEIDEN SIE

- *nicht ausreichend gekochte Speisen*
- *rohe oder nur wenig gekochte Eier*
- *Fleischpasteten und Meeresfrüchte*
- *Schimmelkäse und nicht pasteurisierte Milchprodukte*
- *ungewaschenes Obst und Salat*

Bis jetzt gibt es noch kein Heilmittel gegen Aids (Abkürzung für englisch *acquired immune deficiency syndrome*, erworbenes Immunschwächesyndrom), doch zumindest kann die Lebensqualität der Patienten durch die Wahl der richtigen Nahrungsmittel verbessert werden. Ebenso können diejenigen, die mit HIV (Abkürzung für englisch *human immunodeficiency virus*, menschliches Immunschwächevirus) infiziert sind, bei denen die Krankheit aber noch nicht ausgebrochen ist, durch eine gezielte Ernährung den späteren Krankheitsverlauf beeinflussen.

Wie der Name schon sagt, ist Aids eine Erkrankung, bei der das Immunsystem des Körpers zusammenbricht, so daß der Betroffene Krankheiten nicht mehr abwehren kann. Erste Anzeichen für den Ausbruch von Aids sind Gewichtsverlust und allgemeine Schwäche. Als weitere Symptome treten geschwollene Lymphdrüsen, HERPES und andere Hauterkrankungen sowie SOOR auf. Im weiteren Verlauf der Krankheit leiden Aidspatienten häufig an Lungenentzündung, Unterernährung sowie an einer Reihe von Krebsarten. Hinzu kommt eine erhöhte Anfälligkeit für bakterielle Infektionen durch Nahrungsmittel wie die Listeriose, die durch weichrindigen Käse und Fleischpasteten ausgelöst werden kann.

Im fortgeschrittenen Stadium der Krankheit leiden viele Aidspatienten an Unterernährung. So tragen u.a. Übelkeit und Erbrechen, DURCHFALL, Entzündungen im Mund, eine geschwächte Nährstoffverwertung, ein veränderter Stoffwechsel und APPETITLOSIGKEIT zu der starken Abmagerung bei. Daher legt man heute bei der Behandlung der ersten Symptome verstärkt Wert auf eine gesunde Ernährung, die Gewichtsverluste zu vermeiden hilft und das Immunsystem stärkt.

Hilfreiche Nahrungsmittel

Da die Medikamente, die HIV-Infizierte und Aidskranke einnehmen müssen, meist auch die Nährstoffaufnahme beeinflussen, sollte man sich an einen Ernährungsexperten wenden, der in Abstimmung mit dem behandelnden Arzt fachkundigen Rat geben kann.

Mangelerscheinungen an bestimmten Nährstoffen, vor allem an den Vitaminen A, B_6 und B_{12}, treten nicht erst auf, wenn Aids ausgebrochen ist, sondern zeigen sich bereits bei HIV-Infizierten. Eine Kost, die Fisch, Leber, Vollmilch und Milchprodukte enthält, kann diese Nährstoffe vermehrt liefern. Vitamin B_{12} und Vitamin A finden sich hauptsächlich in Nahrungsmitteln tierischen Ursprungs, Vitamin B_6 in Vollkornbrot und Nüssen.

DIE APPETITLOSIGKEIT ÜBERWINDEN

Appetitlosigkeit und Übelkeit sind häufige Begleiterscheinungen von Aids. Doch es ist wichtig, daß der Patient pro Tag drei Hauptmahlzeiten und viele nahrhafte Zwischenmahlzeiten zu sich nimmt, um bei Kräften zu bleiben. Wer mit großen Mahlzeiten Schwierigkeiten hat, sollte

- sechs kleine Mahlzeiten pro Tag essen;
- 30 Minuten nach jeder Mahlzeit ein kalorienreiches Getränk zu sich nehmen;
- zwischendurch Nüsse sowie Kerne und Samen knabbern, um ausreichend Energie, Vitamine und Mineralstoffe zu gewinnen.

Wer unter Übelkeit leidet, sollte

- fette oder stark gewürzte Speisen meiden;
- keine sauren Getränke zu sich nehmen;
- vorübergehend auf seine Lieblingsspeisen verzichten, um diese künftig nicht mit der Übelkeit in Verbindung zu bringen und sich damit den Appetit darauf zu verderben.

Fortschreitende Auszehrung ist keineswegs eine unausweichliche Folge von Aids. Untersuchungen haben ergeben, daß der Gewichtsverlust im Verlauf der Krankheit hauptsächlich das Fettgewebe, weniger die Muskelmasse betrifft. Daher empfiehlt man HIV-Infizierten eine Ernährung, die kein Fettgewebe bildet, aber den Körper aufbaut, und rät gleichzeitig zu maßvollen sportlichen Aktivitäten. Eine entsprechende Kost sollte so nahrhaft wie möglich sein und die notwendige Energie liefern. Fette sollten in erster Linie aus Pflanzenölen und Milchprodukten stammen, um eine ausreichende Versorgung mit den Vitaminen D, E und K zu gewährleisten.

Vollkornbrot, Nudeln, Reis, Gerste, Kartoffeln und Mais liefern komplexe Kohlenhydrate und damit lebenswichtige Energie. Mageres Fleisch ist eine wertvolle Eiweißquelle, doch sollte der Eiweißbedarf zu einem großen Teil auch durch Milchprodukte, Nüsse und durch eine Kombination aus Getreideprodukten und Hülsenfrüchten gedeckt werden.

Kampf dem Virus

Vitamine und Mineralstoffe sind starke Verbündete im Kampf gegen das HIV. Die Vitamine B_6, B_{12}, Pantothensäure und Folsäure sind lebenswichtig für die Immunabwehr, ebenso Vitamin A, das in hohem Maß in Leber, Eigelb und vielen Milchprodukten enthalten ist.

Die ANTIOXIDANTIEN Betacarotin, Provitamin A sowie andere Carotinoide (in dunkelgrünem Blattgemüse sowie in gelbem Gemüse und Obst), ferner Vitamin C (in Zitrusfrüchten) und Vitamin E (in kaltgepreßten Pflanzenölen, Nüssen und Avocados) stärken ebenfalls die Immunabwehr. Ebenso gelten die Mineralstoffe Zink, Eisen und Selen als Aktivposten im Kampf gegen das HIV.

Viele HIV-Infizierte und Aidskranke schwören auf eine makrobiotische Ernährung. Oft wirkt sich eine solche Diät allerdings eher negativ aus. Da die Speisen meist kalorienarm sind, muß man mengenmäßig sehr viel essen, um sich ausreichend zu ernähren und nicht an Gewicht zu verlieren. Da Aidspatienten aber häufig an Appetitlosigkeit leiden, fällt es ihnen schwer, diese Mengen zu sich zu nehmen. HIV-Infizierte und Aidspatienten, denen es gelingt, über lange Zeit der Krankheit zu trotzen, verdanken ihr Wohlbefinden möglicherweise der Tatsache, daß sie frühzeitig viel pflanzliche Nahrungsmittel sowie Fisch zu sich genommen haben.

Jeder Patient, der sich im fortgeschrittenen Stadium der Krankheit befindet, sollte ermutigt werden, zu essen, was immer er möchte. Essen sollte stets mit Genuß verbunden sein, und es ist sicher besser, individuelle Eßgewohnheiten zu berücksichtigen, als das Risiko einzugehen, daß der Patient jede Nahrungsaufnahme verweigert.

AKNE

ESSEN SIE VIEL

- *mageres Fleisch, Geflügel und Fisch*
- *Vollkornprodukte, Obst und Gemüse*

ESSEN SIE WENIG

- *Fett*
- *Schokolade und Süßigkeiten*
- *Zucker*
- *salzige Knabbereien*

Rund 85 % aller Teenager leiden unter Akne, häßlichen Pusteln, die sich vor allem im Gesicht, aber auch auf den Schultern sowie auf Brust und Rücken breitmachen. Zucker- und fetthaltige Speisen können die Akne zwar begünstigen, doch die eigentliche Ursache ist die hormonelle Umstellung während der Pubertät.

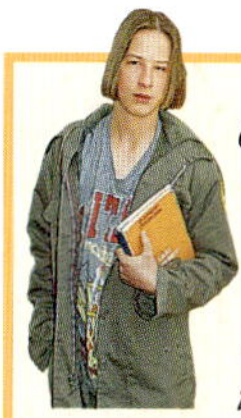

Fallbeispiel

Robert, ein 15jähriger, geselliger Teenager, litt unter Akne und zog sich immer weiter von seiner Umwelt zurück, weil er sich unansehnlich fand. Er glaubte, mit seinen Pusteln im Gesicht nie eine Freundin finden zu können. Er probierte alle möglichen Cremes und verzichtete auf Schokolade, die er sonst mit Begeisterung gegessen hatte – immer in der Hoffnung, die Akne lindern zu können. Eines Tages erzählte ihm ein Freund, daß eine zinkreiche Diät helfen könnte. Robert war zwar skeptisch, probierte sie aber dennoch. Zu seiner Überraschung besserte sich seine Akne. Er hatte endlich ein wirksames Mittel gefunden, und je reiner seine Haut wurde, desto mehr gewann er auch wieder an Selbstbewußtsein.

Obwohl die Ernährung die Hautbeschaffenheit beeinflussen kann, liegen die Ursachen für Hautprobleme sicher weniger in dem, was man ißt, als vielmehr darin, daß man bestimmte wichtige Nährstoffe nicht in ausreichender Menge zu sich nimmt. Wer sich hauptsächlich von Hamburgern, Pommes frites und Süßigkeiten ernährt und häufig zu alkoholischen Getränken greift, leidet zwangsläufig unter einem Mangel an lebenswichtigen Mineralstoffen und Vitaminen.

In jedem Fall sollten Jugendliche, die unter Akne leiden, weniger Süßigkeiten essen sowie auf fette und fritierte Speisen verzichten. Statt dessen sollten sie mehr Vollkornprodukte, mageres Fleisch sowie Obst und Gemüse zu sich nehmen und ihren Fettbedarf durch Pflanzenöle, die mehrfach ungesättigten Fettsäuren liefern, decken.

Akne entsteht, wenn die Talgdrüsen übermäßig Talg produzieren, eine ölige Substanz, die über die Talgdrüsengänge ausgeschieden wird. Bei einer Überproduktion jedoch verstopfen die Talgdrüsengänge, es bildet sich eine klebrige Masse, in der sich Bakterien, die die Haut besiedeln und normalerweise keinen Schaden anrichten, sprunghaft vermehren und eine Entzündung hervorrufen, die oft auch die Talgdrüsen selbst in Mitleidenschaft zieht. Unter der Haut sammelt sich Eiter an, wodurch häßliche Pusteln entstehen, die, wenn sie aufbrechen und schließlich abheilen, Narben und Vertiefungen hinterlassen.

Akne kann erblich bedingt sein, häufig aber sind Streß und eine vermehrte Ausschüttung von Androgenen, männlichen Sexualhormonen, die Ursache. Sie tritt vor allem während der Pubertät auf, und da Jungen einen höheren Androgenspiegel haben, sind sie anfälliger für Akne. Bei Mädchen tritt das Übel hauptsächlich in der Woche vor der Menstruation auf.

Untersuchungen legen die Vermutung nahe, daß ein Zinkmangel die Akne begünstigt. Mageres Fleisch und Geflügelfleisch, Nüsse sowie Körner und Samen sind gesunde Zinklieferanten, und in geringerem Umfang ist das Spurenelement auch in Magermilch und fettarmem Joghurt enthalten. Ferner sorgt Vitamin A für eine gesunde Haut. Es kommt reichlich in Leber und Eiern vor, während sich Betacarotin, das der Körper teilweise in Vitamin A umwandelt, in dunkelgrünem Gemüse, Möhren, Süßkartoffeln sowie in gelben Früchten wie Aprikosen, Mangos und Papayas findet.

Wer unter Akne leidet, sollte dafür sorgen, daß seine Nahrung mehrfach ungesättigte Fettsäuren enthält, die in dem Ruf stehen, der Akne entgegenzuwirken. Gegen Mitesser und fettige Haut helfen die Vitamine des B-Komplexes, die in einer ausgewogenen Kost ausreichend vorhanden sind. Vitamin C wiederum, das Obst und Gemüse liefern, verhindert, daß sich die Entzündungen ausbreiten. Und Vitamin E, das man mit Weizenkeimen, Eiern und kaltgepreßten Pflanzenölen aufnimmt, unterstützt den Heilungsprozeß.

ALGEN

VORTEILE

- *Hervorragende Jodquelle*
- *Liefern viele Mineralstoffe, u. a. Calcium, Kupfer, Eisen, Magnesium, Kalium und Zink*
- *Enthalten Vitamine des B-Komplexes sowie Betacarotin*

NACHTEILE

- *Manche Algensorten enthalten viel Natrium*

In Japan erntet man seit Jahrhunderten Algen aus dem Meer. Wegen ihres Mineralstoffgehalts sind sie ein beliebtes Nahrungsmittel – ein Viertel aller japanischen Speisen enthält in der einen oder anderen Form Algen. Auch in der MAKROBIOTIK spielen sie eine wichtige Rolle. Man kann Algen an den Meeresküsten selbst sammeln (siehe ESSBARE WILDFRÜCHTE), wobei man jedoch darauf achten sollte, daß das Gebiet nicht durch Umweltverschmutzung verseucht ist. Die in den Geschäften angebotenen Speisealgen stammen meist von den Küsten Japans und der Bretagne.

Algen liefern viel Jod, einen Mineralstoff, der wichtig für ein reibungsloses Funktionieren der Schilddrüse ist. Die Schilddrüse produziert Hormone, die den Stoffwechsel und damit Wachstum und Entwicklung im Körper steuern. Ein typisches Anzeichen von Jodmangel ist das Anschwellen der Schilddrüse, der sogenannte Kropf.

Außer Jod liefern Algen auch Eisen und Kupfer, die für die Blutbildung wichtig sind, ferner Magnesium, das Muskeln und Nerven brauchen, um funktionstüchtig zu bleiben, Calcium, das für gesunde Knochen und Zähne sorgt, Kalium, das den Flüssigkeitshaushalt des Körpers im Gleichgewicht hält, sowie Zink, das die körpereigenen Abwehrkräfte stärkt. Außerdem enthalten Algen Vitamine des B-Komplexes und Betacarotin, die pflanzliche Vorform des Vitamin A, wobei die Mengen je nach Algenart unterschiedlich hoch sein können. Betacarotin zählt zu den ANTIOXIDANTIEN, die vor degenerativen Erkrankungen wie Krebs schützen können.

Algen enthalten auch Vitamin B_{12}, das in anderen pflanzlichen Lebensmitteln kaum vorkommt. Allerdings ist bislang noch unklar, ob dieses Vitamin in den Algen biologisch aktiv ist, d. h., ob der Körper es verwerten kann.

Der einzige Nachteil von Algen ist ihr hoher Natriumgehalt. Daher sind sie völlig ungeeignet für den, der eine salzarme Kost einhalten muß.

In der Naturheilkunde gelten Algen als ein Mittel, das verschiedene Beschwerden lindern kann. So sollen Algen VERSTOPFUNG verhindern sowie bei ERKÄLTUNGEN, ARTHRITIS und RHEUMA Erleichterung bringen.

WÜRZEN MIT ALGEN

In Naturkostläden oder Geschäften, die fernöstliche Lebensmittel anbieten, werden Algen in dünnen Platten oder Streifen verkauft. Da sie viel Mineralstoffe enthalten, schmecken Algen von Natur aus salzig.

Mit zerkleinerten Algenstreifen kann man Suppen, Salate und Nudelgerichte würzen und ihnen den Geschmack von frischem Meerwasser verleihen.

ALKOHOL

Bei Alkohol sollte der Grundsatz gelten: nur in Maßen, nie in Massen. Wer ab und zu einmal ein Glas Wein oder Bier trinkt, geht sicher kein Gesundheitsrisiko ein. Übermäßiger Alkoholgenuß jedoch hat in jedem Fall negative Folgen. Siehe GERINGER NUTZEN – GROSSE GEFAHR, S. 14.

ALKOHOLFREIE GETRÄNKE

VORTEILE

- *Isotonische Getränke ersetzen rasch den Flüssigkeits- und Energieverlust nach körperlicher Anstrengung*

NACHTEILE

- *Häufig hoher Zuckergehalt*
- *Greifen den Zahnschmelz an*
- *Hoher Koffeingehalt bei Colagetränken*

Die meisten gesüßten alkoholfreien Getränke liefern zwar Energie, aber keine Nährstoffe. So enthält eine normale 0,33-l-Büchse eines Colagetränks etwa 7 TL Zucker – eine Fülle an wertlosen Kalorien, die nur Gewichtsprobleme und Zahnerkrankungen verursachen. Inzwischen gibt es jedoch eine Reihe von Getränken, die zuckerfrei und damit kalorienarm sind. Ferner gibt es sogenannte isotonische Getränke, die vor allem für Sportler bestimmt sind und die nicht nur Energie liefern, sondern auch Elektrolyte (Mineralstoffe wie Natrium, Magnesium, Kalium und Chlorid) ersetzen, die der Körper beim Schwitzen verloren hat. Isotonische Getränke enthalten ebenfalls etwa 5 % Zucker, der bewirkt, daß der Körper die Flüssigkeit schneller aufnimmt.

Versteckter Zucker

200 ml Getränk	kJ/ kcal	Zucker in g
Cola	370/88	21
Cola light	4/1	0,06
Limonaden und Fruchtsaftgetränke	412/98	11,2
Kalorienarme Limonaden	100/24	2
Tonic water	200/50	11,4
Isotonische Getränke	255/60	15

Limonaden und Fruchtsäfte

Das erste Colagetränk wurde 1886 von John Styth Pemberton, einem Apotheker in Atlanta, erfunden. Er verkaufte seine Mischung aus Kokablättern, Kolanüssen, Koffein und Wasser als Mittel gegen Kopfschmerzen und Kater. Die heutigen Colagetränke enthalten zwar keinen Kokaextrakt mehr, aber immer noch Koffein, und zwar in einer Menge, die einem Drittel einer Tasse Kaffee entspricht.

Der Zuckergehalt in Limonaden und Fruchtsaftgetränken kann bis zu 4 TL pro Glas reichen. Dieser Zucker wird im Mund durch Bakterien aufgespalten, so daß Säuren entstehen, die den Zahnschmelz angreifen. Aber auch die in ungesüßten Fruchtsaftgetränken enthaltenen Säuren können die Zähne schädigen. Daher sollte man Limonaden und Fruchtsaftgetränke möglichst nur zu den Mahlzeiten zu sich nehmen und anschließend auf jeden Fall die Zähne putzen.

Mit Süßstoff statt Zucker versetzte

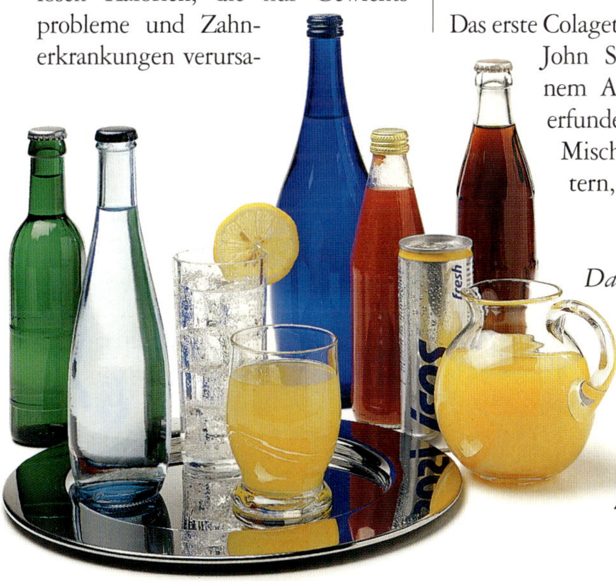

Durstlöscher
Das Angebot an alkoholfreien Getränken ist heute größer denn je. Allerdings enthalten viele Limonaden und Fruchtsäfte Zucker, der den Zahnschmelz angreift.

WUSSTEN SIE, DASS ...

- jeder Mitteleuropäer jährlich rund 130 l Erfrischungsgetränke und Fruchtsäfte zu sich nimmt?
- Asa Candler das Rezept für Coca-Cola 1891 für nur 2300 Dollar erwarb? Kaum 30 Jahre später verkaufte die Candler-Familie die Coca-Cola Company an Ernest Woodruff für 25 Millionen Dollar.
- die Blätter des südamerikanischen Kokastrauchs, die früher in Coca-Cola enthalten waren, Ausgangsstoff für Kokain sind und anregend wirken, aber auch Hunger und Durst lindern? Heute beruht die anregende Wirkung der Colagetränke nur auf dem Koffein.
- Caleb D. Bradham 1898 Pepsi Cola als Arzneimittel gegen Verdauungsstörungen entwickelt hat? Der medizinische Fachausdruck für Verdauungsstörungen lautet Dyspepsie und gab dem Getränk den Namen.

Getränke sind kalorienarm. Sie führen also weder zu Übergewicht, noch schädigen sie die Zähne und können auch von Diabetikern unbesorgt getrunken werden.

Gefahren für Allergiker

Einige Lebensmittelzusatzstoffe, die in alkoholfreien Getränken enthalten sein können, z. B. die Farbstoffe Gelborange (E 110) und Tartrazin (E 102) in Zitronen- oder Orangenlimonade, stehen in dem Verdacht, bei manchen Menschen allergische Reaktionen hervorzurufen. Die Symptome sind oft unspezifisch und können von Hautausschlägen über Magenverstimmungen bis zu Atemproblemen reichen.

ALLERGIEN

Wenn der Körper eine Substanz als schädlich einstuft, setzt er ein ganzes Arsenal von Abwehrmechanismen ein, um sie zu bekämpfen. Oft irrt er sich aber auch und reagiert abwehrend auf Stoffe, die völlig harmlos sind. Die Folge sind allergische Reaktionen, die von Schnupfen und Niesen über Hautausschläge bis zu Asthmaanfällen reichen können. Siehe FALSCHER ALARM MIT FOLGEN, S. 20.

ALTER UND ERNÄHRUNG

Zwar braucht der Körper im Alter weniger Energie, doch der Nährstoffbedarf bleibt zumindest genauso hoch wie in jüngeren Jahren. Daher ist es nach wie vor wichtig, sich ausgewogen und vielseitig zu ernähren und darauf zu achten, daß dem Körper alle Nährstoffe, die er braucht, ausreichend zugeführt werden. Siehe FIT UND GESUND IM RUHESTAND, S. 32.

ALZHEIMER-KRANKHEIT

ESSEN SIE VIEL

- *Kartoffeln, Obst und dunkelgrünes Gemüse*
- *Getreideprodukte, Keimlinge und Pflanzenöle*

ESSEN SIE WENIG

- *magensäureverringernde Verdauungstabletten*

MEIDEN SIE

- *zinkhaltige Nahrungsmittel wie Meeresfrüchte und Innereien*
- *die Zubereitung von säurehaltigen Nahrungsmitteln in Aluminiumkochtöpfen*
- *den Lebensmittelzusatzstoff E 541 (Natriumaluminiumphosphat)*
- *übermäßigen Alkoholgenuß*

Mit Hilfe der Computertomographie kann man heute eindeutig feststellen, ob jemand unter Alzheimer-Krankheit oder an einer anderen Gehirnerkrankung leidet. Kennzeichen der Alzheimer-Krankheit ist eine organisch bedingte, fortschreitende Zerstörung der Nervenzellen im Gehirn, die zum Verlust der Geistesfunktionen führt.

Zwar kann die Alzheimer-Krankheit bereits zwischen dem 40. und 50. Lebensjahr auftreten, in der Regel aber sind vor allem ältere Menschen davon betroffen. Kennzeichnend für diese Krankheit sind zunehmende geistige Verwirrung, Gedächtnisschwund und Apathie. In der Anfangsphase treten bei den Patienten häufig auch schwere Depressionen auf.

Zunächst scheinen die Geistesfunktionen, vor allem das Kurzzeitgedächtnis, nur leicht beeinträchtigt, doch können sich die Symptome zunehmend verschlimmern, so daß der Patient unfähig wird, für sich selbst zu sorgen. Er kann dann komplexere oder abstrakte Gedankengänge nicht mehr nachvollziehen, erkennt Familienangehörige oder seine vertraute Umgebung nicht mehr und vergißt kurz zurückliegende Ereignisse, während er sich an Geschehnisse, die lange zurückliegen, oft noch deutlich erinnert. In welchem Tempo die Krankheit fortschreitet, kann man meist nicht vorhersagen.

Ratschläge für Angehörige

Besonders schrecklich und deprimierend wirkt die Krankheit auf die Angehörigen, die mit ansehen müssen, wie ihnen ein vertrauter Mensch zunehmend entgleitet. Häufig können die Angehörigen nur versuchen, soviel an Lebensqualität wie nur möglich aufrechtzuerhalten und für eine hochwertige Ernährung des Patienten zu sorgen. Da es der Krankheitsverlauf mit sich bringt, daß der Patient wenig Appetit hat und nicht mehr in der Lage

Nahrung, die hilft

Gemüse Vor allen dunkelgrünes und orangefarbenes Gemüse enthält viel Carotinoide.

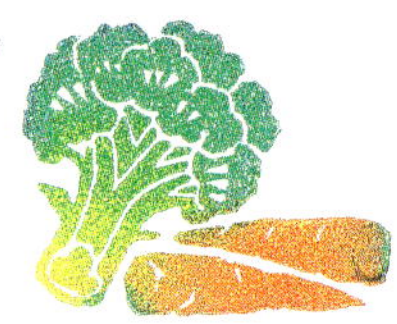

Weizenkeim- und Sonnenblumenöl liefern viel Vitamin E, ein wertvolles Antioxidans.

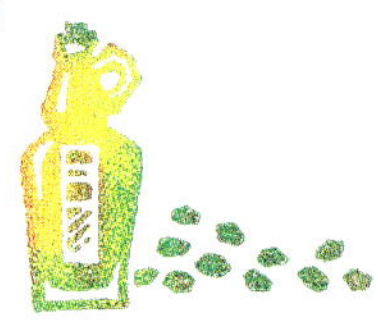

Zitrusfrüchte Sie versorgen mit Vitamin C, das Schädigungen durch die freien Radikale entgegenwirkt.

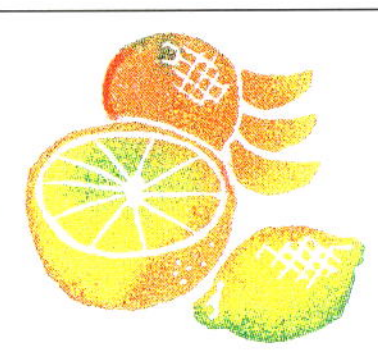

Kartoffeln sind eine Quelle für das Koenzym Q 10 und liefern obendrein komplexe Kohlenhydrate.

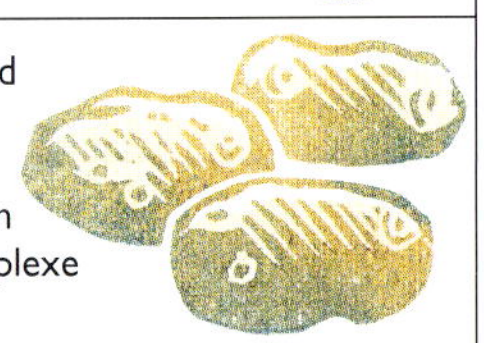

ist, sich selbst um sein Wohlergehen zu kümmern, ist das Risiko sehr groß, daß Mangelerscheinungen auftreten. Untersuchungen haben ergeben, daß sich zusätzliche Gaben an Vitamin B_{12}, C, D und E sowie an Betacarotin und Folsäure positiv auswirken. Vor allem die ANTIOXIDANTIEN Betacarotin sowie die Vitamine C und E sollten reichlich zugeführt werden. In manchen Fällen scheint das Koenzym Q 10 hilfreich zu sein, das der Körper normalerweise selbst ausreichend bildet. Es ist z. B. in Spinat, Kartoffeln und Sojabohnen enthalten.

Bedenken sollte man auch, daß es dem Betroffenen mit fortschreitender Krankheit immer schwerer fällt, ein Besteck zu handhaben. Daher sollte man die Mahlzeiten möglichst so zubereiten, daß der Patient sie ohne große Anstrengung zu sich nehmen kann.

Mögliche Ursachen

Die Ursachen der Alzheimer-Krankheit sind noch nicht vollständig geklärt. Genetische Faktoren scheinen teilweise eine Rolle zu spielen. In der Diskussion ist ferner, daß eine unzureichende Versorgung mit Antioxidantien für die Entwicklung der Alzheimer-Krankheit verantwortlich ist. Dabei lagern sich Eiweißstrukturen im Gehirn aneinander und verkleben. Begünstigt wird der Prozeß durch die FREIEN RADIKALE. Immer wieder diskutiert wird auch, ob und wieweit Aluminium an der Entstehung und am Verlauf der Krankheit beteiligt ist, da man Aluminiumablagerungen auf den zerstörten Zellstrukturen im Gehirn von Alzheimerpatienten gefunden hat.

Es scheint daher ratsam, alle Nahrungsmittel und Zubereitungsmethoden zu meiden, die dazu führen, daß Aluminium verstärkt aufgenommen wird. Man sollte säurehaltige Nahrungsmittel wie Rhabarber, Obst oder Tomaten nicht in Aluminiumtöpfen kochen, da die Säure mit dem Metall reagiert und auf diese Weise Aluminium in das Essen gelangt.

Bei abgepacktem Kuchen und Gebäck sollte man die Etiketten sehr genau lesen. Den als Backtriebmittel verwendeten Zusatzstoff E 541 (Natriumaluminiumphosphat) sollte man unbedingt meiden. Gleiches gilt für magensäureverringernde Medikamente mit einem hohen Anteil an Aluminiumhydroxid.

Ferner sollte man darauf achten, daß der Patient ausreichend mit Antioxidantien versorgt wird, die man vor allem aus Obst und Gemüse gewinnt. Getreideprodukte und Pflanzenöle liefern Vitamin E, das ebenfalls zu den antioxidativen Vitaminen zählt.

ANANAS

VORTEILE

▶ *Liefert Vitamin C*

NACHTEILE

▶ *Kann allergische Reaktionen auslösen*

Nicht zu Unrecht schreibt die Volksmedizin der Ananas heilende Wirkung zu, obwohl die Frucht nur wenig verwertbare Nährstoffe bietet. 100 g Fruchtfleisch können zwar ein Drittel des Tagesbedarfs an Vitamin C decken, enthalten aber ansonsten kaum Vitamine und Mineralstoffe.

Ananas reifen nach der Ernte nicht mehr nach. Ob eine Frucht reif ist, erkennt man daran, daß sie im Verhältnis zu ihrer Größe schwer ist, frische grüne Blätter hat und stark duftet.

Die Macht der Ananas

Das Interesse der Wissenschaftler weckt vor allem ein eiweißspaltendes Verdauungsenzym namens Bromelain, das in der frischen Frucht enthalten ist. Die Wirkung dieses Enzyms ist so

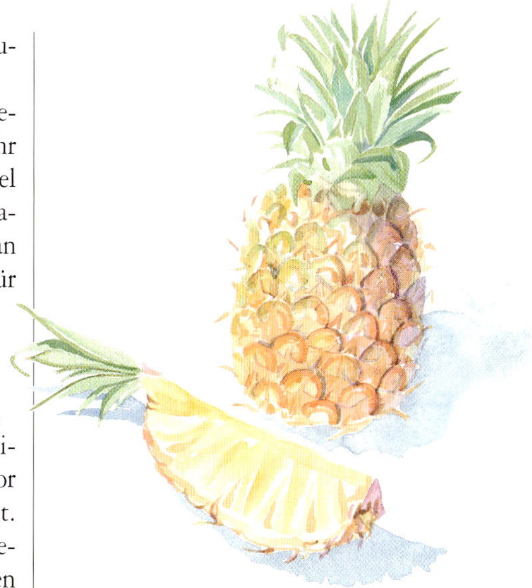

stark, daß Menschen, die auf Ananasplantagen arbeiten, Schutzkleidung tragen müssen, um Hautschäden zu vermeiden. Die Medizin macht sich diese Wirkung seit 1957 zunutze, indem sie Bromelain in Tablettenform bei Patienten mit gestörter Eiweißverdauung einsetzt.

Es gibt aber noch andere medizinische Anwendungsmöglichkeiten für Bromelain. Da es zur Auflösung von Blutgerinnseln beitragen soll, wird es häufig bei koronaren HERZERKRANKUNGEN verordnet. Ferner gibt es Hinweise, daß Bromelain die Wirkung von Antibiotika unterstützt und hilft, verstopfte Nasennebenhöhlen zu befreien sowie Harnwegsinfektionen zu bekämpfen. Außerdem setzt man Bromelain als Entzündungshemmer bei ARTHRITIS ein. Da es die Gewebeneubildung beschleunigt, behandelt man damit auch Sportverletzungen.

Beim Konservieren bleibt zwar der Vitamin-C-Gehalt der Frucht weitgehend erhalten, doch der Wirkstoff Bromelain wird zerstört. Ananas, die im eigenen Saft eingelegt ist, liefert nicht mehr Energie als die frische Frucht (240 kJ bzw. 60 kcal pro 100 g). Bei empfindlichen Menschen kann frische Ananas allerdings allergische Reaktionen auslösen.

Geringer Nutzen – Grosse Gefahr

Maßvoller Alkoholgenuß kann durchaus der Gesundheit dienen. Doch die Gefahr, das Maß zu überschreiten, ist sehr groß. Und je öfter das geschieht, desto schwerwiegender sind die Folgen.

Sofern man alkoholische Getränke in Maßen zu sich nimmt, können sie die Gesundheit positiv beeinflussen. Übermäßiger Alkoholgenuß und Alkoholmißbrauch jedoch führen unweigerlich zu schweren gesundheitlichen Schäden.

Ethylalkohol (Ethanol), der wichtigste Wirkstoff alkoholischer Getränke, entsteht, wenn Stärke oder Zucker mit Hilfe von Hefe vergärt.

VORTEILE

- *Mäßiger Rotweingenuß senkt bei älteren Menschen das Risiko für koronare Herzerkrankungen*
- *Weißwein senkt den Blutzuckerspiegel*
- *Alkohol kann gute Laune verstärken*

NACHTEILE

- *Alkohol kann ein Stimmungstief verschärfen und Aggressionen auslösen*
- *Schädlich während der Schwangerschaft*
- *Schädlich in Verbindung mit bestimmten Arzneimitteln*
- *Kann einen Kater verursachen*
- *Übermäßiger Konsum erhöht das Risiko, an Krebs zu erkranken*
- *Ein Rausch kann Gichtanfälle, eine Entzündung der Bauchspeicheldrüse und einen Herzinfarkt begünstigen*
- *Ständiger Mißbrauch führt zu Leberschäden*

Andere Stoffe, die bei diesem Prozeß ebenfalls gebildet werden, geben dem jeweiligen Getränk sein spezifisches Aroma, sind gleichzeitig aber auch die Ursache der typischen Symptome eines Katers. So lösen z.B. die Polyphenole in Rotwein bei manchen Menschen MIGRÄNE aus. Andererseits sind es gerade diese Polyphenole, denen eine gesundheitsfördernde Wirkung nachgesagt wird.

Rotwein senkt zwar nicht, wie vielfach behauptet, den Cholesterinspiegel, erhöht aber den Anteil antioxidativer Verbindungen im Blut, wodurch einer ARTERIENVERKALKUNG vorgebeugt werden kann. Außerdem verringert Rotwein die Gefahr, daß sich Blutgerinnsel bilden.

Alkohol liefert kaum Vitamine und Mineralstoffe, dafür aber viel Energie, die umgehend an das Blut abgegeben wird. Darum rufen alkoholische Getränke, in größeren Mengen aufgenommen, ein Sättigungsgefühl hervor, so daß man auf andere nährstoffreiche Lebensmittel keinen Appetit mehr hat. Wer also fast buchstäblich nur vom Alkohol lebt, riskiert schwere Mangelerscheinungen.

Alkoholmißbrauch greift darüber hinaus die Leber an und schränkt ihre Fähigkeit ein, fettlösliche Vitamine zu speichern und Eiweiß zu verarbeiten. Außerdem trägt Alkohol zu Übergewicht und Fettleibigkeit bei.

Wenn man über die ganze Woche verteilt mäßig Alkohol trinkt, strengt das die Leber weniger an, als wenn man nur gelegentlich, dafür aber dann um so heftiger über die Stränge schlägt. Dieses sogenannte Quartalstrinken kann Gichtanfälle und eine akute Entzündung der Bauchspeicheldrüse her-

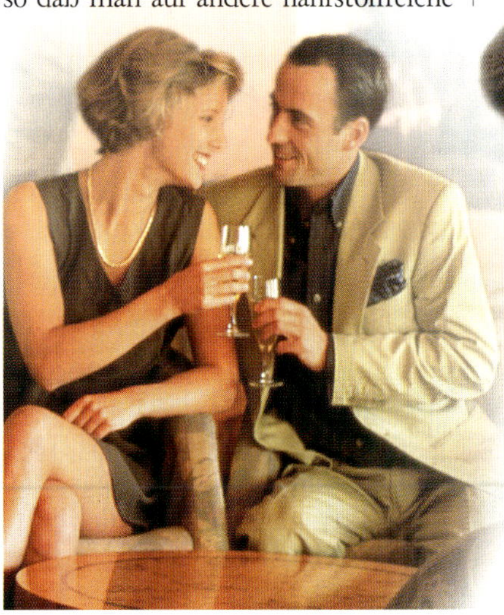

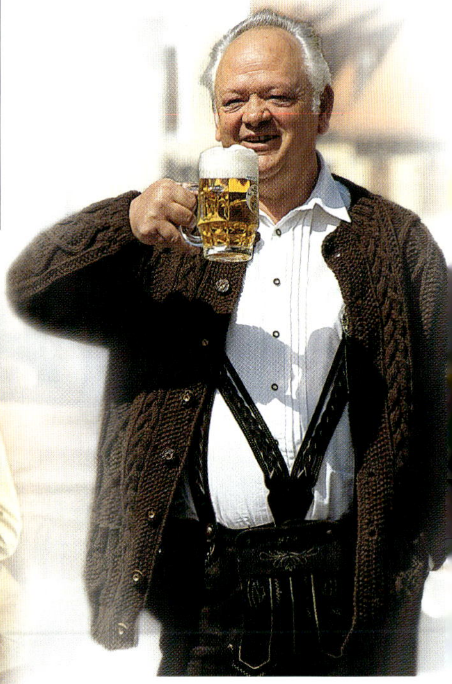

Wann man den Alkoholkonsum bremsen sollte

Spirituosen, Bier und Wein enthalten Alkohol in unterschiedlicher Konzentration. Die Übersichtstabelle hilft zu berechnen, wieviel man täglich trinken darf, ohne gesundheitliche Schäden zu riskieren. Bedenken sollte man auch immer, daß Alkohol Energie liefert. Das ist vor allem wichtig für Menschen, die auf ihr Gewicht achten müssen.

Getränk	Alkohol pro Glas in g	Maximaler täglicher Konsum		Alkohol Vol.-%	Energie pro Glas (kJ/kcal)
		Männer 40 g	Frauen 20 g		
SPIRITUOSEN					
1 Glas = 2 cl	6	6–7 Gläser	3 Gläser	40	210/50
SHERRY ODER PORTWEIN					
1 Glas = 5 cl	7	5–6 Gläser	3 Gläser	20	250–294/60–70
WEIN					
Weißwein 1 Glas = 0,25 l	16	2–3 Gläser	1–2 Gläser	10	630/150
Rotwein 1 Glas = 0,25 l	22	2 Gläser	1 Glas	14	840/200
SEKT, CHAMPAGNER					
1 Glas = 0,1 l	9,5	4 Gläser	2 Gläser	12	335/80
BIER					
Kleines Pils 1 Glas = 0,2 l	6,5	6 Gläser	3 Gläser	4	420/100
Bock-/Starkbier 1 Glas = 0,2 l	11	3–4 Gläser	2 Gläser	16	610/145

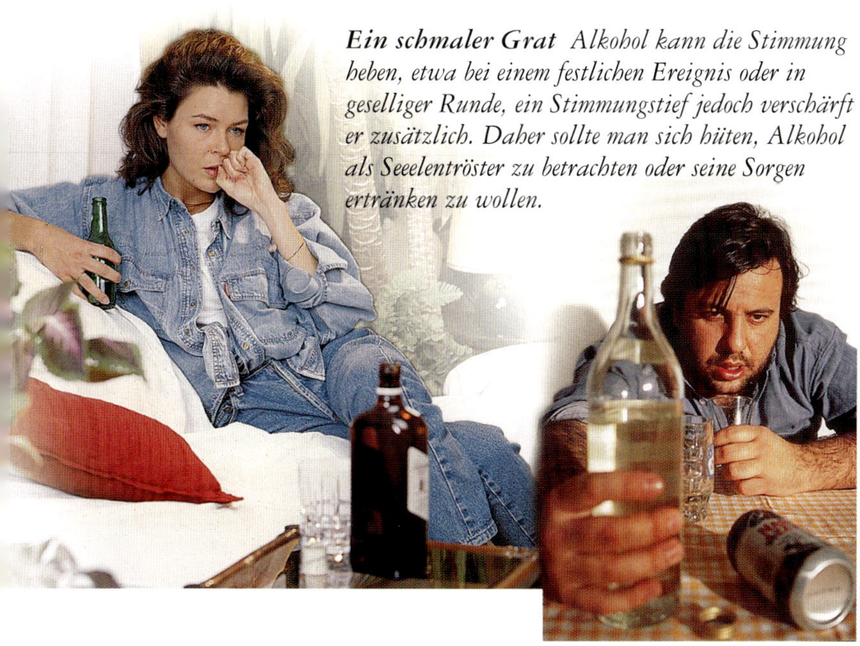

Ein schmaler Grat *Alkohol kann die Stimmung heben, etwa bei einem festlichen Ereignis oder in geselliger Runde, ein Stimmungstief jedoch verschärft er zusätzlich. Daher sollte man sich hüten, Alkohol als Seelentröster zu betrachten oder seine Sorgen ertränken zu wollen.*

vorrufen. Ferner kann es Herzrhythmusstörungen auslösen, die selbst nach Tagen und Wochen noch zu einem alkoholbedingten Herzversagen führen können. Auch wer nur mäßig, aber regelmäßig zu alkoholischen Getränken greift, sollte mindestens 1–2 Tage in der Woche auf Alkohol verzichten, damit der Körper sich erholen kann.

Wann ist schon ein Glas zuviel?

Frauen bauen Alkohol langsamer ab als Männer, da die weibliche Leber kleiner ist. Aber auch je nach Volkszugehörigkeit gibt es Unterschiede, mit welcher Geschwindigkeit einzelne Enzyme den Alkohol aufspalten und abbauen. Beispielsweise vertragen viele Japaner

Alkohol überhaupt nicht, weil ihnen ein entsprechendes Enzym fehlt.

Doch abgesehen davon, ob jemand generell viel oder wenig Alkohol verträgt, gibt es für jeden Momente, in denen schon ein Glas zuviel sein kann – z. B. wenn man Maschinen bedient oder Medikamente einnimmt.

Auch Frauen, die schwanger sind, sollten auf Alkohol verzichten. Ein Alkoholkonsum von 40 g und mehr pro Tag während der Schwangerschaft kann den Fetus schädigen, zu Mißbildungen führen und das typische Alkoholsyndrom des Neugeborenen zur Folge haben. Solche Babys haben Untergewicht, ein charakteristisch flaches Gesicht, oft eine Gaumenspalte und entwickeln sich geistig und körperlich langsamer. Vor allem während der ersten drei Schwangerschaftsmonate sollte Alkohol für jede Frau tabu sein. Danach birgt ein gelegentliches Glas Bier oder Wein kein Risiko mehr.

Die Reaktion des Körpers

Wenn man ein alkoholisches Getränk zu sich nimmt, dauert es 15–90 Minuten, bis der Alkohol über die Magenschleimhaut in die Blutbahn gelangt. Die Geschwindigkeit ist u.a. abhängig davon, ob man auf nüchternen Magen, während oder nach dem Essen Alkohol trinkt. Ein voller Magen wirkt wie Löschpapier, das den Alkohol aufsaugt und auf diese Weise den Prozeß verlangsamt, bei dem der Alkohol an die Blutbahn abgegeben wird.

Eine weitere Rolle spielt die Art des Getränks. So werden Getränke mit 20–30 Vol.-% Alkohol am schnellsten aufgenommen, während stärker konzentrierte Alkoholika die Magenschleimhaut reizen und daher langsamer absorbiert werden. Beschleunigt wird der Prozeß, wenn das jeweilige Getränk Kohlensäure enthält, wie Sekt, Schorlen und Mixgetränke mit Sodawasser oder Tonic water. Die Kohlensäure wirbelt die Alkoholmoleküle auf und bringt sie dadurch schneller in Berührung mit den Zellen der Magenschleimhaut.

Sobald der Alkohol im Blut gelöst ist, wird ein Teil davon über die Lunge an die Luft abgegeben. Auf dieser Tatsache basiert die Funktionsweise der Pusteröhrchen, mit deren Hilfe die Polizei feststellen kann, wieviel Alkohol jemand zu sich genommen hat. Über die Lunge wird jedoch nur ein

WUSSTEN SIE, DASS ...

- manche Menschen bei der Frage des Arztes nach ihren Trinkgewohnheiten ihren Alkoholkonsum um bis zu 50 % herunterspielen?
- es ebenso gefährlich ist, mit einem Kater Auto zu fahren wie sich betrunken hinter das Steuer zu setzen? Die Fahrtüchtigkeit kann bis zu 20 % herabgesetzt sein, auch wenn kein Alkohol mehr im Blut nachzuweisen ist.
- Hopfen, der dem Bier sein bitteres Aroma verleiht und zur Konservierung beiträgt, botanisch mit Cannabis verwandt ist, aus dem Haschisch gewonnen wird?

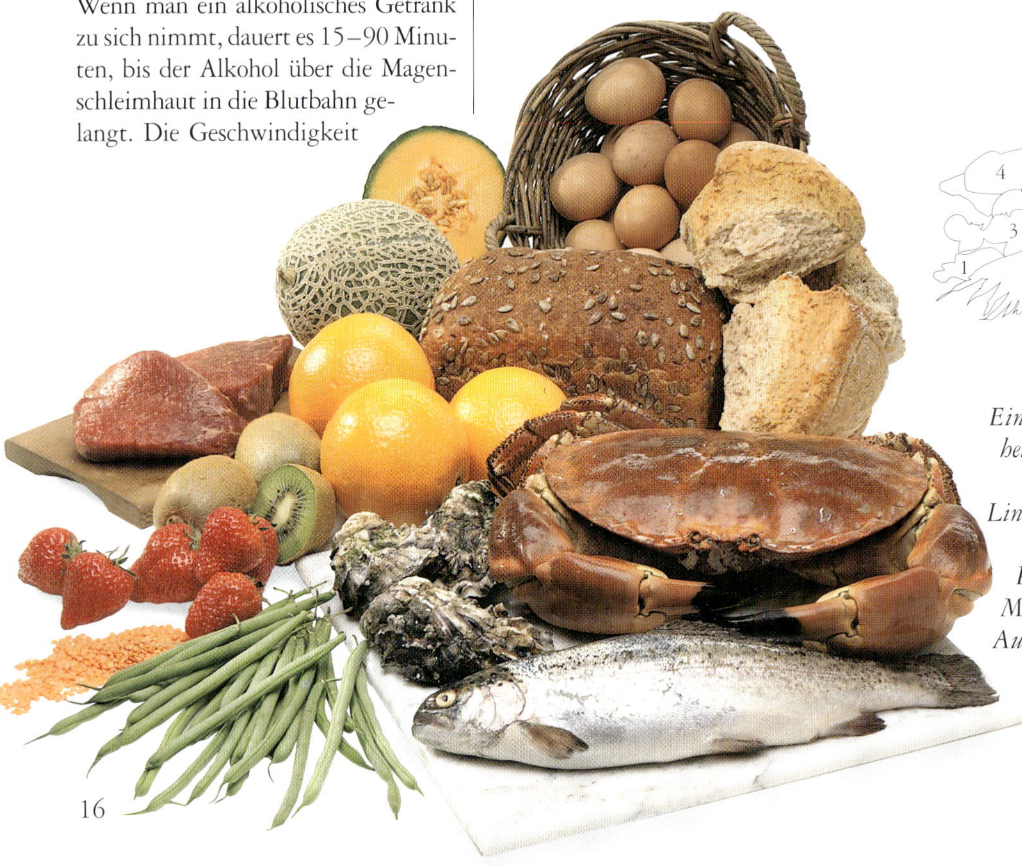

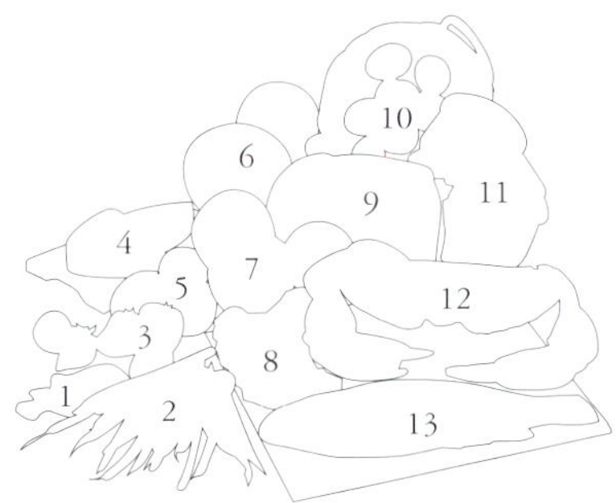

Das Risiko verringern
Eine gesunde Ernährung kann helfen, die Leber vor schweren Schäden zu bewahren: Linsen (1), grüne Bohnen (2), Erdbeeren (3), mageres Rindfleisch (4), Kiwis (5), Melonen (6), Apfelsinen (7), Austern (8), Vollkornbrot (9) und -brötchen (11), Eier (10), Krustentiere (12), Forelle (13).

sehr kleiner Teil Alkohol ausgeschieden; das meiste muß von der Leber abgebaut werden. Bei Menschen, die sehr viel Alkohol trinken, ist die Leber bald überlastet. Die Folge sind krankhafte Veränderungen bis hin zur LEBERZIRRHOSE, bei der das Gewebe zerstört wird und die Leber ihre Funktionsfähigkeit einbüßt.

Die Leber braucht etwa 1 Stunde, um eine Alkoholeinheit von 8 g abzubauen. Wenn man also 3 l Bier oder zwei Flaschen Wein trinkt, enthält das Blut auch nach 8 Stunden Schlaf noch immer so viel Alkohol, daß man damit über der gesetzlichen Promillegrenze für Autofahrer liegt.

Zwar reagiert jeder Mensch anders auf Alkohol, doch meist beschleunigt sich schon nach geringen Mengen die Herzfrequenz, und es wird vermehrt Magensäure gebildet. Geistige Abläufe funktionieren zunächst noch normal, aber das Reaktionsvermögen ist bereits eingeschränkt.

Trinkt man weiter, fällt die Koordination merklich schwerer. Die Aussprache wird undeutlich, die Bewegungen sind unbeholfen, und das Schmerzempfinden ist abgeschwächt. Am besten beugt man dem jetzt unausweichlichen Kater vor, indem man vor dem Schlafengehen viel Wasser trinkt.

Wer als Mann täglich mehr als 40 g oder als Frau mehr als 20 g Alkohol zu sich nimmt, muß langfristig mit gesundheitlichen Schäden rechnen. Jeder fünfte schwere Trinker erkrankt an Leberzirrhose, und etwa jeder fünfte Zirrhosepatient stirbt an Leberkrebs. Außerdem kann regelmäßiger Alkoholkonsum Krebserkrankungen in Mund, Rachen, Speiseröhre und Magen begünstigen und die Entstehung von Brust- und Dickdarmkrebs fördern. Alkoholmißbrauch bewirkt überdies BLUTHOCHDRUCK und erhöht, vor allem bei jüngeren Männern, das Schlaganfallrisiko.

ALKOHOLISMUS

Der Unterschied zwischen einem starken Trinker und einem Alkoholiker besteht darin, daß der eine seinen Alkoholkonsum durchaus noch kontrollieren kann, während der andere zwanghaft trinkt. Schon ein einziges Glas Bier oder Wein kann beim Alkoholiker dazu führen, daß er bis zur Besinnungslosigkeit weitertrinkt. Alkoholismus zählt zu den Suchtkrankheiten und ist nach Meinung mancher Forscher genetisch bedingt.

Die Auswirkungen des anhaltenden Alkoholmißbrauchs sind allerdings bei starken Trinkern und Alkoholikern die gleichen. Der übermäßige Alkoholgenuß verringert auf Dauer die Stimulanzfähigkeit des Gehirns, so daß der Betroffene immer mehr trinken muß, um den erwünschten Rausch zu verspüren. Ferner führt der Alkoholmißbrauch mit der Zeit zu einer Persönlichkeitsveränderung, so daß der Betroffene zu einem angemessenen sozialen Verhalten kaum mehr in der Lage ist. Darunter leiden in erster Linie Familienangehörige, aber auch im Berufsleben treten über kurz oder lang erhebliche Schwierigkeiten auf.

Verschärft werden die Probleme noch dadurch, daß starke Trinker und Alkoholiker ihre Ernährung vernachlässigen. Der Nährstoffbedarf des Körpers wird nur unzureichend gedeckt, was mit der Zeit zu Mangelerscheinungen führt. Werden dem Körper aber nicht genügend Vitamin B_{12} und Thiamin zugeführt, treten Nervenschäden auf. Insbesondere ein Thiaminmangel führt zu Orientierungsschwierigkeiten, Gedächtnisstörungen und sogenannten Konfabulationen, Phantasien, mit denen die Erinnerungslücken gefüllt werden.

Die Mangelernährung bereitet vor allem auch der Leber, die durch den übermäßigen Alkoholgenuß sowieso schon angegriffen ist, zusätzliche Schwierigkeiten. Sie braucht ausreichend Eiweiß und andere lebenswichtige Nährstoffe (insbesondere ungesättigte Fettsäuren, Vitamin A, C und E, Thiamin und Zink), um den Alkohol abbauen und Fett abtransportieren zu können.

Fleisch, Fisch und magerer Käse sind gute Eiweiß- und Zinkquellen. Einmal pro Woche Hühnchen oder Kalbsleber versorgt den Körper mit Vitamin A und Thiamin. Pflanzenöle, Eier und Vollkornbrot liefern viel Vitamin E. Da eine entzündete Leber – die häufigste Folge des Alkoholmißbrauchs – kaum Fett verträgt, sollte die Ernährung weitgehend fettarm und möglichst reich an komplexen Kohlenhydraten wie Vollkornbrot, braunem Reis, Vollkornnudeln und Kartoffeln sein.

DER WEG IN DEN ABGRUND

- Man trinkt, um sich besser zu fühlen.
- Man braucht immer mehr Alkohol, bis die erwünschte Wirkung eintritt.
- Man weiß nicht mehr, was man in betrunkenem Zustand gesagt oder getan hat. In der Familie und am Arbeitsplatz treten zunehmend Schwierigkeiten auf.
- Man trinkt heimlich.
- Man hat häufig einen Kater und zittert; neuerlicher Alkoholkonsum lindert das Übel.
- Man trinkt lieber, statt zu essen.
- Die Stimmung schwankt extrem.
- Man zittert ständig, hat Halluzinationen und leidet unter Nachtschweiß.
- Man ist unfähig, das Trinken aufzugeben, obwohl man durch den Arzt vor den Gefahren für Gesundheit und Leben gewarnt wurde.

ANGST

ESSEN SIE VIEL

- *Fleisch, Eier, Käse, Nüsse und grünes Blattgemüse*
- *Zitrusfrüchte*

TRINKEN SIE VIEL

- *gesüßte Milchgetränke*

ESSEN SIE WENIG

- *Schokolade*

TRINKEN SIE WENIG

- *Tee, Kaffee und koffeinhaltige Getränke*
- *Kakao*
- *Alkohol*

Jeder Mensch hat irgendwann einmal Angst oder fürchtet sich vor etwas. Das ist normal und kein Grund zur Beunruhigung. Wer jedoch unter immer wiederkehrenden Angstzuständen leidet, ist krank und sollte unbedingt einen Arzt um Hilfe bitten. Zwar ist das Leiden psychischer Natur, doch wirkt sich dauernde Angst auch auf die körperliche Verfassung aus. Daher vertreten heute immer mehr Ärzte die Meinung, daß eine angemessene Ernährung viele körperliche Symptome der Angst lindern kann.

Zu den körperlichen Symptomen, die durch Angst hervorgerufen werden, gehören ein trockener Mund, Schweißausbrüche, Atemnot, Herzklopfen, Brustschmerzen, DURCHFALL und ERSCHÖPFUNG. Darüber hinaus schwächt ständige Angst das Immunsystem, so daß man für Infektionskrankheiten anfälliger wird.

Menschen mit chronischer Angst haben meist keinen Appetit und übergehen Mahlzeiten. Die Folgen sind Gewichtsverlust und Nährstoffmangel, der noch verschärft wird, weil Angst gleichzeitig an den körpereigenen Reserven zehrt. Die Betroffenen leiden häufig unter einem Mangel an Magnesium und Vitamin B6. Außerdem haben sie durch den ständigen STRESS, den die Angst auslöst, einen erhöhten Bedarf an Vitamin C. Nimmt man diese Nährstoffe verstärkt zu sich, kann sich das Allgemeinbefinden bessern. Eine ausgewogene Ernährung und regelmäßige Mahlzeiten sind daher unbedingt notwendig. Andernfalls können sich die Angstzustände verschlimmern und weitere gesundheitliche Störungen nach sich ziehen.

Das Koffein, das in Kaffee, Tee und Colagetränken, aber auch in Schokolade enthalten ist, wirkt in geringen Mengen zwar anregend und kann sowohl die Stimmung heben als auch die körperliche Leistungsfähigkeit verbessern. In größeren Mengen genossen führt Koffein jedoch zu einer Übererregung, so daß die Angstzustände sich noch verstärken.

Menschen, die unter Angst leiden, greifen häufig zu Alkohol, in der Hoffnung, daß dieser eine beruhigende Wirkung auf sie ausübe. Doch meist fühlen sie sich danach noch schlechter als vorher. Denn im Gegensatz zur landläufigen Meinung wirkt Alkohol weder beruhigend noch anregend, sondern verschärft vorhandene psychische Probleme. Und wenn Alkohol im Körper abgebaut wird (etwa 6–12 Stunden nach dem Konsum), sinkt der Blutzuckerspiegel, so daß man in dieser Zeit besonders anfällig für Angstzustände wird.

GESÜSSTE MILCH BERUHIGT

Gesüßte Milchgetränke können helfen, einen Angstanfall zu überwinden. Sie enthalten die Aminosäure Tryptophan und Kohlenhydrate in Form von Zucker. Tryptophan regt das Gehirn an, mehr Serotonin zu produzieren, eine chemische Substanz, die beruhigend und entspannend wirkt.

Zucker spielt bei diesem Prozeß eine indirekte Rolle. Wenn man Zucker zu sich nimmt, wird Insulin an das Blut abgegeben. Das Insulin verbindet sich mit dem Tryptophan und erleichtert es diesem, in das Gehirn zu gelangen. Das wiederum bewirkt, daß im Gehirn mehr Serotonin ausgeschüttet wird.

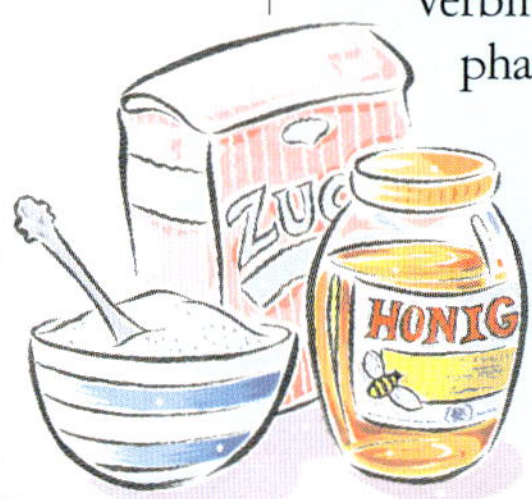

ANTIOXIDANTIEN

Leben ohne Sauerstoff ist nicht möglich, doch hat Sauerstoff zugleich auch negative Auswirkungen. So entstehen unter seiner Einwirkung ständig schädliche Produkte, nämlich reaktive Sauerstoffverbindungen und FREIE RADIKALE, die Zellen und Gewebe angreifen und zerstören. Um zu überleben, haben daher alle Lebewesen Abwehrsysteme, sogenannte antioxidative Systeme, entwickelt. Ohne sie würde der Mensch innerhalb weniger Monate ein Opfer zahlreicher Infektionen und möglicherweise sogar verschiedener Krebserkrankungen.

Zwar produziert der Körper selbst Antioxidantien, doch kann man die Menge und damit die Aktivität des gesamten antioxidativen Systems auch über die Ernährung beeinflussen. Denn in verschiedenen Nahrungsmitteln finden sich die antioxidativen Vitamine Betacarotin, Vitamin C und E sowie viele andere antioxidative Bestandteile.

Welche Bedeutung die Antioxidantien, die über die Nahrung aufgenommen werden, tatsächlich haben, ist immer noch heftig umstritten. Die Forderung nach mehr Antioxidantien in der Nahrung – vor allem in Form von Ergänzungspräparaten – mag übertrieben sein, doch mehren sich die Hinweise, daß Antioxidantien vor bestimmten Krebsarten sowie vor HERZERKRANKUNGEN schützen und den Alterungsprozeß verzögern können.

Da Antioxidantien die reaktiven Sauerstoffverbindungen und die freien Radikale neutralisieren, spielen sie zweifelsohne eine wichtige Rolle für die Gesundheit. Denn wenn diese instabilen und potentiell schädlichen chemischen Substanzen nicht unter Kontrolle gehalten werden, können sie Herzerkrankungen und KREBS auslösen. Vor allem wenn man krank ist, wenn man raucht oder Umweltgiften ausgesetzt ist, entstehen übermäßig viele freie Radikale, so daß der Körper zu seinem Schutz mehr Antioxidantien braucht, als er selbst produzieren kann. Durch eine gesunde Ernährung, die vor allem viel Obst und Gemüse enthält, kann man dem Körper vermehrt Antioxidantien zuführen.

Zur Neutralisierung der freien Radikale tragen die Vitamine E (in Nüssen, Avocados und Pflanzenölen) und C (in Zitrusfrüchten) sowie Betacarotin (in Spinat, Brokkoli, Aprikosen, Paprika und Möhren) bei. Antioxidativ wirken auch die Mineralstoffe Selen (in Schaltieren und Avocados), Kupfer (in Nüssen, Kernen und Samen sowie in Schaltieren) und Zink (in Schaltieren). Bioflavonoide, die in manchen Obst- und Gemüsesorten enthalten sind, u.a. in Zitrusfrüchten und Weintrauben, haben ebenfalls antioxidative Eigenschaften. Künstliche Antioxidantien werden Margarine und Ölen zugesetzt, damit sie nicht ranzig werden, ferner verwendet man sie für Konserven und Fertiggerichte, um die natürliche Farbe der Nahrungsmittel zu erhalten.

Krankheiten vorbeugen

Zwar muß die Rolle, die Antioxidantien bei der Verhütung von Krankheiten spielen, noch genauer erforscht werden; fest steht jedoch, daß freie Radikale für die Frühschäden verantwortlich sind, die später zu Cholesterinablagerungen in den Arterien führen und koronare Herzerkrankungen oder einen Schlaganfall bedingen können. Indem man über die Nahrung viele antioxidativ wirkende Vitamine und Mineralstoffe aufnimmt, kann man dem schädlichen Wirken der freien Radikale vorbeugen. Ebenso können Antioxidantien bestimmte Krebsarten verhindern, die durch Schäden am Erbgut der Körperzellen entstehen.

Vorsicht ist jedoch geboten bei Nahrungsergänzungen mit antioxidativ wirkenden Vitaminen und Mineralstoffen. Zwar kann man durch Ergänzungspräparate einzelne Antioxidantien in großer Menge aufnehmen, doch keineswegs alle in der Nahrung vorkommenden antioxidativ wirkenden Stoffe. Wesentlich besser ist es daher, täglich viel frisches Obst und Gemüse zu essen.

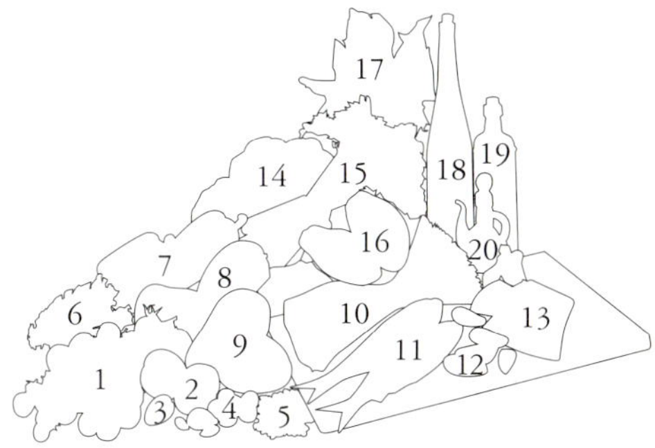

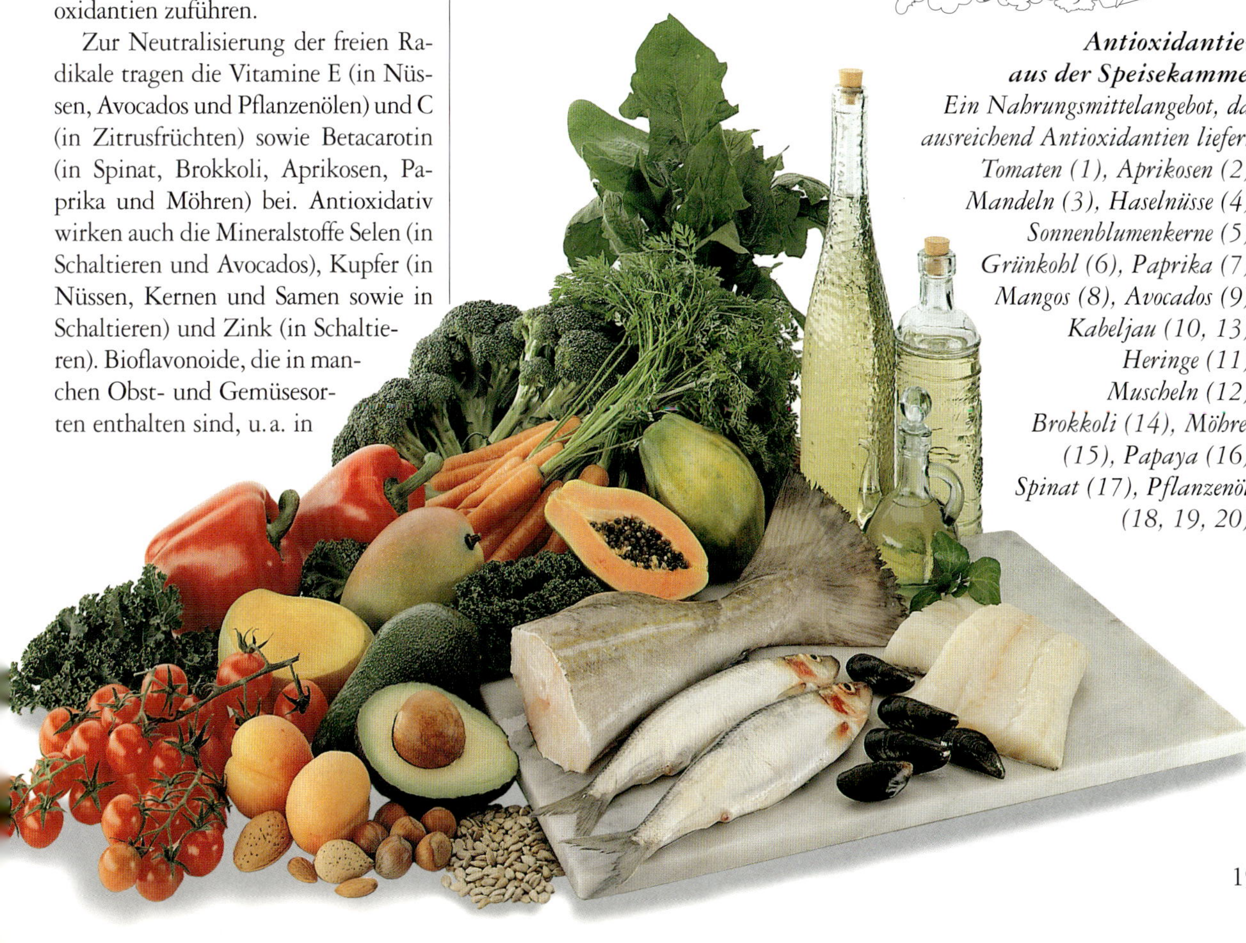

Antioxidantien aus der Speisekammer
Ein Nahrungsmittelangebot, das ausreichend Antioxidantien liefert: Tomaten (1), Aprikosen (2), Mandeln (3), Haselnüsse (4), Sonnenblumenkerne (5), Grünkohl (6), Paprika (7), Mangos (8), Avocados (9), Kabeljau (10, 13), Heringe (11), Muscheln (12), Brokkoli (14), Möhren (15), Papaya (16), Spinat (17), Pflanzenöle (18, 19, 20).

Falscher Alarm mit Folgen

Nahrungsmittel, Hausstaub und Blütenpollen können bei Allergikern von Schnupfen bis Migräne alle möglichen Reaktionen hervorrufen. Warum immer mehr Menschen unter Allergien leiden, weiß man jedoch nicht genau.

Allergene – Substanzen, die beim Menschen Allergien auslösen können – sind winzige Partikel, die in der Luft schweben oder in der Nahrung enthalten sind und die der Körper als fremd und möglicherweise schädlich einstuft. Er reagiert auf diese Bedrohung mit einem ganzen Arsenal von Antikörpern, die in den Blutkreislauf abgegeben oder im Gewebe freigesetzt werden.

Die Auswirkungen dieses Abwehrkampfes können von Schnupfen und Niesen bei leichtem Heuschnupfen bis zu lebensgefährlichen Schockzuständen reichen. Unterschiedliche Allergene können die gleichen Symptome und Beschwerden bedingen. So kann beispielsweise Heuschnupfen sowohl durch verschiedene Blütenpollen als auch durch Hausstaub, Federn oder Tierhaare ausgelöst werden. Umgekehrt kann das gleiche Allergen bei verschiedenen Menschen unterschiedliche Reaktionen hervorrufen.

Der Körper rebelliert

Allergische Reaktionen auf Nahrungsmittel können überall am und im Körper auftreten und die Ursache von Ekzemen, Asthma, Nesselfieber und andere Störungen sein. Wer z. B. gegen Erdnüsse allergisch ist, wird bereits auf das kleinste Stück Erdnuß reagieren. Zunge und Hals können anschwellen, ein schwerer Asthmaanfall kann die Folge sein, und schlimmstenfalls kann der Betroffene sterben. Die Opfer solcher extremer Allergien, sogenannter Anaphylaxien, zeigen eine übersteigerte Reaktion auf ein bestimmtes Allergen. Derartige Reaktionen lassen sich nur verhindern, indem man das jeweilige Nahrungsmittel ganz meidet.

Wenn der Körper auf ein bestimmtes Nahrungsmittel abwehrend reagiert, Allergietests aber negativ verlaufen, spricht man von einer Nahrungsmittelunverträglichkeit. In diesem Fall wird die entsprechende Reaktion zwar nicht – wie bei einer Allergie – durch Antikörper hervorgerufen, doch warum man ein bestimmtes Nahrungsmittel nicht verträgt, bleibt häufig ungeklärt. Nur in wenigen Fällen kann man die Ursache genau benennen. So fehlt beispielsweise Menschen, die an einer Milchzuckerunverträglichkeit leiden, das Enzym Laktase, das man braucht, um Milch richtig verdauen zu können. Und bei einer Glutenunverträglichkeit kann der Betroffene Nährstoffe nur unvollkommen aufnehmen, weil das Gluten – ein Eiweiß, das in fast allen Getreidesorten enthalten ist – die Schleimhäute des Dünndarms zerstört.

Fallbeispiel

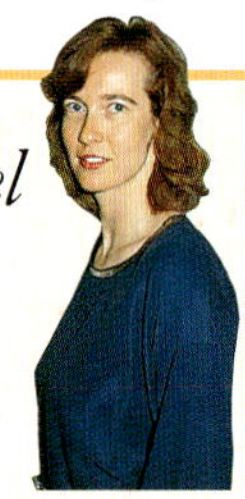

Die 27jährige Gaby litt – wie sie meinte – an Herpes. Immer wieder kam es vor, daß beim Essen Zunge und Mund zu kribbeln begannen, kurze Zeit später anschwollen, schmerzten und auf Berührung empfindlich reagierten. In einem Sommer wurden die Beschwerden so unerträglich, daß Gaby einen Arzt aufsuchte. Dieser fragte sie nach ihren Ernährungsgewohnheiten. Es stellte sich heraus, daß Gabys Vater große Mengen Tomaten angebaut hatte und daß die junge Frau fast zu jeder Mahlzeit Tomaten aß. Als Gaby dem Rat des Arztes folgte und die Tomaten vom Speiseplan strich, tauchte das Problem nie wieder auf.

Wer leidet an Allergien?

Heute leiden mehr Menschen denn je an Allergien, und die Zahlen nehmen immer noch zu. Bereits 5–10% der Kinder unter 11 Jahren haben Asthma, und etwa 5% leiden an allergischen Ekzemen. Rund ein Fünftel der Bevölkerung wird von Heuschnupfen geplagt, der allerdings nicht durch Nahrungsmittel verursacht wird.

Viele allergische Reaktionen werden durch Nahrungsmittel hervorgerufen. Manche Experten schätzen, daß ein Drittel der Bevölkerung in unterschiedlichem Maß gegen bestimmte Nahrungsmittel allergisch ist oder sie nicht verträgt.

Allergien können in jedem Alter auftreten, aber auch wieder verschwinden, da sich im Lauf des Lebens Empfindlichkeit und Reaktion auf bestimmte Allergene verändern können. So kann es vorkommen, daß eine Allergie mit der Zeit von selbst nachläßt. Ebenso ist es möglich, daß man durch eine Ernährungsumstellung ein Allergen ausschaltet, doch dafür eine neue Allergie mit den gleichen oder anderen Symptomen auftritt.

Wenn man ein bestimmtes Nahrungsmittel verdächtigt, allergische Reaktionen hervorzurufen, kann man

Die häufigsten Allergene und ihre Symptome

Erstaunlicherweise gibt es bislang keine genauen Erhebungen darüber, wie viele Menschen an einer bestimmten Nahrungsmittelallergie oder -unverträglichkeit leiden. Die Tabelle listet in absteigender Reihenfolge die Nahrungsmittel auf, die die häufigsten Auslöser einer Nahrungsmittelallergie sind.

Nahrungsmittel	Gefährliche Lebensmittel	Symptome
Milch 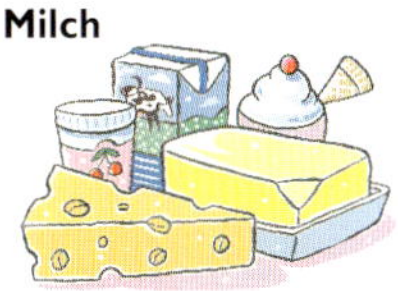	Milch, Butter, Sahne, Speiseeis, Käse und Joghurt	Verstopfung, Durchfall, Blähungen, Migräne (Käse); Babys können unter Blähungen, Koliken, Katarrh und später unter Ekzemen leiden.
Gluten 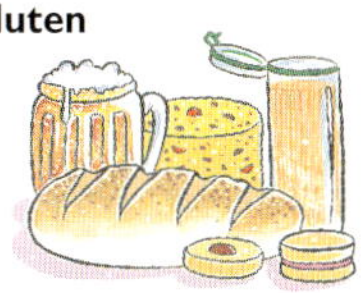	Mehl, Brot, Kekse, Gerste, Roggen, Hafer, Bier, Dosensuppen, Brühwürfel; vorbearbeitete Lebensmittel, die Panade oder hydrolisiertes Gemüseeiweiß enthalten	Migräne, Glutenunverträglichkeit (die sich in Durchfall- und Gewichtsverlust äußert)
Eier 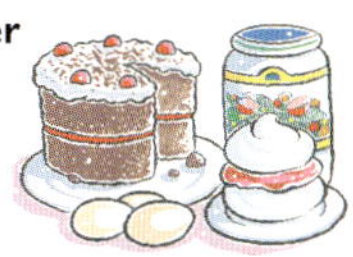	Meist ist nur das Eiweiß gefährlich; Kuchen, Süßspeisen, Baisers, Mayonnaise, Mousses und Speiseeis	Hautausschläge, Schwellungen und Magenverstimmungen; können Asthma und Ekzeme auslösen
Fisch 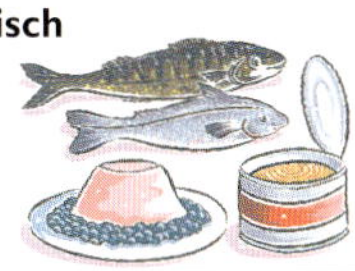	Räucherfisch wie Bückling, Räucherlachs, Makrele und Haddock; frischer Fisch wie Seezunge und Kabeljau	Migräne, Übelkeit, Hautausschläge, Schwellungen und Magenverstimmungen
Meeresfrüchte 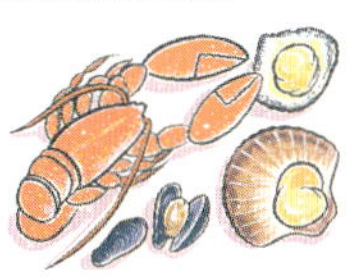	Krustentiere (Hummer, Langusten, Krabben, Garnelen) und alle Muschelarten	Länger anhaltende Magenverstimmung, Migräne und Übelkeit
Nüsse 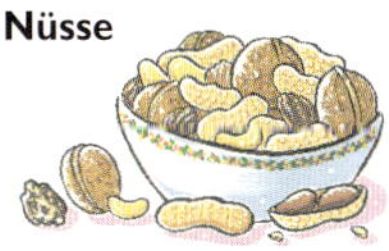	Erdnüsse, Walnüsse, Cashewkerne und Pekannüsse; Brot und Gebäck, dem Nüsse zugesetzt sind, Nußeis und Nußöle	Hautausschläge, Schwellungen, Asthma und Ekzeme; im schlimmsten Fall tritt ein lebensgefährlicher anaphylaktischer Schock ein.
Sojabohnen 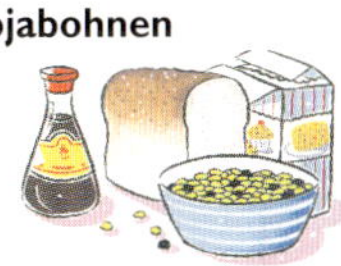	Sojasauce, Sojamehl, Sojamilch und Tofu, Sojaöl, Kuchen- und Pfannkuchenmischungen, Dosensuppen	Kopfschmerzen, Verdauungsstörungen
Lebensmittelzusatzstoffe 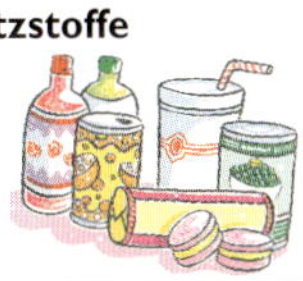	Fertiggerichte und vorgefertigte Getränke; der Farbstoff Tartrazin und der Konservierungsstoff Benzoesäure	Einige Zusatzstoffe stehen im Verdacht, Hyperaktivität und andere Verhaltensstörungen auszulösen.

eine Blutuntersuchung oder einen Hauttest machen lassen oder dieses Nahrungsmittel vom Speiseplan streichen, um den Verdacht zu bestätigen oder zu zerstreuen. Führen diese Methoden zu keinem eindeutigen Ergebnis, kann die Suche nach dem auslösenden Allergen der Suche nach der berühmten Nadel im Heuhaufen ähneln.

Histaminexplosion

Die Haut sowie die Schleimhäute, die Mund, Nase, Darm und andere Organe auskleiden, sind in der Lage, Histamin zu produzieren. Diese chemische Substanz bewirkt u. a., daß sich die Kapillaren, die haarfeinen Blutgefäße, erweitern und damit stärker durchblutet werden. Wenn nun bestimmte Allergene mit der Nahrung aufgenommen werden oder mit der Haut in Kontakt kommen, reagiert der Körper darauf, indem er große Mengen Histamin freisetzt. Diese Histaminexplosion ist für die meisten Symptome einer allergischen Reaktion verantwortlich, nämlich für Juckreiz, Hautausschläge, tränende Augen, Niesanfälle, Atemnot und Durchfall.

In manchen Fällen sind die allergischen Reaktionen nur schwach ausgeprägt. So verspürt mancher nur ein Kribbeln auf der Zunge und im Mund, wenn er z. B. rohe Äpfel, Steinobst oder Tomaten gegessen hat. Diese Form der Allergie tritt oft bei Menschen mit Heuschnupfen auf, der durch die Pollen frühblühender Bäume wie Birken hervorgerufen wird.

Reaktionsgeschwindigkeiten

Allergene können überall im Körper Reaktionen hervorrufen – in der Nase, der Lunge, auf der Haut und sogar im Gehirn. Treten die allergischen Symptome unmittelbar nach dem Verzehr einer bestimmten Speise auf, kann man die Ursache sehr schnell einkreisen. Bei Asthma und chronischem Schnupfen jedoch kann es Stunden und Tage dauern, bis der Körper auf ein Allergen mit den entsprechenden Symptomen reagiert. Daher besteht die Gefahr, daß man täglich ein bestimmtes Nahrungsmittel zu sich nimmt, ohne zu ahnen, daß dadurch die allergischen Reaktionen hervorgerufen werden.

Migräneauslöser

Migräne kann durch eine Vielzahl von Lebensmitteln ausgelöst werden. Käse, Schokolade, Zitrusfrüchte und Kaffee gelten als die klassischen Übeltäter. Aber auch Alkohol, vor allem Rotwein, Sherry und Portwein, kann einen Migräneanfall hervorrufen. Ferner stehen Fleischextrakte und Brühwürfel, Konservierungsstoffe sowie verschiedene andere Nahrungsmittel – das Spektrum reicht von Milch bis zu Hülsenfrüchten – im Verdacht, den stechenden Kopfschmerz zu verursachen.

Wenn man immer müde ist

Wenn man sich nach einer üppigen Mahlzeit schläfrig fühlt, ist das normal: Der Körper ist jetzt damit beschäftigt, die aufgenommene Nahrung zu verdauen, und konzentriert seine Energien darauf. Wenn man aber dauernd müde ist, kann eine Nahrungsmittelunverträglichkeit die Ursache sein. In vielen Fällen ist Getreide, vor allem Weizen, der Auslöser. Wird er in Magen und Darm verdaut, können bestimmte Chemikalien entstehen, die über die Blutbahn ins Gehirn gelangen und dort die Müdigkeit hervorrufen. Streicht man alle Weizenprodukte vom Speiseplan, verbessert sich der Allgemeinzustand rasch, und die Energie steigt wieder an.

ES KÖNNTE DIE LEIBSPEISE SEIN

Es gibt keine konkrete Hitliste der Nahrungsmittel, die eine Unverträglichkeitsreaktion auslösen können. Individuelle Ernährungsgewohnheiten, Lebensalter und durch die Unverträglichkeit bedingte Krankheiten – das alles kann eine Rolle spielen. Als einigermaßen verläßliche Faustregel gilt jedoch: Die Wahrscheinlichkeit, daß man ein bestimmtes Nahrungsmittel nicht verträgt, ist um so größer, je lieber man es mag.

Nicht jeder verträgt Milch

Weltweit fehlt 75 % aller Erwachsenen Laktase, ein Enzym, das in der Darmschleimhaut Laktose aufbricht, den Zucker, der in Milch und den meisten Milchprodukten enthalten ist. Zwar verfügen fast alle Babys über dieses Enzym, doch verschwindet es, wenn Milch nicht mehr das Hauptnahrungsmittel ist. Der Laktasemangel bewirkt eine Milchzuckerunverträglichkeit, die zu Durchfall und starken Blähungen führt. Da in den westeuropäischen Ländern Milch und Milchprodukte einen festen Platz im Speiseplan haben, behalten hier 60 % der Erwachsenen das Enzym ihr Leben lang. Aber auch wer unter einem Laktasemangel leidet, kann unbesorgt Käse und Joghurt zu sich nehmen, denn gesäuerte Milchprodukte enthalten keine Laktose.

Allergien bei Kleinkindern

Häufig zeigen sich schon in der frühen Kindheit Nahrungsmittelunverträglichkeiten, wenn ein Baby entwöhnt und zunehmend mit Säuglingsmilchpräparaten ernährt wird. Kuhmilch ist in den westlichen Industriestaaten einer der häufigsten Auslöser einer Nahrungsmittelallergie. Milch und Eier können bei Kindern Ekzeme hervorrufen. Manche Kinder reagieren sehr schnell auf diese Nahrungsmittel und weinen, haben Koliken, Durchfall und Hautausschläge, bei anderen treten die Symptome erst nach Stunden auf. Sie klingen ab, sobald man die betreffenden Nahrungsmittel vom Speiseplan des Kindes streicht.

In seltenen Fällen reagieren Babys, die gestillt werden, empfindlich auf Substanzen, die die Mutter zu sich genommen hat und die in geringen Mengen in der Muttermilch nachweisbar sind. Im allgemeinen jedoch ist Stillen die beste Methode, einer Nahrungsmittelallergie vorzubeugen. Denn ein in der Muttermilch enthaltenes Immunprotein hilft dem Baby, sich an neue Nahrungsmittel zu gewöhnen, die andernfalls allergische Reaktionen hervorrufen könnten.

Ausschlußdiäten

Zahlreiche Ärzte sind heute der Meinung, daß die Ursache vieler chronischer Erkrankungen wie Polyarthritis, REIZDARM und MORBUS CROHN eine Nahrungsmittelunverträglichkeit sein kann. In diesem Fall kann eine Ausschlußdiät helfen. Bei einer Ausschlußdiät streicht man die verdächtigen Nahrungsmittel vom Speiseplan und beobachtet, wie der Körper darauf reagiert. Die Suche nach dem Nahrungsmittel, das die Beschwerden auslöst, ist oft langwierig, und manchmal sind die Ergebnisse auch keineswegs eindeutig.

Häufig bessern sich die Symptome schon bald, nachdem man die Ausschlußdiät begonnen hat. Daher sind Patienten versucht, eine breite Palette

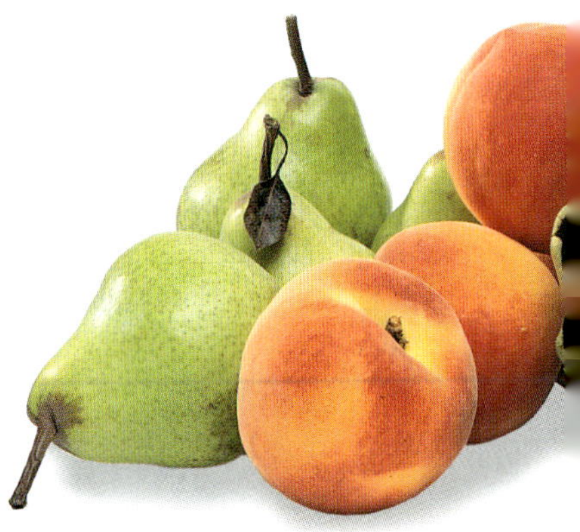

von Nahrungsmitteln nicht wieder in den Speiseplan aufzunehmen. Das allerdings birgt die Gefahr, daß der Körper nicht mehr ausreichend mit Vitaminen und Mineralstoffen versorgt wird. Daher sollte man bei einer Ausschlußdiät immer einen Arzt oder Ernährungsfachmann zu Rate ziehen.

Der Einfluß von Medikamenten

Bestimmte Arzneimittel können Nahrungsmittelunverträglichkeiten verursachen. So entwickeln beispielsweise Teenager, die gegen ihre Akne Tetrazykline, ein Antibiotikum, einnehmen, häufig Verdauungsstörungen. In anderen Fällen rufen Antibiotika einen Reizdarm hervor. Auch Cortisonpräparate und Verhütungsmittel stehen im Verdacht, allergischen Reaktionen und Unverträglichkeiten Vorschub zu leisten.

Die Vielzahl der Substanzen, die als Allergene wirken können oder Unverträglichkeiten hervorrufen, macht es schwierig, den jeweiligen Verursacher der Symptome genau zu benennen. Unklar ist auch noch nach wie vor, warum manche Menschen auf bestimmte Stoffe so empfindlich reagieren.

WIE FUNKTIONIERT EINE AUSSCHLUSSDIÄT?

Jede eingeschränkte Ernährungsweise, und dazu zählt auch eine Ausschlußdiät, stellt ein Gesundheitsrisiko dar. Daher sollte man sich unbedingt von einem Arzt oder Ernährungsfachmann beraten lassen.

Um herauszufinden, welche Nahrungsmittel die Allergie oder Unverträglichkeit auslösen, reicht es meist nicht aus, lediglich ein bestimmtes Nahrungsmittel vom Speiseplan zu streichen. Besser ist es, alle verdächtigen Nahrungsmittel gleichzeitig wegzulassen, und zwar mindestens 2 Wochen lang, damit die Symptome vollständig abklingen. Erst dann kann man die Wirkung der einzelnen Nahrungsmittel testen, indem man sie nach und nach wieder in den Speiseplan aufnimmt.

Auf folgende Speisen sollte man zunächst verzichten: Wurst, Schinken und Speck; Räucherfisch und Schaltiere; Zitrusfrüchte; Weizen, Hafer, Gerste, Roggen und Mais; Kartoffeln, Zwiebeln und Gemüsemais; Nüsse; alle pflanzlichen Öle; Milch und Milchprodukte; Margarine; Eier; Essig; Hefe; Schokolade; alle Lebensmittel, die Konservierungsstoffe enthalten. Ferner sollte man keinen schwarzen Tee, Kaffee, Alkohol und keine Fruchtsäfte trinken.

Nach 2 Wochen kann man beginnen, den Speiseplan Schritt für Schritt in der nachstehenden Reihenfolge wieder zu erweitern: Kartoffeln, Kuhmilch, Hefe, schwarzer Tee, Roggen, Butter, Zwiebeln, Eier, Hafer, Kaffee, Schokolade, Gerste, Zitrusfrüchte, Mais, Käse, Weißwein, Schaltiere, Joghurt, Essig, Weizen und Nüsse. Man sollte nur alle 2 Tage ein neues Nahrungsmittel aufnehmen. Reagiert man darauf, sollte man mindestens 1 Monat warten, bis man es erneut mit diesem Nahrungsmittel versucht. Sobald alle Symptome abgeklungen sind, kann man mit obiger Liste fortfahren. Bereitet ein Nahrungsmittel keine Beschwerden, kann man es in Zukunft unbesorgt zu sich nehmen.

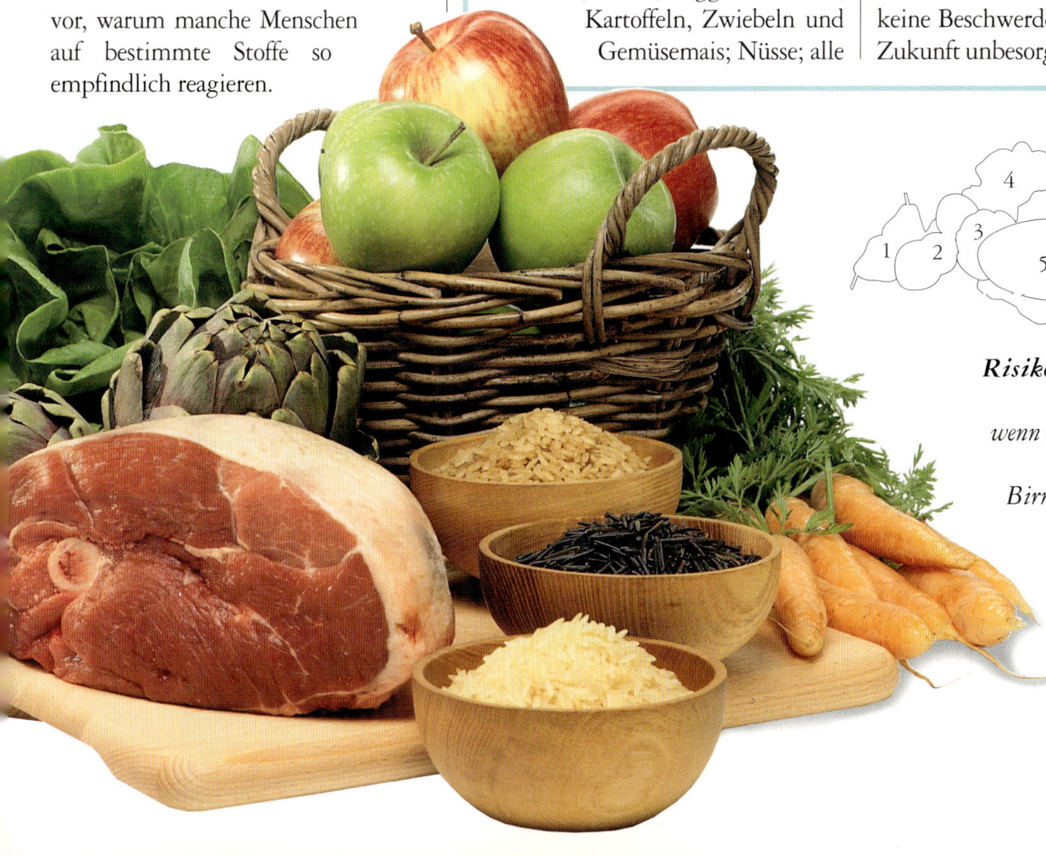

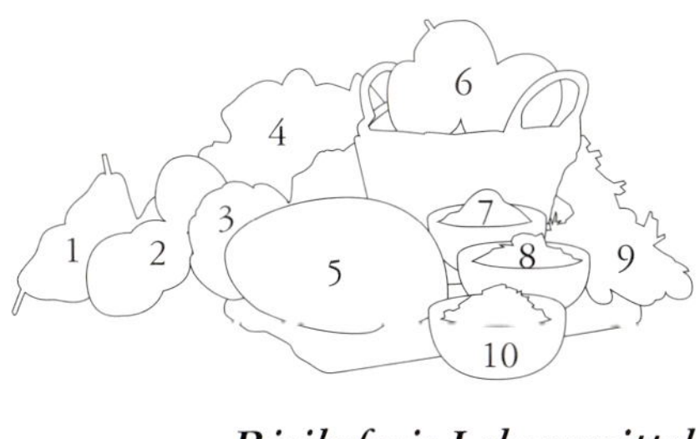

Risikofreie Lebensmittel
Sie lösen nur selten, wenn überhaupt, allergische Reaktionen aus: Birnen (1), Pfirsiche (2), Artischocken (3), Blattsalate (4), Lammfleisch (5), Äpfel (6), jede Art von Reis (7, 8, 10) sowie Möhren (9).

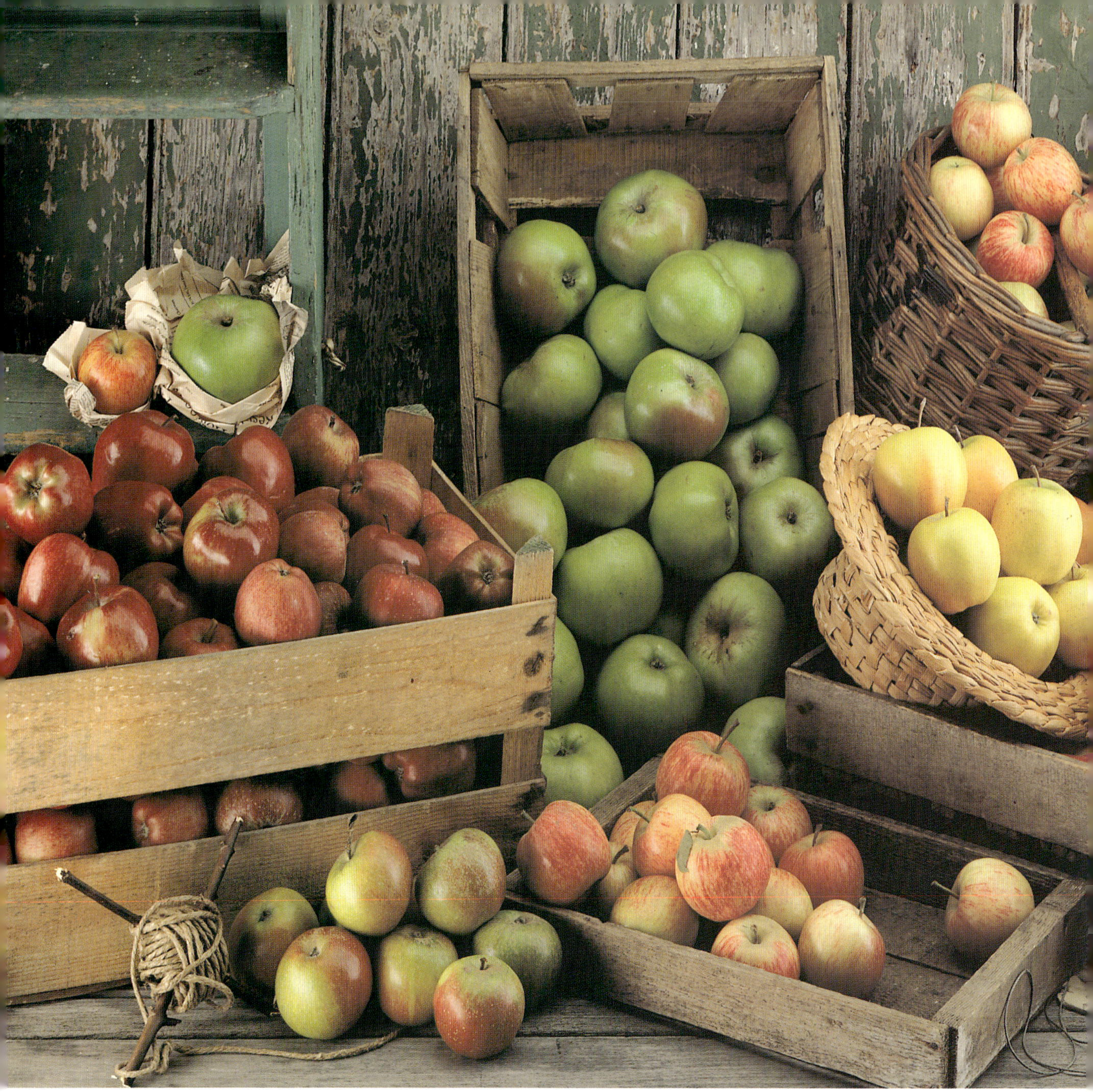

Äpfel

VORTEILE

- *Liefern Vitamin C; der Gehalt hängt jedoch von der Sorte ab*
- *Lindern Verstopfung und Durchfall*

Ein frischer Apfel ist eine ideale und kalorienarme Zwischenmahlzeit. Er paßt in jede Tasche, sättigt und ist saftig und erfrischend. Manche Apfelsorten liefern viel Vitamin C, das antioxidativ (siehe ANTIOXIDANTIEN) wirkt und das Immunsystem unterstützt. Ferner enthalten Äpfel viel Fruchtzucker, der nur langsam an das Blut abgegeben wird und dadurch hilft, den Blutzuckerspiegel auf einem gleichbleibenden Niveau zu halten.

In der Naturheilkunde gelten reife rohe Äpfel als mildes Abführmittel und werden bei Verstopfung empfohlen. Gedünstet sollen sie bei Durchfall und Magenschleimhautentzündungen helfen. Und bei Hautentzündungen empfehlen Heilpraktiker Umschläge mit Apfelbrei, um die Beschwerden zu lindern.

Wenn man Äpfel kauft, sollte man darauf achten, daß sie sich fest anfühlen. Große Äpfel sind eher überreif als kleinere. Es gibt heute eine Vielzahl

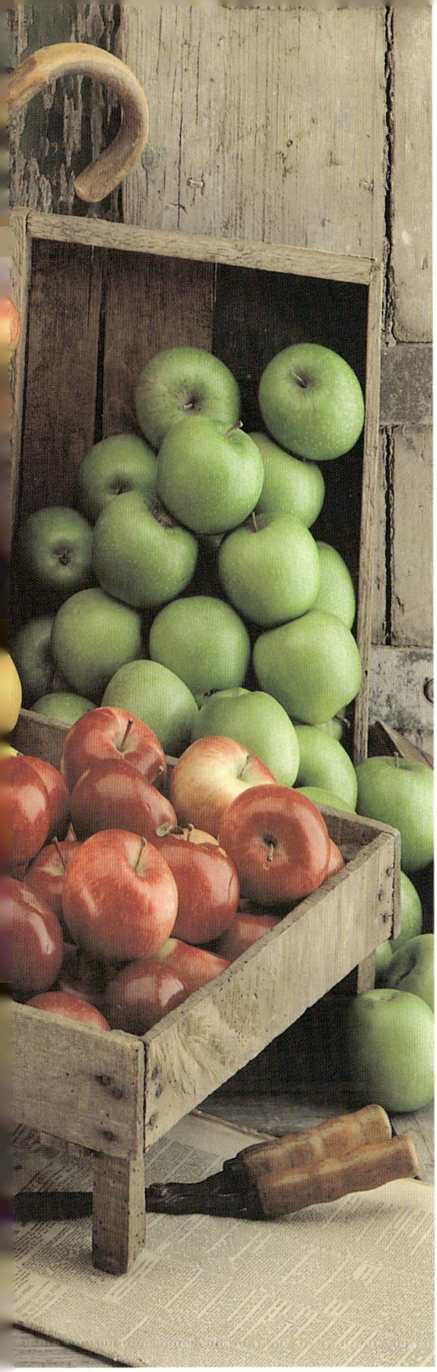

Bunte Vielfalt *Heute wird auf den Märkten das ganze Jahr über eine Vielzahl an Apfelsorten angeboten.*

verschiedener Apfelsorten, die das ganze Jahr über auf Märkten und in Obst- und Gemüseläden angeboten werden. Einheimische Apfelsorten, die im Sommer und Herbst frisch auf den Markt kommen, schmecken meist am besten. Man sollte auch nach alten einheimischen Apfelsorten wie Glockenapfel, Berlepsch, Boskoop, Rubinette und Goldparmäne Ausschau halten. Sie sind in der Form vielleicht nicht so regelmäßig und kleiner als beispielsweise ein Granny Smith oder ein Jonagold – beide Sorten werden fast ausschließlich importiert –, aber ihr Geschmack und ihre Bißfestigkeit lohnen die Suche.

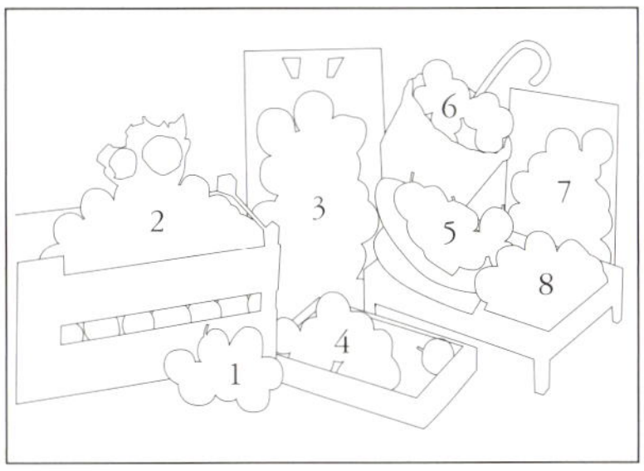

Äpfel *Fast überall erhältlich sind u. a. Cox Orange (1), Gloster (2), Granny Smith (3 und 7), Gala Royal (4 und 6), Golden Delicious (5) und Roter Delicious (8).*

Außerhalb der Saison bekommt man entweder Importware oder Produkte aus Kühlhäusern, in denen der Sauerstoffgehalt künstlich reduziert wird. Dadurch werden die natürlichen Reifungs- und Verdunstungsprozesse gestoppt, und die Äpfel bleiben monatelang frisch. Erst wenn das Obst dann beim Obsthändler oder im Supermarkt wieder normalen Temperatur- und Sauerstoffbedingungen ausgesetzt ist, reift es weiter und verdirbt dann oft auch rasch.

Jeder Apfel sollte vor dem Verzehr sorgfältig gewaschen werden, um eventuelle Rückstände von Schädlingsbekämpfungsmitteln zu entfernen.

Getrocknete Äpfel

Seit der Steinzeit essen die Menschen Äpfel. In Ägypten wurden sie schon im 12. Jh. v. Chr. an den Ufern des Nil kultiviert. Die Römer schätzten die Früchte wegen ihrer Haltbarkeit und kannten bereits rund 60 verschiedene Sorten. Und als die Pilgerväter nach Amerika auswanderten, pflanzten sie in der Neuen Welt als erstes auch Apfelbäume an.

Das Trocknen ist die älteste Methode, Früchte zu konservieren. Im Mittelalter hängte die Hausfrau Schnüre mit Apfelringen an die Dachbalken. Heute werden die Apfelscheiben zunächst mit Schwefel behandelt, damit sie nicht braun werden, und anschließend auf Drahtgestellen an der Sonne getrocknet. Dabei geht zwar der Saft verloren, doch die Zuckerkonzentration steigt. Aus diesem Grund schätzen Sportler getrocknete Äpfel, denn sie liefern Kohlenhydrate, die rasch in Energie umgewandelt werden können.

Die weichen, ledrigen Apfelringe enthalten viele Ballaststoffe und etwas Eisen. Das Vitamin C allerdings ist durch das Trocknen verlorengegangen. Bedenken sollte man auch, daß getrocknete Äpfel sechsmal soviel Energie wie die gleiche Menge Frischobst liefern.

APFELSINEN

VORTEILE

- *Hervorragende Quelle für Vitamin C*
- *Enthalten Thiamin und Folsäure*
- *Enthalten Pektin, das den Cholesterinspiegel senken kann*

Die meisten Menschen halten Apfelsinen für eine hervorragende Vitamin-C-Quelle – zu Recht, denn eine mittelgroße Frucht enthält mehr, als ein Erwachsener täglich benötigt.

Vitamin C hilft, Kollagen zu bilden, das für eine gesunde Haut sowie für die Knochen und Bänder wichtig ist. Ferner unterstützt es die körpereigenen

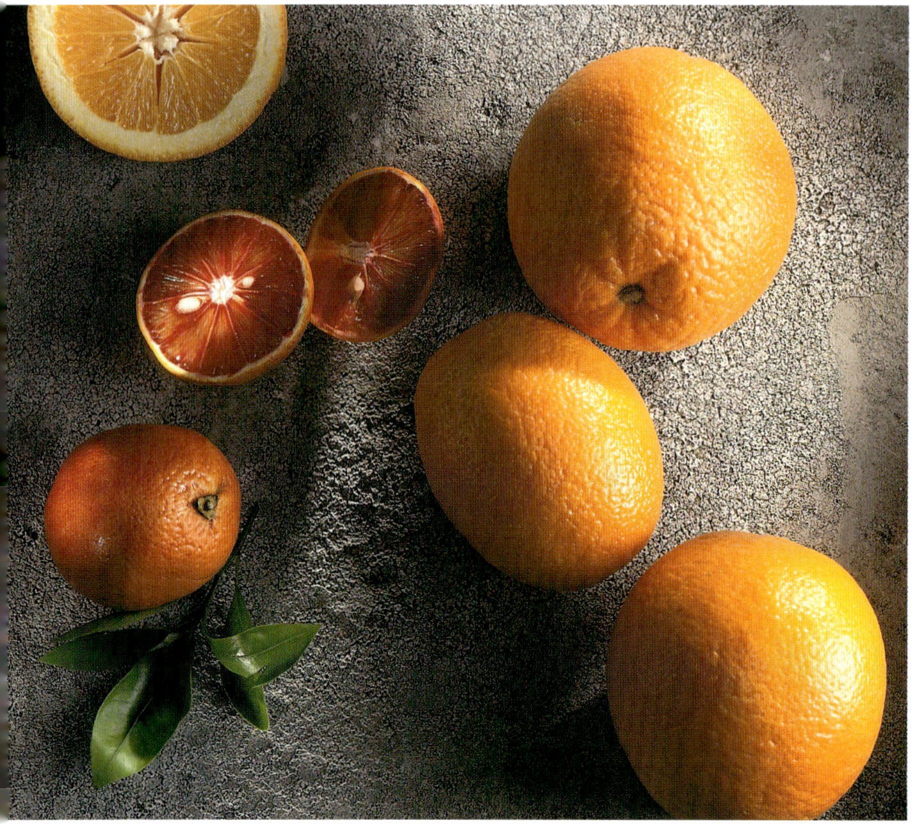

Goldene Früchte *Ursprünglich in Südostasien beheimatet, werden Apfelsinen heute in allen sonnigen Klimazonen der Welt angebaut.*

Abwehrkräfte gegen Infektionskrankheiten. Als Antioxidans (siehe ANTIOXIDANTIEN) kann Vitamin C vor Schäden, die durch FREIE RADIKALE hervorgerufen werden, schützen und damit bestimmten Krebsarten vorbeugen. Außerdem enthalten Apfelsinen Thiamin und Folsäure, zwei Vitamine des B-Komplexes.

Die Häutchen der einzelnen Apfelsinenstückchen haben ebenfalls einen Nährwert, denn sie enthalten Pektin. Dieser lösliche Ballaststoff kommt in den meisten Früchten vor, vor allem aber in Äpfeln, Zitronen und roten Johannisbeeren. Ein hoher Pektingehalt kann den Cholesterinspiegel im Blut senken. In den Häutchen sind auch die antioxidativ wirkenden Bioflavonoide enthalten. Daher ist es gesünder, die ganze Frucht zu essen, als nur den Saft zu trinken.

Verlangt ein Rezept zum Kochen oder Backen Apfelsinenschalen, sollte man möglichst nur ungewachste und ungespritzte Früchte verwenden; ansonsten sollte man die Frucht gründlich waschen, um Wachs und Spritzmittel zu entfernen.

Manche Menschen reagieren auf Zitrusfrüchte mit einem allergischen Hautausschlag. Ebenso können Zitrusfrüchte bei empfindlichen Menschen Migräne auslösen.

Es gibt verschiedene Apfelsinensorten: kernlose Navelorangen, süße Blondorangen, dunkelrote Blutorangen sowie Bitterorangen, die jedoch hauptsächlich für Marmeladen verwendet werden.

APPETITLOSIGKEIT

ESSEN SIE VIEL

- *frisches Obst und Gemüse*
- *mageres Fleisch und Geflügel*
- *Nüsse und Vollkornprodukte*

ESSEN SIE WENIG

- *Kleie, die die Aufnahme von Mineralstoffen behindert*
- *Salz*

TRINKEN SIE WENIG

- *Alkohol*

Appetitlosigkeit kann verschiedene Ursachen haben. Sie kann durch einen Kater nach übermäßigem Alkoholkonsum, durch REISEKRANKHEIT oder eine ERKÄLTUNG hervorgerufen werden. Es kann aber auch sein, daß man etwas Falsches gegessen hat und der Magen vorübergehend verstimmt ist. Hält die Appetitlosigkeit länger als 1 Woche an, sollte man einen Arzt aufsuchen.

Sind harmlose Alltagsbeschwerden die Ursache, kehrt der Appetit meist zurück, sobald die Störung beseitigt ist und sich der Allgemeinzustand wieder normalisiert hat. Wer viel Süßes oder irgendwelche Knabbereien zwischendurch gegessen und darum keinen Hunger mehr hat, kann versuchen, seinen Appetit mit frischem Obst (vor allem mit Äpfeln) wieder anzuregen.

Das Hungergefühl wird durch den Hypothalamus, einen Bereich im Zwischenhirn, ausgelöst und gesteuert. Rezeptoren im Körper registrieren, daß der Blutzuckerspiegel abgesunken ist, und geben entsprechende Signale an das Zwischenhirn weiter, das daraufhin das bekannte Magenknurren auslöst und damit den Menschen veranlaßt, Nahrung zu sich zu nehmen. Hat der Magen eine ausreichende Menge an Nahrung erhalten, schickt er wiederum entsprechende Signale an das

Gehirn, das nun ein Sättigungsgefühl auslöst. Eine unausgewogene Ernährung, ein schlechter Allgemeinzustand oder ein hormonelles Ungleichgewicht kann dieses körpereigene Kommunikationssystem jedoch stören und dazu führen, daß eine wohlgenährte Person dauernd Hunger oder jemand, der unterernährt ist, überhaupt keinen Appetit hat.

Vitamine und Mineralstoffe

Häufig liegt Appetitlosigkeit ein Vitaminmangel zugrunde, wobei dem Körper meist nicht nur ein Vitamin, sondern mehrere fehlen. Oft leidet der Betroffene dann auch unter allgemeinem Unwohlsein.

Ebenso kann ein Mineralstoffmangel die Ursache für Appetitlosigkeit sein. Wer harntreibende Präparate einnimmt, leidet häufig unter einem Kaliummangel, der Appetitlosigkeit auslösen kann. Vor allem ältere Menschen sind oft mit diesem Mineralstoff unterversorgt. Aprikosen, Bananen und Kartoffeln sind gute Kaliumquellen, aber auch anderes Obst und Gemüse können einem Mangel vorbeugen. Gleichzeitig sollte man jedoch den Salzkonsum drastisch verringern.

Eine zinkarme Ernährung untergräbt ebenfalls den Appetit, da ein Zinkmangel den Geruchs- und Geschmackssinn beeinträchtigt. Zink liefern vor allem Schaltiere, mageres Fleisch, Geflügel und Kürbiskerne. Aber selbst wenn diese Nahrungsmittel regelmäßig auf dem Speiseplan stehen, kann der Körper Schwierigkeiten haben, Zink in ausreichender Menge aufzunehmen, wenn man gleichzeitig viel Kleie ißt, Eisenpräparate nimmt oder übermäßig Alkohol trinkt. Außerdem können die Zinkreserven des Körpers durch körperliche Anstrengung und STRESS erschöpft werden. Ebenso kann ein rasches Wachstum während der Pubertät zu einem Zinkmangel führen.

APRIKOSEN

VORTEILE

- *Enthalten reichlich Betacarotin*
- *Getrocknete Aprikosen liefern Eisen, Ballaststoffe und sehr viel Kalium*

NACHTEILE

- *Die Konservierungsstoffe in getrockneten Aprikosen können Asthmaanfälle auslösen*

Frische, reife Aprikosen enthalten viele Ballaststoffe und wenig Kalorien. Sie liefern reichlich Betacarotin, das zu den ANTIOXIDANTIEN gehört, zu den Nährstoffen also, die degenerativen Leiden wie KREBS und HERZERKRANKUNGEN vorbeugen können. Im Vergleich zu frischen oder getrockneten Früchten enthalten Aprikosenkonserven nur noch halb soviel Betacarotin.

Getrocknete Aprikosen

Zwar liefern getrocknete Aprikosen mehr Energie als die gleiche Menge frischer Früchte, doch sie sind wegen ihres konzentrierten Nährstoffgehalts überaus gesund. Beim Trocknen erhöht sich der Gehalt an Betacarotin, Kalium und Eisen. Kalium kann hel-

Aromatisches Obst *Aprikosen gehören zu den ersten Früchten des Sommers und schmecken frisch gepflückt am besten.*

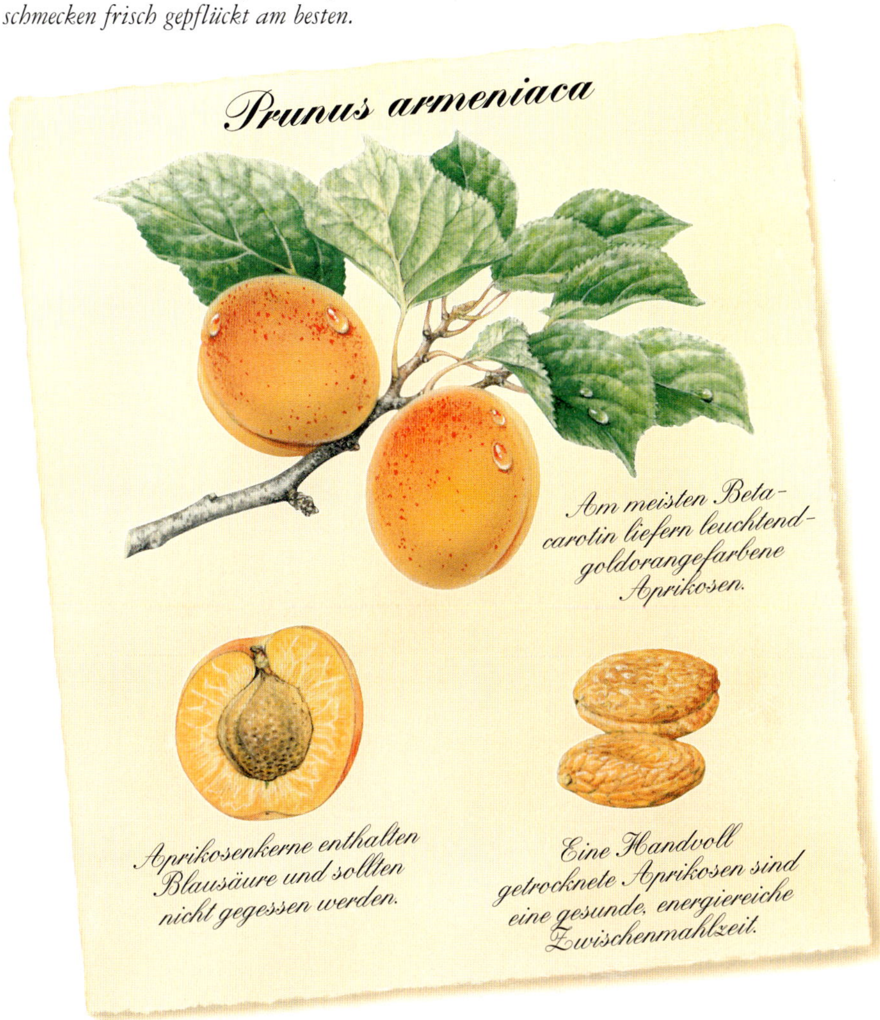
Prunus armeniaca
Am meisten Betacarotin liefern leuchtend-goldorangefarbene Aprikosen.
Aprikosenkerne enthalten Blausäure und sollten nicht gegessen werden.
Eine Handvoll getrocknete Aprikosen sind eine gesunde, energiereiche Zwischenmahlzeit.

fen, einen hohen Blutdruck zu senken. Denn der Mineralstoff wirkt auf natürliche Weise harntreibend und unterstützt so den Körper, Wasser und Natrium auszuscheiden.

Einige Hersteller behandeln Aprikosen vor dem Trocknen mit Schwefeldioxid (E 220), damit die Früchte ihre Farbe behalten. Dabei entstehen Substanzen, die bei empfindlichen Menschen Asthmaanfälle auslösen können. Am besten greift man daher nur zu garantiert ungeschwefelten Produkten.

ARTERIENVERKALKUNG

ESSEN SIE VIEL

- *Obst und Gemüse*
- *Fische wie Heringe, Makrelen, Sardinen und Lachs*

ESSEN SIE WENIG

- *gesättigte Fette*
- *Eier*

TRINKEN SIE WENIG

- *Brühkaffee oder Kaffee aus der Kaffeemaschine*

MEIDEN SIE

- *Fettleibigkeit*
- *körperliche Untätigkeit*
- *Rauchen*

Im Verlauf des Alterungsprozesses lagern sich an den Innenwänden der Arterien fett- und kalkartige Substanzen ab, die dazu führen, daß die Adern sich verengen und verhärten. Diesen Vorgang bezeichnet man als Arterienverkalkung, fachsprachlich als Arteriosklerose. Er kann sich unmerklich über Jahrzehnte hinziehen, tritt jedoch beschleunigt bei Rauchern und Menschen mit hohem Cholesterinspiegel auf. In den westlichen Industriestaaten leiden die meisten Männer bereits mit Ende 40 an einer mehr oder weniger ausgeprägten Arteriosklerose. Frauen dagegen sind bis zu den Wechseljahren weitgehend davor geschützt, weil das Östrogen den Cholesterinspiegel niedrig hält. Danach allerdings setzt die Arterienverkalkung auch bei ihnen ein.

Ursachen und Folgen

Da die verkalkten Arterien an Elastizität verlieren und sich nicht mehr so leicht weiten, steigt der Blutdruck in ihrem Inneren an. Dadurch wiederum wird die Blutzufuhr zum Gewebe beeinträchtigt. Sind die Herzkranzgefäße von der Arteriosklerose betroffen, können Angina pectoris und andere HERZERKRANKUNGEN die Folge sein.

Bei älteren Menschen ist eine Arterienverkalkung häufig Ursache eines Herzinfarktes oder Schlaganfalls. Vorausgegangen ist eine Ansammlung an Lipoproteinen geringer Dichte (LDL; Abkürzung für englisch *low density lipoproteins*) in bestimmten, Makrophagen genannten Zellen der Arterienwände. Lipoproteine sind eiweißhaltige Fettkugeln, die das Cholesterin im Blut transportieren. Makrophagen haben die Aufgabe, Abfallprodukte des Zellstoffwechsels zu entsorgen. Normalerweise kümmern sie sich nicht um die Lipoproteine. Wenn der Mensch aber zuwenig Vitamin E im Verhältnis zu LDL hat, oxidieren die Lipoproteine, und in oxidierter Form werden sie von den Makrophagen verschlungen. Durch das Cholesterin schwellen die Makrophagen an und bilden Fettstränge an den Arterienwänden. Die meisten dieser Fettstränge verschwinden zwar wieder, manche jedoch verwandeln sich in einen faserigen Belag. Ursache ist vermutlich, daß die Makrophagen absterben und dabei Stoffe abgeben, die zu Vernarbungen in den Arterienwänden führen.

Während ein hoher Gehalt an LDL im Blut die Bildung der Fettablagerungen beschleunigt, können Lipoproteine hoher Dichte (HDL; Abkürzung für englisch *high density lipoproteins*) den Prozeß verzögern. Denn HDL hilft, das Cholesterin aus den Fettsträngen zu entfernen, und transportiert es zur Leber zurück.

Die Arterien fit halten

Der beste Schutz vor Arterienverkalkung ist, das Rauchen aufzugeben und Nahrungsmittel zu meiden, die den LDL-Spiegel im Blut erhöhen. Ebenso wichtig ist es, den Konsum an gesättigten Fetten, die beispielsweise in Butter, vollfetten Milchprodukten und fettem Fleisch enthalten sind, einzuschränken und Nahrungsmittel, die – wie Eier, Innereien und Meeresfrüchte – viel Cholesterin enthalten, zu meiden. Außerdem sollte man nur wenig Kaffee trinken, da er zu einem hohen Cholesterinspiegel beitragen kann. Früher hatte man das Koffein in Verdacht, diese Wirkung hervorzurufen; inzwischen hält man das Kaffeeöl für die auslösende Ursache, denn dieses enthält Substanzen, die nachweislich den Cholesterinspiegel erhöhen. Allerdings finden sich diese Substanzen nur in Brühkaffee und Kaffee, der in der Kaffeemaschine zubereitet wurde. Normal gefilterter oder Instantkaffee ist weitgehend frei davon.

Eine Kost, die nur wenig gesättigte und statt dessen einfach oder mehrfach ungesättigte Fette enthält und aus viel Obst und Gemüse besteht, kann eine beginnende Arterienverkalkung in gewissen Grenzen rückgängig machen. Die natürlichen ANTIOXIDANTIEN in Obst und Gemüse verhindern die Oxidation des LDL und beugen auf diese Weise einer Arteriosklerose vor. Gute Ergebnisse erzielt man auch mit cholesterinsenkenden Medikamenten, doch sind diese nicht frei von Nebenwirkungen.

Manche Wissenschaftler empfehlen auch, viel Fisch wie Makrele, Hering, Lachs, Forelle und Thunfisch zu essen.

Diese Fische enthalten Omega-3-Fettsäuren, die eine Verdickung der Arterienwände verhindern und ihre Elastizität erhöhen.

Zwar sollte man übermäßigen Alkoholgenuß vermeiden, doch kann ein gelegentliches Glas Wein durchaus guttun. Ebenso hilft ausreichend Bewegung, den LDL-Spiegel im Blut zu senken und damit einer Arterienverkalkung vorzubeugen.

ARTHRITIS

ESSEN SIE VIEL

- *Vollkornprodukte, frisches Obst und Gemüse bei Osteoarthritis*
- *Sojabohnen und Tofu bei Polyarthritis*
- *Fisch wie Sardinen, Lachs, Kabeljau und Heilbutt bei Polyarthritis*

ESSEN SIE WENIG

- *hochverarbeitete Lebensmittel, gesättigte Fettsäuren, Zucker und Salz bei Osteoarthritis*

Es gibt etwa 200 verschiedene Formen der Arthritis, doch am weitesten verbreitet sind die Osteoarthritis und die Polyarthritis. Wer an Osteoarthritis leidet, sollte weitgehend auf hochverarbeitete Lebensmittel, auf gesättigte tierische Fette sowie auf Zucker und Salz verzichten und statt dessen mehr Vollkornprodukte sowie frisches Obst und Gemüse zu sich nehmen. Denn eine ausgewogene und gesunde Ernährung stärkt das Immunsystem und liefert zusätzliche Energie, um die Krankheit zu bekämpfen.

Risikofaktor Übergewicht

Übergewicht und FETTLEIBIGKEIT belasten die Gelenke und erhöhen das Risiko, an Osteoarthritis zu erkranken. Je weniger Gewicht Knie und Hüftgelenke zu tragen haben, desto weniger schmerzen sie. Daher kann man durch eine fettarme Diät (siehe REDUKTIONSDIÄTEN) und körperliche Bewegung wie Schwimmen, Radfahren und Wandern einer Osteoarthritis vorbeugen oder, wenn es dazu schon zu spät ist, zumindest die Symptome lindern.

Grundsätzlich kann regelmäßige körperliche Aktivität allen Formen von Arthritis vorbeugen sowie helfen, die schmerzhaften Begleiterscheinungen zu verringern. Bewegung und Sport stärken die Muskeln, die dann ihrerseits die Gelenke entlasten. Außerdem verhindert man, daß man steif wird. Allerdings sollte man die körperliche Aktivität auch nicht übertreiben und den Körper überfordern, da sonst der Schaden größer als der Nutzen ist.

Hilfreiche Fische

Bei manchen Menschen können Nahrungsmittelallergien oder -unverträglichkeiten die Ursache der polyarthritischen Beschwerden sein. Die jeweils verantwortlichen Nahrungsmittel herauszufinden ist oft schwierig, doch richtet sich der Verdacht häufig zu Recht auf Milchprodukte, Eier und Getreide. Mit einer Ausschlußdiät (siehe ALLERGIEN), die jedoch nur unter ärztlicher Aufsicht durchgeführt werden sollte, kann man am ehesten feststellen, welche Nahrungsmittel das Übel verstärken.

Neuere Untersuchungen haben ergeben, daß sich Fischöl bei Patienten mit Polyarthritis günstig auswirkt. Lachs, Forelle, Makrele, Kabeljau,

BEWEGUNG UND ARTHRITIS

- Regelmäßige Bewegung kann die Gelenkschmerzen verringern. Man sollte versuchen, jeden Tag mindestens 5–10 Minuten flott zu gehen oder zu schwimmen, und schrittweise die Dauer der Bewegung erhöhen.
- Dehnübungen wie Yoga erhalten die Beweglichkeit und verbessern die Körperhaltung.
- Das Schuhwerk sollte passen und gut federnde Sohlen haben, um die Belastung der gewichttragenden Gelenke zu verringern.
- Man sollte sich nicht überfordern. Verschlimmern sich die Schmerzen, so hat man sich zuviel zugemutet. In diesem Fall sollte man seine Aktivitäten zurückschrauben oder eine andere, weniger anstrengende Sportart wählen.

Fallbeispiel

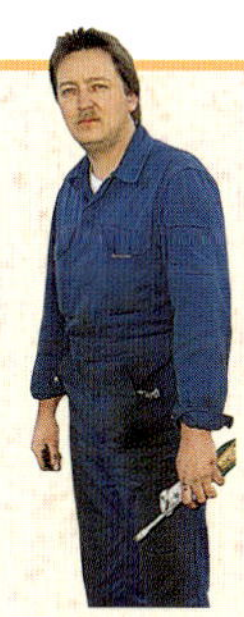

Der 28jährige Mechaniker Fritz hatte so starke Schmerzen in den Gelenken, daß er kaum mehr sein Werkzeug handhaben konnte. Er suchte einen Arzt auf, doch auch die verordneten Medikamente brachten keine Linderung. Daraufhin vermutete der Arzt, daß eine Nahrungsmittelallergie oder -unverträglichkeit die Ursache der Gelenkschmerzen sein könnte. Er fragte Fritz nach seinen Ernährungsgewohnheiten, und es stellte sich heraus, daß der Mechaniker täglich fast einen halben Laib Brot aß. Da Weizenprodukte im Verdacht stehen, bei manchen Menschen arthritische Symptome hervorzurufen, riet der Arzt Fritz, Brot, Nudeln und eine Vielzahl anderer Lebensmittel, die Weizenmehl enthalten, vom Speiseplan zu streichen. Innerhalb weniger Wochen klangen die Schmerzen in den Gelenken des Mechanikers ab.

Heilbutt, Hering, Sardinen und andere Fische enthalten mehrfach ungesättigte Fettsäuren, die als Omega-3-Fettsäuren bezeichnet werden. Diese Fettsäuren können in manchen Fällen entzündungshemmend wirken. Denn es sind vor allem die Entzündungen in den von Arthritis befallenen Gelenken, die die Schmerzen verursachen.

Patienten mit Polyarthritis sollten ausprobieren, ob es ihnen bessergeht, wenn sie zwei- bis dreimal pro Woche Fisch essen oder täglich Lachsölkapseln einnehmen, wobei die empfohlene tägliche Dosis jedoch auf keinen Fall überschritten werden sollte. Fische in Konserven (mit Ausnahme von Thunfisch) enthalten ebenfalls Omega-3-Fettsäuren, allerdings in geringerer Menge als frischer Fisch. Normalerweise dauert es 3–6 Monate, bevor sich erste Anzeichen einer Besserung zeigen.

Wer entzündungshemmende Medikamente einnehmen muß, kann, wenn er regelmäßig Fisch ißt, eventuell die Dosis um ein Drittel reduzieren und damit auch die möglichen Nebenwirkungen der Medikamente verringern. Allerdings sollte er zuvor mit seinem Arzt darüber sprechen.

Nachtkerzenöl wirkt ebenfalls entzündungshemmend und kann daher eine Alternative für Vegetarier sein, die keinen Fisch essen. Sie können die Omega-3-Fettsäuren aber auch aus reichlich Sojabohnen und Tofu gewinnen. Im übrigen kann eine vegetarische Ernährung einige Symptome der Polyarthritis lindern.

Nahrung, die hilft

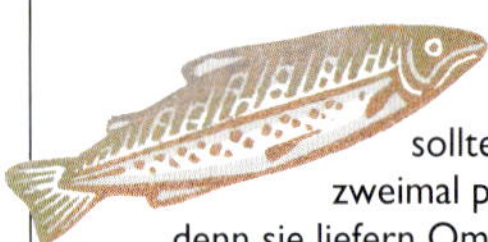

Lachs und andere fette Fische sollte man mindestens zweimal pro Woche essen, denn sie liefern Omega-3-Fettsäuren.

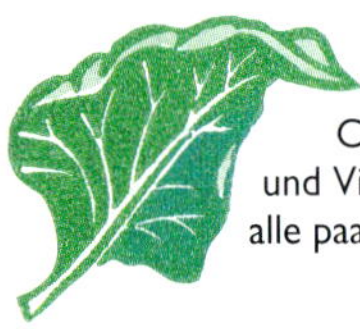

Grünes Gemüse enthält Betacarotin, Calcium, Folsäure, Eisen und Vitamin C; man sollte es alle paar Tage roh oder leicht gegart essen.

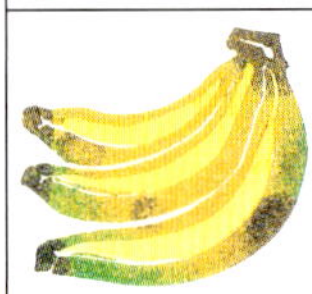

Bananen liefern viel Kalium, Ballaststoffe und Vitamin C. Man sollte drei oder mehr Bananen pro Woche essen.

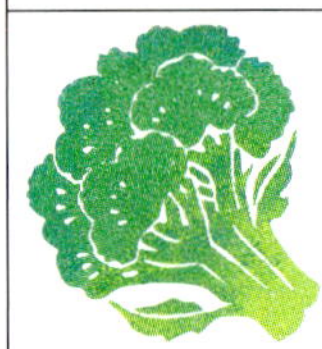

Brokkoli enthält Betacarotin, Vitamin C, Folsäure, Eisen und Kalium und sollte alle paar Tage roh oder leicht gegart gegessen werden.

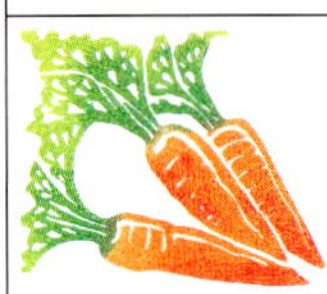

Möhren liefern viel Betacarotin und können gekocht so oft, wie man mag, gegessen werden.

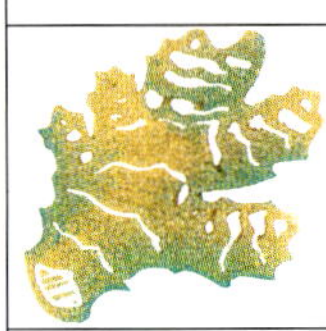

Ingwer wirkt entzündungshemmend. Zweimal pro Woche sollte man 5 g dem Essen hinzufügen.

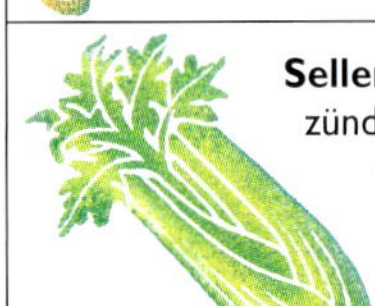

Sellerie wirkt ebenfalls entzündungshemmend und liefert Kalium. Man sollte ihn dreimal pro Woche roh essen.

Ursachen und Symptome

Osteoarthritis gilt als degenerative Erkrankung, die entsteht, wenn sich der Gelenkknorpel abnutzt. Der Knorpel bildet eine glatte Pufferfläche für die Knochen, so daß sich diese reibungslos und damit schmerzfrei bewegen können. Wird der Knorpel abgebaut oder beschädigt, reiben die Gelenkknochen aneinander. Die Folge sind Schmerzen und Steifheit, vor allem bei feuchtem Wetter oder nach anstrengenden körperlichen Aktivitäten.

Polyarthritis dagegen ist eine entzündliche Krankheit bislang ungeklärter Ursache, bei der sich das körpereigene Immunsystem gegen den Körper selbst richtet und die Gelenke angreift. Zwar kann die Krankheit in jedem Alter auftreten, doch beginnt sie im allgemeinen zwischen dem 25. und 55. Lebensjahr und befällt Frauen dreimal häufiger als Männer. Polyarthritis macht sich anfangs hauptsächlich an den Finger- und Fußgelenken bemerkbar und greift bei weiterem Fortschreiten auf größere Gelenke über. Meist zieht sich die Krankheit über Jahre hin, wobei akute Anfälle mit beschwerdefreien Intervallen abwechseln.

ARTISCHOCKEN

VORTEILE

- *Liefern reichlich Folsäure und Kalium*
- *Helfen möglicherweise, den Cholesterinspiegel zu senken*
- *Können die Leberfunktion verbessern*

Ob man sie heiß oder kalt, als ganzes Gemüse mit den Blättern oder nur die Böden serviert – Artischocken schmecken nicht nur köstlich, sie liefern auch Folsäure und Kalium.

In der Naturheilkunde werden der Pflanze heilende Eigenschaften zugeschrieben. So sollen Artischocken, vor allem das Cynarin – ein Stoff, der in den eßbaren Teilen der Blätter vorkommt –, dazu beitragen, den Cholesterinspiegel zu senken. Ferner soll Cynarin die Leberfunktion verbessern und Gallensteinleiden positiv beeinflussen.

Lediglich eine Untersuchung, die 1979 an der Universität Freiburg durchgeführt wurde, unterstützt die Behauptung, daß Cynarin den Cholesterinspiegel senkt. Weitere wissenschaftliche Beweise stehen noch aus. Dennoch werden heute überall in Naturkostläden und Reformhäusern cynarinhaltige Artischockenpräparate als cholesterinsenkende Mittel angeboten.

Eßbare Distel *Die Blütenköpfe des distelartigen Artischockenstrauchs gelten als ausgesprochene Delikatesse.*

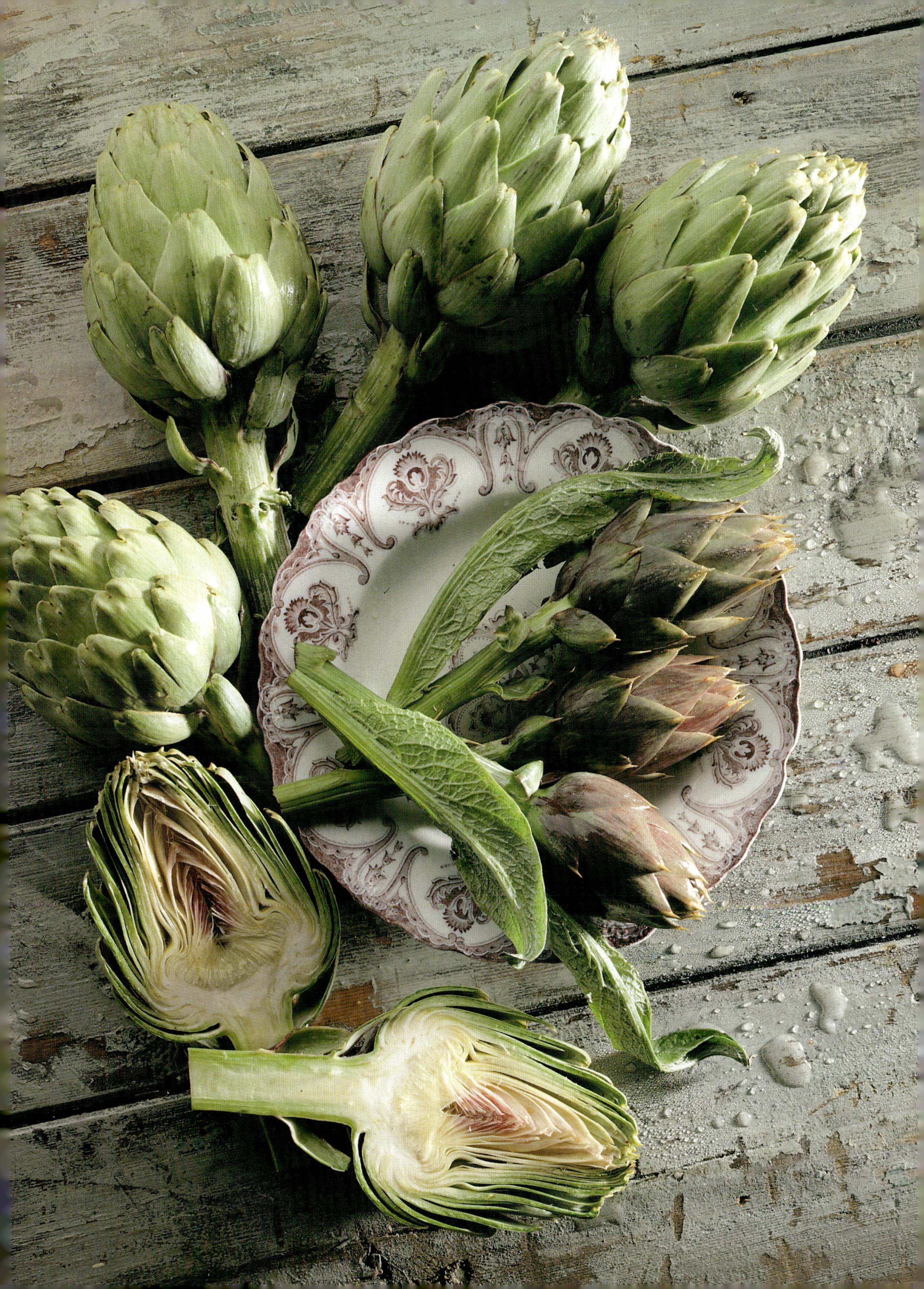

Fit und gesund im Ruhestand

Obwohl sich im Alter der Energiebedarf verringert, sollten ältere Menschen darauf achten, daß ihre Mahlzeiten nahrhaft sind. Denn eine gesunde Ernährung ist der beste Schutz gegen Alterserscheinungen.

Das Altern ist unvermeidlich, doch eine angemessene gesunde Ernährung kann viele Alterserscheinungen zumindest in Grenzen halten.

Es gibt viele Gründe, warum sich ältere Menschen schlecht ernähren. Manchen fällt das Kauen schwer, und die Verdauung und Verwertung der Speisen funktioniert nicht mehr so reibungslos wie in jungen Jahren. Alleinlebende ältere Menschen haben oft keine Lust, für sich zu kochen. Außerdem lassen der Geschmacks- und der Geruchssinn nach, und damit schwindet auch der Appetit.

Da mit dem Alter die körperliche Aktivität nachläßt, verringert sich zwar der Energiebedarf – manchmal bis zu 5% in jedem Jahrzehnt nach dem 40. Lebensjahr –, nicht aber der Bedarf an Nährstoffen, im Gegenteil: im Alter braucht der Körper eher mehr Vitamine und Mineralstoffe, um gesund zu bleiben.

Da der Körper mit den Jahren weniger Verdauungssäfte und Enzyme produziert, wird die aufgenommene Nahrung schlechter verwertet. Außerdem rächen sich im Alter langjährige ungesunde Gewohnheiten wie Rauchen und Alkoholkonsum. Ältere Menschen leiden daher häufig an einem Mangel an den Vitaminen B_6, B_{12}, D und Folsäure; darüber hinaus sind sie oft mit den Mineralstoffen Calcium, Magnesium und Zink unterversorgt.

Wird dem Körper verstärkt Vitamin B_{12} zugeführt, können Gedächtnisschwäche sowie Koordinations- und Gleichgewichtsprobleme wieder verschwinden. Darum sollten immer wieder einmal Fisch, Innereien, Schweinefleisch, Eier, Käse und Milch auf dem Speiseplan stehen. Da manche älteren Menschen kaum Obst und Gemüse zu sich nehmen, fehlt ihnen Folsäure. Außerdem leiden sie häufig unter einem Vitamin-D-Mangel, weil sie die Sonne meiden und weniger nach draußen gehen. Fehlt es jedoch an Vitamin D, kann der Körper nicht in ausreichendem Maß Calcium aufnehmen; das wiederum bewirkt, daß die Knochen brüchig werden. Vitamin D liefern allenfalls Fisch und Margarine. Besser ist es daher, ein entsprechendes Ergänzungspräparat einzunehmen.

Gesund und aktiv bleiben

Im Ruhestand gönnen sich ältere Menschen gern einmal eine Zigarette oder ein Glas Wein. Bedenken sollte man aber, daß übermäßiger Alkoholkonsum und Nicotin die körpereigenen Nährstoffreserven aufzehren und die Entstehung der FREIEN RADIKALE fördern. Die positiven Auswirkungen von mäßigem Alkoholgenuß und von

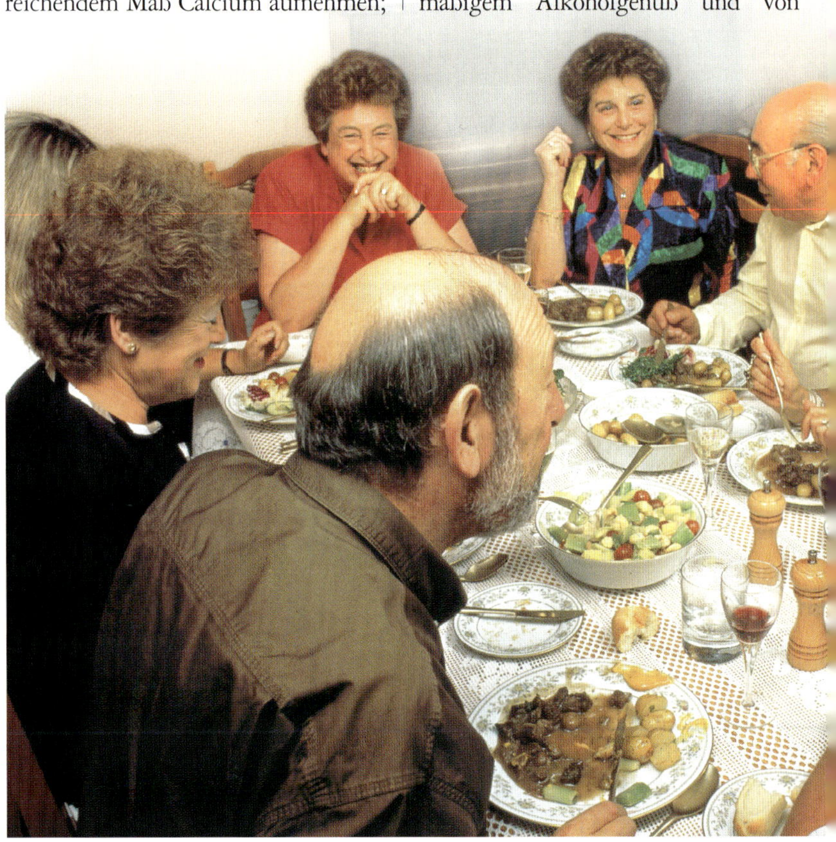

Geselligkeit fördert den Appetit
Für sich allein zu kochen, haben viele ältere Menschen keine Lust. In Gesellschaft mit anderen dagegen macht das Essen in jedem Alter mehr Spaß.

gänzlichem Nicotinverzicht können nicht hoch genug eingeschätzt werden.

Das abnehmende Durstgefühl und die Angst vor Inkontinenz führen immer wieder dazu, daß ältere Menschen zuwenig trinken. Der Flüssigkeitsbedarf ist jedoch fast genauso hoch wie in der Jugend, so daß man auch im Alter pro Tag mindestens 1,5 – 2 l Flüssigkeit zu sich nehmen sollte.

Der verlangsamte Stoffwechsel und verringerte Energiebedarf können bei älteren Menschen rasch zu Übergewicht führen. Dem kann man am besten durch regelmäßige körperliche Bewegung vorbeugen. Denn jede Gewichtszunahme schränkt die Beweglichkeit ein, die durch andere Faktoren oft sowieso schon verringert ist.

Eine ausgewogene Ernährung ist für ältere Menschen zumindest genauso wichtig wie für jüngere. Vor allem sollte man Nahrungsmittel wählen, die ausreichend BALLASTSTOFFE liefern, um VERSTOPFUNG vorzubeugen, die im Alter häufig dazu beiträgt, daß man sich nicht wohl fühlt.

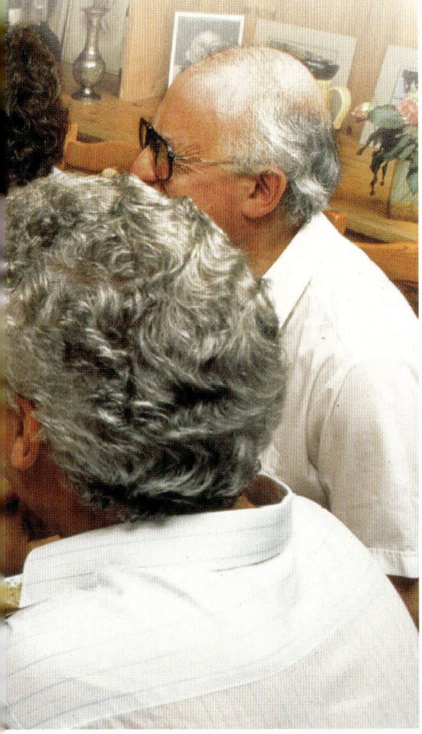

Nährstoffbedarf älterer Menschen

Ältere Menschen sind im allgemeinen körperlich weniger aktiv und benötigen daher auch nicht mehr so viel Nahrungsenergie. Oft haben sie deswegen einen geringeren Appetit und weniger Freude am Essen. Der Bedarf an Mineralstoffen und Vitaminen ist im Alter jedoch eher höher als in jungen Jahren.

Kohlenhydrate oder stärkehaltige Nahrungsmittel	**Fleisch und Geflügel**
Vollkornprodukte wie ungeschälter Reis, Vollkornbrot und Vollkornnudeln liefern Vitamin B_6, Folsäure, Selen, Magnesium und andere Nährstoffe, außerdem Ballaststoffe, die vor Verstopfung schützen. Ein Müsli mit Milch ist schnell zubereitet und ein nahrhafter Start in den Tag.	Alle Fleischsorten liefern die Vitamine A, B_1, B_{12}, E, Thiamin und Folsäure, außerdem die Mineralstoffe Eisen und Zink. Geflügelfleisch bietet leichtverdauliche Proteine, und aus dem Geflügelklein läßt sich eine nahrhafte Brühe kochen.
Gemüse	**Milchprodukte**
Dunkelgrünes Blattgemüse wie Spinat und verschiedene Kohlsorten sind preiswert, einfach zuzubereiten und versorgen den Körper mit vielen wichtigen Nährstoffen, u. a. mit Betacarotin, Vitamin B_6, Vitamin E und Folsäure sowie mit den Mineralstoffen Calcium, Eisen und Magnesium. Kartoffeln und Wurzelgemüse wie Möhren, Rüben, Pastinaken und Steckrüben sind sättigend und liefern Kohlenhydrate, Ballaststoffe und Vitamin C.	Milch, Käse und Joghurt liefern ebenfalls hochwertiges Eiweiß. Milchprodukte enthalten die Vitamine A, B_{12}, Folsäure, Riboflavin und Niacin und versorgen den Körper mit dem für den Knochenaufbau wichtigen Calcium. Man sollte täglich mindestens 250 ml Milch zu sich nehmen, sei es als Getränk, mit dem Müsli oder in Form von Joghurt. Ebenso sollte man pro Woche etwa 250 g Käse essen, es sei denn, man leidet unter Bluthochdruck oder einem erhöhten Cholesterinspiegel.
Obst	**Eier**
Zitrusfrüchte, Erdbeeren und Tomaten sind wertvolle Vitamin-C-Lieferanten. Äpfel und Birnen enthalten lösliche Ballaststoffe, die dazu beitragen, den Cholesterinspiegel zu senken. Kalium und Kohlenhydrate sind in Bananen enthalten. Man sollte täglich mindestens fünf Portionen zu je 100 g an Obst und Gemüse zu sich nehmen.	Eier sind leicht zuzubereiten, lassen sich meist problemlos verdauen und sind eine preiswerte Quelle für hochwertiges Eiweiß. Sie liefern außerdem die Vitamine A und D. Da sie jedoch sehr viel Cholesterin enthalten, sollte man nicht mehr als 1–2 Eier pro Woche zu sich nehmen.
Getrocknete Bohnen, Erbsen und Linsen	**Fisch**
Hülsenfrüchte sind preiswerte Eiweißlieferanten und passen besonders gut zu Brot, Reis oder Nudeln, deren essentielle Aminosäuren die Eiweißketten der Hülsenfrüchte ergänzen. Hülsenfrüchte liefern fast alle Vitamine des B-Komplexes und sowohl lösliche als auch unlösliche Ballaststoffe, die die Verdauung unterstützen und den Cholesteringehalt im Blut regulieren.	Alle Fische liefern hochwertiges Eiweiß und Vitamine des B-Komplexes. Fetter Fisch wie Makrelen und Heringe enthält gesunde ungesättigte Fettsäuren sowie die Vitamine A und D.

ARZNEIMITTEL UND ERNÄHRUNG

Medikamente können die Fähigkeit des Körpers beeinflussen, bestimmte Nährstoffe zu verarbeiten. Die Folge ist, daß man beispielsweise unter Eisenmangel leidet, obwohl man mit der Nahrung genügend Eisen zu sich nimmt. Umgekehrt können bestimmte Nährstoffe aber auch die Wirksamkeit mancher Medikamente verändern und dafür sorgen, daß ein medizinischer Wirkstoff langsamer oder schneller aufgenommen wird.

Werden Arzneimittel nur für kurze Zeit eingenommen, treten ernährungsbedingte Probleme nur selten auf. Bei einer Langzeitbehandlung jedoch, etwa bei BLUTHOCHDRUCK oder bei psychischen Störungen, kann es eher zu Schwierigkeiten kommen; das gleiche gilt für rezeptfreie Mittel, die über einen längeren Zeitraum hinweg regelmäßig eingenommen werden.

Im folgenden werden die häufigsten Wechselwirkungen zwischen Medikamenten und bestimmten Nährstoffen vorgestellt. Zwar benutzen die einzelnen Hersteller für ihre Medikamente unterschiedliche Namen, doch sind die Wirkstoffe in etwa die gleichen. Kann man ein Arzneimittel, das man einnimmt, der folgenden Zusammenstellung nicht zuordnen, sollte man sich bei seinem Arzt oder Apotheker erkundigen, zu welcher Medikamentengruppe es gehört.

Für den Verdauungstrakt

Magensäurebindende Mittel Sie werden bei VERDAUUNGSSTÖRUNGEN, bei Sodbrennen und MAGENGESCHWÜREN eingesetzt. Einige dieser Mittel enthalten Aluminium (meist als Aluminiumhydroxid) und sind daher für eine Langzeittherapie nicht geeignet, da Aluminium die Fähigkeit des Körpers beeinträchtigt, Phosphor zu verwerten. Bei einer Ernährung, die ohnehin schon phosphatarm ist (Phosphat ist das Salz der Phosphorsäure), kann eine Langzeittherapie mit diesen Mitteln zu einer Knochenerweichung führen. Fleisch, Fisch und Eier liefern Phosphor.

Abführmittel Die regelmäßige Einnahme starker Abführmittel ist schädlich. Sie verursachen einen übermäßigen Wasserverlust, so daß der Körper austrocknet. Darüber hinaus besteht die Gefahr eines Kaliummangels. Außerdem beeinträchtigt die erhöhte Darmtätigkeit die Verwertung nahezu aller Nährstoffe.

Abführmittel auf Mineralölbasis, z. B. mit flüssigem Paraffin, haben ähnliche Auswirkungen und werden immer seltener verwendet; sie behindern die Aufnahme der Vitamine A, D und K sowie des Betacarotins. Da der Körper Vitamin D braucht, um Calcium aufnehmen zu können, kann der Mißbrauch von Abführmitteln bei älteren Menschen, vor allem bei Frauen nach den Wechseljahren, zu OSTEOPOROSE führen.

Wer unter VERSTOPFUNG leidet, sollte allenfalls zu sanften Abführhilfen wie Leinsamen greifen. Besser ist es jedoch, einer Verstopfung vorzubeugen, indem man darauf achtet, daß man ausreichend Ballaststoffe in Form von Gemüse, Hülsenfrüchten, Vollkornprodukten und Trockenobst zu sich nimmt. Backpflaumen und Feigen wirken auf natürliche Weise abführend.

Für Herz und Kreislauf

Gerinnungshemmer Diese Medikamente sollen verhindern, daß sich Blutgerinnsel bilden, und werden Patienten mit Schlaganfall, Herzinfarkt, THROMBOSEN und anderen Herz-Kreislauf-Erkrankungen verordnet. Gerinnungshemmer enthalten Warfarin und verwandte Wirkstoffe, die die Funktion des Vitamins K bei der Bildung von Blutgerinnungsfaktoren hemmen. Eine Behandlung mit diesen Medikamenten muß vom Arzt sorgfältig überwacht werden. Wer Gerinnungshemmer nimmt, sollte auf Ergänzungspräparate verzichten, die große Mengen an Vitamin A oder C enthalten, da dadurch die gerinnungshemmende Wirkung verringert wird.

Cholesterinsenkende Mittel Es gibt verschiedene Arzneimittel, die den Cholesterinspiegel und andere Blutfettwerte senken. Eine Gruppe, die sogenannten Gallensäurebinder, hält das Cholesterin im Darm fest und verhindert so, daß es in den Blutkreislauf zurückkehrt. Unterstützen kann man die Behandlung, indem man den Anteil an gesättigten Fetten und Cholesterin in der Nahrung so weit wie möglich verringert.

Herzmittel Digoxin und verwandte Medikamente sollte man nicht gleichzeitig mit ballaststoffreicher Nahrung zu sich nehmen, denn sie haben die Eigenschaft, sich an lösliche und unlösliche Nahrungsfasern zu binden. Dadurch gelangen die Arzneistoffe nicht in ausreichender Menge in den Blutkreislauf, so daß ihre Wirkung schwächer als erwünscht ist.

Gegen Infektionen

Antiinfektiva Diese Mittel, zu denen die Antibiotika und antibakteriell wirkende Chemotherapeutika gehören, haben den Nachteil, daß sie grundsätzlich alle Bakterien angreifen, also nicht nur die Krankheitserreger, sondern auch die nützlichen Darmbakterien zerstören, die geringe Mengen der Vitamine des B-Komplexes und das Vitamin K herstellen. Da die Medikamente meist nur kurze Zeit eingenommen werden, stören sie den Nährstoffhaushalt nicht wesentlich.

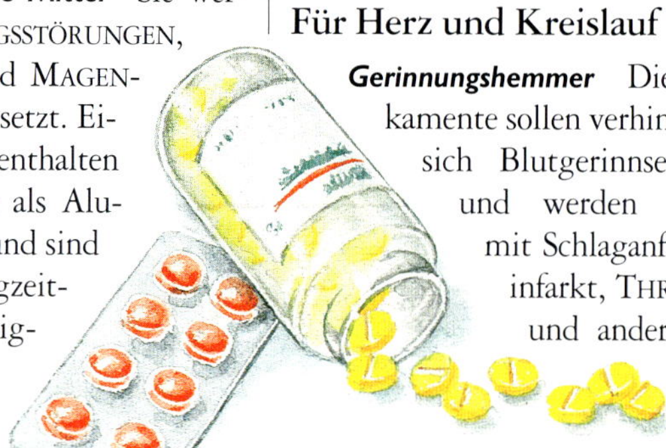

Während einer Behandlung mit Antiinfektiva kann es hilfreich sein, täglich 2 Becher Joghurt mit Lebendkulturen zu essen, um die Darmflora wiederaufzubauen. Man sollte aber vorher den Arzt fragen, denn calciumreiche Nahrungsmittel wie Milch, Joghurt und Käse können die Wirkung mancher Antibiotika wie Penicillin und Tetrazykline hemmen. In diesem Fall sollte man erst ein paar Tage nachdem die Behandlung abgeschlossen ist, Joghurt zu sich nehmen.

Obwohl heute in vielen Ländern TUBERKULOSE zu den selten gewordenen Infektionskrankheiten zählt, wird das Arzneimittel Isoniazid noch vielfach verordnet. Es kann Pellagra hervorrufen, eine Mangelkrankheit, die eher in Entwicklungsländern auftritt und die Folge eines Niacinmangels ist. Zu den Symptomen zählen schuppige Hautentzündungen, Durchfall und Depressionen. Unterernährte Patienten, ältere Menschen und Alkoholiker sind besonders gefährdet und sollten deshalb täglich 10 mg Pyridoxin (Vitamin B_6) einnehmen.

Das Pilzmittel Nystatin, mit dem vielfach Hefepilzinfektionen wie SOOR behandelt werden, kann die Wirkung der Vitamine B_2 (Riboflavin) und B_6 hemmen. Hier sollte man über die Ernährung einen Ausgleich schaffen, indem man verstärkt Vollkornprodukte, Fleisch, Eier und Milchprodukte zu sich nimmt, die reich an Vitaminen des B-Komplexes sind.

Malariamittel Diese Medikamente werden verordnet, um einer Malariaerkrankung vorzubeugen oder einen akuten Anfall zu behandeln. Manche Malariamittel enthalten Pyrimethamin, das die Verwertung von Folsäure hemmen kann. Vor allem ältere Menschen und Schwangere sollten diese Mittel nicht einnehmen, denn sie sind besonders anfällig für eine Megaloblastenanämie, eine Blutkrankheit, die auf Folsäuremangel zurückzuführen ist. Um diesem Mangel vorzubeugen, kann man Folsäurepräparate als Nahrungsergänzungen zu sich nehmen oder besonders folsäurehaltige Nahrungsmittel wie grünes Blattgemüse und Hülsenfrüchte essen.

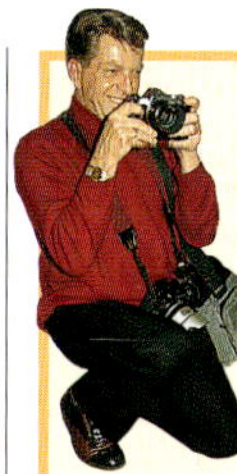

Fallbeispiel

Wolfgang ist ein 50jähriger Fotograf, der freiberuflich arbeitet. Da er unter leicht erhöhtem Blutdruck litt, nahm er 5 Jahre lang ein harntreibendes Mittel ein, das Thiazid enthielt. Seit einigen Monaten war er dauernd müde, schob diesen Zustand aber darauf, daß er in letzter Zeit sehr viel zu tun hatte. Doch auch als die Arbeitsbelastung wieder geringer wurde, fühlte er sich weiterhin erschöpft und hatte oft sogar schon Schwierigkeiten, seine Kamerataschen zu tragen. Wolfgang suchte schließlich seine Ärztin auf, die als erstes den Mineralstoffspiegel im Blut überprüfte und einen deutlichen Kaliummangel feststellte. Sie verordnete ihm Kaliumtabletten und riet ihm, viel Trockenobst, Nüsse und Samen, Bananen und Avocados zu essen, die reich an Kalium sind. Schon nach 2 Wochen fühlte sich Wolfgang besser und gewann seine frühere Energie zurück. Eine Blutuntersuchung bestätigte, daß sein Kaliumspiegel wieder Normalwerte erreicht hatte.

Für das Harnsystem

Harntreibende Mittel Wenn sich im Körper Wasser ansammelt, verordnet der Arzt meist sogenannte Diuretika, Mittel, die den Harnfluß der Nieren verstärken sollen. Diuretika, die Thiazid enthalten, werden häufig auch zur Langzeitbehandlung bei BLUTHOCHDRUCK eingesetzt. Eine unvermeidliche Nebenwirkung ist, daß der Körper bei starkem Harnfluß Mineralstoffe wie Kalium und Calcium verliert. Einem Kaliummangel kann man durch entsprechende Ergänzungspräparate vorbeugen. Der Verlust anderer Mineralstoffe läßt sich über eine gezielte Ernährung ausgleichen.

Verhütungsmittel

Antibabypille Frühere Untersuchungen schienen darauf hinzuweisen, daß die Antibabypille einen vermehrten Bedarf an Vitaminen und Mineralstoffen verursacht. Diese Auffassung entspricht nicht mehr dem heutigen Forschungsstand. Im Gegenteil: die Pille kann die Verwertung bestimmter Nährstoffe wie Eisen oder Calcium sogar verstärken. Außerdem verringert sie den Blutverlust während der Menstruation. Wenn eine Frau die Antibabypille absetzt, weil sie schwanger werden möchte, sollte sie unbedingt ein Folsäurepräparat einnehmen, um das Kind vor Schäden zu schützen. Die meisten Ärzte empfehlen, bis zur Empfängnis und in den ersten drei Schwangerschaftsmonaten täglich 400 µg Folsäure einzunehmen.

Für Muskeln und Gelenke

Steroidfreie Medikamente Zu den steroidfreien Medikamenten, die bei Polyarthritis und ähnlichen Leiden verordnet werden, gehört auch Sulfasalazin. Es kann verhindern, daß der Körper Folsäure aufnimmt, die für die Bildung der weißen Blutkörperchen und damit für ein funktionierendes Immunsystem wichtig ist. Folge ist, daß die Abwehrkräfte des Körpers geschwächt werden. Folsäurepräparate oder folsäurehaltige Nahrungsmittel wie Hülsenfrüchte und grünes Gemüse können ausgleichend wirken.

Da hohe Gaben an Eisen und Calcium die Wirkung des Sulfasalazins einschränken können, sollte man während der Behandlung auf entsprechende Ergänzungspräparate verzichten. Ebenso sollte man auf Vitamin-C-Präparate verzichten, da sie zusammen mit Sulfasalazin zu Nierenschäden führen können. Wer auf Salicylsäure empfindlich reagiert, sollte Sulfasalazin nicht einnehmen.

Steroide Sie werden häufig als entzündungshemmende Mittel in der Langzeitbehandlung eingesetzt, können aber auf Dauer ZUCKERKRANKHEIT verursachen und den CHOLESTERINSPIEGEL erhöhen. Man sollte auf sein Gewicht und darauf achten, daß die Nahrung wenig gesättigte Fette enthält.

Psychopharmaka

Antidepressiva Nur noch selten werden heute Monoaminooxidase-Hemmer verschrieben. Sie stören die Verwertung bestimmter Nährstoffe und können einen gefährlich hohen Blutdruck bewirken. Der Patient erhält vom Arzt oder Apotheker eine Liste der Nahrungsmittel, die er meiden sollte; dazu gehören Hefe- und Fleischextrakte, Linsen, Sojasauce, Käse und Rotwein.

Für das Nervensystem

Schmerzmittel Sie heilen zwar nicht, lindern aber Schmerzen aller Art. Es gibt eine Vielzahl von Produkten auf dem Markt, die fast alle Salicylsäure enthalten. Nimmt man Schmerzmittel regelmäßig über längere Zeit ein, kann ein Folsäuremangel entstehen. Daher sollte man verstärkt Folsäure mit der Nahrung zu sich nehmen, indem man Innereien, grünes Blattgemüse und Hülsenfrüchte ißt.

Krampflösende Mittel Bei EPILEPSIE und anderen psychischen Störungen müssen diese Mittel oft jahrelang eingenommen werden. Sie enthalten Phenytoin, ein Mittel, mit dem man auch Herzrhythmusstörungen behandelt und das zu einer Verringerung von Folsäure und der Vitamine D und K im Körper führt; ferner Phenobarbitol, das die Verwertung des Vitamin D beeinträchtigt; und Primidon, einen Wirkstoff, der den Folsäurestoffwechsel stört. Um einem Vitaminmangel vorzubeugen, sollte man Ergänzungspräparate nehmen oder vermehrt Fisch, Eier, Milchprodukte und grünes Blattgemüse essen.

Arzneimittel gegen Parkinson-Krankheit Eines der am häufigsten bei Parkinson-Krankheit verordneten Mittel ist L-dopa (Levodopa). Seine Wirkung wird durch die Aminosäure Phenylalanin und durch Vitamin B_6 beeinträchtigt. Daher sollte man Nahrungsergänzungen mit diesen Stoffen vermeiden.

Krebsheilmittel

Zytotoxische Mittel Sie werden in der chemotherapeutischen Krebsbehandlung eingesetzt, um das Wachstum kranker Zellen einzuschränken. Ein Wirkstoff dieser Mittel, Methotrexat, der auch bei Polyarthritis eingesetzt wird, kann zu Magen-Darm-Blutungen und Durchfall führen sowie die Folsäureverwertung beeinträchtigen.

Wenn der Arzt Zytotoxika verordnet, muß er die körperliche Verfassung des Patienten sorgfältig überwachen. Der Patient darf keine Folsäurepräparate einnehmen, da sie die Wirkung der Medikamente negativ beeinflussen. Der Körper soll nur so viel Folsäure erhalten, wie er zur Blutbildung benötigt. Der Patient sollte jedoch auf eine ausgewogene Ernährung achten, die durchaus auch Speisen enthalten darf, die reich an Folsäure sind.

Alkohol und Medikamente

Bereits mäßiger Alkoholkonsum stört die Leberfunktion. Daher sollte man Alkohol meiden, wenn man Medikamente einnimmt. Denn Alkohol verstärkt die toxischen Nebenwirkungen fast aller Arzneimittel und schwächt im Einzelfall ihre Wirkung ab, so z. B. bei Beruhigungsmitteln oder Medikamenten, die die Wirkstoffe Warfarin (gerinnungshemmend) oder Phenytoin (krampflösend) enthalten.

Ist die Leber durch Alkoholmißbrauch geschädigt, tritt das Gegenteil ein: Die Wirkung vieler Medikamente verstärkt sich, weil die Leber die Inhaltsstoffe nicht mehr richtig verarbeiten und abbauen kann, so daß sie zu lange im Körper bleiben.

ASTHMA

ESSEN SIE VIEL

- *Nahrungsmittel, die reich an Vitaminen des B-Komplexes sind, wie grünblättriges Gemüse und Hülsenfrüchte*
- *magnesiumhaltige Lebensmittel wie Sonnenblumenkerne und getrocknete Feigen*

MEIDEN SIE

Nahrungsmittel, die Asthmaanfälle auslösen können, wie:

- *Lebensmittel, die Konservierungsstoffe wie Benzoesäure oder PHB-Ester (E 210–219), Sulfite (E 222–228) oder Gallate (E 310–312) enthalten*
- *Wein und Bier*
- *hefehaltige Produkte und Blauschimmelkäse*
- *Nahrungsmittel und Getränke, die künstliche Farbstoffe (E 102, E 104 und E 110) enthalten*
- *Kuhmilch, Getreideprodukte, Eier, Fisch und Nüsse*

Asthma ist eine chronisch-entzündliche Erkrankung der Atemwege. Man unterscheidet zwei Formen: das intrinsische und das extrinsische Asthma. Die häufigere Form ist das extrinsische Asthma, das in manchen Familien verstärkt, meist in Verbindung mit anderen ALLERGIEN wie EKZEMEN und HEUSCHNUPFEN auftritt und sich bereits in der Kindheit und frühen Jugend zeigt. Die Symptome können durch eine Reihe von Faktoren hervorgerufen werden, so z. B. durch Angst, körperliche Anstrengung, Infektionen, Blütenpollen, Hausstaubmilben und Tierhaare. Auch Nahrungsmittelallergien können Asthmaanfälle auslösen.

Intrinsisches Asthma dagegen bricht meist erst zu Beginn des Erwachsenenalters aus. Hier lösen äußere Faktoren zwar die Anfälle aus, sind aber nicht die Ursache der Krankheit. Viele Mediziner sind jedoch der Meinung, daß eine genaue Unterscheidung zwischen extrinsischem und intrinsischem Asthma kaum möglich ist.

Während eines Anfalls, der Minuten, Stunden oder Tage dauern kann, leidet der Patient unter Atemnot, er keucht und hustet. Da die Schleimhäute der Bronchien anschwellen, hat der Asthmatiker das Gefühl, sein Brustkorb sei zu eng.

Mögliche Auslöser

Da jeder Allergiker anders reagiert, gibt es keine verbindliche Liste der Nahrungsmittel, die man meiden sollte oder die man problemlos zu sich nehmen kann. Wenn der Verdacht besteht, daß das Asthma nahrungsmittelbedingt ist, sollte man ein Ernährungstagebuch führen und einen Allergologen zu Rate ziehen.

Einige Nahrungsmittel sind allerdings dafür bekannt, daß sie Asthmaanfälle auslösen können, so z. B. Kuhmilch, Weizen und andere Getreidearten, Hefe sowie schimmelhaltige Lebensmittel, etwa Blauschimmelkäse. Auch Nüsse, insbesondere Erdnüsse, sowie Fisch und Eier können umgehend sehr gefährliche Reaktionen hervorrufen.

Bestimmte LEBENSMITTELZUSATZSTOFFE stehen ebenfalls im Verdacht, Asthmaanfälle zu verursachen. In den USA werden Sulfite, die man dort lange Zeit als Konservierungsstoffe für Obst, Gemüse und Salate eingesetzt hat, mit mehreren Todesfällen bei Asthmatikern in Verbindung gebracht. 1986 verbot das amerikanische Gesundheitsministerium, frisches Obst und Gemüse mit Sulfiten zu behandeln.

Innerhalb der Europäischen Union ist es verboten, frischen landwirtschaftlichen Erzeugnissen Sulfite zuzusetzen. Sie werden allerdings in geringen Mengen bei Produkten wie Trockenobst, kandierten Früchten, Marmeladen, verarbeitetem und tiefgekühltem Gemüse, Essig und Schaltierkonserven verwendet. Das Gesetz schreibt vor, daß Sulfite auf der Packung angegeben werden müssen. Es besteht jedoch keine Kennzeichnungspflicht, wenn mit Sulfiten behandelte Nahrungsmittel im Restaurant angeboten werden.

Benzoesäure wird als Konservierungsstoff so unterschiedlichen Produkten wie Limonaden, mariniertem Fisch und Fischfertigprodukten, Mayonnaisen, Salatsaucen, Fleisch- und Kartoffelsalat, eingemachtem Obst, Senf,

Fallbeispiel

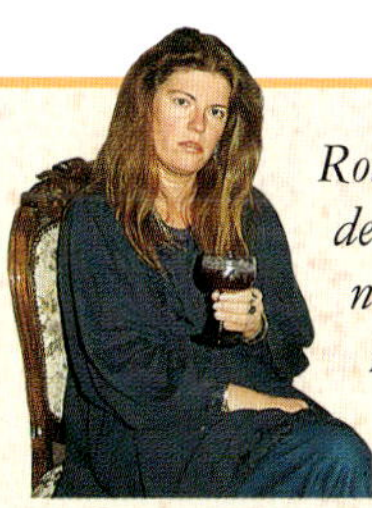

Susanne war 34 Jahre alt, als sie leichtes Asthma bekam. Nur hin und wieder traten die typischen Symptome, Atemnot und Hustenanfälle, auf, vor allem aber am Sonntagmorgen. Susanne nahm an, daß ihre Asthmaanfälle durch die verrauchte Luft in der Weinstube ausgelöst wurden, in der sie Samstag abends arbeitete. An einem Wochenende war sie zu einer Rotweinprobe eingeladen, bei der niemand rauchte; dennoch litt sie am nächsten Morgen unter Atemnot. Der Rauch konnte daher nicht der Auslöser sein. Susanne probierte nun nacheinander verschiedene Weine und stellte fest, daß die Asthmaanfälle nur durch Rotwein hervorgerufen wurden. Also verzichtete sie darauf, Rotwein zu trinken, und die Anfälle traten nicht mehr auf.

WUSSTEN SIE, DASS ...

- es heute weltweit über 200 Millionen Asthmatiker gibt und daß immer mehr Kinder davon betroffen sind?
- asthmatische Beschwerden bei zwei Dritteln aller davon betroffenen Kinder verschwinden, bevor sie erwachsen werden, vor allem dann, wenn die Symptome nur mäßig ausgeprägt waren?
- nach einer Studie der Weltgesundheitsorganisation (WHO) Asthma in den Industrieländern bis zu fünfmal häufiger auftritt als in den Entwicklungsländern? Gründe dafür sind nach Ansicht der WHO zum einen, daß die Wohnungen in den Industrieländern zugfrei und zentralbeheizt sind, so daß sich Hausstaubmilben stärker vermehren können. Zum andern ist die Konzentration an Autoabgasen in der Luft höher; winzige Teilchen, sogenannte pm10-Partikel, die vor allem in Dieselabgasen enthalten sind, werden eingeatmet und setzen sich in der Lunge fest, wo sie die empfindlichen Schleimhäute reizen.
- nach jüngsten Untersuchungen mehrfach ungesättigte Fettsäuren, die man beispielsweise in Form von Margarine zu sich nimmt, manche Menschen für Asthma anfälliger machen?

Gurkenkonserven und Backwaren zugesetzt. Auch sie können Asthmaanfälle auslösen. Weitere mögliche Allergene sind die seltener gebrauchten antioxidativ wirkenden Zusätze wie Gallate (E 310–312), Butylhydroxyanisol (BHA; E 320) sowie Butylhydroxytoluen (BHT; E 321), die in bestimmten Fetten und Ölen, Instantsuppen und -bratensaucen, Nougatmasse, Marzipan und Kaugummi enthalten sind. Ebenso können die Lebensmittelfarbstoffe E 102 (Tartrazin, gelb), E 104 (Chinolingelb) sowie E 110 (Gelborange) bei Asthmatikern negative Auswirkungen haben. Innerhalb der Europäischen Union müssen alle diese Zusatzstoffe auf der Etikette ausgewiesen werden.

Was bringt Linderung?

Nahrungsmittel, die wie grünes Gemüse und Hülsenfrüchte Vitamine des B-Komplexes liefern, können Asthmatikern helfen, deren Anfälle durch Streß ausgelöst werden. Ferner scheinen Asthmatiker häufig an einem Mangel an Niacin sowie an Vitamin B_6 und Vitamin C zu leiden.

ANTIOXIDANTIEN – Vitamin A, das in Leber enthalten ist, Betacarotin, das Möhren, Aprikosen und Spinat liefern, Vitamin C, das man vor allem aus Zitrusfrüchten und Gemüse gewinnt, sowie Vitamin E, mit dem Sojabohnen und Olivenöl versorgen – können ebenfalls die Abwehrkräfte der Atemwege stärken, indem sie die FREIEN RADIKALE vernichten, die durch entzündliche Reaktionen auf Umweltverschmutzung oder Allergene vermehrt entstehen.

Das in Getreide, Nüssen, grünem Gemüse und Milchprodukten enthaltene Magnesium kann dazu beitragen, die Verkrampfung der Atemwege zu lösen. Eine 1994 an der Universität von Nottingham durchgeführte Untersuchung ergab, daß Menschen, die einen niedrigen Magnesiumspiegel haben, offensichtlich eher zu Asthmaanfällen neigen. Darüber hinaus lassen jüngste Forschungen vermuten, daß der Verzehr von Seefisch wie Lachs, Makrele, Hering, Sardine und Kabeljau Asthmaanfällen vorbeugen kann. Diese Fische sind reich an Omega-3-Fettsäuren, die entzündungshemmend wirken sollen.

Bevor geeignete Arzneimittel auf den Markt kamen, griffen Asthmatiker manchmal zu Kaffee, um die Stärke und die Dauer der Anfälle in Grenzen zu halten. Koffein ist chemisch mit Theophyllin verwandt, das in vielen Asthmapräparaten enthalten ist. Theophyllin erweitert die Bronchien und erleichtert das Atmen. Im Notfall wirken daher 2 Tassen starker Kaffee innerhalb von 2 Stunden lindernd – ein Effekt, der bis zu 6 Stunden anhalten kann. Wer allerdings Theophyllin einnimmt, sollte auf Kaffee, Tee und koffeinhaltige Getränke verzichten, da die Kombination beider Wirkstoffe schädlich sein kann. Ebenso sollte man Koffein nur in geringen Dosen zu sich nehmen, wenn die Asthmaanfälle durch Angst ausgelöst werden.

AUBERGINEN

VORTEILE

- *Wenig Kalorien, wenn sie nicht gebraten werden*

NACHTEILE

- *Sie nehmen bei der Zubereitung Salz und Fett auf*

Die glänzendviolette Aubergine ist ein beliebter Bestandteil der griechischen Moussaka und der französischen Ratatouille. Das Gemüse ist ausgesprochen kalorienarm, denn es liefert im Rohzustand pro 100 g nur 105 kJ (25 kcal); brät man die Auberginen jedoch in Öl, steigt der Energiegehalt um ein Vielfaches, da sie das Fett wie ein Schwamm aufsaugen.

Am besten schmecken junge, feste Auberginen mit einem Durchmesser von 5–8 cm. Die Haut sollte glänzend und glatt sein, das Mützchen und der Stengel grün. Ältere und größere Exemplare sind innen oft holzig und schmecken bitter. Zwar werden in den Geschäften hauptsächlich die violetten Früchte angeboten, es gibt aber auch kleinere rote und weiße Arten.

Auberginen sollte man mit einem Messer aus rostfreiem Stahl aufschneiden, da sich sonst das Fruchtfleisch schwarz färbt. Die meisten Kochbücher empfehlen, die Früchte dann zunächst zu salzen, um ihnen den bitteren Saft zu entziehen und den Flüssigkeitsgehalt zu verringern. Das Fruchtfleisch wird durch diese Behandlung fester und nimmt anschließend weniger Fett auf. Bei jungen Auberginen kann man sich das Salzen jedoch sparen.

Nach dem Salzen sollte man die Früchte 20 Minuten ziehen lassen und anschließend die Salzreste abspülen, die Früchte ausdrücken oder mit Küchenpapier trockentupfen. Danach sollte man sie so rasch wie möglich

FERNÖSTLICHE URSPRÜNGE

Die Aubergine stammt ursprünglich aus Indien, doch war sie schon 600 v. Chr. in China ein allgemein bekanntes Nahrungsmittel. Chinesische Damen verwendeten die Früchte außerdem als Schönheitsmittel, indem sie mit einer Tinte, die sie aus der Haut der Auberginen herstellten, ihre Zähne schwarz färbten. Da die ersten Pflanzen, die in Europa angebaut wurden, vermutlich nur eierförmige Früchte hervorbrachten, nannte man die Aubergine hier auch Eierfrucht.

braten, grillen oder schmoren, damit sich das Fruchtfleisch nicht dunkel verfärbt.

Unerforschte Kräfte

Als im Mittelalter arabische Händler die Aubergine in Spanien einführten, rief sie zunächst Angst und Faszination zugleich hervor. Jahrhundertelang betrachtete man sie in Europa nur als eine exotische Zierpflanze, deren Früchte man verschmähte. Denn man befürchtete, an Wahnsinn, Lepra und Krebs zu erkranken, wenn man die Auberginen aß, die obendrein auch noch Mundgeruch verursachen sollten.

In der afrikanischen Heilkunde dagegen galt die Aubergine lange Zeit als Heilmittel bei Epilepsie und Krämpfen. Und in Südostasien empfiehlt man noch heute bei Masern und Magenkrebs, Auberginen zu essen, obwohl es keinerlei wissenschaftliche Belege für eine Heilwirkung der Früchte gibt.

Südländische Frucht *Ob länglich und birnenförmig, ob rund oder oval – Auberginen sind ein beliebtes Gemüse in den Küchen rund ums Mittelmeer.*

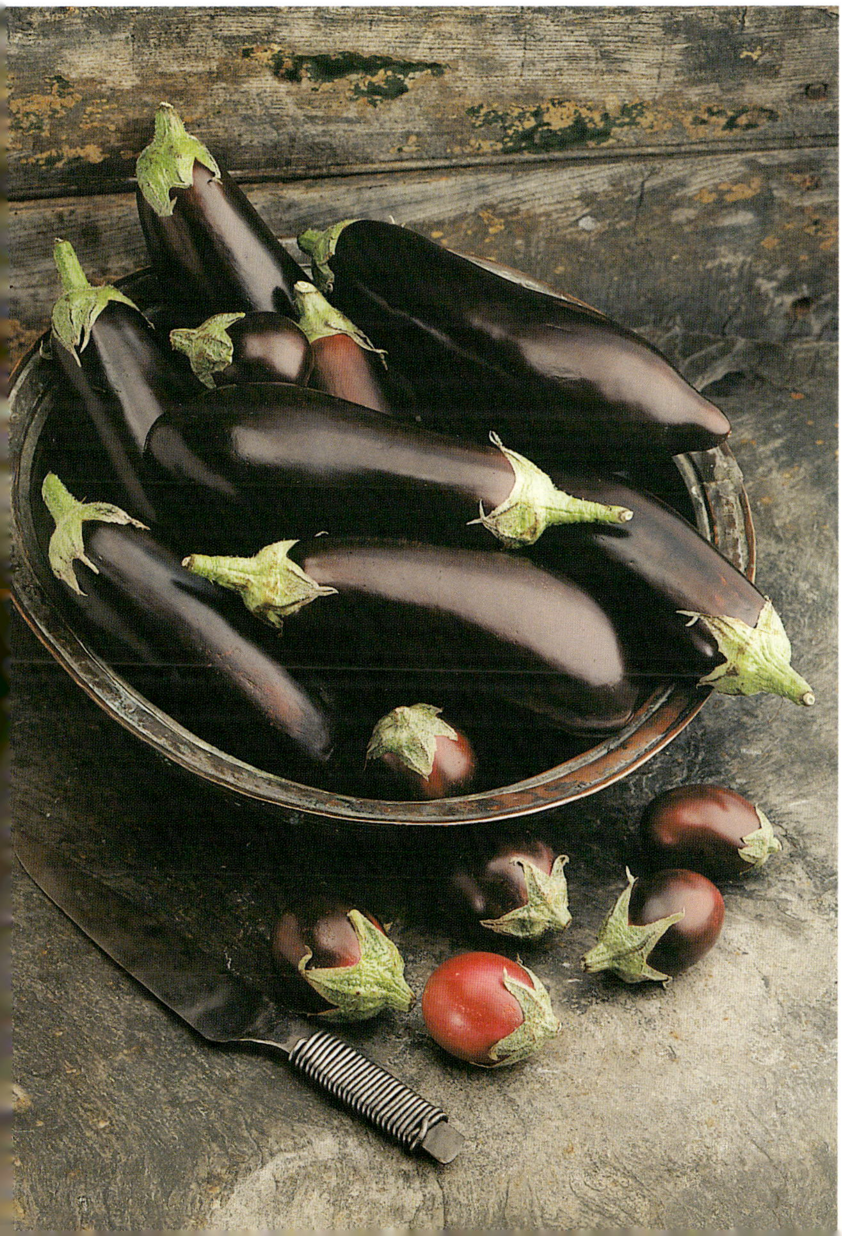

AUGEN-KRANKHEITEN

ESSEN SIE VIEL

- *Nahrungsmittel, die reich an Betacarotin sind, wie Möhren, Süßkartoffeln und dunkelgrünes Blattgemüse*
- *Vitamin-C-haltiges Obst und Gemüse, z. B. Orangen, schwarze Johannisbeeren, Paprika und Brokkoli*
- *mageres Fleisch, Geflügel, Fisch, Nüsse, Vollkornprodukte, Körner und Samen und grünes Gemüse, die Vitamine des B-Komplexes liefern*
- *Weizenkeimöl und Avocados, die viel Vitamin E enthalten*

Das beste Mittel, um die Sehkraft und gesunde Augen zu erhalten, ist eine ausgewogene Ernährung. Eine wichtige Rolle jedoch spielt das Vitamin A. Daher sollte man darauf achten, daß die Nahrung genügend Betacarotin enthält, das der Körper in Vitamin A umwandeln kann. Betacarotin kommt in dunkelgrünem Blattgemüse wie Spinat und Grünkohl sowie in gelbem und orangefarbenem Obst und Gemüse, z.B. in Aprikosen, Mangos, Möhren und gelben Paprika, vor.

Makuladegeneration

Wenn ältere Menschen erblinden, ist eine der häufigsten Ursachen eine Makuladegeneration, eine krankhafte Veränderung der Netzhaut. Die Netzhaut ist ein dünnes Gewebe, das die Rückseite des Augapfels bedeckt. In ihrer Mitte liegt die Makula, ein winziger Bereich aus Millionen von Zellen, die für die Sehschärfe verantwortlich sind. Bei einer Erkrankung der Makula sieht man alles nur verschwommen. Wenn zusätzlich die zarten Blutgefäße der Netzhaut undicht werden, treten weitere Schäden auf, die schließlich zum Verlust der Sehkraft führen.

Offensichtlich erhöht sich das Risiko einer Makuladegeneration, wenn das Auge lange Zeit sehr hellem Licht ausgesetzt ist. Daher nimmt man an, daß die Veränderung der Netzhaut durch die FREIEN RADIKALE ausgelöst wird. Vitamin E und Betacarotin können vor Schädigungen durch freie Radikale schützen.

In einer Untersuchung der Harvard Medical School in den USA wurden die Ernährungsgewohnheiten von 356 Patienten mit Makuladegeneration im Alter zwischen 55 und 80 Jahren mit denen von 529 gesunden Kontrollpersonen verglichen. Je mehr dunkelgrünes Gemüse, vor allem Spinat, die Patienten aßen, desto geringer war der Grad der Degeneration. Die Wissenschaftler vermuten, daß Lutein und Zeaxanthin, zwei dem Betacarotin verwandte Stoffe, die in grünem Gemüse vorkommen, sich in der Netzhaut anlagern und dort die Randstrahlen des Lichtspektrums herausfiltern, die die Schädigung verursachen.

Bestimmte Vitamine und Mineralstoffe können möglicherweise helfen, eine Makuladegeneration zu verlangsamen. Man sollte viel frisches Obst und Gemüse essen, die Vitamin C liefern; Weizenkeime, Meeres- und Hülsenfrüchte versorgen mit Zink; den Bedarf an Vitaminen des B-Komplexes sollte man mit magerem Fleisch, Geflügel, Fisch, Nüssen, Vollkornprodukten und grünem Gemüse decken; außerdem sollte man Weizenkeimöl und Avocados, die reichlich Vitamin E enthalten, in den Speiseplan aufnehmen. Ferner gelten Bioflavonoide, die in Zitrusfrüchten vorkommen, als hilfreich.

IM DUNKELN SEHEN

Es ist kein Ammenmärchen, wenn behauptet wird, daß man Möhren essen soll, wenn man im Dunkeln sehen will. Denn Nachtblindheit, das Unvermögen, bei schwachem Licht etwas zu erkennen, ist meist ein Zeichen dafür, daß ein Mangel an Vitamin A vorliegt. Dieser Mangel kann durch Möhren ausgeglichen werden, denn sie enthalten viel Betacarotin, das der Körper in Vitamin A umwandelt.

Bindehautentzündung

Wenn sich das zarte Häutchen vor dem Auge entzündet, ist die Ursache meist eine Infektion oder eine Allergie. Die Bindehaut rötet sich und schwillt an, so daß man das Gefühl hat, einen Fremdkörper im Auge zu haben.

Ein geröteter Ring um das Auge sowie juckende, gerötete Entzündungen im äußeren Augenwinkel verweisen auf einen Mangel an Vitamin B_2 (Riboflavin), das in Vollkornprodukten, Milch, Hefe und Innereien enthalten ist. Kleine weiße Flecken auf der Bindehaut sind erste Anzeichen für einen Mangel an Vitamin A.

Glaukom oder grüner Star

Ein Glaukom, auch grüner Star genannt, tritt hauptsächlich bei Menschen auf, die älter als 40 Jahre sind. Das Glaukom entsteht, wenn der Flüssigkeitsdruck im Augeninneren steigt. Man kann nicht mehr klar sehen, Lichtquellen scheinen von einem Hof umgeben, und im Dunkeln nimmt die Sehkraft stark ab. Sobald man eines dieser Symptome feststellt, sollte man umgehend einen Arzt aufsuchen.

Der grüne Star wird durch einen Mangel an Thiamin begünstigt, mit dem Fleisch, Fisch, Geflügel, Vollkornprodukte, Hülsenfrüchte und Nüsse versorgen.

Katarakt oder grauer Star

Als Katarakt oder grauen Star bezeichnet man eine fortschreitende Trübung der Linse. Am häufigsten sind ältere Menschen davon betroffen, doch können bestimmte Stoffwechselerkrankungen auch bei jüngeren Menschen einen grauen Star verursachen.

Man nimmt an, daß Oxidationen in der Linse für die Erkrankung verantwortlich sind. Vielfach wird empfohlen, hohe Mengen an Vitamin C zu sich zu nehmen, um einem grauen Star vorzubeugen. Auch Vitamin B_2 (Riboflavin) soll schützend wirken.

Andere Augenleiden

Diabetiker leiden manchmal unter spröden oder zerrissenen Kapillargefäßen der Netzhaut, was zu einer Erblindung führen kann. Man hat festgestellt, daß zusätzliche Gaben an Vitamin C und E die Blutgefäße bis zu einem gewissen Grad vor den negativen Folgen der ZUCKERKRANKHEIT schützen können. Daher sollten Diabetiker viel frisches Obst und Gemüse essen.

Gerstenkörner nennt man die schmerzhaften, eitrigen Entzündungen des Augenlides. Sie entstehen durch Bakterien, die in die Drüsen am Wimpernrand eindringen. Meist geht ein Gerstenkorn nach einigen Tagen von selbst auf, der Eiter entleert sich, und die Entzündung heilt ab. Andernfalls sollte man einen Arzt aufsuchen. Treten Gerstenkörner immer wieder auf, kann eine schlechte Ernährung, Streß oder allgemeine Erschöpfung die Ursache sein.

AUSGEWOGENE ERNÄHRUNG

Um die Gesundheit so lange wie möglich zu erhalten, muß man dem Körper alle Nährstoffe, die er braucht, um funktionstüchtig zu bleiben, in ausreichender Menge und in einem ausgewogenen Verhältnis zuführen. Siehe DIE NAHRUNGSMITTELPYRAMIDE, S. 42.

AUTISMUS

Diese relativ häufige Entwicklungsstörung wird in den ersten drei Lebensjahren deutlich. Die Krankheit verhindert, daß ein Kind den natürlichen Wunsch entwickelt, sich mitzuteilen und zu anderen Menschen in Beziehung zu treten. Es zieht sich vielmehr völlig in seine Innenwelt zurück. Die Sprachentwicklung ist gestört, und ein eventuell bereits vorhandenes Sprachvermögen geht wieder verloren.

Es gibt keinerlei Hinweise darauf, daß die Ernährung eine Rolle bei der Entstehung der Krankheit spielt. Ebensowenig kann eine spezielle Diät Autismus heilen. Zwar zeigen autistische Kinder und Erwachsene vorübergehend immer wieder recht absonderliche Vorlieben für manche Nahrungsmittel, doch ergaben Untersuchungen, daß autistische Menschen nur selten an Unterernährung leiden.

Bei den meisten Kindern mit Verhaltensstörungen läßt sich kein Zusammenhang mit bestimmten Nahrungsmitteln erkennen. Dennoch stellen manche Eltern fest, daß sich einige Speisen oder Getränke negativ auswirken. Eine normale Ernährung enthält viele Dinge, die den chemischen Haushalt des Gehirns beeinflussen. So macht beispielsweise das in Kaffee, schwarzem Tee und Colagetränken enthaltene Koffein viele Kinder reizbar und unruhig.

Wer den Verdacht hat, daß ein bestimmtes Nahrungsmittel das Kind aus dem Gleichgewicht bringt, sollte über Verhalten und Ernährung des Kindes Tagebuch führen. Verändert sich das Verhalten, wenn das Kind ein bestimmtes Nahrungsmittel zu sich genommen hat, sollte man dieses Nahrungsmittel vom Speiseplan streichen. Zeigt diese Maßnahme nach 1 Monat keinerlei Wirkung, kann man es wieder in den Speiseplan aufnehmen. Allerdings muß man umgekehrt damit rechnen, daß sich das negative Verhalten des Kindes verschärft, wenn man manche Speisen streicht.

Ernährungsexperimente

In jüngster Zeit haben Experimente ergeben, daß hohe Gaben bestimmter Vitamine, insbesondere des Vitamin B_6, das Verhalten autistischer Kinder möglicherweise positiv beeinflussen können. Allerdings liegen die Ergebnisse der klinischen Versuche noch nicht vor. Daher sollte man von einer Vitamintherapie Abstand nehmen. Wer es dennoch probieren will, sollte die Therapie nur unter ärztlicher Kontrolle durchführen.

Zweifellos ist es am besten, ein autistisches Kind ausgewogen und so vielseitig wie möglich zu ernähren.

AVOCADOS

VORTEILE

- *Enthalten viel Vitamin E*
- *Liefern viel Kalium*
- *Haben einen hohen Gehalt an einfach ungesättigten Fetten*

NACHTEILE

- *Hoher Energiegehalt*

Reife Avocados sind gesund und schmecken gut. Sie liefern viel Vitamin E und Kalium, ferner Vitamin B_6 und in geringerem Maß Vitamin B_2 (Riboflavin) und Vitamin C sowie den Mineralstoff Mangan. Die Vitamine C und E sind ANTIOXIDANTIEN und schützen vor Schäden, die durch die FREIEN RADIKALE hervorgerufen werden. Kalium hilft, Blutdruck und Herzschlag zu normalisieren, und Vitamin B_6 ist wichtig für ein gesundes Nervensystem.

Wie Olivenöl enthalten auch Avocados sehr viel einfach ungesättigte Fettsäuren, die den Cholesterinspiegel senken. Wer jedoch auf sein Gewicht achten muß, sollte bedenken, daß der Energiegehalt der Avocados sehr hoch ist: Pro Frucht muß man mit 1680 kJ (400 kcal) rechnen.

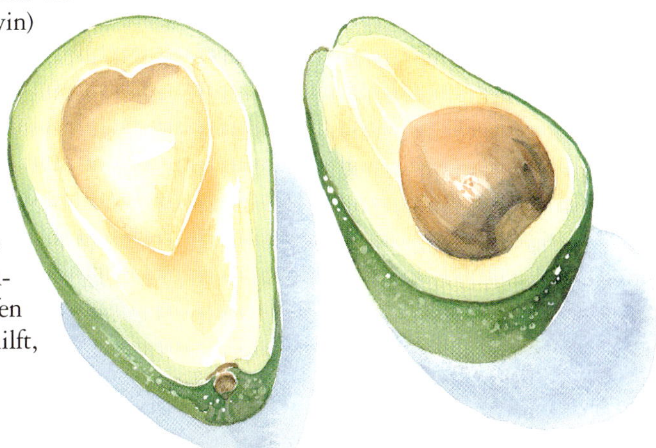

WUSSTEN SIE, DASS ...

- Avocados den höchsten Eiweißgehalt aller Früchte haben? Dennoch stammen bis zu 80 % ihres Energiegehalts vom Fett.
- die Spanier Avocados schon 1519 in Südamerika kennenlernten, daß die Früchte von den Europäern jedoch lange Zeit als geschmacklos verschmäht wurden?
- Avocados rund oder oval sein können, manche kaum größer als ein Hühnerei sind, andere dagegen mehr als 1 kg wiegen? Auch ihre Färbung reicht von Dunkelgrün über Purpurrot und Gelb bis zu Schwarz.
- Avocados im Gegensatz zu den meisten Früchten erst nach der Ernte zu reifen beginnen? Wer eine unreife, harte Frucht gekauft hat, sollte sie daher ein paar Tage bei Raumtemperatur liegenlassen.

Die Nahrungsmittelpyramide

Ein körperlich aktiver Hochleistungssportler und ein Rentner haben zwar einen höchst unterschiedlichen Energiebedarf, doch müssen beide ausreichend Nährstoffe zu sich nehmen, um gesund zu bleiben.

Drei Grundregeln sollten bestimmen, was man ißt: Nahrung soll Nährstoffe zuführen, dazu beitragen, daß man gesund bleibt und, wenn nötig, den Kampf gegen Beschwerden und Krankheiten unterstützen, und nicht zuletzt sollte sie appetitlich aussehen und gut schmecken.

Um gesund und funktionstüchtig zu bleiben, braucht der Körper 13 Vitamine und 16 Mineralstoffe, ferner Fette, Kohlenhydrate und Eiweiß. Darüber hinaus benötigt er viel Wasser. Alles das kann ein einzelnes Nahrungsmittel oder Gericht nicht liefern. Nimmt man jedoch viele unterschiedliche Nahrungsmittel in vernünftigen Mengen zu sich, erreicht man, daß der Körper optimal mit allen Nährstoffen versorgt wird, die er braucht.

Die Deutsche Gesellschaft für Ernährung (DGE) hat Richtlinien für eine gesunde Ernährung erstellt. Darin werden die Lebensmittel in sieben Gruppen eingeteilt, wobei Getränke eine eigene Gruppe bilden. Die übrigen sechs Gruppen sind:

- Brot, Nudeln, Kartoffeln, Reis und Getreideprodukte (liefern komplexe Kohlenhydrate sowie Ballaststoffe, ferner pflanzliches Eiweiß, Vitamine des B-Komplexes und Kalium);
- Gemüse und Hülsenfrüchte (liefern Kohlenhydrate, Ballaststoffe, Vitamine und Mineralstoffe);
- Obst (liefert Kohlenhydrate, Ballaststoffe, Vitamin C und Kalium);
- Milch und Milchprodukte (liefern Eiweiß, Calcium, Vitamin A und Vitamine des B-Komplexes);

Wieviel Energie braucht der Mensch?

Der Energiebedarf kann je nach Alter, Geschlecht, körperlicher Aktivität, Stoffwechsel und Gesundheitszustand sehr unterschiedlich sein. Männer haben meist einen höheren Energiebedarf als Frauen und ältere Menschen einen geringeren als jüngere. Doch unabhängig davon, ob jemand nur 6300 kJ (1500 kcal) oder bis zu 12 600 kJ (3000 kcal) braucht, sollten die verschiedenen Nahrungsmittelgruppen anteilig stets im gleichen Verhältnis zueinander stehen, wie sie die Nahrungsmittelpyramide vorgibt.

Gesunde Proportionen *Eine vielseitige, ausgewogene Ernährung enthält Lebensmittel aller Gruppen entsprechend ihrem Anteil an der Nahrungsmittelpyramide.*

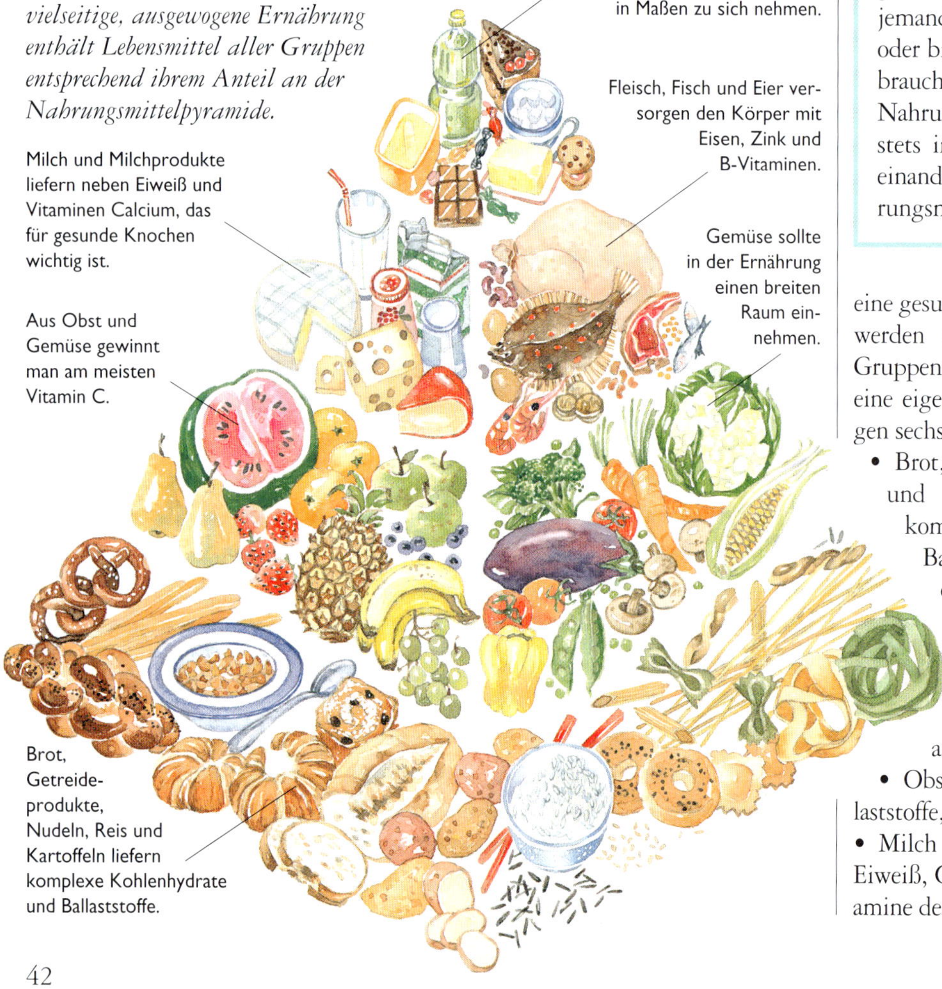
Fette und Zucker sollte man nur in Maßen zu sich nehmen.
Fleisch, Fisch und Eier versorgen den Körper mit Eisen, Zink und B-Vitaminen.
Milch und Milchprodukte liefern neben Eiweiß und Vitaminen Calcium, das für gesunde Knochen wichtig ist.
Gemüse sollte in der Ernährung einen breiten Raum einnehmen.
Aus Obst und Gemüse gewinnt man am meisten Vitamin C.
Brot, Getreideprodukte, Nudeln, Reis und Kartoffeln liefern komplexe Kohlenhydrate und Ballaststoffe.

Die Nahrungsmittelgruppen: der Weg zur gesunden Ernährung

Die Speisen, die man täglich zu sich nimmt, sollten sich nach den Gruppen der Nahrungsmittelpyramide richten. Eine ausgewogene Kost sollte täglich 250–300 g Brot sowie 4–5 mittelgroße Kartoffeln oder 75–90 g Reis oder Nudeln, 250 g Obst und 200 g Gemüse, 0,25 l Milch und 2 Scheiben Käse sowie maximal 40 g Fett enthalten. Ferner sollte man pro Woche 300 g Seefisch und höchstens 450 g Fleisch oder Wurst zu sich nehmen.

Nahrungsmittelgruppen und ihre Nährstoffe	Versuchen Sie, …	Vermeiden Sie, …
KOHLENHYDRATE		
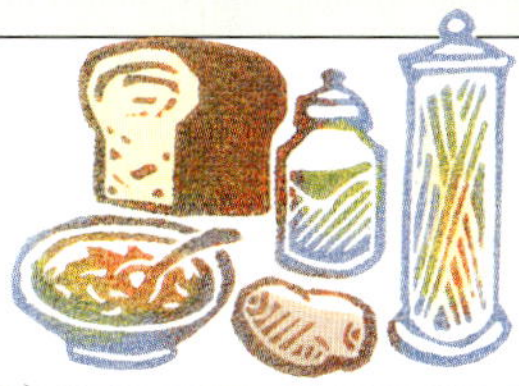 Brot, Getreideprodukte, Kartoffeln, Nudeln und Reis liefern komplexe Kohlenhydrate (Stärke), Ballaststoffe, pflanzliches Eiweiß, B-Vitamine und Kalium.	verstärkt Vollkornprodukte in den Speiseplan aufzunehmen und mehr Brot, Kartoffeln, Nudeln oder Reis statt Fisch und Fleisch zu essen.	Nahrungsmittel aus dieser Gruppe zu braten; Butter oder Margarine dick aufs Brot zu streichen, denn dadurch nehmen Sie unnötig Fett zu sich; die Kohlenhydrate mit fetten Saucen zu essen.
OBST		
Zu dieser Gruppe gehören alle frischen, tiefgefrorenen oder konservierten Früchte, Fruchtsäfte und Trockenobst; Obst liefert Vitamin C, Carotinoide, Folsäure und Ballaststoffe sowie einige Kohlenhydrate. 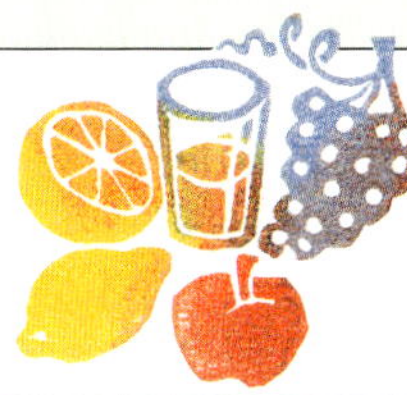	immer wieder verschiedene Früchte zu wählen und insgesamt mehr davon zu essen, indem Sie Obst als Nachtisch oder Zwischenmahlzeit einplanen.	große Mengen Obst auf einmal zu essen, denn das kann zu Verdauungsstörungen führen, vor allem wenn die Früchte nicht ganz reif sind.
GEMÜSE		
Es ist ein Hauptbestandteil der Ernährung, auch wenn man kein Vegetarier ist. Es liefert nicht nur Vitamine und Mineralstoffe, sondern auch Kohlenhydrate und Ballaststoffe. 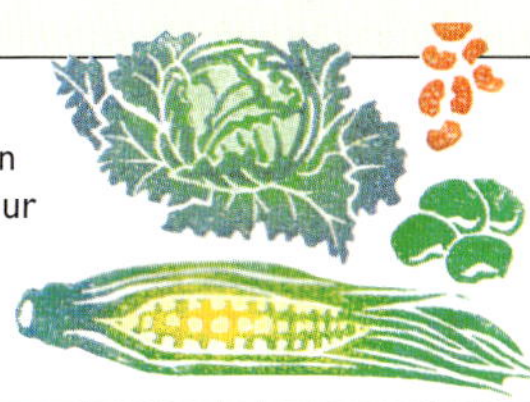	Tomaten und anderes Gemüse als Grundlage für Saucen zu verwenden oder es gedünstet als Beilage zu servieren.	Gemüse zu braten und zu fritieren, da es viel Fett aufsaugt; Salate mit ölhaltigen Saucen oder Mayonnaise anzumachen.
MILCH UND MILCHPRODUKTE MIT AUSNAHME VON BUTTER UND SAHNE		
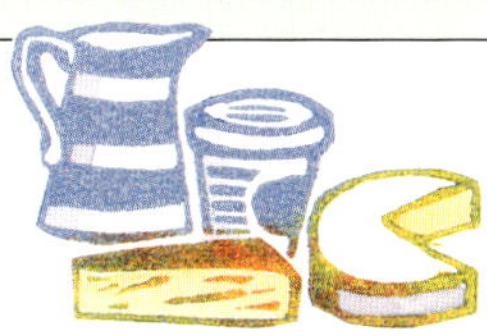 Die wesentlichen Nährstoffe, die mit dieser Gruppe aufgenommen werden, sind Calcium, Eiweiß, Vitamin A und Vitamine des B-Komplexes.	diese Nahrungsmittel in Maßen zu sich zu nehmen, und geben Sie fettreduzierten oder Magermilchprodukten den Vorzug.	große Mengen vollfetter Milchprodukte. Magermilch enthält genausoviel Calcium wie Vollmilch.
FLEISCH, GEFLÜGEL, FISCH, WURST UND EIER		
Diese Nahrungsmittel liefern Eiweiß, Eisen, Jod, Magnesium und Zink sowie Vitamine des B-Komplexes, vor allem Vitamin B_{12}. 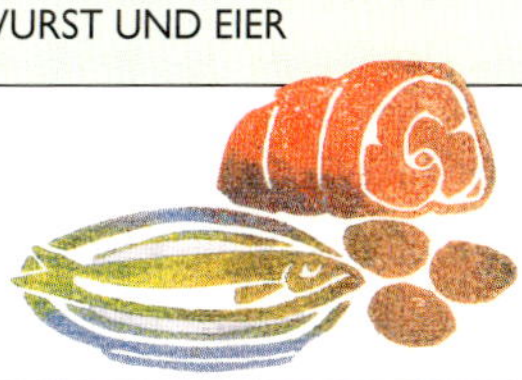	Fleisch und Wurst nur in Maßen zu sich zu nehmen. Wählen Sie mageres Fleisch, und schneiden Sie alles sichtbare Fett ab. Essen Sie zweimal pro Woche Seefisch.	gebratene oder mit viel Fett zubereitete Fleisch- und Fischgerichte; gesünder ist es, Fleisch oder Fisch zu grillen, zu kochen, zu dünsten oder im Backofen zu garen.
FETTE		
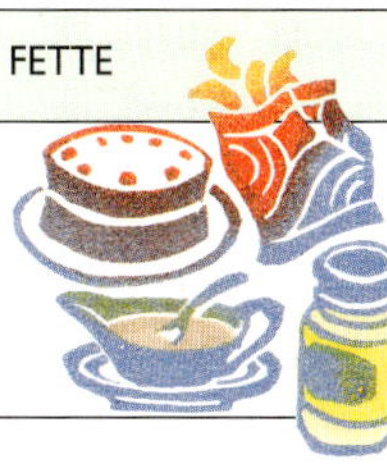 Hierzu gehören Butter, Sahne, Margarine und Pflanzenöle. Pflanzenöle liefern essentielle Fettsäuren sowie fettlösliche Vitamine.	den Fettkonsum zu verringern, indem Sie Brotaufstriche und Öle nur sparsam verwenden und von Suppen und Bratensaucen das Fett abschöpfen.	fetthaltige Nahrungsmittel sowie Schokolade, Torten und Kartoffelchips. Fritierte Speisen enthalten ebenfalls sehr viel Fett.

- Fleisch, Fisch, Wurst und Eier (liefern Eiweiß, Fett, Magnesium, Eisen, Jod, Zink und Vitamine des B-Komplexes);
- Fette (liefern essentielle Fettsäuren und fettlösliche Vitamine).

Ordnet man diese Gruppen als Pyramide, bei der die komplexen Kohlenhydrate den Sockel, Obst und Gemüse den immer noch recht breiten ersten Stock, Milch und Milchprodukte sowie Fleisch, Fisch, Wurst und Eier den schmaleren zweiten Stock und Fette schließlich die Spitze bilden, so kann man bildhaft den mengenmäßigen Anteil erkennen, den die einzelnen Gruppen an einer ausgewogenen Ernährung haben sollten. Wer versucht, diese Pyramide zur Richtschnur seiner Ernährung zu machen, wird meist feststellen, daß er den Anteil an komplexen Kohlenhydraten und Ballaststoffen erhöhen, den Anteil an Fett, vor allem an gesättigten Fettsäuren, jedoch verringern muß.

Den Richtlinien folgen

Dabei muß man das empfohlene Verhältnis der unterschiedlichen Nahrungsmittel zueinander keineswegs bei jeder Mahlzeit exakt einhalten, auch nicht unbedingt im Lauf eines Tages. Doch über einen Zeitraum von 1 oder 2 Wochen sollte man dafür sorgen, daß der mengenmäßige Anteil der unterschiedlichen Gruppen an der Nahrung der Verteilung innerhalb der Pyramide entspricht.

Wenn eine Speise eine komplette Mahlzeit ergibt – z. B. eine Pizza oder ein Omelett –, so bestimmen die Hauptbestandteile ihren Platz in der Pyramide. Ein Omelett beispielsweise besteht hauptsächlich aus Eiern, so daß es unter diese Gruppe fällt. Bei Pizza wiederum ist der größte Teil Teig, sie muß also in erster Linie zu den komplexen Kohlenhydraten gezählt werden. Den mengenmäßig geringeren Belag, etwa Tomaten und Käse, muß man unter die Gruppe Gemüse bzw. Milchprodukte einordnen. Das Problem bei diesen Gerichten ist, daß sie kaum Obst und Gemüse enthalten. Um diesen Mangel zu beheben und die Mahlzeit ausgewogen zu gestalten, sollte man einen Salat dazu oder als Nachspeise Obst essen.

Zuviel und doch zuwenig

Selbst wer sehr viel ißt, kann an Unterernährung und Mangelerscheinungen leiden, wenn die Ernährung insgesamt nicht ausgewogen ist. Außerdem können eine übermäßige Nahrungsaufnahme und ein unausgewogener Speiseplan Übergewicht und Fettleibigkeit verursachen und zu Bluthochdruck, Herzerkrankungen, Zuckerkrankheit und Arthritis führen. In Mitteleuropa nehmen die

ZEHN REGELN FÜR EINE AUSGEWOGENE ERNÄHRUNG

Die Deutsche Gesellschaft für Ernährung (DGE) hat zehn Regeln aufgestellt, die es leichter machen, Ernährungssünden zu vermeiden und eine gesunde und ausgewogene Ernährung zu erreichen:

- Man sollte vielseitig, aber nicht zuviel essen, d. h., möglichst viele verschiedene Lebensmittel in kleinen Portionen.
- Man sollte Speisen geschmackvoll und schonend zubereiten.
- Man sollte mit Kräutern würzen und weniger Salz verwenden.
- Man sollte öfter, dafür aber kleinere Mahlzeiten essen.
- Man sollte weniger Fett zu sich nehmen.
- Man sollte mehr Vollkornprodukte essen.
- Man sollte weniger tierisches Eiweiß zu sich nehmen.
- Die Kost sollte viel Gemüse, Kartoffeln und Obst enthalten.
- Man sollte wenig Süßes essen.
- Man sollte ausreichend trinken und den Alkoholkonsum in vernünftigen Grenzen halten.

WIEVIEL FLÜSSIGKEIT BRAUCHT DER MENSCH?

Ernährungswissenschaftler empfehlen, täglich etwa 1,5–2 l Flüssigkeit in Form von Wasser, Mineralwasser und verdünnten Obst- und Gemüsesäften zu sich zu nehmen, um die Nieren gesund zu erhalten und Harnwegsinfektionen vorzubeugen. Wer viel schwitzt, muß sogar noch mehr Flüssigkeit zu sich nehmen.

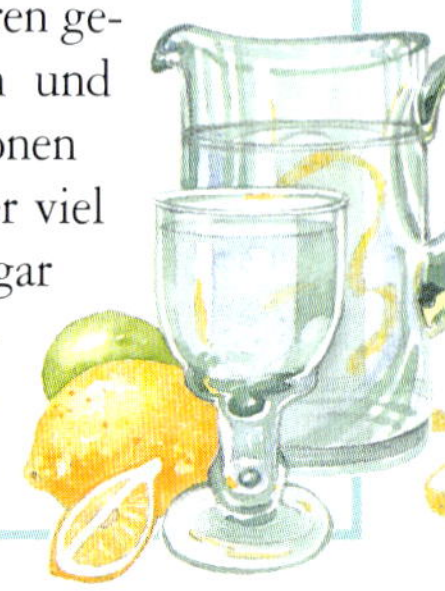

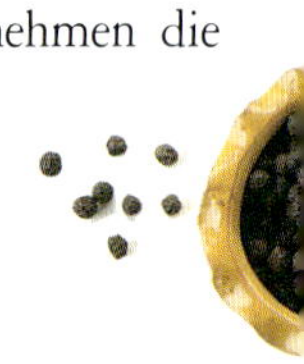

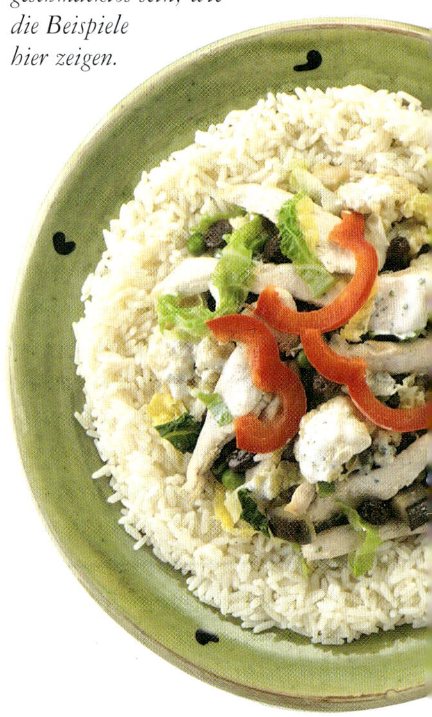

Nahrhaft und köstlich
Gesunde Ernährung muß keineswegs langweilig und geschmacklos sein, wie die Beispiele hier zeigen.

meisten Menschen zuviel gesättigte Fette und Zucker zu sich; die Folge ist, daß die Zahl der koronaren Herzerkrankungen drastisch gestiegen ist.

Die gesunde Mittelmeerküche

Anders dagegen in den Mittelmeerländern: die hier typische Kost zeichnet sich durch einen verhältnismäßig hohen Anteil an Fisch, Olivenöl, Gemüse und Obst aus. Italiener, Spanier und Griechen essen im Durchschnitt 50–70% weniger Fleisch als die Mitteleuropäer. Außerdem nehmen sie weniger gesättigte Fette und Zucker zu sich und dafür mehr komplexe Kohlenhydrate wie Brot, Nudeln, Reis und Kartoffeln. Untersuchungen haben bestätigt, daß die Tatsache, daß in den Mittelmeerländern weniger Menschen an koronaren Herzerkrankungen und bestimmten Krebsformen sterben, zumindest teilweise durch die anderen Ernährungsgewohnheiten bedingt ist.

Mögliche Einschränkungen

Die genannten Empfehlungen für eine ausgewogene Ernährung gelten für die meisten Menschen, auch für Vegetarier und Übergewichtige. Dennoch gelten sie nicht für alle, so z. B. nicht für Kinder, die jünger als 2 Jahre sind. Sie brauchen einen höheren Anteil an Milch und Milchprodukten; außerdem sollten sie Vollmilch statt Magermilch zu sich nehmen. Auch Menschen, die spezielle Ernährungsvorschriften befolgen müssen oder krank sind, sollten mit ihrem Arzt darüber sprechen, ob die Richtlinien für sie zuträglich sind.

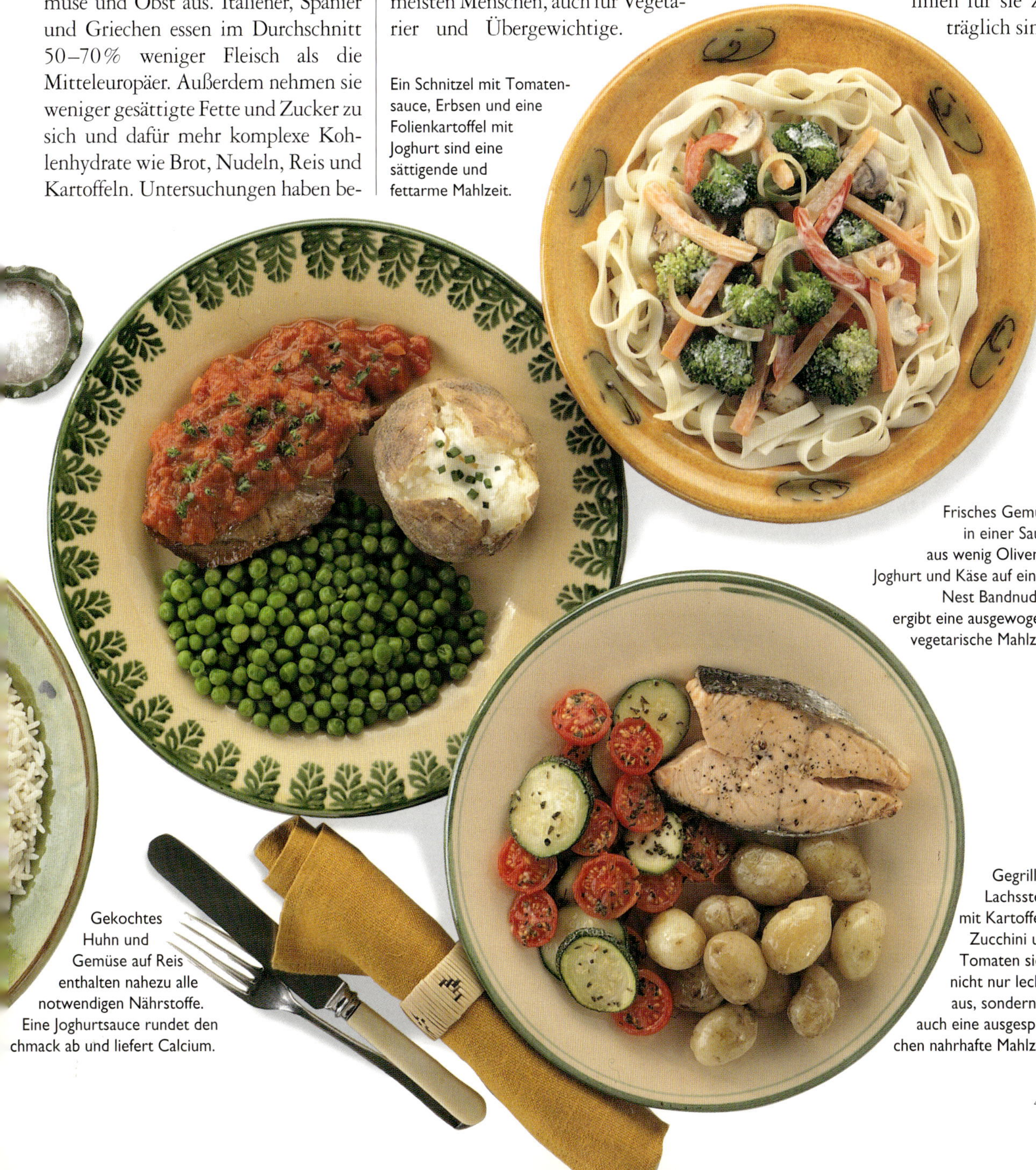

Ein Schnitzel mit Tomatensauce, Erbsen und eine Folienkartoffel mit Joghurt sind eine sättigende und fettarme Mahlzeit.

Frisches Gemüse in einer Sauce aus wenig Olivenöl, Joghurt und Käse auf einem Nest Bandnudeln ergibt eine ausgewogene vegetarische Mahlzeit.

Gekochtes Huhn und Gemüse auf Reis enthalten nahezu alle notwendigen Nährstoffe. Eine Joghurtsauce rundet den chmack ab und liefert Calcium.

Gegrilltes Lachssteak mit Kartoffeln, Zucchini und Tomaten sieht nicht nur lecker aus, sondern ist auch eine ausgesprochen nahrhafte Mahlzeit.

BABYS UND ERNÄHRUNG

Die beste Form, einen Säugling zu ernähren, ist sicher, ihn zu stillen. Aber auch Kinder, die mit der Flasche großgezogen werden, gedeihen. Doch spätestens nach einem halben Jahr kommt der Zeitpunkt, ab dem das Kind an andere Nahrung gewöhnt werden muß. Siehe DER START INS LEBEN, S. 48.

BACKPFLAUMEN

VORTEILE

- *Enthalten viel Kalium*
- *Liefern Ballaststoffe und Eisen*
- *Enthalten Vitamin B_6*
- *Helfen gegen Verstopfung*

NACHTEILE

- *Hoher Energiegehalt*
- *Können Blähungen verursachen*

Die violettschwarzen, verschrumpelten Pflaumen enthalten wie jedes Dörrobst in konzentrierter Form Fruchtzucker und sind daher gute Energiespender. Außerdem liefern sie Kalium, Eisen und Vitamin B_6.

Backpflaumen enthalten viele Ballaststoffe, so daß sie ein wirksames Mittel gegen Verstopfung sind. Man weicht 1 Tasse Backpflaumen über Nacht in Wasser ein und ißt eine Hälfte davon am Morgen, die andere am Abend. Wer ungern die ganzen Pflaumen ißt, kann auch Pflaumensaft trinken. Er enthält zwar kaum Ballaststoffe, dafür aber Hydroxyphenylisationsderivate, die die Muskelkontraktionen des Dickdarms anregen und auf diese Weise abführend wirken.

Anfangs können Backpflaumen Blähungen hervorrufen, die jedoch verschwinden, sobald sich der Körper auf die ungewohnte Kost eingestellt hat.

BALLASTSTOFFE

VORTEILE

- *Beugen Verstopfung vor*
- *Schützen vor Dickdarmerkrankungen*
- *Senken den Cholesterinspiegel*
- *Wirken sättigend und schränken dadurch die Energieaufnahme ein*

NACHTEILE

- *Zu viele Ballaststoffe führen zu Blähungen und anderen Verdauungsproblemen*
- *Können die Calciumaufnahme verringern*

Alle pflanzlichen Nahrungsmittel und daraus hergestellte Produkte enthalten Ballaststoffe wie Cellulose, Pektin und Gummi, die Bestandteil der pflanzlichen Zellwände sind. Ballaststoffe werden zwar nicht verdaut, spielen aber im Nahrungskreislauf des Körpers eine wichtige Rolle.

Die gesundheitsfördernde Wirkung der Ballaststoffe scheint schon zu biblischen Zeiten bekannt gewesen zu sein, doch erst in jüngerer Zeit beginnt man diese Wirkung auch zu verstehen. Nach Meinung vieler Wissenschaftler ist vor allem der Mangel an Ballaststoffen in der Ernährung der Grund dafür, daß in den westlichen Industriestaaten koronare HERZERKRANKUNGEN, ZUCKERKRANKHEIT und Verdauungsprobleme so weit verbreitet sind.

Ballaststoffquellen

Nach Empfehlung der Deutschen Gesellschaft für Ernährung (DGE) sollte die Nahrung im Durchschnitt täglich mindestens 30 g Ballaststoffe enthalten. Das ist rund ein Drittel mehr, als die meisten Menschen in Mitteleuropa tatsächlich zu sich nehmen.

Ballaststoffe gewinnt man vor allem aus Obst, Gemüse und Hülsenfrüchten, aus Nüssen, Kernen und Samen sowie aus Kartoffeln und Getreideprodukten. Im Getreide lagern die Ballaststoffe vorwiegend in den äußeren Schichten der Körner, die bei der Verarbeitung zu Feinmehl oder zu weißem Reis weitgehend entfernt werden.

VOLLKORNBROT KONTRA WEISSBROT

Die Bibel liefert den ersten schriftlichen Beweis für die Vorzüge einer ballaststoffreichen Kost. Daniel und seine Anhänger aßen 10 Tage lang nur Gemüse. Danach waren sie kräftiger als die anderen jungen Männer, die an der Tafel des Königs üppig speisten.

Die Diskussion, ob feines Weißbrot oder dunkles Vollkornbrot gesünder sei, begann schon in der Antike. Damals galt in Griechenland Brot, das aus weißem Mehl gebacken wurde, als Symbol für Reichtum. Doch schon Hippokrates, der Vater der Medizin, riet seinen Patienten, den Ernährungsgewohnheiten der Sklaven zu folgen und Vollkornbrot zu essen, weil es für den Darm besser sei. Ebenso drängte der persische Arzt Ibn Sina vor rund 1000 Jahren darauf, das traditionelle Fladenbrot aus Vollkornmehl zu backen.

Ballaststoffe in den täglichen Nahrungsmitteln

Ballaststoffe haben zwar keinen Nährwert, sind aber für die Verdauungsprozesse im Körper wichtig. Die meisten pflanzlichen Nahrungsmittel liefern sowohl lösliche als auch unlösliche Ballaststoffe. So enthält z.B. die Schale eines Apfels unlösliche Cellulose, das Fruchtfleisch den löslichen Ballaststoff Pektin.

Lösliche Ballaststoffe

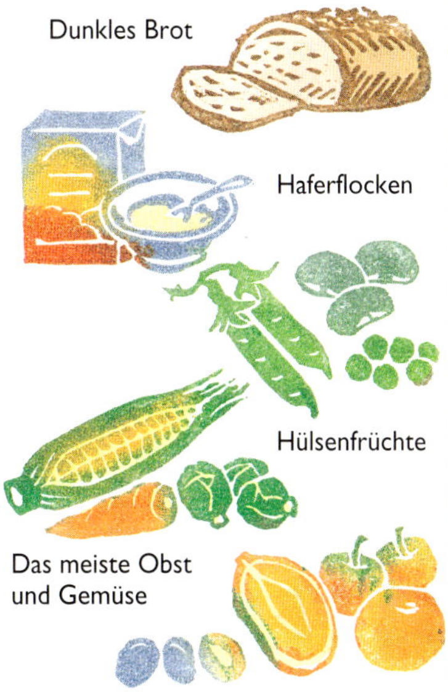

Unlösliche Ballaststoffe

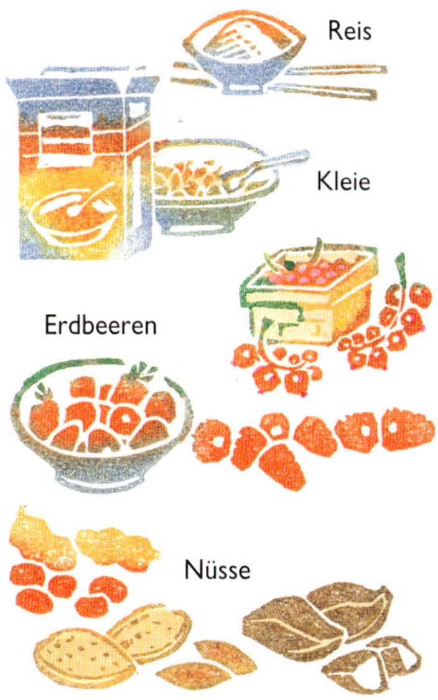

Lösliche und unlösliche Ballaststoffe

Vollkornprodukte sind die Hauptquellen für beide Arten von Ballaststoffen. Ebenso sind beide Arten in Dörrobst enthalten.

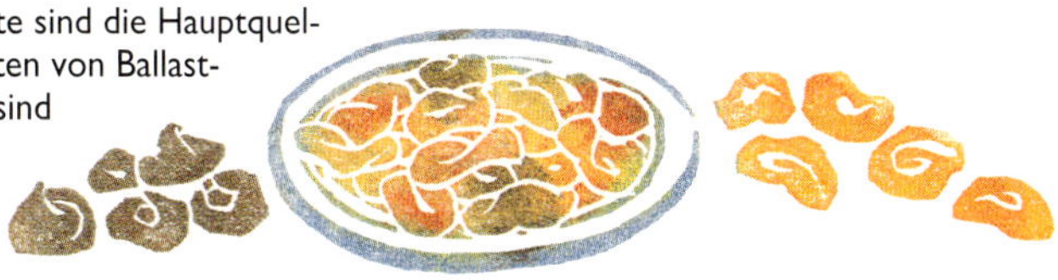

Deshalb liefern Vollkornprodukte wie brauner Reis, Vollkornnudeln und Vollkornbrot mehr Ballaststoffe. So enthält z.B. 1 Scheibe Vollkornbrot rund 5 g Ballaststoffe, 1 Scheibe Weißbrot dagegen kaum 1 g.

Die Wirkung der Ballaststoffe

Man unterscheidet zwei Arten von Ballaststoffen: lösliche und unlösliche. Zwar enthalten die meisten pflanzlichen Nahrungsmittel beide Arten, doch liefern Haferkleie und Hülsenfrüchte mehr lösliche, Weizen, Reis und Mais dagegen mehr unlösliche Ballaststoffe. Da alle Ballaststoffe wie ein Schwamm in Magen und Darm Wasser aufsaugen und aufquellen, vergrößern sie die Stuhlmenge, machen den Stuhl weicher und beschleunigen die Beförderung von Nahrungsresten durch den Dickdarm. Dadurch wird eine Verstopfung verhindert, der Darm bleibt gesund und ist weniger anfällig für Erkrankungen.

Zwar werden weder die löslichen noch die unlöslichen Ballaststoffe verdaut, doch sie ernähren Bakterien im Dickdarm und fördern Gärungsprozesse, bei denen flüchtige Fettsäuren entstehen, die von den Darmwänden als Energiequelle genutzt werden. Ferner sollen Ballaststoffe davor schützen, daß sich im Darm krebserregende Stoffe entwickeln.

Die löslichen Ballaststoffe tragen darüber hinaus zu einer Senkung des Cholesterinspiegels im Blut bei, denn sie binden das Cholesterin der Galle, einer gelblichen Flüssigkeit, die von der Leber produziert wird und die hilft, Fette im Dünndarm aufzubrechen. Das an die Ballaststoffe gebundene Cholesterin gelangt nicht mehr in den Blutkreislauf, sondern wird mit dem Stuhl ausgeschieden.

Ferner bewirken die löslichen Ballaststoffe im Dünndarm, daß Glucose langsamer an das Blut abgegeben wird. Dadurch verhindern sie, daß der Blutzuckerspiegel plötzlich ansteigt, was vor allem für Menschen, die an Zuckerkrankheit leiden, wichtig ist.

Einige Mineralstoffe wie Calcium und Eisen werden langsamer aufgenommen, wenn sie sich mit unlöslichen Ballaststoffen verbinden. Das gilt besonders für Weizenkleie und braunen Reis, da diese Nahrungsmittel Phytinsäure enthalten. Daher kann eine sehr ballaststoffreiche Kost bei Kindern möglicherweise den Calcium- und bei Frauen den Eisenbedarf erhöhen. Doch selbst die größeren Ballaststoffmengen, die von den Experten empfohlen werden, wirken sich nur sehr selten negativ auf den Mineralstoffhaushalt aus.

Größer ist die Wahrscheinlichkeit, daß Verdauungsprobleme auftreten, wenn man nur eine Art von Ballaststoffen zu sich nimmt, z.B. hauptsächlich Kleie. Bei einer Ernährung jedoch, die Ballaststoffe aus unterschiedlichen Quellen enthält, treten im allgemeinen keine Schwierigkeiten auf.

DER START INS LEBEN

Die Nährstoffe, die ein Kind in den ersten Lebensmonaten aufnimmt, ebnen den Weg zu einer gesunden Entwicklung und zu künftigem Wohlbefinden. Daher ist die Ernährung des Säuglings von höchster Bedeutung.

Für ein Neugeborenes ist Muttermilch die beste Nahrung. Das Colostrum, die relativ klare, dünne Vormilch unmittelbar nach der Geburt, ist reich an Antikörpern und stärkt so die Abwehrkräfte des Babys gegen Krankheiten. Erst 3 Tage nach der Geburt geben die Milchdrüsen der Mutter die eigentliche, dickere Muttermilch ab, die den Nahrungsbedarf des Babys in den ersten 6 Monaten vollständig deckt und es gegen Infektionen widerstandsfähig macht.

Muttermilch besteht aus leichtverdaulichen Milchkügelchen und enthält alle Proteine, Vitamine und Mineralstoffe, die das Baby braucht. Darüber hinaus liefert sie auch essentielle mehrfach ungesättigte Fettsäuren, die für das Gehirn und ein gesundes Nervensystem wichtig sind.

Zwar kann fertige Babymilch diese Nährstoffe weitgehend ersetzen, doch ist Muttermilch eine ideal aufgebaute Mahlzeit für den Säugling. Wenn er nämlich zu trinken beginnt, ist die Milch zunächst sehr wasser- und eiweißhaltig. Hat das Baby eine Weile gesaugt, ändert sich die Zusammensetzung. Die Eiweiß- und Wasseranteile nehmen ab, dafür steigt der Fettgehalt. Auf diese Weise wird erst der Durst, dann der Hunger des Babys gestillt.

Die Ernährung der Mutter

Während der Stillzeit muß die Mutter weiterhin die schon für die SCHWANGERSCHAFT empfohlenen hochwertigen Nahrungsmittel zu sich nehmen, damit der Milchfluß in Gang kommt und die Milch in ausreichender Menge zur Verfügung steht.

Ernährt sich die Mutter nicht entsprechend, wirkt sich das nicht unbedingt auf den Nährstoffgehalt der Milch aus, wohl aber auf die Menge an Milch, die sie produziert, und auch auf ihre eigene Gesundheit. Denn bei einer unzulänglichen Ernährung greift der Körper der Mutter seine eigenen Nährstoffreserven an, um zu gewährleisten, daß die Muttermilch alles enthält, was das Baby braucht.

Grundsätzlich gilt, daß stillende Mütter deutlich mehr Vitamine und Mineralstoffe zu sich nehmen müssen als andere Frauen. Eine Frau, die nicht stillt, benötigt beispielsweise rund 800 mg Calcium pro Tag. Um jedoch sicherzustellen, daß das Baby mit gesunden Knochen und Zähnen aufwächst, und um zugleich ihren eigenen Calciumbedarf zu decken, muß eine stillende Mutter täglich 1250 mg aufnehmen.

Eine Ernährung, die viel frisches Obst und Gemüse, Milchprodukte, Fisch, mageres Fleisch, Hülsenfrüchte, Nüsse und Getreideprodukte wie Vollkornbrot und ungeschälten Reis umfaßt, liefert in der Regel alle Vitamine, Mineralstoffe, Proteine und Energie, die zusätzlich gebraucht werden.

Eine stillende Mutter produziert in den ersten Monaten täglich rund 500 ml, später sogar bis zu 800 ml Milch. Aus diesem Grund muß sie viel Flüssigkeit zu sich nehmen. Empfohlen werden rund 2,5 l am Tag, vorzugsweise Mineralwasser, Milch sowie verdünnte Obst- und Gemüsesäfte.

RATSCHLÄGE FÜR STILLENDE MÜTTER

Muttermilch kann durch das, was eine Frau ißt und trinkt, negativ beeinflußt werden:

- Alkohol geht in die Muttermilch über und macht das Baby müde und unfähig, ausreichend zu trinken.
- Auch das in Kaffee, Tee und Colagetränken enthaltene Koffein nimmt das Baby über die Muttermilch auf. Es macht das Kind nervös, und sein Schlafrhythmus wird gestört. Die harntreibende Wirkung des Koffeins kann außerdem zu einem Wasserverlust im Körper der Mutter führen.
- Die meisten Arzneimittel und Nicotin gelangen über die Muttermilch in den Organismus des Babys. Eine stillende Mutter sollte deshalb weder rauchen noch Medikamente einnehmen.

Flaschennahrung

Es gibt unterschiedliche Gründe, warum Mütter sich dafür entscheiden, ihr Baby mit dem Fläschchen zu ernähren, sei es, daß sie schon bald nach der Geburt wieder arbeiten gehen oder Medikamente einnehmen müssen, die für das Baby gefährlich werden könnten. Manchmal ist die Flaschenfütterung auch für beide Ehepartner die beste Lösung, da sie der Mutter mehr Freiraum läßt und dem Vater Gelegenheit gibt, sich verstärkt um sein Kind zu kümmern.

Fertige Säuglingsnahrung enthält alle Nährstoffe, Vitamine und Mineralstoffe, die das Baby zum Gedeihen braucht. Ebenso wie Muttermilch sollte sie mindestens die ersten 6 Monate, möglichst aber das 1. Lebensjahr hindurch gefüttert werden.

Bei der Zubereitung der Säuglingsnahrung sollte man die Anweisungen des jeweiligen Herstellers genau befolgen. Flaschen und Sauger müssen sorgfältig sterilisiert werden. Wenn man die Nahrung vorab anrührt, sollte man sie im Kühlschrank aufbewahren und auch dort höchstens 24 Stunden. Ferner muß man stets prüfen, ob die Milch noch gut ist, bevor man das Baby damit füttert. Verdorbene Milchnahrung riecht säuerlich, und verdorbenes Pulver löst sich in der Flüssigkeit trotz Schütteln nicht auf.

Trinkt das Baby nicht die ganze Flasche leer, sollte man den Rest wegschütten. Die durch den Gummisauger in die Flasche gelangte Atemluft enthält Bakterien, die die Milch verunreinigen können.

Das Entwöhnen

Die meisten Kinderärzte empfehlen heute, Kinder zu entwöhnen, wenn sie 6 Monate alt sind, und ihnen ab dieser Zeit nach und nach neue Nahrungsmittel zuzuführen. Säuglinge, die zu früh entwöhnt werden, können unter Mangelerscheinungen leiden, wenn die Muttermilch oder Flaschennahrung durch andere Nahrungsmittel ersetzt wird; außerdem sind die Kinder anfälliger für Allergien.

VORTEILE DES STILLENS

- Gestillte Babys leiden seltener an Atemwegs- und Magen-Darm-Erkrankungen als Flaschenkinder.
- Sie sind weniger anfällig für Allergien, Asthma, Ekzeme und Koliken.
- Bei Frauen, die stillen, ist das Risiko geringer, daß sie noch vor den Wechseljahren an Brustkrebs erkranken.

Die erste feste Nahrung

Die erste feste Nahrung, die ein Baby bekommt, muß leicht verdaulich sein und sollte nicht im Verdacht stehen, allergische Reaktionen hervorzurufen. Die meisten Mütter ersetzen eine Milchmahlzeit mittags durch einen Karottenbrei aus dem Gläschen. Beim Kauf von Gläschennahrung sollte unbedingt auf Markenqualität geachtet

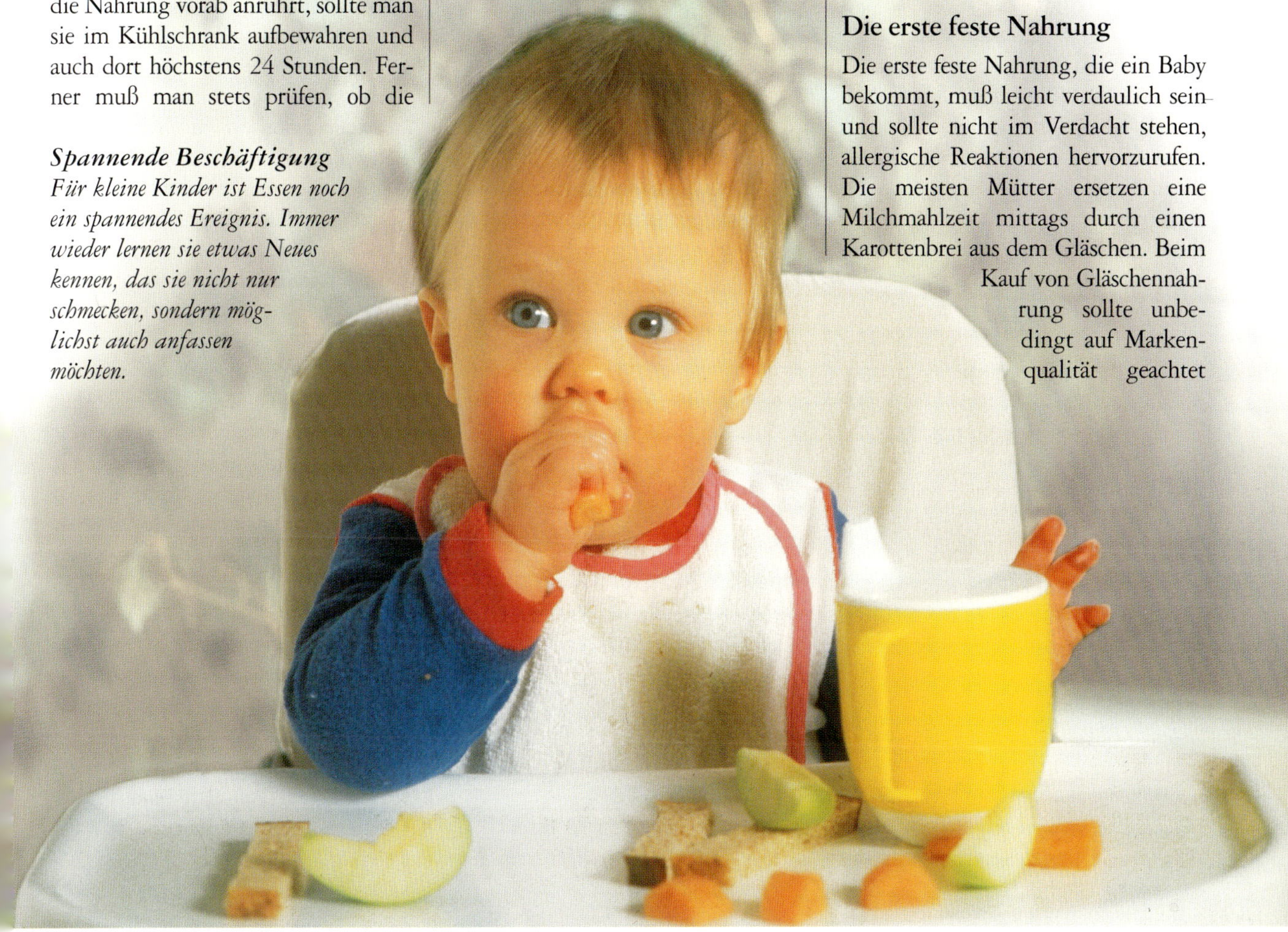

Spannende Beschäftigung
Für kleine Kinder ist Essen noch ein spannendes Ereignis. Immer wieder lernen sie etwas Neues kennen, das sie nicht nur schmecken, sondern möglichst auch anfassen möchten.

werden. Hersteller von Babynahrung unterliegen in Deutschland sehr strengen Kontrollen! Allmählich wird dieser Brei durch einen Gemüse-Kartoffel-Brei ersetzt werden (selbstgemacht oder fertig gekauft aus dem Gläschen). Diesem sollten wertvolles Pflanzenöl und Butter im Wechsel und nach Belieben auch mageres, gekochtes und durchgedrehtes Rindfleisch beigefügt werden. Für diesen Brei sollten milde heimische Gemüsesorten gewählt werden, z. B. Möhren, Blumenkohl, Kohlrabi, Zucchini, Kürbis. Wichtig ist, das Baby langsam an neue Lebensmittel zu gewöhnen. Es empfiehlt sich also immer nur eine Sorte für eine gewisse Zeit anzubieten, dann die nächste. Beim Fleisch sollte darauf geachtet werden, daß es von Tieren aus kontrollierter Aufzucht stammt; auch Fleisch aus dem Gläschen ist empfehlenswert. Ist der Gemüse-Kartoffel (Fleisch)-Brei akzeptiert, kommt der nächste: ein Vollmilch-Getreide-Brei. Oft wird ein Brei aus Reisflocken empfohlen, da Reis glutenfrei ist. Experten raten mittlerweile durchaus dazu, glutenhaltige Getreidesorten zu wählen (Weizen, Haferflocken), da auf diese Weise relativ früh eine eventuell vorhandene GLUTENUNVERTRÄGLICHKEIT festgestellt werden kann. Ist der Getreide-Milchbrei vom Baby akzeptiert, kann es nun den Getreide-Obst-Brei (z. B. am Nachmittag) bekommen. An Früchten bieten sich Bananen, Birnen und Äpfel an. Exotische Früchte (mit Ausnahme der Banane) sollten nach dem 1. Lebensjahr gegeben werden. Ab dem 10. Lebensmonat kann das Baby auch regelmäßig feste Nahrung (z. B. Brot) erhalten und bald sein Essen mit am Familientisch einnehmen.

Empfohlen wird auch, Säuglingen bis zum 12. Lebensmonat keine Kuhmilch zu geben, vor allem wegen ihres geringen Eisengehalts. Als Alternative zur Muttermilch bietet sich ab dem 6. Monat eine Folgemilch an. Nach dem 1. Lebensjahr sollten Kinder keine Mager- oder fettarme Milch bekommen, da dieser die Vitamine A und D fehlen; außerdem liefert Vollmilch mehr Energie.

Die ersten Zähnchen

Wenn die Kinder zahnen, geben ihnen viele Mütter gern Zwieback. Dagegen spricht, daß Zwieback gesüßt sein und auch Salz enthalten kann. Da das Kauen auf fester Nahrung jedoch beim Zahnen hilft, sollte man dem Baby rohe Apfelstückchen oder geschälte Möhren anbieten. Allerdings darf man das Kind damit nicht unbeaufsichtigt lassen, falls es sich verschluckt und dann zu ersticken droht.

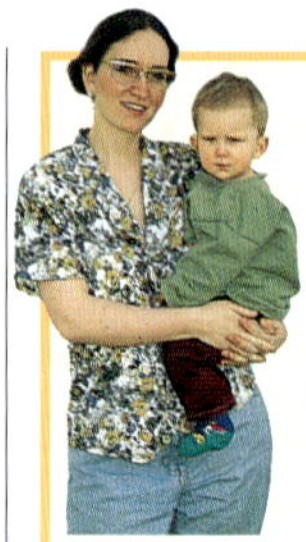

Fallbeispiel

Als der 3 Monate alte Simon entwöhnt und auf Flaschennahrung mit Kuhmilch umgestellt wurde, bekam er Durchfall und Hautausschläge. Wurde er jedoch mit einer Säuglingsmilch auf der Basis von Sojamilch gefüttert, verschwanden die Probleme wieder. Als Simon 8 Monate alt war, versuchten seine Eltern erneut, Kuhmilch in seinen Speiseplan einzuführen, und wieder reagierte der Kleine mit Durchfall. Der Kinderarzt, mit dem sie darüber sprachen, schlug vor, einige Wochen das Sojamilchpräparat zu füttern und dann dem Kleinen zunächst nur 1 TL Kuhmilch zu geben. Blieb die bisherige Reaktion aus, sollten die Eltern schrittweise immer etwas mehr füttern. Als Simon seinen ersten Geburtstag feierte, enthielt seine Kost auch Kuhmilch, die nun keine negativen Auswirkungen mehr hervorrief.

Der Handel bietet viele verschiedene Zahnungshilfen an. Die mit Flüssigkeit gefüllten Beißringe, die im Kühlschrank gekühlt werden können, lindern die Schmerzen.

Wichtig ist, dem Baby keine süßen Getränke anzubieten, die die Zähnchen angreifen und außerdem zu einer schlechten Gewohnheit werden können. Auf den Etiketten der Getränkehersteller erscheint Zucker in vielerlei Verkleidungen: als Glucose, Fructose, Honig, Dextrose oder Saccharose. Ebenso sollte man zuckerfreie, aber mit Süßstoff versetzte Getränke meiden. Denn die Nahrung eines Babys sollte soweit wie möglich frei von allen Zusatzstoffen sein. Am besten ist kohlensäurefreies Mineralwasser.

HANDELSÜBLICHE BABYKOST

Renommierte Hersteller für Babynahrung bieten reine Obstbreie und Säfte an, die kein Salz und keinen Zucker enthalten. Babynahrung wird unter sehr strengen Kontrollen hergestellt, um ihre Unbedenklichkeit zu garantieren. Fleisch, das für Babykost verwendet wird, stammt von Tieren aus kontrolliert ökologischen Betrieben. Man selbst sollte aber auch einige Regeln beachten:

- Geöffnete Gläser immer im Kühlschrank aufbewahren; sieht der Inhalt wäßrig aus oder riecht er eigenartig, sollte man ihn wegschütten.
- Dosennahrung zum Aufbewahren in verschließbare Gefäße umfüllen.
- Das Baby nie direkt aus dem Glas füttern und dann die Reste aufbewahren. Mit dem am Löffel haftenden Speichel gelangen Bakterien in die Nahrung und vermehren sich dort.

Die Einführung neuer Nahrungsmittel im 1. Lebensjahr

Kinderärzte empfehlen, Kindern erst nach dem 4. Monat festere Nahrung zu füttern und eine gemischte Kost erst nach dem 6. Monat in den Speiseplan aufzunehmen. Wichtig ist, daß die Kinder beim Essen nicht unbeaufsichtigt bleiben, denn es besteht die Gefahr, daß sie sich verschlucken und dann ersticken oder aus dem Hochstuhl fallen. Halbfeste Nahrung sollte grundsätzlich mit dem Löffel gefüttert, Milch und andere Flüssignahrung mit der Flasche und später mit der Schnabeltasse gegeben werden. Ab dem 6. Monat kann man das Kind aus der Tasse oder aus dem Glas trinken lassen.

Milch und Milchprodukte	**Stärkehaltige Nahrungsmittel**	**Obst und Gemüse**	**Fleisch und Fisch**	**Andere Speisen**
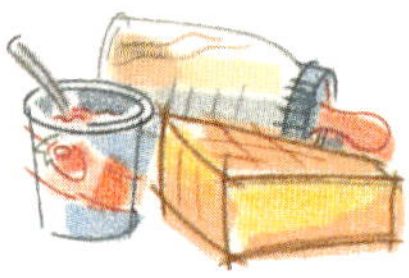	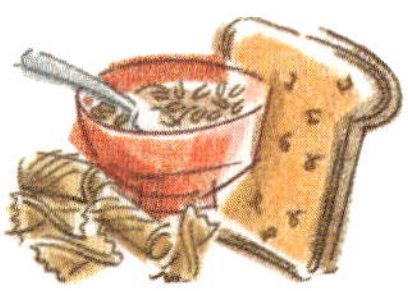	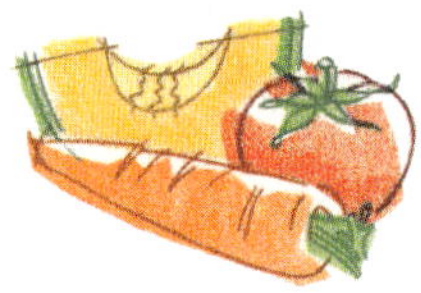	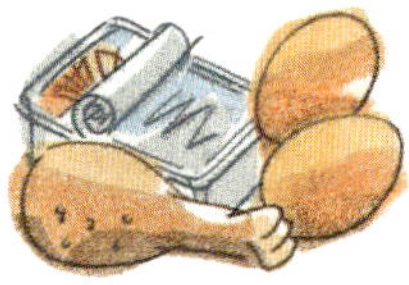	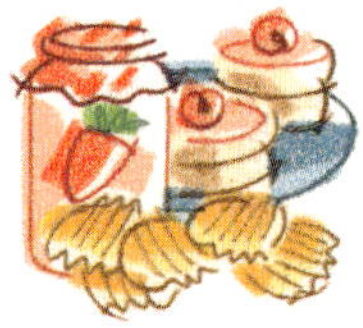
4–6 MONATE				
Pro Tag mindestens 600 ml Mutter- oder Säuglingsmilch Frühestens ab dem 5. Monat Milch-Getreide-Brei.	**Frühestens nach dem 4. Monat** Getreidebrei mit Milch, wobei man ballaststoffarme Getreidesorten wie Haferflocken und Reis wählen sollte; zerdrückte oder pürierte Kartoffeln.	**Frühestens nach dem 4. Monat** Weichgegartes, passiertes Gemüse und Obst.	**Frühestens nach dem 4. Monat** Weichgekochtes Fleisch wie Rindfleisch, Hühnchen, das püriert und nicht gesalzen werden darf.	Grundsätzlich sollte man Speisen ausklammern, die Zucker oder viel Salz enthalten. Ferner sollte man dem Baby keine Speisen mit künstlichen Farbstoffen oder Süßstoff anbieten. Als Nachtisch eignet sich Quark mit passiertem Obst.
6–9 MONATE				
Pro Tag 500–600 ml Mutter-, Säuglings- oder Folgemilch Ferner mit Milch angerührte Breie; außerdem kann man dem Kind zwischendurch ein Stückchen Hartkäse zum Knabbern geben.	**2–3 Mahlzeiten pro Tag** Allmählich Vollkornbrot und Getreide einführen; Nahrungsmittel können jetzt fester sein. Am besten beginnt man mit Lebensmitteln, die das Kind in die Hand nehmen kann.	**2 Mahlzeiten pro Tag** Weiches Obst und Gemüse wie Bananen, Melonen und Tomaten kann das Kind aus der Hand essen; gekochtes Obst und Gemüse müssen nur noch grob zerkleinert werden.	**1 Mahlzeit pro Tag** Weichgekochtes und kleingeschnittenes Fleisch oder Geflügel kann das Kind aus der Hand essen.	Obstsäfte sollten auf die Mahlzeiten beschränkt bleiben und mit Wasser im Verhältnis 1:4 verdünnt werden. Ansonsten sollte man dem Kind Mineralwasser („für Säuglingsnahrung geeignet") anbieten.
9–12 MONATE				
Pro Tag 500–600 ml Mutter- oder Babymilch Ferner mit Milch angerührte Breie, wobei man Kindern unter 1 Jahr nicht nur Kuhmilch geben sollte, da diese zuwenig Eisen enthält.	**3–4 Mahlzeiten pro Tag** Das Kind verstärkt an Vollkornprodukte gewöhnen; zuckerhaltige Nahrungsmittel wie Kekse und Kuchen sollte man meiden. Stärkehaltige Nahrungsmittel wie Kartoffeln müssen nicht mehr püriert werden.	**3–4 Mahlzeiten pro Tag** Das Kind verstärkt an leicht gegartes oder rohes Obst und Gemüse gewöhnen; zum Essen ungesüßten, verdünnten Orangensaft anbieten, vor allem bei fleischfreier Kost, um die Eisenaufnahme zu unterstützen.	**Mindestens 1 Mahlzeit pro Tag** Da Kinder einen erhöhten Eiweiß- und Eisenbedarf haben, sollten sie täglich Fleisch essen. Gegen Ende des 1. Lebensjahres einmal Fisch pro Woche.	Butter und Konfitüre sollte man nur sparsam aufs Brot streichen. Salzige Lebensmittel sowie Lebensmittel und Getränke, die Zusatzstoffe enthalten, sollte man weitgehend meiden.

BANANEN

VORTEILE

▶ *Enthalten viel Kalium*

NACHTEILE

▶ *Können Blähungen verursachen, wenn sie nicht richtig reif sind*

Bananen sind nicht nur gesund und sättigend, sondern auch noch von Natur aus verpackt, so daß man sie problemlos als Zwischenmahlzeit mitnehmen kann. Am besten schmecken sie vollreif, wenn die Schale tiefgelb ist und ein paar braune Sprenkel aufweist.

Bananen wachsen in den meisten tropischen Regionen der Erde. Sie werden grün geerntet und beginnen während des Transports zu reifen. Wenn man sie kauft, sind sie meistens noch etwas unreif und sollten deshalb bei Zimmertemperatur bis zur völligen Reife aufbewahrt werden. In Zeitungspapier eingewickelt, halten sich reife Bananen im Kühlschrank 4–5 Tage.

Unreife Bananen enthalten resistente Stärke, so genannt, weil sie im Dünndarm nicht aufgeschlossen werden kann und daher im Dickdarm zu gären beginnt. Die Folge sind oft Blähungen. Wenn die Banane reift, wird der größte Teil der Stärke in Zucker umgewandelt. Deshalb sind reife Bananen nicht nur süßer, sondern auch leichter verdaulich.

Gerade weil reife Bananen leicht verdaulich sind und selten allergische Reaktionen auslösen, gibt man sie gern Babys als feste Beikost. Außerdem wirken sie bei Magenverstimmungen und Magengeschwüren lindernd. Wie verschiedene Untersuchungen ergaben, regen Bananen die Magenschleimhaut an, mehr neue Zellen zu bilden und mehr Schleim abzusondern. Obendrein versiegelt der Bananenbrei die Magenwände und schützt sie so gegen die mageneigene Säure. Auf diese Weise können Bananen helfen, bestehende Geschwüre zu heilen und der Bildung neuer Geschwüre vorzubeugen. In seltenen Fällen können Bananen bei empfindlichen Menschen allerdings Migräne auslösen.

Bananen enthalten viel Pektin. Diese wasserlösliche Faser senkt das Risiko, an Darmkrebs zu erkranken, und fördert – wie andere BALLASTSTOFFE auch – die Ausscheidung von Giftstoffen. Außerdem sind Bananen reich an Kalium, einem Mineralstoff, der für die Muskel- und Nervenfunktionen wichtig ist und hilft, den Blutdruck zu regulieren.

Frische wie auch getrocknete Bananen sind hervorragende Energielieferanten, denn sie enthalten viel natürlichen Zucker, der direkt ins Blut abgegeben wird. Das erklärt auch, warum Sportler häufig vor oder während eines Wettkampfes Bananen essen.

Grüne Kochbananen

Die grünen oder grüngelben Kochbananen sind roh ungenießbar und unverdaulich. Sie enthalten viel Tannin, das ihnen einen bitteren Geschmack verleiht, der beim Kochen teilweise verschwindet. In Europa werden Kochbananen kaum angeboten, in tropischen Ländern aber sind sie für die Ernährung außerordentlich wichtig.

Kochbananen enthalten mehr Stärke als Obstbananen, weil sie verarbeitet und gegessen werden, bevor sie richtig reif sind. Untersuchungen haben ergeben, daß dort, wo die Ernährung reich an unverdaulicher Stärke ist, weniger Magen- und Darmkrebserkrankungen auftreten. Ob bei der Verhütung von Darmkrebs Stärke jedoch eine ebenso wichtige Rolle wie die Ballaststoffe spielt, muß noch genauer untersucht werden.

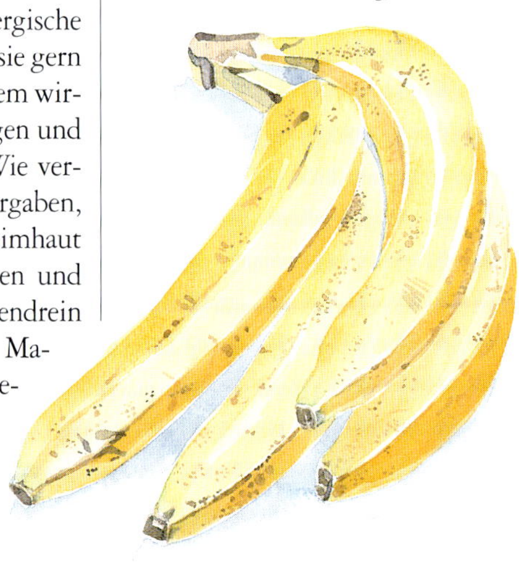

WUSSTEN SIE, DASS ...

- die gleiche Menge getrockneter Bananen den fünffachen Energiegehalt der frischen Frucht hat?
- in Indien die meisten Bananen angebaut werden?
- der Olympiasieger von 1992 im 100-m-Lauf, Linford Christie, vor dem Training oder einem Wettkampf Bananen zum Frühstück ißt?
- in Ostafrika aus Bananen Bier hergestellt wird, indem man die Früchte vergären läßt?

BESTRAHLTE LEBENSMITTEL

Nahrungsmittelhersteller, -erzeuger und -händler entwickeln ständig neue Methoden, um Frischwaren möglichst lange haltbar zu machen. Eines der jüngsten und umstrittensten Verfahren ist die Bestrahlung mit ultravioletten oder ionisierenden Strahlen. Zwar ist die Bestrahlung von Lebensmitteln in Deutschland zur Zeit noch verboten, in anderen europäischen Ländern sowie in den USA, in Israel, Südafrika und Australien jedoch bereits mit Einschränkungen erlaubt. Da bestrahlte Lebensmittel nicht kenntlich gemacht werden müssen und es kaum Möglichkeiten gibt, eine Bestrahlung nachzuweisen, kann man bei importierter Ware nicht ausschließen, daß sie in ihrem Ursprungsland entsprechend behandelt wurde. Lediglich die Tatsache, daß Nahrungsmittel, die sonst nur kurze Zeit haltbar sind, tage- oder wochenlang frisch bleiben, kann darauf hindeuten, daß sie einer Strahlenbehandlung unterzogen wurden.

Auswirkungen

Durch radioaktive Bestrahlung sollen Bakterien, Schimmelpilze und fäulnisfördernde Organismen abgetötet, Ungeziefer vernichtet und die Haltbarkeit von Lebensmitteln erhöht werden. Je nach Nahrungsmittel werden unterschiedlich hohe Dosen eingesetzt, um sie vor dem Verderben zu schützen.

Viele Menschen stehen dieser Methode äußerst skeptisch gegenüber. Manche fürchten, daß die Lebensmittel dadurch radioaktiv würden. Tatsache jedoch ist, daß die Strahlung keine Rückstände hinterläßt.

Problematischer ist schon die Frage, wieweit sich der Nährstoffgehalt der Lebensmittel durch die Bestrahlung verändert. Befürworter einer Strahlenbehandlung weisen zwar darauf hin, daß niedrige bis mittlere Strahlenwerte weder den Mineralstoffgehalt noch den Nährwert von Eiweiß, Kohlenhydraten und gesättigten Fetten beeinflussen. Mit einem Vitaminverlust dagegen muß gerechnet werden.

Zwar scheint er bei niedrigen Strahlendosen gering zu sein, bei mittleren und höheren aber reduziert sich der Gehalt an den Vitaminen A, E, K und Thiamin in den Nahrungsmitteln um bis zu 50%. Niacin, Riboflavin und Vitamin D scheinen dagegen relativ stabil zu sein. Beim Vitamin C gehen die Meinungen stark auseinander: einige Untersuchungen lassen auf deutliche Verluste schließen, andere kamen zu dem Ergebnis, daß eine Bestrahlung keine Einbußen mit sich bringe.

Manche Lebensmittel verändern bei Bestrahlung auch Aussehen, Geschmack und Geruch. Fleisch wird manchmal dunkler und kann einen unangenehmen Geschmack bekommen. Ungesättigte Fette oxidieren und werden ranzig, Krabben und Hummer können schwarz werden.

Welche chemischen Reaktionen die radioaktive Bestrahlung in den Nahrungsmitteln noch auslöst, ist bisher nicht ausreichend erforscht, so daß man nicht mit Sicherheit sagen kann, daß der Verzehr strahlenkonservierter Lebensmittel absolut unschädlich ist.

Wirkung der Bestrahlung

Die Tabelle gibt einen Überblick, wie stark unterschiedliche Lebensmittel bestrahlt sein können, um eine längere Haltbarkeit zu erzielen. Bestrahlte Lebensmittel werden auch in Länder exportiert, in denen eine Bestrahlung verboten ist. Eine Kennzeichnungspflicht besteht nicht.

Lebensmittel	Dosis	Vorteil
Kartoffeln, Zwiebeln, Knoblauch 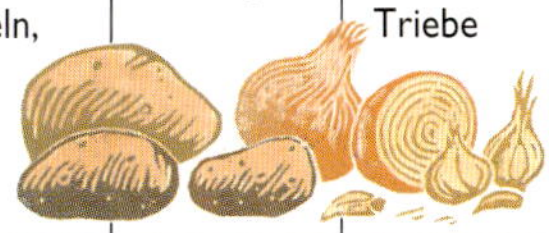	Niedrig	Verhindert Triebe
Manche tropischen Früchte 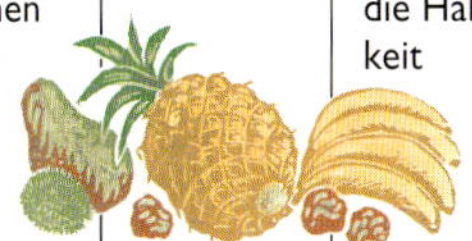	Niedrig	Verlängert die Haltbarkeit
Schweinefleisch 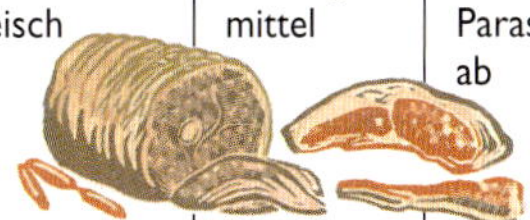	Niedrig/ mittel	Tötet Parasiten ab
Getreide, Reis, verschiedenes Obst und Gemüse 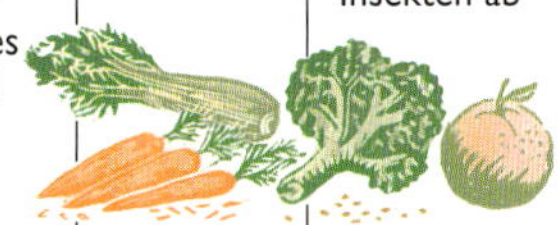	Niedrig	Tötet Insekten ab
Erdbeeren 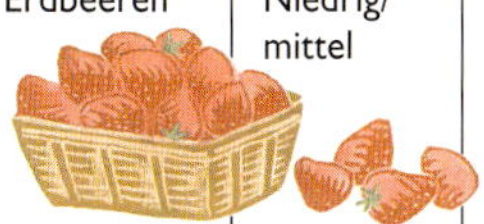	Niedrig/ mittel	Verlängert die Haltbarkeit
Fleisch, Geflügel, Meeresfrüchte 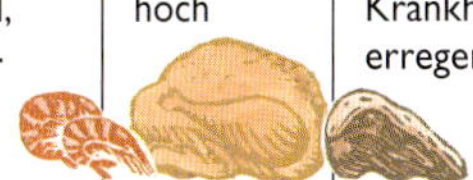	Mittel/ hoch	Tötet Krankheitserreger ab
Gewürze, Kräuter 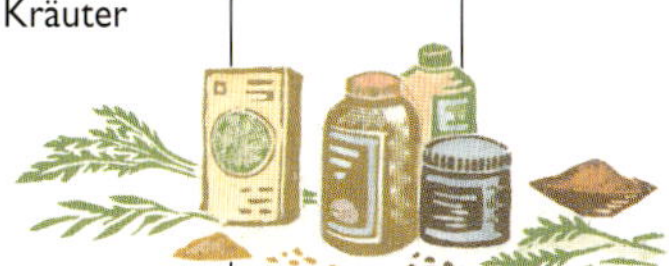	Hoch	Sterilisiert

BIONAHRUNGSMITTEL

Das Mißtrauen der Verbraucher gegen Nahrungsmittel, die aus der Intensivbewirtschaftung landwirtschaftlicher Nutzflächen und aus der Massentierhaltung stammen, wächst. Eine Alternative bieten Bionahrungsmittel. Siehe SCHADSTOFFFREI UND NATÜRLICH, S. 58.

BIRNEN

VORTEILE
- *Hoher Fruchtzuckergehalt*
- *Liefern Ballaststoffe, Vitamin C und Kalium*

Eine Birne liefert rund 210 kJ (50 kcal) Energie, hauptsächlich in Form von Fruchtzucker. Daher sind Birnen ein rascher Energiespender, der obendrein noch gut schmeckt.

Birnen liefern viel Vitamin C – schon fünf Früchte decken den Tagesbedarf eines Erwachsenen. Wertvoll ist auch ihr Gehalt an Kalium, das eine wichtige Rolle bei der Regulierung des Blutdrucks spielt. Ferner enthalten Birnen Pektin, einen löslichen Ballaststoff, der dazu beitragen kann, den Cholesterinspiegel im Blut zu senken. Da Birnen kaum Allergien hervorrufen und von fast jedem gut vertragen wer-

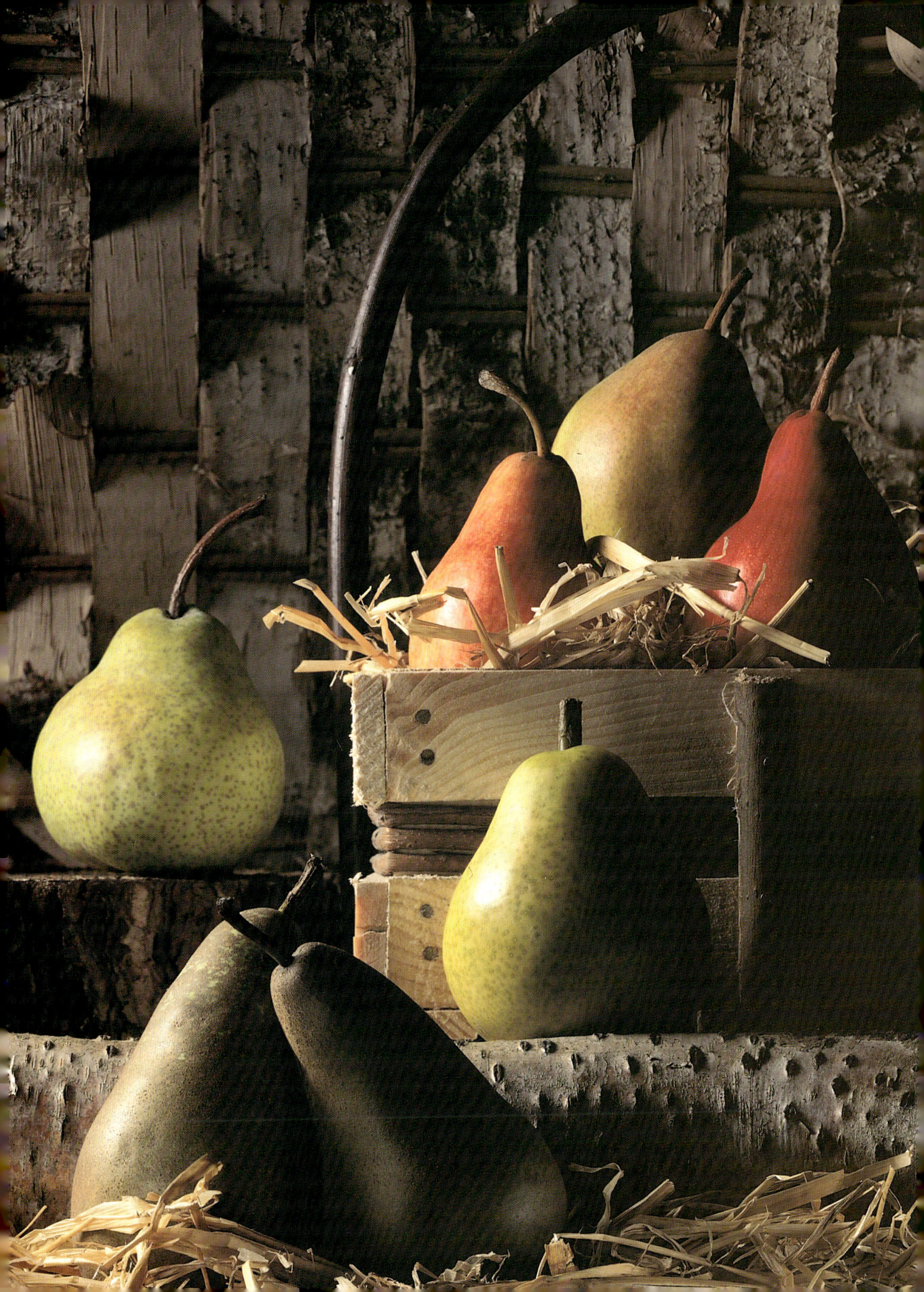

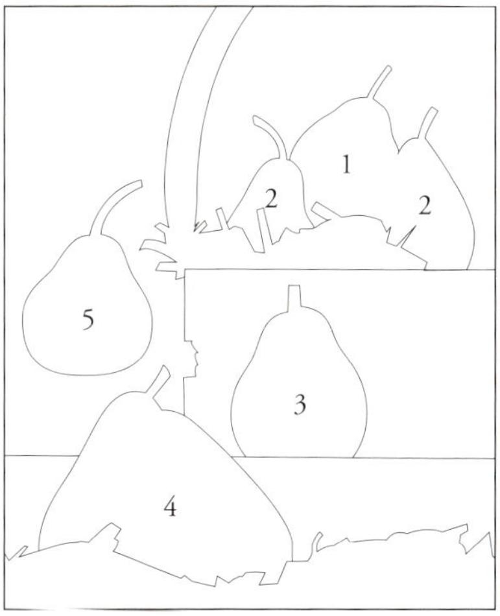

Birnenvielfalt *Es gibt eine Vielzahl unterschiedlicher Birnensorten, u. a. Santa Maria (1), Rote Williams Christ (2), Anjou (3), Abate Fetel (4) und Williams Christ (5).*

den, sind sie ein ideales Nahrungsmittel für Babys und Kleinkinder.

Getrocknete Birnen sind energiereich, enthalten viele Ballaststoffe und liefern Kalium sowie Eisen. Als nahrhafte Zwischenmahlzeit kann man sie direkt aus der Packung essen.

BLÄHUNGEN

ESSEN SIE VIEL

- *Joghurt mit Lebendkulturen*
- *verdauungsfördernde Kräuter wie Thymian, Rosmarin und Salbei*

TRINKEN SIE VIEL

- *Pfefferminz- und Fencheltee*

MEIDEN SIE

- *Hülsenfrüchte*
- *Rosenkohl, Kohl und Artischocken*

Blähungen entstehen, wenn sich im Verdauungstrakt übermäßig viel Gase ansammeln. Sie lassen den Leib unangenehm aufschwellen und können erhebliche Beschwerden verursachen. Erleichterung erhält man nur durch Aufstoßen oder wenn die Winde durch den Anus entweichen. Bis zu einem gewissen Grad haben alle Menschen Blähungen, denn wenn unverdauliche Kohlenhydrate und Proteine durch Darmbakterien zersetzt werden, entstehen Gärungsgase. Manchmal aber können starke Blähungen auch ein Symptom für ernsthafte Erkrankungen wie VERDAUUNGSSTÖRUNGEN, chronische VERSTOPFUNG, MAGENGESCHWÜRE oder MORBUS CROHN sein. Ebenso können Blähungen entstehen, wenn man während des Essens zuviel Luft schluckt.

Manche Menschen neigen eher zu Blähungen als andere. Wer dafür anfällig ist, sollte keine schweren Mahlzeiten zu sich nehmen, langsam essen und kohlensäurehaltige Getränke, wenn überhaupt, nur langsam trinken. Die Wirkung blähender Nahrungsmittel wie Hülsenfrüchte, Kohl, Artischocken und Rosenkohl läßt sich verringern, indem man den Speisen verdauungsfördernde Kräuter wie Thymian, Rosmarin, Salbei, Bohnenkraut, Zitronenmelisse, Kümmel- oder Fenchelsamen hinzufügt.

Behandelt man Verstopfung oder andere Verdauungsprobleme mit ballaststoffreichen Lebensmitteln wie Kleie, können zunächst sehr heftige Blähungen auftreten. Dieses Problem läßt sich in Grenzen halten, indem man die Menge an Ballaststoffen, die man täglich aufnimmt, schrittweise erhöht. Auf diese Weise kann sich das Verdauungssystem an die zusätzlichen Ballaststoffe gewöhnen, so daß die unangenehmen Nebenwirkungen ausbleiben.

Täglich 1 Portion Joghurt mit Lebendkulturen fördert die für eine geregelte Verdauung wichtigen Darmbakterien und kann so heftigen Blähungen vorbeugen. Selbst Menschen mit einer Laktoseunverträglichkeit, bei denen Milch und Milchprodukte normalerweise Blähungen verursachen, können Joghurt meist problemlos zu sich nehmen. Eine andere Möglichkeit ist, nach dem Essen 1 Tasse Fencheltee zu trinken. Sind die Blähungen bereits eingetreten, kann Pfefferminztee die Beschwerden lindern, da er die Dickdarmmuskulatur entspannt.

BLASEN-ENTZÜNDUNG

TRINKEN SIE VIEL

- *Wasser, täglich mindestens 2–3 l*
- *Preiselbeersaft*

ESSEN SIE WENIG

- *scharfe und stark gewürzte Speisen*

TRINKEN SIE WENIG

- *Tee, Kaffee und kohlensäurehaltige Getränke*

Tausende von Frauen – und auch manche Männer – leiden immer wieder unter einer schmerzhaften Blasenentzündung. Sie äußert sich in häufigem Harndrang, doch geht meist nur eine sehr geringe Menge an Urin ab, und außerdem verursacht das Wasserlassen brennende Schmerzen.

Wer an einer Blasenentzündung leidet, sollte mindestens 2–3 l täglich trinken. Die Flüssigkeit verdünnt den Urin, so daß er an Säure verliert und dann weniger brennend wirkt. Die bei Blasenentzündung verordneten Medikamente, die Kaliumcitrat enthalten, neutralisieren den Urin zusätzlich.

Das Übel kann sich jedoch verschlimmern, wenn man Tee, Kaffee und kohlensäurehaltige Getränke oder Speisen mit Chili und anderen scharfen Gewürzen zu sich nimmt.

Um einer Blasenentzündung vorzubeugen, sollte man täglich 1 Glas Preiselbeersaft trinken. Untersuchungen legen die Vermutung nahe, daß sich dann die Kolibakterien, die die Entzündung verursachen, nicht so leicht an den Wänden der Harnwege festsetzen. An der Harvard Medical School in den USA hat man 6 Monate lang einen Versuch mit 153 älteren Frauen gemacht. Diejenigen, die täglich Preiselbeersaft tranken, zeigten sich durchweg weniger anfällig für Blasenentzündungen als die Kontrollgruppe, die diesen Saft nicht bekam.

Grundsätzlich sollte man bei Harnwegsentzündungen einen Arzt aufsuchen; bleibt eine Blasenentzündung unbehandelt, kann sie sich leicht zu einer gefährlichen und schwer zu heilenden Nierenbeckeninfektion entwickeln.

BLATTSALATE

VORTEILE

- *Kalorienarm*
- *Enthalten Folsäure*
- *Liefern Betacarotin*

NACHTEILE

- *Werden häufig in einer dickmachenden Öl- oder Sahnesauce angerichtet*

Obwohl Blattsalate nur wenig Kalorien haben und zu mehr als 90% aus Wasser bestehen, liefern sie wichtige Nährstoffe wie Vitamin C, Betacarotin, Folsäure, Calcium und Eisen.

Die verschiedenen Blattsalate haben unterschiedliche Nährwerte. Aber auch innerhalb einer Sorte schwankt der Nährwert je nach Jahreszeit und Frische, und selbst zwischen äußeren und inneren Blättern gibt es deutliche Unterschiede. Da alle Blattsalate kalorienarm sind, eignen sie sich gut für eine REDUKTIONSDIÄT, vorausgesetzt, man richtet sie nicht mit einer ölhaltigen oder Sahnesauce an.

Die meisten grünen Salate enthalten Folsäure, ein wichtiges Vitamin für Schwangere und Frauen, die gern ein Kind empfangen möchten. Ferner liefert Salat die ANTIOXIDANTIEN Betacarotin und andere Carotinoide, die vor Krebs und Arterienverkalkung schützen sollen. In 100 g Blattsalat können bis zu 2 mg Betacarotin enthalten sein, wobei die stark pigmentierten, dunkelgrünen Außenblätter bis zu 50mal mehr liefern als die hellen Innenblätter.

Blattsalate gehören zu den Pflanzen, die Nitrate speichern, die in hohen Dosen als gesundheitsgefährdend gelten. Je stärker die Pflanzen gedüngt werden müssen – z. B. im Winter im Treibhaus gezogener Salat –, desto höher ist der Nitratgehalt. Außerdem sollte man bedenken, daß großblättrige Salate größere Flächen bieten, auf denen sich Schadstoffe ansammeln können. Daher sollte man Salat immer gründlich waschen.

Zu den nährstoffreichsten Salatsorten zählen Spinat und Kresse. Roher Spinat enthält viel Betacarotin, Folsäure und Vitamin C, ferner Calcium und Eisen. Kresse wiederum ist eine hervorragende Quelle für Vitamin C.

Die beliebtesten Blattsalate

Chicorée Blasse, enganliegende längliche Blätter, die sehr knackig sind, aber leicht bitter schmecken; wirkt reinigend und entgiftend.

Chinakohl Großer, zylindrischer Salatkopf mit hellgrünen Blättern an dicken, knackigen weißen Rippen.

Eichblattsalat Weiche Blätter mit rötlicher Tönung und bitterem Geschmack.

Eissalat Runde, enganliegende blaßgrüne Blätter mit viel Biß; mild im Geschmack; enthält viel Folsäure.

Feldsalat Kleine, samtige dunkelgrüne Blätter mit einem feinen Nußgeschmack.

Kopfsalat Weicher, mild schmeckender hellgrüner Salat; war lange Zeit die einzige überall erhältliche Salatsorte.

Krause Endivie (Frisée) Gekräuselte, wedelartige Blätter; die äußeren Blätter sind bitter, die inneren milder.

Krauser Kopfsalat Schmeckt ähnlich wie Kopfsalat, doch sind die Blätter fester und etwas herber im Geschmack.

Kresse Gehört zu der Familie der Kreuzblütler und kann sehr scharf im Geschmack sein.

Lollo rosso Grüne Blätter, die an den stark gekräuselten Kanten deutlich rot getönt sind; mild im Geschmack.

Radicchio Sieht aus wie ein kleiner Kohlkopf mit festen purpurfarbenen Blättern und hellen Rippen; bitter im Geschmack.

Rauke Dunkelgrüne Blätter, die ähnlich wie Löwenzahn aussehen und pfeffrig schmecken.

Romagna (Römischer Salat) Lange, feste und schmackhafte Blätter.

Spinat Die Blätter können glatt oder kraus sein; für Salat sollte man nur junge, zarte Blätter verwenden.

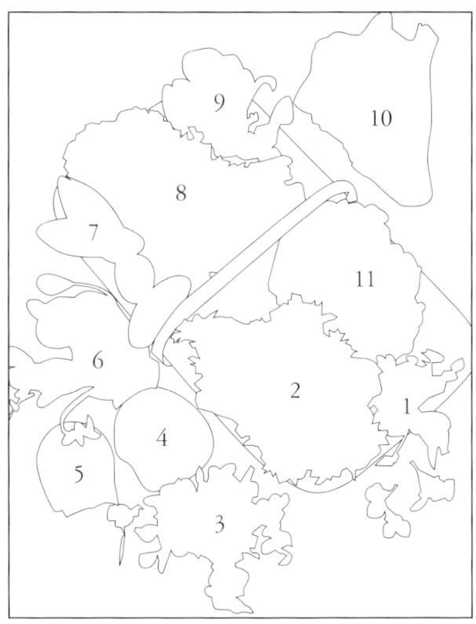

Gemischter Salat Verschiedene Blattsalate zusammen angerichtet ergeben eine schmackhafte Mischung: Brunnenkresse (1), Frisée (2), Feldsalat (3), Eissalat (4), Radicchio (5), Rauke (6), Chicorée (7), Krauser Blattsalat (8), Spinat (9), Romagna (10), Lollo rosso (11).

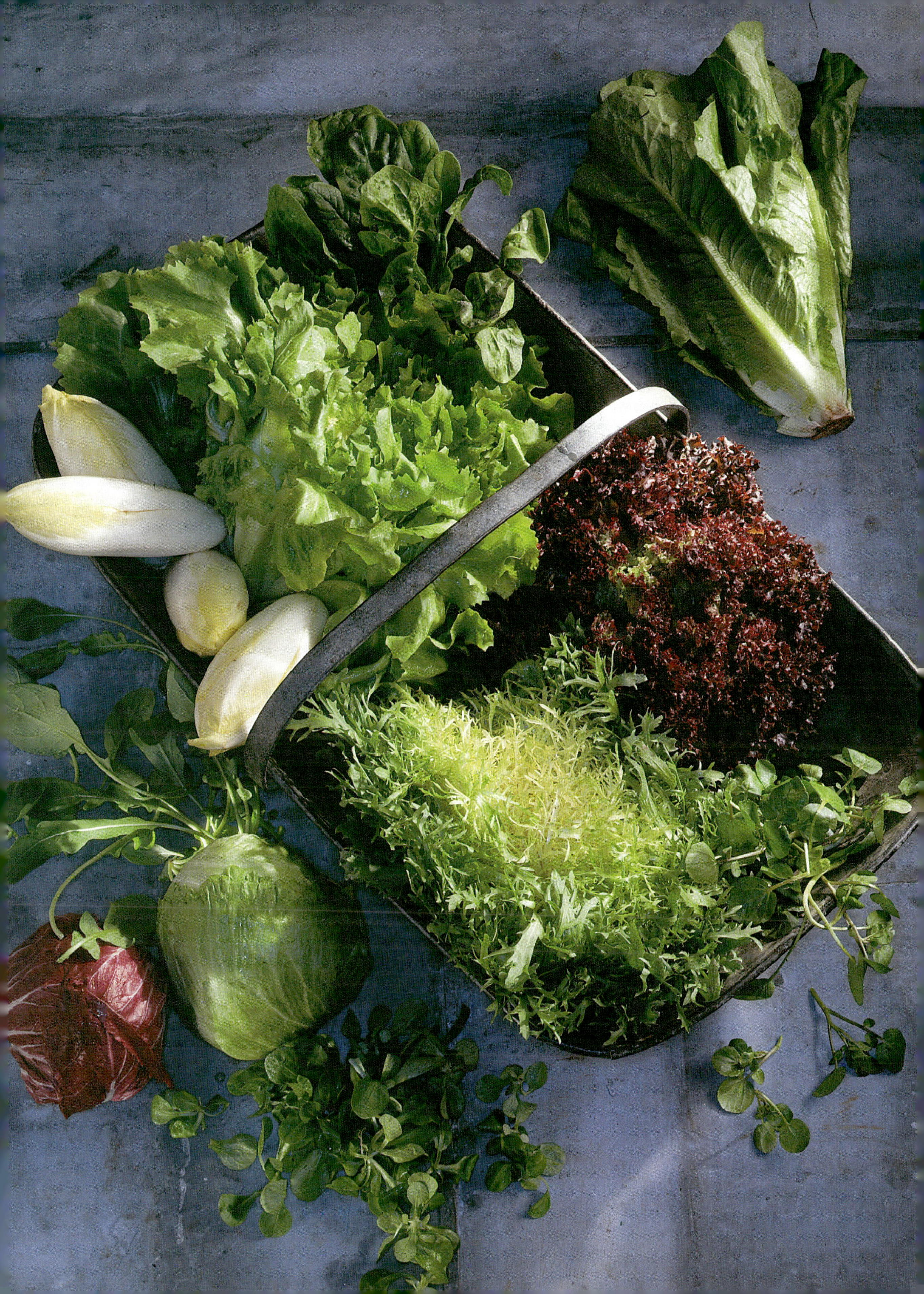

Schadstofffrei und natürlich

Frei von Pflanzenschutzmitteln, Zusatzstoffen, Antibiotika und künstlichen Wachstumshormonen, sind Bionahrungsmittel eine Alternative für alle, die sich möglichst natürlich ernähren wollen.

Die Erzeugung von Bionahrungsmitteln ist streng geregelt. Chemische Dünger und Pflanzenschutzmittel sind verboten, Tiere müssen artgerecht gehalten und dürfen weder mit Antibiotika noch mit Hormonen behandelt werden, um Wachstum oder Produktivität zu steigern.

Schädlinge mit natürlichen Waffen bekämpfen

- Duftende Blumen zwischen den Nutzpflanzen ziehen läusefressende Insekten an.
- Ungeziefer an dicken Bohnen wird durch duftende Buchweizenpflanzen vertrieben, aromatischer Sommersalbei schützt die Stangenbohnen, und Tagetes hält die Weiße Fliege von Treibhauspflanzen fern.
- Dichte Hecken bieten Unterschlupf für Vögel, die Schnecken und Insekten fressen.
- Ein Gartenteich lockt Frösche und Kröten an, die die Schneckenplage in Grenzen halten.
- Ein Holzstoß zieht Käfer an, die sich von Ungeziefer ernähren.
- Marienkäfer, die die natürlichen Feinde der Blattläuse sind, lieben Nesseln.
- Mit feinmaschigen, leichten Materialien lassen sich empfindliche Pflanzen gegen Schädlinge wie den Kohlweißling schützen, ohne daß das Wachstum beeinträchtigt wird.
- Mulchmaterial aus Naturfasern unterdrückt das Unkraut und gibt Nährstoffe an den Boden ab.

Die Verbraucher reagieren zunehmend mißtrauisch gegen die chemischen Mittel, die bei der Intensivbewirtschaftung landwirtschaftlicher Nutzflächen und in der Massentierhaltung verwendet werden, sowie gegen die Vielzahl der Zusatzstoffe, die man bei der industriellen Verarbeitung von Lebensmitteln einsetzt. Dementsprechend steigt das Interesse an gesunden Nahrungsmitteln, die auf natürliche Weise erzeugt werden.

Berechtigte Bedenken?

In den 80er Jahren gerieten Pflanzenschutzmittel in Verruf, weil sie im Verdacht standen, krebserregend zu sein und genetische Veränderungen hervorzurufen. Inzwischen wurde die Zusammensetzung dieser Stoffe verändert, so daß sie sparsamer angewendet werden können und die Belastung der Lebensmittel mit Rückständen geringer ist als noch vor rund 10 Jahren.

Anlaß zur Kritik geben auch die Methoden der Massentierhaltung. So kam es immer wieder zu Skandalen, weil Viehzüchter die Tiere mit Hormonen und Antibiotika vollpumpten. Ein anderes Problem ist die Verfütterung von Tiermehl an Wiederkäuer. Auf diese Weise wurde wahrscheinlich BSE (Rinderwahnsinn) von Schafen auf Rinder übertragen. Da in kontrolliert ökologischen Betrieben den Tieren ausschließlich betriebseigenes (artgerechtes) Futter gegeben wird, kann man davon ausgehen, daß Biofleisch ein niedrigeres Risiko für BSE darstellt als anderes.

Abgesehen davon gibt es jedoch kaum Hinweise darauf, daß Nahrungsmittel aus ökologischem Anbau und artgerechter Tierhaltung grundsätzlich besser sind als andere. Allerdings soll bei Männern, die sich mit Bionahrungsmitteln ernähren, die Menge der Spermien größer sein als bei jenen, die Nahrungsmittel aus Intensivanbau zu sich nehmen. Da die bisherigen Forschungsergebnisse keineswegs eindeutig sind, laufen zur Zeit noch weitere Untersuchungen, ob tatsächlich ein Zusammenhang zwischen der sinkenden Fruchtbarkeit der Männer und dem stark gestiegenen Einsatz von Landwirtschaftschemikalien in den letzten 50 Jahren besteht.

Unterschiede im Nährstoffgehalt gibt es kaum. Lediglich der Gehalt an Vitamin C ist bei frischem Obst und Gemüse, das aus der näheren Umgebung stammt, höher als bei Erzeugnissen, die lange Transportwege zurücklegen mußten, da das Vitamin nach der Ernte rasch zerfällt.

Angebot und Nachfrage

Zwar behaupten viele Menschen, großen Wert auf möglichst unbelastete Lebensmittel zu legen, doch kaufen nur wenige sie im Bioladen. Obwohl das Angebot recht umfangreich ist, greifen die Verbraucher vorzugsweise zu optisch makellosem Obst und Gemüse als zu dem weniger attraktiv aussehenden vom Biobauern, das auch noch teurer ist. Der höhere Preis rührt daher, daß die Erträge beim ökologischen Anbau niedriger sind. Außer-

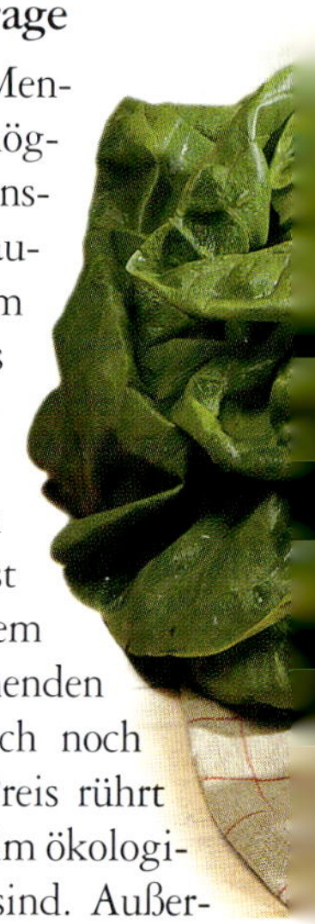

dem verderben die Erzeugnisse schneller, so daß der Ausschuß größer ist, was die Kosten ebenfalls in die Höhe treibt.

Produkte aus biologischem Anbau können Sie ab Hof – direkt vom Erzeuger –, im Naturkostladen, aber mittlerweile auch im Supermarkt bekommen. Achten Sie beim Kauf auf Gütezeichen wie Demeter oder Bioland. Auf die meisten können Sie sich tatsächlich verlassen, denn sie sind EU-weit geschützt und auch kontrolliert.

Anbau im eigenen Garten

Die beste Garantie für schadstofffreies Obst und Gemüse ist, es im eigenen Garten anzubauen. Auch auf einem kleinen Stück Land kann man schon genug Gemüse für den Eigenbedarf erzeugen – und zwar unter kontrollierten Bedingungen.

Um den Boden bestmöglich nutzen zu können, muß man über seine Art und Zusammensetzung Bescheid wissen. So gedeihen auf schweren dunklen Böden Bohnen, Kohl, Salat, Spinat sowie viele Obstbaumarten. Auf Lehmböden wächst jedes Gemüse. Leichter, sandiger Boden wiederum ist ideal für Wurzelgemüse, Kartoffeln, Tomaten, Spargel und weichere Obstsorten wie Pfirsiche und Aprikosen. Auf Böden mit einer dünnen Humusschicht über kalkigem Mutterboden wachsen Steinobst sowie die meisten Gemüsearten gut, für Kartoffeln jedoch ist dieser Boden ungeeignet.

Am besten arbeitet man in den Boden zunächst Stalldung ein, der sich aus Tierexkrementen und Stroh zusammensetzt. Ist ein Boden sehr sauer, kann man ihn mit einer Schicht Kalk alkalischer machen. Der Säuregehalt eines Bodens wird als pH-Wert angegeben; die Skala reicht von 0–14. Ein Wert über 7 bezeichnet einen alkalischen, ein Wert unter 7 einen sauren Boden. Die meisten Obst- und Gemüsearten bevorzugen einen leicht sauren Boden mit einem pH-Wert von 6,5.

Während der Wachstumsphase benötigen die Pflanzen Dünger. Am besten wählt man organischen Dünger wie Knochen- oder Fischmehl, der zwar nicht so leicht verwertet wird wie anorganische Produkte, dafür aber den Vorteil hat, daß er im Boden Bakterien aktiviert, die ein gesundes Pflanzenwachstum fördern. Wichtig ist, daß die Pflanzen ausreichend mit den Hauptnährstoffen Stickstoff, Phosphat und Kaliumcarbonat versorgt sind. Außerdem brauchen sie in geringen Mengen die Mineralstoffe Magnesium, Mangan, Eisen, Bor und Molybdän.

__Große Auswahl__ Es gibt heute bereits eine Vielzahl von Nahrungsmitteln aus ökologischem Anbau und artgerechter Tierhaltung. Zwar sind diese Bionahrungsmittel meist teuer, aber dafür kann man weitgehend sicher sein, sich damit wirklich gesund zu ernähren.

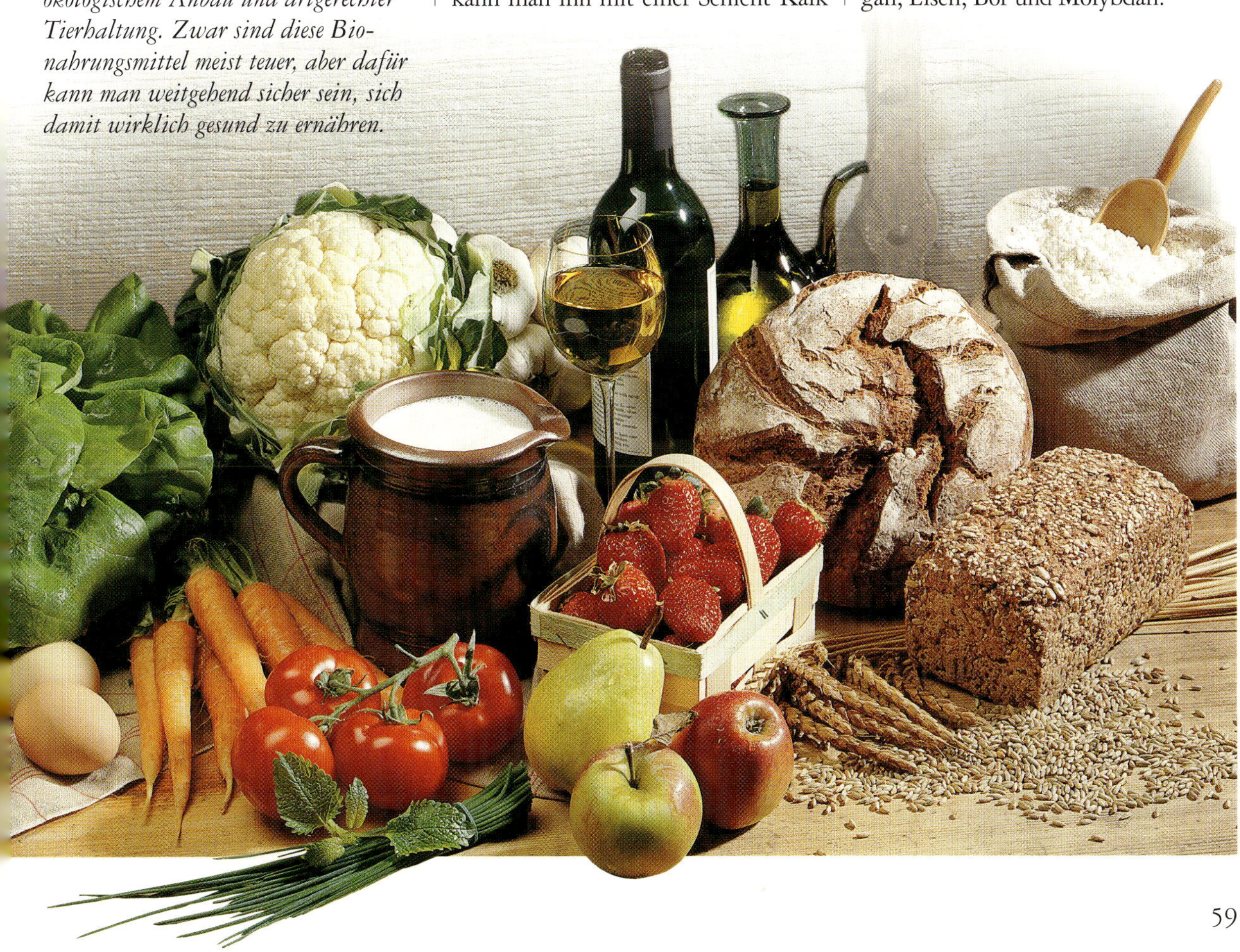

BLUMENKOHL

VORTEILE

- *Liefert viel Vitamin C*
- *Kann helfen, Krebserkrankungen vorzubeugen*

NACHTEILE

- *Kann Blähungen verursachen*

Blumenkohl liefert viel Vitamin C. 100 g roher Blumenkohl enthalten mehr als die empfohlene Tagesdosis an Vitamin C. Selbst leicht gekocht, deckt die gleiche Menge noch immer mehr als die Hälfte des Tagesbedarfs. Darüber hinaus sollen die schwefeligen Bestandteile des Blumenkohls vor verschiedenen Krebsarten, hauptsächlich vor Dickdarmkrebs, schützen.

Da Blumenkohl nur wenig Energie liefert – 100 g enthalten nur 113 kJ (27 kcal) –, bietet er sich für eine ausgewogene REDUKTIONSDIÄT geradezu an: Er sättigt, ohne dick zu machen – es sei denn, man serviert ihn mit einer gehaltvollen Käsesauce.

Als ballaststoffhaltiges Gemüse kann Blumenkohl Blähungen verursachen. Abgeschwächt wird diese Wir-

Edler Kohl *Blumenkohl gehört wie Brokkoli und Rosenkohl zur Familie der Kreuzblütler, die vor Darmkrebs schützen.*

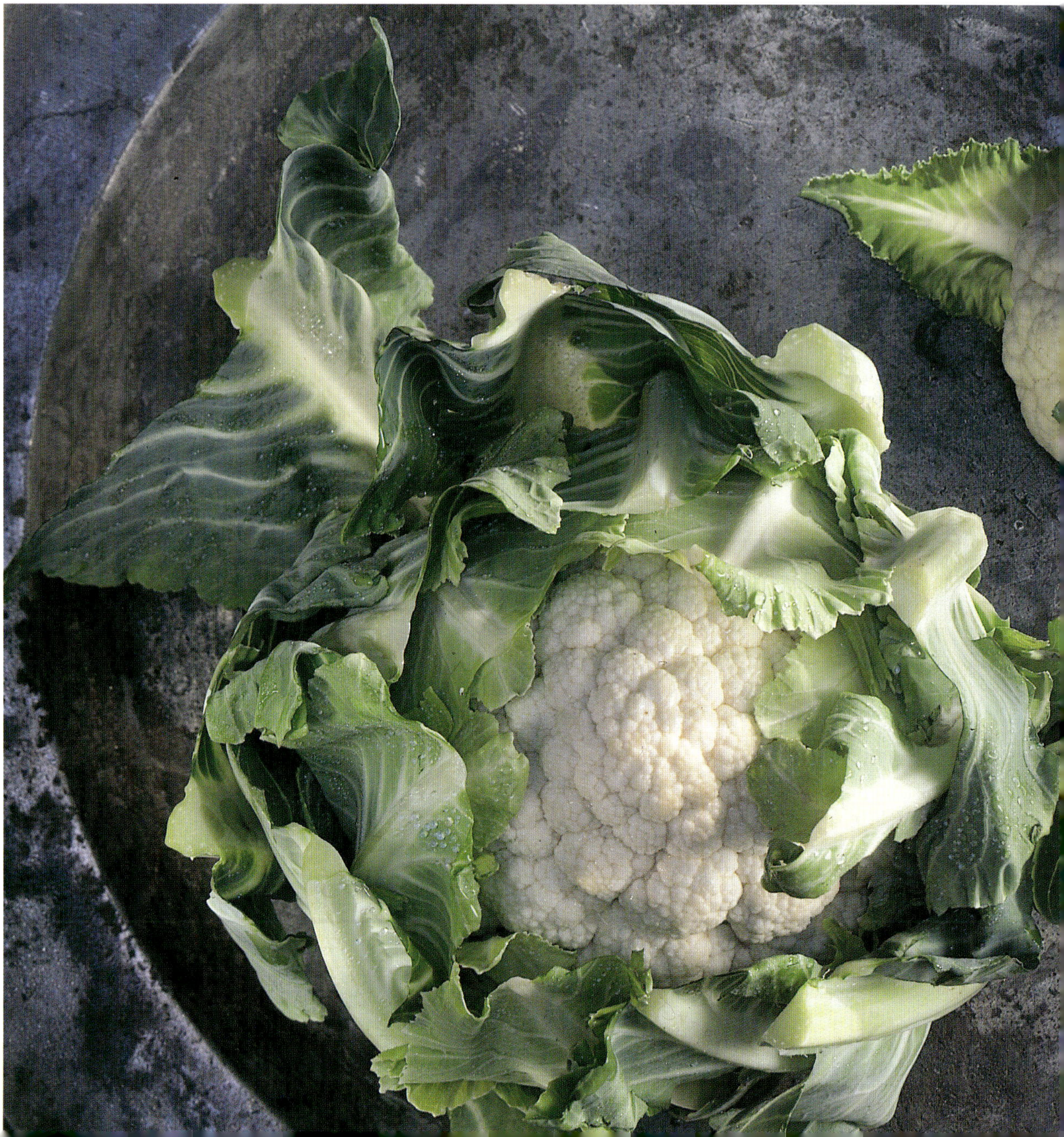

kung, wenn man ihn mit Gewürzen wie Knoblauch, Kümmel, Koriander und Kreuzkümmel oder mit Kräutern wie Estragon, Lorbeer und Fenchel zubereitet.

Der im Blumenkohl enthaltene Schwefel kann beim Kochen unangenehm riechen. Der Geruch verstärkt sich, wenn man den Topf geschlossen hält. Eventuell verfärbt sich der Blumenkohl sogar. Daher sollte man ihn nur in einem offenen Topf kochen.

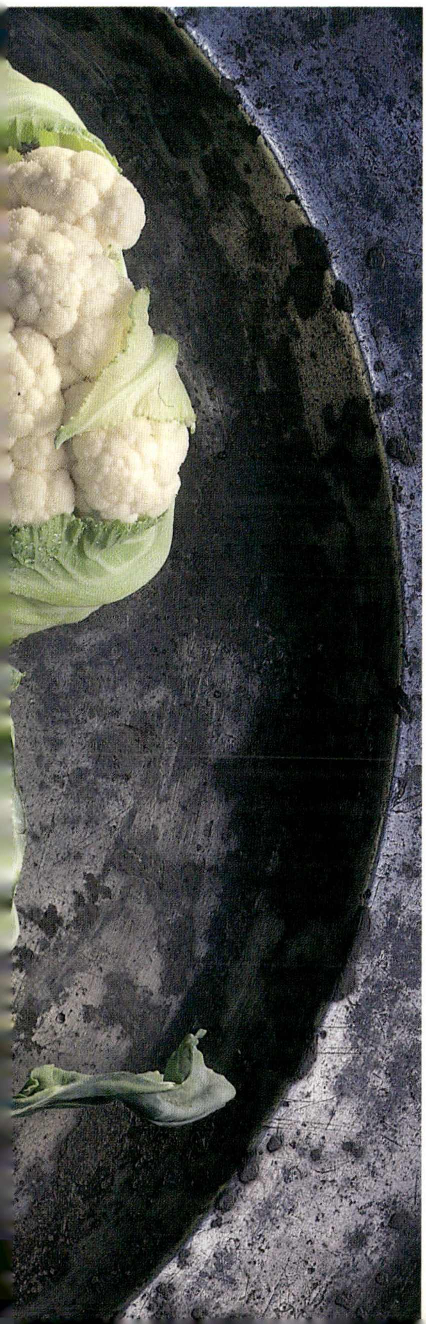

BLUTARMUT

ESSEN SIE VIEL

- *Fleisch, Geflügel, Vollkornprodukte*
- *frisches grünes Gemüse*

MEIDEN SIE

- *schwarzen Tee zu den Mahlzeiten*

Wenn der Gehalt an Hämoglobin, dem lebenswichtigen Eiweißmolekül, das den Sauerstoff im Blut transportiert, sinkt oder die Anzahl der roten Blutkörperchen unter den normalen Wert fällt, kann der Körper nicht mehr ausreichend mit Sauerstoff versorgt werden. Man spricht dann von Blutarmut oder Anämie, die in leichter Form zu Müdigkeit und Schwäche führt. In schweren Fällen ist der Betroffene lethargisch und blaß, er leidet unter Herzklopfen, Atemnot und Schwindel und hat geschwollene Füße sowie Schmerzen in den Beinen.

Gefährlicher Eisenmangel

Ein Eisenmangel ist die häufigste Ursache für Blutarmut. Er tritt vor allem bei jungen Mädchen in der Pubertät und bei Frauen im gebärfähigen Alter auf. Aber auch Kleinkinder sind gefährdet, da eine auf Milch basierende Ernährung häufig zuwenig Eisen liefert.

Zu Eisenmangel führt eine Kost, in der kaum Fleisch, Fisch, Vollkornprodukte und grünes Gemüse enthalten sind. Leber liefert zwar reichlich Eisen sowie Vitamin A, sie sollte jedoch nicht öfter als alle 2 Wochen auf dem Speiseplan stehen. Schwangere allerdings sollten keine Leber essen, da der hohe Gehalt an Vitamin A das ungeborene Kind schädigen kann.

Doch selbst wenn die Ernährung reich an eisenhaltigen Nahrungsmitteln ist, kann es zu Mangelerscheinungen kommen, da der Körper den Mineralstoff nicht leicht aufnimmt. Vor allem Tannin, ein Wirkstoff, der in schwarzem Tee enthalten ist, und Phytinsäure, die in ungeschältem Reis und Weizenkleie vorkommt, können die Eisenaufnahme behindern.

Grundsätzlich nimmt der Körper Eisen aus tierischen Nahrungsmitteln leichter auf als aus pflanzlichen. Nimmt man jedoch gleichzeitig mit den pflanzlichen Eisenlieferanten Vitamin C zu sich, beispielsweise einen

Fallbeispiel

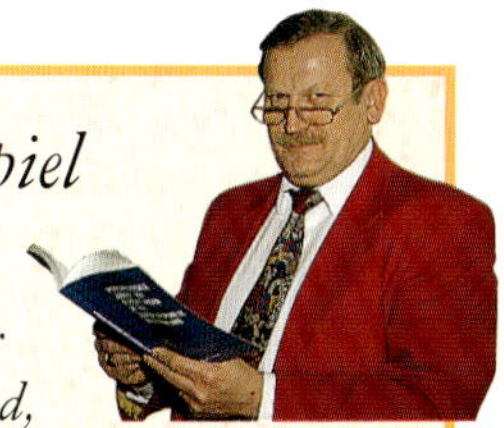

Rudolf, Bibliothekar im Ruhestand, fühlte sich dauernd müde und abgeschlagen. Schließlich suchte er einen Arzt auf, der seine Blutwerte überprüfte. Es stellte sich heraus, daß Rudolfs Hämoglobinspiegel sehr niedrig war, was auf einen Eisenmangel schließen ließ. Der Arzt verordnete Rudolf Eisentabletten, und in den nächsten 2–3 Monaten normaliserte sich der Hämoglobinspiegel des Bibliothekars wieder. Eine Krankenschwester, die ihn regelmäßig besuchte und mit der Rudolf über seine gesundheitlichen Probleme sprach, bemerkte, daß der alte Herr kaum auf seine Ernährung achtete und hauptsächlich von Butterbroten und schwarzem Tee lebte. Rudolf erklärte ihr, daß er nicht kochen könne, und tägliche Restaurantbesuche erlaube seine Rente nicht. Die Krankenschwester schickte ihn daraufhin zu einer Sozialstation, bei der man Rudolf finanziell beriet und Essen auf Rädern für ihn organisierte. Er nimmt nun eine abwechslungsreiche Kost zu sich, die auch ausreichend Eisen enthält. Auf Eisentabletten kann er seitdem verzichten.

Tomatensalat oder 1 Glas Orangensaft, fällt es dem Körper leichter, das Eisen aus grünem Gemüse, Hülsenfrüchten oder Getreide zu verwerten.

Ursachen und Folgen

Es gibt verschiedene Arten von Blutarmut, die unterschiedliche Ursachen haben können: Eine Eisenmangelanämie kann nicht nur durch eine unzureichende oder einseitige Ernährung hervorgerufen werden, sondern auch durch starken Blutverlust während der Menstruation oder durch innere Blutungen bei Geschwüren oder Krebs bedingt sein. Zersetzen sich die roten Blutkörperchen schneller, als sie ersetzt werden können, etwa bei einer Sichelzellenanämie, spricht man von hämolytischer Blutarmut. Ist die Bildung neuer Blutzellen gestört, was bei Krankheiten wie LEUKÄMIE häufig der Fall ist, liegt eine aplastische Anämie vor. Und schließlich gibt es noch die perniziöse Anämie, deren Ursache auf der Unfähigkeit des Körpers beruht, Vitamin B_{12} aufzunehmen.

In manchen Fällen kann das fehlende Hämoglobin durch eine gezielte Ernährung ergänzt werden, die die Zahl der roten Blutkörperchen wieder auf ein Normalniveau hebt. Meistens sind jedoch gezielte Eisen- und Vitamingaben die beste Behandlungsmethode, um eine Blutarmut zu beheben. Patienten, die an perniziöser Anämie leiden, müssen alle 3 Monate Vitamin B_{12} gespritzt bekommen.

Seltener als ein Eisenmangel ist ein Mangel an Vitamin A, Folsäure und Vitamin B_{12} die Ursache einer Anämie. Vor allem Vegetarier und Veganer sind gefährdet, da der Mensch Vitamin A nur durch Leber aufnehmen kann und Vitamin B_{12} in pflanzlichen Nahrungsmitteln nicht vorkommt. Für einen Folsäuremangel dagegen sind schwangere Frauen anfällig; sie erhalten meist entsprechende Ergänzungspräparate, um einem Mangel vorzubeugen.

BLUTERKRANKHEIT

Die Bluterkrankheit oder Hämophilie betrifft nur Männer und ist eine Erbkrankheit, bei der die Blutgerinnung gestört ist, so daß schon die kleinste Verletzung starke Blutungen hervorruft. Man kann dieser Krankheit nicht vorbeugen, sie aber durch regelmäßige Infusionen mit Blutgerinnungseiweiß zumindest unter Kontrolle halten.

Anfang der 80er Jahre wurden mehrere Tausend Bluter mit dem HIV (siehe AIDS) infiziert, weil das Spenderblut, aus dem die Gerinnungsfaktoren gewonnen wurden, HIV-verseucht war. Heute garantieren die Hersteller von Blutpräparaten, daß alle Transfusionspräparate HIV-frei sind.

Bluter müssen keine spezielle Diät einhalten. Allerdings kann ein Mangel an bestimmten Nährstoffen die Neigung zu blauen Flecken und Blutungen verstärken. So sollten Bluter darauf achten, daß sie ausreichend Calcium zu sich nehmen, da dieser Mineralstoff die Blutgerinnung fördert. Ansonsten versorgt eine gesunde und ausgewogene Ernährung den Körper mit allen lebenswichtigen Nährstoffen.

BLUTHOCHDRUCK

ESSEN SIE VIEL

- *frisches Obst und Gemüse*
- *Fisch*

MEIDEN SIE

- *stark gesalzene Speisen*
- *eingelegte Speisen*
- *Fett, vor allem gesättigte Fette*
- *Alkohol im Übermaß*

Ohne Zweifel können eine ausgewogene Ernährung und ein gesundes Wachstum in der Kindheit dazu beitragen, daß im Erwachsenenalter die Blutdruckwerte normal bleiben. Untersuchungen ergaben, daß vor allem die Ernährung der Mutter während der Schwangerschaft und des Kindes in den ersten Lebensjahren eine entscheidende Rolle spielen.

Zwar gehört es zum normalen Alterungsprozeß, daß der Blutdruck mit den Jahren ansteigt, doch kann eine falsche Ernährung das Problem deutlich verschärfen und den Blutdruck übermäßig hoch hinaufschnellen lassen. Ein weiterer Risikofaktor ist ständiger STRESS. Allerdings gibt es auch Fälle, in denen die Ursachen des Bluthochdrucks unbekannt bleiben.

Gefahr im verborgenen

Da Bluthochdruck keine äußerlich erkennbaren Symptome zeigt, bleibt er oft lange Zeit unentdeckt. Das ist um so problematischer, als Bluthochdruck sehr gefährlich sein kann. Er erhöht nämlich deutlich das Risiko, einen Schlaganfall zu erleiden, weil die feinen Blutgefäße im Gehirn dem hohen Druck auf Dauer nicht standhalten und platzen können. Auch die winzigen Kapillaren des Augenhintergrunds sind bei Hochdruckpatienten angeschwollen und drohen zu reißen, was zu Sehstörungen und im schlimmsten Fall zu einer Erblindung führen kann. Ebenso kann Bluthochdruck die Nieren schädigen und ein Nierenversagen verursachen. Tritt Bluthochdruck zusammen mit einem erhöhten Cholesterinspiegel auf, beschleunigt er die ARTERIENVERKALKUNG.

Ursachen des Bluthochdrucks

In den westlichen Industriestaaten leiden zwischen 15 und 30% der erwachsenen Bevölkerung unter Bluthochdruck. Er tritt meist in den mittleren Lebensjahren auf, wobei Männer eher als Frauen darunter leiden, da diese bis zu den Wechseljahren durch Hormone besser geschützt sind.

Je älter man wird, desto mehr Mühe hat das Herz, den Blutkreislauf im Körper aufrechtzuerhalten. Die kleinen Blutgefäße setzen dem Blutstrom einen größeren Widerstand entgegen, weil die Muskeln in den Gefäßwänden häufig nicht mehr in der Lage sind, sich normal zu entspannen. Durch die Anspannung aber verringert sich der Gefäßdurchmesser, so daß der Druck erhöht werden muß, wenn die gleiche Menge Blut die Adern passieren soll. Zwar kann man mit Medikamenten die Gefäße künstlich erweitern und so den Gefäßwiderstand verringern, doch haben diese Arzneimittel häufig Nebenwirkungen und können obendrein die Nährstoffverwertung des Körpers beeinträchtigen.

Bluthochdruck, fachsprachlich als Hypertonie bezeichnet, kann in manchen Fällen die Folge einer Nierenstörung sein. Seltener beruht er auf einem hormonellen Ungleichgewicht, das durch eine angeborene Funktionsstörung der adrenalinproduzierenden Nebennieren hervorgerufen wird. Bluthochdruck kann aber auch im Gefolge einer Schwangerschaft auftreten oder wenn man die Antibabypille nimmt. Die meisten Patienten leiden allerdings an einer sogenannten essentiellen oder primären Hypertonie, deren Ursachen nicht geklärt werden können. Man geht davon aus, daß u. a. genetische Faktoren an der Entstehung beteiligt sind, da Bluthochdruck meist familiär gehäuft auftritt. Aber auch Umwelteinflüsse wie Streß und Lärm spielen eine Rolle.

Der Faktor Ernährung

Neben einer medikamentösen Behandlung wird der Arzt einem Hochdruckpatienten in erster Linie empfehlen, auf eine zwar fettarme, aber ausgewogene, gesunde Ernährung zu achten und den Alkoholkonsum zu verringern. Denn sowohl Übergewicht und FETTLEIBIGKEIT als auch übermäßiger Alkoholgenuß tragen entscheidend zu einem hohen Blutdruck bei. Wenn jemand, der bisher große Mengen Alkohol konsumierte, diesen meidet, sinkt der Blutdruck umgehend. Die gleiche Wirkung tritt in manchen Fällen ein, wenn Übergewichtige schrittweise abnehmen. Nimmt man dagegen rasch ab und kurz darauf wieder zu, kann sich die Neigung zu Bluthochdruck noch verstärken.

Die Salzzufuhr drosseln

Statistiken beweisen, daß sich das Risiko, an Bluthochdruck zu erkranken, deutlich verringert, wenn man die Salzzufuhr drosselt. Auch wer bereits unter Bluthochdruck leidet und Medikamente dagegen nimmt, sollte versuchen, möglichst salzarm zu essen, um den Blutdruck weiter zu senken. Man sollte vor allem die Salzmengen reduzieren, die man den Speisen während der Zubereitung hinzufügt, und auf

WAS BEDEUTEN DIE BLUTDRUCKWERTE?

Wenn der Blutdruck gemessen wird, werden zwei Werte in Millimeter Quecksilbersäule (mmHg) angegeben. Der erste, systolische Wert steht für den Druck, der in den Blutgefäßen herrscht, während sich das Herz zusammenzieht und Blut in den Kreislauf pumpt. Der zweite, diastolische Wert gibt den Druck in der Entspannungsphase des Herzens zwischen zwei Schlägen an. Ein Wert von 120/80 mmHg, der für einen durchschnittlich trainierten jungen Menschen normal ist, bedeutet also einen systolischen Druck von 120 mmHg und einen diastolischen Druck von 80 mmHg. Ein körperlich gesunder Mensch mittleren Alters hat beispielsweise einen Wert von 135/90 mmHg. Ein Wert zwischen 140/90 und 160/110 mmHg gilt als leichter Bluthochdruck, was darüber hinausgeht, als schwere Hypertonie.

Umgekehrt ist auch ein Wert von 95/60 mmHg kein Grund zur Beunruhigung, wenn jemand allgemein einen niedrigen Blutdruck hat.

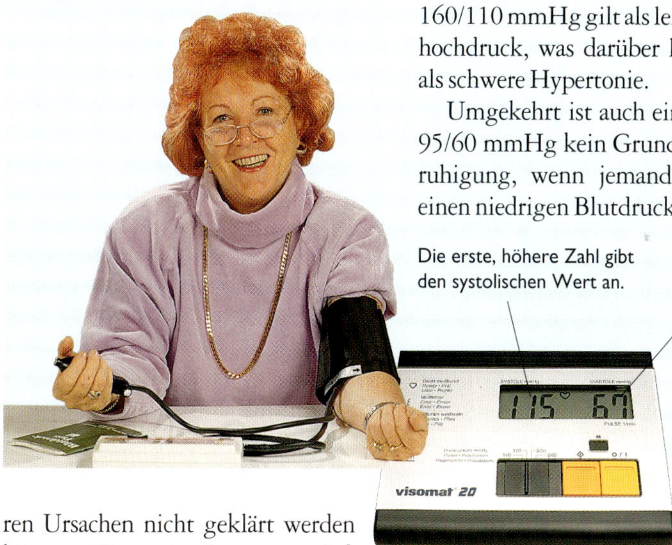
Die erste, höhere Zahl gibt den systolischen Wert an.
Die zweite, niedrigere Zahl gibt den diastolischen Wert an.
115 67
visomat 20

REGELMÄSSIGE KONTROLLE

Erwachsene sollten ihren Blutdruck mindestens alle 5 Jahre, ab dem 40. Lebensjahr alle 2 Jahre überprüfen lassen, vor allem dann, wenn in der Familie Fälle von Bluthochdruck bekannt sind.

Wer Schwierigkeiten mit seinem Blutdruck hat, sollte den Anordnungen seines Arztes folgen, die genannten Ernährungsrichtlinien einhalten und versuchen, Streß soweit wie möglich zu vermeiden.

Fallbeispiel

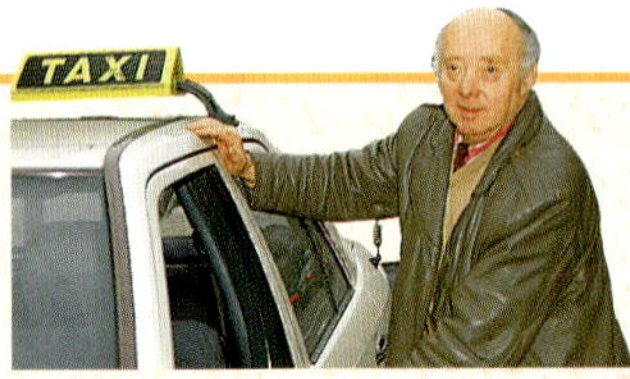

Der 56jährige Walter verdient seinen Lebensunterhalt im Sitzen. Er ist Taxifahrer. Da er gern und viel aß, hatte er Übergewicht. Zu seiner Bestürzung stellte sich bei der jährlichen Kontrolluntersuchung heraus, daß sein Blutdruck erhöht war. Sein Arzt verschrieb ihm ein harntreibendes Mittel – die erste Behandlungsmöglichkeit bei Bluthochdruck – und riet ihm abzunehmen. Er empfahl Walter eine ausgewogene Ernährung, weitgehend auf Salz zu verzichten und sich mit einer Portion pro Mahlzeit zu begnügen. Außerdem verordnete er ihm dreimal wöchentlich einen strammen Fußmarsch von 20 Minuten Dauer. Nach 6 Monaten hatte Walter 9,5 kg abgenommen, und sein Blutdruck hatte wieder Normalwerte erreicht. Glücklicherweise wurde der Bluthochdruck erkannt, bevor er Schäden an Herz und Nieren verursachen konnte. Jetzt kontrolliert der Arzt regelmäßig Walters Blutdruck, doch muß der Taxifahrer keine Medikamente mehr nehmen.

das oft schon zur schlechten Gewohnheit gewordene Nachsalzen bei Tisch verzichten. Weniger Kontrolle über die Salzzufuhr hat man dagegen bei vielen alltäglichen Lebensmitteln wie Brot, Wurst und Käse, die versteckte Salze enthalten und die man kaum vom Speiseplan streichen kann.

Täglich mindestens fünf Portionen Obst und Gemüse können ebenfalls dazu beitragen, den Blutdruck zu senken. Obst und Gemüse liefern Kalium, das in dem Ruf steht, die Auswirkungen einer hohen Salzzufuhr zu mildern. Allerdings sollten Bluthochdruckpatienten, die an einer Nierenerkrankung leiden, nicht zuviel Kalium zu sich nehmen, da dieser Mineralstoff die Nieren zusätzlich belastet. Frischer Fisch kann ebenfalls den Blutdruck leicht senken. Ferner verordnen Ärzte bei Bluthochdruck oft auch harntreibende Mittel, die bewirken, daß Salz ausgeschwemmt wird und sich so der Salzgehalt im Körper verringert.

Sport in Maßen

Auch regelmäßige Bewegung kann blutdrucksenkend wirken. Allerdings kann übermäßige sportliche Anstrengung bei jemandem, der an einer nicht erkannten schweren Hypertonie leidet, einen Herzinfarkt auslösen. Wer einen erhöhten Blutdruck hat und sich entschließt, regelmäßig Sport zu treiben, sollte in jedem Fall vorher seinen Arzt um Rat fragen. Grundsätzlich sollte man zunächst mit leichten Übungen beginnen und Häufigkeit, Schwierigkeitsgrad und Dauer der Belastung nur allmählich erhöhen.

Körperliche Bewegung wirkt aber auch noch auf andere Weise einem hohen Blutdruck entgegen: Sie hilft nämlich, Streß abzubauen. Überhaupt kann es überraschend positive Auswirkungen auf den Blutdruck haben, wenn man lernt, psychische Anspannung in Grenzen zu halten und sich gezielt zu entspannen.

Weltweite Sicht

Weltweit hat sich in den letzten Jahren die Zahl der Hochdruckpatienten verringert, besonders drastisch aber in Japan. Ein Grund ist sicher, daß allgemein der Salzkonsum zurückgegangen ist. Seit man Lebensmittel in Kühl- und Gefrierschränken aufbewahren kann, muß man sie nicht mehr – wie früher – einsalzen und pökeln, um sie für längere Zeit haltbar zu machen. Doch das allein kann nicht erklären, warum in Japan in den letzten 20 Jahren deutlich weniger Menschen an Bluthochdruck erkrankten. Man vermutet, daß u.a. die Körpergröße eine Rolle spielt. Die erwachsenen Japaner von heute sind um einiges größer als ihre Eltern. Statistiken lassen aber schon lange den Schluß zu, daß kleinwüchsige Menschen eher zu Bluthochdruck neigen.

BLUTZUCKERSPIEGEL

ESSEN SIE VIEL

- *Obst und Gemüse*
- *stärkehaltige Nahrungsmittel, die man auf mehrere kleine, aber regelmäßige Mahlzeiten verteilen sollte*

MEIDEN SIE

- *Übergewicht und Fettleibigkeit*
- *große Portionen Kohlenhydrate, z. B. Kuchen*

Fast alle pflanzlichen Nahrungsmittel enthalten Kohlenhydrate, die während des Verdauungsvorgangs in Zucker, hauptsächlich in Glucose, aufgespalten werden. Glucose gelangt über den Darm in den Blutkreislauf und ist ein Hauptenergielieferant des Körpers. Ein Teil des Zuckers jedoch wird in Form von Glycogen als Energiereserve in der Leber und in den Muskeln gespeichert und kann im Bedarfsfall in Glucose aufgespalten werden.

Gestörte Glucosetoleranz

Bei etwa 15 % der Erwachsenen mittleren Alters ist die Glucosetoleranz gestört, d.h., nach einer kohlenhydratreichen Mahlzeit pendelt sich der Blutzuckerspiegel langsamer wieder auf Normalniveau ein als bei Menschen mit ungestörter Glucosetoleranz. Eine gestörte Glucosetoleranz kann der Beginn einer ZUCKERKRANKHEIT sein.

Die Glucosetoleranz bessert sich, wenn man die Kohlenhydrate, die man täglich zu sich nimmt, nicht auf wenige große, sondern auf mehrere kleine Mahlzeiten verteilt. Vor allem sollte man zu stärkehaltigen Nahrungsmitteln wie Gemüse und Getreideprodukten greifen, die die Glucoseaufnahme verzögern. Ebenso kann regelmäßige Bewegung die Glucosetoleranz erhöhen, denn körperliche Aktivität bewirkt, daß Glucose aus dem Blut zu den Muskeln transportiert wird. Positiv wirkt sich ferner aus, wenn Übergewichtige abnehmen.

Der Glucosespiegel im Blut wird durch Hormone, vor allem durch das Insulin, reguliert. Nach einer kohlenhydratreichen Mahlzeit steigt der Glucosespiegel zunächst an, worauf die Bauchspeicheldrüse reagiert, indem sie Insulin ausschüttet. Das Insulin wiederum sorgt dafür, daß Glucose aus dem Blut an die Muskeln und die Leber abgegeben wird. Schüttet die Bauchspeicheldrüse zuviel Insulin aus, fällt der Blutzuckerspiegel zu stark ab, und es entsteht eine UNTERZUCKERUNG. Sie äußert sich in Übelkeit, kalten Schweißausbrüchen und Müdigkeit und läßt sich am besten mit etwas Traubenzucker beheben.

Glucose ist auch die Hauptenergiequelle für das Gehirn, das die Glucose aber nicht speichern kann und daher auf eine kontinuierliche Versorgung über das Blut angewiesen ist. Ein plötzlicher Abfall des Glucosespiegels im Blut kann Stimmungsschwankungen und Reizbarkeit auslösen und schlimmstenfalls zum Koma oder zum Tod führen. Bis zu einem gewissen Grad kann sich das Gehirn einer Unterversorgung anpassen, indem es Ketokörper als alternative Energiequelle nutzt. Diese Ketokörper entstehen beim Fettstoffwechsel der Leber und sind Abbauprodukte von Fettsäuren. Eine stärkere und längere Unterzuckerung bemerkt man am Geruch des Atems, denn die Ketokörper riechen nach Aceton, also ähnlich wie Nagellackentferner.

DER ZUCKERFALLE ENTKOMMEN

Jede Art von Zucker geht sehr schnell in den Blutkreislauf über, wird aber auch in kürzester Zeit verarbeitet, so daß häufig schon nach 20–30 Minuten der Blutzuckerspiegel wieder deutlich unter sein Normalniveau gefallen ist. Folge ist, daß der Körper erneut nach Zucker verlangt – ein Kreislauf, der allgemein als Zuckerfalle bekannt ist.

Schokolade, Kekse und andere Süßigkeiten befriedigen zwar kurzfristig das Bedürfnis nach Zucker, steigern aber gleichzeitig das Verlangen. Eine Scheibe Vollkorn- oder Knäckebrot mit Frischkäse und Gurke liefert genausoviel Energie und zudem mehr Nährstoffe als eine kleine Tafel Schokolade oder ein Stück Kuchen.

BOHNEN

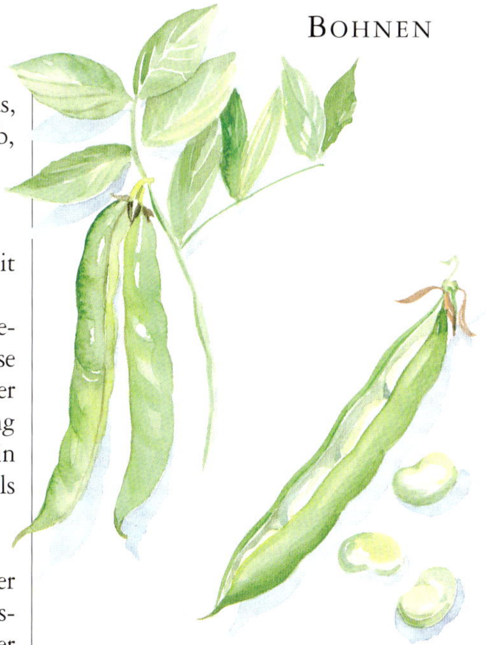

VORTEILE

- *Liefern hochwertiges Eiweiß*
- *Enthalten Vitamin C, Eisen und Folsäure*

NACHTEILE

- *Können Blähungen verursachen*

Bohnen ißt man in zweierlei Form: entweder die unreifen Schoten der jungen, frischen Gartenbohnen oder die enthülsten und meist getrockneten Bohnenkerne, deren Farbe je nach Art schwarz, weiß, grün, braun, dunkelrot oder gesprenkelt sein kann.

Bohnen liefern hochwertiges Eiweiß für alle, die kein Fleisch essen. Allerdings sollten Vegetarier Bohnengerichte mit Getreideprodukten wie Brot, Nudeln oder Reis kombinieren, denn nur dann liefert eine Mahlzeit alle essentiellen Aminosäuren, die der Körper braucht.

Wenn man Gartenbohnen kauft, sollte man darauf achten, daß sie leicht brechen und keine Fäden ziehen, denn nur dann sind sie frisch. Dicke Bohnen, deren Kerne man frisch verarbeitet, sollten glatte Hülsen und dicke, aber nicht hervortretende Kerne haben.

Kauft man getrocknete Bohnenkerne, muß man sie zunächst über Nacht einweichen und anschließend kochen, bis sie gut durchgegart sind. Rohe oder unzureichend gekochte Bohnen enthalten nämlich eine Substanz, die der Magen nicht verarbeiten kann und die eventuell schwere Lebensmittelvergiftungen verursacht.

Bei empfindlichen Menschen können Bohnen Blähungen hervorrufen. Dem kann man vorbeugen, indem man den Bohnen Gewürze wie Fenchel, Kümmel oder Ingwer hinzufügt.

Alle Bohnen liefern in geringen Mengen Folsäure und Eisen, ferner Ballaststoffe. Speziell rote Bohnenkerne sind darüber hinaus noch eine gute Quelle für Kalium.

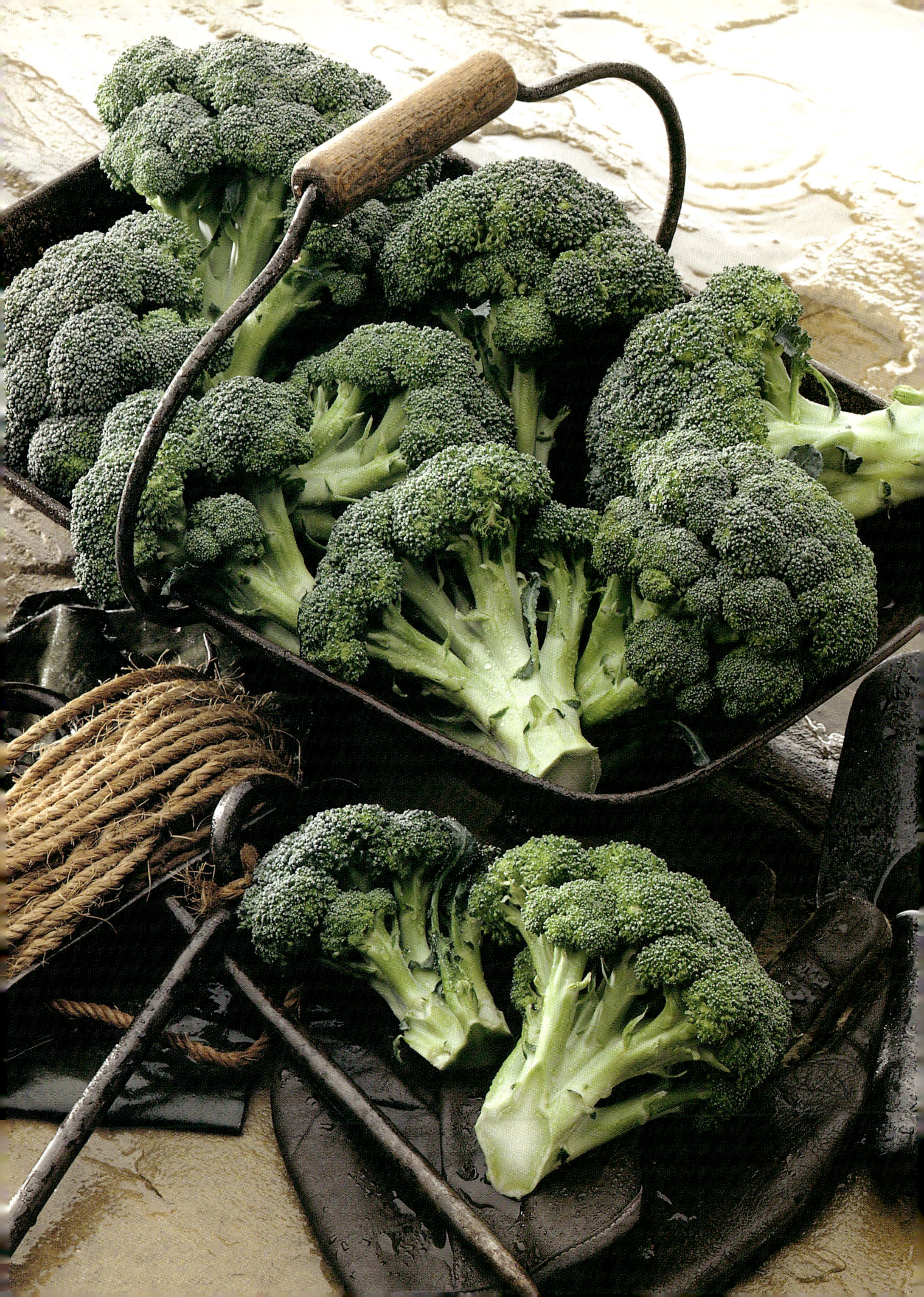

BROKKOLI

VORTEILE
- *Liefert viel Vitamin C*
- *Wertvolle Quelle für Betacarotin*
- *Enthält Folsäure, Eisen und Kalium*
- *Kann helfen, Krebserkrankungen vorzubeugen*

Schon die Römer bauten Brokkoli an und schworen auf seine gesundheitsfördernde Wirkung. Eine Portion gekochter Brokkoli (100 g) liefert mehr als die Hälfte der empfohlenen Tagesdosis an Vitamin C, erhebliche Mengen an Betacarotin sowie Folsäure, Eisen und Kalium. Und je dunkler die Köpfchen sind – ihre Farbe kann von Dunkelgrün bis Lila reichen –, desto höher ist der Gehalt an Vitamin C und Betacarotin.

Wie Blumenkohl, Rosenkohl und Weißkohl gehört Brokkoli zur Familie der Kreuzblütler. Diese Pflanzen enthalten eine Reihe chemischer Stoffe wie z. B. Indole, die möglicherweise Krebserkrankungen vorbeugen können, weil sie die DNS, das Erbgut der Zellen, vor Schäden durch krebsauslösende Substanzen, sogenannte Kanzerogene, schützen. Diese chemischen Stoffe bleiben selbst dann wirksam, wenn das Gemüse gekocht oder tiefgefroren wird.

Je länger man Brokkoli kocht, desto mehr Vitamin C geht verloren. Daher sollte man das Gemüse immer nur kurz dünsten und es möglichst noch bißfest servieren.

Frisch geerntet *Ob Brokkoli frisch ist, zeigt sich daran, daß die Stengel fest und knackig und die Blütenstände geschlossen und dunkel gefärbt sind. Brokkoli mit geöffneten gelben Blütenständen ist überreif. Das dem Blumenkohl verwandte Gemüse liefert eine Vielzahl wertvoller Nährstoffe.*

BROMBEEREN

VORTEILE
- *Liefern Vitamin C*
- *Enthalten Ballaststoffe und Folsäure*

NACHTEILE
- *Enthalten Salicylsäure, die auch Bestandteil vieler Schmerzmittel ist und auf die manche Menschen überempfindlich reagieren*

Brombeeren liefern viel Vitamin C, das gegen Infektionen hilft und das Immunsystem stärkt. Frischer Brombeersaft ist ein hervorragendes Stärkungsmittel, denn er enthält Kohlenhydrate, Bioflavonoide und Folsäure.

Die meisten Brombeeren, die auf dem Markt und in den Geschäften angeboten werden, stammen aus kommerziellem Anbau; die Früchte sind größer und schmecken weniger intensiv als wilde Beeren. Pflückt man wilde Brombeeren, sollte man Hecken neben Straßen und Feldern meiden. An Straßen sind die Beeren durch Auspuffgase verseucht, an Feldern durch Pestizide oder chemischen Dünger. In jedem Fall sollte man die Früchte vor dem Essen sorgfältig waschen.

BROMBEERBLÄTTERTEE

In der Naturheilkunde gilt Brombeerblättertee als Heilmittel gegen Durchfall, außerdem wirkt er abschwellend und dient der Stärkung des Magens. Man übergießt 25 g getrocknete Brombeerblätter mit 0,5 l kochendem Wasser und läßt sie 10 Minuten ziehen.

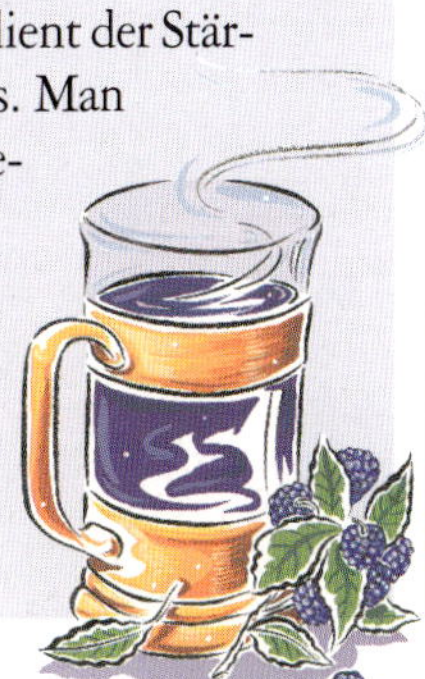

Wer Schmerzmittel, die Salicylsäure enthalten, nicht verträgt, wird ähnlich reagieren, wenn er Brombeeren ißt. Denn auch sie enthalten Salicylsäure, die dafür bekannt ist, bei empfindlichen Menschen HYPERAKTIVITÄT auszulösen.

BRONCHITIS

ESSEN SIE VIEL
- *frisches Obst und Gemüse*
- *Fisch wie Makrelen und Sardinen*
- *mageres Fleisch und Kürbiskerne*

TRINKEN SIE WENIG
- *Alkohol und koffeinhaltige Getränke*

MEIDEN SIE
- *Rauchen, das für Menschen, die an Bronchitis leiden, besonders schädlich ist*

Es gibt zwei Formen von Bronchitis, eine akute und eine chronische. Eine akute Bronchitis ist fast immer eine Sekundärinfektion; meist ist der Körper bereits durch eine ERKÄLTUNG oder ein Grippevirus geschwächt, so daß Bakterien eindringen können, ohne auf größeren Widerstand zu stoßen. Besonders anfällig für Bronchitiden sind Asthmatiker und Lungenkranke, ältere Menschen, Kleinkinder, Säuglinge und Raucher. Anzeichen für eine akute Bronchitis sind anhaltender trockener Husten, Atemgeräusche und Kurzatmigkeit sowie in fortgeschrittenem Stadium ein schleimiger, grüner oder gelber Auswurf. Bleibt eine Bronchitis unbehandelt, kann sie sich zu einer Lungenentzündung ausweiten.

Aus einer verschleppten akuten Bronchitis kann sich eine chronische Bronchitis entwickeln, vor allem wenn die Atemwege ständig durch Staub, Chemikalien oder Tabakrauch

Fallbeispiel

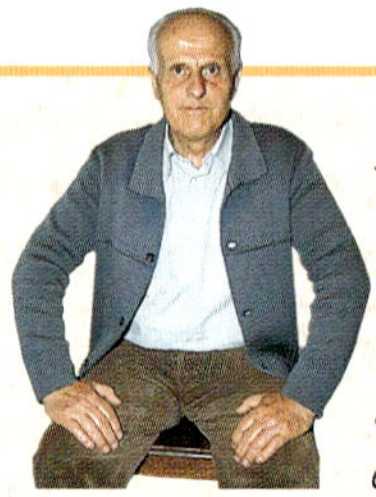

Bei Wilhelm, einem Fabrikarbeiter, der bald schon in den Ruhestand treten sollte, stellte der Arzt eine leichte Bronchitis fest. Seit Wilhelm die Schule verlassen hatte, arbeitete er in der gleichen Fabrik, und er erinnerte sich noch gut an den Staub und Rauch in früheren Jahren. Inzwischen hatten sich die Arbeitsbedingungen zwar erheblich verbessert, aber Wilhelm rauchte. Sein Arzt warnte ihn, daß er bald wie schon sein Vater und sein Großvater an chronischer Bronchitis leiden werde, wenn er das Rauchen nicht aufgäbe und sich gesünder ernähre. Der Arzt riet ihm ferner, viel frisches Obst und Gemüse sowie Fisch wie Sardinen und Makrelen zu essen, um die Entzündung in seinen Atemwegen zu lindern. Wilhelm gab das Rauchen auf und folgte dem Rat des Arztes. Seitdem atmet er leichter, und seine Bronchitis scheint zumindest nicht schlimmer zu werden.

gereizt werden. Übermäßige Schleimproduktion und ständige Hustenanfälle sind die Begleiterscheinungen, die über Jahre hinweg immer wieder auftreten.

Hilfe aus dem Nahrungskorb

Eine gesunde Ernährung hilft, die Abwehrkräfte des Körpers zu unterstützen. Möhren, Spinat, Frühlingszwiebeln, Lauch und Netzmelonen stärken die Lungen und liefern viel Betacarotin, die pflanzliche Vorstufe des Vitamin A. Eine kleine Portion Leber in der Woche versorgt den Körper ebenfalls mit Vitamin A, sollte allerdings im ersten Drittel der Schwangerschaft nicht gegessen werden. Frisches Gemüse und Obst, vor allem Zitrusfrüchte, enthalten Vitamin C, das das Immunsystem stärkt. Meeresfrüchte, insbesondere Austern, aber auch Kürbiskerne und mageres Rindfleisch tragen dazu bei, den Körper ausreichend mit Zink zu versorgen, einem Mineralstoff, der den Heilungsprozeß fördert. Und Fische wie Sardinen und Makrelen sollen den Entzündungen der Atemwege entgegenwirken.

Vermeiden sollte man, Fett und Zucker in größeren Mengen zu sich zu nehmen; sie unterstützen nicht die Abwehrkräfte und verderben nur den Appetit auf nützlichere Nahrungsmittel. Ebenso sollte man auf Alkohol und Kaffee verzichten. Sie beeinträchtigen das Immunsystem, denn um die Giftstoffe im Blut wieder abbauen zu können, braucht die Leber verstärkt Spurenelemente, die sie aus den körpereigenen Speichern zieht und die dann an anderer Stelle fehlen.

Auch durch Schwermetalle wie Blei und Cadmium wird das Immunsystem geschädigt. Daher sollte man Nahrungsmittel meiden, die durch Autoabgase mit Blei belastet sind. Zu den Nahrungsmitteln, die viel Cadmium enthalten, gehören u.a. auf Dung gezogene Pilze, Nieren von ausgewachsenen Tieren sowie Meeresfrüchte, die aus Gewässern stammen, in die industrielle Abwässer eingeleitet werden.

BROT

Das sprichwörtlich gewordene tägliche Brot ist der Grundpfeiler einer gesunden, ausgewogenen Ernährung. Sein Stellenwert kann kaum hoch genug eingeschätzt werden. Siehe EINE GESUNDE ENERGIEQUELLE, S. 70.

BULIMIE

Wer von diesem psychisch bedingten Leiden betroffen ist, befindet sich in einem Teufelskreis von Nahrungsverweigerung, unkontrolliertem Heißhunger und Erbrechen. Wichtig ist, daß der Betroffene wieder lernt, sein Ernährungsverhalten zu kontrollieren. Daher steht im Mittelpunkt der stationären Behandlung, den Patienten an drei regelmäßige, ausgewogene Mahlzeiten pro Tag zu gewöhnen. Fett- und zuckerreiche Zwischenmahlzeiten, wie sie die Kranken oft während ihrer Heißhungeranfälle in Massen zu sich nehmen, sind vom Speiseplan gestrichen. Gleichzeitig müssen Bulimiepatienten lernen, daß ein gesunder Appetit völlig normal ist.

Zum Krankheitsbild der Bulimie gehört zum einen das willkürlich herbeigeführte Erbrechen, zum andern der Mißbrauch harntreibender und abführender Mittel. Die Folge ist ein gestörter Wasser- und Elektrolythaushalt. Der Körper trocknet aus, und es entsteht ein Kaliummangel. Beides verursacht Funktionsstörungen der Nieren, Muskelschwäche und Herzrhythmusstörungen. Daher zielt die Ernährung zu Beginn einer Behandlung zunächst darauf ab, das körpereigene Gleichgewicht an Mineralstoffen und Spurenelementen wiederherzustellen. Nahrungsmittel, die wie Dörrobst, Nüsse, Samen, Avocados und Bananen viel Kalium enthalten, können dazu beitragen.

Langfristig soll die Behandlung den Patienten jedoch dahin bringen, daß er sein bisheriges krankhaftes Eßverhalten ablegt und lernt, sich wieder gesund und vielseitig zu ernähren, so daß er alle lebenswichtigen Nährstoffe in einem ausgewogenen Verhältnis zu sich nimmt. Umgekehrt soll er auch lernen, alles zu meiden, was ihn seelisch aus dem Gleichgewicht bringen und den Nährstoffhaushalt stören könnte, wie beispielsweise Alkohol, Kaffee, Tee oder andere koffeinhaltige Getränke. Wichtig ist, daß der Speiseplan viele Kohlenhydrate wie Vollkornbrot, Nudeln und Reis, aber nur wenig Fett enthält. Ebenso sollte der Verzehr von Schokolade, Keksen und anderen Süßigkeiten stark eingeschränkt werden.

Die von der Deutschen Gesellschaft für Ernährung (DGE) aufgestellten Richtlinien für eine ausgewogene Ernährung geben Hinweise, wie groß der jeweilige Anteil an Kohlenhydraten, Eiweiß und Fett an der täglichen Kost sein sollte, damit der Körper sich erholen sowie ein stabiles Gewicht erreichen und halten kann (siehe AUSGEWOGENE ERNÄHRUNG).

Eine Kost, die verhältnismäßig viele Ballaststoffe enthält, sorgt für eine bessere Darmpassage und befreit den Patienten aus seiner Abhängigkeit von Abführmitteln. Allerdings sollten die Ballaststoffe schrittweise in den Speiseplan eingeführt werden, um Verdauungsbeschwerden zu vermeiden. Denn das Verdauungssystem eines Bulimiekranken ist durch den oft jahrelangen Mißbrauch von Abführmitteln zunächst nicht in der Lage, Nahrung normal zu verarbeiten und auszuscheiden.

Ursachen und Auswirkungen

Bulimie ist eine ernsthafte, durch psychische Anspannung ausgelöste Eßstörung, deren Opfer vorwiegend Frauen zwischen 15 und 35 Jahren sind. Selbst nahe Angehörige können die Krankheit oft nicht erkennen, da der Betroffene meist alles tut, um sein willkürliches Erbrechen wie auch seine Heißhungeranfälle vor seiner Umgebung zu verbergen. Außerdem lassen Bulimiekranke, anders als Magersüchtige, die an einer verwandten Störung leiden, häufig keine Zeichen von Auszehrung erkennen, sondern haben ein normales Körpergewicht.

Frauen, die an Bulimie erkranken, sind meist besonders pflichtbewußt und zeigen eine hohe Leistungsbereitschaft, leiden aber an einem schwachen Selbstbewußtsein. Sie meinen, ihr mangelndes Selbstbewußtsein überwinden zu können, wenn sie die Bedürfnisse ihres Körpers kontrollieren und ihn vermeintlichen Idealvorstellungen anpassen.

Da Männer wegen ihres Aussehens nicht unter einem gleich starken Erfolgsdruck wie Frauen stehen und sie darüber hinaus ihre emotionalen Probleme seltener über das Essen abreagieren, sind sie weniger anfällig, an Bulimie zu erkranken. Allerdings nimmt in letzter Zeit die Zahl männlicher Bulimiepatienten zu.

Die Kranken unterziehen sich oft Hungerkuren, die Appetit und Verdauung aus dem Gleichgewicht bringen. Die Folge davon sind Anfälle von Heißhunger, bei denen der Betroffene Unmengen in sich hineinstopft. Danach fühlt er sich schuldig, leidet unter schweren Depressionen, die bis zu Selbstmordabsichten führen können, und versucht, seine Eßorgien durch willkürliches Erbrechen rückgängig zu machen. Außerdem nehmen Bulimiekranke Abführmittel, Schlankheitspillen und harntreibende Mittel, um an Gewicht zu verlieren. Häufig trinken sie auch sehr viel Alkohol, um auf diese Weise ihre Probleme zu vergessen.

Folgen der Eßstörung sind ausbleibende oder unregelmäßige Menstruationen, geschwollene Lymphdrüsen am Hals, deutliche Gewichtsschwankungen und schlechte Zähne, da die Säure des Erbrochenen den Zahnschmelz angreift. Funktionsstörungen der Nieren führen zu Ödemen, Wasseransammlungen, die Füße und Gelenke schwellen lassen. Ferner treten Herzrhythmusstörungen, Muskelschwäche und sogar epileptische Anfälle auf.

DIE SYMPTOME DER BULIMIE

- Während der letzten 3 Monate wöchentlich mindestens zwei Heißhungeranfälle mit entsprechenden Eßorgien
- Unkontrolliertes Essen großer Mengen
- Regelmäßiges, willkürlich hervorgerufenes Erbrechen, regelmäßiger Gebrauch von harntreibenden und Abführmitteln, strenge Diäten und Hungerkuren oder übertriebene sportliche Aktivitäten, um eine Gewichtszunahme zu verhindern
- Ständige Besorgnis über Aussehen und Gewicht des Körpers

Langwierige Behandlung

Eine Behandlung kann bis zu 3 Jahren dauern, bevor ihr Erfolg gesichert ist. Meist ist anfangs ein stationärer Aufenthalt in einer Klinik notwendig, um die Ernährung, die Abhängigkeit von Abführmitteln und die Brechsucht des Kranken in den Griff zu bekommen. Möglicherweise müssen Antidepressiva verordnet werden. Nach der Entlassung aus der Klinik ist eine weitere Betreuung des Patienten unbedingt notwendig, um Rückfälle zu vermeiden. Wichtig ist vor allem eine psychotherapeutische Behandlung des Betroffenen, zu der eventuell auch die Angehörigen hinzugezogen werden müssen.

BUTTER

Die Diskussion, ob Butter oder Margarine gesünder ist, lebt immer wieder auf. Beide Streichfette haben ihre Befürworter und Gegner, die oft werbewirksam ihre Argumente ausbreiten. Doch wem soll man nun glauben? Siehe WAS IST GESÜNDER: BUTTER ODER MARGARINE?, S. 74.

Eine gesunde Energiequelle

Brot gehört zu den Grundnahrungsmitteln, die einen wichtigen Pfeiler in der Ernährung bilden. Zwar gibt es heute mehr Brotsorten denn je, trotzdem wird allgemein zuwenig Brot gegessen.

Noch vor 10 Jahren galt Brot als ein zwar sättigendes, aber eher langweiliges Lebensmittel, das obendrein in dem Ruf stand, dick zu machen. Inzwischen hat sich das Image des Brotes jedoch zum Positiven verändert, und man erkennt es heute allgemein als ein ebenso gesundes wie leckeres Nahrungsmittel an. Dazu beigetragen hat zum einen die wachsende Vielfalt der Brotsorten, die von den Bäckereien und selbst in Supermärkten angeboten werden, zum andern das bessere Verständnis dafür, welche Bedeutung Ballaststoffe und Stärke für eine gesunde Ernährung haben.

Der hohe Ballaststoffgehalt macht Brot zu einem ausgezeichneten Mittel, Darmstörungen zu verhüten und zu lindern. Außerdem stehen die Ballaststoffe in dem Ruf, Dickdarmkrebs vorzubeugen. Darüber hinaus liefert Brot Stärke und damit komplexe Kohlenhydrate, die dazu beitragen, den Cholesteringehalt im Blut zu senken und den Blutzuckerspiegel bei ZUCKERKRANKHEIT besser unter Kontrolle zu halten.

Brot ist reich an Eisen und Vitaminen, insbesondere an Vitaminen des B-Komplexes, und enthält Calcium, das für gesunde Knochen und Zähne unerläßlich ist.

Zwar ist Brot nach wie vor ein Grundnahrungsmittel, dennoch wird heute deutlich weniger davon verzehrt als noch vor 40 Jahren. Im Durchschnitt ißt jeder täglich 3 Scheiben Brot. Da nach Empfehlung der Deutschen Gesellschaft für Ernährung (DGE) rund 50% der täglichen Energiezufuhr durch komplexe Kohlenhydrate wie Brot, Kartoffeln, Nudeln und Reis gedeckt werden sollten, müßte jeder Erwachsene etwa 250–300 g oder 5–7 Scheiben Brot zu sich nehmen.

Verhängnisvolles Gluten

So gesund und nahrhaft Brot im allgemeinen ist – wer an einer GLUTENUNVERTRÄGLICHKEIT, der Zöliakie, leidet, für den kann schon der kleinste Bissen zuviel sein. Gluten oder Kleber ist ein in Weizen, Roggen, Hafer und Gerste enthaltener Eiweißstoff, der bei den Betroffenen die haarfeinen Zotten der Dünndarmwände schädigt und auf diese Weise verhindert, daß Nährstoffe richtig aufgenommen werden können. Den Patienten bleibt nichts anderes übrig, als diese Getreidesorten vom Speiseplan zu streichen und zu glutenfreien Produkten aus Reis, Mais, Hirse, Buchweizen u. a. zu greifen.

Den Teig auftreiben

Brot wird lockerer, wenn man dem Teig Hefe zusetzt, die ihn aufgehen läßt. Die zum Brotbacken verwendete Hefe ist ein unschädlicher einzelliger Pilz, der sich in einer feuchtwarmen Umgebung rasch vermehrt. Wird Mehl mit Flüssigkeit vermengt, saugt das im Mehl enthaltene Gluten die Feuchtigkeit auf, und es entsteht ein glatter, elastischer Teig. Mit der Flüssigkeit verteilen sich auch die Hefezellen im Teig. Wenn dann die Hefe gärt, bildet sich Kohlendioxid, das in Form kleiner Blasen im Teig eingeschlossen ist und bewirkt, daß das Brot luftig und locker wird. Je höher der Gluten-

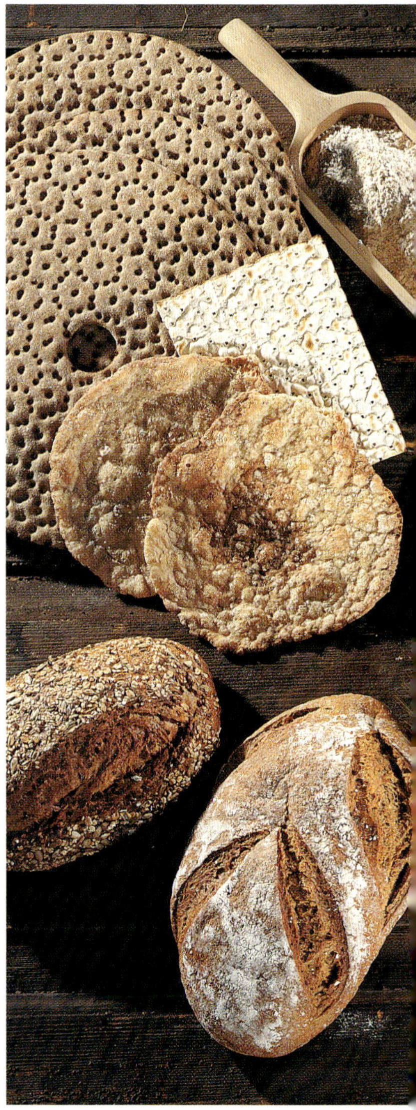

Reichhaltiger Brotkorb *Bäckereien bieten heute mehr Brotsorten denn je an. Durch diese Vielfalt wird Brot zu einem durchaus abwechslungsreichen Nahrungsmittel, das obendrein noch gesund ist.*

anteil im Mehl ist, desto besser funktioniert dieser Prozeß. Daher wird Brot, das aus Weizenmehl hergestellt wird, am lockersten, denn Weizenmehl enthält deutlich mehr Gluten als andere Mehle. Ein Brot, das beispielsweise überwiegend aus Roggenmehl zubereitet wird, ist dagegen schwerer und fester.

Die Flüssigkeit, die Hefe- oder Sauerteigbrot zugesetzt wird, ist meist Wasser, Milch oder eine Mischung aus beiden. Weitere Zutaten sind Salz und Fett. Salz wird zum einen aus Geschmacksgründen zugesetzt, zum andern verstärkt es die Wirkung des Glutens, so daß der Teig sich besser kneten läßt. Außerdem hindert Salz die Hefepilze daran, sich allzurasch zu vermehren. Vor allem bei industriell gefertigten Broten ist der Salzgehalt verhältnismäßig hoch – im Durchschnitt 250 mg pro Scheibe. Diese Tatsache sollte bedenken, wer auf eine salzarme Ernährung achten muß.

Fett wird oft in Form von Pflanzenölen zugesetzt. Sie machen den Teig elastischer, so daß er besser aufgeht

VORTEILE
- *Liefert Stärke und Eiweiß*
- *Enthält viel Ballaststoffe*
- *Reich an B-Vitaminen*
- *Liefert Eisen und Calcium*

NACHTEILE
- *Hoher Salzgehalt*
- *Weizen-, Roggen-, Hafer-, Gerstenmehl enthalten Gluten, das manche Menschen nicht vertragen*

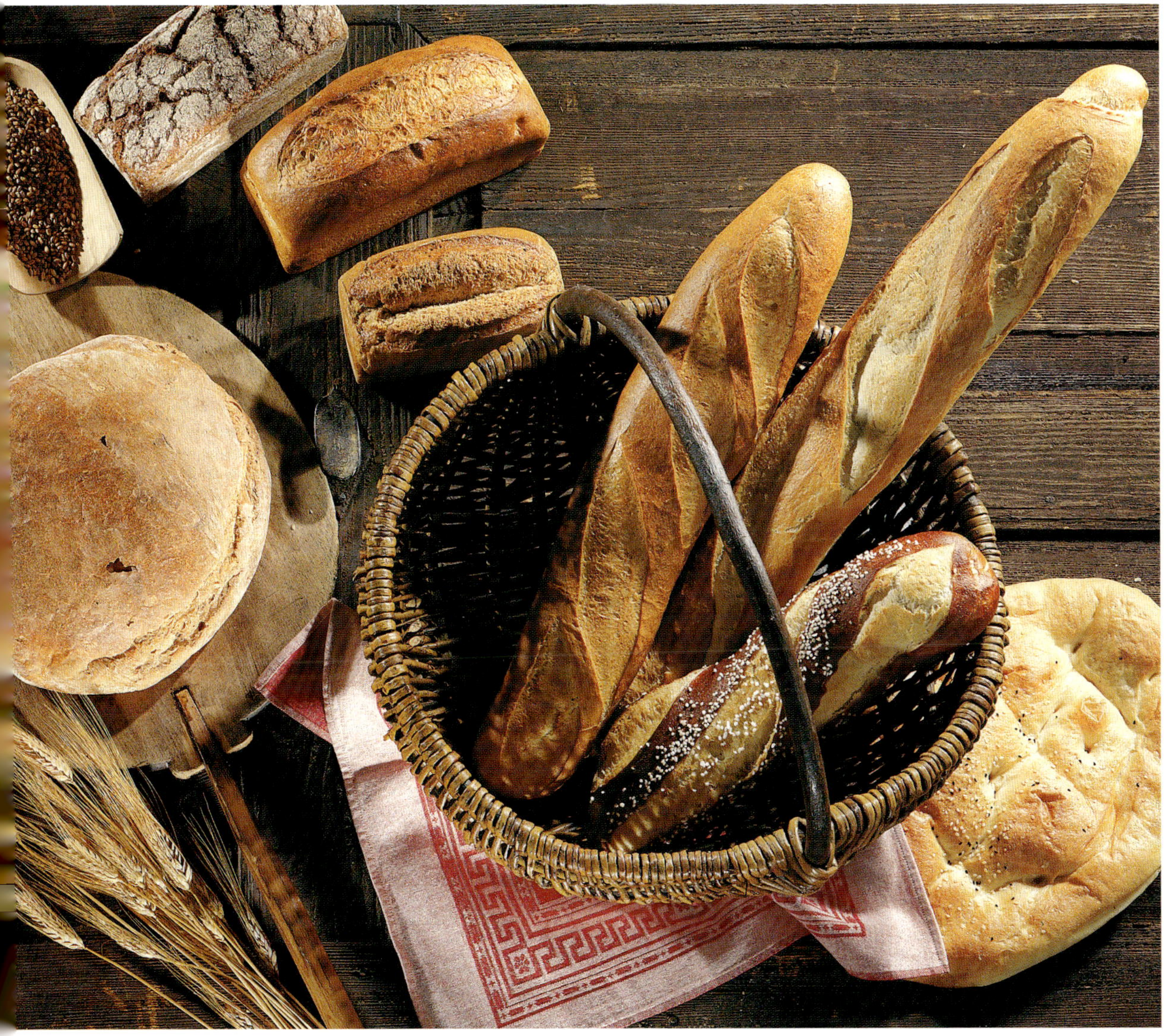

und daß das Brot voluminöser und leichter wird.

Das meiste Brot, das heute industriell hergestellt wird, enthält außerdem noch Konservierungsstoffe, Emulgatoren, Geschmacksverstärker sowie Streckmittel. Inzwischen gibt es jedoch auch eine Reihe von Biobäckern, die Brot anbieten, das weitgehend frei von diesen Zusatzstoffen ist.

Vielfalt im Brotkorb

Gängig sind Weizen-, Roggen- und Mischbrote, ferner Mehrkorn- und Vollkornbrote. Sie werden mit Gewürzen wie Kümmel angeboten, auf unterschiedliche Weise gebacken oder beispielsweise mit Sonnenblumenkernen oder Leinsamen angereichert. Allein das Angebot an diesen Sorten ist heute vielfältiger denn je. Hinzu kommt noch eine Reihe von Spezialbroten sowie Brotsorten, die aus anderen Ländern stammen, inzwischen aber auch bei uns heimisch geworden sind.

Baguette Langes, dünnes Stangenweißbrot aus Weizenmehl, Wasser und Hefe.

Ciabatta Italienisches Hefebrot aus hellem oder dunklem Mehl, das mit Olivenöl verknetet und oft mit Kräutern bestreut wird.

Fladenbrot (Pitta) Im östlichen Mittelmeerraum beliebtes helles oder dunkles Hefebrot, das in dünner Schichtstärke gebacken wird.

Grahambrot Brot, das aus Weizenvollkornschrot hergestellt wird und das weder Hefe noch Salz enthält; für salzarme Kostformen geeignet.

Knäckebrot Aus Schweden stammendes knuspriges Flachbrot.

DIE ZUFÄLLIGE ENTDECKUNG DES SAUERTEIGES

Die Entdeckung, daß Brotteig mit Hefe oder Sauerteig lockerer wird, fiel den alten Ägyptern sozusagen in den Schoß, als Wildhefen mit dem Wind in Weizenteig gelangten und ihn aufgehen ließen. Rasch lernten die Ägypter, sich vom Zufall unabhängig zu machen, indem sie einen Teil des aufgegangenen Teiges zurückbehielten und diesen einem neu angemischten Teig zusetzten. Die Römer verbreiteten dieses Verfahren dann in ganz Europa.

BEGRIFFE RUND UMS BROT

Brotbezeichnungen können je nach Landschaft sehr unterschiedlich sein, manchmal variieren sie sogar von Bäcker zu Bäcker. Dennoch gibt es ein paar Grundbegriffe, die überall gleich sind:

- Weißbrot besteht aus Mehl, für das nur geschälte Weizenkörner vermahlen wurden, außerdem aus Wasser, Hefe sowie Bleichmitteln (die das Mehl hell machen sollen), Konservierungsstoffen und Emulgatoren.
- Grau- und Mischbrot besteht aus Weizen- und Roggenmehl, das aus teilweise geschälten Körnern hergestellt wurde. Die Farbe kommt nicht allein von den braunen Anteilen des Getreidekorns, sondern auch von zugesetztem Karamel.
- Vollkornbrot wird aus Vollkornmehl oder aus Weißmehl gebacken, dem Weizenkleie oder Weizenkeime zugefügt wurden.
- Mehrkornbrot besteht aus dunklem Mehl, dem Malzextrakt und Getreidekörner zugesetzt wurden.
- Weizenkeimbrot wird aus dunklem oder hellem Mehl hergestellt, dem mindestens 10 % Weizenkeime beigemischt wurden.
- Als ballaststoffreich bezeichnet man Weißbrot, wenn dem weißen Mehl Rohfasern aus anderen Quellen als Weizen zugesetzt werden, beispielsweise Reisspelzen oder die Hüllen von Sojabohnen.

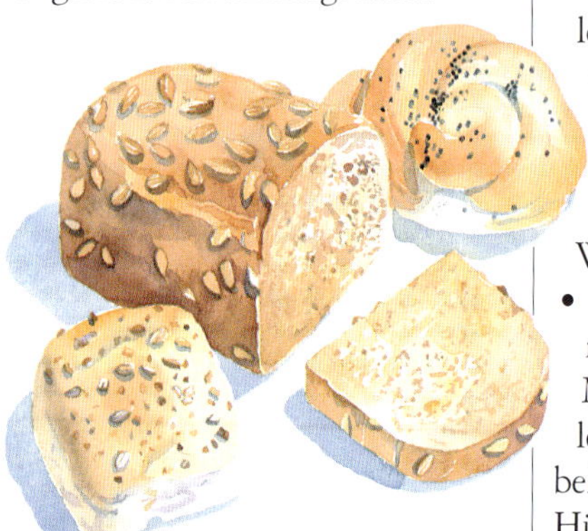

Laugengebäck Der ausgeformte Teig wird in Natronlauge getaucht. Dabei verkleben die Stärkekörner der Oberfläche, und es entstehen beim Backen sogenannte Dextrine, die die glänzende braune Kruste bewirken.

Matze Traditionelles jüdisches Flachbrot, das nur aus Weizenmehl, Wasser und eventuell etwas Salz hergestellt wird. Dem Teig darf weder Hefe noch Sauerteig hinzugefügt werden.

Pumpernickel Dunkles Brot ohne Kruste, das aus Roggenbackschrot oder Roggenvollkornschrot hergestellt und sehr langsam gebacken wird. Die im Mehl enthaltene Stärke verzuckert dabei, und es entwickelt sich der typische süßlich-aromatische Geschmack.

Schlüterbrot Dunkles Spezialbrot, das aus Roggenmehl mit besonders behandelter Kleie hergestellt wird.

Simonsbrot Vollkornbrot aus Roggen oder Weizen, der in warmem Wasser aufgequollen ist, zu Teig gequetscht und sehr schonend gebacken wird; gilt als besonders bekömmlich und hat einen hohen Nährwert.

Steinmetzbrot Brot aus naßgeschälten Körnern, die zu Schrot oder Mehl vermahlen werden; ist sehr bekömmlich und nährstoffreich.

Der Nährwert der verschiedenen Brotsorten

Zwar wird Brot in aller Welt nach dem gleichen Grundprinzip hergestellt, doch gibt es nationale und regionale Unterschiede in den Backverfahren, in der Wahl des Mehles und in der Zusammensetzung der Zutaten. Dadurch entsteht eine reiche Vielfalt. Allerdings weisen die verschiedenen Brotsorten auch Unterschiede im Nährwert und im Energiegehalt auf. Die Angaben in der nachfolgenden Tabelle sind auf eine Menge von jeweils 100 g bezogen.

Brotsorte	**Energie in kJ (kcal)**	**Ballaststoffe in g**	**Kohlenhydrate in g**	**Eiweiß in g**	**Fett in g**	**Vitamine und Mineralstoffe**
WEISSBROT						
Aus feinem Weizenmehl hergestellt 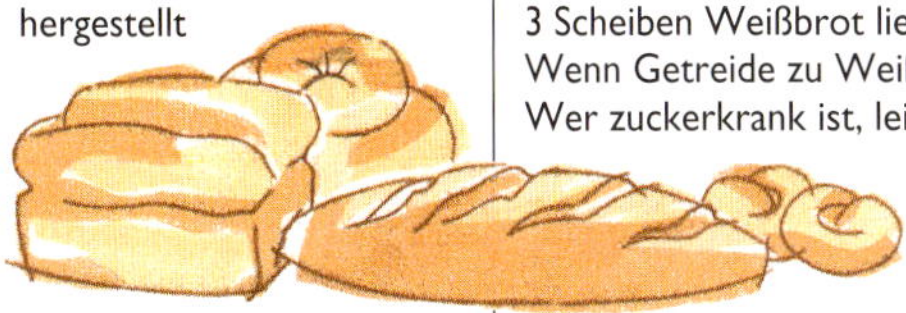	1095 (258)	0,9	50,1	8,2	1,2	Enthält deutlich mehr Calcium als Vollkornbrot, ferner liefert es Eisen, Niacin und Thiamin (Vitamin B_1).
	3 Scheiben Weißbrot liefern etwa ein Viertel des täglichen Calciumbedarfs. Wenn Getreide zu Weißmehl verarbeitet wird, entzieht man ihm Chrom. Wer zuckerkrank ist, leidet häufig an einem Chrommangel.					
GRAU- ODER MISCHBROT						
Aus Weizen- und Roggenmehl hergestellt; kann Karamel enthalten	865 (206)	4,1	41,6	6,4	1	Enthält weniger Calcium als Weißbrot. 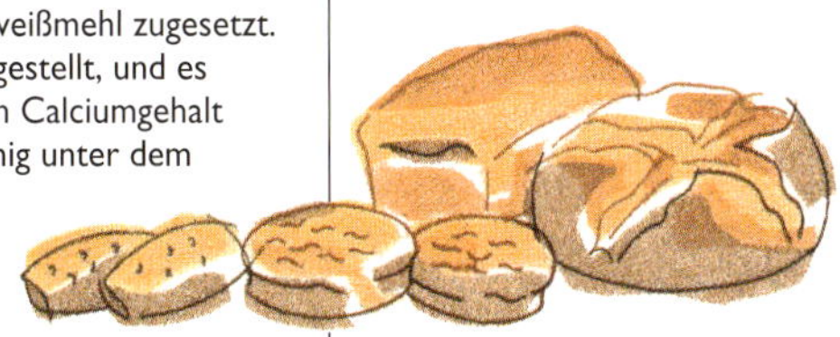
	Den meist industriell gefertigten Mischbroten wird Sojaeiweißmehl zugesetzt. Weizenkeimbrot wird aus hellem oder dunklem Mehl hergestellt, und es enthält mindestens 10 % Weizenkeime. Dadurch steigt sein Calciumgehalt deutlich. Der Gehalt an anderen Nährstoffen liegt nur wenig unter dem von Vollkornbrot.					
VOLLKORNBROT						
Aus Weizen- oder Roggenmehl hergestellt 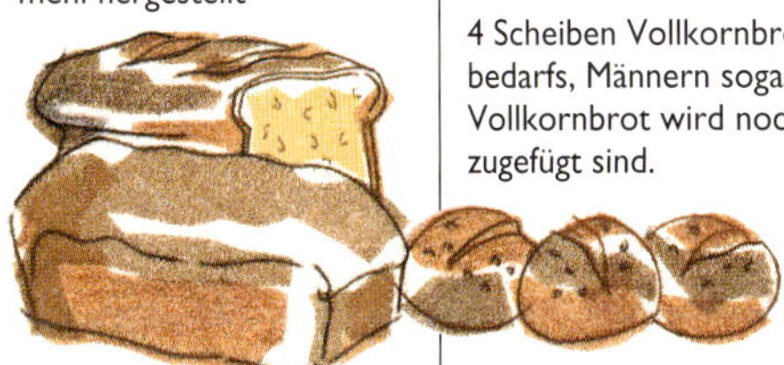	904 (213)	6,9	38,5	7,5	1	Enthält mehr Eisen als Weißbrot und liefert deutlich mehr Magnesium, Phosphor und Mangan. Ebenso enthält es mehr Vitamine des B-Komplexes sowie Vitamin E.
	4 Scheiben Vollkornbrot liefern Frauen mehr als 25 % des täglichen Eisenbedarfs, Männern sogar fast 40 %. Vollkornbrot wird noch nahrhafter, wenn ihm ganze Samen oder Kerne zugefügt sind.					
ANDERE BROTSORTEN						
Grahambrot	1049 (250)	1,1	48,2	8,4	1	Knäckebrot ist reich an Vitamin E, Phosphor und Eisen. Steinmetzbrot und Simonsbrot sind besonders gut bekömmlich. Grahambrot eignet sich vor allem für diejenigen, die auf eine salzarme Ernährung achten müssen.
Knäckebrot	1605 (382)	2	77,2	10,1	1,4	
Pumpernickel	1035 (246)	1,45	49,4	6,8	0,9	
Schlüterbrot	1198 (285)	1	58,1	7	1,1	
Simonsbrot	1039 (247)	1,3	50	6,2	1,1	
Steinmetzbrot	1064 (253)	0,9	50	7,6	1	

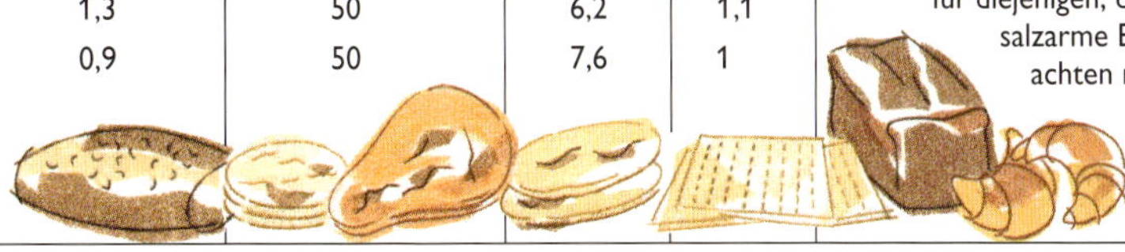

Was ist gesünder: Butter oder Margarine?

Lange Zeit schien der Wettstreit zugunsten der Margarine auszugehen. Doch beide Streichfette haben sowohl Vor- als auch Nachteile und sollten immer nur in Maßen verwendet werden.

Die Diskussion, ob es gesünder ist, Butter oder Margarine zu essen, dauert nun schon seit Jahrzehnten an. Heute raten manche Ernährungswissenschaftler eher zu Butter, die – in Maßen zu sich genommen – gesünder sei, weil sie ein natürliches Produkt ist. Margarine dagegen enthält Farb- und Zusatzstoffe, um ihr ein appetitliches Aussehen zu verleihen; ohne diese Stoffe sähe sie grau aus und würde rasch verderben. Im Fett- und Energiegehalt unterscheiden sich Butter und Margarine nicht: 100 g Butter oder Margarine enthalten rund 80% Fett und liefern 3167 kJ (754 kcal). Bei Halbfettprodukten ist der Fett- und Energiegehalt um die Hälfte geringer.

Was steckt in der Margarine?

Margarine ist ein sehr stark bearbeitetes Lebensmittel. Man verwendet für die Herstellung entweder ausschließlich pflanzliche Öle oder mischt sie mit tierischen Fetten und Fischtran. Ferner enthält Margarine Wasser, Molke und Emulgatoren, um Öl und Flüssigkeiten zu binden, außerdem Salz und Farbstoffe, um die Gelbfärbung zu erreichen, sowie Aromastoffe.

Darüber hinaus wird Margarine mit den Vitaminen A und D angereichert, die in geringeren Mengen in Butter von Natur aus enthalten sind. Vitamin A ist wichtig für gutes Sehen und gesunde Haut; Vitamin D braucht der

Verschiedene Aufstriche im Vergleich (Werte bezogen auf 100 g)

Energie	Fett	Vitamine	Wußten Sie, daß ...
BUTTER			
3167 kJ (754 kcal)	Insgesamt 80 g, davon 50 g gesättigte, 20 g einfach ungesättigte und 3 g mehrfach ungesättigte Fette	A 650 µg D 0,8 µg E 2,2 mg	Wenn Butter mehr als 0,1% Kochsalz enthält, muß sie als gesalzene Butter ausgewiesen werden.
GEHÄRTETE MARGARINE			
3167 kJ (754 kcal)	Insgesamt 80 g, davon 36 g gesättigte, 33 g einfach ungesättigte und 9 g mehrfach ungesättigte Fette	A 590 µg D 8 µg E 8 mg	Der Gehalt an Vitamin A und D hängt davon ab, wieviel jeweils davon zugesetzt wurde. Der Gehalt an Vitamin E schwankt je nach den Ölen, die verwendet wurden.
DIÄTMARGARINE			
3167 kJ (754 kcal)	Insgesamt 80 g, davon 16 g gesättigte, 21 g einfach ungesättigte und 41 g mehrfach ungesättigte Fette	A 900 µg D 8 µg E 8 mg	Der Nährstoffgehalt ist ähnlich wie bei gehärteten Margarinesorten. Margarine, die auf der Basis von Sonnenblumenöl hergestellt wurde, hat den höchsten Gehalt an Vitamin E.
HALBFETTMARGARINE			
1680 kJ (400 kcal)	Insgesamt 40 g, davon 11 g gesättigte, 18 g einfach ungesättigte und 10 g mehrfach ungesättigte Fette	A 1084 µg D 8 µg E 6,3 mg	Halbfettaufstriche bestehen zu 50% aus Wasser und sind daher zum Braten und Kochen nicht geeignet. Ferner enthalten sie 6% Eiweiß, das den Aufstrich cremig schmecken läßt.
LIGHTPRODUKTE			
1134 kJ (270 kcal)	Insgesamt 25 g, davon 7 g gesättigte, 11 g einfach ungesättigte und 4 g mehrfach ungesättigte Fette	A 820 µg D 8 µg E 6,7 mg	Lightprodukte bestehen zu mehr als 60% aus Wasser und zu 6% aus Eiweiß. Diese Aufstriche enthalten mehr Salz als Butter, Margarine oder Halbfettprodukte.

VORTEILE

- *Butter und Margarine machen Speisen schmackhafter*
- *Liefern die Vitamine A, D und E*
- *Margarine mit dem Zusatz „reich an ungesättigten Fettsäuren“ liefert viel Vitamin E und essentielle Fettsäuren*

NACHTEILE

- *Hoher Energiegehalt*
- *Margarine kann Transfettsäuren enthalten*
- *Butter und gehärtete Margarine haben einen hohen Gehalt an gesättigten Fetten*

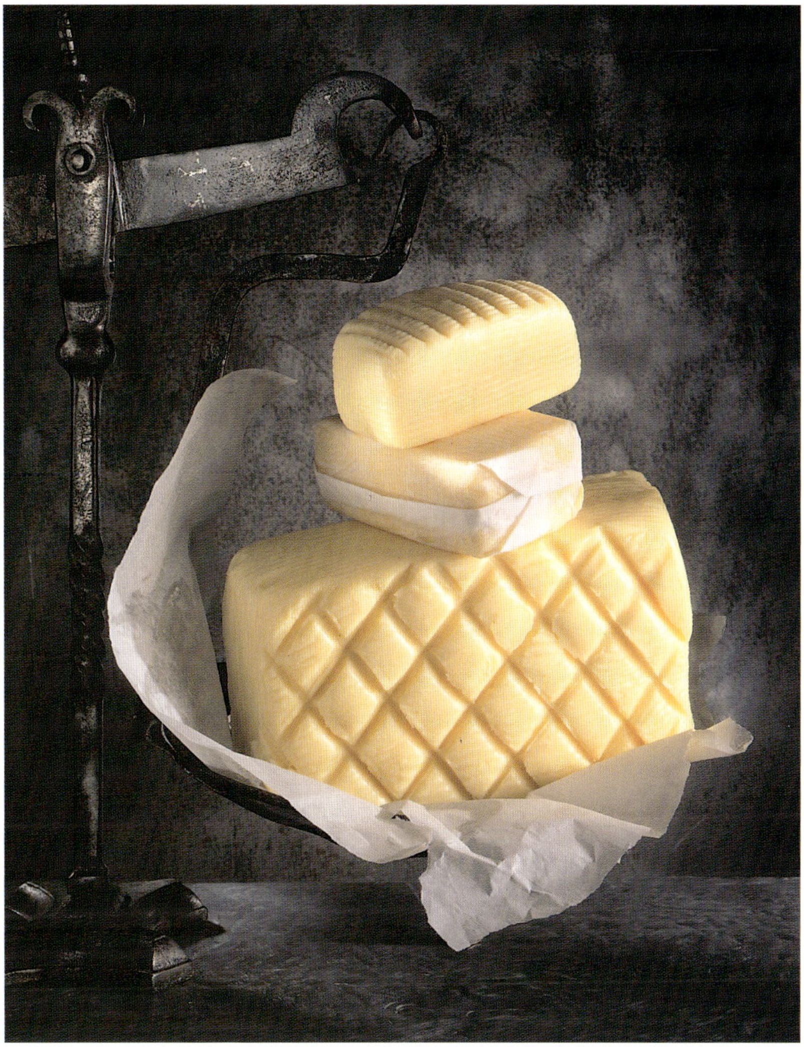

Körper, um Calcium verwerten zu können, das für gesunde Knochen und Zähne notwendig ist.

Bei der Herstellung von Margarine werden flüssige Öle durch Aushärtung in einen festen Aufstrich umgewandelt. Dabei verändert sich die chemische Struktur der Öle, und einige der ungesättigten Fettsäuren verwandeln sich in Transfettsäuren. Ob diese Transfettsäuren das Risiko einer ARTERIENVERKALKUNG erhöhen, ist zur Zeit noch umstritten.

Um den Gehalt an Transfettsäuren zu verringern, haben einige Margarinehersteller die Zusammensetzung ihrer Produkte verändert. Weiche Diätmargarinen mit der Bezeichnung „reich an ungesättigten Fettsäuren“ enthalten bedeutend weniger gesättigte Fettsäuren und Transfettsäuren als feste Margarinesorten und Butter. Zudem sind sie wichtige Lieferanten für Vitamin E, das den Körper gegen Schäden schützt, die die FREIEN RADIKALE anrichten können. Allerdings gibt es Hinweise, daß ein hoher Konsum an mehrfach ungesättigten Ölen wie Fischöl manche Menschen anfälliger für ASTHMA macht.

Fettarme Aufstriche bestehen hauptsächlich aus Wasser und aufgeschlagener Butter oder pflanzlichen Ölen. Der Gehalt an gesättigten Fetten kann sehr unterschiedlich sein und muß auf der Etikette angegeben werden. Normalerweise enthalten 100 g Halbfettbutter und -margarine 40 % Fett und etwa 1680 kJ (400 kcal). Bei sogenannten Lightprodukten kann der Fettgehalt bei nur 25 %, der Energiegehalt bei 1134 kJ (270 kcal) liegen.

Viele Menschen finden zwar, daß Butter besser als Margarine schmeckt, doch schreckt sie der hohe Gehalt an CHOLESTERIN und gesättigten Fettsäuren, so daß sie um ihrer Gesundheit willen zu anderen Aufstrichen greifen.

Doch ob Butter oder Margarine – beide Fette sollte man nur in geringen Mengen zu sich nehmen. Zum Kochen und Braten ist oft ein reines Pflanzenöl gesünder, und ein gutes Brot schmeckt manchmal auch ohne Aufstrich.

Geschmackvolle Butter *Obwohl Butter reich an gesättigten Fettsäuren und Cholesterin ist, greifen heute wieder mehr Menschen zu diesem Aufstrich, der – im Gegensatz zur stark bearbeiteten Margarine – ein natürliches Nahrungsmittel ist.*

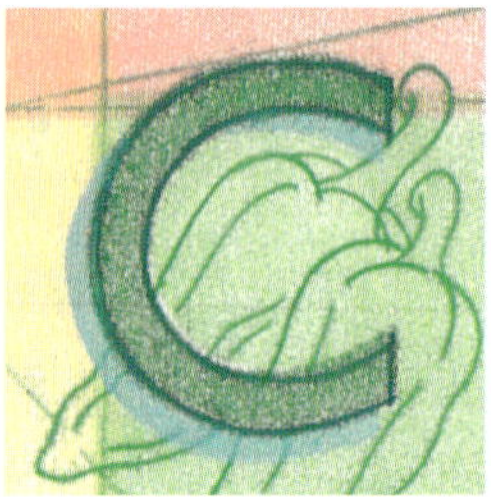

CHILISCHOTEN

VORTEILE

- *Können bei verstopfter Nase befreiend wirken*
- *Enthalten viel Vitamin C*

NACHTEILE

- *Können den Verdauungsapparat reizen*
- *Müssen vorsichtig gehandhabt werden, da sie Augen und Haut reizen können*

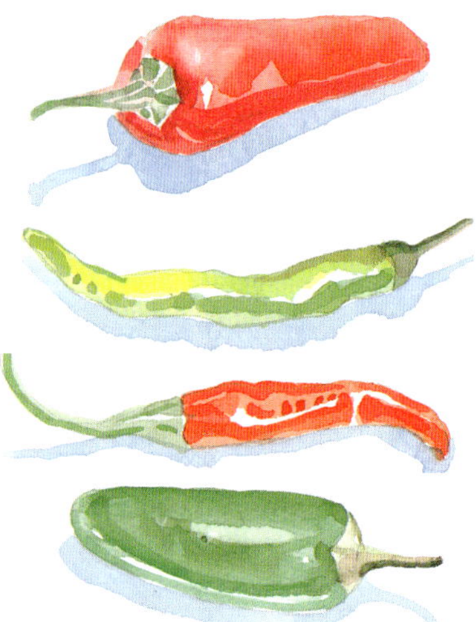

Was Chilischoten so scharf macht, ist Capsaicin, ein Stoff, der in den weißen Rippen und Kernen stark konzentriert enthalten ist und sich im Fruchtfleisch ungleichmäßig verteilt. Aus den getrockneten und gemahlenen Schoten stellt man Cayennepfeffer her.

Ißt man Gerichte, denen Chilischoten oder Cayennepfeffer hinzugefügt wurde, ruft das Capsaicin im Mund ein brennendes Gefühl hervor und läßt die Augen tränen sowie die Nase laufen. Manchmal hilft das Capsaicin, verstopfte Atemwege zu befreien, indem es den Nasenschleim verflüssigt, so daß er ablaufen kann.

Chilischoten enthalten zwar mehr Vitamin C als Zitrusfrüchte, doch kann man von dieser scharfen Frucht nur so geringe Mengen zu sich nehmen, daß sie kaum dazu beitragen, den täglichen Bedarf an Vitamin C zu decken.

Manche Wissenschaftler sind der Meinung, daß Chilischoten den Magen anregen, mehr Schleim zu produzieren, der die Magenwände gegen Reizstoffe wie Säuren schützt. Andererseits können die scharfen Schoten den Magen und Darm reizen und starken Juckreiz im Analbereich auslösen. Chilischoten sollen aber auch als Gerinnungshemmer wirken und helfen, den Blutdruck und den Cholesterinspiegel zu senken.

Chilischoten müssen vorsichtig gehandhabt werden. Wer empfindliche Haut hat, sollte Gummihandschuhe anziehen, bevor er die Schoten putzt, denn das Capsaicin brennt auf der Haut. Gerät es in die Augen, kann es schmerzhafte Reizungen verursachen.

DER REIZ DES SCHARFEN

Warum sind brennend scharfe Gerichte, die Chili oder Cayennepfeffer enthalten, so beliebt? Ein amerikanischer Psychologe glaubt, des Rätsels Lösung gefunden zu haben: Als Reaktion auf den starken Reiz setzt das Gehirn Endorphine frei, körpereigene Substanzen, die schmerzstillend wirken und in größeren Mengen Glücksgefühle auslösen. Das würde auch erklären, warum man in früheren Zeiten, als es noch keine Schmerzmittel gab, mit zerstoßenen Chilischoten Zahnschmerzen erfolgreich behandeln konnte.

CHOLESTERIN

Seit Jahrzehnten steht das Cholesterin im Blickpunkt des medizinischen Interesses und ist bis heute eines der brisantesten Gesundheitsthemen geblieben. Ob in Fachzeitschriften oder vor einer breiten Öffentlichkeit – immer wieder streiten die Experten darüber, ob und wie das Cholesterin die Entstehung von Herzkrankheiten begünstigt. Wer sich als Laie gesundheitsbewußt verhalten will, wird durch diese Diskussionen meist nur verwirrt, zumal im allgemeinen wenig Klarheit darüber herrscht, was Cholesterin eigentlich ist.

Was ist Cholesterin?

Man muß zwei Arten unterscheiden: zum einen das Cholesterin, das man mit der Nahrung aufnimmt, zum andern das Blut- oder Plasmacholesterin, das für den Stoffwechsel des Körpers

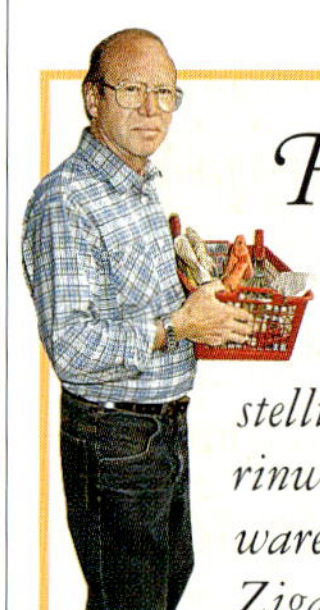

Fallbeispiel

Albert war 50 Jahre alt, als der Arzt feststellte, daß seine Cholesterinwerte übermäßig hoch waren. Albert rauchte 20 Zigaretten am Tag, und sein Vater war mit 53 Jahren an einem Herzanfall gestorben. Der Arzt riet ihm dringend, das Rauchen aufzugeben und weniger gesättigte Fette zu sich zu nehmen. Albert folgte dem Rat, rührte keine Zigarette mehr an und verzichtete auf vollfette Milchprodukte und Butter. 1 Jahr später war sein Cholesterinspiegel auf Normalwerte abgesunken, und das Risiko, wie sein Vater an einer Herzerkrankung zu sterben, hatte sich deutlich verringert.

Das Cholesterin in Schach halten

Zuviel Cholesterin gilt allgemein als Ursache für Angina pectoris, Thrombosen, koronare und andere Herzerkrankungen, wobei der Begriff Cholesterin meist sowohl das Nahrungs- als auch das Plasmacholesterin umfaßt. Zwar kann zuviel Nahrungscholesterin die Gesundheit negativ beeinflussen, doch die eigentliche Bedrohung für das Herz geht von überhöhten Plasmacholesterinwerten aus, die allerdings oft erblich bedingt sind. Neuere Untersuchungen ergaben jedoch, daß insbesondere gesättigte Fette dazu beitragen können, den Cholesterinspiegel im Blut zu erhöhen. Daher sollte man auf eine möglichst fettarme gesunde Ernährung achten, um zu verhindern, daß die Plasmacholesterinwerte ansteigen, und um Werte, die bereits zu hoch sind, deutlich zu verringern.

NAHRUNGSMITTEL, DIE DEN CHOLESTERINSPIEGEL ERHÖHEN KÖNNEN

Gehärtete Margarine sowie feste Koch- und Bratfette, die viel gesättigte Fettsäuren enthalten

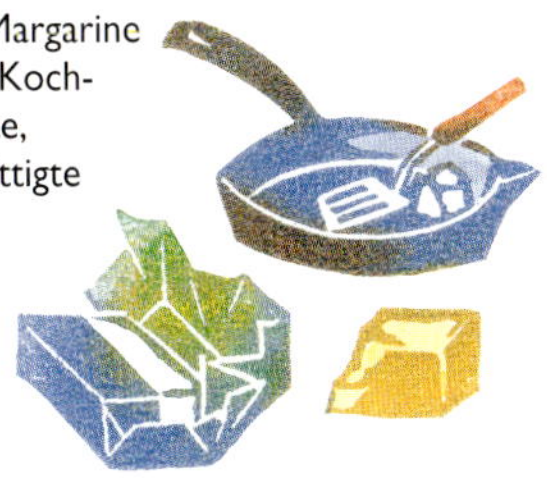

Fettes Fleisch wie Lammkoteletts, Hackfleisch, Hamburger und Speck, sowie Wurst, Salami und Pasteten

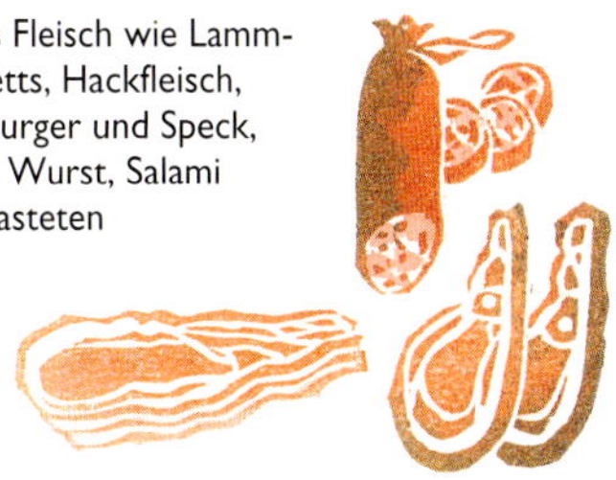

Torten, Kuchen Schokolade, Kekse und Pralinen

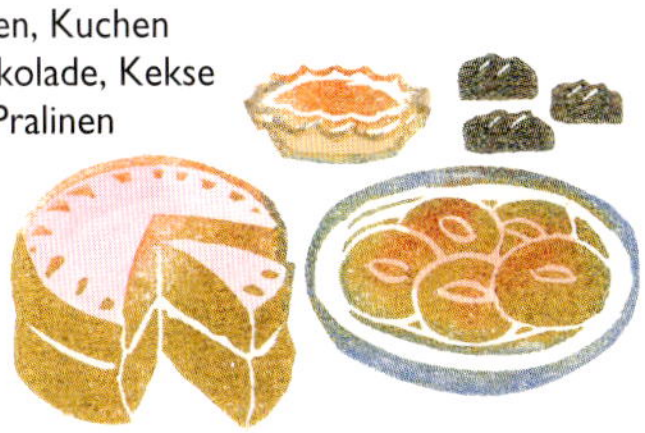

Butter, Sahne und vollfette Milchprodukte

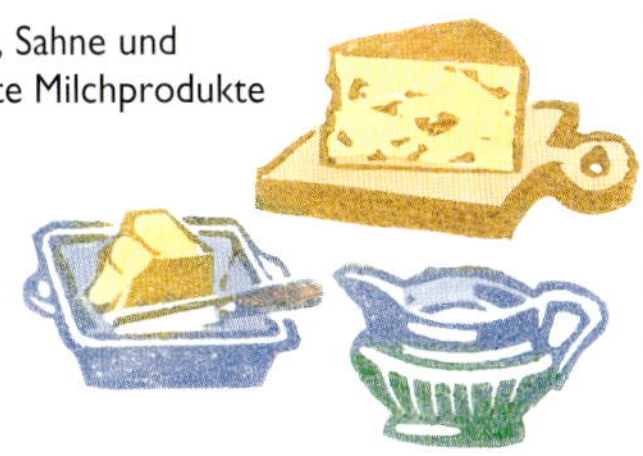

NAHRUNGSMITTEL, DIE DEN CHOLESTERINSPIEGEL SENKEN KÖNNEN

Vollkornbrot und -brötchen, Knäckebrot und Mehrkornbrot

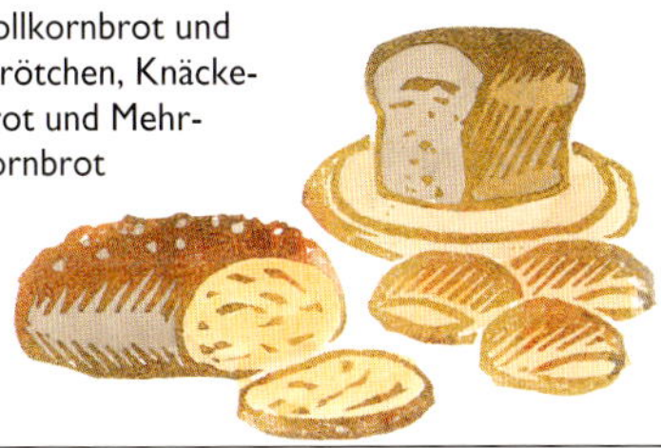

Obst wie Orangen, Äpfel, Birnen, Bananen sowie Dörrobst, z. B. getrocknete Aprikosen, Feigen und Backpflaumen

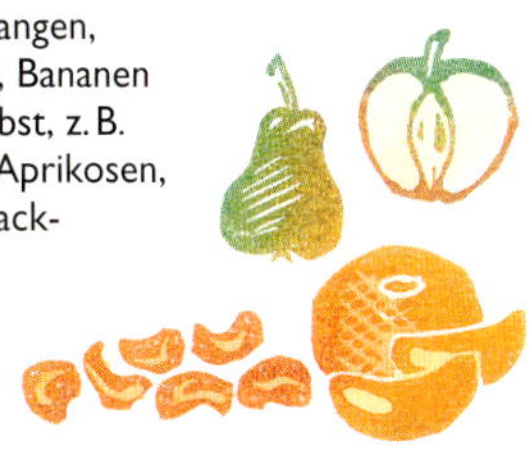

Haferflocken, Kleie und Frühstücksflocken

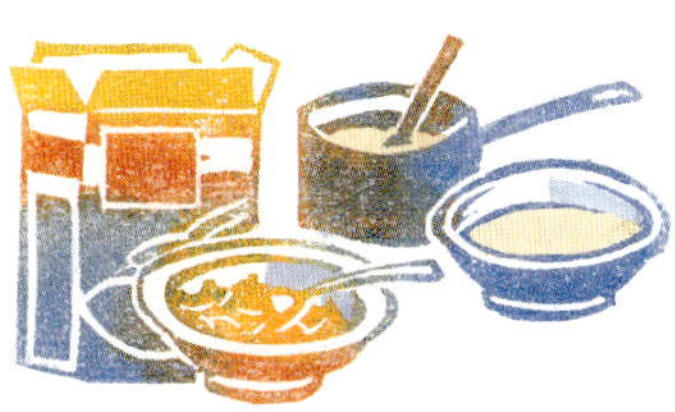

Gemüse wie Mais, Zuckererbsen, Zwiebeln, Knoblauch und Bohnen

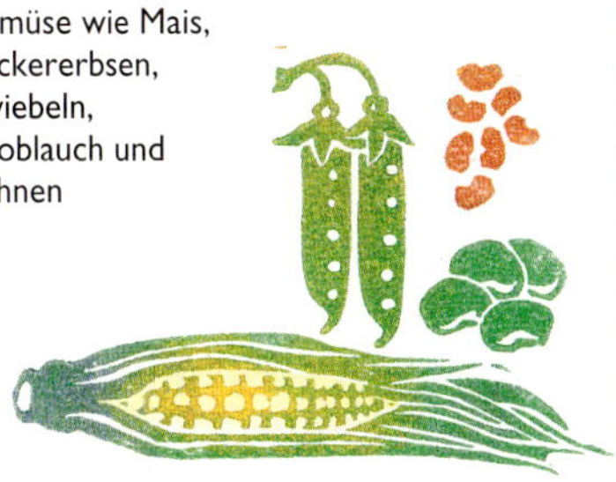

lebensnotwendig ist. Die Leber produziert täglich bis zu 1 g Plasmacholesterin, eine fettartige, wächserne Substanz, die der Körper für den Aufbau des Zellgewebes braucht. Ferner ist das Plasmacholesterin notwendig, damit der Körper bestimmte Hormone, Vitamin D und die für die Verdauung wichtigen Gallensäuren bilden kann.

Ein hoher Cholesterinspiegel im Blut fördert zweifellos die Entstehung von HERZERKRANKUNGEN, ist in vielen Fällen jedoch genetisch bedingt und kann daher nur in verhältnismäßig geringem Umfang beeinflußt werden. Dennoch spielen Ernährung und Übergewicht durchaus eine erhebliche Rolle, da sie das Problem noch verschärfen können.

Nahrungscholesterin drosseln

Den Cholesterinspiegel im Blut kann man um 10–15 % senken, wenn man den Anteil gesättigter Fette an der Ernährung stark verringert. Untersuchungen, die in den letzten Jahren in den USA durchgeführt wurden, ergaben, daß sich der Cholesterinspiegel noch weiter senken läßt, wenn man die Zufuhr löslicher Ballaststoffe erhöht, die beispielsweise in Hafer, Bohnen, pektinreichen Früchten und Dörrobst enthalten sind. Ferner unterdrücken bestimmte Bestandteile des Knoblauchs die Cholesterinproduktion der Leber.

Die Menge des Cholesterins, das man mit der Nahrung aufnimmt, beeinflußt den Plasmacholesterinspiegel nicht unbedingt. Denn bei einem gesunden Menschen gleicht der Körper eine erhöhte oder verminderte Cholesterinzufuhr aus, indem die Leber die Eigenproduktion drosselt oder steigert. Einem gesunden Menschen schadet es daher nicht, wenn er zeitweise hohe Mengen an Nahrungscholesterin zu sich nimmt. Allerdings stimmen die meisten Experten darin überein, daß Menschen, die hohe Blutcholesterinwerte oder Herzprobleme haben oder in deren Familie Herzerkrankungen vorkommen, die Zufuhr von Nahrungscholesterin weitgehend einschränken sollten.

Zu den Nahrungsmitteln, die viel Cholesterin enthalten, gehören Eigelb, Innereien (vor allem Leber und Hirn) sowie Krabben und Garnelen. Bei der Frage, welche Auswirkungen die einzelnen Nahrungsmittel auf den Cholesterinspiegel haben, gehen die Expertenmeinungen jedoch weit auseinander. Besonders bei Eiern, die kaum gesättigte Fette, aber viel Cholesterin enthalten, gibt es höchst unterschiedliche Empfehlungen. Die Weltgesundheitsorganisation (WHO) hält 10 Eier pro Woche für unbedenklich, die Deutsche Gesellschaft für Ernährung (DGE) gibt als Maximum 4 Eier an, und die amerikanische Heart Association hat den Grenzwert sogar auf nur 3 Eier festgelegt.

Im Durchschnitt nehmen in Mitteleuropa Männer täglich 500 mg Cholesterin zu sich, Frauen etwa 100 mg weniger. Damit liegt die tatsächliche Zufuhr weit über den Empfehlungen der Ernährungsexperten, die raten, nicht mehr als 300 mg Nahrungscholesterin pro Tag zu sich zu nehmen.

WIE MAN DEN CHOLESTERINSPIEGEL MISST

Zwar werden immer wieder einfache Tests angeboten, mit deren Hilfe man den Cholesterinspiegel im Blut bestimmen kann, doch ist bei diesen Tests Vorsicht geboten. Wer sicher gehen will, sollte seine Cholesterinwerte vom Arzt feststellen lassen.

Der Plasmacholesterinspiegel wird in Milligramm pro Deziliter Blut (mg/dl) gemessen; je nachdem, wie hoch der Wert ist, läßt sich das Risiko für Herzerkrankungen einschätzen.

Cholesterinspiegel	Risiko für Herzkrankheiten
Unter 200 mg/dl	Gering bis durchschnittlich
200–250 mg/dl	Erhöht
Über 250 mg/dl	Hoch

Bei der Einschätzung des Risikos spielen jedoch noch andere Faktoren eine Rolle. So hängt die Gefährdung z. B. vom jeweiligen Lebensstil ab – ob man sich viel bewegt und Sport treibt, ob man häufig Streß hat und anhaltend unter Anspannung steht, wie man sich ernährt und ob man Übergewicht hat – sowie davon, ob in der Familie Herzerkrankungen vorkommen.

Erhöhtes Risiko

Da Blut im wesentlichen aus Wasser besteht, das sich mit Fett nicht vermischt, wird das Cholesterin im Körper von Eiweißstoffen, sogenannten Lipoproteinen, transportiert. Man unterscheidet Lipoproteine geringer Dichte (LDL; Abkürzung für englisch *low density lipoproteins*) und Lipoproteine hoher Dichte (HDL; Abkürzung für englisch *high density lipoproteins*).

Lipoproteine geringer Dichte (LDL) befördern etwa drei Viertel des Cholesterins im Blut. Daher entspricht ein hoher LDL-Spiegel meist auch einem hohen Wert an Plasmacholesterin und bedeutet ein höheres Risiko für Herzkrankheiten.

Lipoproteine hoher Dichte (HDL) dagegen transportieren das Cholesterin zur Leber zurück, wo es abgebaut wird. Ein hoher HDL-Spiegel stellt daher keine Gefahr dar, im Gegenteil: Er verringert sogar das Risiko einer Herzerkrankung.

Hohe LDL-Cholesterinwerte können durch einen – häufig erblich bedingten – Rezeptorschaden in der Leber verursacht sein. Wenn diese Rezeptoren, deren Aufgabe darin besteht, die Lipoproteine aus dem Blut zu entfernen, nicht richtig arbeiten, entstehen bereits in jungen Jahren Ablagerungen in den Arterien, die zu einer ARTERIENVERKALKUNG führen. Hormonelle Störungen, die häufig Begleiterscheinungen der ZUCKERKRANKHEIT oder bei SCHILDDRÜSENERKRANKUNGEN sind, können die Rezeptoren der Leber ebenfalls ausschalten.

Schützende Maßnahmen

Da das weibliche Hormon Östrogen sowohl die Anzahl als auch die Wirksamkeit der LDL-Rezeptoren steigert, tritt bei Frauen bis zu den Wechseljahren selten ein erhöhter Cholesterinspiegel auf, so daß sie zunächst auch weniger anfällig für Herzkrankheiten sind. Hinzu kommt, daß Frauen gleichzeitig meist einen höheren HDL-Spiegel haben, der sie zusätzlich vor Arterienverkalkung und Herzerkrankungen schützt.

Gemäßigte körperliche Bewegung kann dazu beitragen, die LDL-Werte zu senken und die HDL-Werte zu erhöhen. Ansonsten sollte man darauf achten, sowenig Cholesterin und gesättigte Fette wie möglich zu sich zu nehmen, um den Cholesterinspiegel zu senken. Da Übergewicht ein weiterer Risikofaktor ist, der den HDL-Spiegel senkt, sollte man unbedingt versuchen, dieses Übergewicht durch eine ausgewogene REDUKTIONSDIÄT abzubauen. Wer normalgewichtig ist, kann versuchen, durch mäßigen Alkoholgenuß (3 Gläser Bier oder 2 Gläser Wein pro Tag) die HDL-Werte anzuheben.

Arzneimittel, die die Lipoproteinwerte beeinflussen, wirken bei Patienten mit einem hohen Cholesterinspiegel besser als bei jenen, deren Cholesterinspiegel nur mäßig erhöht ist. Doch selbst wenn die medikamentöse Behandlung erfolgreich ist, sollte man sie in jedem Fall unterstützen, indem man seine Ernährung umstellt.

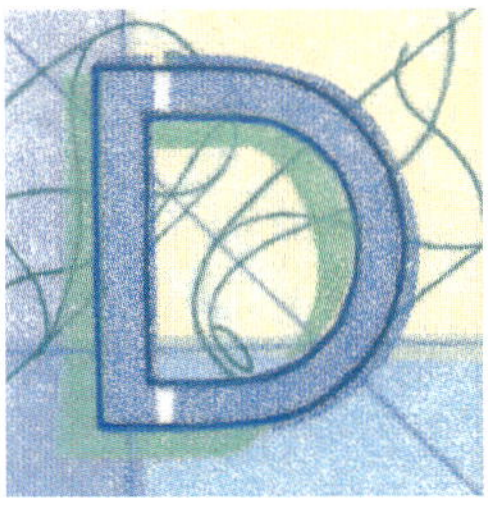

DATTELN

VORTEILE

- *Liefern Vitamin C*
- *Hoher Gehalt an Kalium (in getrockneten Früchten)*
- *Mildes Abführmittel*

NACHTEILE

- *Können Migräne auslösen*
- *Getrocknete Datteln enthalten viel Zucker, was zu Zahn- und Zahnfleischerkrankungen führen kann*

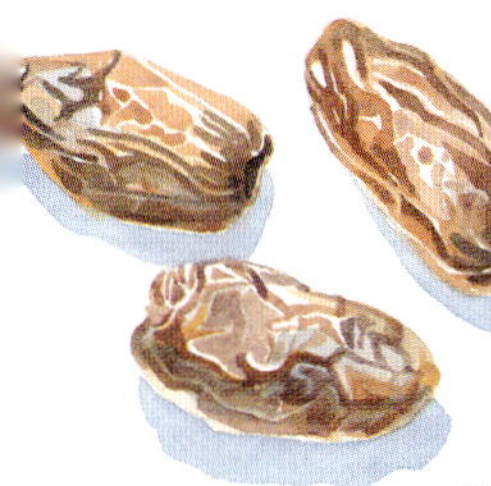

Wie Feigen gehören auch Datteln zu den Früchten, die der Mensch bereits in der Steinzeit gezielt angebaut hat.

Sowohl frische als auch getrocknete Datteln sind sehr nahrhaft. 100 g frische Früchte liefern 462 kJ (110 kcal), die gleiche Menge getrockneter Früchte 1260 kJ (300 kcal).

Frische Datteln enthalten mehr Vitamin C als getrocknete Früchte – 100 g decken fast ein Drittel des täglichen Bedarfs. Außerdem stellen sie viel lösliche Ballaststoffe bereit, so daß sie wie ein mildes Abführmittel wirken, ohne den Magen oder den Darm zu reizen.

Getrocknete Datteln liefern mehr Kalium als frische Früchte und enthalten Niacin, Kupfer, Eisen und Magnesium in konzentrierter Form, so daß 100 g getrocknete Früchte rund ein Achtel des täglichen Bedarfs an diesen Nährstoffen decken.

Allerdings findet sich in Datteln auch Tyramin, ein organischer Stoff, der ebenso in Milch- und Hefeprodukten sowie in Nüssen und Rotwein vorkommt und der dafür bekannt ist, bei empfindlichen Menschen MIGRÄNE auszulösen.

Wer gesundheitsbewußt zu Dörrobst greift statt zu Süßigkeiten, sollte sich darüber im klaren sein, daß Datteln sehr viel Zucker enthalten. Im Übermaß genossen, können getrocknete Datteln daher Karies und Zahnfleischerkrankungen verursachen.

DEPRESSIONEN

ESSEN SIE VIEL

- *Vollkornprodukte, Bohnen, Erbsen und andere Hülsenfrüchte*
- *frisches Obst und Gemüse*
- *mageres Fleisch und Geflügel*
- *Fisch und Meeresfrüchte*

TRINKEN SIE WENIG

- *Alkohol*
- *schwarzen Tee, Kaffee und koffeinhaltige Getränke*

Wenn man Antidepressiva nimmt:
MEIDEN SIE

- *Fleischkonserven und Fertiggerichte mit Fleisch*
- *Kalbs- und Hühnerleber*
- *Bier, Rotwein und Likör*
- *Hering*
- *ausgereiften oder Schmelzkäse*

Wer unter Depressionen leidet, ist verstärkt auf eine gesunde, ausgewogene Ernährung angewiesen. Doch gerade depressive Menschen neigen dazu, die Bedürfnisse ihres Körpers zu mißachten. Bei manchen führt die Krankheit zu völliger Appetitlosigkeit, bei anderen weckt sie Heißhunger auf Kohlenhydrate, insbesondere auf Süßigkeiten. Die Folge sind oft Mangelerscheinungen. Den Kranken fehlen hauptsächlich die Vitamine des B-Komplexes, Vitamin C sowie Mineralstoffe wie Calcium, Kupfer, Eisen, Magnesium und Kalium. Zwar ist die genaue Wechselwirkung zwischen den verschiedenen Nährstoffen und den chemischen Vorgängen im Gehirn noch unklar, doch eine Mangelernährung trägt eindeutig dazu bei, die Depressionen zu vertiefen.

Das gilt besonders für Menschen mit MAGERSUCHT, bei denen ein abnormes Ernährungsverhalten und mangelndes Selbstvertrauen häufig Depressionen auslösen. Zu den Depressionen in den WECHSELJAHREN und den depressiven Schüben des prämenstruellen Syndroms dagegen tragen hormonelle Schwankungen bei. In diesen Fällen kann Vitamin B_6 helfen, die Depressionen abzuschwächen. Gleiches gilt für Frauen, bei denen die Antibabypille die Depressionen auslöst.

Zwar kann eine gezielte Ernährung eine psychotherapeutische Behandlung nicht ersetzen, sie kann aber dazu beitragen, daß der Patient sich allgemein besser fühlt. Auf dem Speiseplan sollten viel Vollkornprodukte und Hülsenfrüchte stehen, ferner in Maßen mageres Fleisch und Geflügel, Innereien, Fisch, Meeresfrüchte und Eier, um den Körper ausreichend mit den Vitaminen des B-Komplexes sowie mit den Mineralstoffen Eisen, Kalium, Magnesium, Kupfer und Zink zu versorgen. Frisches Obst und Gemüse liefern Vitamin C, und dunkelgrünes Blattgemüse trägt dazu bei, die Calcium-, Magnesium- und Eisenwerte zu verbessern. Dörrobst enthält Kalium und Eisen, und (möglichst fettarme) Milchprodukte können den Calciumspiegel anheben.

Koffein in größeren Mengen kann Depressionen verschlimmern. Vor allem abends und bevor man zu Bett geht, sollte man auf Kaffee oder Tee verzichten, denn Koffein verstärkt die Schlafstörungen, die sowieso schon eine Begleiterscheinung bei Depressionen sind. Wer seinen Koffeinkonsum drastisch einschränkt, muß in den ersten Tagen jedoch mit Entzugserscheinungen rechnen, die sich häufig in Kopfschmerzen und Lethargie äußern.

Auch ALKOHOL sollte man weitgehend meiden. Meist führt er nicht, wie erhofft, dazu, daß sich die Stimmung bessert, sondern läßt sie eher noch düsterer werden.

Der Einfluß der Medikamente

Wer Psychopharmaka mit Monoaminoxidase einnimmt (siehe ARZNEIMITTEL UND ERNÄHRUNG), muß alle Lebensmittel und Getränke meiden, die viel Tyramin enthalten. Dazu gehören Bier, Likör, Rotwein, Sherry und Wermut, vollreifer und Schmelzkäse, Leber, Fleischkonserven, Sojasauce, Hefeextrakt, Datteln, Nüsse, Salami und Heringe. Bananen, Avocados, Feigen, Schokolade sowie Produkte, die Vanille enthalten, ferner koffeinhaltige Getränke und Trinkschokolade haben zwar deutlich weniger Tyramin, doch sollte man auch sie nur in sehr geringen Mengen zu sich nehmen.

Tyramin reagiert mit den chemischen Inhaltsstoffen mancher Antidepressiva und Beruhigungsmittel. Diese Reaktion kann sich negativ auf das Nervensystem auswirken und Herzklopfen, Nasenbluten und Kopfschmerzen verursachen. In seltenen Fällen kann der Blutdruck so stark ansteigen, daß es zu lebensgefährlichen Gehirnblutungen kommt.

Vorwiegend in nördlichen Breiten tritt eine weitere Form der Depression auf, die durch den Mangel an Licht in den sonnenarmen Wintermonaten ausgelöst wird. Dieser sogenannten WINTERDEPRESSION wirkt man meist durch eine spezielle Lichttherapie entgegen.

DICKDARM-ENTZÜNDUNG

ESSEN SIE VIEL

- *Obst und gekochtes grünblättriges Gemüse*
- *Fisch wie Lachs, Sardinen und Makrelen*
- *gelbes und orangefarbenes Obst und Gemüse*
- *Leber*

MEIDEN SIE

- *Kleie, Nüsse, Körner und Mais*

Mit Ernährungsmaßnahmen kann man eine Dickdarmentzündung oder Colitis ulcerosa zwar nicht heilen, doch kann eine gezielte Diät dazu beitragen, die Symptome auf ein erträgliches Maß zu reduzieren. So sollten Patienten mit Dickdarmentzündung beispielsweise viel lösliche BALLASTSTOFFE zu sich nehmen, während sie Nahrungsmittel wie Kleie, Nüsse, Körner und Mais, die hauptsächlich unlösliche Ballaststoffe enthalten, möglichst meiden sollten, da sie die entzündeten Dickdarmwände zusätzlich reizen und die Darmbewegungen verstärken können, was die bereits bestehende Neigung zu Durchfällen verschlimmert.

Eine Dickdarmentzündung tritt meist zwischen dem 20. und 25. Lebensjahr erstmals auf, wobei der weitere Verlauf vom Schweregrad und von der Dauer der akuten Erkrankung abhängt. In den akuten Phasen ist die Dickdarmschleimhaut geschwollen,

Fallbeispiel

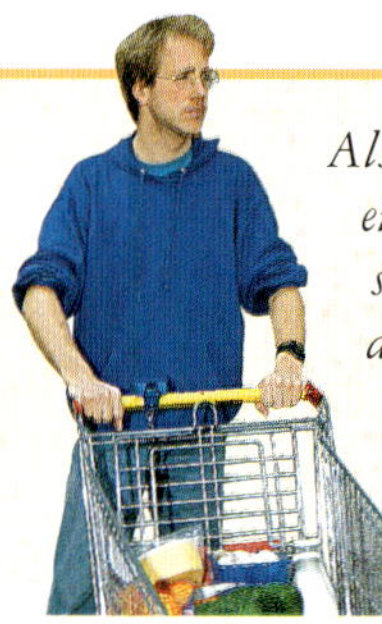

Vor 5 Jahren hatte Hans eine Dickdarmentzündung. Lange Zeit konnte er die Krankheit unter Kontrolle halten, indem er eine Diät einhielt, die viel Eiweiß und lösliche Ballaststoffe enthielt. Vor kurzem jedoch mußte er sich heftig erbrechen, hatte Leibschmerzen, hohes Fieber und starken blutigen Durchfall. Hans wurde ins Krankenhaus eingewiesen. Die Ärzte vermuteten, daß er seine strenge Diät durchbrochen hatte und dadurch der Rückfall verursacht worden war. Sie hatten recht: Da sich bei Hans seit langem keine Symptome gezeigt hatten, war er leichtsinnig geworden und hatte sich immer mal wieder seine alten Lieblingsspeisen wie Kartoffelchips und Hamburger sowie kohlensäurehaltige und Milchmixgetränke gegönnt. Sein letzter Rückfall in alte Ernährungsgewohnheiten brachte das Faß zum Überlaufen.

Als er in das Krankenhaus eingeliefert wurde, war er sehr schwach und extrem blutarm, da der entzündete Dickdarm heftig blutete. Auf der Intensivstation bekam er eine hoch energie- und eiweißhaltige Nährflüssigkeit als Infusion, um den Flüssigkeitshaushalt wieder ins Gleichgewicht zu bringen, sowie zwei Bluttransfusionen, die den Blutverlust ausgleichen sollten. Glücklicherweise sprach er auf die Behandlung an. Als Hans das Krankenhaus wieder verlassen durfte, verordnete man ihm erneut eine strenge Diät, die viel Eiweiß und lösliche Ballaststoffe enthalten sollte, sowie Ergänzungspräparate mit Folsäure, Vitamin B_{12} und Eisen. Inzwischen läßt sich Hans regelmäßig untersuchen, um sicherzustellen, daß ihn seine Ernährung ausreichend mit allen Nährstoffen versorgt, die er braucht. Außerdem hat er sich geschworen, seine Diät nie wieder zu durchbrechen.

blutig entzündet, und es bilden sich Geschwüre; der Patient hat heftige Schmerzen und Durchfall. Zwar handelt es sich in den meisten Fällen um eine verhältnismäßig leichte Form der Erkrankung, doch bei 30 % der Patienten muß der Dickdarm ganz oder teilweise operativ entfernt werden. Und 97 % aller Patienten erleiden innerhalb der folgenden 10 Jahre mindestens einen Rückfall.

Richtige Ernährung ist bei einer Dickdarmentzündung sehr wichtig. Man muß vor allem darauf achten, daß der Betroffene neben einer angemessenen Energiezufuhr ausreichend Eiweiß, die Vitamine A, C, D, B_{12} und Folsäure sowie Calcium, Eisen und Zink aufnimmt. Daher sollte die Ernährung möglichst vielseitig sein, jedoch nichts enthalten, was die Entzündung weiter verschlimmert. Der Patient sollte einmal wöchentlich (allerdings nicht in der Schwangerschaft) Leber essen, die viel Vitamin A enthält, sowie gelbes oder orangefarbenes Obst und Gemüse, das reich an Betacarotin ist, das der Körper in Vitamin A umwandeln kann. Fische wie Lachs, Sardinen und Makrelen liefern Vitamin D; Leber, Fisch, Schweinefleisch und Eier versorgen mit Vitamin B_{12}. Dunkelgrünes Blattgemüse enthält viel Folsäure und liefert wie Obst lösliche Ballaststoffe. Käse und Joghurt tragen zu einer ausreichenden Versorgung mit Calcium bei, und Meeresfrüchte, insbesondere Austern, sind reich an Zink.

Folge einer Dickdarmentzündung ist oft Blutarmut, da an den entzündeten Darmwänden Blutungen auftreten. Daher ist es wichtig, daß der Patient mit der Nahrung reichlich Eisen aufnimmt. Am besten kann der Körper das Eisen in rotem Fleisch und Leber verwerten. Damit der Körper auch aus pflanzlicher Nahrung soviel Eisen wie möglich gewinnen kann, sollten die Mahlzeiten gleichzeitig viel Vitamin C liefern.

DIVERTICULITIS

ESSEN SIE VIEL

- *frisches Obst und Gemüse*
- *Vollkornbrot, Haferbrei und braunen Reis*

TRINKEN SIE VIEL

- *Wasser, täglich mindestens 1,5 l*

ESSEN SIE WENIG

- *raffinierte Kohlenhydrate wie Kuchen, Kekse und Süßigkeiten*

Da in den westlichen Industriestaaten der Anteil der Ballaststoffe an der Ernährung immer weiter sinkt, steigt die Zahl der Menschen, die an Verdauungsstörungen wie VERSTOPFUNG, HÄMORRHOIDEN und Diverticulitis leiden. Eine Diverticulitis entsteht, wenn im Dickdarm der Druck ansteigt und bewirkt, daß sich schwache Stellen in der Darmwand nach außen wölben, und sich diese sackartigen Ausstülpungen entzünden. Die Erkrankung tritt besonders häufig in der zweiten Lebenshälfte auf, wobei Frauen anfälliger sind als Männer. Wer an einer akuten Diverticulitis leidet, muß meist ins Krankenhaus eingewiesen und mit Antibiotika und Flüssigkeitsinfusionen behandelt werden.

Einer Diverticulitis kann man vorbeugen, indem man täglich viel Vollkornprodukte und Gemüse ißt. Auf raffinierte Kohlenhydrate wie Weißmehl sollte man ganz verzichten. Ferner sind ballaststoffreiche Nahrungsmittel wie Hülsenfrüchte sowie frisches und Dörrobst zu empfehlen. Kleie liefert zwar auch Ballaststoffe, aber sie verschlimmert eine bereits vorhandene Diverticulitis.

Bei einer ballaststoffreichen Ernährung sollte man täglich mindestens 1,5 l Flüssigkeit zu sich nehmen, um die Darmpassage zu erleichtern.

LINDERNDE KRÄUTER

Wer an Diverticulitis leidet, kann die Symptome lindern, indem er nach dem Essen 1 Tasse Pfefferminz- oder Kamillentee trinkt, denn beide Tees wirken bei Reizungen und Entzündungen besänftigend. Sowohl Kamille als auch Pfefferminze gelten in der Pflanzenheilkunde als Mittel gegen Verdauungsstörungen. Vor allem Pfefferminzöl wirkt entspannend auf die Darmmuskulatur und kann dadurch helfen, die Schmerzen zu verringern.

DURCHFALL

TRINKEN SIE VIEL

- *Wasser, um den Flüssigkeitsverlust auszugleichen*

ESSEN SIE VIEL

- *Bananen, um den Kaliumverlust auszugleichen*
- *gekochten polierten Reis und Toastbrot, um Kohlenhydrate ohne viel Ballaststoffe aufzunehmen*
- *Äpfel, die in der Naturheilkunde als Mittel gelten, den Darm zu reinigen*

MEIDEN SIE

- *in den ersten 48 Stunden alle übrigen Speisen*
- *Alkohol und Koffein bis mindestens 2 Tage nach dem Abklingen der Symptome*

Wenn man Durchfall hat, also häufig breiigen bis wäßrigen Stuhl absetzt, ist es vor allem wichtig, den Verlust an Flüssigkeit und Salz auszugleichen. In der Apotheke gibt es sogenannte Rehydrationslösungen, doch kann man diese auch selbst herstellen: Man gibt

1 TL Salz und 8 TL Zucker in 1 l abgekochtes Wasser und trinkt, wenn die ersten Symptome auftreten, alle 15 Minuten 125 ml dieser Lösung. Damit kann man den Flüssigkeitsverlust des Körpers schneller ausgleichen als mit purem Wasser, denn gerade die Mischung aus Zucker und Salz erhöht die Fähigkeit des Darmes, Flüssigkeit aufzunehmen. Entsprechende Lösungen haben schon Millionen von Menschen das Leben gerettet, die sonst an durchfallbedingtem Flüssigkeitsverlust gestorben wären. Sinnvoll ist es auch, derartige Lösungen bei Tätigkeiten zu sich zu nehmen, die große Ausdauer erfordern, beispielsweise beim Marathonlauf oder Radrennen.

Bei Durchfall sollte man während der ersten 24 Stunden am besten fasten, was meist auch nicht schwerfällt, da man sowieso keinen Appetit hat. Sobald jedoch der Wunsch zu essen zurückkehrt, kann man es mit Bananen, gekochtem Reis, Äpfeln und Toastbrot probieren. Die Bananen liefern Kalium, das notwendig ist, um den Flüssigkeitshaushalt des Körpers zu regulieren. Gekochter Reis und Toastbrot versorgen mit Kohlenhydraten, die wenig Ballaststoffe haben und daher den Darm nicht reizen. Äpfel wirken im Magen-Darm-Trakt reinigend und entgiftend.

Zunächst sollte man zwar regelmäßig, aber nur kleine Mengen dieser Nahrungsmittel zu sich nehmen. Nach 48 Stunden kann man es dann mit gekochten Eiern, Kartoffeln und Gemüse versuchen. Lassen die Symptome nach, kann man langsam wieder zu einer normalen Kost zurückkehren. Allerdings sollte man Milch und Milchprodukte erst ganz zuletzt wieder in den Speiseplan aufnehmen.

Kräutertees können ebenfalls helfen, den Flüssigkeitsverlust auszugleichen. Darüber hinaus wirken manche Kräuter auch beruhigend auf den Verdauungstrakt. Empfehlenswert sind täglich 2 Tassen Himbeerblättertee (außer zu Beginn einer Schwangerschaft) oder 3 Tassen Ingwertee, die langsam getrunken werden sollten. Auf keinen Fall sollte man koffeinhaltige Getränke oder Alkohol zu sich nehmen, und zwar bis zu 48 Stunden, nachdem die Symptome abgeklungen sind. Denn sowohl Alkohol als auch Koffein verstärken den Flüssigkeitsverlust, da sie die Nieren zu erhöhter Harnproduktion anregen.

Durchfall kann akut auftreten und nach kurzer Zeit wieder verschwinden, er kann aber auch chronisch sein und immer wiederkehren. Chronischem Durchfall liegt häufig eine ernsthafte Erkrankung zugrunde. Akuter Durchfall dagegen wird manchmal dadurch ausgelöst, daß man zuviel Nahrungsmittel zu sich genommen hat, die abführend wirken, z.B. Feigen, Kleie, Rhabarber, rohes Sauerkraut, Backpflaumen oder anderes Dörrobst. Oft ist er jedoch die Folge einer ernährungsbedingten Infektion (siehe LEBENSMITTELVERGIFTUNG) und dauert dann zwischen 6 Stunden und 3 Tagen. Bei Kleinkindern und alten Menschen kann es dabei zu einer lebensbedrohlichen Austrocknung kommen; daher sollte man in diesen Fällen möglichst rasch einen Arzt hinzuziehen.

MONTEZUMAS RACHE

Durchfall ist eines der zahlreichen Übel, die das Wohlbefinden auf Reisen beeinträchtigen können. Am höchsten ist das Risiko in den Ländern der dritten Welt. Geringer ist die Gefahr in Südeuropa, Rußland und Japan. Und das geringste Risiko besteht in Australien, Nordamerika und den westeuropäischen Staaten.

Wo die hygienischen Verhältnisse zweifelhaft erscheinen, sollte man kein rohes Obst und keinen Salat essen, Wasser nur abgekocht trinken und auf Eiswürfel verzichten. Kalte Buffets meidet man besser, denn sie sind ideale Brutstätten für Bakterien und Anziehungspunkt für keimübertragende Insekten. Fisch und Meeresfrüchte sollte man niemals roh essen und auch bei Fleisch und Geflügel darauf achten, daß sie gut durchgegart sind.

Fallbeispiel

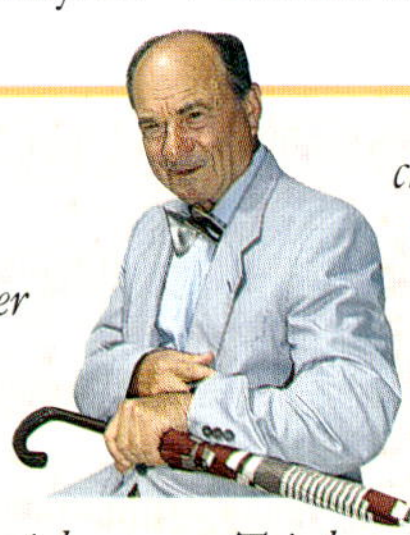

Nach 2 Wochen leichtem, aber ständigem Durchfall entschloß sich Ludwig, Leiter einer Handelsbank, seinen Arzt aufzusuchen. Er fühlte sich aufgebläht und hatte festgestellt, daß sich die Symptome verschlimmerten, wenn er Milch trank oder Milchprodukte aß. Begonnen hatte das Übel, kurz nachdem Ludwig von einer Geschäftsreise nach St. Petersburg zurückgekommen war. Diese Auskünfte ließen in dem Arzt einen bestimmten Verdacht keimen, und tatsächlich fanden sich bei der Laboruntersuchung Zysten des Parasiten Giardia lamblia. *Da andere Besucher St. Petersburgs die gleichen Probleme hatten, vermutete der Arzt, daß der Parasit über das Trinkwasser der Stadt übertragen wurde. Ludwig bekam Antibiotika, worauf sich sein Durchfall rasch besserte. Da ein entzündeter Darm Laktose, den in Milch und Milchprodukten enthaltenen Zucker, nicht verträgt, sollte Ludwig vorübergehend eine laktosearme Kost zu sich nehmen. Ferner riet ihm der Arzt, in fremden Ländern nur abgekochtes Wasser oder Mineralwasser zu trinken.*

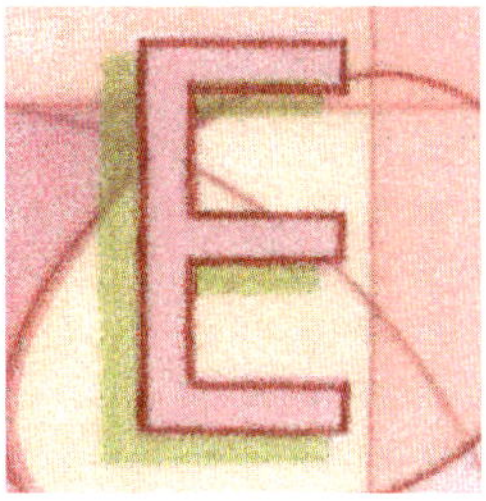

EIER

VORTEILE
- *Gute Quellen für Vitamin B_{12}*
- *Liefern Eiweiß*
- *Reich an Vitaminen und Mineralstoffen*

NACHTEILE
- *Hoher Cholesteringehalt*
- *Häufig Auslöser von Lebensmittelallergien*
- *Gefahr einer Salmonellenvergiftung*

Eier sind von der Natur dazu bestimmt, das Küken, das sich in ihnen entwickelt, mit Eiweiß, Vitaminen und Mineralstoffen zu versorgen. Daher sind sie eine reiche Nährstoffquelle.

Die Vitamine und Mineralstoffe bleiben auch weitgehend erhalten, wenn das Ei gekocht wird. Eier liefern vor allem Vitamin B_{12}, das für ein gesundes Nervensystem lebensnotwendig ist und das Vegetarier hauptsächlich aus dieser Quelle beziehen.

Das im Eigelb enthaltene Lecithin ist zudem reich an Cholin, einem Stoff, der am Transport des Cholesterins im Blut und am Fettstoffwechsel beteiligt ist. Cholin ist auch ein wesentlicher Baustein in den Zellmembranen und im Nervengewebe.

Die Frage nach dem Cholesterin

Da heute das CHOLESTERIN als gesundheitsgefährdend angesehen wird und man allgemein für eine cholesterinarme Ernährung plädiert, fragen sich Gesundheitsbewußte, wieviel Eier man verzehren darf, ohne Bedenken haben zu müssen, daß man zu viel Cholesterin aufnimmt. Die Empfehlungen sind widersprüchlich. Während die Deutsche Gesellschaft für Ernährung (DGE) bis zu 4 Eier pro Woche als unproblematisch ansieht, setzt die Weltgesundheitsorganisation (WHO) den Höchstwert mit 10 Stück pro Woche an, wobei sie allerdings alle in Mayonnaisen, Teigwaren, Kuchen, Keksen und Süßspeisen verarbeiteten Eier einbezieht.

Ein großes Ei enthält 6–8 g Eiweiß und 5–7 g Fett, wovon mindestens 2 g gesättigt sind. Und mit einem einzigen Eidotter nimmt man bereits die Hälfte der empfohlenen maximalen Tagesmenge von 300 mg Cholesterin auf. Tatsache ist jedoch, daß in Mitteleuropa Männer im Durchschnitt täglich 500 mg Cholesterin zu sich nehmen, Frauen etwa 100 mg weniger. Wichtig ist daher, allgemein auf eine fett- und cholesterinarme Kost zu achten. Ißt man dann ab und zu ein Ei, muß man sich keine Gedanken darüber machen, ob man damit zuviel Cholesterin zu sich nimmt.

Verwirrende Bezeichnungen

Auf den Verpackungen finden sich häufig Etiketten, die die Eier als „vom Bauernhof“ oder „landfrisch“ kennzeichnen. Die Bilder, die damit heraufbeschworen werden sollen, sind jedoch alles andere als wirklichkeitsnah, denn die Eier stammen in vielen Fällen von Hühnern, die in Legebatterien gehalten werden.

Auch eine ausgewiesene „Bodenhaltung“ bedeutet nicht, daß die Legehennen artgerecht gehalten werden. Die Hühner leben oft eng zusammengepfercht in Ställen, bei denen ein Drittel des Bodens mit einem Material bedeckt ist, in dem die Tiere scharren können. Lediglich die Bezeichnung „Freilandhaltung“ kann garantieren, daß die Hühner tagsüber ausreichend Auslauf im Freien haben.

Die Qualität und der Nährstoffgehalt der Eier werden durch die Haltung der Legehennen nicht beeinflußt – allenfalls enthalten die Eier von Hühnern in Freilandhaltung etwas mehr Vitamin B_{12}. Doch unabhängig davon, woher die Eier stammen, sollte man sie sich beim Einkauf genau anschauen. Man sollte kein Ei nehmen, dessen Schale angeschlagen, schmutzig oder fleckig ist. Ob man weiße oder braune Hühnereier bevorzugt, ist eine Frage des optischen Geschmacks. Die Farbe der Schale sagt – entgegen landläufiger Meinung – nichts über die Qualität der Eier aus, sondern ist abhängig von der jeweiligen Hühnerrasse. Ebenso spielt es keine Rolle, ob der Dotter dunkel- oder blaßgelb ist.

DIE ANGST VOR SALMONELLEN

Nur eins von 7000 Eiern trägt Salmonellen in sich, Bakterien, die von der Henne auf das Ei übertragen werden und die beim Menschen Fieber, Schüttelfrost, Übelkeit und Erbrechen sowie heftige Durchfälle verursachen. Besonders gefährlich ist eine Salmonellenvergiftung für alte und kranke Menschen, Schwangere, Kleinkinder, Aidskranke und alle, deren Immunsystem bereits geschwächt ist.

Um die Gefahr einer Salmonellenvergiftung zu vermeiden, sollte man keine rohen oder ungenügend gekochten Eier verzehren und auf Mayonnaisen, Süßspeisen wie Zabaglione und Mousse und andere Gerichte verzichten, die rohe Eier enthalten. Die Bakterien werden abgetötet, wenn die Eier lange genug bei ausreichend hohen Temperaturen gegart werden, so daß sowohl das Eiweiß als auch das Dotter hart sind.

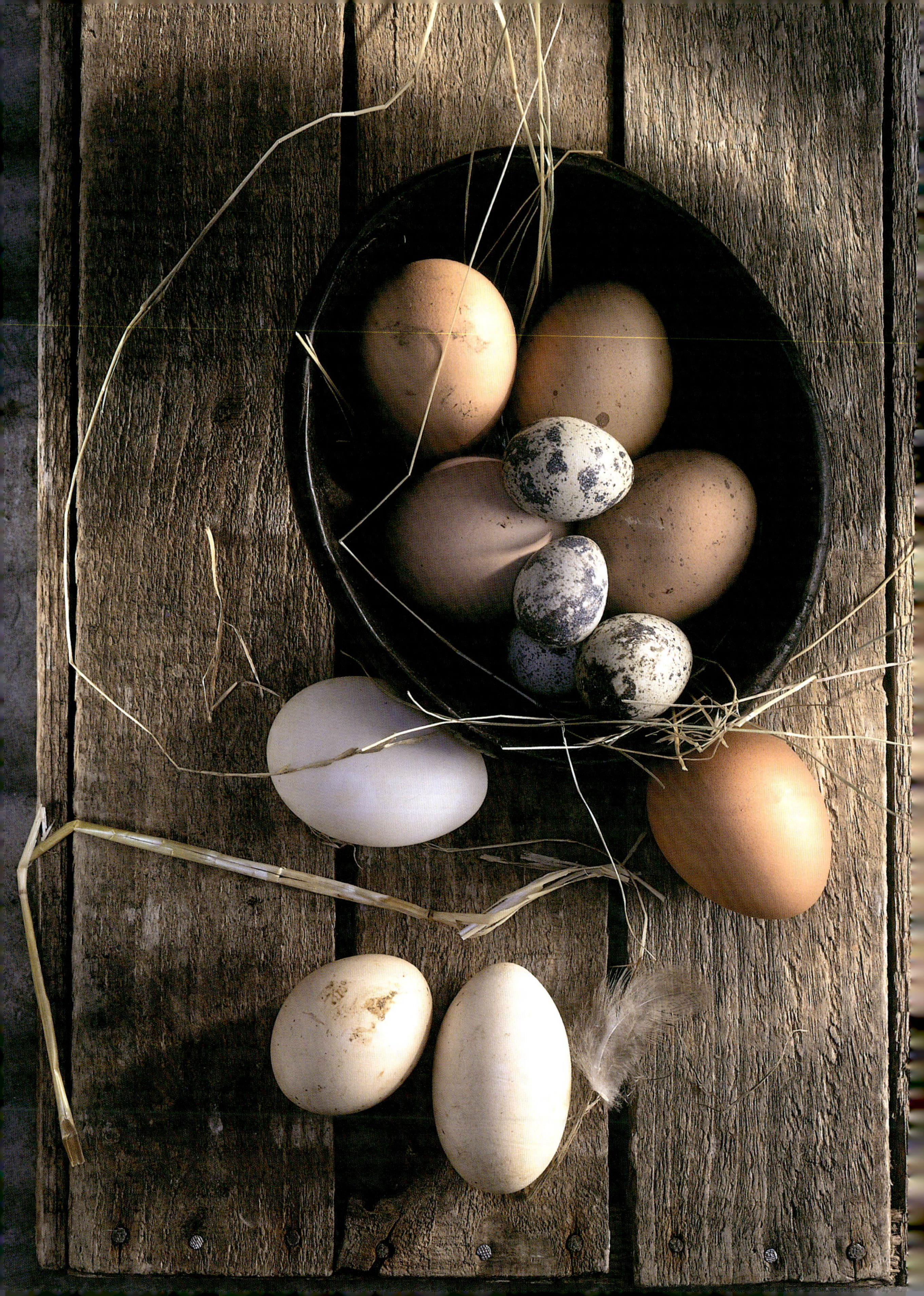

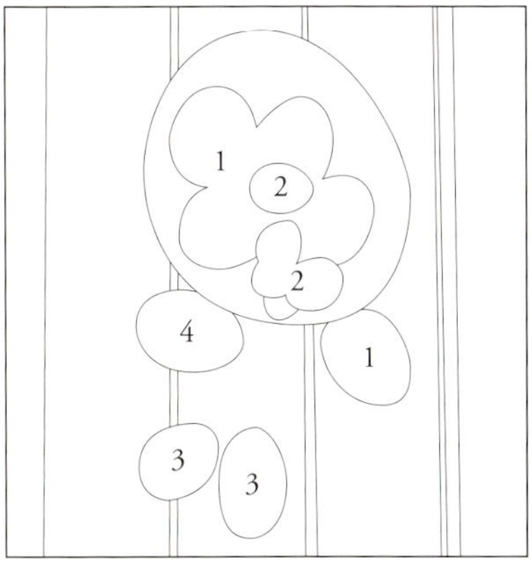

Nährstoffe in der Schale *Eier werden in der ganzen Welt gegessen, wobei verschiedene Vögel als Lieferanten dienen können. In Mitteleuropa ißt man am häufigsten Hühnereier (1), man schätzt aber auch die Eier von Wachteln (2), Zwerghühnern (3) und Enten (4).*

Die dunklere Farbe stammt lediglich daher, daß man den Tieren Carotinoide ins Futter gemischt hat.

Eier sollten im Kühlschrank gelagert werden, und zwar mit dem spitzen Pol nach unten. Tragen die Eier selbst keinen Datumsstempel, sollte man sie in der Packung aufbewahren, so daß man kontrollieren kann, wie alt sie sind. Grundsätzlich sollte man Eier nicht länger als 2 Wochen lagern.

EINGELEGTES

VORTEILE

- ▶ *Bleibt lange haltbar*

NACHTEILE

- ▶ *Hoher Zucker- oder Salzgehalt*
- ▶ *Kann Allergien auslösen*

Obst und Gemüse in Essig einzulegen ist eine der einfachsten Konservierungsmethoden. Das bekannteste Essiggemüse sind Gurken und sogenannte Mixed Pickles, aber auch Früchte kann man in Essig einlegen.

Zwar werden sowohl Essiggemüse als auch süßsaure Früchte nur in kleinen Mengen gegessen, doch ist ihr Salz- bzw. Zuckergehalt sehr hoch. Bei Essigfrüchten kann der Zuckergehalt bis zu 50% betragen, was vor allem Menschen bedenken sollten, die an Diabetes leiden. Und wer auf eine salzarme Kost achten muß, sollte auf Essiggemüse verzichten. Darüber hinaus können Essiggemüse und Essigfrüchte bei manchen Menschen allergische Reaktionen hervorrufen.

EIS

VORTEILE

- ▶ *Die meisten Sorten enthalten Riboflavin und Vitamin* B_{12}
- ▶ *Enthält Calcium*

NACHTEILE

- ▶ *Hoher Zuckergehalt*
- ▶ *Häufig hoher Fettgehalt*

Ob selbstgemacht oder industriell hergestellt, ob als Nachtisch oder als Erfrischung an einem heißen Sommertag – der Nährwert von Eis hängt in erster Linie davon ab, wieviel Milch oder Sahne es enthält. Milch und Sahne liefern zwar Vitamine und Calcium, sind aber auch reich an gesättigten Fettsäuren. Weitere Zutaten sind Zucker und Aromastoffe, ferner Stabilisatoren und Emulgatoren, um das Eis haltbar zu machen.

Alle Kinder und die Mehrzahl der Erwachsenen essen gern Eis, das wegen seines Zucker- und Fettgehalts allerdings als Kalorienbombe gilt. Tatsache ist, daß eine Kugel Eis im Durchschnitt 545–630 kJ (130–150 kcal) hat. Abgesehen davon liefert es im allgemeinen die Vitamine B_2 (Riboflavin) und B_{12} sowie Calcium, das der Körper braucht, damit Knochen und Zähne gesund bleiben. Der Gehalt an Eiweiß entspricht etwa dem der Milch (zwischen 2 und 5%).

Das versteckte Fett im Eis

Der Fettgehalt von Speiseeis kann je nach Sorte zwischen 3 und 17% schwanken. Die Sorten unterscheidet man entsprechend ihrem Gehalt an Milch, Sahne oder Milchfett, wobei nur diese drei Fettlieferanten für Speiseeis verwendet werden dürfen. Andere Fette sind nicht zulässig. Am geringsten ist der Fettgehalt in sogenannter Einfacheiscreme, die mindestens 3% Milchfett enthalten muß, sowie in Milchspeiseeis, das zu mindestens 70% aus Vollmilch besteht. Die Bezeichnung Eiscreme besagt, daß Fruchteis mindestens 8%, anderes Eis mindestens 10% Milchfett enthält.

Der Nährstoffgehalt von 100 g Eis

Eissorte	Energie in kJ (kcal)	Fett in g	Eiweiß in g	Kohlenhydrate in g
Sahneeis	925 (220)	17	2	15
Milchspeiseeis	545 (130)	3	5	20
Eiscreme	672 (160)	10	3	15
Fruchteiscreme	672 (160)	8	2	20
Einfacheiscreme	485 (115)	3	3	19

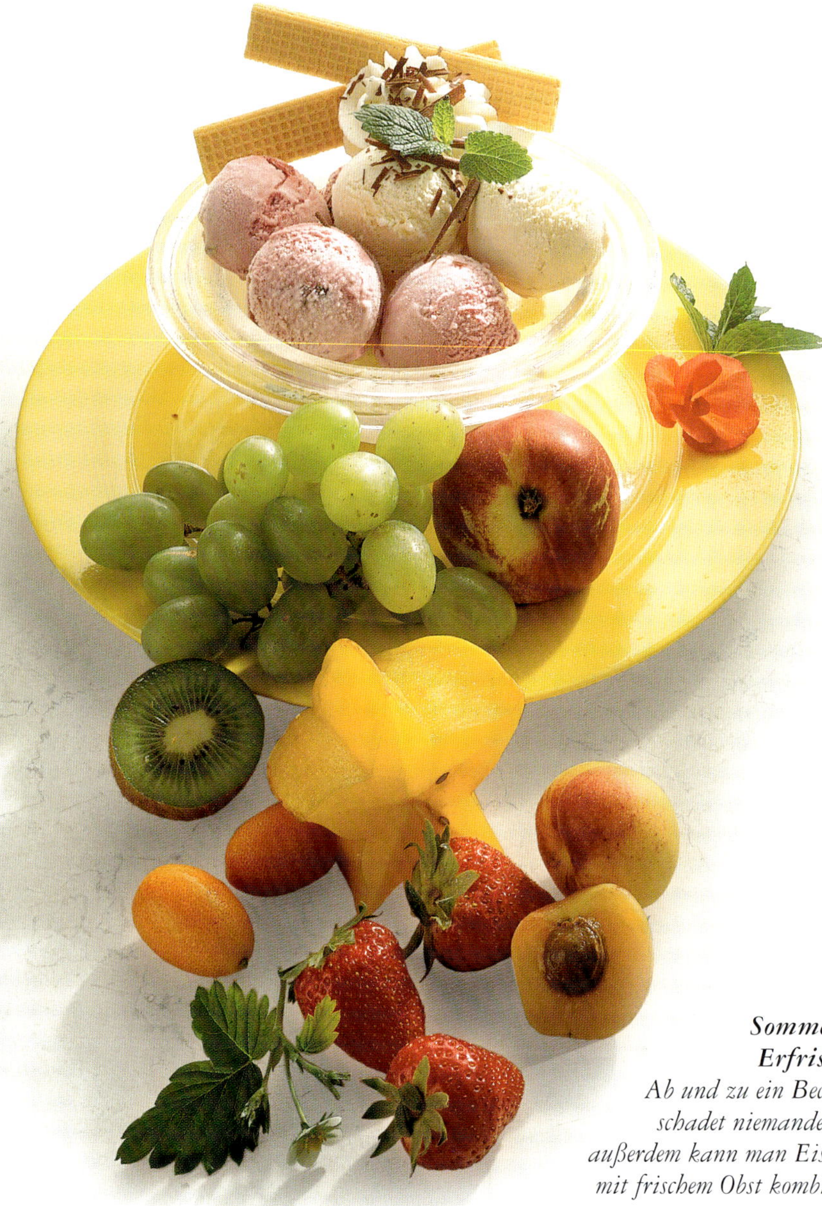

Sommerliche Erfrischung

Ab und zu ein Becher Eis schadet niemandem, und außerdem kann man Eis immer mit frischem Obst kombinieren.

Am höchsten ist der Fettgehalt bei Sahneeis, das zu 60% aus Schlagsahne besteht.

Milch und damit auch Milchfett sowie Sahne sind reich an gesättigten Fettsäuren, die zu einem großen Teil für Herzerkrankungen verantwortlich gemacht werden. Daher ist es ratsam, den Eiskonsum in Grenzen zu halten und Produkte mit niedrigem Fettgehalt zu bevorzugen.

Eine weitere wichtige Rolle für die Gesundheit kann auch spielen, ob der jeweilige Geschmack von künstlichen Aromastoffen oder von natürlichen Früchten oder Fruchtauszügen stammt und welche Emulgatoren oder Stabilisatoren verwendet wurden. Wer auf bestimmte Lebensmittelzusatzstoffe empfindlich reagiert oder dagegen allergisch ist, sollte daher die jeweilige Etikette genau lesen, um festzustellen, ob er das Eis ohne Reue genießen kann oder ob er besser darauf verzichtet.

EIWEISS

VORTEILE

- *Notwendig für die lebenswichtigen Körperfunktionen*

NACHTEILE

- *Zuviel Eiweiß kann Leber und Nieren belasten und dazu führen, daß bestimmte Mineralstoffe wie Calcium verstärkt ausgeschieden werden*
- *Nahrungsmittel mit hohem Eiweißgehalt sind oft fett- und energiereich*

Alle Zellen des Körpers benötigen Eiweiß oder Protein und können nur wachsen und sich erneuern, wenn der Körper ausreichend damit versorgt wird. Darüber hinaus sind Proteine Bausteine der Enzyme, der Antikörper sowie der Hormone.

Ernährungswissenschaftler empfehlen, 10–15% des täglichen Energiebedarfs mit Eiweiß zu decken, weitere 35% mit Fetten und 50% mit Kohlenhydraten. Wenn die aufgenommene Menge an Fett und Kohlenhydraten den Energiebedarf nicht deckt, beispielsweise bei einer extremen REDUKTIONSDIÄT, wird körpereigenes Eiweiß abgebaut und als Energiequelle genutzt.

Eiweiß in der Nahrung

Umgekehrt wirkt sich ein zu hoher Anteil an Eiweiß in der Nahrung ungünstig auf den Energiehaushalt aus, denn der Körper kann überschüssiges Protein nicht speichern. Statt dessen muß die Leber das überschüssige Eiweiß in Glucose und Nebenprodukte wie Harnstoff umwandeln. Eine hohe Proteinzufuhr führt vermehrt zur Bildung von Harnsäure, die wiederum bewirkt, daß verstärkt Calcium aus den Knochen abgebaut wird und damit das Risiko steigt, an OSTEOPOROSE zu erkranken.

BRAUCHEN SPORTLER MEHR EIWEISS?

Es heißt zwar immer wieder, Sportler benötigten zusätzliches Protein; was sie aber tatsächlich brauchen, ist zusätzliche Energie, und die besten Energielieferanten sind Kohlenhydrate wie Brot, Kartoffeln, Reis und Nudeln. Zwar kann auch überschüssiges Eiweiß in Energie umgewandelt werden, doch fallen dabei Stoffwechselprodukte an, die auf Dauer die Gesundheit beeinträchtigen. Lediglich Bodybuilder und andere Kraftsportler benötigen mehr Eiweiß, um Muskelgewebe aufzubauen, doch nehmen sie es meist automatisch zu sich, da sie insgesamt größere Mengen essen.

Die wichtigsten Proteinquellen sind Getreide, Fleisch, Geflügel, Fisch, Eier, Käse, Hülsenfrüchte, Nüsse und Kartoffeln. Ein Erwachsener braucht täglich 0,75 g Eiweiß pro Kilogramm Körpergewicht, d.h., bei 70 kg Körpergewicht sollte man 52,5 g Eiweiß zu sich nehmen. Bei Kindern ist der Proteinbedarf höher, da sie noch wachsen. So braucht ein Kind von 5–10 Jahren täglich etwa 1 g Eiweiß pro Kilogramm Körpergewicht. Ebenso haben Frauen, die schwanger sind oder stillen, einen deutlich höheren Eiweißbedarf. Bei Schwangeren steigt der Bedarf auf 6,75 g, bei einer stillenden Mutter sogar auf 18,25 g pro Kilogramm Körpergewicht. Auch wer abnehmen will, krank ist oder sich von einer schweren Verletzung erholt, sollte unbedingt darauf achten, daß er dem Körper genügend Eiweiß zuführt. Allerdings nehmen in den westlichen Industriestaaten die meisten Menschen eher zuviel als zuwenig Eiweiß zu sich.

Was ist Eiweiß?

Die Proteinbausteine sind Aminosäuren, also Moleküle der vier für das organische Leben unverzichtbaren Elemente Kohlenstoff, Wasserstoff, Sauerstoff und Stickstoff. Manche Aminosäuren enthalten überdies noch Schwefel. Die meisten Proteine bestehen aus rund 20 Aminosäuren, wobei viele gleich mehrfach in demselben Eiweißmolekül enthalten sind, das aus über 500 in einer bestimmten Reihenfolge angeordneten Aminosäuren aufgebaut sein kann.

Es gibt viele unterschiedliche Eiweißmoleküle, und ihre jeweilige Form bestimmt ihre Funktion. So verleihen beispielsweise Proteine wie Keratin und Kollagen Haaren, Haut und Sehnen Festigkeit und zugleich Elastizität. Hämoglobin und Myoglobin binden Sauerstoff und befördern ihn im Blut bzw. in den Muskeln. Und Ovalbumin, das wichtigste Protein im Eiweiß, sorgt dafür, daß man Eier hart kochen oder Eiweiß steif schlagen kann. Eine besonders wichtige Eiweißgruppe sind die Enzyme, die alle chemischen Reaktionen der Zellen steuern. Sie sind daher von grundlegender Bedeutung für alle Zellaktivitäten wie Wachstum, Reparatur, Energieproduktion und Schlackenbeseitigung.

Die Eiweißqualität

Das mit der Nahrung aufgenommene Eiweiß wird bei der Verdauung in Aminosäuren zerlegt, die der Körper aufnimmt und dazu verwendet, neue Proteine aufzubauen. Von den 20 verschiedenen Aminosäuren, die sich üblicherweise in pflanzlichem und tierischem Eiweiß finden, kann der menschliche Organismus die meisten selbst herstellen. Acht sogenannte essentielle (unentbehrliche) Aminosäuren jedoch kann der Körper nur aus der Nahrung beziehen. Aus diesem Grund muß die Nahrung Eiweiß enthalten, damit dem Körper diese acht essentiellen Aminosäuren, nämlich Isoleucin, Leucin, Threonin, Valin, Lysin, Methionin, Phenylalanin und Tryptophan, zur Verfügung stehen. Bei Kindern gilt auch Histidin als essentielle Aminosäure, denn ihr Organismus ist noch nicht in der Lage, es in ausreichender Menge selbst zu bilden. Fehlen einzelne dieser essentiellen Aminosäuren in der Nahrung, ist die Proteinsynthese im Körper gestört. Die Folge können schwere gesundheitliche Beeinträchtigungen sein.

Da Eiweiß tierischer Herkunft alle essentiellen Aminosäuren in den vom Körper benötigten Anteilen enthält, wurde es früher als vollwertiges Eiweiß eingestuft. Pflanzliches Eiweiß, das meist nicht alle essentiellen Aminosäuren liefert, galt dementsprechend als unvollständiges Eiweiß. In der Praxis ist diese Einteilung allerdings bedeutungslos, da der Mensch in seinen Speiseplan unterschiedliche Pflanzen aufgenommen hat, so daß der Mangel an einer Aminosäure bei der einen Pflanze durch einen Überschuß bei einer anderen Pflanze wettgemacht wird. Kombiniert man beispielsweise Bohnen und Brot, nimmt man in etwa die gleichen Mengen an Aminosäuren zu sich wie beim Verzehr von Fleisch. Bei einem Vegetarier, dessen Kost ausgewogen ist, viele verschiedene pflanzliche Proteine aufweist sowie Milch und Eier enthält, ist die Eiweißzufuhr deshalb genauso hoch wie bei jemandem, der Fleisch ißt. Eine einseitige vegane Ernährung jedoch kann zu Mangelerscheinungen führen.

Heute werden Proteine nur noch nach ihrer biologischen Wertigkeit eingestuft. Hochwertiges Eiweiß liefern beispielsweise Fleisch, Geflügel, Fisch, Milchprodukte, Eier und Sojabohnen, minderwertiges Eiweiß dagegen Nüsse, Hülsenfrüchte, Brot, Reis, Nudeln und Kartoffeln.

EKZEM

MEIDEN SIE

- *Nahrungsmittel, die Ekzeme verschlimmern oder auslösen können, wie Milch und Eier*
- *den Kontakt mit Stoffen oder Nahrungsmitteln, die die Haut reizen*

Es gibt Hinweise, daß 50% aller Ekzeme die Folge einer Nahrungsmittelallergie sind, wobei Milch und Eier als die Hauptauslöser gelten. Bei Kindern liegt der Prozentsatz sogar noch höher. Ansonsten konnte ein Zusammenhang zwischen der Ernährung und dem Entstehen von Ekzemen bislang nicht nachgewiesen werden.

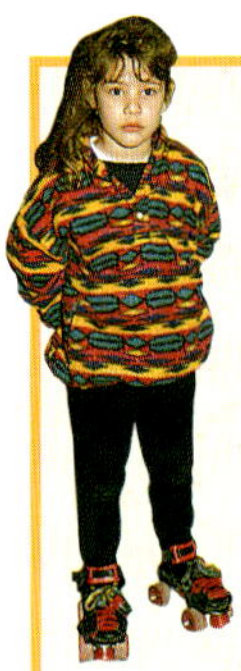

Fallbeispiel

Bettina, ein niedliches 4jähriges Mädchen, litt seit vielen Monaten an einem juckenden Ausschlag an den Handgelenken. Als der Ausschlag auch im Gesicht auftrat, machte ihre Mutter sich ernstlich Sorgen. Bettinas Großmutter war überzeugt, daß der Ausschlag durch etwas, was Bettina aß, hervorgerufen wurde. Der Arzt, den beide Frauen mit dem Kind aufsuchten, war zunächst skeptisch, gab aber dann doch dem Drängen der Großmutter nach und überwies Bettina an einen Ernährungsberater, der eine Ausschlußdiät betreuen sollte. Zunächst strich man alle Milchprodukte von Bettinas Speiseplan – ohne Erfolg. Als man jedoch Eier aus der Nahrung ausschloß, besserten sich Bettinas Ekzeme deutlich – zur Überraschung des Arztes und zur Erleichterung der Familie.

Man unterscheidet zwei Arten von Ekzemen: das Kontaktekzem, besser bekannt als Kontaktdermatitis, und das atopische oder endogene Ekzem. Kontaktekzeme treten bei Menschen auf, deren Haut empfindlich auf bestimmte Reizstoffe wie Wolle oder Nylon, Metalle, Chemikalien, Körperpflege- und Reinigungsmittel sowie Sonnenbestrahlung reagiert. Unter den Nahrungsmitteln können roher Fisch, Knoblauch und Zwiebeln die Haut reizen. Atopische Ekzeme dagegen sind meist anlagebedingt und treten oft bei Menschen auf, in deren Familien Asthma, Heuschnupfen oder Nesselfieber vorkommt. Entwickeln sich Ekzeme bei Säuglingen und Kleinkindern, handelt es sich fast immer um atopische Ekzeme, die sich in vielen Fällen mit zunehmendem Alter von selbst geben.

Die Symptome sind bei beiden Arten die gleichen: Hautrötungen, starker Juckreiz, stecknadelkopfgroße Bläschen, die manchmal nässen, und trockene, schuppige Haut. In jedem Fall sollte man den Arzt aufsuchen, der Hautcremes oder Salben verschreibt.

Ekzeme und Allergien

Der Zusammenhang von Ekzemen und Allergien ist augenblicklich noch ein heftig umstrittenes Thema. Außer Eiern, Milch und Milchprodukten sind inzwischen auch Schaltiere, Nüsse, Soja, Hefe und bestimmte Lebensmittelzusatzstoffe in die Schußlinie geraten. Wenn man für 2 Wochen auf diese Nahrungsmittel vollständig verzichtet und sich der Zustand der Haut dann bessert, liegt die Vermutung nahe, daß diese Kost zu dem Problem beiträgt. Nimmt man die Nahrungsmittel langsam wieder eines nach dem anderen in den Speiseplan auf und das Ekzem kehrt zurück, dürfte das fragliche Produkt mit hoher Wahrscheinlichkeit das Allergen enthalten, das die Hautentzündung auslöst.

CHINESISCHE KRÄUTER

Heilpflanzen aus China stehen seit einigen Jahren in dem Ruf, atopische Ekzeme erfolgreich lindern zu können, und zwar selbst in Fällen, in denen andere Heilmethoden versagt haben. Bevor man eine entsprechende Kur beginnt, sollte man allerdings einen Leberfunktionstest und eine genaue Blutuntersuchung machen und die jeweiligen Werte während der Behandlung regelmäßig kontrollieren lassen.

Man stellt einen Aufguß her, indem man die Kräuter mindestens 30 Minuten in Wasser kocht und anschließend die Flüssigkeit durch ein Sieb gießt. Diesen sehr bitter schmeckenden Aufguß trinkt man über mehrere Monate, wobei die Wirkung von einem Arzt oder Heilpraktiker beobachtet werden sollte, der dann – falls notwendig – die Zusammensetzung der Kräutermischung korrigieren kann.

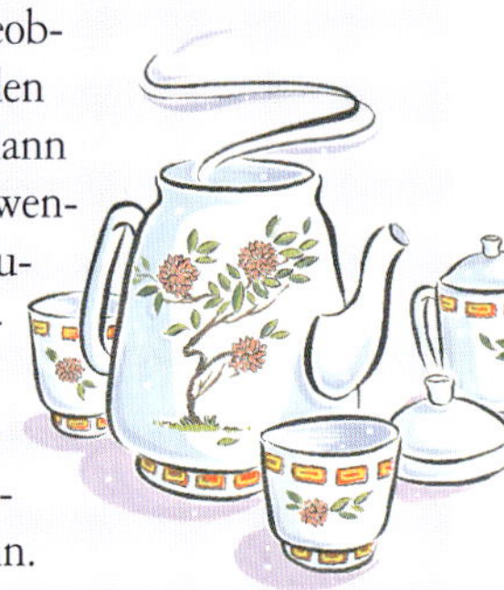

Manche Säuglinge bekommen Ekzeme, wenn man sie von Muttermilch auf Kuhmilch umstellt, was auf eine Milchunverträglichkeit hinweist. Entwickelt ein Baby während der Stillzeit Ekzeme, sollte man einen Kinderarzt aufsuchen.

Was kann helfen?

Untersuchungen ergaben, daß Kapseln mit Nachtkerzenöl in Einzelfällen helfen, Ekzeme zu lindern. Ebenso können Lachsölkapseln bei atopischen Ekzemen beruhigend wirken. Das bedeutet jedoch nicht, daß man mehr

Fisch essen sollte, denn Fisch kann allergische Reaktionen auslösen. Lange Zeit vermutete man auch eine Verbindung zwischen Ekzemen und einem Zinkmangel, doch ließ sich dieser Zusammenhang nicht nachweisen.

Naturheilkundler empfehlen bei Ekzemen Kohlwickel, am besten aus Wirsingkohl. Man wäscht, zerkleinert und erhitzt die Kohlblätter, legt morgens und abends mehrere Lagen auf die betroffenen Hautpartien und befestigt sie mit einer Binde.

EPILEPSIE

ESSEN SIE VIEL

- *Hülsenfrüchte und Fleisch, die Vitamin B_6, Zink und Magnesium liefern*
- *Milchprodukte, die mit Calcium versorgen*
- *Vollkornbrot, Avocados, Ananas, Brombeeren und Feigen, die Mangan enthalten*

MEIDEN SIE

- *Alkohol in größeren Mengen*
- *Nachtkerzenöl*

Epileptiker leiden unter regelmäßig auftretenden Krampfanfällen, bei denen sie – je nach Krankheitsform – für Sekunden oder Minuten das Bewußtsein verlieren. Ausgelöst werden diese Anfälle durch Unregelmäßigkeiten in den Gehirnströmen. Die Ursache der Krankheit ist oftmals eine Gehirnschädigung, die vor, während oder nach der Geburt stattgefunden hat und durch eine Schädelverletzung, einen Tumor, durch Fieber im Kindesalter oder durch eine Infektion hervorgerufen wurde. In manchen Fällen ist die Krankheit auch erblich, in anderen Fällen kann man keine Ursache feststellen.

Die Anfälle treten in unterschiedlicher Stärke und Häufigkeit auf. Sie können sich in einem kurzzeitigen Gedächtnis- und Konzentrationsverlust äußern *(Petit mal)*, es können aber auch schwere, minutenlange Krampfanfälle auftreten *(Grand mal)*. Streß, Müdigkeit, übermäßiger Alkoholgenuß, Fieberschübe und Menstruation können die Anfälle auslösen.

Alle Arten von Epilepsie werden medikamentös behandelt, mit dem Erfolg, daß etwa 80 % der Patienten weitgehend frei von Anfällen sind. Doch manche dieser Medikamente haben schädliche Nebenwirkungen, so daß viele Ärzte zusätzlich Diätempfehlungen geben.

Epileptiker sollten darauf achten, daß ihr Mineralstoffhaushalt ausgeglichen ist. Vor allem eine ausreichende Versorgung mit Magnesium (reichlich enthalten in Vollkornprodukten, braunem und wildem Reis, Hirse, Avocados, Feigen, Fleisch, Fisch, Nüssen und Hülsenfrüchten), Zink (in Fleisch, Weizenkeimen, Linsen, Nüssen, Krabben und Austern) und Calcium (in Milch und Milchprodukten) kann helfen, den Krämpfen vorzubeugen.

Neuere Untersuchungen, die allerdings noch sehr umstritten sind, lassen darauf schließen, daß ein Zusammenhang zwischen angeborener Epilepsie und einem Manganmangel in der Ernährung der Mutter besteht. Diesen Mineralstoff liefern hauptsächlich Vollkornprodukte, Nüsse, Hülsenfrüchte, Avocados, Feigen, Ananas und Brombeeren.

Ferner sollten Epileptiker versuchen, ihren Blutzuckerspiegel weitgehend konstant zu halten, da ein Absinken anfallfördernd wirken kann. Am besten ist es daher, regelmäßig ausgewogene Mahlzeiten zu sich zu nehmen.

Zwei Dinge sollten Epileptiker grundsätzlich meiden: übermäßigen Alkoholkonsum und Nachtkerzenöl. Beide stehen im Verdacht, Anfälle auszulösen.

ERBSEN

VORTEILE

- *Sind reich an Thiamin*
- *Liefern Vitamin C*

Da Erbsen geerntet werden, bevor sie richtig reif sind, enthalten sie weniger Eiweiß und mehr Vitamin C als andere HÜLSENFRÜCHTE. Eine Portion gekochter Erbsen (65 g) liefert ein Viertel des Tagesbedarfs an Vitamin C sowie rund die Hälfte der benötigten Menge an Thiamin (Vitamin B_1).

Sobald die Schoten vom Strauch gelöst sind, setzt ein chemischer Prozeß ein, bei dem der Zucker in den Erbsen in Stärke umgewandelt wird. Je schneller die Erbsen nach der Ernte eingefroren werden, desto eher wird dieser Prozeß unterbrochen, so daß tiefgefrorene Erbsen meist süßer und zarter sind als frische, die möglicherweise erst Tage nach der Ernte beim Gemüsehändler und schließlich auf dem Tisch landen. Allerdings verlieren tiefgefrorene Erbsen beim Blanchieren einen Teil des Vitamin C und des Thiamins.

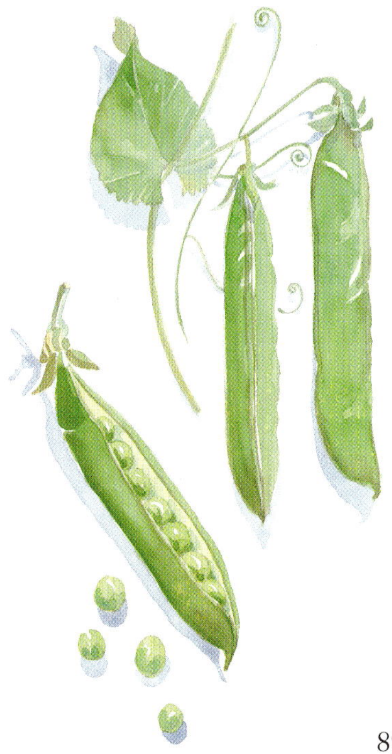

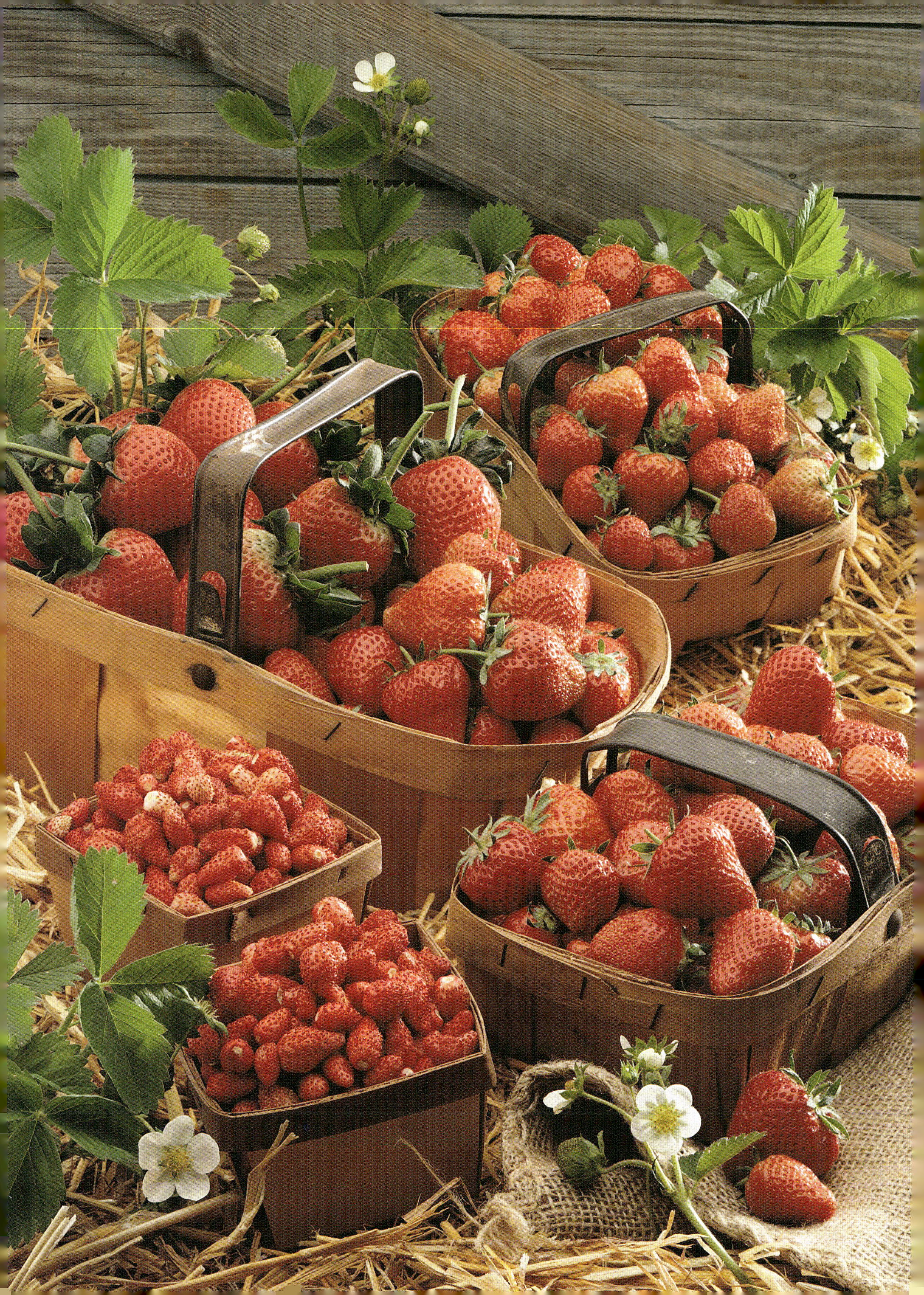

ERDBEEREN

VORTEILE
- *Liefern viel Vitamin C*

NACHTEILE
- *Können allergische Reaktionen auslösen*
- *Können bei Darmerkrankungen Reizungen verursachen*

Seit jeher sind Erdbeeren einer der beliebtesten sommerlichen Genüsse. Sie sind kalorienarm – 100 g Früchte liefern lediglich 155 kJ (37 kcal) – und enthalten mehr Vitamin C als alle anderen Beerensorten. Daher sind Erdbeeren ein idealer Nachtisch nach einem Gemüsegericht, das reich an pflanzlichem Eisen ist, denn sie können dem Körper helfen, verstärkt Eisen aufzunehmen.

Allergische Reaktionen

Manche Menschen reagieren auf Erdbeeren allergisch und bekommen NESSELFIEBER, einen heftig juckenden Hautausschlag. Ursache dafür ist, daß der Körper eine in den Früchten enthaltene, bislang noch unbekannte Substanz als feindlich einstuft und daher übermäßig Histamine ausschüttet. Man vermutet, daß eine allergische Reaktion auf Erdbeeren vor allem dann auftritt, wenn die Früchte unreif geerntet wurden.

Erdbeeren enthalten ferner natürliche Salicylate und sollten von Menschen gemieden werden, die Salicylsäure, die in Schmerzmitteln enthalten ist, nicht vertragen. Auch bei Darmerkrankungen sollte man sich vor Erdbeeren hüten, da die Kerne Reizungen verursachen können.

Ein Hauch von Sommer *Schon in der Antike kannte und schätzte man im Mittelmeerraum die süßen Früchte, die den Sommer ankündigen.*

NATÜRLICHE HEILKRÄFTE

Früher schrieb man Erdbeeren umfassende Heilkräfte zu. Man glaubte, sie könnten Nierensteine beseitigen, und verordnete sie, um bei Arthritis, Gicht und Rheuma die Schmerzen zu lindern. Letzteres ist kein Aberglaube, sondern kann in begrenztem Umfang tatsächlich zutreffen, da Erdbeeren Salicylate enthalten, die schmerzlindernd wirken.

Aber auch kosmetische Vorzüge sollen die süßen Früchte haben. So empfiehlt ein Schönheitsratgeber noch zu Beginn unseres Jahrhunderts, den Saft 5 Minuten auf die Zähne einwirken zu lassen, um Verfärbungen zu beseitigen. Und für einen weißen Teint soll man sich das Gesicht nach dem Waschen mit zerkleinerten Erdbeeren abrubbeln.

ERKÄLTUNGEN

ESSEN SIE VIEL
- *Zitrusfrüchte*
- *Knoblauch und Zwiebeln*

TRINKEN SIE VIEL
- *Fruchtsäfte, Tee und Wasser*

Eine ausgewogene Ernährung mit viel frischem Obst und Gemüse bietet den besten Schutz vor Erkältungen, denn sie stärkt das Immunsystem und damit die körpereigenen Abwehrkräfte gegen eine Infektion. Ist die Erkältung aber erst einmal da, gibt es bis heute kein wirksames Medikament gegen ihre lästigen Begleiterscheinungen.

Erkältungen und SCHNUPFEN werden durch Virusinfektionen ausgelöst, wobei über 200 verschiedene Viren dafür verantwortlich sein können. Erkältungen sind in hohem Maß ansteckend. Wenn ein Kranker in geschlossenen Räumen niest und hustet, kann sich die Infektion rasch ausbreiten, da Nasen- und Bronchialschleim des Betroffenen unzählige Viren enthalten. Erkältungsviren können außerdem mehrere Stunden auf Türklinken und Telefonhörern überleben. Daher sollte man sich häufig die Hände waschen, wenn man von erkälteten Menschen umgeben ist.

Das Risiko, sich anzustecken, erhöht sich durch STRESS, ERSCHÖPFUNG, DEPRESSIONEN und chronische Erkrankungen, denn alle diese Faktoren schwächen die Widerstandskraft. In das Reich der Legenden allerdings gehört die Behauptung, man könne sich erkälten, wenn man naß wird oder im Durchzug sitzt. Allenfalls fröstelt man dann, aber eine Erkältung holt man sich dabei nicht.

Vitamin C als Waffe

1970 behauptete der amerikanische Biochemiker und Nobelpreisträger Linus Pauling, Vitamin C in hohen Dosen könne verhindern, daß sich eine Erkältung erst richtig einniste, und die Symptome deutlich lindern. Zwar wurde Paulings These nie in klinischen Versuchen überprüft, doch fanden viele Menschen sie bestätigt, die seinem Rat folgten. Man kann eine solche Vitamin-C-Kur bedenkenlos ausprobieren, solange man sich an die zeitlichen und mengenmäßigen Grenzen hält. Wenn sich die ersten Anzeichen einer Erkältung zeigen, beginnt man, täglich 2–3 g Vitamin C zu sich zu nehmen, und das 7 Tage lang. In höherer Dosierung (mehr als 4 g pro Tag) und über einen längeren Zeitraum sollte man dem Körper Vitamin C nicht zuführen, da sonst die Gefahr besteht, daß sich Nierensteine bilden. Weitere Nebenwirkungen können Kopfschmerzen, Schlafstörungen und Magenbeschwerden sein. Auch Schwangere sollten darauf verzichten, Vitamin C oder andere

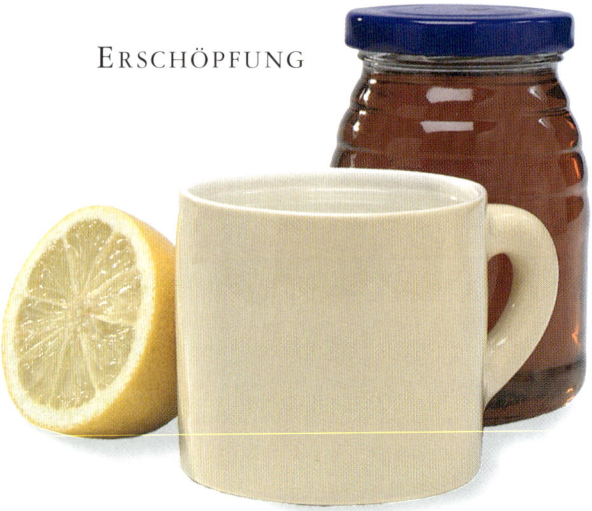

Altes Hausmittel *Man fügt einer Tasse heißem Wasser den Saft einer Zitrone und 1 TL Honig bei.*

Vitamine über den allgemein empfohlenen Bedarf hinaus zu sich zu nehmen, da die Gefahr besteht, daß das ungeborene Kind geschädigt wird.

In der Pflanzenheilkunde gelten Knoblauch und Zwiebeln als natürliche Mittel, bei KATARRHEN die Nasenschleimhaut zum Abschwellen zu bringen und die Schnupfensymptome zu lindern. Knoblauch wirkt darüber hinaus antibakteriell. Man sollte daher versuchen, reichlich von beiden zu essen, sei es roh oder gekocht. Andere Gewürze und Kräuter, die die Erkältungssymptome lindern können, sind Chilis, die schweißtreibend wirken, Basilikum, das Kopfschmerzen entgegenwirkt, sowie Nelken und Ingwer, die das Abhusten fördern sollen.

Viel oder wenig essen?

Ob und wieviel man ißt, wenn man erkältet ist, sollte sich nach dem jeweiligen Appetit richten. Viele Patienten haben nur wenig Hunger, den man vor allem mit Zitrusfrüchten und Salaten stillen kann. Hühnerbrühe essen die meisten Erkälteten ebenfalls gern. Sie liefert Eiweiß, Energie und Mineralstoffe und ist leicht verdaulich.

Wichtiger als die Frage, ob man viel oder wenig Nahrung zu sich nimmt, ist eine ausreichende Flüssigkeitszufuhr, um zu verhindern, daß der Körper austrocknet, und um den Schleim flüssig zu halten.

Normalerweise heilt eine Erkältung ohne Komplikationen aus. Allerdings schwächt sie den Körper und läßt ihn anfälliger für bakterielle Sekundärinfektionen werden. Wenn eines der folgenden Symptome auftritt, sollte man einen Arzt aufsuchen:

- schmerzhafter Husten
- Schmerzen im Gesicht
- Schmerzen auf einem oder auf beiden Ohren
- Schluckbeschwerden
- Atemschwierigkeiten
- Spuren von Blut im Auswurf
- hohes Fieber, das länger als 48 Stunden anhält.

NATURHEILMITTEL GEGEN ERKÄLTUNGEN

- Heiße Zitrone ist ein altes Hausmittel bei Erkältungen. Man gibt den Saft einer Zitrone und 1 TL Honig auf 1 Tasse heißes Wasser. Zitronensaft ist reich an Vitamin C, der Honig lindert die Halsschmerzen.
- Das Schwitzen fördert 1 Glas heißer Holundersaft, dem man den Saft einer Zitrone und 1 TL Honig hinzufügt.
- Wenn die Nase verstopft ist, können Inhalationen mit Wasserdampf lindernd wirken. Ein paar Tropfen Eukalyptusöl im Wasser verstärken die abschwellende Wirkung.
- Die aus der Aromatherapie bekannten Öle eignen sich ebenfalls dazu, die Nase von Verstopfungen zu befreien. Man gibt 1–2 Tropfen Eukalyptus- und/oder Pfefferminzöl zusammen mit der gleichen Menge Lavendel-, Bergamott- oder Zitronenöl auf ein Papiertaschentuch und atmet den Duft tief ein. Man kann auch 6–8 Tropfen dieser Öle dem Badewasser zusetzen.
- Wenn man erkältet ist, sollte man seinem Körper Ruhe gönnen, denn er braucht Kraft, um die Infektion zu bekämpfen. Folgt man gleich zu Beginn einer Erkältung diesem Rat, verkürzt man meist die Dauer der Erkrankung.
- Sobald man sich besser fühlt, kann ein kurzer Spaziergang an der frischen Luft guttun.

ERSCHÖPFUNG

ESSEN SIE VIEL

- *dunkelgrünes Gemüse*
- *komplexe Kohlenhydrate wie Nudeln*
- *mageres Fleisch, Fisch und Eier*

ESSEN SIE WENIG

- *Zucker, Kuchen, Kekse und Süßigkeiten*

TRINKEN SIE WENIG

- *Kaffee, schwarzen Tee und Colagetränke*
- *Alkohol*

Erschöpfung kann viele Ursachen haben. Sie kann die Folge von Schlafmangel oder STRESS sein oder das Symptom einer Erkrankung. Oftmals ist die Ursache BLUTARMUT, die dazu führt, daß das Körpergewebe nicht ausreichend mit Sauerstoff versorgt wird. Blutarmut tritt häufig im Gefolge einer chronischen Erkrankung auf, kann aber auch das Ergebnis einer mangelhaften Ernährung sein.

Bei Frauen beruht Blutarmut meist

auf einem Eisenmangel. Der wichtigste Eisenlieferant in der Nahrung ist Fleisch. Wer fleischlos lebt, kann Eisen aus Bohnen, Linsen, dunkelgrünem Blattgemüse, Nüssen, Weizenkeimen und Sonnenblumenkernen gewinnen. Viele Menschen, die an Blutarmut leiden, sind jedoch zusätzlich zu einer eisenreichen Ernährung auf Eisenpräparate angewiesen. Zur Blutbildung braucht man aber noch zwei andere Nährstoffe, nämlich Folsäure und Vitamin B_{12}. Folsäure liefern Vollkornprodukte, Leber, dunkelgrünes Blattgemüse und Nüsse. Vitamin B_{12} gewinnt man aus Fleisch, Fisch, Eiern und Milchprodukten.

Zucker als Energieräuber

Eine Ernährung, die reich an raffinierten Kohlenhydraten ist oder nur wenig Energie liefert, trägt ebenfalls dazu bei, daß man sich erschöpft fühlt. Raffinierter Zucker, wie er in Kuchen, Keksen und Süßigkeiten enthalten ist, gibt zwar kurzfristig einen Energieschub, weil er rasch ins Blut übergeht. Doch bei vielen Menschen fällt schon kurze Zeit später der Blutzuckerspiegel wieder drastisch ab, mit dem Ergebnis, daß sie sich müde fühlen. Lange Pausen zwischen den Mahlzeiten können den Blutzuckerspiegel ebenfalls spürbar absinken lassen. Daher sollte man regelmäßig gesunde Zwischenmahlzeiten wie frisches Obst, Müsliriegel, Nüsse oder Dörrobst zu sich nehmen.

Um den Blutzuckerspiegel gleichmäßig hochzuhalten, sollte man auf raffinierten Zucker weitgehend verzichten und öfter kleinere Portionen essen. Außerdem wird die Energie, die komplexe Kohlenhydrate wie Vollkornbrot, Haferprodukte und gekochte Hülsenfrüchte liefern, langsamer und gleichmäßiger freigesetzt, so daß der Blutzuckerspiegel weniger schwankt.

Wer sich einer radikalen Schlankheitskur unterzieht, nimmt nicht genug Energie auf und ist daher nur beschränkt leistungsfähig. Von solchen Kuren ist grundsätzlich abzuraten; besser ist es, langsam, aber beständig abzunehmen (etwa 0,5–1 kg pro Woche), indem man den Fettkonsum reduziert und fettreiche Nahrungsmittel durch Kohlenhydrate wie Obst, Vollkornbrot, Nudeln und Haferprodukte ersetzt.

MIT NÄHRSTOFFEN GEGEN DIE MÜDIGKEIT

- Stärkehaltige Kohlenhydrate erhöhen die Ausdauer.
- Folsäure wird benötigt, um ausreichend rote Blutkörperchen bilden zu können.
- Vitamin B_{12} stärkt das Nervensystem und trägt ebenfalls dazu bei, die Blutbildung anzuregen.
- Eisen hilft, Blutarmut zu vermeiden, und Vitamin C erleichtert es dem Körper, Eisen aufzunehmen.

Aufputschmittel

Das Koffein in Tee, Kaffee und Colagetränken kann zwar kurzzeitig wieder munter machen, doch nach übermäßigem Genuß (mehr als 6 Tassen pro Tag) fühlt man sich um so müder.

Auch Alkohol bringt keine Besserung. Ein Glas nach einem harten Arbeitstag kann zwar die Lebensgeister stärken, macht aber gleichzeitig müde, so daß man sich danach eher noch erschöpfter fühlt als vorher.

Häufig ist ein Mangel an Bewegung Ursache der Erschöpfung. Regelmäßige Bewegung bewirkt, daß die Muskeln mehr Sauerstoff speichern, und regt das Immunsystem an. Obwohl Anstrengung das letzte ist, wonach sich ein erschöpfter Mensch sehnt, wird er sich hinterher dennoch besser fühlen (siehe auch FITNESS, ENERGIE UND VITALITÄT).

ESSBARE WILDFRÜCHTE

Bevor der Mensch lernte, seine Nahrungsmittel gezielt anzupflanzen, ernährte er sich von dem, was ihm die Natur zur Verfügung stellte. Auch heute noch kann man Wildfrüchte sammeln, um den Speiseplan abwechslungsreicher zu gestalten. Siehe AUS WALD UND FLUR, S. 96.

ESSGELÜSTE

ESSEN SIE VIEL
- *komplexe Kohlenhydrate wie Reis, Kartoffeln, Vollkornbrot und Nudeln*

ESSEN SIE WENIG
- *Nahrungsmittel, nach denen es Sie gelüstet*

MEIDEN SIE
- *Hungergefühle*

Eine eindeutige Vorliebe für gewisse Speisen oder der plötzliche Impuls, sich eine Leckerei zu gönnen, hat noch nichts mit Eßgelüsten zu tun. Sie äußern sich vielmehr in einem übermäßigen Verlangen nach bestimmten Nahrungsmitteln, das so stark ist, daß man nahezu alles daransetzt, es zu befriedigen.

Gelüste auf energiereiche Nahrungsmittel wie Süßigkeiten oder fette Speisen können vor allem bei Menschen, die auf ihr Gewicht achten müssen, zu ernsthaften Problemen führen. Um eine solche Begierde in den Griff zu bekommen, sollte man niemals ein Hungergefühl aufkommen lassen – es kann in eine haltlose Völlerei münden; vielmehr sollte man in regelmäßigen Abständen kleine kalorienarme und ballaststoffreiche Mahlzeiten zu sich nehmen, also viel Vollkornprodukte, Obst und Gemüse essen. Man muß seine Eßgelüste nicht ganz unterdrücken, doch sollte man ihnen nur in sehr geringem Umfang nachgeben.

Bedürfnisse des Körpers?

Eßgelüste gelten oft als Anzeichen für einen Nährstoffmangel; man geht davon aus, daß der Körper nach bestimmten Speisen giert, um ein Defizit in der Ernährung auszugleichen.

Dem widerspricht jedoch, daß die Nahrungsmittel, auf die sich die Eßgelüste richten, selten die gesündesten sind. Denn man verlangt kaum nach Obst und Gemüse, sondern meist nach Schokolade oder Süßigkeiten. Die Tatsache, daß verstärkt zu Eßgelüsten neigt, wer sehr angespannt ist oder unter DEPRESSIONEN leidet, läßt vermuten, daß weniger körperliche als vielmehr psychische Bedürfnisse eine ausschlaggebende Rolle spielen. Essen wird dann oft als eine Art Trostpflaster empfunden.

Frauen berichten häufiger von Eßgelüsten als Männer, wobei das Verlangen nach bestimmten Speisen am stärksten in der Woche vor dem Beginn der Menstruation und während der Schwangerschaft ist. In diesen Fällen hängen die Gelüste vermutlich mit den Veränderungen im Hormonhaushalt zusammen.

Besonders anfällig für Eßgelüste sind auch Menschen, die eine Diät machen. Hier führt die ständige Selbstbeschränkung zu dem starken, zuweilen fast zwanghaften Verlangen, das offensichtlich psychische Ursachen hat. Denn es liegt in der Natur des Menschen, daß ihm oft gerade das besonders verlockend erscheint, was er nicht haben kann.

PIKAZISMUS: EIN SELTSAMES PHÄNOMEN

Es gibt weltweit eine Vielzahl von Fällen, in denen Menschen von einem heftigen Verlangen nach ungenießbaren Stoffen – Ton, Kohle, Kreide oder Seife – befallen werden. Dieses Phänomen ist als Pikazismus bekannt; das Wort stammt von lateinisch *pica*, Elster, und spielt darauf an, daß dieser Vogel ein Allesfresser ist. Pikazismus tritt bei beiden Geschlechtern auf, ist aber meist auf das Kindesalter beschränkt. Pikazismus muß in jedem Fall bekämpft werden, denn er kann zu Unterernährung, Vergiftungen und anderen Gesundheitsproblemen führen.

ESSIG

VORTEILE

- *Apfelessig kann bei Arthritis hilfreich sein*

NACHTEILE

- *Kann allergische Reaktionen auslösen*

Der intensive Geschmack des Essigs trägt dazu bei, Salate aller Art zu würzen. Das typisch säuerliche Aroma stammt von der Essigsäure – mindestens 5 g pro 100 ml Essig –, die ihn gleichzeitig zu einem idealen Konservierungsmittel macht.

Bei der Essigherstellung gibt es zwei Stufen: Zunächst läßt Hefe die natürlichen Zucker, die in der Ausgangssubstanz vorhanden sind, zu Alkohol vergären. Danach sorgen Essigsäurebakterien dafür, daß der Alkohol in Essigsäure umgewandelt wird. Daher kann Essig bei Menschen, die auf Hefe, Schimmel oder vergorene Nahrungsmittel allergisch reagieren, Kopfschmerzen oder NESSELFIEBER verursachen.

Farbe und Geschmack des Essigs sind abhängig von der jeweiligen Ausgangssubstanz bzw. Alkoholbasis. Es gibt Rotwein-, Weißwein- und Branntweinessig, aber auch Essig, der aus Obst, Malz, Sherry oder Reiswein hergestellt wird. Spezielle Essigsorten gewinnt man, indem man Früchte, Kräuter oder Gewürze, z. B. Estragon, Rosmarin, Himbeeren, Zitronenmelisse, Knoblauch, grünen Pfeffer, Dill oder Chilis, in Weiß- oder Rotweinessig ziehen läßt.

Unter Feinschmeckern gerühmt wird der dunkle Balsamico-Essig aus der italienischen Stadt Modena. Er ist allerdings auch der teuerste Essig. Vor dem Verkauf lagert er zwischen 15 und 50 Jahre, davon mindestens 10 Jahre in alten Weinfässern. Dadurch verliert er jede aggressive Schärfe und entwickelt ein volles würziges Aroma.

Apfelessig für die Gesundheit

Aus vergorenem Apfelsaft hergestellter Apfelessig gilt in der Naturheilkunde als Mittel, das zahlreiche Beschwerden lindern kann. So soll er bei ARTHRITIS helfen und die Leber anregen, mehr Gallenflüssigkeit zu produzieren. Ferner soll er Durchfall verhindern, den Stoffwechsel und die Verdauung fördern, Magen-Darm-Infektionen bekämpfen und chronischer Erschöpfung entgegenwirken.

Empfohlen wird, 1–2 TL Apfelessig in 1 Glas Wasser zu geben und diese Mischung morgens auf nüchternen Magen zu trinken. Ob man damit allerdings – wie oft behauptet – Übergewicht bekämpfen kann, scheint eher unwahrscheinlich.

Würziges Aroma *Essig ist ein ideales Konservierungsmittel. Was immer man darin einlegt, bleibt für lange Zeit frisch. Für Salate eignen sich vor allem (von rechts nach links) Balsamico-, Estragon-, Zitronen-, Wein- und Sherryessig.*

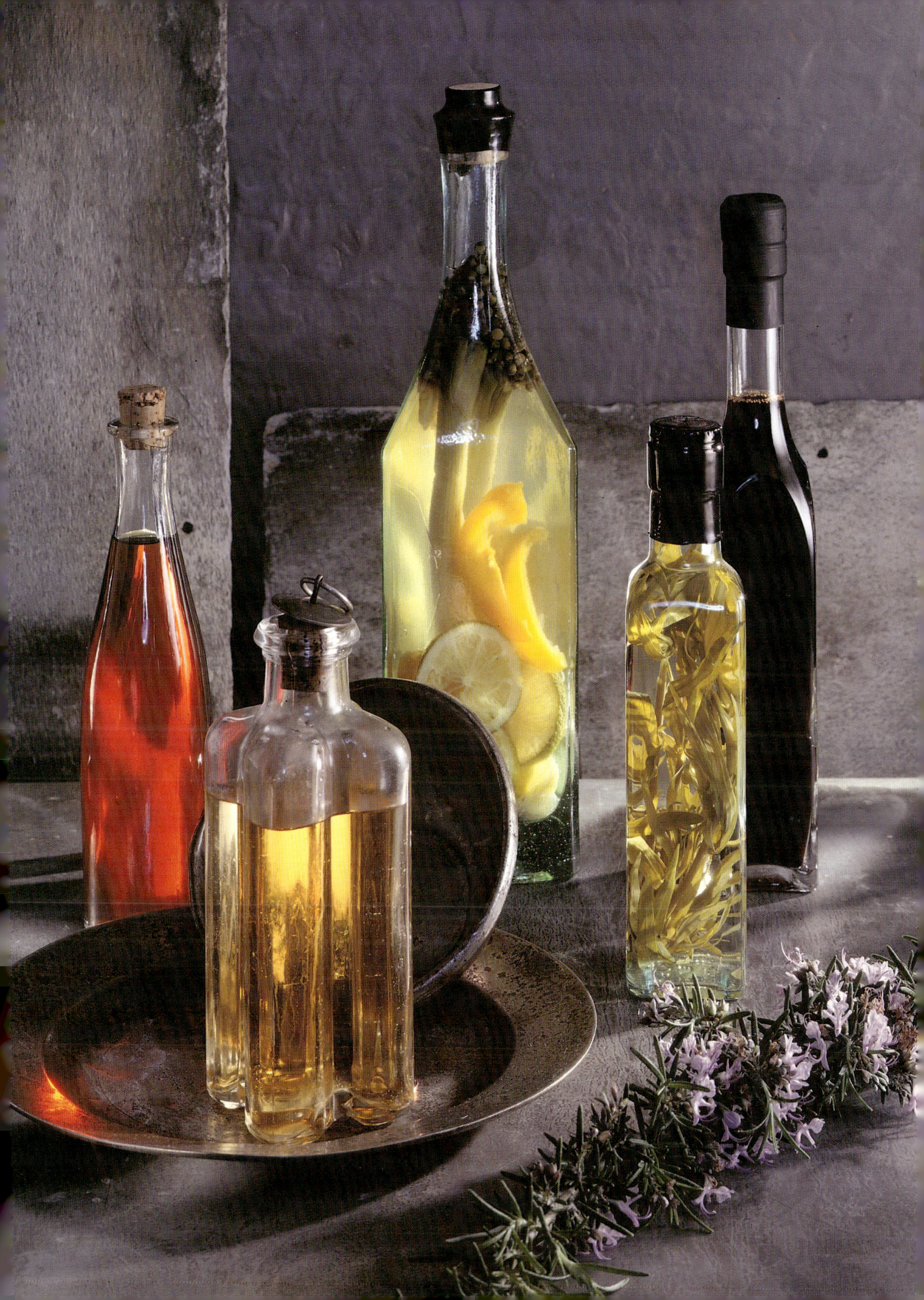

Aus Wald und Flur

Seit frühester Zeit sammelt der Mensch wildwachsende Früchte. Sie dienen ihm zum einen als Nahrung, zum andern als natürliche Arzneien, die viele Alltagsbeschwerden lindern und heilen können.

Der Mensch hat sich vom Sammler und Jäger zum Ackerbauern und Viehzüchter entwickelt. Doch auch ohne menschliches Zutun bietet die Natur eine Vielfalt an köstlichen Nahrungsmitteln.

HECKEN UND RAINE

An den Rändern der Äcker und Wiesen und in wilden Hecken findet man Beeren, Pilze sowie Pflanzen, aus denen sich gesunde Salate herstellen lassen.
Brennesseln enthalten Betacarotin, Vitamin C, Calcium, Kalium und Eisen und sind ein natürliches harntreibendes Mittel. In der Pflanzenheilkunde empfiehlt man Brennesselsaft, vermischt mit Honig, um asthmatische Beschwerden zu lindern. Bei EKZEMEN, aber auch bei RHEUMA und ARTHRITIS soll Brennesselblättertee helfen.

Brennesseln pflückt man am besten im Frühjahr, wenn die Blätter noch jung und hellgrün sind. Bereits im Juni werden sie rauh und bitter. Beim Pflücken und Zubereiten sollte man Handschuhe tragen, um sich vor den brennenden Nesseln zu schützen, die beim Kochen verlorengehen. Pflanzen, die am Straßenrand wachsen, läßt man besser stehen, denn sie könnten durch Abgase verseucht sein. Vor dem Dünsten oder Kochen müssen die Blätter gewaschen und von den dicken Stielen befreit werden. Brennesselblätter schmecken leicht säuerlich und können wie Spinat zubereitet werden.
Brombeeren kann man von Ende August bis Anfang Oktober pflücken. Hecken, die entlang vielbefahrenen Straßen stehen, sollte man meiden. In jedem Fall aber sollte man die Früchte vor dem Verzehr sorgfältig waschen. Brombeeren liefern viel Ballaststoffe, Vitamin C und Mangan. Aus den Blättern des Strauches stellt man Tee her, der bei Ruhr und DURCHFALL lindernd wirken soll und bei HALSENTZÜNDUNGEN zum Gurgeln verwendet wird.
Haselnüsse erntet man Ende September. Damit sie nicht austrocknen, läßt man sie bis zum Verzehr in der Schale.

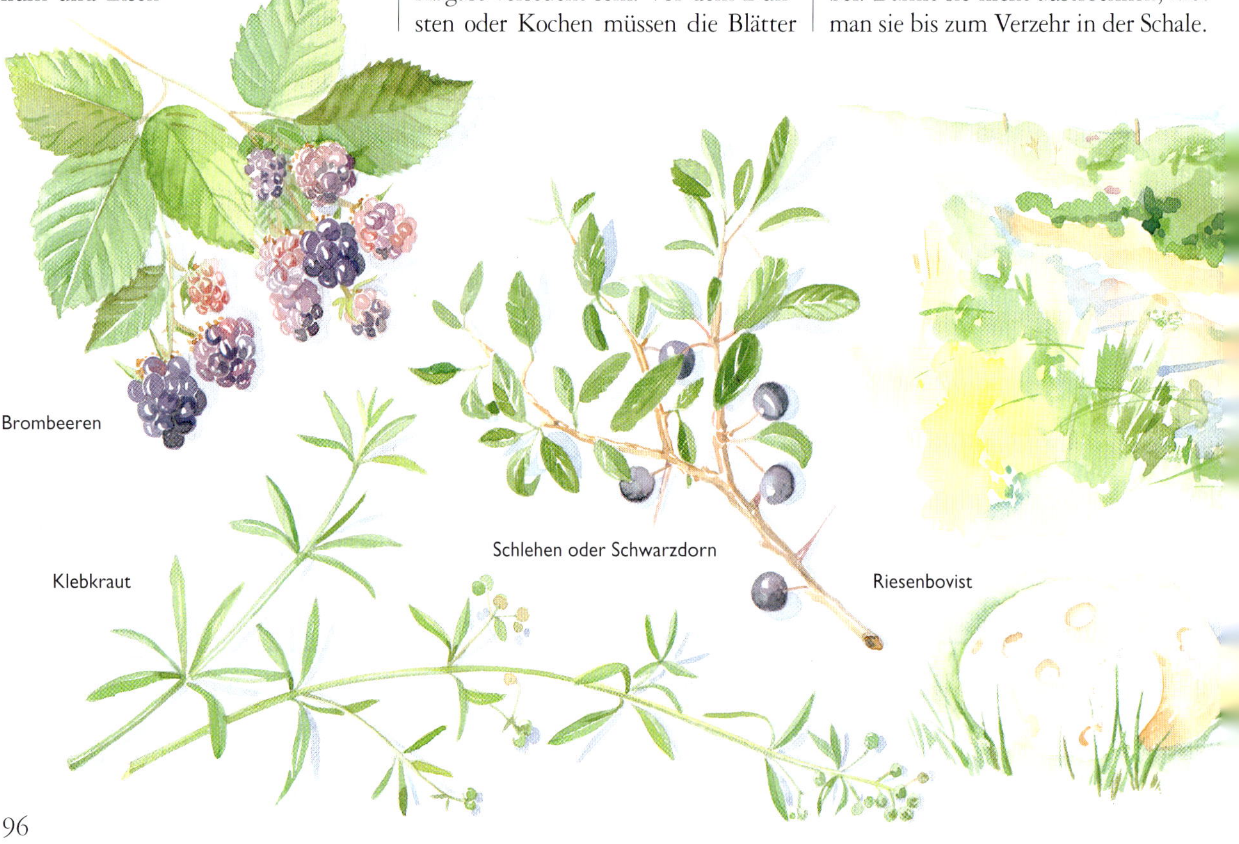

Hundsrose Die Hagebutten der Hunds- oder Gemeinen Heckenrose, die zwischen Ende August und Oktober reif werden, enthalten achtmal soviel Vitamin C wie Apfelsinen, so daß 100 g den zehnfachen Tagesbedarf eines Erwachsenen decken. Die winzigen Hagebuttensamen sind mit Brennhärchen bedeckt, die schlimme Reizungen im Verdauungstrakt hervorrufen. Daher muß man die gedünsteten Hagebutten durch ein engmaschiges Sieb streichen, um die Samen zu entfernen. Das Püree kann man süßen und mit Schlagsahne vermischen.

Klebkraut kann man, jung geerntet, Suppen anstelle von Spinat beifügen. In der Pflanzenheilkunde verwendet man es als mildes harntreibendes und entzündungshemmendes Mittel, das vor allem bei Mandelentzündungen lindernd wirkt. Man macht einen Aufguß, indem man die Blätter mit kochendem Wasser übergießt, das Ganze 10 Minuten ziehen läßt und anschließend die Flüssigkeit durch ein Sieb gießt.

Löwenzahn wächst fast das ganze Jahr. Seine frischen jungen Blätter haben einen leicht bitteren Geschmack und bereichern jeden Salat. Sie enthalten Betacarotin, Calcium und Kalium. Löwenzahn ist ein natürliches Diuretikum, das jedoch – im Gegensatz zu anderen harntreibenden Mitteln – keinen Kaliummangel verursacht, da er selbst genügend Kalium liefert, um den Verlust auszugleichen, den die vermehrte Harnausscheidung bewirkt. In der Naturheilkunde wird Löwenzahn zur Blutreinigung und zur Behandlung von Hautkrankheiten eingesetzt.

Riesenboviste ähneln weißen Eiern und können die Größe eines Fußballs erreichen. Der ganze Pilz ist eßbar, solange das Fleisch durch und durch weiß und damit frisch ist. Man kann ihn in Scheiben schneiden und in Butter braten.

Schlehen Die blauschwarzen, mit einer hellblau wirkenden Wachsschicht überzogenen Beeren des Schwarzdorns sind im Spätherbst reif. Man verarbeitet sie zu Gelee, Wein oder Likör.

GIFTIGE BEEREN

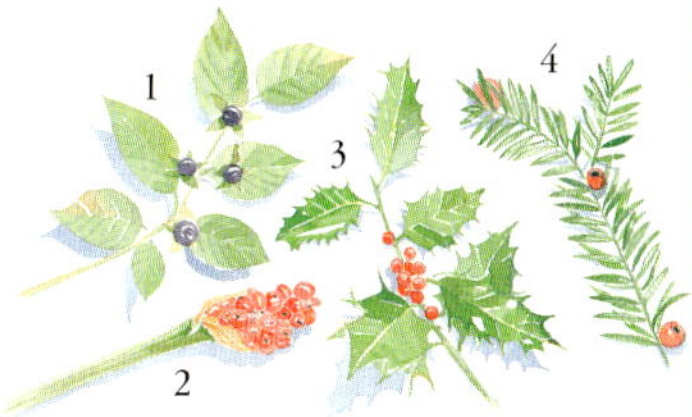

1 Tollkirsche Schwarze Beeren, die wie dunkle Kirschen aussehen und im August reifen.

2 Gefleckter Aronstab Eine Traube mit orangeroten Beeren an einem rund 30 cm langen Stiel; tritt im April/Mai auf.

3 Stechpalme Die leuchtendroten Beeren wachsen im späten August und bleiben bis Februar am Strauch.

4 Eibe Alle Teile der Eibe sind giftig, vor allem die roten Beeren.

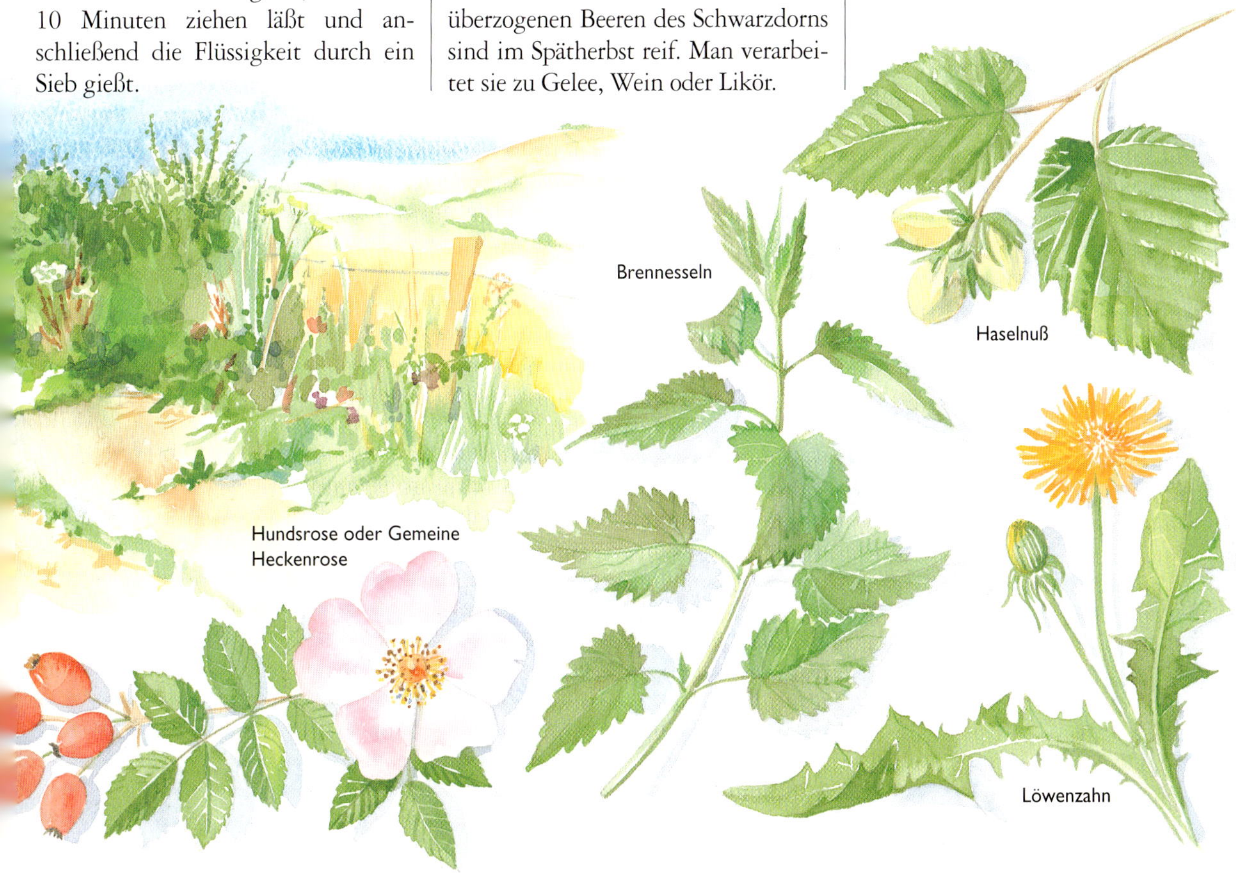

WÄLDER

Wälder liefern Heilpflanzen, Früchte, Gewürze und Pilze.

Bärenlauch wächst auf feuchten Waldböden und treibt an fleischigen Stengeln Trauben mit sternförmigen weißen Blüten aus. Seine Blätter können als Gemüse gegessen werden. Beim Kochen schwächt sich der Knoblauchgeschmack ab. In der Pflanzenheilkunde gilt Bärenlauch als Mittel, um hohen Blutdruck und den Cholesterinspiegel zu senken. Außerdem soll er bei ERKÄLTUNGEN lindernd wirken.

Ebereschen tragen im Herbst Doldenrispen mit leuchtend orangeroten Beeren, die roh ungenießbar sind, gekocht aber ein herb schmeckendes Gelee ergeben. Die Beeren sind reich an Vitamin C und können bei HALSENTZÜNDUNGEN Erleichterung bringen.

Holunderblüten und -beeren können bei ERKÄLTUNGEN, grippalen Infekten und anderen Erkrankungen der Atemwege lindernd wirken. Im Frühjahr pflückt man die Trugdolden mit den cremefarbenen Blüten, um Wein daraus herzustellen. Im Herbst sind dann die kleinen dunkelvioletten Beeren reif, die viel Betacarotin und Vitamin C enthalten und aus denen man Gelee und Saft herstellt.

Holzäpfel sind gelblichgrüne, oft nur stachelbeergroße Früchte, die von August bis November reifen. Sie enthalten Kalium und Vitamin C und ergeben ein wohlschmeckendes Gelee.

Maronen sind im Oktober reif. Sie enthalten wenig Eiweiß und Fett, dafür aber viele Kohlenhydrate und Ballaststoffe. Man kann sie roh essen, doch schmecken sie geröstet süßer.

Meerrettich Über der langen weißen Pfahlwurzel kräuseln sich große dunkelgrüne Blätter. Geschält und gerieben ergibt die Wurzel eine würzige Paste. Meerrettich soll den Kreislauf anregen und die Verdauung unterstützen. Außerdem enthält er ein antiseptisch wirkendes Öl, das zum Teil über die Harnwege ausgeschieden wird und daher bei BLASENENTZÜNDUNGEN lindernd wirken kann.

Pilze In Mitteleuropa gibt es eine Vielzahl eßbarer Pilze. Sie bestehen zu 90% aus Wasser, enthalten mehr Eiweiß als die meisten Gemüsearten und liefern Ballaststoffe und Vitamine. Die Mehrzahl kann man im Spätsommer und Frühherbst vor dem ersten Frost sammeln. Allgemein bekannt und beliebt sind Pfifferlinge, Steinpilze und Maronenpilze sowie die auf offenem Grasland wachsenden Wiesenchampignons. Auf Waldlichtungen findet man bevorzugt den Riesenschirm- oder Parasolpilz, der bis zu 40 cm hoch und breit werden kann und der gebraten von Kennern geschätzt wird.

Wer Pilze sammelt, sollte nicht nur die eßbaren, sondern auch die giftigen Arten kennen, um beide voneinander unterscheiden zu können. Am besten transportiert man Pilze in einem offenen Korb, nicht in Plastiktüten, denn unter Luftabschluß verderben sie sehr schnell und werden matschig. Man sollte die Pilze mit einem spitzen Messer unterhalb des Stieles abschneiden und den Stiel in jedem Fall mit-

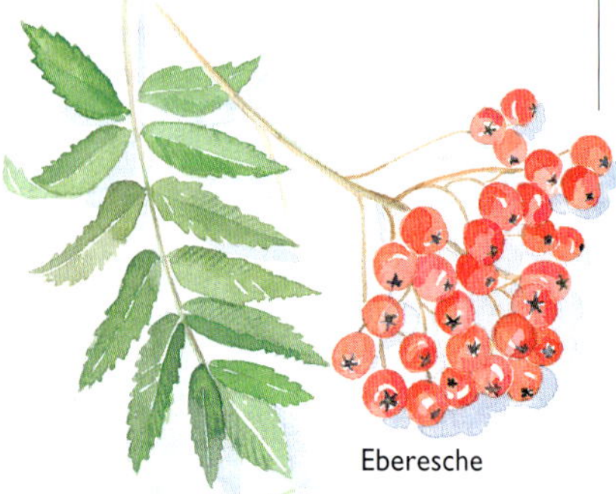

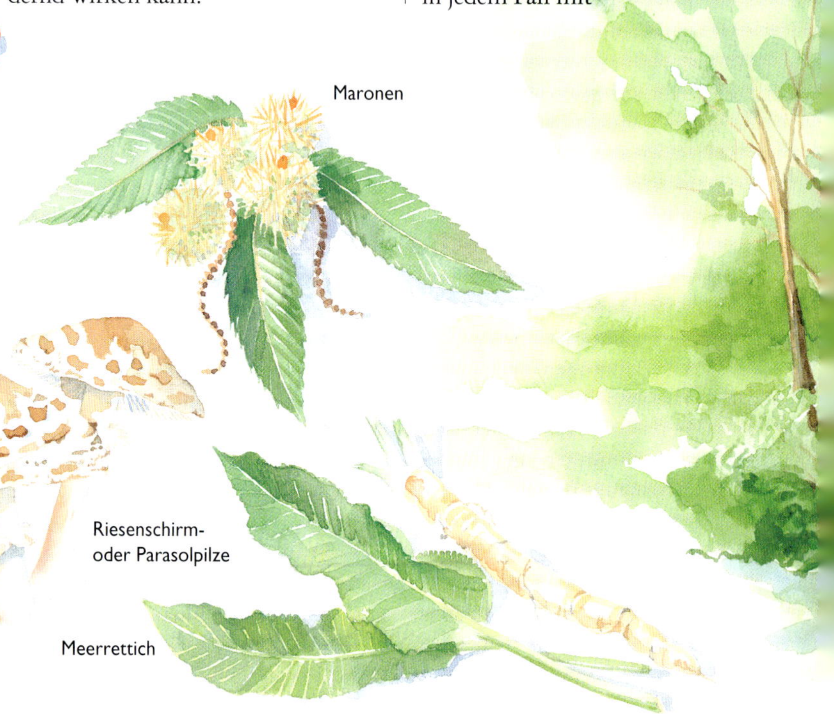

nehmen, damit man anschließend den Pilz genau bestimmen kann. Es empfiehlt sich, jedes Exemplar anhand eines Fachbuches zu überprüfen.

Vogelmiere erkennt man an ihren kleinen weißen, sternförmigen Blüten. Die hellgrünen Stengel und ovalen Blätter kann man dünsten und als Gemüse essen. In der Pflanzenheilkunde verwendet man Tee aus Vogelmiere bei RHEUMA, ferner setzt man die Pflanze äußerlich zur Wundheilung und bei Hauterkrankungen wie SCHUPPENFLECHTE und EKZEMEN ein.

Walnüsse schmecken Ende Oktober/Anfang November am besten, wenn sie reif und trocken sind. Will man sie einlegen, sollte man sie allerdings schon im Juli grün und „feucht" ernten. Sie müssen so weich sein, daß man sie aufspießen kann. Auf keinen Fall sollte man die grünen Walnüsse roh essen, da sie Cyanid enthalten. Eingelegte Walnüsse sind ein ausgezeichneter Vitamin-C-Lieferant; mit dem Essig, in dem sie eingelegt sind, kann man bei HALSENTZÜNDUNGEN gurgeln.

TÖDLICHE GEFAHR: GIFTIGE PILZE

1 **Gelblicher Knollenblätterpilz** Gelblichgrün bis weiß gefärbte Kappe, deutliche Gelbfärbung am Fuß des weißen Stieles; riecht nach austreibenden Kartoffeln; verursacht Brechreiz und kann zu Bewußtlosigkeit führen.

2 **Pantherpilz** Braune Kappe mit flockenartigen weißen Flecken; weißer Stiel mit einer Reihe von Ringen an der Basis; ist sehr giftig und kann tödlich wirken.

3 **Kegelhütiger Knollenblätterpilz** Stiel, Hut und Lamellen sind rein weiß, faseriger Stiel mit ausgefranstem Ring; wirkt tödlich.

4 **Fliegenpilz** Strahlend roter Hut mit weißen Flecken, weiße Lamellen und weißer schuppiger Stiel; wirkt selten tödlich, ruft aber Halluzinationen und heftige Magenverstimmungen hervor.

5 **Ziegelroter Rißpilz** Hellbrauner, kegeliger Hut mit rosafarbenem Schimmer oder roten Adern; Lamellen färben sich auf Druck rot; wirkt tödlich.

6 **Grüner Knollenblätterpilz** Grünlicher oder blaßgelbgrüner Hut, weißer Stiel, weiße Lamellen; das aufgeschnittene Fleisch riecht modrig-süßlich; wächst unter Hecken und im Unterholz, nicht auf freien Flächen wie Wiesenchampignons; ist der gefährlichste aller giftigen Pilze, führt ohne rechtzeitige ärztliche Hilfe zum Tod.

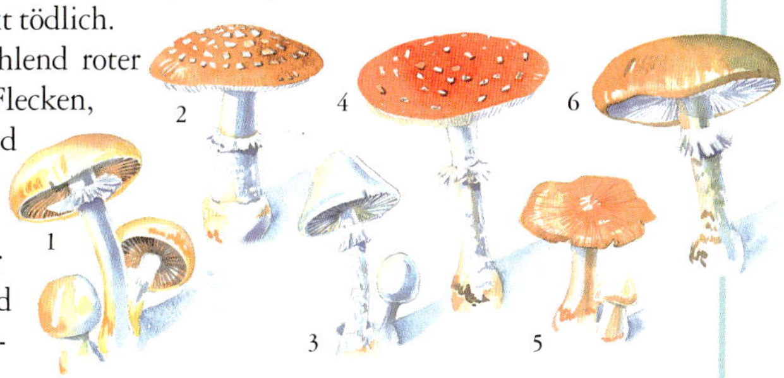

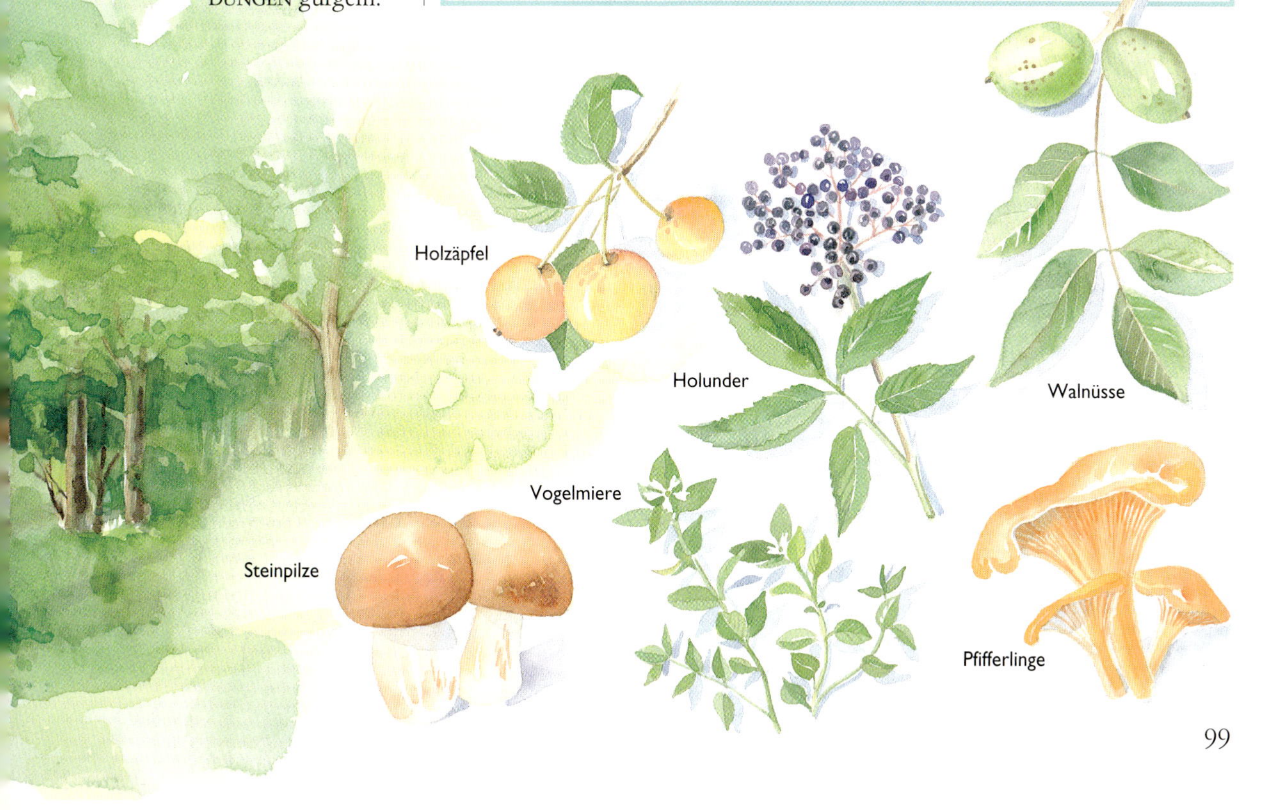

WIESEN, MOOR- UND HEIDE-LANDSCHAFT

Wenn man Wildfrüchte sammelt, sollte man nicht alle Blätter oder Beeren nur von einer, sondern von mehreren Pflanzen pflücken, so daß weder Aussehen noch Gesundheit der Pflanzen beeinträchtigt werden.

Guter Heinrich Die winterharte Pflanze wird etwa 60 cm groß und hat dreieckige, pfeilspitzenartige Blätter, die man wie Spinat zubereiten kann. Guter Heinrich ist reich an Eisen und Calcium sowie an Vitamin C und Thiamin und wirkt mild abführend.

Heidelbeeren sind ausgezeichnete Vitamin-C-Lieferanten. Außerdem enthalten die blauschwarzen Früchte ein Pigment, das ein wirksames Antioxidans ist. Heidelbeeren wirken ferner antibakteriell und sollen bei Harnwegsinfektionen und bei DURCHFALL lindernd wirken.

Sauerampfer Die lanzettenförmigen Blätter, die viel Betacarotin und Vitamin C liefern, ißt man am besten roh zusammen mit anderen Blattsalaten. Sauerampfer enthält Oxalsäure, die verhindert, daß der Körper Eisen und Calcium aufnimmt. Außerdem kann Oxalsäure die Entstehung von Nierensteinen begünstigen.

Wegwarte oder Zichorie Die gezackten, leicht bitteren Blätter der hellblau blühenden Pflanze liefern Vitamin C, Betacarotin und Kalium und können Salaten beigemischt werden. Wegwarte soll den Appetit und die Verdauung anregen.

Wiesenchampignons sind die Speisepilze, die am einfachsten zu erkennen sind, denn sie sehen fast genauso aus wie die gezüchteten Arten. Sie liefern Kupfer sowie Niacin und Riboflavin.

Wilde Erdbeeren reifen von Ende Juni bis Anfang August und liefern viel Vitamin C.

WILDFRÜCHTE SAMMELN: WAS TUN, WAS LASSEN?

Wenn man Pilze, Beeren und andere Wildfrüchte sammelt, sollte man einige Grundregeln beachten:

- Man sollte sich mit den Pflanzen vertraut machen und Bücher zu Rate ziehen, die informativ bebildert sind.
- Man sollte wissen, welche Pilze giftig und welche eßbar sind.
- Als goldene Regel gilt: im Zweifelsfall stehenlassen!
- Man sollte die Naturschutzvorschriften befolgen.
- Schilder mit der Aufschrift: Zutritt verboten! sollten unbedingt beachtet werden.
- Kinder sollte man nie ohne Begleitung losschicken, Wildfrüchte zu sammeln.

Wilder Sellerie wird wie sein Bruder aus dem Gemüsegarten in Suppen und Eintöpfen verwendet. Er wirkt harntreibend und soll bei ARTHRITIS, RHEUMA und GICHT Linderung bringen. Außerdem gilt Sellerie als sanftes Beruhigungsmittel.

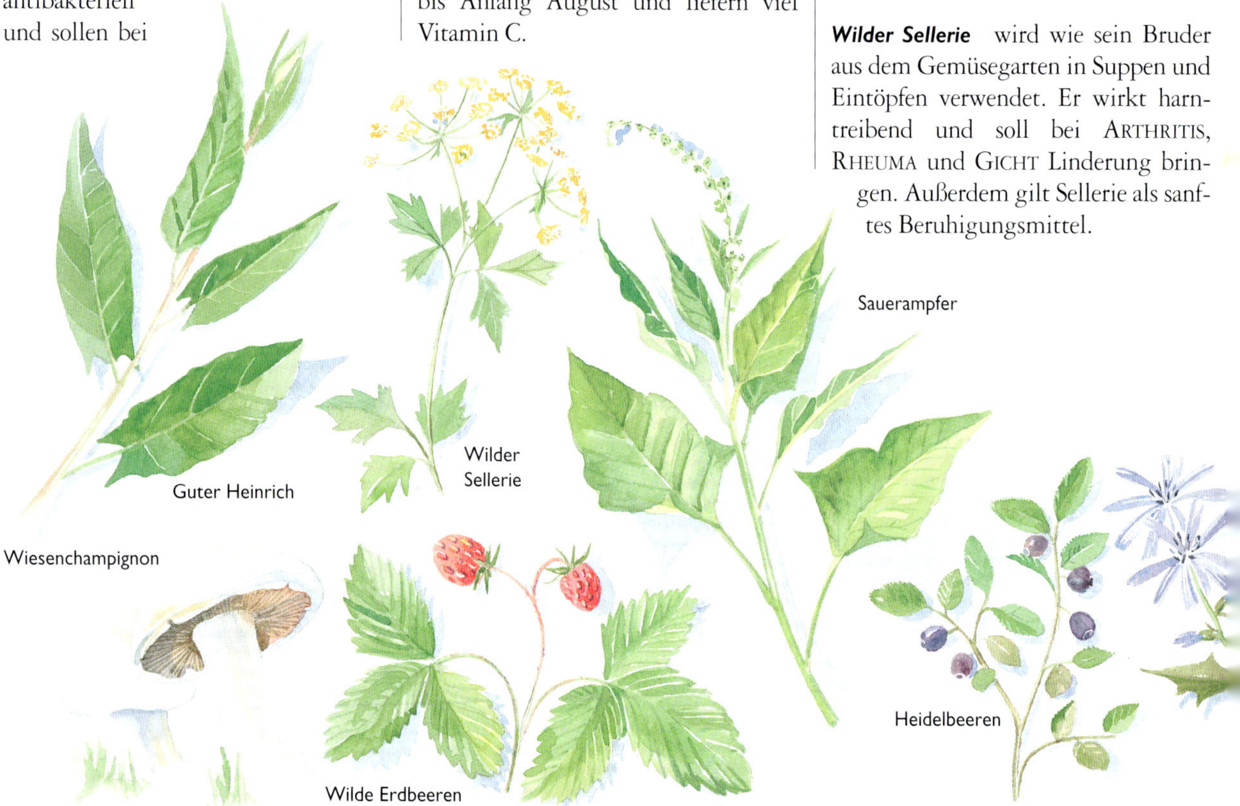

MEERESKÜSTEN

Die besten Monate, um ALGEN zu sammeln, sind Mai und Juni. Bevor man Algen wie Spinat kocht, sollte man sie gründlich waschen, um sie von Sand und Muschelschalen zu befreien. Algen sind reich an Jod, ferner liefern sie Kalium und Calcium.

Purpurtang gehört zu den Rotalgenarten und findet sich hauptsächlich auf Felsen und Steinen. Seine dünnen, durchscheinenden Blätter mit dem gewellten Rand klammern sich mit kleinen Haftscheiben an die Steinoberflächen. Fällt der Purpurtang trocken, verfärbt er sich dunkel. Im Wasser ist er zart purpurrot getönt.

Queller wächst auf den salzhaltigen Schlickböden der Nord- und Ostsee und kann dort regelrechte Kolonien bilden. Im Juni oder Juli ergeben die jungen Schößlinge einen knackigen Salat. Im August und September wird Queller dann wie Spargel gegessen. Man kocht ihn und zieht den fleischigen Teil der Pflanze mit den Zähnen von ihrem harten Kern.

Seemangold findet man an Deichen. Seine Blätter kann man von Juni bis Oktober pflücken und wie Spinat zubereiten. Seemangold liefert viel Betacarotin, ferner Calcium, Eisen, Magnesium und Kalium.

Muscheln

An der Küste kann man meist auch Muscheln sammeln. Allerdings sollte man darauf achten, daß in der Umgebung keine Abwässer ins Meer eingeleitet werden. Denn Muscheln ernähren sich, indem sie das Meerwasser filtern; ist das Wasser verseucht, sind es die Muscheln auch. Während der Sommermonate sollte man keine Muscheln essen, denn bei Wärme vermehren sich eventuell vorhandene Bakterien sehr schnell und können eine LEBENSMITTELVERGIFTUNG verursachen. Grundsätzlich sollte man Muscheln möglichst noch am gleichen Tag verzehren, an dem sie gesammelt wurden. Alle Muscheln sollten noch leben, bevor sie gekocht werden, denn tote zersetzen sich rasch und können ebenfalls eine Lebensmittelvergiftung hervorrufen.

IM NOTFALL

Kinder stecken oft rascher, als man eingreifen kann, giftige Pilze oder Beeren in den Mund und essen sie. In diesem Fall sollte man das Kind so schnell wie möglich zum Arzt oder in das nächste Krankenhaus bringen und ein Exemplar der betreffenden Pflanze mitnehmen. Wichtig ist, dem Kind nichts zu trinken zu geben, da sonst der Körper das Gift noch rascher aufnimmt. Man sollte möglichst ein Erbrechen auslösen, damit das Gift nicht in den Blutkreislauf gelangen kann.

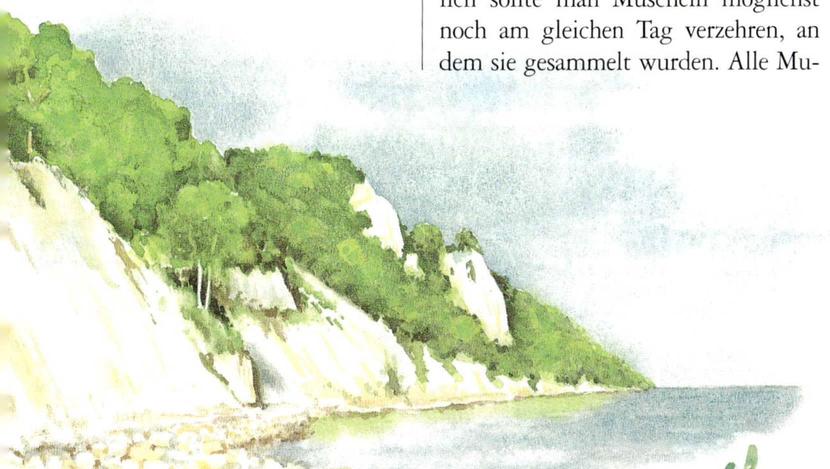

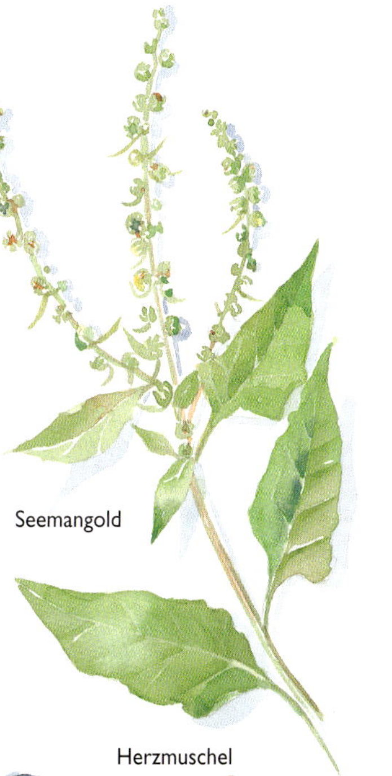

Seemangold

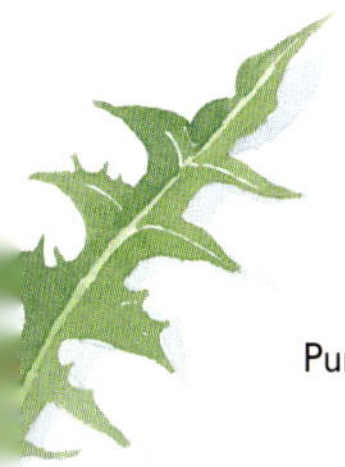

Wegwarte oder Zichorie

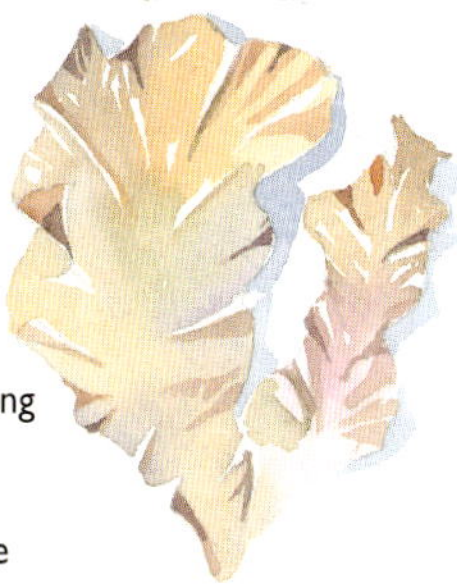

Purpurtang

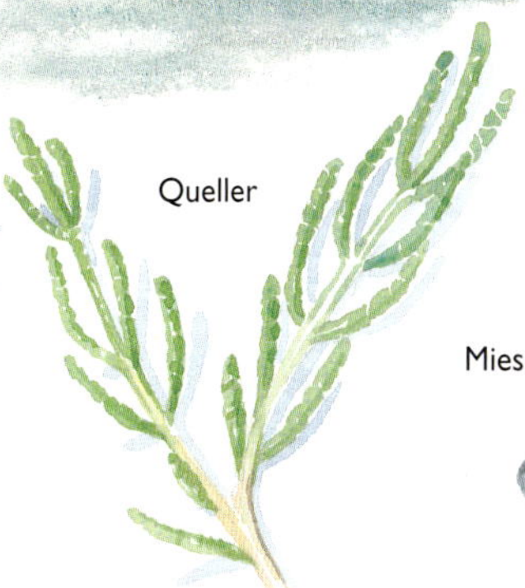

Queller

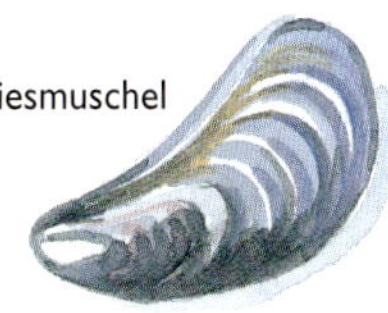

Miesmuschel

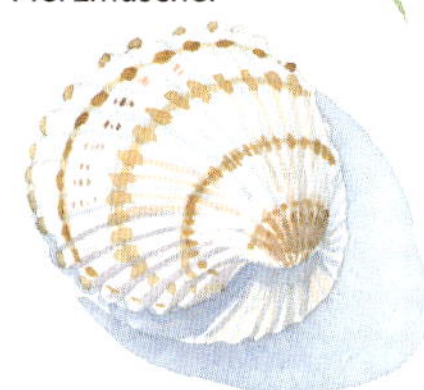

Herzmuschel

ETIKETTEN RICHTIG LESEN

Wie Nahrungsmittel durch Wort und Bild gekennzeichnet werden, ist strengen Vorschriften unterworfen. So darf beispielsweise ein Becher Fruchtjoghurt, der keine Früchte, sondern nur Aromastoffe enthält, nicht mit Abbildungen von Obst verziert sein. Auf der Etikette muß auch erkennbar sein, ob das Erzeugnis geräuchert, mariniert oder ultrahocherhitzt oder in anderer Weise vorbehandelt wurde. Ferner müssen der Name des Produktes, das Gewicht oder die Menge, die Mindesthaltbarkeit sowie die Zutaten genannt werden.

Gewicht und Menge

Bei festen Nahrungsmitteln wird üblicherweise das Gewicht in Gramm (g), bei flüssigen die Menge in Litern (l) oder Millilitern (ml) angegeben. Diese Angaben helfen dem Verbraucher, Preisvergleiche durchzuführen.

Haltbarkeitsangaben

Verderbliche Waren müssen eine Angabe „mindestens haltbar bis …“ tragen. Nach dem angegebenen Datum sollte das Lebensmittel nicht mehr verkauft und möglichst auch nicht mehr verzehrt werden.

Zutaten

Auf abgepackten Lebensmitteln müssen alle Zutaten in absteigender Reihenfolge ihres mengenmäßigen Anteils angeführt sein. Der erstgenannte Inhaltsstoff wird also in einer größeren Menge enthalten sein als die nachfolgend genannten. Lebensmittelzusatzstoffe werden entsprechend ihrer Funktion genannt, z. B. Konservierungsstoffe, Stabilisatoren oder Farbstoffe; danach folgt der jeweilige Name oder die Codenummer.

Bei Lebensmitteln, die normalerweise nur einen einzigen Bestandteil aufweisen, müssen keine Zutaten ausgewiesen werden.

Nährstoffinformationen

Häufig findet man auf der Packung auch Angaben über den Gehalt an Energie (kJ/kcal), Eiweiß, Kohlenhydraten, Fett, Zucker, Ballaststoffen und Natrium. Meist beziehen sich diese Angaben auf 100 g oder auf eine Portion. Vitamine und/oder Mineralstoffe müssen nur deklariert werden, wenn 100 g oder 100 ml des Lebensmittels oder Getränks mindestens 15 % der empfohlenen Tagesdosis enthalten oder wenn das Produkt wie Joghurt oder Schokoladenriegel in einzelnen Portionen verkauft wird.

Die Etikettierung von Nahrungsmitteln richtet sich derzeit nach einer EU-Bestimmung aus dem Jahr 1990. Die maßgebenden Kriterien für die Nahrungsmittelinformation bilden die empfohlenen Tagesdosen, die auf dem jeweiligen Bedarf an verschiedenen Nährstoffen für einen männlichen Erwachsenen beruhen.

Aussagen wie „fettreduziert“ dürfen nur gemacht werden, wenn das jeweilige Produkt weniger Fett als vergleichbare Lebensmittel enthält.

Behauptungen wie „mit frischem Eigelb“ müssen durch exakte Mengenangaben in der Zutatenliste gestützt sein.

Zutaten werden in absteigender Reihenfolge entsprechend ihrem Anteil an dem jeweiligen Produkt genannt.

Zusatzstoffe werden zunächst nach der jeweiligen Funktion beschrieben und dann namentlich oder mit einer Codenummer aufgeführt. Aromastoffe müssen genannt, aber nicht im einzelnen aufgeführt werden.

Nährstoffinformationen schreibt das EU-Recht vor. Sie enthalten Angaben u. a. über den Gehalt an Energie, Eiweiß, Kohlenhydraten, Fett, Ballaststoffen, Salz und Zucker.

Lagerhinweise wie „nach dem Öffnen gekühlt aufbewahren“ oder „nach dem Öffnen innerhalb von 3 Tagen verzehren“ sollte man beachten, um Lebensmittelvergiftungen zu vermeiden.

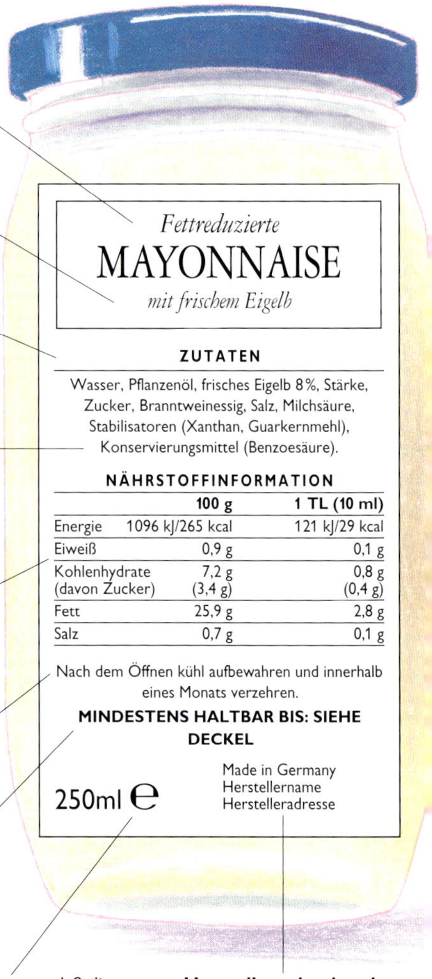

Das **Haltbarkeitsdatum** muß auf der Etikette, auf der Packung, auf dem Verschluß oder bei Konserven auf dem Boden angegeben sein.

Das große **e** besagt, daß die Gewichts- oder Mengenangabe für den Durchschnitt der Packungen oder Flaschen gilt. Leichte Abweichungen sind möglich.

Herstellungsland und Hersteller müssen angegeben sein, damit der Kunde sich bei Beschwerden an den Hersteller wenden kann.

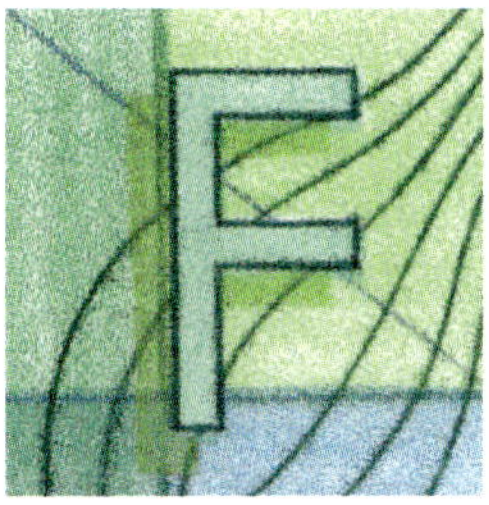

FEHLGEBURT

ESSEN SIE VIEL

- *ballaststoffreiche Kohlenhydrate wie Vollkornbrot und -nudeln*
- *frisches Obst und Gemüse*
- *Milch und Milchprodukte*
- *Fleisch, Fisch, Eier, Hülsenfrüchte, Nüsse und Samen*
- *Pflanzen- und Pflanzenkeimöle*

MEIDEN SIE

- *Weichkäse und nicht pasteurisierte Milchprodukte*
- *Leber und deren Erzeugnisse*
- *Genußmittel, die Alkohol, Koffein und Nicotin enthalten*
- *alle nicht vom Arzt ausdrücklich verordneten Medikamente*

Fehlgeburten kommen leider gar nicht so selten vor, wie man gemeinhin annimmt. Ärzte schätzen, daß rund drei Viertel aller Schwangerschaften nicht mit der Geburt eines lebenden Kindes enden. Allerdings ereignen sich Fehlgeburten oft so früh nach der Empfängnis, daß viele Frauen die Abstoßung der Leibesfrucht nicht als solche bemerken und sie für eine verspätete, heftige Monatsblutung halten.

Gesundheit vor der Empfängnis

Eine gute körperliche Verfassung ist die beste Voraussetzung für ein Paar, ein gesundes Kind zu bekommen. Die künftigen Eltern sollten sich deshalb ausgewogen ernähren und unter allen Umständen Nicotin und Alkohol meiden. Regelmäßig Sport zu treiben ist ebenfalls sehr sinnvoll. Mediziner raten, mit dieser bewußteren Lebensführung 3, besser 6 Monate vor der geplanten Empfängnis zu beginnen.

Gefährlich: Alkohol und Tabak

Alkohol wirkt sich zu Beginn einer Schwangerschaft am schädlichsten aus, weil sich die Zellen des Embryos dann besonders schnell teilen. Zu diesem Zeitpunkt hat die Frau aber oft noch gar nichts von der Schwangerschaft bemerkt. Deshalb sollten nicht nur Schwangere, sondern auch Frauen, die eine Empfängnis anstreben oder die nicht sicher sind, ob sie schwanger sind, Alkohol unbedingt meiden.

Das Risiko von Fehlgeburten ist bei Raucherinnen höher, ebenso die Gefahr, ein untergewichtiges oder behindertes Kind zu bekommen. Allerdings ist es für viele Frauen sehr schwer, das Rauchen während der Schwangerschaft aufzugeben. Dennoch sollte der Nicotinkonsum so weit wie möglich verringert werden – Ärzte und Krankenkassen bieten hierbei Hilfestellung an.

Ernährung für Schwangere

Eine minderwertige Ernährung während der Schwangerschaft begünstigt Fehlgeburten. Werdende Mütter sollten deshalb besonders in den ersten 3 Schwangerschaftsmonaten, wenn die kindlichen Organe angelegt werden, auf eine hochwertige Kost achten. In dieser Phase ist der wachsende Fetus noch so klein, daß man auf zusätzliche Energie verzichten kann – nicht aber auf wertvolle Nährstoffe.

Zu einer ausgewogenen Kost gehören vor allem ballaststoffreiche Kohlenhydrate, also Vollkornprodukte und Blattgemüse, das zudem Eisen und Zink liefert. Milch und Milchprodukte decken den Bedarf an Calcium, Vitamin A und B_2 sowie Eiweiß, während mageres Fleisch, Fisch, Eier, Hülsenfrüchte und Getreide den Körper neben Eiweiß mit Eisen, Vitaminen des B-Komplexes und Zink versorgen. Fisch und Pflanzenöle sind eine gute Quelle für essentielle Fettsäuren; Obst und Gemüse liefern reichlich Ballaststoffe, Vitamin C und Folsäure.

Am besten wählt man frische, natürliche Lebensmittel und meidet Zucker und gesättigte Fettsäuren.

Vom Speiseplan gestrichen

Die durch das Bakterium *Listeria monocytogenes* hervorgerufene Listeriose ist eine seltene, aber ernsthafte Infektionskrankheit. Bei werdenden Müttern kann die Infektion eine Fehlgeburt auslösen, bei Neugeborenen eine schwere Erkrankung. Zu den Nahrungsmitteln, die häufig Listeriaerreger enthalten und die Schwangere daher meiden sollten, gehören Weichkäse, besonders Weiß- und Blauschimmelkäse (z.B. Brie oder Gorgonzola), sowie Leberpastete. Aber auch Fleisch, Geflügel und Eier müssen gut durchgegart werden, um möglicherweise vorhandene Bakterien abzutöten.

Wegen des hohen Vitamin-A-Gehalts sollten Schwangere auch auf Leber verzichten, da zuviel Vitamin A zu Mißbildungen führen kann.

Mineralstoffpräparate

Mediziner empfehlen Frauen, mindestens 3 Monate vor der Empfängnis und schließlich bis zur 12. Schwangerschaftswoche täglich 0,4 mg Folsäure als Präparat einzunehmen, denn ein Zusammenhang zwischen Folsäuremangel und embryonalen Wirbelsäulenschäden (z.B. SPINA BIFIDA) wurde nachgewiesen. Viele Ärzte verschreiben in der letzten Schwangerschaftsphase Eisen- und Folsäurepräparate, um einer BLUTARMUT vorzubeugen.

Werdende Mütter sollten Medikamente immer nur auf ärztliche Anordnung hin einnehmen, um das Kind im Mutterleib nicht durch mögliche Nebenwirkungen zu gefährden.

Schnelles Essen für Eilige: Fast food

Die schnelle Mahlzeit mit Fertiggerichten oder am Imbißstand ist beliebt. Wer sich zu oft einen solchen Snack gönnt, lebt ungesund – mit vollwertiger Ausgleichskost sind die Nachteile des Fast food aber in den Griff zu bekommen.

Vakuumverpackte oder tiefgekühlte, vorgekochte und mikrowellenfertige Gerichte, Päckchensuppen, -kuchen oder -desserts, Saucenwürfel, Instantkartoffelbrei sowie bratfertige Fischstäbchen sind nur einige der zeitsparenden Fertiggerichte, die sich mittlerweile sehr großer Beliebtheit erfreuen. Mit dem technischen Fortschritt hat sich auch die Qualität und Vielfalt des Angebots verbessert. Zwar sparen kochfertige Mahlzeiten Zeit, aber ihr Wert für eine gesunde Ernährung reicht häufig nicht an den von frisch zubereiteter Kost heran. Oft gehen schon bei der Herstellung durch Vorkochen Nährstoffe verloren. Das erneute Erhitzen bringt einen weiteren Vitaminverlust mit sich.

Darüber hinaus weisen Fertiggerichte einen hohen Zucker-, Salz- und Fettgehalt auf. Zwar gibt es immer mehr gesunde Gerichte, auch mit genauer Brennwertangabe – häufig zu erkennen an dem Zusatz light –, aber diese enthalten meist eine größere Menge künstlicher Zusätze wie z. B. Süßstoffe. Auf vielen Etiketten prangt zudem die Aufschrift „kochsalzarm", aber auch solche Lebensmittel weisen oft noch erhebliche Mengen Salz auf.

Was ist Junk food?

Junk food ist ein abwertender Begriff für Fast food, also alle Schnell- und Fertiggerichte – von Hamburgern über Dosenmenüs bis hin zu Instantdesserts. Die Meinungen hierüber gehen weit auseinander: Stufen die einen Junk food fast schon als giftig ein, so nehmen es die anderen kritiklos zu sich. Fest steht, daß es ungesund ist, sich ausschließlich durch Schnellgerichte zu ernähren, denn diesen fehlt es an Vitamin B_2 und C, Eisen, Folsäure und Ballaststoffen. Fett und Kochsalz stecken dagegen viel zu reichlich in den schnellen Gaumenfreuden. Wer aber trotzdem nicht auf Pommes, Currywurst & Co. verzichten möchte, sollte für eine ausgewogene Ernährung wenigstens zusätzlich Gemüse, Salat oder Obst zu sich nehmen.

Pro und kontra Fertiggericht

Ein Fertiggericht ist durchaus nützlich, besonders für Familien, deren Mitglieder zu verschiedenen Zeiten gern Unterschiedliches essen, oder für Menschen, die lange arbeiten. Es ist billiger als ein Essen im Restaurant oder Straßenverkauf, bequemer als Selbstkochen und spart den Abwasch.

Die gesunden Versionen der meisten Gerichte – ob Lasagne, Currygemüse oder mit Käse überbackener Blumenkohl – sind teurer als die Standardausführungen. Trotzdem können sie ihr Geld wert sein, denn sie enthalten weniger Fett mit gesättigten Fettsäuren. Die Ballaststoffmenge ist bei beiden Arten meistens nahezu gleich, ebenso der Natriumgehalt, der in den Light-Varianten manchmal sogar höher ausfällt. Leider hat die Bequemlichkeit ihren Preis, denn Fertiggerichte sind letztlich teurer als selbstgekochte Mahlzeiten. Und obwohl sie als komplette Menüs angepriesen werden, bieten sie selten ausreichend Gemüse oder ballaststoffhaltige Beilagen. Deshalb sollte man Fertiggerichte mit Gemüse sowie braunem Reis oder Vollkornbrot als Beilage ergänzen, um den Vitamin- und Ballaststoffbedarf zu decken.

Vorsicht, Krankheitserreger!

Wegen der Gefahr von LEBENSMITTELVERGIFTUNGEN, hauptsächlich verursacht durch Salmonellen und Listeriabakterien in vorgekochten und tiefgekühlten Waren, haben Hersteller und Händler ihre Sicherheitsvorkehrungen innerhalb der sogenannten Kühlkette verbessert. Auch die Verbraucher sollten bei der Lagerung und Zubereitung dieser Nahrungsmittel Vorsicht walten lassen, also: die Waren so schnell wie möglich nach Hause bringen und im Kühlschrank lagern, Verfallsdaten beachten, die Anweisungen für die Zubereitung genau befolgen und die Speisen vor dem Verzehr unbedingt vollständig durchgaren.

Fertignahrung für die Kleinen

Viele Fertiggerichte sind speziell für Kinder bestimmt. Die gerade bei den Jüngsten beliebten Fischstäbchen aus gehacktem Fisch sind meist mit Semmelbröseln überzogen und mit natürlichen Lebensmittelfarben gefärbt. Doch trotz der umfangreichen Behandlung liefern sie fast dieselben Nährstoffe wie Fischfilet und stellen eine brauchbare Versorgung der Kinder mit Fisch dar.

Fertige Puddingmischungen bieten eine praktische Möglichkeit, den Milchbedarf der Kinder zu decken, denn meist müssen sie mit Milch aufgegossen werden. In einem gewöhnli-

So wertet man einen Schnellimbiß auf: Fast food gesund ergänzen

Ein Hauptproblem am Fast food ist, daß es meist zuviel Fett, Salz und Zucker, aber zuwenig Ballaststoffe, Vitamine und Mineralstoffe enthält. Die Übersicht zeigt die Vor- und Nachteile der beliebtesten Schnellgerichte und gibt Anregungen, wie man durch eine weitere gesunde Mahlzeit das entstandene Ernährungsdefizit wieder ausgleicht.

Vorteile	**Nachteile**	**Die gesunde Ausgleichsmahlzeit**
BRATWURST MIT POMMES FRITES		
Diese Mahlzeit liefert ausreichend Vitamin B_6, B_{12}, Eiweiß und Kohlenhydrate, dazu noch etwas Vitamin B_1, Calcium, Phosphor, Mangan, Eisen sowie Kalium. 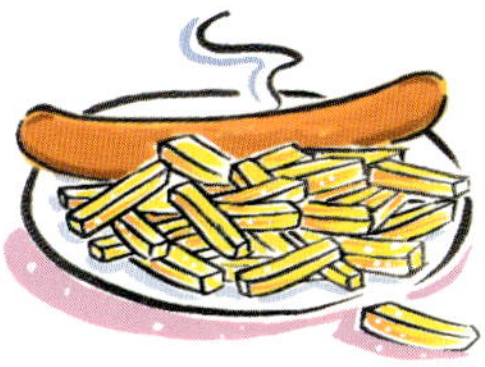	Sehr fettreich, aber arm an Ballaststoffen sowie den Vitaminen A, C und D, Folsäuren und Betacarotin. Je nach Portionsgröße deckt die Mahlzeit ein Drittel bis die Hälfte des täglichen Fettbedarfs ab.	Ein grüner Salat mit Tomaten, Zwiebeln und Schafskäse, der mit Olivenöl und Zitronensaft angemacht wird, ist energiearm, enthält dafür aber viel Vitamin C und E, Folsäure und Betacarotin.
SANDWICH MIT APFEL		
Der Nährwert hängt vom Brot sowie vom Belag ab. Thunfisch und Kopfsalat auf Vollkornbrot mit einem ungeschälten Apfel ist ein ausgewogener, ballaststoffreicher Imbiß. 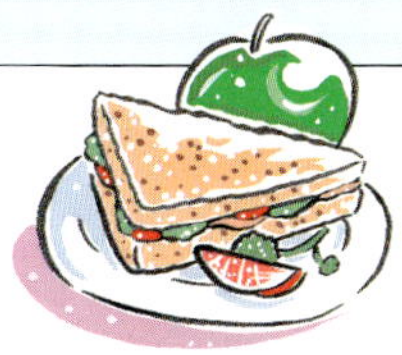	Hängt vom Brot und der Art des Belags ab: Ein gebuttertes Sandwich mit Krabben und Mayonnaise enthält dreimal soviel Fett wie das Thunfisch-Salat-Sandwich.	Geschmortes Rindfleisch mit Kartoffelbrei und Möhren liefert fehlendes Eiweiß und Betacarotin. Das Rindfleisch sorgt zudem für alle B-Vitamine, Eisen, Kalium und Zink.
PIZZA		
Ein Boden aus Vollkornmehl liefert mehr Ballaststoffe als gewöhnlicher Pizzateig; entscheidend ist der Belag: Käse und Tomaten liefern Eiweiß, Vitamin E, Calcium und Phosphor. 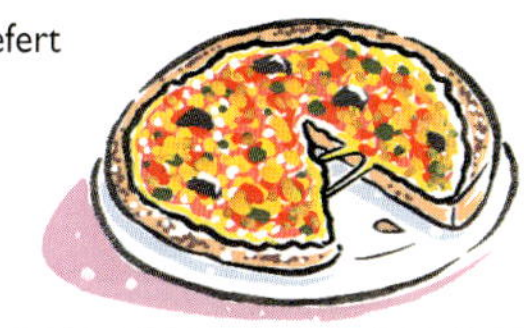	Oft sehr fetthaltig, dafür aber eiweißarm; häufig ist zuviel Salz enthalten. Wenn die Pizza mit Edelpilzkäse, Salami oder Schinken belegt wird, steigen Fett- und Salzgehalt noch weiter an.	Ein Hühnchen-Gemüse-Schmortopf: Das Geflügel liefert viel Eiweiß, die Möhren Betacarotin und Vitamin A, während andere Gemüsesorten für ausreichend Vitamin C und Ballaststoffe sorgen.
DÖNERKEBAB IM PITTABROT		
Enthält viel Eiweiß, Eisen und Zink, mit reichlich Salat in der Füllung außerdem Vitamin C, Folsäure und Betacarotin. 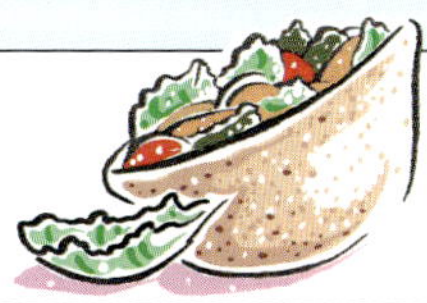	Fettreich bei billigem Lammfleisch. Wenig Ballaststoffe, Vitamin A, D, E und Folsäure; relativ hohes Risiko der Lebensmittelvergiftung.	Brauner Reis mit Hülsenfrüchten, Eier, Zwiebeln, Möhren und grüner Salat ergänzen Ballaststoffe und die Vitamine A, B_1, B_2, B_6, B_{12}, C, D und E.
HAMBURGER MIT POMMES FRITES UND MILCHSHAKE		
Enthält viel Eiweiß, Kohlenhydrate und – durch das Milchmixgetränk – auch reichlich Calcium, außerdem Vitamin A, B_2, B_{12} und Phosphor. 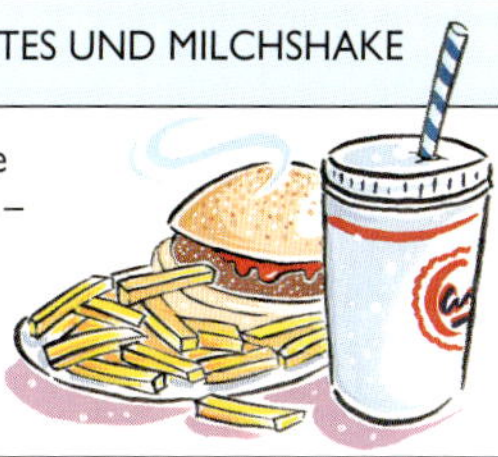	Enthält meist zuviel Fett und Cholesterin, Salz und möglicherweise auch künstliche Farb- und Geschmacksstoffe, aber zuwenig Ballaststoffe und Vitamin C.	Vollkornnudelsalat mit einer Auswahl an gemischtem rohem oder leicht gedämpftem Gemüse, um Ballaststoffe, Vitamin C und Betacarotin zu ergänzen.
FERTIGGERICHT MIT CURRYHÜHNCHEN UND REIS		
Solche und ähnliche Fertigmahlzeiten sind reich an Eiweiß und Kohlenhydraten; sie enthalten außerdem meist viel B-Vitamine, Phosphor und Zink. 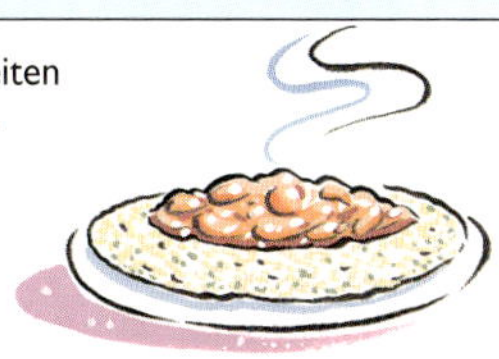	Fertigmenüs enthalten häufig zuviel Fett und Salz, dafür jedoch in der Regel zuwenig Vitamin C und Ballaststoffe.	Ein Kräuteromelett mit Vollkornbrot, Tomaten und Kressesalat ergänzt Ballaststoffe, Betacarotin, Vitamin A, C, D und die B-Vitamine.

chen Päckchen Pudding oder Instantdessert stecken allerdings neben reichlich Zucker und Fett auch noch eine ganze Menge der unterschiedlichsten Lebensmittelzusatzstoffe – Vitamine in nennenswerten Mengen sucht man auf diesen Zutatenlisten jedoch vergebens.

Bleibt also festzuhalten, daß Joghurt und frisches Obst genauso leckere, aber doch um einiges gesündere Desserts sind.

Die Sache mit den Zusätzen

Instantpäckchensuppen haben mit selbstgemachten Suppen wenig gemeinsam, setzen sie sich doch aus einer Mischung verschiedenster Bestandteile zusammen. Unter Umständen hält der meist mit Wasser zubereitete Inhalt in gewissem Umfang, was die Packung geschmacklich verspricht (z. B. Tomatensuppe), doch viele der Zutaten – wie Emulgatoren, Stabilisatoren, Geschmacksverstärker und Farbstoffe – dürften wohl kaum in einer hausgemachten Suppe zu finden sein.

Das Mißtrauen gegenüber Zusatzstoffen mag durchaus angebracht sein, aber sie haben auch ihre Vorteile. Sie verhindern, daß Nahrungsmittel frühzeitig verderben, und sie verbessern Geschmack, Konsistenz und Farbe der Speisen. Alle Zusatzstoffe unterliegen einer strengen Kontrolle, so daß allergische Reaktionen laut Expertenaussagen nicht viel häufiger auftreten als Allergien gegenüber alltäglichen Nahrungsmitteln wie z. B. Eiern, Milch oder Nüssen.

FAST FOOD

Unter Fast food versteht man jede verzehrfertige Speise zum Mitnehmen, seien es warme Mahlzeiten wie ein Hamburger, Pommes frites, Spaghetti oder ein kalter Imbiß, der beispielsweise aus einem Sandwich mit Geflügelsalat und einem süßen Gebäck bestehen kann.

Fast food wird heute in größerer Vielfalt und in besserer Qualität angeboten als noch vor 10 Jahren. Trotzdem nimmt man mit einem typischen Fastfood-Menü wie z. B. einem Cheeseburger mit Pommes frites, einer Apfeltasche und einer großen Cola immerhin rund 5040 kJ (etwa 1200 kcal) zu sich. Das ist bereits die Hälfte der empfohlenen täglichen Energieaufnahme für ein 9- bis 11jähriges Kind. Die meiste Energie stammt außerdem aus minderwertigem Fett und Zucker. Schon das Colagetränk allein enthält neben Koffein und Farbstoff mehr als 12 TL Zucker. Eine solche Mahlzeit liefert zwar verhältnismäßig viel Energie, aber kaum Vitamine und Ballaststoffe. Eine allein auf Fast food ausgerichtete Kost würde den Körper also mit viel minderwertigem Fett und ballaststoffarmen Kohlenhydraten überfrachten: nicht gerade ein Rezept für gesunde Ernährung.

Ein Wachstumsmarkt

Die Fast-food-Industrie boomt: Die weltweit größte Hamburger-Kette fertigt rund um den Globus jede Minute mindestens 13 000 Kunden ab, 130 Millionen in der Woche. Im Grund keine Überraschung, denn Fast food ist erschwinglich und bequem. Die Hersteller wenden sich an alle Altersgruppen und bieten zumeist auch spezielle Kindermenüs an. Eine Untersuchung ergab, daß über 40 % der 16- bis 18jährigen mindestens einmal in der Woche an die Schnelltheke gehen. Ganz besonders beliebt: Hamburger mit Pommes frites.

Solche Eßgewohnheiten können sich nachteilig auf die Gesundheit auswirken. Bei wem jedoch wie bei den meisten Menschen Fast-food-Gerichte nur hin und wieder auf dem Speiseplan stehen, der braucht in diesem Punkt kein schlechtes Gewissen zu haben.

Was ist ungesund am Fast food?

Problematisch am Fast food ist, daß dabei frisches Obst und Gemüse weitgehend fehlen. Die meisten Gerichte sind überreich an Fett, Salz und Zucker, dafür arm an Ballaststoffen. Die Folgen bei zu häufigem Fast-food-Genuß sind also zwangsläufig FETTLEIBIGKEIT und die damit zusammenhängenden Beschwerden wie beispielsweise Herz-Kreislauf-Erkrankungen oder Stoffwechselstörungen.

Fast food aus der eigenen Küche
Für die Zubereitung vieler leckerer Gerichte braucht man nicht mehr Zeit, als wenn man sich ein Fertiggericht warm macht oder zur Pizzeria um die Ecke geht.

Ein Salat aus Tomaten, Avocados und Mozzarella, serviert mit warmem Brot, ist gesund und schmeckt.

Werten Sie doch einmal Bohnen aus der Dose mit Thunfisch, frischen Zwiebeln und Brot auf.

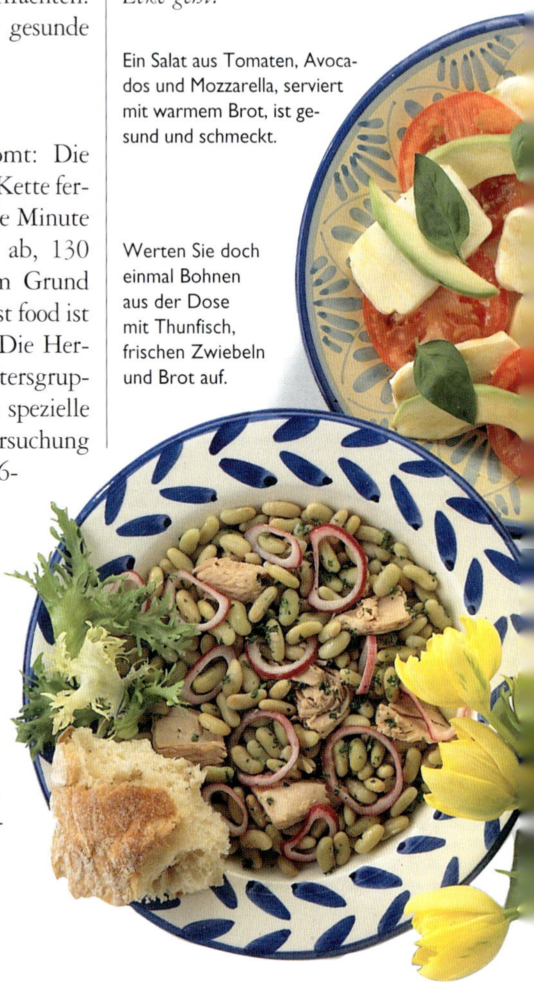

Noch ein Problem: Schnellgerichte können lange im voraus zubereitet und warm gehalten werden. Das erhöht die Gefahr von Bakterienbefall und damit die einer Lebensmittelvergiftung.

Die Qualität wird besser

Während abgepackte Nahrungsmittel eine ausführliche Kennzeichnung aufzuweisen haben, müssen die Fast-food-Hersteller ihre Zutaten oder Mengen nicht eigens auflisten. Manche Schnellrestaurantketten händigen allerdings auf Anfrage Informationsblätter aus. Die Qualität von Fast food wurde den Konsumentenwünschen angepaßt. Viele Produzenten haben dem gewachsenen Gesundheitsbewußtsein Rechnung getragen und den Fett- und Salzgehalt ihrer Erzeugnisse reduziert. Einige von ihnen haben tierische Fette durch Pflanzenöl ersetzt. In solchem Öl zubereitete Pommes frites sind nicht von vornherein ungesund; vielmehr sind sie eine gute Quelle für Kalium und Vitamin E.

Es gibt noch ein paar Möglichkeiten, die Nachteile der schnellen Mahlzeiten zu verringern: So enthalten dicke Pommes frites weniger Fett als dünne oder wellenförmige, da sie im Verhältnis zu ihrem Gewicht eine kleinere Oberfläche aufweisen, über die sie beim Backen Fett aufnehmen. Auch Brathähnchen verlieren viel von ihrem Fett, wenn man die Kruste entfernt. Schließlich ist Pizza gesünder als das übliche Fast food, da sie weniger Fett und mehr Ballaststoffe enthält; eine weitere, relativ gesunde Alternative bietet ein Dönerkebab im Pittabrot.

GESÜNDER BESTELLEN IM SCHNELLRESTAURANT

Wenn man unter dem Fast-food-Angebot sinnvoll auswählt, kann man sich durchaus eine relativ ausgewogene Mahlzeit zusammenstellen, bei der die ungesunden Zutaten auf ein Minimum beschränkt sind.

- Einfachen Hamburger statt aufwendigen Riesenburger bestellen.
- Auf die Mayonnaise, den geschmolzenen Käse und das Ketchup verzichten, so spart man bereits eine Menge unnötiger Energiezufuhr.
- Statt Milchshakes Milch oder kalorienarme Getränke bestellen.
- Sich mit einer kleinen Portion Pommes frites begnügen.
- Sich nicht zu unnötig großen Portionen verleiten lassen.

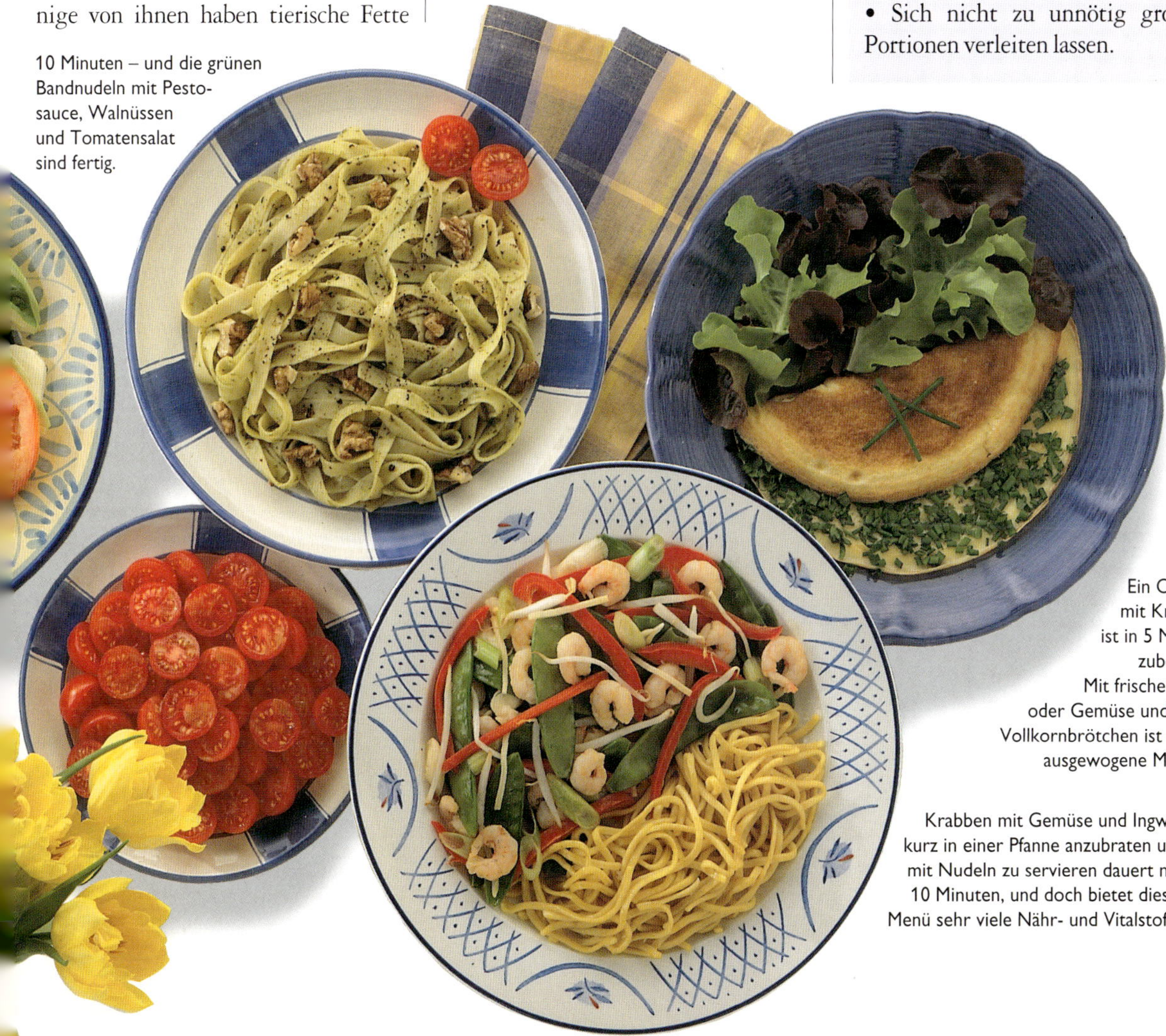

10 Minuten – und die grünen Bandnudeln mit Pestosauce, Walnüssen und Tomatensalat sind fertig.

Ein Omelett mit Kräutern ist in 5 Minuten zubereitet. Mit frischem Salat oder Gemüse und einem Vollkornbrötchen ist es eine ausgewogene Mahlzeit.

Krabben mit Gemüse und Ingwer kurz in einer Pfanne anzubraten und mit Nudeln zu servieren dauert nur 10 Minuten, und doch bietet dieses Menü sehr viele Nähr- und Vitalstoffe.

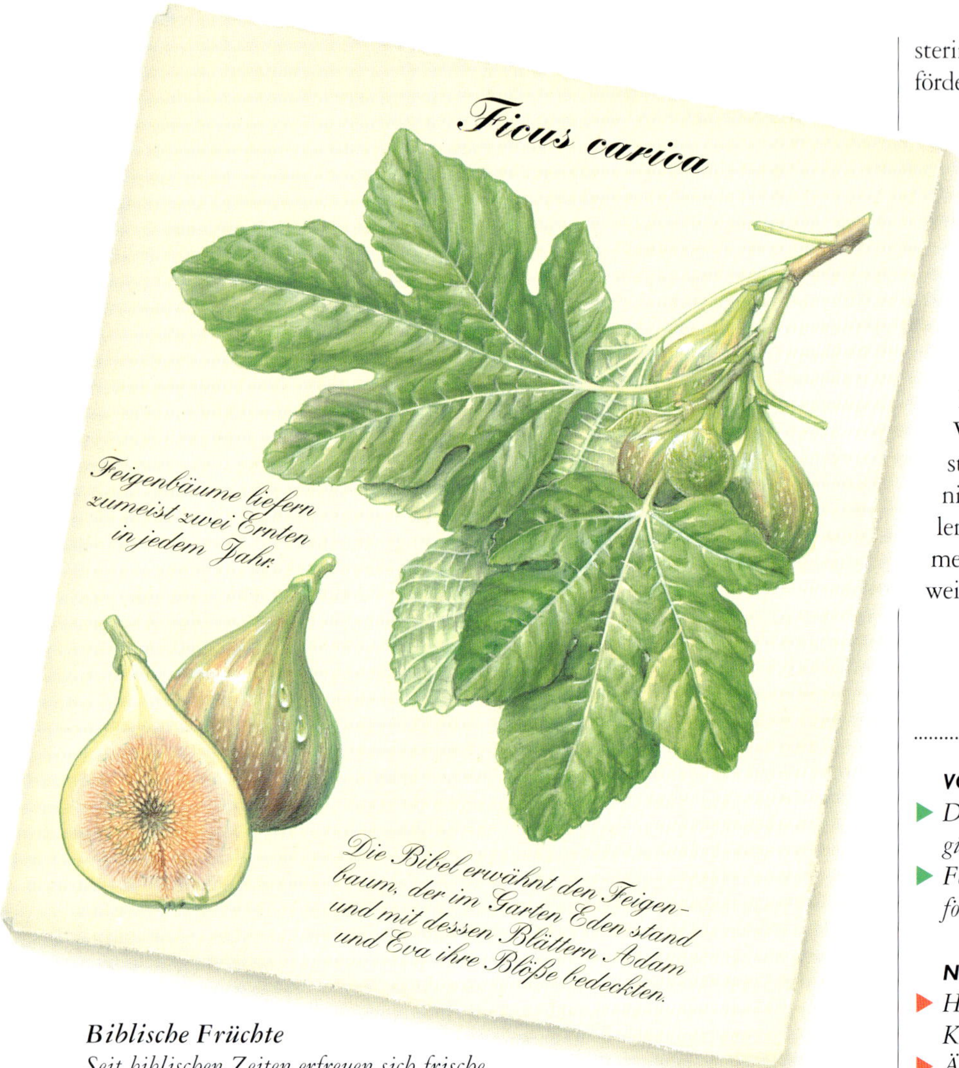
Ficus carica
Feigenbäume liefern zumeist zwei Ernten in jedem Jahr.
Die Bibel erwähnt den Feigenbaum, der im Garten Eden stand und mit dessen Blättern Adam und Eva ihre Blöße bedeckten.

Biblische Früchte
Seit biblischen Zeiten erfreuen sich frische und getrocknete Feigen rund ums Mittelmeer großer Beliebtheit.

FEIGEN

VORTEILE

- *Helfen getrocknet gegen Verstopfung*
- *Enthalten reichlich Kalium*

NACHTEILE

- *Begünstigen getrocknet Zahnfäule*
- *Sind getrocknet häufig von giftigen Schimmelpilzen befallen*

Frische Feigen sind sehr druckempfindlich und eignen sich nicht gut zum Transport. Deshalb werden sie zu 90 % von den südeuropäischen Herkunftsländern in getrockneter Form exportiert. Frisch sind sie daher auf unseren Märkten selten zu finden. Wegen ihres verringerten Wassergehalts liefern getrocknete Feigen bei gleichem Gewicht sechsmal soviel Energie wie frische. Durch die Trocknung konzentrieren sich aber auch Nährstoffe, weshalb vor allem Trockenfeigen eine gute Kaliumquelle sind – ein bewährtes Mittel zur Regulierung des Blutdrucks.

Getrocknete Feigen enthalten zudem Pektin, eine wasserlösliche Fasersubstanz, die den Körper beim Cholesterinabbau unterstützt. Außerdem fördert Pektin als Ballaststoff den Nahrungstransport durch den Darm und verhindert auf diese Weise VERSTOPFUNG. Feigensirup – mit einem Zusatz von Sennesblättern versehen – wurde lange als Abführmittel geschätzt.

Weil Feigen in getrocknetem Zustand aber auch viel Zucker enthalten, können sie bei zu häufigem Verzehr Zahnfäule (Karies) begünstigen. Und sie werden leider gar nicht so selten von Schimmel befallen, enthalten also eventuell Schimmelpilzgifte wie z. B. die möglicherweise krebsauslösenden Aflatoxine.

FENCHEL

VORTEILE

- *Durch geringen Energiegehalt günstig bei Übergewicht*
- *Fenchelsamen sind verdauungsfördernd und beugen Koliken vor*

NACHTEILE

- *Hoher Nitratgehalt kann vor allem Kindern gefährlich werden*
- *Ätherisches Öl des Fenchels kann in seltenen Fällen Erbrechen, Krämpfe und Atembeschwerden auslösen*

Für Gaumenfreuden wird nicht der wildwachsende Echte Fenchel, sondern der Gartenfenchel bevorzugt. Man unterscheidet bei diesem Kulturfenchel zwischen dem Gemüsefenchel, dessen verdickte Blattscheiden als Gemüse oder Salat geschätzt werden, und dem Gewürzfenchel, dessen Samen man zum Würzen und zur Teebereitung verwendet.

Gemüsefenchelknollen sind in der Konsistenz knackig und im Geschmack mild, weisen dabei jedoch ein unverwechselbares Eigenaroma auf.

Man ißt sie meist roh als Salat, sie schmecken aber auch gekocht oder geschmort sehr gut.

Fenchel enthält die Vitamin-A-Vorstufe Betacarotin sowie die für die Blutbildung benötigte Folsäure. Mit nur rund 50 kJ (12 kcal) pro 100 g ist Fenchel eine äußerst energiearme, leckere Salatzutat – leider ist er häufig mit Nitratrückständen belastet.

Fenchelsamen

Die aromatischen Samen des Fenchels gehören zu den ältesten Gewürzen überhaupt. In der Volksmedizin bereitet man daraus seit jeher überall auf der Welt Tee, der bei verschiedenen Verdauungsproblemen von BLÄHUNGEN bis zu KOLIKEN und VERSTOPFUNG hilft. Fenchelextrakt ist als Wirkstoff in manchen Medikamenten gegen Koliken im Kindesalter enthalten. Abgekühlter, nicht zu stark zubereiteter Fencheltee leistet die gleichen Dienste.

Fencheltee hat ein erfrischendes Anisaroma und schadet auch nicht, wenn er in großen Mengen getrunken wird. Allerdings fördert Fenchelsaat die Menstruation, so daß Schwangere auf Tee aus Fenchelsamen verzichten sollten, um keine Blutungen auszulösen. Bei empfindlichen Menschen können die ätherischen Öle des Fenchels Übelkeit, Krämpfe und sogar Atembeschwerden auslösen.

EIN URALTES HEILMITTEL: FENCHELSAMEN

In Indien kaut man geröstete Fenchelsaat nach den Mahlzeiten, um schlechtem Atem vorzubeugen und die Verdauung zu fördern. Im antiken Griechenland und Rom wurden die Samen zur Vorbeugung von Fettleibigkeit gegessen. Schon seit dem altgriechischen Arzt Hippokrates, der vor mehr als 2000 Jahren wirkte, empfehlen naturheilkundige Ärzte stillenden Müttern Fencheltee (nur 1 Tasse pro Tag), um den Milchfluß anzuregen.

Nicht nur ein Gemüse *Alle Teile des Fenchels sind vielseitig in der Küche verwertbar, Fenchelsamen werden sogar als Gewürz und Heilmittel verwendet.*

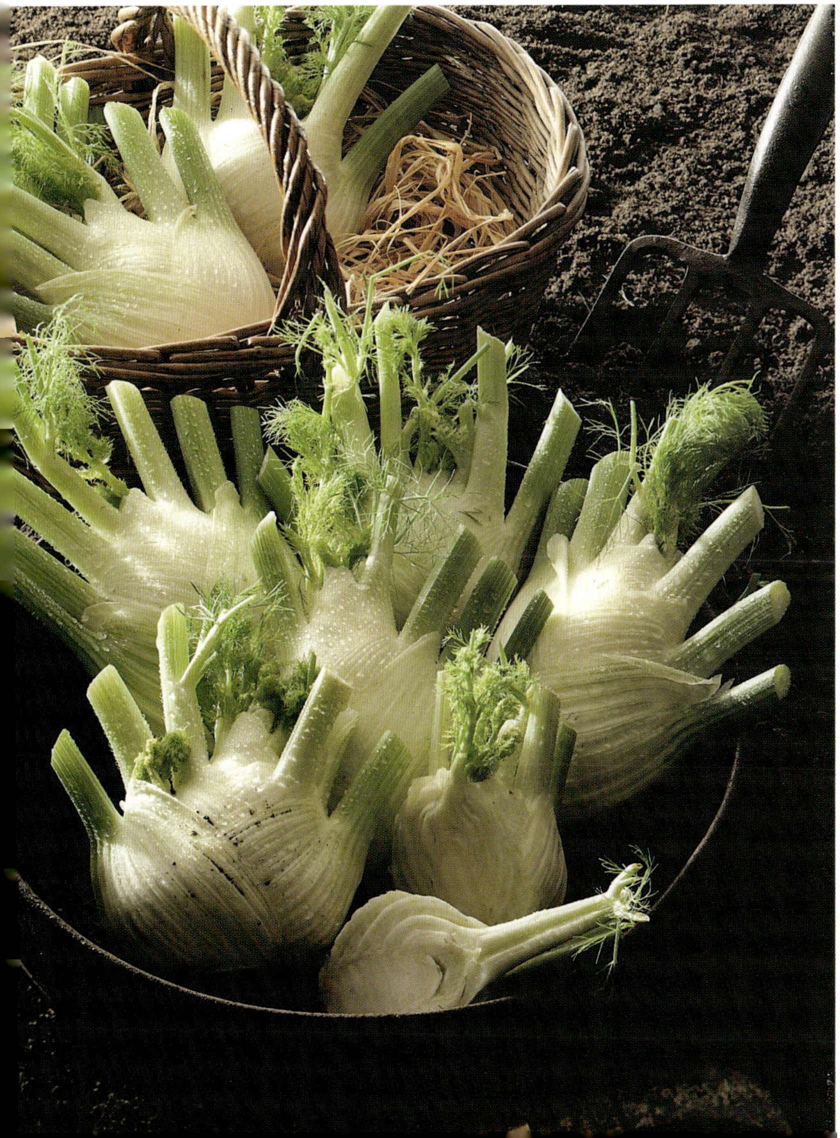

FERTIGGERICHTE UND FAST FOOD

Fertiggerichte oder ein zeitsparender Imbiß im Schnellrestaurant sind beliebt, bergen aber die Gefahr einer unausgewogenen Ernährung in sich. Siehe SCHNELLES ESSEN FÜR EILIGE: FAST FOOD, S. 104.

FETTE

Fette machen keineswegs nur dick, sondern sie liefern dem Körper neben Energie auch wertvolle Vitamine und Ausgangsstoffe für einen gesunden Stoffwechsel. Siehe OFT VERTEUFELT UND DOCH WICHTIG: FETTE, S. 110.

Oft verteufelt und doch wichtig: Fette

Die Rolle der Fette bei der Ernährung löst immer wieder heftige Diskussionen aus. Einerseits nehmen viele Menschen zuviel Fett zu sich, andererseits sind bestimmte Fette für die Gesundheit unentbehrlich.

Nahrungsfette sind die konzentriertesten Energielieferanten: 1 g Fett ergibt etwa 38 kJ (9 kcal), die gleiche Menge Kohlenhydrate oder Eiweiß lediglich rund 17 kJ (4 kcal). Die Energie aus Kohlenhydraten ist für den Körper jedoch schneller verfügbar.

Die Nahrung wird durch Fette geschmackvoller, denn sie verleihen ihr eine geschmeidige Beschaffenheit, und bestimmte Bestandteile tragen zur Verstärkung von Geruch und Geschmack bei. Einige Fette spielen zudem eine wesentliche Rolle für das kindliche Wachstum, eine gesunde Entwicklung und die Regulierung des Stoffwechsels.

VORTEILE

- *Haben den höchsten Brennwert aller Nährstoffe: gehaltvollste Energielieferanten*
- *Träger der fettlöslichen Vitamine A, D, E und K*
- *Liefern essentielle Fettsäuren für eine gesunde Haut und zur Steuerung wichtiger Stoffwechselfunktionen*
- *Bewirken, daß viele Speisen ihren typischen, angenehmen Geschmack entfalten*

NACHTEILE

- *Reichlicher Verzehr gesättigter Fette vergrößert die Gefahr von Herzerkrankungen*
- *Fettreiche Nahrung kann dick machen und das Risiko von Brust-, Darm- und Bauchspeicheldrüsenkrebs erhöhen*

Etwa 25 % der Energie aus Nahrungsmitteln sollte aus Fetten stammen. Untersuchungen ergaben jedoch, daß in den westlichen Industrieländern der Fettanteil in der täglichen Ernährung 40 % und teilweise mehr beträgt. Rund die Hälfte stammt dabei aus sichtbaren Fetten wie z. B. Ölen, Butter oder Margarine und Fleischfett. Die andere Hälfte, das versteckte Fett, befindet sich in Nahrungsmitteln wie Käse, Milch, Backwaren, Süßigkeiten und Nüssen. Wegen der hohen Energiezufuhr führt eine fettreiche Ernährung, vor allem bei gleichzeitigem Bewegungsmangel, häufig zu Fettleibigkeit. Diese wiederum begünstigt – wie auch gewisse Fettsorten selbst – Krankheiten, wie beispielsweise Arterienverkalkung, Herzerkrankungen und offensichtlich manche Arten von Krebs.

Fette wirken vielseitig

Der Genuß von zuviel Fett und Öl birgt in jedem Fall Risiken. Diese Energieträger jedoch ganz vom Speisezettel zu streichen bedeutet, dem Körper wertvolle Stoffe vorzuenthalten. Fette aus vollfetten Milchprodukten und fettem Fisch, Fischtran und Pflanzenölen liefern u. a. die fettlöslichen Vitamine A, D, E und K und sind auch für deren Aufnahme im Körper erforderlich. Der Mensch benötigt pro Tag mindestens 30 g Fett, um diese fettlöslichen Vitamine und das Betacarotin über den Darm aufzunehmen. Betacarotin wandelt der Körper teilweise in Vitamin A um. Es ist in großen Mengen in dunkelgrünem Blattgemüse und in gelbem bzw. orangefarbenem Obst und Gemüse (z. B. in Aprikosen, Mangos und Möhren) enthalten.

Erwachsene können ihre Fettaufnahme beträchtlich reduzieren, bei Kindern unter 5 Jahren dagegen sollte man vorsichtig vorgehen. Sie brauchen eine große Auswahl verschiedener Fettquellen, um den für ein gesundes Wachstum notwendigen Bedarf an Energie, Vitaminen und essentiellen Fettsäuren sicherzustellen.

Fette bestehen im wesentlichen aus gesättigten oder ungesättigten Fettsäuren. Fette mit viel gesättigten Fettsäuren, wie z. B. Butter oder Speck, sind bei Raumtemperatur normalerweise fest. Die für den Menschen wertvolleren Fette enthalten hingegen vorwiegend ungesättigte Fettsäuren und sind, wie Pflanzenöle beispielsweise, meist flüssig. Bei den ungesättigten Fettsäuren unterscheidet man außerdem zwischen einfach und mehrfach ungesättigten Fettsäuren, wobei die mehrfach ungesättigten noch wichtiger für die Gesundheit sind.

Die essentiellen Fettsäuren

Gesättigte und einfach ungesättigte Fettsäuren vermag der Körper aus verschiedenen Nährstoffen selbst herzustellen, so daß sie als Nahrungsbestandteil nicht unbedingt nötig sind. Anders bei bestimmten mehrfach ungesättigten Fettsäuren, den essentiellen, also unentbehrlichen Fettsäuren: sie müssen immer über die Nahrung aufgenommen werden.

Die essentiellen, mehrfach ungesättigten Fettsäuren trennt die Wissenschaft wiederum in zwei Fettgruppen: die Omega-6-Gruppe auf der Basis von

DER STAMMBAUM DER FETTE

Fette und Öle bestehen aus verschiedenen chemischen Verbindungen, die im Körper auf mannigfache Weise wirken. Wichtigster Bestandteil aller Fette sind Fettsäuren, von denen man gesättigte und ungesättigte unterscheidet. Die ungesättigten lassen sich in einfach und mehrfach ungesättigte Fettsäuren gliedern. Mehrfach ungesättigte Fettsäuren sind abermals in zwei Gruppen unterteilt, während Transfettsäuren eine Sonderstellung einnehmen.

DIE FETTSÄUREN UNSERER NAHRUNGSFETTE

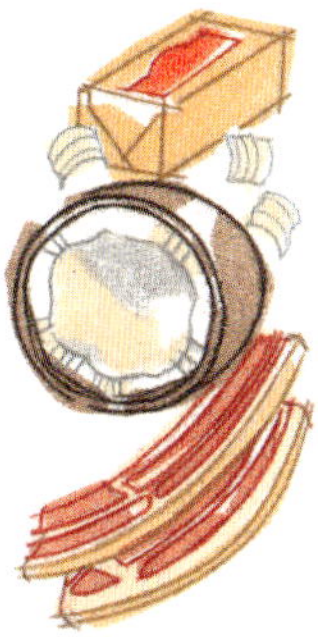

Gesättigte Fettsäuren
Butter, Hartkäse, Palm- und Kokosnußöl, viele Bratfette sowie fettes Fleisch enthalten einen hohen Anteil Fett aus gesättigten Fettsäuren.

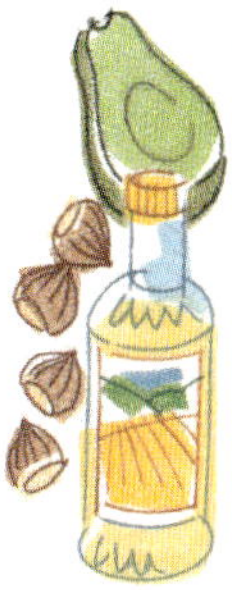

Einfach ungesättigte Fettsäuren
Die ergiebigsten Quellen dafür sind Oliven- und Rapsöl sowie Avocados, Nüsse und Samen. Oliven- bzw. Rapsöl und bestimmte Nüsse enthalten zudem wichtige mehrfach ungesättigte Fettsäuren.

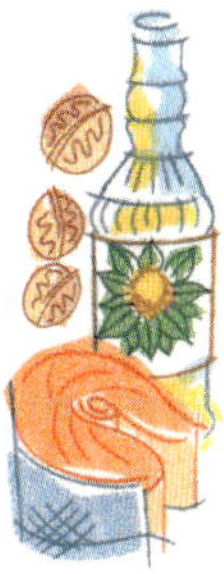

Mehrfach ungesättigte Fettsäuren
Sie finden sich u.a. in Nüssen, in den meisten Pflanzenölen, in vielen fettreichen Fischarten und deren Tran. Diese Lebensmittel enthalten oft auch die essentiellen Fettsäuren, die man wiederum in zwei Gruppen unterteilt:

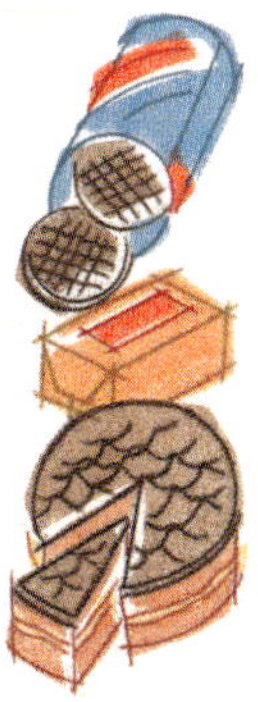

Transfettsäuren
Transfettsäuren sind Kunstprodukte. Sie stecken vor allem in hydrierten Ölen, wie z.B. in Margarine und Fetten, die gegen das Ranzigwerden industriell gehärtet wurden. Sie tauchen auch in Keksen, Pasteten, Kuchen und Kartoffelchips auf, die mit solchen Fetten zubereitet werden.

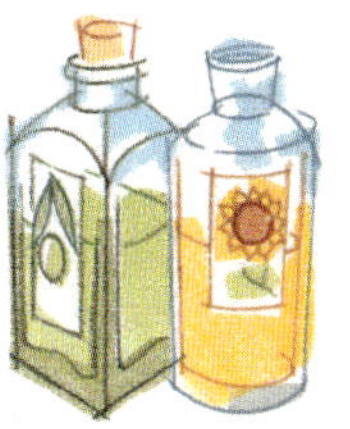

Omega-6-Fettsäuren (aus Linolsäure)
Gute Quellen hierfür sind u.a. Sonnenblumen- und Olivenöl.

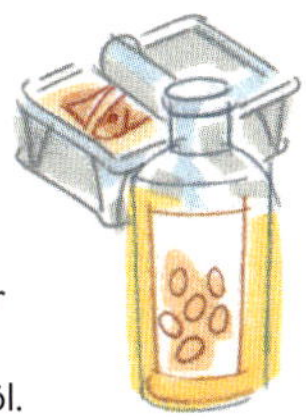

Omega-3-Fettsäuren (aus Linolensäure)
Sind sehr reichlich in Sojabohnen- und Rapsöl, Walnüssen sowie Fettfischen wie z.B. Sardinen, Makrelen und Lachs enthalten.

Chemie der Fette *Fette bestehen aus Glycerin und Fettsäuren. Der Kohlenstoff-, Sauerstoff- und Wasserstoffgehalt schwankt je nach Fettsäureart: gesättigte Fettsäuren weisen die maximale Sauerstoffmenge auf, ungesättigte eine geringere.*

Linolsäure, die man in pflanzlichen Ölen wie Oliven- oder Sonnenblumenöl findet, und die Omega-3-Gruppe aus Linolensäure, enthalten in Sojabohnen- und Rapsöl, in Walnüssen und fetten Fischen wie Heringen, Makrelen und Lachs.

Die Omega-3- und Omega-6-Fettsäuren werden als Bausteine aller Körperzellen benötigt; außerdem stellt der Körper aus ihnen hormonähnliche Stoffe (Eikosanoide) her, die eine ganze Reihe von Körperfunktionen steuern. Ein Mangel an Omega-6-Fettsäuren kommt manchmal bei Kleinkindern vor, die mit Magermilch gefüttert werden, und bei Patienten mit einer gestörten Fettverarbeitung. Fehlen diese Fettsäuren, kann es zu vermindertem Wachstum, Hautproblemen, Blutgerinnseln und Störungen im Immunsystem kommen.

Omega-3-Fettsäuren benötigt der Körper in geringeren Mengen: 1–2 g pro Tag sind ausreichend. Das entspricht z.B. 100 g Hering oder 1 EL Rapsöl. In der frühkindlichen Entwicklung dienen diese Fettsäuren als Bauelemente des Gehirns und der Netzhaut. Sie wirken entzündungshemmend, verhindern die Entstehung von Blutgerinnseln und helfen bei der Behandlung von Herzerkrankungen, ARTHRITIS und SCHUPPENFLECHTE.

Man sollte versuchen, den Anteil an Omega-3-Fettsäuren in der Nahrung zu steigern, den der Omega-6-Fettsäuren dagegen zu senken. Denn zur Zeit beträgt das Verhältnis von Omega-6-Fettsäuren zu Omega-3-Fettsäuren etwa 8:1, während Ärzte und Wissenschaftler davon ausgehen, daß dieses Verhältnis bei etwa 5:1 liegen sollte, um ein gesundheitliches Risiko durch zuviel Omega-6-Fettsäuren sicher auszuschließen.

Schädliche Fette reduzieren

Medizinische Forschungen und viele Bevölkerungsstudien untermauern die Theorie, daß ein zu reichlicher Genuß von gesättigten Fetten, dem natürlichen Bestandteil von Fleisch und Milchprodukten, den Cholesterinspiegel im Blut und damit die Gefahr von Erkrankungen der Herzkranzgefäße erhöht. Bei der industriellen Härtung von Ölen, mit dem Ziel, eine feste Konsistenz bei Raumtemperatur zu erreichen (z. B. bei gehärteter Margarine), verwandeln sich ungesättigte in gesättigte Fettsäuren. Bei der Teilhydrierung (u. a. bei weicher Margarine) können sich ungesättigte Fettsäuren in Transfettsäuren verwandeln, die im Körper nicht natürlich und in Nahrungsmitteln nur selten vorkommen. Fette aus Transfettsäuren werden ebenfalls verdächtigt, Herzerkrankungen zu begünstigen. Gesättigte Fette sollten in keinem Fall mehr als 10% der täglichen Energieaufnahme ausmachen.

Ersetzt man gesättigte Fette durch einfach oder mehrfach ungesättigte Fette (z. B. Oliven- oder Sonnenblumenöl), sinkt der Cholesterinspiegel. Die ungesättigten Fette liefern auch Vitamin E, das vor Herzkrankheiten und Arteriosklerose schützt.

Fischtran scheint vor Brust-, Darm- und Bauchspeicheldrüsenkrebs zu schützen. Er enthält mehrfach ungesättigte Omega-3-Fettsäuren, die sich in Tierexperimenten hemmend auf das Tumorwachstum ausgewirkt haben. Untersuchungen am Menschen bestätigen die Schutzwirkung von Fischtran gegen Dickdarmkrebs. Fischölkapseln sollten aber nur zusammen mit Vitamin E eingenommen werden.

Um die schädlichen gesättigten Fette zu reduzieren, empfiehlt es sich, Butter dünn aufs Brot zu streichen oder durch einen fettarmen Aufstrich bzw. ungehärtete Margarine zu ersetzen. Auch entrahmte Milch kann statt Vollmilch verwendet werden (allerdings nicht bei Kindern!). Man sollte außerdem häufig Nüsse und fettreichen Fisch essen, mageres statt fettes Fleisch wählen, überflüssiges Fett wegschneiden und Fleisch schmoren bzw. grillen, statt es zu braten. Tierische oder gehärtete Fette sollten durch Pflanzenöle ersetzt werden. Lebensmitteletiketten studiert man besser genau, denn manche Hersteller von Fertiggerichten führen die Anteile von gesättigten, ungesättigten und mehrfach ungesättigten Fetten auf.

WOHER STAMMT DAS FETT, DAS MAN TÄGLICH ZU SICH NIMMT?

Ein Gang durch einen x-beliebigen Supermarkt in Mitteleuropa zeigt die Schwäche der hier üblichen Ernährung – ein Überangebot an fetthaltigen Lebensmitteln, von Fleisch über Wurst und Käse bis hin zu einer Vielzahl verlockender Süßigkeiten. Kein Wunder, daß der Fettkonsum in Mitteleuropa so hoch ist. Die Grafik demonstriert, daß Produkte mit weniger wertvollen Fetten, wie z. B. Fleisch und Milchprodukte, klar überwiegen.

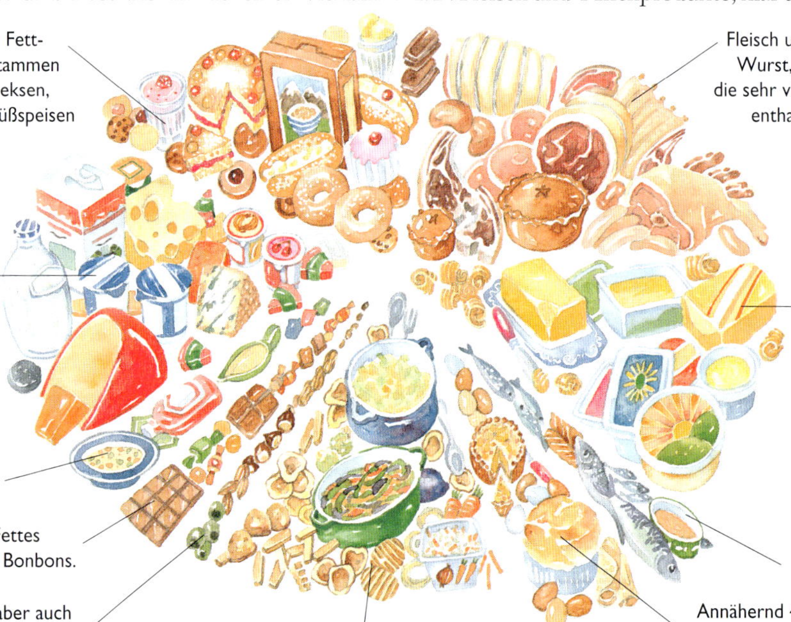
Gut 19% des gesamten Fettkonsums hierzulande stammen aus Kuchen, Gebäck, Keksen, Pudding und anderen Süßspeisen sowie Eiscreme.
Milch, Käse und viele andere Milchprodukte wie z. B. Joghurt oder Quark liefern etwa 15% der täglich verzehrten Fettmenge.
Rund 3% des Fettes stammen aus Suppen, Saucen, Salatdressings und Tomatenketchup.
Immerhin gut 3% des Fettes liefern Schokolade und Bonbons.
Ölfrüchte wie Oliven, aber auch Nüsse spielen nur zu etwa 1% eine Rolle als Fettlieferanten.
Eintöpfe und Gemüsegerichte, vor allem aber Knabberartikel machen gut 11% am gesamten Fettkonsum aus.
Fleisch und Fleischprodukte wie Wurst, Pastete oder Schinken, die sehr viel gesättigte Fettsäuren enthalten, machen rund 24% des täglichen Fettverbrauchs aus.
Streichfette wie Butter oder verschiedene Margarinearten tragen zu gut 17% zum Fettkonsum bei.
Die gesunden Fette von Fischen und Fischgerichten machen nur etwa 3% des Gesamtverbrauchs aus.
Annähernd 4% des Fettes stammen aus Eiern und Eierspeisen wie z. B. Omelette, Quiches und Soufflés.

FETTKONSUM IN OST UND WEST – DREI UNTERSCHIEDLICHE ERNÄHRUNGSWEISEN

Bei der Fahndung nach den Ursachen für die zahlreichen HERZERKRANKUNGEN in den westlichen Industrienationen untersuchen Wissenschaftler auch die Eßgewohnheiten anderer Kulturen, die sich von den mitteleuropäischen deutlich unterscheiden.

Japanische Kost

Es ist kein Zufall, daß bei Japanern, in deren Ernährung Fett lediglich 25 % ausmacht, Herzerkrankungen selten sind (in Mitteleuropa liegt der Fettanteil in der Nahrung bei 40–45 %). Gleichzeitig fällt auf, daß in Japan traditionellerweise sehr viel Fettfische verzehrt werden, die reichlich Omega-3-Fettsäuren enthalten. Im Durchschnitt essen Japaner 100 g Fisch pro Tag, doch Grundnahrungsmittel ist der Reis.

Wie im Westen ißt man auch in Japan dreimal am Tag. Ein traditionelles Frühstück besteht aus Reis

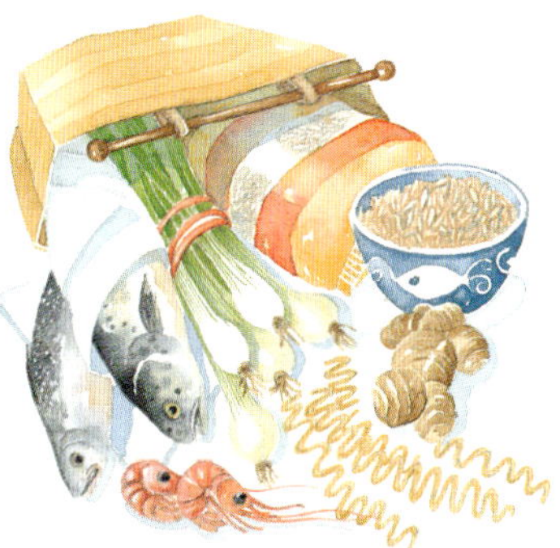

und einer Misosuppe mit Algen, Tofu oder Lauch und etwas gegrilltem Fisch als Beilage; ein typisches Mittagessen setzt sich aus Huhn und Gemüse zusammen, das mit Eiern in einer Brühe gekocht und auf Reis serviert wird. Die wichtigste Mahlzeit des Tages ist das Abendessen, zu dem sich die ganze Familie versammelt. Dann gibt es gegrillten Fisch, ein Fleischgericht, Kartoffeln mit gekochtem Gemüse, eine Suppe aus Miso – einer Sojapaste – und Reis.

Essen rund ums Mittelmeer

Grundnahrungsmittel in den Mittelmeerländern sind Reis, Brot, Kartoffeln, Nudeln und Getreide, dazu gibt es reichlich Gemüse.

Eine wichtige Grundzutat ist das Olivenöl, das in Salatdressings und Tunken genauso auftaucht wie in Nudelsaucen. Hochwertiges Fett liefern

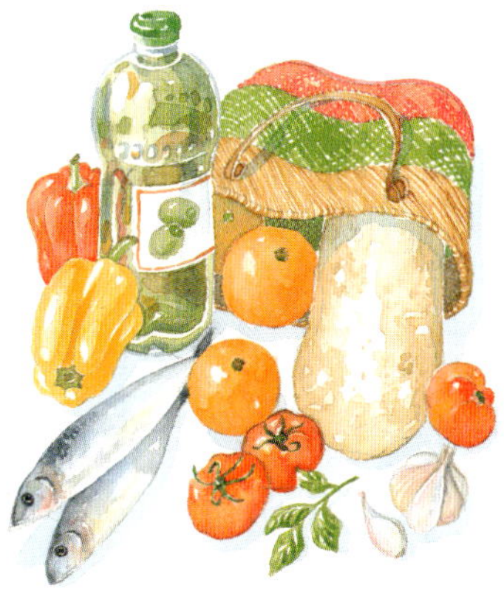

auch Nüsse und Samen sowie die verschiedensten Fischarten. Der Butterverbrauch ist in Spanien, Portugal, Italien und Griechenland – allerdings nicht in Frankreich – deutlich niedriger als in Mitteleuropa. Die Südeuropäer essen mehr Hülsenfrüchte und Nüsse als die Mitteleuropäer. Auch Gemüse, Salat und Obst stehen häufiger auf ihrem Speisezettel.

Am Mittelmeer nimmt man tagsüber eher kleinere Mahlzeiten zu sich. Das mediterrane Frühstück ist leicht: ein Croissant, Kaffee, Obst und Fruchtsäfte. Zum Mittagessen serviert man Brot oder Nudeln als Beilage zu einem einfachen, proteinhaltigen Hauptgang aus Fleisch, Fisch oder Geflügel, meist mit Gemüse. Zum Mittag- und Abendessen wird jeweils Salat gereicht, oft als eigenes kleines Gericht. Eine ausgedehnte Mahlzeit mit etlichen Gängen bildet in der Regel das Abendessen, das in den heißeren Landstrichen häufig spät und zusammen mit Wein eingenommen wird.

Die Küche in Mitteleuropa

Auffallend an der hiesigen Ernährungsweise ist der hohe Anteil tierischer Fette, wobei rund ein Viertel des Fettkonsums auf Fleisch und Fleischerzeugnisse wie Wurst, Speck und Schinken entfällt. Hinzu kommen noch die beliebte Butter und andere fettreiche Brotaufstriche.

Der hohe Fettkonsum läßt sich teilweise mit den zahlreichen versteckten Fetten in der Nahrung erklären. So stammt rund ein Fünftel des Fettes aus Keksen und Kuchen, aber auch Chips, Süßspeisen, Süßigkeiten, Milch und Milchprodukte schlagen zu Buche. Außerdem ver-

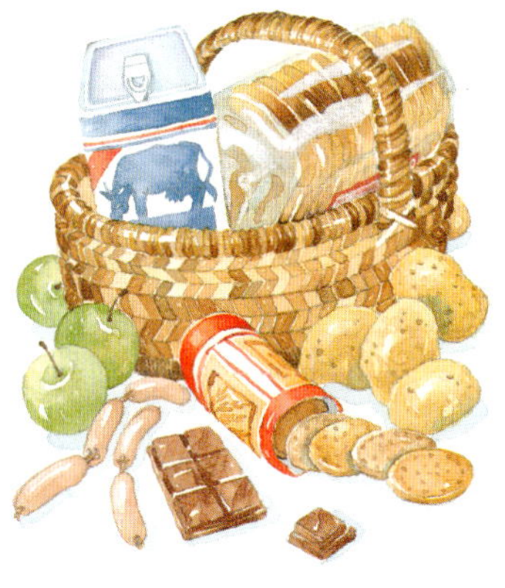

zehrt man in Mitteleuropa zwar mehr Kartoffeln, aber dafür weniger anderes Gemüse als z. B. in den Mittelmeerländern – zudem wird davon fast die Hälfte von fettreichen Bratkartoffeln und Pommes frites bestritten.

FETTLEIBIGKEIT

ESSEN SIE VIEL

- *ballaststoffreiche Lebensmittel, wie Vollkornnudeln, Kartoffeln, braunen Reis und Vollkornbrot*
- *frisches Obst und Gemüse, Salate und Hülsenfrüchte*
- *mageres Fleisch, Geflügel (ohne Haut) und mageren Fisch*

ESSEN SIE WENIG

- *Fett*

TRINKEN SIE WENIG

- *Alkohol*

MEIDEN SIE

- *Vollmilchprodukte*
- *zuckerreiche Süßspeisen, Kekse, Kuchen und Süßigkeiten*
- *sehr viel Fett enthaltende Snacks wie beispielsweise Chips und geröstete Nüsse*
- *fette Fleischwaren wie z. B. Würste, Speck und Mett*

Fettleibigkeit, medizinisch auch als Adipositas bezeichnet, ist die am häufigsten auftretende Ernährungsstörung in den westlichen Industrienationen. Die Bevölkerung in Mitteleuropa bildet da leider keine Ausnahme. Offiziellen Untersuchungen zufolge stieg hier zwischen 1980 und 1990 die Zahl der Übergewichtigen bei den Männern von 40 auf 43% und bei den Frauen von 30 auf 35%. Der Anteil der als krankhaft adipös eingestuften Personen beträgt nach neuesten Erhebungen bei Frauen 10 und bei Männern 7%.

Man muß natürlich zwischen einfachem Übergewicht und der medizinisch genau definierten Fettleibigkeit unterscheiden: Nach ärztlicher Einschätzung ist man erst dann adipös, wenn man das für das jeweilige Alter, das Geschlecht und die entsprechende Körpergröße geltende Normalgewicht um mindestens 30% übersteigt. Die Krankenkassen erstellen Tabellen und Formeln, mit denen man sein Normalgewicht und ein mögliches Übergewicht feststellen kann. Auch der Hausarzt kann Auskunft über das anzustrebende Gewicht geben.

Gegen Fettleibigkeit gibt es keine Wunderkur, doch schon durch mehr Bewegung und eine reduzierte Fettaufnahme kann man ein niedrigeres, gesünderes Gewicht erreichen.

Fettleibigkeit hat für Gesundheit und Wohlbefinden meist gravierende Folgen. Auf emotionaler Ebene kann sie ein vermindertes Selbstwertgefühl und Depressionen zur Folge haben, weil hochgradig Fettleibige oft kein normales, aktives Leben führen können und auch häufig von ihren Mitmenschen ausgegrenzt werden. Darüber hinaus treten körperliche Beschwerden auf, z. B. Kurzatmigkeit, geschwollene Beine und Fußknöchel. Das starke Übergewicht kann die Gelenke durch mechanische Überlastung schädigen und deren Verschleiß begünstigen, vor allem an Knien und Hüften.

Bei stark fettleibigen Menschen besteht die Gefahr, an BLUTHOCHDRUCK, ZUCKERKRANKHEIT, Störungen der Gallenblase und GICHT zu erkranken. Bei ihnen sind auch die Symptome bei Erkrankungen wie Angina pectoris und ARTHRITIS schwerer ausgeprägt und verschlimmern sich noch mit zunehmendem Alter, wenn nichts gegen das Übergewicht unternommen wird. Adipositas spielt zudem eine Rolle bei ARTERIENVERKALKUNG, HERZERKRANKUNGEN und vermutlich bei bestimmten Formen von KREBS (z. B. Magen- und Brustkrebs).

Wie entsteht Fettleibigkeit?

Verursacht wird Fettleibigkeit meist durch die ungünstige Kombination von zu reichlicher Nahrungsaufnahme – in erster Linie durch zuviel Fett – und zuwenig Bewegung. Wenn man mehr Energie aufnimmt, als man im Alltag verbraucht, wird der überschüssige Brennwert in Form von Fett gespeichert. Das bedeutet nicht unbedingt, daß man sehr viel mehr ißt als andere, die schlanker sind. Der eigene Nahrungsbedarf wird von den meisten Menschen jedoch überschätzt und ist in der Regel weit geringer, als man gemeinhin annimmt. Außerdem liegt das Problem häufig nicht an einem Zuviel an Nahrung, sondern daran, daß diese Nahrung – gemessen am Bedarf des Körpers – zuviel Energie enthält.

Fett macht schneller fett

Zwar werden auch überschüssige Kohlenhydrate als Körperfett gespeichert, doch ist es vor allem der zu hohe Fettanteil in der Nahrung, der zu Adipositas führt, da Fette den höchsten Energiegehalt haben. In klinischen Studien wurde nachgewiesen, daß das Verhältnis zwischen Fett und Kohlenhydraten in der Ernährung eine wesentliche Rolle bei der Gewichtskontrolle spielt. Bei gleichem Energiegehalt führen Mahlzeiten mit einem höheren Fettanteil schneller zu Übergewicht. Dies ergibt sich auch aus dem Bericht der Deutschen Gesellschaft für Ernährung (DGE) von 1996. Darin wird empfohlen, mindestens 60% des täglichen Energiebedarfs durch Kohlenhydrate zu decken und nur 30% durch Fette.

Viele fettleibige Menschen machen für ihr Übergewicht einen langsamen Stoffwechsel, eine hormonelle Störung oder eine ererbte Veranlagung verantwortlich. Nun spricht zwar manches dafür, daß genetische Einflüsse eine wichtige Rolle bei der Entstehung von Übergewicht spielen. Aber eine solche ererbte oder durch Erkrankung ausgelöste Fettleibigkeit ist sehr selten. Die meisten Menschen nehmen mit der Zeit einfach deshalb zu, weil sie ihre Eßgewohnheiten aus früheren, aktiveren Jahren beibehalten, als ihr

Energiebedarf höher war. Andere reagieren auf seelische Probleme, indem sie vermehrt essen. Frauen neigen eher zu Übergewicht als Männer, da ihr Körper Fett besser speichern kann. Im Idealfall sollten bei Frauen 25% des Körpergewichts aus Fett bestehen, bei Männern nur 15%.

Der einzig vernünftige Weg zur Gewichtsverminderung führt über fettarme Ernährung und regelmäßige Bewegung. Fettleibige Menschen sollten sich allerdings zunächst auf sanfte Tätigkeiten wie flottes Spazierengehen und Schwimmen beschränken (siehe auch REDUKTIONSDIÄT).

FIEBER

ESSEN SIE VIEL

▶ *kleine, leichte Mahlzeiten*

TRINKEN SIE VIEL

▶ *Mineralwasser und Obstsäfte*

Fieber ist keine Krankheit im eigentlichen Sinn, es ist lediglich ein Symptom dafür, daß der Körper eine Infektion bekämpft. Oft geht es einher mit Schweißausbrüchen, Frösteln, Durst, geröteter Haut, Übelkeit, Erbrechen und mitunter auch starken Kopf- und Gliederschmerzen.

Schwitzen ist die natürliche Reaktion des Körpers auf erhöhte Temperatur. Die Folgen: Flüssigkeits- und Mineralstoffverlust. Fieberpatienten müssen aus diesem Grund mindestens 2 l Flüssigkeit pro Tag zu sich nehmen, um einer Austrocknung vorzubeugen. Verspürt der Patient keinen Durst, fällt ihm das notwendige Trinken in kleinen Mengen – im Durchschnitt jede Stunde ein Glas mit etwa 1/4 l – bestimmt leichter. Zur Hälfte mit Wasser verdünnter Fruchtsaft beugt der Austrocknung des Körpers noch besser vor als reines Wasser.

Mit jedem Fieberanfall verbraucht der Körper in kurzer Zeit sehr viel Energie. Er benötigt also deutlich mehr Energie als gewöhnlich, insbesondere in Form des schnell wirkenden Traubenzuckers (Glucose). Weil fiebernde Kranke aber meist keinen Appetit haben, sind sie nur schwer zum Essen zu bewegen. Kleine Mahlzeiten helfen, die Eßunlust zu überwinden. Eine leichte Hühnerbrühe ist einfach zu essen und reich an Vitaminen des B-Komplexes, Eiweiß und dem beim Schwitzen verlorenen Salz.

BEI FIEBER: UNBEDINGT ESSEN

Die Annahme, bei Erkältungen essen, bei Fieber aber hungern zu müssen, entbehrt der medizinischen Grundlage. Wenn es einen Grund gibt, mehr Energie als normal über die Nahrung zu sich zu nehmen, dann bei erhöhter Temperatur. Denn der Grundumsatz des Körpers steigt mit jedem Grad über Normaltemperatur um etwa 7%. Das Problem dabei ist, daß Fieber für gewöhnlich mit Appetitlosigkeit einhergeht. Der Kranke sollte viel trinken und eine leichte, nahrhafte Kost erhalten. Am besten versucht man es zuerst mit energiereichen Leckerbissen, etwa Bananen, einfachen Suppen, Kartoffelbrei, Reis oder auch leichten Puddings.

Wann braucht man den Arzt?

Die normale Körpertemperatur des Menschen liegt bei etwa 37 °C – morgens etwas darunter, abends etwas darüber. Bei manchen Menschen weicht die Normaltemperatur um bis zu 0,6 °C nach oben oder unten vom Durchschnittswert ab. Von Fieber spricht man, wenn die Körpertemperatur dieses Normalmaß übersteigt.

Bei Kindern kann die Temperatur schnell 40 °C erreichen, in vielen Fällen auch dann, wenn gar keine ernsthafte Erkrankung vorliegt. Falls das Fieber jedoch länger als 1 Tag anhält oder noch weitere Krankheitssymptome hinzukommen, so ist auf jeden Fall schnell ein Arzt zu Rate zu ziehen. Bis dieser eintrifft, sollte man versuchen, mit kühlen Wadenwickeln das Fieber abzusenken. Bei Erwachsenen steigt die Temperatur meist nicht so hoch. Erreicht sie aber dennoch 40 °C oder hält das Fieber länger als 3 Tage an, dann muß man ebenfalls einen Arzt aufsuchen.

Ältere Menschen können an einer Infektion leiden, ohne daß es zu einem Fieberausbruch kommt. Wenn aber Abgeschlagenheit und Appetitlosigkeit, ein Husten oder andere Merkmale einer Erkrankung länger als 1–2 Tage andauern, ist auch in diesem Fall die rasche Hilfe eines Arztes unbedingt notwendig.

FISCH

Fisch ist ein überaus hochwertiges Nahrungsmittel. Neben wertvollem, leichtverdaulichem Eiweiß enthalten die meisten Fischarten essentielle Fettsäuren, Vitamine, Mineralstoffe und Spurenelemente. Siehe NAHRUNG AUS NEPTUNS REICH, S. 118.

FITNESS, ENERGIE UND VITALITÄT

Die richtige Mischung aus Bewegung, Entspannung und gesunder Ernährung hilft nicht nur, die Lebenserwartung zu steigern, sondern fördert auch nachhaltig das Wohlbefinden. Siehe FIT UND VITAL, S. 122.

FREIE RADIKALE

Die sogenannten freien Radikale, besonders reaktionsfreudige, aggressiv wirkende Atome oder Moleküle, produziert der Körper im Rahmen des normalen Stoffwechsels als Teil der natürlichen Abwehrmechanismen gegen Krankheiten. Unter gewissen Umständen aber – z. B. als Folge von Umweltverschmutzungen – kommt es zur Überreaktion des Körpers. Die körpereigene Produktion freier Radikale steigt an, es entstehen viel mehr dieser hochreaktiven Atome bzw. Moleküle, als man verkraftet. Solche Attacken werden u. a. durch Zigarettenrauch, Smog, starke ultraviolette Bestrahlung, längere Krankheit und zu anstrengendes Körpertraining ausgelöst.

Freie Radikale enthalten zumindest ein ungepaartes, an keiner chemischen Bindung beteiligtes Elektron und damit einen negativen elektrischen Ladungsüberschuß. Dies macht sie chemisch sehr aktiv: Kaum entstanden, reagieren sie heftig mit anderen Molekülen; diese Reaktion nennt man Oxidation. Dabei können die freien Radikale auch die DNS (das genetische Material in den Zellen) und die Zellmembranen beschädigen – eine der Voraussetzungen für die Entstehung von KREBS, vielen Krankheiten und Alterungsprozessen.

Der Körper kann jedoch mit Hilfe der sogenannten ANTIOXIDANTIEN diese immer wieder aufs neue entstehenden freien Radikale unschädlich machen: antioxidante Enzyme, VITAMINE und MINERALSTOFFE im Blut reagieren mit diesen freien Radikalen, binden sie teilweise an sich und machen sie so unschädlich. Zu den Stoffen mit einer solchen Schutzfunktion gehören Eisen, Zink, Kupfer, Mangan und Selen (sie tragen alle zum Aufbau der antioxidanten Enzyme bei) sowie die Vitamine A, C und E. Auch bestimmte pflanzliche Substanzen, wie Betacarotin und Bioflavonoide, bieten Schutz gegen die Zerstörungskraft der freien Radikale.

FRÜHSTÜCKS-FLOCKEN

VORTEILE

- *Setzen die Nahrungsenergie langsam, aber lang anhaltend frei*
- *Regen die Darmfunktion an und senken den Cholesteringehalt im Blut*
- *Sind im allgemeinen fettarm*
- *Werden häufig mit Vitaminen und Mineralstoffen angereichert*

NACHTEIL

- *Enthalten mitunter zuviel Zucker und Salz*

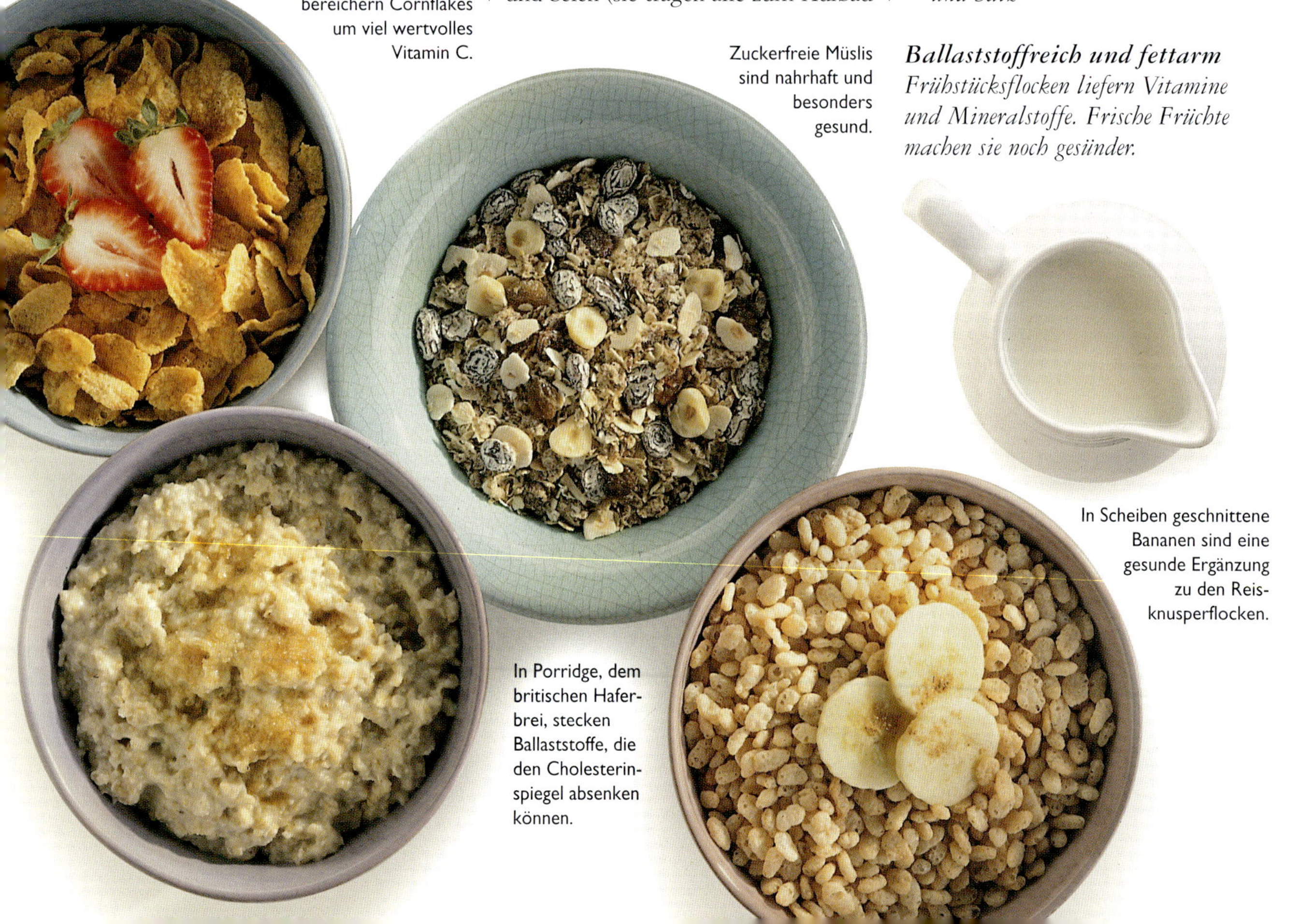

Frische Erdbeeren bereichern Cornflakes um viel wertvolles Vitamin C.

Zuckerfreie Müslis sind nahrhaft und besonders gesund.

Ballaststoffreich und fettarm
Frühstücksflocken liefern Vitamine und Mineralstoffe. Frische Früchte machen sie noch gesünder.

In Scheiben geschnittene Bananen sind eine gesunde Ergänzung zu den Reisknusperflocken.

In Porridge, dem britischen Haferbrei, stecken Ballaststoffe, die den Cholesterinspiegel absenken können.

Die Verwendung der industriell hergestellten Frühstücksflocken geht auf Dr. John Harvey Kellogg zurück, der 1899 die mittlerweile in weiten Teilen der Welt bekannten Cornflakes erfand. Er wollte den Patienten in seinem Sanatorium in Battle Creek im US-Bundesstaat Michigan eine gesündere Alternative zu dem herkömmlichen Frühstück anbieten. Die heutigen Cornflakes und die kaum mehr überschaubaren Varianten anderer Frühstücksflocken, ob sie nun auf Mais (amerikanisch: *corn*), Weizen, Hafer, Reis oder KLEIE aufbauen, dienen nach Kelloggs Maxime dazu, den Tag mit einer ballaststoffreichen, jedoch fettarmen Mahlzeit zu beginnen.

Nun war Kellogg aber keineswegs der erste, der die Vorzüge eines solchen Frühstücks erkannte. Bereits lange vor seiner Zeit berichtete der römische Geschichtsschreiber Plinius d.J. im 1. Jh. von einem einfachen Gericht aus gekochtem Hafer, das sich die alten Germanen zubereiteten und das ganz ähnliche Vorzüge bot wie die heutigen Frühstücksflocken. Da nämlich die Verdauung und die Umsetzung der in der Stärke des Hafers steckenden Energie geraume Zeit braucht, hält ein solcher Brei über viele Stunden hinweg einen langsamen, aber stetigen Energiefluß aufrecht. Oder anders gesagt: er sättigt für lange Zeit, ohne den Körper mit einem Völlegefühl zu belasten.

Hafer ist reich an löslichen und unlöslichen BALLASTSTOFFEN, eine Kombination, die VERSTOPFUNG verhindert und damit eine störungsfreie Darmfunktion gewährleistet. Lösliche Ballaststoffe helfen außerdem, den Cholesterinspiegel im Blut zu senken, was gleichzeitig das Risiko von HERZERKRANKUNGEN, besonders des Herzinfarkts, mindert.

Kleie ist eine weitere ergiebige Quelle für Ballaststoffe. Doch zuviel davon kann die Mineralstoffaufnahme des Körpers beeinträchtigen und zu Verdauungsproblemen führen. Frühstücksflocken mit einem Zusatz von vorbehandelter Kleie sind solchen mit beigemengter roher Kleie vorzuziehen, weil behandelte Kleie weniger unlösliche Fasern enthält und zudem besser schmeckt. Leider wird jedoch vorbehandelter Kleie oft viel Salz zugesetzt, was den gesundheitlichen Wert wieder mindert.

Hafer ist einer der wichtigsten Bestandteile jener Müslis, die auf den Schweizer Naturheilkundler Dr. Max Bircher-Benner zurückgehen. Er hatte die ursprüngliche Form seiner Müslis bei einem Schäfer kennengelernt, der ihn zu sich in seine Hütte zum Abendessen eingeladen hatte.

Selbstgemachte Müslis

Wer sich nach der Originalmischung selbst ein Bircher-Benner-Müsli herstellen will, nimmt hierfür 30% Haferflocken, 30% Weizenflocken, 10% Sultaninen, 10% Haselnüsse und 20% frische Äpfel oder anderes Obst der Saison. Im Vergleich mit den handelsüblichen Müslisorten enthält es weniger Kalorien, halb soviel Zucker und nur einen Bruchteil der Salzmenge – selbst der Preis ist nur halb so hoch.

Der ernährungsphysiologische Wert vieler Frühstücksflocken wird heute durch Zusatz von Vitaminen und Mineralstoffen – in erster Linie Vitamine des B-Komplexes und Eisen – aufgebessert. Normalerweise fügt man ihnen leider auch reichlich Zucker bei, besonders wenn sie für Kinder bestimmt sind. Bei einigen Marken besteht die Hälfte des Gesamtgewichts aus Zucker, wobei es für die Energiebilanz des Körpers keinen Unterschied macht, ob Honig, Zuckerzusätze, Fruchtsaft oder getrocknete Früchte diesen Zucker liefern. Daher sollte man vor dem Kauf eines Produktes den Zuckergehalt anhand der Zutatenliste auf der Packung der jeweiligen Marke kritisch prüfen.

FURUNKEL

ESSEN SIE VIEL

- *Geflügel*
- *Meeresfrüchte, vor allem Austern*
- *Fettfische*
- *Leber*
- *Knoblauch*
- *frisches Obst und Gemüse*
- *Vollkornbrot, Nüsse und Körner*

ESSEN SIE WENIG

- *Fett*
- *Zucker und Süßigkeiten*

Die entzündeten, schmerzhaften Eiteransammlungen, die man als Furunkel bezeichnet, entstehen durch bakterielle Infektionen der Haut, häufig durch Verschmelzung mehrerer kleiner Infektionsherde. Wie es meist der Fall ist, treten Entzündungen und so auch Furunkel dann auf, wenn die Widerstandskraft des Körpers gegen Infektionen herabgesetzt ist, etwa nach einer Krankheit oder aufgrund unausgewogener, ungesunder Ernährung. Furunkel können allerdings auch ein Anzeichen für ZUCKERKRANKHEIT sein.

Wer an Furunkeln leidet, sollte vor allem das Immunsystem im Kampf gegen die Infektion unterstützen. Man sollte reichlich rohen Knoblauch essen, da er eine natürliche antibakterielle Wirkung ausübt und dazu beiträgt, die Haut insgesamt gesund zu erhalten. Darüber hinaus gilt es, ausreichend die Vitamine A, C und E zu sich zu nehmen. Vitamin A kommt reichlich in Fettfischen, Leber und Milchprodukten vor, Vitamin C ist in praktisch allen frischen Früchten und Gemüsen enthalten, und Vitamin E liefern Vollkornbrot, Nüsse sowie Körner und Samen. Im übrigen hat sich auch Zink als abwehrfördernd erwiesen – Geflügel und Meeresfrüchte, die sehr zinkreich sind, sollten also öfter auf dem Speiseplan stehen.

NAHRUNG AUS NEPTUNS REICH

Sein Wert für eine gesunde Ernährung ist schon lange bekannt, dennoch entdecken Wissenschaftler immer wieder neue verblüffende Eigenschaften des Lebensmittels Fisch, das nicht nur Herzerkrankungen vorbeugen kann.

Fisch sollte wegen seiner vielen wichtigen Nährstoffe, vor allem wegen der Proteine, Vorrang auf dem Speiseplan haben. Schon eine kleine Portion deckt zwischen einem Drittel und der Hälfte des täglichen Proteinbedarfs. Die meisten Fische sind außerdem reich an Vitamin B_{12}, das für die Erhaltung eines gesunden Nervensystems wichtig ist. Das Jod im Fleisch von Seefischen sorgt dafür, daß die Schilddrüse einwandfrei funktioniert.

Fettfische wie Hering und Lachs haben im Verhältnis zu ihrem Gewicht mindestens einen doppelt so hohen Energiegehalt wie z. B. der Magerfisch Dorsch. Im Gegensatz zu den in der Regel gesättigten FETTEN tierischen Ursprungs sind Fischöle reich an ungesättigten Fettsäuren und daher sehr gesund. Untersuchungen haben ergeben, daß Menschen, die mindestens einmal wöchentlich fettreichen Fisch essen, seltener von HERZERKRANKUNGEN heimgesucht werden.

JAPANER MÖGEN'S GEFÄHRLICH

Der Genuß von Fugu, einer in Japan hochgeschätzten Delikatesse aus dem Fleisch eines bestimmten Kugelfisches, stellt fast schon eine Art russisches Roulett dar. Eierstöcke, Rogen und Leber des Fisches enthalten ein starkes Gift. Eine falsche Bewegung mit dem Messer bei der Zubereitung kann die giftige Substanz austreten lassen. Ein Tropfen davon in der Speise führt erst zu Lähmungen, danach zum Tod. Ehe man daher Küchenchefs in japanischen Restaurants die Zubereitung von Fugu anvertraut, müssen sie eine 7jährige Lehrzeit durchmachen. Dennoch bleibt Fugu in Japan die Hauptursache für tödliche Lebensmittelvergiftungen: jährlich sterben Dutzende von Menschen daran.

Wertvolle Omega-3-Fettsäuren

Die Fachleute sind sich weitgehend darüber einig, daß die positiven Auswirkungen für die Gesundheit auf die Omega-3-Fettsäuren im Fett der Fische zurückzuführen sind. Sie verringern die Thrombosegefahr, indem sie den Blutfluß besonders durch die kleinen Gefäße verbessern.

Der Verzehr von Fettfisch trägt laut Forschungsergebnissen auch dazu bei, daß die Symptome der SCHUPPENFLECHTE gemildert werden. Zu verdanken ist das ebenfalls den Omega-3-Fettsäuren. Die großen Mengen an Vitamin D, die man beispielsweise im ölhaltigen Fleisch von Heringen und Makrelen findet, spielen hierbei eine wichtige Rolle.

Die Wissenschaftler entdeckten außerdem, daß Omega-3-Fettsäuren einen wesentlichen Beitrag zur gesunden Entwicklung von Gehirn und Augen leisten; Schwangere sollten dies bei ihrer Ernährung beachten.

Gefahren durch Fisch

Der Verzehr von rohem Fisch, wie er z. B. in Japan als Sushi und Sashimi serviert wird, birgt das Risiko von Wurmbefall; Fische sind oft Zwischenwirte für Parasiten, vor allem für Würmer. Fisch muß daher nicht nur bei der Verarbeitung gründlich auf Parasitenbefall geprüft, sondern auch sorgfältig zubereitet werden: Nur bei völlig durchgegartem Fisch kann man sicher sein, daß alle Würmer und deren Eier vernichtet sind.

Frischer Fisch sollte immer so rasch wie möglich zubereitet und gegessen werden, da er schnell verdirbt. Der Genuß von verdorbenem Fisch kann im harmlosesten Fall Magenverstimmungen und Hautausschläge hervorrufen – sehr viel häufiger aber gefährliche LEBENSMITTELVERGIFTUNGEN, die sogar tödlich enden können.

Ebenfalls gefährlich wird es, wenn man eine Gräte verschluckt, denn das kann zum Ersticken führen. Daher müssen, ganz besonders in einem Gericht für Kinder, vorher alle Gräten aus dem Fisch sorgfältig entfernt werden.

Gedünsteter, gebackener oder gegrillter Fisch ist gesünder als Räucher- und Pökelfisch: Zum einen enthalten gepökelte und geräucherte Fische zuviel Salz und sollten daher von Menschen mit BLUTHOCHDRUCK gemieden werden. Zum andern nehmen die Fische bei diesen beiden Zubereitungsarten – ganz besonders aber beim Räuchern – Stoffe auf, die als krebserregend verdächtigt werden.

Fische und Umweltgifte

Fast alle Fischarten neigen mehr oder weniger stark dazu, Umweltgifte in ihrem Körper zu speichern. Hochsee-

Ein guter Fang *Die Schwanzflosse eines großen Thunfisches verdeckt einen Lachs und zwei Makrelen – nur drei von vielen gesunden Fettfischarten.*

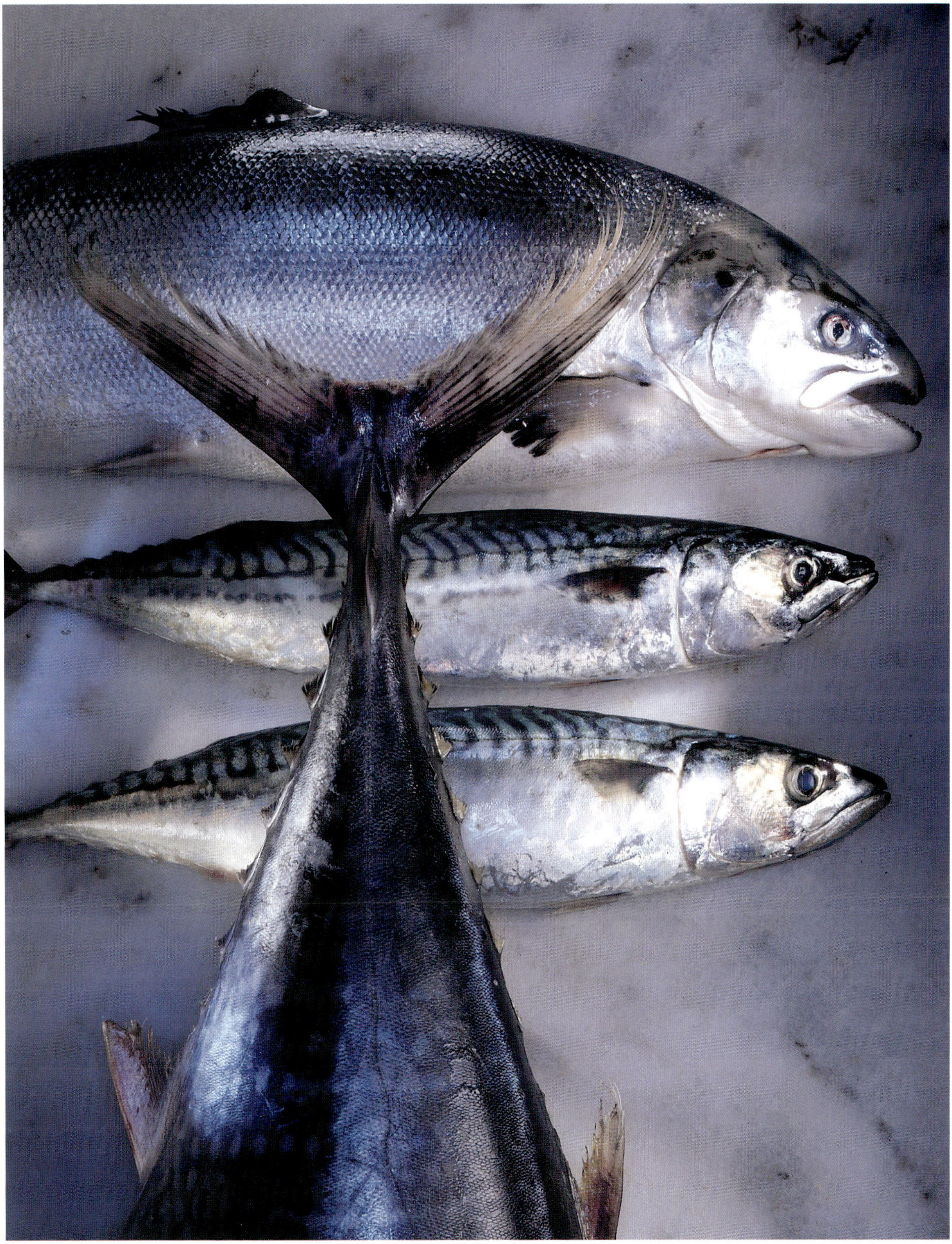

fische sind davon etwas weniger betroffen als Süßwasserfische, die in Flüssen und Seen stärker unter den Schadstoffeinleitungen der Industrie und der Landwirtschaft leiden.

Während ihrer langen Lebenszeit – immerhin 30–40 Jahre – speichern z. B. Thunfische, die in verschmutzten Gewässern leben, eine Menge Schwermetalle in ihrem Fleisch, insbesondere Quecksilber, Cadmium und Blei. Mittlerweile werden sie auf diese Umweltgifte hin untersucht und nur bei Unbedenklichkeit für den Verbrauch freigegeben. Auch Thunfisch in Dosen wird kontinuierlich auf seinen Quecksilbergehalt hin überprüft, da in der Vergangenheit hohe Belastungswerte festgestellt wurden.

Außer Thunfisch speichern ganz besonders Schwertfische hochgiftige Schwermetalle wie Quecksilber in ihrem Körper; man sollte daher diese Fischart nicht allzuoft auf den Speiseplan setzen.

Im Lebertran von Ostseefischen wurden hohe Konzentrationen der Schadstoffgruppe PCB (polychlorierte Biphenyle) festgestellt. Im allgemeinen ist die PCB-Belastung von Fischen aus dem Atlantischen und Pazifischen Ozean niedrig. Die meisten im Handel erhältlichen Fischöle werden auf diese Schadstoffe hin untersucht, ohne daß bisher besorgniserregende Werte gemeldet wurden.

WARUM FISCHÖLE SO GUT FÜR DIE GESUNDHEIT SIND

Fischöle, die es in Kapseln oder flüssig zu kaufen gibt, sind entweder Lebertrane, vor allem von Dorsch, Heilbutt und Hai, oder Fischtrane aus dem Körperfett, besonders von Anchovis, Sardinen und Lachs.

Als Dorschlebertran bezeichnet man meist das Öl aus Dorschleber, aber auch jenes aus der Leber von Seelachs. Das Öl wird aromatisiert und mit Vitamin E und weiteren ANTIOXIDANTIEN zum Schutz gegen das Ranzigwerden versetzt.

Dorschlebertran ist ein ausgezeichneter Lieferant der Vitamine A und D. Bereits 2 TL (etwa 10 ml) enthalten davon und von Omega-3-Fettsäuren genug, um die empfohlene Tagesdosis abzudecken und einen wirksamen Schutz gegen Kreislauf- und Hauterkrankungen aufzubauen. Wegen seiner hohen Vitaminkonzentration wurde Dorschlebertran lange Zeit zur Vorbeugung und Behandlung der Xerophthalmie, einer durch einen schweren Vitamin-A-Mangel bedingten Augenkrankheit, und zur Bekämpfung der gefürchteten Rachitis eingesetzt, einer gefährlichen Knochenerkrankung, die auf einen Vitamin-D-Mangel zurückgeht.

Heilbutt- und Hailebertran weisen eine noch höhere Vitamin-A-Konzentration auf als Dorschlebertran. Daher kann es bei einer unbedachten Einnahme dieser Lebertrane leicht zu einer gesundheitsschädigenden Überdosierung von Vitamin A kommen. Hailebertran enthält außerdem Squalen, einen Stoff, den der Körper zur Herstellung von CHOLESTERIN auch selbst aufbaut und der bei zusätzlicher Zufuhr von außen den Cholesterinspiegel heben kann. Die Wissenschaftler sind daher über den Nutzen dieser Öle geteilter Meinung.

Lebertrankapseln sind ebenfalls mit Vitamin A und D angereichert, enthalten aber weniger Omega-3-Fettsäuren als Lebertrane.

Fischtrane aus dem Körperfett der Fische liefern meist viel weniger Vitamin A und D, sind jedoch reich an Omega-3-Fettsäuren.

Nimmt man Fischöle ein, so sollte man gleichzeitig genug Vitamin E zu sich nehmen, das die ungesättigten Fettsäuren vor Oxidation schützt.

Vielseitige Magerfische

Dorsch, besser auch als Kabeljau bekannt, und Schellfisch speichern ihre Fettreserven in der Leber – Dorschlebertran ist deshalb reich an den fettlöslichen Vitaminen A und D. Im Fleisch dieser Fische findet man diese Vitamine jedoch kaum, ebensowenig Fett. Dafür aber enthält es viel Vitamin B_{12}, das zur Erhaltung eines gesunden Nervensystems notwendig ist.

Am besten ißt man Magerfische gedünstet oder vom Grill; beim Kochen oder Pochieren verlieren sie wasserlösliche Vitamine wie Vitamin B_1.

Plattfische, z. B. Seezungen, Schollen und Flundern, sind ebenfalls wertvolle Magerfische. Sie enthalten wenig Fett (1–2% pro Gewichtseinheit), viel Eiweiß (16–18% pro Gewichtseinheit), und sie sind leicht zu grillen. Beim Backen kann sich der Energiegehalt einer 100-g-Portion allerdings vervierfachen, denn aufgrund ihrer größeren Oberfläche nehmen Plattfische mehr Fett auf als Rundfische. Sie haben außerdem keinen nennenswerten Vitamin-D-Gehalt, liefern dafür aber wie der Dorsch viel Vitamin B_{12}.

Fettfische: beliebt und gesund

Thunfische, der gebräuchliche Name für verschiedene große Fettfische, gleichen in Aussehen und Nährstoffgehalt den Makrelen. Frisch verzehrt, bieten sie eine Fülle an Vitamin D und B_{12} sowie an Omega-3-Fettsäuren.

Konserviert bewahrt der Thunfisch seinen Vitamingehalt, hat aber kaum mehr essentielle Fettsäuren, da man ihm vor dem Eindosen den größten Teil seines Öls entzieht. 100 g in Pflanzenöl eingelegter Thunfisch enthalten mehr als doppelt soviel Energie wie gepökelter Thunfisch aus der Dose.

Makrelen liefern Omega-3-Fettsäuren, Vitamin D und Selen in großen Mengen. Ihr Fettgehalt schwankt allerdings je nach Jahreszeit stark. Am geringsten ist er im Sommer nach dem Laichen, am höchsten im Dezember. Ein durchschnittlicher, 200 g schwerer Fisch liefert immerhin annähernd 6,5 g Omega-3-Fettsäuren. Der hohe Selengehalt kann einem Selenmangel und auf diese Weise Herzerkrankungen vorbeugen.

Makrelen, Thunfische und andere Fettfische wie Heringe müssen ganz frisch verzehrt oder umgehend konserviert werden, da sie noch schneller als Magerfische verderben.

Wegen ihres erheblichen Gehalts an Histamin und Tyramin, Gewebehormonen, können Heringe bei empfindlichen Menschen MIGRÄNE auslösen.

Sardinen sind eine preiswerte und dennoch gute Quelle von Eiweiß, Eisen, Zink und all den anderen Nährstoffen, die Fettfische liefern. Sardinen werden üblicherweise gegrillt gegessen. Vom Holzkohlengrill sollte man sie allerdings wegen der möglicherweise krebserregenden Stoffe im Rauch nur gelegentlich verzehren.

Lachs und Forelle, die zur selben Fischfamilie gehören, sind reich an Proteinen, essentiellen Fettsäuren und fettlöslichen Vitaminen. Lachse und Forellen werden heute vielfach in Fischfarmen gezüchtet, aber auch wild gefangen. Beide Arten unterscheiden sich kaum in ihrem Nährwert.

Selten serviert – Knorpelfische

Haie und Rochen sind Fische mit einem nicht durch Kalk gehärteten, sondern knorpeligen Skelett und einer großen, fettreichen Leber.

Ihr Fleisch ist fest und im allgemeinen fettarm (zwischen 1 und 10 % pro Gewichtseinheit). Weil Knorpelfische jedoch ziemlich rasch einen Beigeschmack entwickeln, müssen sie sehr frisch zubereitet und gegessen werden.

Nährwertsteckbrief für Fisch und Fischprodukte

In 100 g stecken	**Hätten Sie's gewußt?**
MAGERFISCH WIE KABELJAU (DORSCH), SCHELLFISCH, SCHOLLE ODER SEEZUNGE	
400–435 kJ (95–104 kcal) Eiweiß: 12–23 g Fett: 0,6–2 g Eisen: 0,4–1 mg 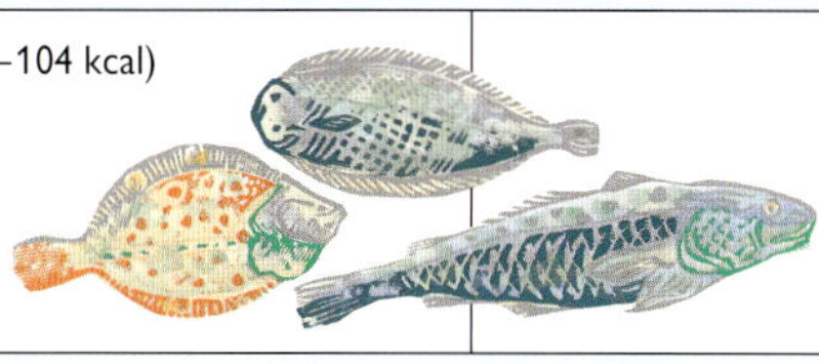	Kabeljau (Dorsch) und Rotbarsch sind bei uns am beliebtesten. Sie sind relativ preiswert, schmackhaft und leicht zuzubereiten.
FETTFISCH WIE MAKRELE, THUNFISCH, HERING, LACHS, FORELLE ODER SARDINE	
565–1000 kJ (135–240 kcal) Eiweiß: 20–26 g Fett: 5–17 g Eisen: 0,4–2 mg Vitamin B_{12}: 6–28 µg Schwankender, aber hoher Gehalt an Omega-3-Fettsäuren 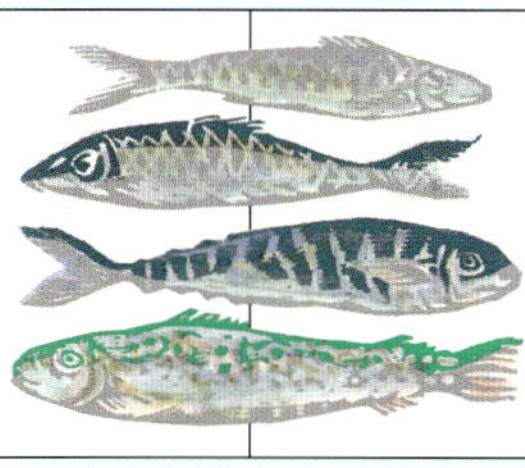	Breitlinge, also junge Heringe, und andere junge Fettfische bieten eine wenig bekannte Möglichkeit, seinen Calciumbedarf zu decken, denn diese Leckerbissen werden als ganzer Fisch mit den Gräten verzehrt.
FISCHKONSERVEN, VOR ALLEM VON SARDELLEN, SARDINEN UND THUNFISCH	
415–1170 kJ (99–280 kcal), je nach Konservierung in Öl oder Salzlake Eiweiß: 19–27 g Fett: 0,6–20 g, je nach Fischart und ob mit Öl oder Salzlake konserviert wird Eisen: schwankender Gehalt; am höchsten in Fischpastete (9 mg) und Sardinen (3 mg)	Obwohl Fettfische reich an Omega-3-Fettsäuren sind, ist im Thunfisch aus der Dose kaum mehr etwas davon zu finden. 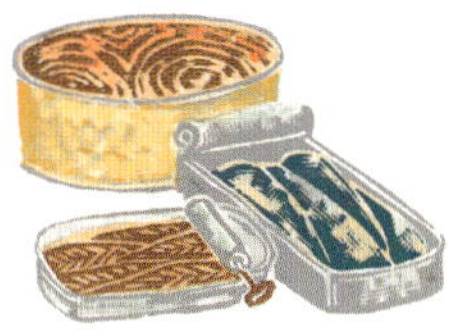
RÄUCHERFISCH WIE RÄUCHERMAKRELE, RÄUCHERAAL ODER RÄUCHERFORELLE	
600–1480 kJ (142–354 kcal), je nach Fischart und Räucherverfahren Eiweiß: 19–25 g Fett: 3–4,5 g, je nach Fischart und Räucherverfahren Eisen: 0,6–1,6 mg	Beim Räuchern gehen weder der Vitamin-D-Gehalt noch Omega-3-Fettsäuren verloren, von denen die Forelle am meisten enthält. 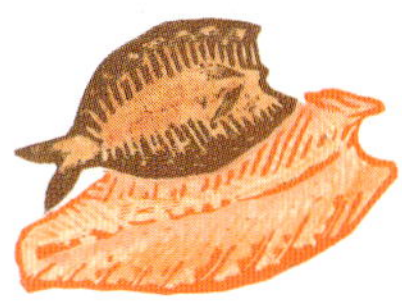
FISCHSTÄBCHEN	
840 kJ (200 kcal) Eiweiß: 15 g Fett: 9 g Eisen: 0,8 mg 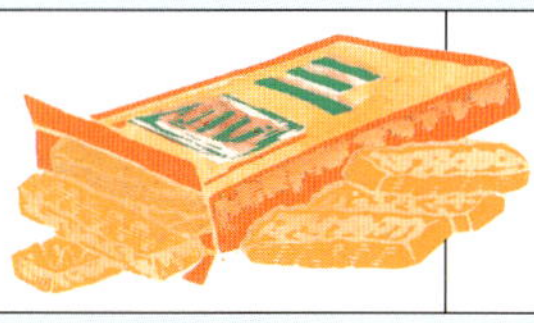	Fischstäbchen haben bei uns nichts von ihrer Attraktivität eingebüßt. Meist stammen sie vom Dorsch oder Schellfisch, für Billigmarken werden aber auch weniger wertvolle Arten verarbeitet.
KAVIAR	
385 kJ (92 kcal) Eiweiß: 11 g Fett: 5,4 g Eisen: 0,5 mg 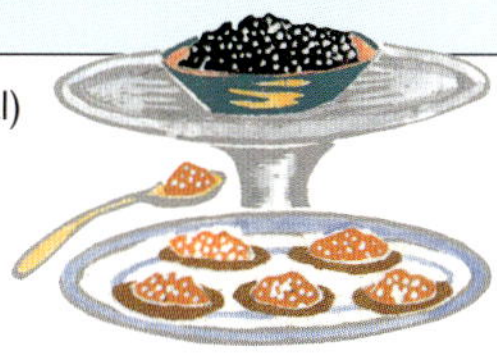	Echter Kaviar – aus dem Rogen verschiedener Störarten – ist sehr teuer. Er kostet rund 40mal soviel wie Ersatzprodukte: z. B. der rötliche Forellenkaviar; der Nährwert ist bei beiden Arten etwa gleich.

Fit und vital

Entspannung, eine gesunde Ernährung und viel Bewegung in frischer Luft steigern nicht nur das Wohlbefinden, sondern schützen auch vor Krankheit, vorzeitigem Altern und den Auswirkungen des hektischen Alltags.

Die Energie, die der Mensch benötigt, stammt im wesentlichen aus der Nahrung. Der Körper gewinnt diese Energie aus den Nährstoffen Fett, Kohlenhydrate und Eiweiß, die durch verschiedene Stoffwechselprozesse entweder als Energielieferanten verbrannt, als Baustoffe für Körperzellen und körpereigene Substanzen eingebaut oder als Kohlenhydrat- bzw. Fettreserve gespeichert werden. Zu Schwung und Lebensfreude verhelfen neben einer energie- und nährstoffreichen, aber fettarmen Kost regelmäßiges Körpertraining und genügend Zeit, um auszuruhen und das seelische Gleichgewicht wiederherzustellen.

Energie für jeden Tag

Kohlenhydrate, also Stärke und Zucker, die man fast ausschließlich in pflanzlichen Lebensmitteln wie Obst, Gemüse, Getreideprodukten und Hülsenfrüchten findet, sind ausgezeichnete Energiespender. Obwohl Fett die meiste Energie enthält und auch Eiweiß als Energiequelle für den Körper nutzbar ist, muß der Bedarf an Energie doch zum größten Teil durch Kohlenhydrate gedeckt werden, denn deren Energiegehalt ist physiologisch am günstigsten verwertbar: So gelangt Zucker, vor allem Glucose (Traubenzucker), am schnellsten als Energiespender in den Blutkreislauf, während die großen Moleküle der Stärke langsam in kleine Zuckermoleküle aufgespalten werden und auf diese Weise dem Körper zwar langsam, aber gleichmäßig Energie liefern.

Als ideal gilt heute eine Nährstoffmischung zur Deckung des Energiehaushalts, die mindestens zur Hälfte, besser zu 60 % aus Kohlenhydraten besteht, wovon wiederum den Großteil davon Stärke und nicht Zucker ausmachen sollte. Der Rest des Nährstoffbedarfs wird schließlich idealerweise mit rund 25 % Fett und etwa 15 % Eiweiß abgedeckt.

Doch der Wert eines Lebensmittels wird nicht allein durch seinen Energiegehalt bestimmt: Zucker, den man z. B. durch Obst zu sich nimmt, liefert Energie; gleichzeitig führt man mit den Früchten dem Körper aber auch

ESSEN SIE VIEL

- *energiespendende Zwischenmahlzeiten wie Bananen, Datteln, Rosinen und getrocknete Aprikosen*
- *stärkehaltige Lebensmittel wie Nudeln, braunen Reis und Vollkornbrot*
- *Obst und Gemüse*

ESSEN SIE WENIG

- *zuckerhaltige Lebensmittel ohne Vitamine und Ballaststoffe*
- *Alkohol und koffeinhaltige Getränke*

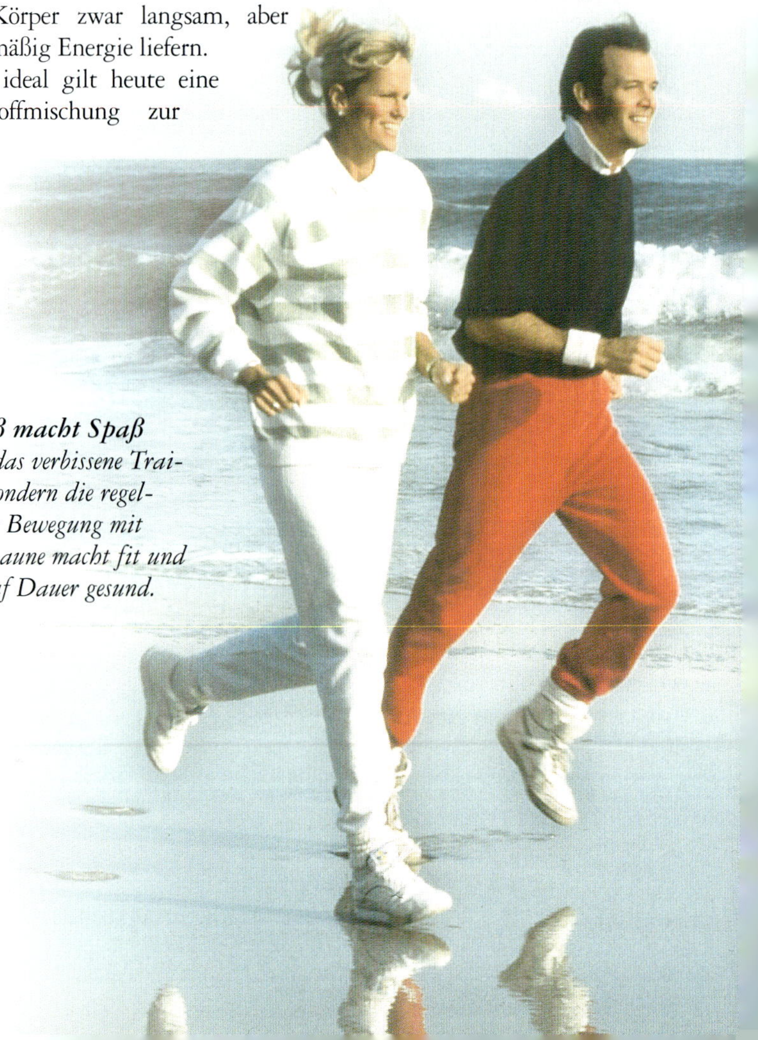

Fitneß macht Spaß
Nicht das verbissene Training, sondern die regelmäßige Bewegung mit guter Laune macht fit und hält auf Dauer gesund.

wertvolle Vitamine, Mineral- und Ballaststoffe zu. Haushaltszucker hingegen liefert zwar hochkonzentrierte Energie, ansonsten aber keinerlei Nährstoffe, so daß man in diesem Fall auch von leeren Kalorien spricht. Daher ist es sinnvoller und gesünder, seinen Zuckerbedarf durch Obst und Fruchtsäfte zu decken.

Starker Dauerbrenner: Stärke

Kohlenhydrate werden unterschiedlich schnell abgebaut: So dauert es relativ lange, bis alle großen Stärkemoleküle einer Mahlzeit vom Körper in ihre kleinen, energieliefernden Zuckermoleküle aufgespalten sind. Deshalb machen stärkehaltige Lebensmittel wie z. B. Nudeln, Reis, Kartoffeln oder Brot bekanntermaßen lange satt. Auch Hülsenfrüchte, Haferflocken, Hafermehlkekse, Müslis auf der Grundlage von Hafer, Kartoffelchips, Äpfel und Orangen liefern eher langsam, dafür aber lang anhaltend Energie.

Ziemlich rasch hingegen kann beispielsweise der reichlich vorhandene und bereits aus kleinen Molekülen bestehende Zucker in Bananen, Trauben, Datteln, Rosinen und getrockneten Aprikosen verwertet werden – solche Lebensmittel verschaffen dem Körper schnell Energie, die aber nicht allzulange vorhält.

Naschen ja, aber richtig!

Kleinigkeiten zu naschen ist durchaus sinnvoll – wenn es sich dabei nicht ausschließlich um Süßigkeiten handelt. Denn es empfiehlt sich, zwischen den drei üblichen Mahlzeiten kleine Zwischenmahlzeiten einzulegen: als zweites Frühstück z. B. eine kleine Brotzeit am Vormittag und zwischen Mittag- und Abendessen einen Nachmittagsimbiß. Auf diese Weise wird der Magen nicht mit zu großen Hauptmahlzeiten überfrachtet und der Körper gleichmäßig mit Energie versorgt. Auf keinen Fall sollte man tagsüber fasten und sich abends dann über ein Viergängemenü hermachen: Das ist der sicherste und schnellste Weg, um zuzunehmen und sich durch die Überlastung des Magens möglicherweise sogar Verdauungs- und Einschlafprobleme einzuhandeln.

WIE BAUT MAN SICH EIN GUTES TRAININGSPROGRAMM AUF?

Körperübungen halten fit, frisch und steigern das Wohlbefinden, denn sie regen im Gehirn die Freisetzung von Endorphinen an – Stoffe, die die Laune heben, ruhiger stimmen und einem einen klaren Kopf verschaffen. Hier ein paar Tips dafür, wie man regelmäßige Körperübungen in den Alltag einbauen kann:

- Sportarten wählen, die man auch mit einer gewissen Regelmäßigkeit gern tut – mindestens dreimal pro Woche 30 Minuten lang. Es ist besser, wenig, aber regelmäßig zu trainieren, als sich in vereinzelten Kraftakten völlig zu verausgaben.
- Was immer man auch für sich ausgewählt hat – man beginnt behutsam und steigert sich dann langsam, aber kontinuierlich.
- Der bevorzugte Sport sollte auch dem jeweiligen Trainingsbedarf entsprechen, beispielsweise Stretching für die Beweglichkeit, Hanteltraining für mehr Kraft, Laufen oder Radfahren für zusätzliche Kondition.
- Nach Körperübungen suchen, die zugleich den Geist frei machen. Bei ausgedehnten Wanderungen und Radtouren oder beim Schwimmen kann man die Gedanken schweifen lassen. Die alte chinesische Kunst der Bewegungsmeditation, Tai-chi, ist hierfür ebenfalls gut geeignet.
- Wenn man nicht genügend Antriebskraft aufbringt, um allein zu trainieren, kann man mit Freunden üben, sich an Mannschaftsspielen beteiligen oder einer Gruppe beitreten, z. B. einem Turnverein.

Treibstoff fürs Gehirn

Weil die Nährstoffe über den Blutkreislauf auch ins Gehirn gelangen und dort wirksam werden, kann man sich mit der richtigen Mahlzeit zur rechten Tageszeit geistig frisch halten oder beruhigen. So kann beispielsweise ein stärkereiches Essen zwar die körperliche Ausdauerleistung steigern, hat aber gleichzeitig eine dämpfende Wirkung auf das Gehirn. Deshalb fühlt man sich nach dem Verzehr von Nudeln oder Kartoffeln oft schläfrig. Diesen Effekt kann man gezielt nutzen: Ein kohlenhydratreiches Abendessen hilft zu entspannen und leichter einzuschlafen.

Andererseits wird derzeit eine noch nicht endgültig bestätigte, interessante Theorie untersucht, die besagt, daß eiweißreiche Nahrung die Geistestätigkeit verbessern hilft, weil Proteine das Gehirn zur Produktion körpereigener Aufputschmittel anregen.

Vorsicht – Suchtgefahr!

Koffein ist ein starkes, in seiner Langzeitwirkung oft unterschätztes Anregungsmittel. Es findet sich in Kaffee, Tee und Colagetränken. Über Kaffee wurde viel diskutiert. Auch hier gilt es, Maß zu halten: Ab und zu eine Tasse Kaffee macht munter und schadet sicherlich nicht. Wenn man jedoch davon und von anderen anregenden Genußmitteln abhängig wird und sie täglich braucht, um überhaupt in Schwung zu kommen, dann drohen der Gesundheit Gefahren. Denn Koffeinsucht kann zu Müdigkeit, Konzentrationsschwäche, Nervosität und Schlaflosigkeit führen. Wenn man nun fest-

SO TANKT MAN ENERGIE UND BLEIBT IN FORM

Zu harte Arbeit, eine ungesunde Ernährung und fehlende Ruhepausen zehren an den Reserven des Körpers und führen über kurz oder lang zu Erschöpfungszuständen. Doch wenn man einerseits weiß, wodurch unnötig Körperkräfte verbraucht werden, und andererseits ganz bewußt die Regeneration unterstützt, dann ist es gar nicht so schwer, dauerhaft fit zu bleiben.

Das steigert die Vitalität

Schlaf Ausreichend Schlaf und tagsüber bei Bedarf ein Nickerchen – das verschafft innere Ruhe und Ausgeglichenheit.

Frühstück Wer seinen Körper allmorgendlich ohne Energiezufuhr zu Hochleistungen zwingt, wird sich bald ausgelaugt fühlen. Ein kräftigendes Frühstück, z. B. aus Vollkorntoast, Haferbrei, Vollkornmüsli oder frischem Obst mit Joghurt, sorgt für einen guten Start in den Tag.

Bewegung Ein Spaziergang oder gymnastische Übungen können Wunder wirken, wenn man müde und abgespannt ist.

Atemübung Sauerstoffzufuhr löst Verkrampfungen im Körper und verschafft Energie. Atmen Sie langsam und tief durch die Nase ein, und genießen Sie es dann, die entstandene Spannung beim ruhigen und vollständigen Ausatmen aufzulösen.

Das zehrt an den Reserven

Alkohol Zuviel Alkohol schädigt Organe und führt zu Stoffwechsel- sowie Schlafstörungen. Nutzen Sie Alkohol nur in seiner eigentlichen Bestimmung: als Genußmittel.

Rauchen Zunächst stimuliert Nicotin das Gehirn, bald wirkt es aber dämpfend. Rauchen beschleunigt zudem den Abbau der B- und C-Vitamine, und es behindert die Entgiftungsmechanismen des Körpers.

Streß Machen Sie es sich zur Gewohnheit, jeden Tag z. B. durch Körperübungen, Meditation oder Musikhören Streß ganz gezielt abzubauen.

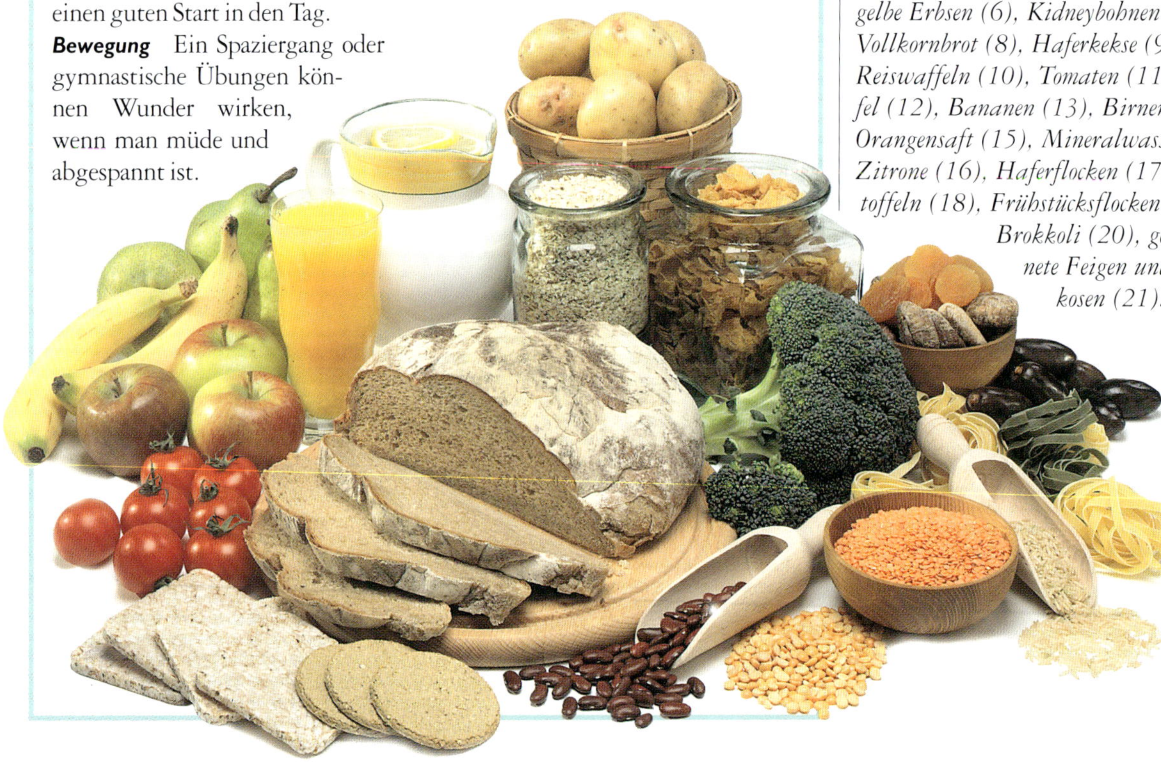

stellt, daß man zuviel Koffein konsumiert, dann sollte man es nicht abrupt, sondern nur schrittweise reduzieren. Setzt man es unvermittelt ab, so können dadurch Übelkeit, Reizbarkeit, Kopfschmerzen und heftige Gemütsschwankungen auftreten.

Bewegung gegen Pölsterchen

Wenn man mehr ißt, als der Körper benötigt, wird die überschüssige Nahrungsenergie als Körperfett gespeichert – es entsteht Übergewicht, mitunter sogar FETTLEIBIGKEIT. So weit

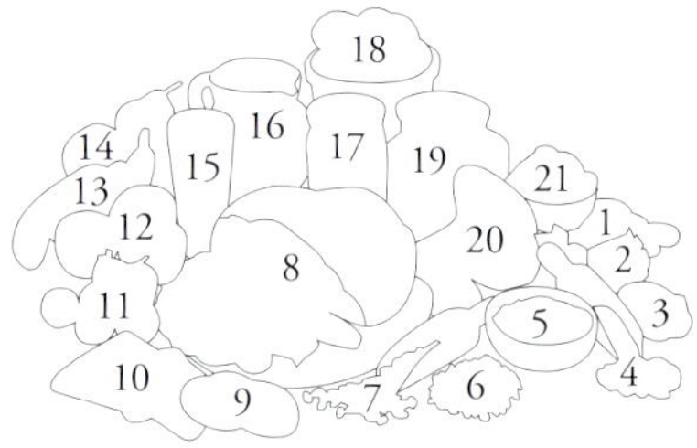

Gute Energiespender Diese Nahrungsmittel machen vital: Datteln (1), grüne und gelbe Bandnudeln (2, 3), brauner Reis (4), rote Linsen (5), gelbe Erbsen (6), Kidneybohnen (7), Vollkornbrot (8), Haferkekse (9), Reiswaffeln (10), Tomaten (11), Äpfel (12), Bananen (13), Birnen (14), Orangensaft (15), Mineralwasser mit Zitrone (16), Haferflocken (17), Kartoffeln (18), Frühstücksflocken (19), Brokkoli (20), getrocknete Feigen und Aprikosen (21).

sollte man es aber gar nicht erst kommen lassen. Schon bei relativ geringem Übergewicht ist es sehr wichtig, seine Ernährungsgewohnheiten zu überprüfen und sich um ein aktiveres Leben zu bemühen. Aber Vorsicht: eine radikale Abmagerungskur (siehe REDUKTIONSDIÄT) sollte man, um Mangelerscheinungen und Erschöpfungszustände zu vermeiden, nur unter ärztlicher Aufsicht durchführen. Doch häufig sind solche Radikalkuren überhaupt nicht notwendig – dubiose und gefährliche Wunderkuren natürlich schon gar nicht. Denn sicher und gefahrlos nimmt man oft bereits durch eine Kombination aus gesunder, fettarmer Ernährung und einem regelmäßigen Körpertraining ab – Laufen, Schwimmen und Radfahren sind dabei nur drei von zahlreichen sinnvollen Sportarten. Im übrigen helfen Ärzte und Krankenkassen gern auf dem Weg zu einer gesunden Lebensweise.

So kommt Schwung in den Alltag

Man braucht nicht gleich eine teure Ausrüstung zu kaufen oder einem Sportverein beizutreten, um Bewegung zu einem Teil des täglichen Lebens zu machen. Es gibt viele Sportarten, die sich problemlos in jeden Tagesablauf einbauen lassen. Dabei bleibt es jedem einzelnen überlassen, ob er beispielsweise lieber in geselliger Runde tanzen oder doch eher allein joggen möchte.

Sportart	Vorteile	Übungsplan	Tips und mögliche Risiken
Walking	Leicht und bequem in den Tagesablauf einzubauen. Trainiert werden Herz, Lunge und die meisten Muskeln. Studien zeigen, daß sogar ein sehr langsam durchgeführtes Walking lebensverlängernd wirkt, da es die Beweglichkeit und den Kreislauf stärkt.	Man beginnt mit 10–15 Minuten pro Tag und steigert das Walkingtraining allmählich auf 30 Minuten täglich. Dabei die Arme schwingen und ein Tempo wählen, bei dem man ein wenig ins Schwitzen und etwas außer Atem kommt.	Immer stabile, bequeme Sportschuhe tragen. Man sollte versuchen, beim Walking den ganzen Fuß einzusetzen. Stets gleichmäßig über die ganze Sohle von der Ferse bis zu den Zehenspitzen hin abrollen.
Jogging	Beugt vor allem Herz-Kreislauf-Erkrankungen vor. Außerdem hilft Jogging, den Cholesterinspiegel und den Blutdruck zu senken; daneben beeinflußt es auch viele andere Beschwerden günstig. Jogging kann im Gehirn die Ausschüttung von Endorphinen bewirken, die wiederum Glücksgefühle auslösen.	Man startet mit einem flotten Walking und joggt dann die ersten 2 Wochen zweimal wöchentlich. Behutsam trainieren – nicht übertreiben. Ab der 3. Woche allmählich das Tempo, die gelaufene Distanz und die Häufigkeit des Trainings steigern.	Die größten medizinischen Risiken bestehen für Knie- und Fußgelenke. Spezielle, gut gepolsterte Joggingschuhe helfen, diese Gelenke zu schützen. Falls man übergewichtig ist, sollte man unbedingt vor dem Training mit dem Arzt sprechen.
Schwimmen	Stärkt die meisten Hauptmuskelgruppen und ist ein ausgezeichnetes Atemtraining. Verbessert Kraft, Ausdauer und die Gelenkigkeit, jedoch ohne die Gelenke zu überlasten. Ist auch gut für Untrainierte, Übergewichtige und Schwangere geeignet.	Wenn es langweilig ist, Bahnen hin- und herzuschwimmen, oder wenn man überhaupt nicht schwimmen kann, dann könnte Wassergymnastik eine Alternative sein, die außerdem eine gute Ergänzung zum Schwimmen darstellt.	Nach dem Schwimmen gründlich duschen. Zwischen einer Mahlzeit und dem Schwimmtraining sollte 1 Stunde liegen. Nicht den Kopf starr über das Wasser halten, sonst verkrampft sich der Nacken.
Radfahren	Mediziner halten Radfahren für eine der empfehlenswertesten Sportarten, die gleichermaßen für jung und alt, für Trainierte und Untrainierte geeignet ist. Gestärkt werden Muskelkraft und Ausdauer.	Für einen Trainingseffekt genügt ein gewöhnliches Tourenrad. Vor dem Training aufwärmen und langsam beginnen. Zunächst flache, kurze Strecken wählen, dann allmählich steigern.	Ein Fahrrad wählen, das für das jeweilige Training geeignet ist und das sich optimal auf die Körpergröße einstellen läßt. Nicht auf Helm und Schutzkleidung verzichten.
Aerobic	Bewegungs- und Ausdauergymnastik zu spezieller Musik mit einem gleichmäßigen, einfachen Rhythmus. Aerobic verbessert die Leistungsfähigkeit von Herz und Lunge und beugt so durch eine gesteigerte Ausdauer Herz-Kreislauf-Erkrankungen vor.	Aerobic-Übungen gibt es in den verschiedensten Schwierigkeitsgraden und mit diversen Übungsschwerpunkten. Neben der Ausdauer kann man auch verstärkt die Gelenkigkeit trainieren. Man beginnt aber immer mit den einfachen Übungen.	Wer an Herzkrankheiten leidet, stark übergewichtig ist oder Gelenk- bzw. Wirbelsäulenprobleme hat, sollte vor dem Beginn eines Aerobic-Trainings den Arzt fragen, welche Übungen geeignet sind.
Tanzen	Tanzen ist auch für Leute mit wenig Kondition gut geeignet. Standardtänze fördern eher die allgemeine Beweglichkeit, lateinamerikanische Tänze vor allem Kraft und Gelenkigkeit.	Zunächst einen Tanzkurs besuchen, um herauszufinden, welche Tänze einem zusagen und welche dem jeweiligen Konditionsniveau entsprechen – gesellig und amüsant geht es aber immer zu.	Manche Tanzformen, wie z. B. Ballett, Jazztanz oder Rock 'n' Roll, sind körperlich sehr anstrengend und deshalb bei Kreislauf- und Gelenkproblemen nicht zu empfehlen.

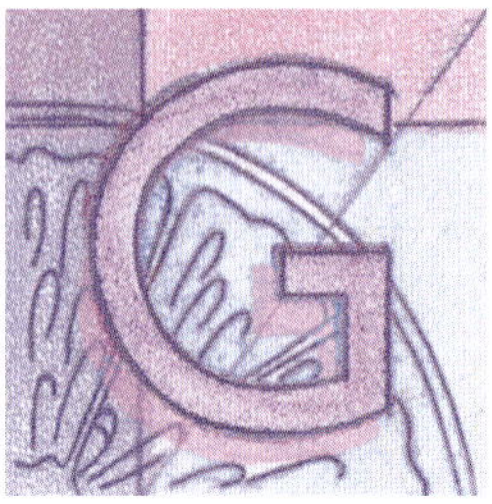

GALLENSTEINE

ESSEN SIE VIEL

- *stärkehaltige Nahrungsmittel wie Vollkornbrot und Reis*
- *frisches Obst und Gemüse*
- *Haferkleie und Hülsenfrüchte*

MEIDEN SIE

- *gebratene und fette Speisen*
- *Fettleibigkeit*

Harte Ablagerungen von Cholesterin, Kalk oder Gallenpigmenten können sich in der Gallenblase oder im Gallenweg zu steinartigen Gebilden zusammenballen. Sie bleiben oft unentdeckt, bis sie sich eines Tages schmerzhaft bemerkbar machen. Die Symptome reichen von einem leichten Druck im Oberbauch bis zu heftigen Schmerzen und Erbrechen. Im zweiten Fall ist ein chirurgischer Eingriff unumgänglich, bei dem die Steine oder die gesamte Gallenblase entfernt werden. Wenn sich die Symptome nach einem ersten Schmerzanfall wieder legen, kann eine fettarme und ballaststoffreiche Kost verhindern, daß die Steine wachsen bzw. sich neu bilden.

Diätetische Maßnahmen lassen vorhandene Steine zwar nicht schrumpfen, können aber dazu beitragen, daß kleine Steine über den Darm ausgeschieden werden. Wer Gallensteine hat, sollte mehr stärkehaltige Lebensmittel wie Vollkornbrot und Reis sowie viel Obst und Gemüse essen, die Ballaststoffe liefern. Fette Speisen und Fastenkuren sind gleichermaßen gefährlich, da sie Koliken auslösen können. Weitgehend verzichten sollte man auch auf hochverarbeitete Lebensmittel, Fett und rotes Fleisch. Eine Untersuchung an über 700 Frauen hat gezeigt, daß Fleischesser zweimal häufiger an Gallensteinen erkranken als Vegetarier, die weniger Fett, dafür aber mehr Stärke und Ballaststoffe zu sich nehmen.

Da ein hoher Cholesterinspiegel die Bildung von Gallensteinen fördert, sollte man viel lösliche Ballaststoffe wie Hülsenfrüchte und Haferkleie zu sich nehmen, denn sie tragen dazu bei, den Cholesterinspiegel zu senken. Ferner gibt es Hinweise, daß das in ARTISCHOCKEN enthaltene Cynarin die Bildung von Gallensteinen hemmt. Erstaunlicherweise scheint sogar ein mäßiger Koffein- und Alkoholkonsum zu verhindern, daß Gallensteine auftreten.

Übergewicht kann ebenfalls zur Bildung von Gallensteinen beitragen, obwohl auch viele schlanke Menschen davon betroffen sind. Bei Frauen treten Gallensteine doppelt so häufig auf wie bei Männern.

GEFLÜGEL

VORTEILE

- *Ausgezeichnete Eiweißquelle*
- *Liefert fast alle Vitamine des B-Komplexes*

NACHTEILE

- *Hoher Fettgehalt der Haut*
- *Kann eine Lebensmittelvergiftung hervorrufen, wenn das Fleisch nicht ausreichend gegart wurde*

Hühner sowie auf Bauernhöfen gehaltene Enten, Puten und Gänse werden als Hausgeflügel bezeichnet. Geflügelfleisch liefert hochwertiges Eiweiß, das der Körper braucht, um Zellgewebe aufbauen und ersetzen zu können. Außerdem enthält Geflügel reichlich Vitamine des B-Komplexes, die für ein gesundes Nervensystem unabdingbar sind. Geflügelleber versorgt mit viel Vitamin A, das zu gesunder Haut beiträgt und die Infektionsabwehr unterstützt, sowie mit Vitamin B_{12}, das zum Aufbau der DNS und RNS und damit für eine gesunde Zellbildung lebensnotwendig ist.

Geflügelfett besteht größtenteils aus ungesättigten Fettsäuren und trägt daher nicht dazu bei, den Cholesterinspiegel im Blut zu erhöhen. So haben z. B. Untersuchungen in Frankreich ergeben, daß Menschen, die Gänsefett essen, nur selten unter Herzerkrankungen leiden. Während Enten und Gänse verhältnismäßig fette Vögel sind, ist Hühner- und Putenfleisch eher mager. Da das meiste Fett unter der Haut sitzt, sollte man diese entfernen. Enthäutete Hühner- oder Putenbrust enthält nur etwa 5 % Fett und eignet sich gut für eine cholesterinarme Ernährung oder eine REDUKTIONSDIÄT.

Die meisten Hühner und Puten stammen heute von Geflügelfarmen. Dort werden die Tiere auf engstem Raum gehalten und müssen mit Medikamenten behandelt werden, da sonst die Gefahr besteht, daß sich Krankheiten seuchenartig ausbreiten. Besser ist es, Geflügel direkt vom Bauernhof zu kaufen, wo die Tiere normalerweise Auslauf haben und selbst nach Futter suchen können.

Salmonellengefahr

Hühner sind die häufigste Ursache für eine LEBENSMITTELVERGIFTUNG, weil sie Salmonellenträger sind. Salmonellen überleben Gefriertemperaturen, werden aber beim Kochen vernichtet. Daher sollte man bei der Zubereitung des Geflügels auf strengste Sauberkeit achten und jeden Kontakt mit anderen Nahrungsmitteln vermeiden sowie das Fleisch immer gut durchgaren.

Der Nährwert von Geflügel im Vergleich

Geflügelfleisch liefert Eiweiß, Vitamine und Mineralstoffe. Wer auf eine fettarme Ernährung achten muß, sollte zu dem eher mageren Fleisch von Huhn und Pute greifen. Da sich bei Geflügel das meiste Fett unter der Haut befindet, sollte man diese in jedem Fall vor oder nach der Zubereitung entfernen. Ansonsten muß man auch bei fetterem Geflügel wie Gans und Ente keine Bedenken haben. Denn das im Fleisch vorhandene Fett enthält nur verhältnismäßig wenig gesättigte Fettsäuren, die sich negativ auf den Cholesterinspiegel auswirken können. Die Nährwertangaben in der nachfolgenden Tabelle beziehen sich auf jeweils 100 g.

Gebratenes Fleisch	Energie in kJ (kcal)	Eiweiß in g	Fett in g	Vitamine	Mineralstoffe
HUHN					
Fleisch mit Haut	903 (215)	20	14	Liefert alle Vitamine des B-Komplexes, vor allem Niacin (85 % des empfohlenen Tagesbedarfs). Allerdings ist Vitamin B_{12} nur in Spuren vorhanden.	Das dunkle Fleisch enthält doppelt soviel Eisen und Zink wie das helle. Dafür enthält helles Fleisch mehr Phosphor und Kalium.
Fleisch ohne Haut	609 (145)	23	5		
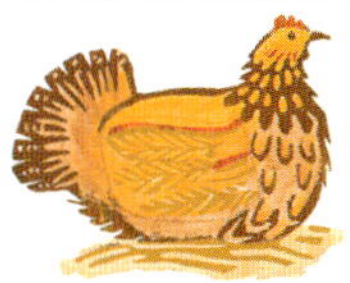					
PUTE					
Fleisch mit Haut	715 (170)	25	11	Gute Quelle für alle Vitamine des B-Komplexes, vor allem für Vitamin B_{12} sowie Niacin (93 % des empfohlenen Tagesbedarfs).	Liefert mehr Phosphor als Huhn, dafür aber etwas weniger Eisen und Kalium.
Fleisch ohne Haut	588 (140)	29	3		
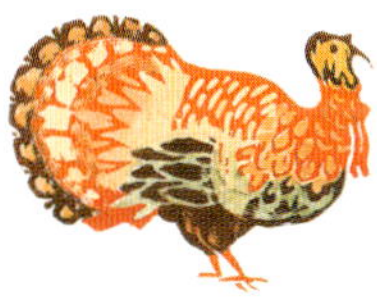					
ENTE					
Fleisch mit Haut	1425 (339)	20	29	Liefert alle Vitamine des B-Komplexes. Im Vergleich zu Huhn enthält Entenfleisch mehr als doppelt soviel Thiamin und Riboflavin.	Liefert mehr Eisen als Huhn, dafür aber etwas weniger Phosphor und Kalium.
Fleisch ohne Haut	795 (189)	25	10		
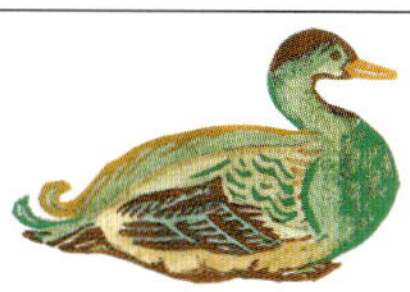					
GANS					
Fleisch ohne Haut 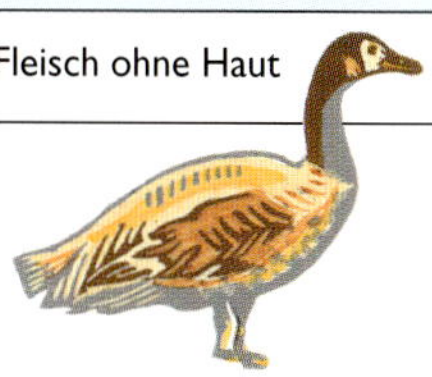	1340 (319)	29	22	Liefert im Vergleich zu Huhn fast dreimal soviel Riboflavin und fast doppelt soviel Vitamin B_6.	Eine gute Kalium- und Phosphorquelle. 100 g enthalten ein Drittel der empfohlenen Tagesmenge an Eisen für Frauen und die Hälfte für Männer.

GETREIDEKÖRNER: KLEIN, ABER OHO

Getreideprodukte sind in aller Welt Grundnahrungsmittel. Die kleinen Körner bergen wertvolle Nährstoffe in sich. Je weniger man sie bearbeitet und verfeinert, desto nährstoffreicher sind sie.

Den höchsten Nährstoffgehalt haben die ganzen Getreidekörner. Weizen und andere Getreidesorten liefern reichlich die meisten Vitamine des B-Komplexes und Ballaststoffe. Darüber hinaus enthalten sie Kohlenhydrate, Eiweiß und Mineralstoffe. Der größte Teil der Nährstoffe sitzt im Keimling an der Basis des Weizenkorns und in der stärkehaltigen Schicht rund um diesen Keimling, in dem sogenannten Mehlkörper oder Endosperm. Durch das Mahlen werden bei den meisten Getreidesorten die äußere Schale und der Keimling vom Endosperm getrennt, aus dem dann das Mehl gewonnen wird.

Der Trennungsprozeß verlängert die Haltbarkeit des Mehles erheblich, denn der Keimling enthält Öle, die leicht oxidieren und ranzig werden. Bei hochfeinen Mehlen werden auch die Schalen ausgesiebt, so daß keine Spur von Kleie mehr vorhanden ist. Kleie vergrößert zwar das Volumen der Nahrung, kann aber den Darm reizen. Je feiner ein Mehl ausgemahlen ist, desto kleiner ist die Typenzahl.

Enthält das Mehl Kleie, gewinnen die daraus hergestellten Produkte an Substanz und Festigkeit. Viele Menschen bevorzugen jedoch die weichere Beschaffenheit von verfeinerten Getreideprodukten wie Weißbrot und poliertem weißem Reis. Manche Hersteller gleichen den Nährstoffverlust beim Mahlen wieder aus, indem sie Nahrungsmittel wie FRÜHSTÜCKSFLOCKEN mit Vitaminen des B-Komplexes und Eisen anreichern. Dennoch fehlen allen hochverarbeiteten Getreideprodukten die nützlichen Ballaststoffe der Vollkornerzeugnisse, die VERSTOPFUNG verhindern sowie Darmerkrankungen vorbeugen können.

Gerste, Hafer, Roggen und Weizen enthalten Gluten, eine komplexe Mischung von Getreideproteinen, die Menschen, die an einer GLUTENUNVERTRÄGLICHKEIT leiden, meiden müssen.

Die häufigsten Getreidesorten

Gerste wird hauptsächlich in Form von Malz zum Brauen und Schnapsbrennen und ansonsten als Tierfutter verwendet. Graupen, geschälte und polierte Gerstenkörner, die Suppen und Eintöpfe bereichern, liefern zwar Kohlenhydrate, aber nur wenig Vitamine und Ballaststoffe.

Hafer Da beim Mahlen der Großteil der Schalen entfernt wird, der Keimling aber unversehrt bleibt, enthält Hafermehl verhältnismäßig viel Eiweiß und Öl. Dafür wird es schneller ranzig, es sei denn, man dämpft es vor dem Verpacken. Die löslichen Ballaststoffe im Hafer helfen, den Cholesterinspiegel zu senken.

Hirse ist glutenfrei und daher für Menschen geeignet, die an einer Glutenunverträglichkeit leiden. Der Mangel an Gluten macht Hirse ungeeignet, voluminöse Brotlaibe daraus zu backen; sie kann nur für flache Fladenbrote verwendet werden, wie sie in Asien und Nordafrika typisch sind.

Mais ist ebenfalls glutenfrei und bildet die Grundlage für eine Vielzahl von Nahrungsmitteln wie Popcorn, Stärkemehl, Maismehl, Frühstücksflocken sowie für amerikanischen Whiskey. Aus den Keimen gewinnt man ein hochwertiges Speiseöl.

Reis ist das Grundnahrungsmittel für die Hälfte der Weltbevölkerung. Brauner Reis liefert reichlich Vitamine des B-Komplexes, Calcium und Phosphor. Er enthält auch Eisen, das aber wegen der Säure in der Reiskleie nicht aufgenommen werden kann. Weißer Reis, bei dem die Samenschalen und der Keim durch Schleifen und Polieren entfernt wurden, besteht im wesentlichen aus Kohlenhydraten und etwas Eiweiß. Sein Thiamingehalt ist gering, es sei denn, der Reis wurde vor dem Schleifen und Polieren mit Wasser, Wärme und Druck vorbehandelt (parboiled Reis).

Roggen enthält genug Gluten, um einen weichen Teig herzustellen, doch sind Roggenbrot und Pumpernickel schwer und feucht. Roggenmehl wird häufig für Knäckebrot verwendet.

Weizen Entsprechend dem Glutengehalt unterscheidet man Hartweizen und Weichweizen. Aus dem glutenreichen Hartweizengrieß stellt man hauptsächlich NUDELN her, die weicheren, glutenärmeren Mehle verarbeitet man bevorzugt zu Kuchen und Gebäck.

GRIESS sind die groben Teilchen des Endosperms. Vollkornweizenmehl, in dem auch Kleie und Keime enthalten sind, liefert viel Ballaststoffe und Vitamine des B-Komplexes. Die gleichen Nährstoffe enthält auch Bulgur, geschroteter und vorgekochter Weizen, der wie Reis verwendet wird.

Kraftvolle Körner *Vollkornprodukte liefern deutlich mehr Vitamine, Ballaststoffe und Eiweiß als hochverarbeitete Getreideprodukte.*

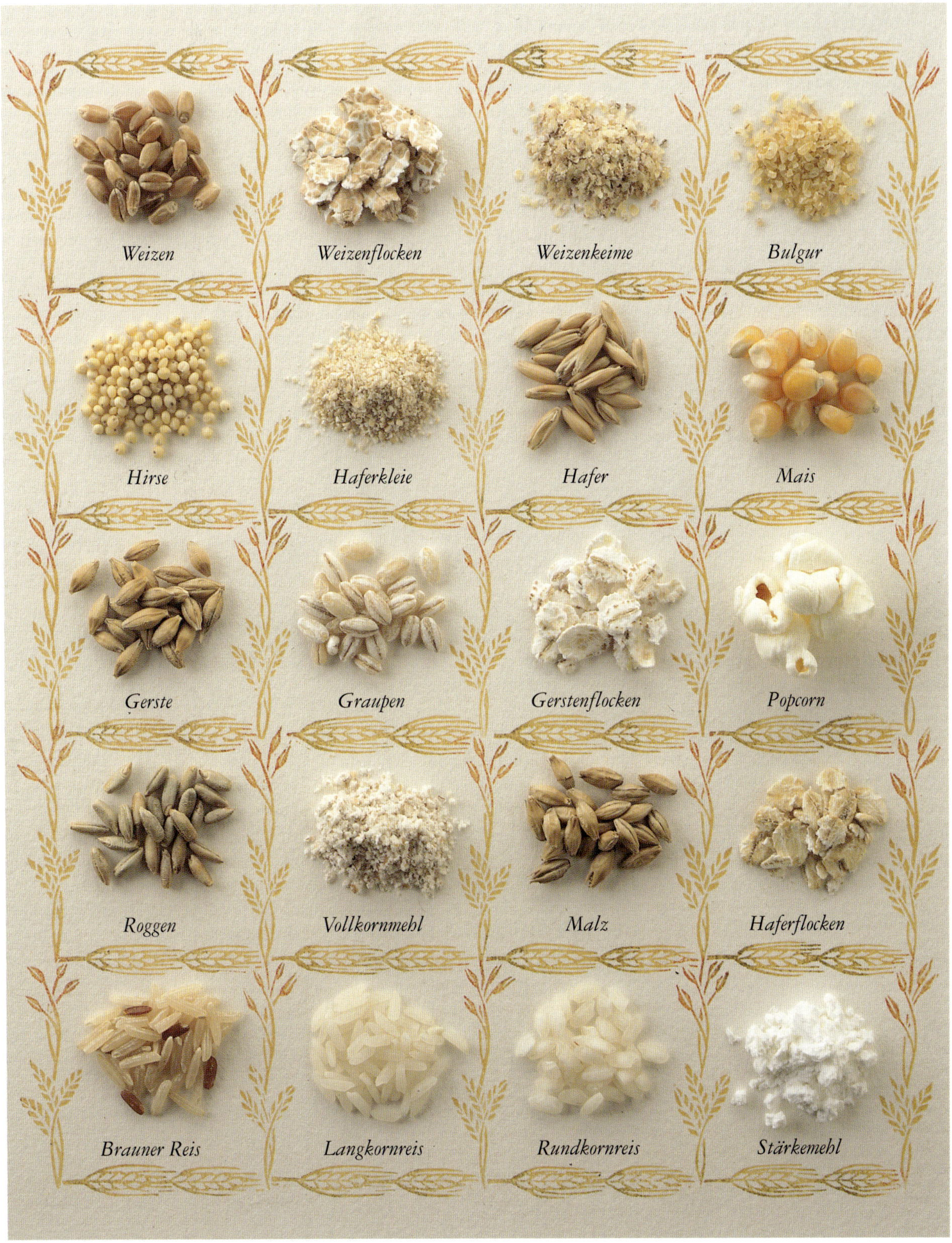

Weizen
Weizenflocken
Weizenkeime
Bulgur
Hirse
Haferkleie
Hafer
Mais
Gerste
Graupen
Gerstenflocken
Popcorn
Roggen
Vollkornmehl
Malz
Haferflocken
Brauner Reis
Langkornreis
Rundkornreis
Stärkemehl

GELBSUCHT

ESSEN SIE VIEL
- *Fisch, Geflügel, Innereien und Sojaprodukte*
- *Grünkohl und Hülsenfrüchte*
- *Haferflocken*

ESSEN SIE WENIG
- *scharfe und fette Speisen*

MEIDEN SIE
- *Alkohol*

Die charakteristische Gelbfärbung der Haut und des Weißen im Auge entsteht, wenn sich das gelbe Gallenpigment Bilirubin im Blut ansammelt. Die Ursache ist oft eine Funktionsstörung der Leber.

Es gibt drei Arten von Gelbsucht: die hämolytische Gelbsucht, die durch einen Zerfall der roten Blutkörperchen hervorgerufen wird; die hepatische Gelbsucht, die oft durch eine Hepatitis oder ein Leberversagen bei Leberzirrhose verursacht wird; und die Verschlußgelbsucht, die auftritt, wenn Gallensteine den Gallengang blockieren, so daß die Galle aus der Leber nicht mehr abfließen kann.

Gelbsucht bei Neugeborenen

Es kommt immer wieder vor, daß ein Neugeborenes in den ersten Lebenstagen an Gelbsucht erkrankt, vor allem wenn das Kind zu früh geboren ist. Diese sogenannte physiologische Gelbsucht tritt auf, wenn die Leber noch nicht ausreichend entwickelt ist und das Bilirubin nicht richtig ausscheiden kann. Diese Form der Gelbsucht ist normalerweise ungefährlich und legt sich bis zum Ende der 1. Lebenswoche.

Zu den weitaus ernsteren Formen bei Neugeborenen zählt eine hämolytische Gelbsucht, die aus einer Blutunverträglichkeit zwischen Mutter und Kind entsteht. Meistens ist dabei das Blut der Mutter Rhesus-negativ, das des Kindes Rhesus-positiv. Als Reaktion auf die fremde Bluteigenschaft produziert die Mutter Antikörper, die sich bei einer zweiten Schwangerschaft über die Plazenta auf den Fetus übertragen und dessen rote Blutkörperchen zerstören. Möglicherweise ist eine Bluttransfusion vor oder nach der Geburt notwendig.

Wenig Fett, kein Alkohol

Bei Erwachsenen wird eine Gelbsucht meist durch eine Erkrankung der Leber oder der Gallenblase hervorgerufen. Durch eine derartige Erkrankung wird die Fähigkeit beeinträchtigt, Bilirubin im Blut abzubauen. Normalerweise werden abgestorbene rote Blutkörperchen von der Leber und der Milz aus dem Blut gefiltert und in Bilirubin umgewandelt, das die Leber dann über die Galle ausscheidet. Bei der hepatischen und der Verschlußgelbsucht ist die Gallensekretion behindert. In diesen Fällen gelangt das Bilirubin direkt in den Blutkreislauf.

Bei hämolytischer Gelbsucht sind Nährstoffe wichtig, die den Aufbau der roten Blutkörperchen unterstützen. Dazu gehören Eiweiß, Eisen und Vitamine des B-Komplexes. Fisch, Geflügel, Eier sowie Milch- und Sojaprodukte stellen diese Nährstoffe in reichem Maß zur Verfügung. Eisen liefern auch getrocknete Aprikosen, Vollkornbrot und Brunnenkresse. Wichtige Quellen für die Vitamine des B-Komplexes sind ferner Weizenkeime, brauner Reis, Hefeextrakt und Nüsse.

Fallbeispiel

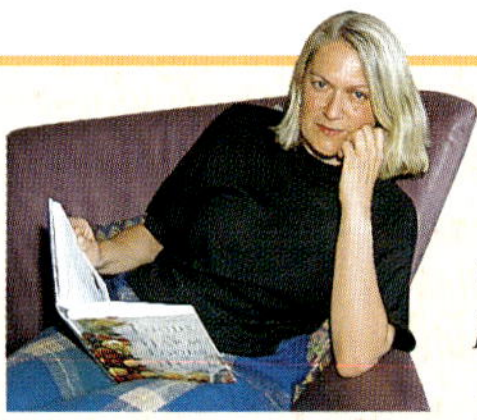

Birgit war eine aktive und ausgeglichene 55jährige Frau, bis sich eines Tages ihre Gemütsverfassung völlig veränderte. Sie wurde aggressiv und konnte nachts nicht schlafen, obwohl die Müdigkeit sie tagsüber immer wieder überwältigte. Ihre Haut juckte und verfärbte sich zunehmend gelb. Der Arzt stellte ziemlich rasch eine Lebererkrankung fest, begleitet von einer hepatischen Enzephalopathie, einer Hirnveränderung infolge des Leberdefektes. Birgit wurde ins Krankenhaus eingewiesen, wo sie eine proteinfreie, energiereiche Kost bekam. Die Untersuchungen ergaben eine beginnende Leberzirrhose. Die Ärzte erklärten Birgits Mann, daß die Leber bereits so stark geschädigt sei, daß sie die giftigen Substanzen, die beim Eiweißstoffwechsel anfielen, nicht mehr verarbeiten könne. Die Giftstoffe häuften sich im Blut an und gelangten damit auch ins Gehirn, wodurch die Verhaltensänderung hervorgerufen würde. Als Birgit im Lauf der Behandlung wieder wie früher zu werden begann, waren sie und ihr Mann zunächst erleichtert. Doch beim Versuch, sie auf eine proteinhaltige Kost umzustellen, verstärkte sich die Gelbsucht erneut. Ihr Unterleib schwoll an, weil sich dort Flüssigkeit ansammelte, im Rücken und in den Beinen breitete sich eine schmerzhafte Osteoporose aus, und die Enzephalopathie machte sich zu ihrem Leidwesen auch immer öfter bemerkbar. Als sich Birgits Zustand verschlimmerte, rieten die Ärzte zu einer Lebertransplantation. Ansonsten lägen die Chancen, noch ein weiteres Jahr zu überleben, bei unter 50 %, mit der Transplantation immerhin bei 70 %. Inzwischen sind 5 Jahre seit der Operation vergangen, und Birgit freut sich jeden Tag darüber, daß sie ihre Enkelkinder noch aufwachsen sieht.

Ebenfalls notwendig ist eine ausreichende Versorgung mit Folsäure, die in grünem Blattgemüse, Hefeextrakt und Leber enthalten ist.

Bei allen Arten von Gelbsucht sollte man Alkohol sowie scharfe und fette Speisen meiden, um die Leber nicht unnötig zu belasten. Außerdem sollte man öfter kleine Mahlzeiten zu sich nehmen und dabei eine kohlenhydratreiche Schonkost bevorzugen, um die Regeneration der Leber zu unterstützen. Einer Verstopfung, die häufig als Begleiterscheinung der Gelbsucht auftritt, kann man mit Haferflocken vorbeugen.

GELENKERKRANKUNGEN

ESSEN SIE VIEL

- *Fisch*
- *frisches Obst und Gemüse*
- *Avocados, Nüsse und Sonnenblumenkerne*
- *Vollkornprodukte und Eier*

MEIDEN SIE

- *Fettleibigkeit*

Menschen, die unter einer Krankheit leiden, bei der die Gelenke schmerzhaft anschwellen, sollten häufig Lachs, Makrelen, Heringe, Forellen und Sardinen essen. Die in Fischtran enthaltenen Omega-3-Fettsäuren können bei Gelenkerkrankungen Linderung bringen, da sie die Wirkung der körpereigenen entzündungsfördernden Stoffe eindämmen.

Wer unter GICHT leidet, sollte die Omega-3-Fettsäuren eher als Ergänzungspräparat zu sich nehmen, da frischer Fisch mit der Zeit den Harnsäurespiegel ansteigen läßt. Sammelt sich zuviel Harnsäure im Blut, kommt es bei anfälligen Menschen zur Kristallbildung in den Gelenken.

Es ist wissenschaftlich nachgewiesen, daß eine Ernährung, die wenig ANTIOXIDANTIEN liefert, insbesondere das Spurenelement Selen, ferner Betacarotin sowie die Vitamine C und E, manche Menschen für Gelenkerkrankungen anfälliger macht. Möhren, Mangos, Aprikosen und Netzmelonen spenden reichlich Betacarotin; rote und gelbe Paprika, Kiwis, Orangen, Rosenkohl und Weißkohl enthalten viel Vitamin C; Avocados, Nüsse, Sonnenblumenkerne und Olivenöl versorgen mit Vitamin E. Selen findet sich in allen Fischen sowie in Fleisch, Vollkornprodukten, Eiern und Bierhefe.

Häufig ist Übergewicht die Ursache von Gelenkerkrankungen, insbesondere der Hüften und Knie. Schwedische Wissenschaftler haben festgestellt, daß sich verschiedene Symptome einer ARTHRITIS bessern, wenn man das Gewicht reduziert und gleichzeitig eine vegetarische Ernährung einhält.

Spezielle Erkrankungen

In den Gelenken, besonders in den Ellbogen und Knien, kann eine akute Entzündung des Schleimbeutels auftreten, einer mit Flüssigkeit gefüllten Tasche, die eine Reibung innerhalb des Gelenkes verhindert.

Von einer Sehnenscheidenentzündung sind die schützenden Hüllen um eine überanstrengte Sehne betroffen. Zu dieser schmerzhaften Reaktion kommt es vor allem an den Fingern und an den Sehnen der Handgelenke.

Der Tennisellbogen ist wahrscheinlich das gängigste Beispiel einer Entzündung, die sich an einer Stelle bildet, wo Sehnen oder Bänder Knochen miteinander verbinden. Sie tritt nicht nur bei Tennisspielern auf, sondern kann durch jede gleichförmige manuelle Tätigkeit wie Anstreichen, Tapezieren oder Hausarbeit hervorgerufen werden.

Die Schultersteife ist, wie schon der Name andeutet, eine chronische, schmerzhafte Versteifung des Schultergelenkes. Sie kann die Folge einer Verletzung oder Bindegewebsschwäche sein, sie kann aber auch ohne ersichtlichen Grund auftreten. In schweren Fällen ist die Schultersteife äußerst schmerzhaft und erlaubt nur in sehr engen Grenzen, den betroffenen Arm zu bewegen.

Bei manchen stark schmerzenden und sonst nicht zu behandelnden Gelenkbeschwerden ist eine Operation oder örtliche Injektionen von Steroiden unumgänglich. Die meisten Beschwerden lassen sich jedoch mit Massage, Physiotherapie, Chiropraktik oder Akupunktur bzw. einer Kombination dieser Therapien recht erfolgreich behandeln.

Spannungen und Gelenke

Wenn sich die mit einem schmerzenden oder verschobenen Gelenk verbundenen Muskeln verkrampfen, können sie verhindern, daß das Gelenk wieder in seine normale Position zurückkehrt. STRESS kann das Problem noch verschärfen und dazu führen, daß sich die Muskeln verhärten. Massage hilft, die Spannungen zu lösen. Vorbeugend sollte man auf die richtige Körperhaltung achten. So muß der Arbeitsstuhl in der Höhe richtig eingestellt sein. Wer den ganzen Tag am Computer sitzt, sollte dafür sorgen, daß Schreibtisch, Tastatur und Bildschirm optimal positioniert sind.

GEMÜSE

Kinder bekommen immer wieder zu hören, wie gut Gemüse für sie sei, vor allem wenn sie groß und stark werden wollen. In der Tat liefert Gemüse lebensnotwendige Vitamine, Mineralstoffe sowie Ballaststoffe.

In jüngster Zeit wiesen Wissenschaftler verstärkt darauf hin, daß eine Kost, die reich an Gemüse ist, vielen

Krankheiten vorbeugen und lange gesund erhalten kann. So schätzt beispielsweise das amerikanische Krebsforschungsinstitut, daß 40% aller Krebserkrankungen bei Männern und 60% bei Frauen auf Ernährungsfehler zurückgehen; andere Institutionen gehen von 35% aus. Ferner bestätigen verschiedene Studien, daß bei Völkern, deren Speiseplan viel Obst und Gemüse enthält, das Risiko, an KREBS zu erkranken, geringer ist. Wie dieser Schutz zustande kommt, ist Gegenstand zahlreicher wissenschaftlicher Untersuchungen. Man weiß mittlerweile, daß sogenannte SEKUNDÄRE PFLANZENSTOFFE in den Pflanzen stecken. Diese Stoffe haben eine nachweislich positive Wirkung auf unseren Stoffwechsel.

Schutz für den Körper

Vor allem Rosenkohl, Weißkohl, Blumenkohl, Brokkoli, Grünkohl und Rüben enthalten reichlich wirksame sekundäre Pflanzenstoffe.

Zunächst hielt man diese Substanzen für krebserregend. Um so überraschter waren die Wissenschaftler, als sich herausstellte, daß diese Substanzen schützend wirken. Die meisten Untersuchungen stützten sich jedoch auf Tierversuche, doch inzwischen haben viele Studien bestätigt, daß sekundäre Pflanzenstoffe gesundheitsfördernd und krebsschützend sind.

Die freien Radikale bekämpfen

Zu den verschiedenen Gruppen sekundärer Substanzen gehören auch die pflanzlichen Farbstoffe – die sogenannten Carotinoide –, denen in der Mehrzahl antioxidative Eigenschaften zugeschrieben werden. Untersuchungen haben ergeben, daß ANTIOXIDANTIEN die FREIEN RADIKALE neutralisieren, die die Zellmembranen sowie das Erbgut der Zellen schädigen können. Die freien Radikale werden zwar vom Körper selbst produziert und spielen eine sehr wichtige Rolle bei der körpereigenen Abwehr von Krankheiten. Wenn sie jedoch überhandnehmen, können sie Herzerkrankungen und Krebs auslösen. Eine vermehrte Bildung freier Radikale kann sowohl durch Rauchen, ultraviolette Strahlen und Umweltverschmutzung als auch durch den Alterungsprozeß in Gang gesetzt werden.

Carotinoide für die Gesundheit

Viele Gemüsesorten liefern reichlich Carotinoide. Dazu gehören der rote Farbstoff Lycopin (in Tomaten und Paprika) sowie Betacarotin (das orangefarbene Pigment in Möhren und Netzmelonen). Die besten Quellen für Carotinoide sind u.a. Kresse, Brokkoli, Spinat, Kürbis, roter Paprika und Möhren. Untersuchungen haben gezeigt, daß Menschen, die sehr viel carotinoidreiches Obst und Gemüse essen, seltener an Krebs, insbesondere an Lungenkrebs, erkranken.

Eine erhöhte Aufnahme von Betacarotin schützt nicht nur vor Krebs, sondern verringert zusammen mit einer erhöhten Zufuhr an Vitamin C auch die Gefahr eines grauen Stars. Jüngste Forschungen haben darüber hinaus ergeben, daß die Carotinoide Zeaxanthin und Lutein (beide kommen in Spinat vor) vor der Entwicklung einer Makuladegeneration schützen (siehe AUGENKRANKHEITEN).

Dem Körper heilen helfen

Viele sekundäre Substanzen unterstützen die körpereigene Krebsabwehr, indem sie Enzyme in der Leber anregen, die verschiedene krebserregende Stoffe unschädlich machen oder dem Körper helfen, sie auszuscheiden. Im Mittelpunkt des Interesses stehen derzeit Indole, Allicinverbindungen, Isothiocyanate und Bioflavonoide.

Indole, die in Kreuzblütlergemüse enthalten sind, sollen das weibliche Hormon Östrogen abschwächen, was möglicherweise das Risiko verringert, an hormonbedingtem Brustkrebs zu erkranken. Weitere infektions- und krebshemmende sekundäre Pflanzenstoffe sind Allicinverbindungen in Knoblauch, Zwiebeln, Schnittlauch und Lauch, Isothiocyanate in Rosenkohl, Brokkoli und Weißkohl sowie Bioflavonoide, die in jedem Obst und Gemüse enthalten sind.

Tomaten, grüne Paprika und Möhren enthalten Cumarsäure und verwandte Stoffe, die zu verhindern scheinen, daß sich im Darm möglicherweise krebserzeugende Nitrosamine bilden.

Viele Menschen glauben, rohes Gemüse sei gesünder als gekochtes. Richtig ist daran zumindest, daß beim Kochen ein Teil des wasserlöslichen

GESÜNDERES GEMÜSE ZÜCHTEN

Wissenschaftler des amerikanischen Krebsforschungsinstituts untersuchen zur Zeit alle möglichen Gemüsearten, um herauszufinden, welche vorteilhaften Wirkungen sie im einzelnen haben können. Die Schwierigkeit dabei ist, daß eine einzige Obst- oder Gemüseart Dutzende von verschiedenen phytochemischen Substanzen enthalten kann. Bislang wurden Knoblauch, Sojabohnen, Möhren, Petersilie und Sellerie entschlüsselt.

Ziel der Untersuchung ist, durch gentechnische Veränderungen und gezielte Züchtung Gemüsesorten hervorbringen zu können, die in größerer Menge krankheitsabwehrende Substanzen enthalten. Vorsicht ist jedoch geboten, da manche phytochemischen Substanzen, in kleinen Mengen aufgenommen zwar durchaus nützlich, in höheren Dosen aber möglicherweise schädlich sein können.

und hitzeempfindlichen Vitamin C verlorengeht. Andererseits bewirkt der Kochvorgang, daß der Körper bestimmte Nährstoffe leichter aufnehmen kann. Ein gutes Beispiel dafür ist der rote Farbstoff Lycopin in den Tomaten. Beim Erhitzen und Zerkleinern der Früchte erhöht sich die sogenannte Bioverfügbarkeit von Lycopin. Es kann also besser vom Körper aufgenommen werden als in rohen Tomaten.

GENMODIFIZIERTE NAHRUNG

VORTEILE

- *Längere Haltbarkeit von frischen Waren*
- *Gesündere Nahrungsmittel, die mehr Eiweiß und andere Nährstoffe enthalten*
- *Schädlingsresistente Feldfrüchte, die in jedem Klima und Boden gedeihen*
- *Höhere Erträge und niedrigere Kosten*

Weltweit steigt der Bedarf an Nahrungsmitteln an. Um diesen Bedarf zu befriedigen, haben Wissenschaftler nach Möglichkeiten gesucht, sowohl die Nahrungsmittelproduktion als auch die -haltbarkeit zu erhöhen. Ein Schritt auf diesem Weg ist die genetische Modifikation von Nahrungsmitteln. Dabei wird die DNS in den Genen einer Zelle und damit das Erbgut der Zelle verändert. Auf diese Weise kann man den Prozeß der selektiven Züchtung beschleunigen, so daß man nicht mehr – wie bei traditionellen Zuchtmethoden – generationenlang auf das Ergebnis warten muß.

Die Natur verbessern

Durch genetische Modifikation können bestimmte Erbeigenschaften auf Pflanzen übertragen werden, z. B. die Fähigkeit, einen für Insekten unangenehmen Stoff zu produzieren, der dem Schädlingsbefall vorbeugt. Eine andere Veränderung kann Nutzpflanzen gegen Unkrautvernichtungsmittel resistent machen, so daß diese Mittel versprüht werden können, ohne die Nutzpflanzen zu schädigen.

Umgekehrt lassen sich aber auch Erbeigenschaften unterdrücken. So hat man beispielsweise in Kalifornien Tomaten entwickelt, in denen ein eingeschleustes Gen verhindert, daß sie zu schnell weich werden. Diese Tomaten kann man lange am Stock reifen lassen, und sie bleiben dabei fest genug, um den Transport vom Erzeuger zum Verkäufer zu überstehen.

Durch genetische Modifikation versucht man ferner, Pflanzen und Feldfrüchte zu entwickeln, die selbst unter Bedingungen gedeihen, die normalerweise einen Anbau ausschließen, z. B. in der Wüste, in sehr kalten Gebieten oder auf versalzenen Böden. Man hofft, auf diese Weise der Nahrungsmittelknappheit in der Welt entgegenwirken zu können.

Eine weitere Möglichkeit ist, Nutzpflanzen mit erhöhtem Nährwert zu erzeugen. So bewirkt ein in Getreide eingeschleustes Gen beispielsweise, daß dieses mehr Eiweiß produziert. In einem anderen Fall synthetisiert eine ölhaltige Pflanze wie Raps mehr ungesättigte Fettsäuren. Das Ergebnis sind gesündere Nahrungsmittel.

Angst vor Antibiotikaresistenz

Den positiven Auswirkungen der Genmodifikation stehen Befürchtungen gegenüber, daß dadurch möglicherweise schädliche Bakterien im Verdauungstrakt von Menschen oder Tieren eine Antibiotikaresistenz entwickeln. Die Wissenschaftler schleusen nämlich häufig ein antibiotikaresistentes Gen, einen sogenannten Tracer, in das genetische Material ein, das auf die Pflanze übertragen wird, um überprüfen zu können, ob die Genmodifikation erfolgreich war. Wenn die modifizierte Zelle eine Behandlung mit Antibiotika überlebt, bedeutet das, daß sie diesem Antibiotikum gegenüber resistent geworden ist und folglich auch die anderen Eigenschaften des neu hinzugefügten Erbgutes angenommen hat. Die bisherige Erfahrung lehrt, daß antibiotikaresistente Tracer wohl nicht auf krankheitserregende Mikroorganismen übergehen. Außerdem bezieht sich die Resistenz auf ein Antibiotikum, das in der Human- und Tiermedizin kaum noch verwendet wird.

Ethische Fragen

Die Entwicklung genmodifizierter Nahrungsmittel löst immer wieder heftige Diskussionen aus. Zwar kann man durch Genmodifikationen Tiere mit magererem Fleisch und größerer Widerstandskraft gegen Krankheiten züchten, doch hat dieser Eingriff des Menschen in die Natur oft auch schädliche Nebenwirkungen für das betroffene Tier. So litten beispielsweise Schweine, denen man Wachstumshormone eingepflanzt hatte, an Knochen- und Gelenkbeschwerden, bekamen Koordinationsschwierigkeiten und ein schlechtes Sehvermögen. Und Schafe, auf die man genetisch modifizierte Hormone übertragen hatte, um das Wollwachstum zu beeinflussen, erwiesen sich als besonders hitzeanfällig.

Die ethischen Bedenken gegen eine Genmodifikation bei Lebewesen verstärkten sich noch, als Wissenschaftler über Experimente mit menschlichem Erbgut bei genmodifizierten Milchkühen diskutierten. Die Kühe sollten eine Milch liefern, die exakt der Zusammensetzung von Muttermilch glich. Ebenso umstritten ist der Versuch, auf Tomaten das Erbgut von Fischen zu übertragen. Ziel ist es, eine Tomate zu entwickeln, die sich einfrieren läßt. Denn Fische kann man tiefkühlen, Tomaten nicht. Daher suchen die Wissenschaftler nach Möglichkeiten, das entsprechende Zellmaterial von Fischen auf die Pflanze zu übertragen und so eine neue Tomatensorte hervorzubringen.

Ohne Zweifel bieten genmodifizierte Nahrungsmittel viele Vorteile, doch rufen die Eingriffe in die Natur nicht nur ethische Bedenken hervor, sondern auch Ängste, welche bislang nicht absehbaren Auswirkungen dieser technologische Fortschritt möglicherweise haben kann.

GEPÖKELTES

VORTEILE

▶ *Lange Haltbarkeit*

NACHTEILE

▶ *Hoher Salzgehalt*

▶ *Kann krebserregende Nitrosamine entwickeln*

Die Tatsache, daß gesalzene Fische lange haltbar sind, war wohl mehr eine Zufallsentdeckung. Man hatte beobachtet, daß vom Meer angespülte Fische, vor allem wenn sie in der Sonne dörrten, auch nach langer Zeit noch genießbar waren. Schon die alten Ägypter kannten diese Methode, Lebensmittel haltbar zu machen.

Das Salzen ist der Ursprung dessen, was man heute als pökeln bezeichnet. Früher verwendete man dazu Kochsalz und Nitrat (Salpeter), bis man zu Beginn unseres Jahrhunderts erkannte, daß aus dem Nitrat zunächst Nitrit gebildet werden muß, wenn der Pökeleffekt eintreten soll. Das bedingt aber auch das besondere Problem des Pökelns: Während Nitrat in geringen Mengen keine gesundheitsschädigende Wirkung hat, kann Nitrit, das in hohen Konzentrationen ausgesprochen giftig ist, krebserregende Nitrosamine bilden. Deshalb sollte man Gepökeltes nur sehr selten essen. In gewissen Grenzen kann man sich vor der Bildung von Nitrosaminen im Magen schützen, indem man gleichzeitig Vitamin C in Form von Orangensaft oder Tomatensalat zu sich nimmt.

GERÄUCHERTES

VORTEILE

▶ *Lange Haltbarkeit*

NACHTEILE

▶ *Kann krebserregende Stoffe enthalten*

Der charakteristische Räuchergeschmack entsteht durch Chemikalien im Rauch, der durch verschwelendes naturbelassenes Holz erzeugt wird. Ursprünglich diente das Räuchern dazu, Lebensmittel länger haltbar zu machen, heute hat es in erster Linie den Zweck, Fisch, Fleisch- und Wurstwaren zu aromatisieren. Der Räuchergeschmack ist allgemein so beliebt, daß er inzwischen sogar manchen Nahrungsmitteln künstlich zugesetzt wird.

Rauch besteht aus Hunderten von Chemikalien, wobei die jeweilige Zusammensetzung von der Art und Menge des Brennmaterials abhängt. Enthalten sind Aldehyde, Ketone, Karbonsäuren und Phenole. Einige dieser Bestandteile vernichten Bakterien, andere verringern die Fettverbrennung und verhindern, daß die geräucherten Produkte ranzig werden.

Manche der im Rauch enthaltenen Substanzen sind allerdings schädlich und stehen im Verdacht, krebserregend zu wirken. Dazu gehört u.a. der Teer aus einer Gruppe komplexer Moleküle, den sogenannten polyzyklischen aromatischen Kohlenwasserstoffen. Bei gelegentlichem Verzehr sind geräucherte Speisen jedoch erwiesenermaßen weit weniger schädlich als etwa Tabakrauch.

GESCHLECHTSKRANKHEITEN

ESSEN SIE VIEL

▶ *Vollkornprodukte, frisches Obst und Gemüse*

▶ *mageres Fleisch, Nüsse und Hülsenfrüchte*

TRINKEN SIE VIEL

▶ *Wasser und Obstsäfte*

TRINKEN SIE WENIG

▶ *Kaffee, schwarzen Tee und Colagetränke*

▶ *Alkohol*

Wer den Verdacht hat, sich mit einer Geschlechtskrankheit angesteckt zu haben, oder wenn entsprechende Symptome auftreten, sollte man umgehend einen Arzt aufsuchen und sich aller sexuellen Aktivitäten enthalten, bis der Arzt bestätigt, daß man gesund ist.

Bei Geschlechtskrankheiten werden normalerweise Antibiotika verordnet. Darüber hinaus kann man das körpereigene Abwehrsystem durch eine ausgewogene und nahrhafte Kost unterstützen, die viel Vollkornprodukte, frisches Obst und Gemüse, in geringerer Menge mageres Fleisch, Fisch, Geflügel, Nüsse und Hülsenfrüchte sowie wenig Fett enthalten sollte. Auf koffeinhaltige und alkoholische Getränke sollte man möglichst verzichten und statt dessen viel Wasser und Obstsäfte trinken. Wichtig ist auch, dem Körper Ruhe zu gönnen.

Seit es Antibiotika gibt, lassen sich die meisten Geschlechtskrankheiten behandeln; selbst eine Syphilis muß nicht mehr, wie früher, zu Geistesstörungen und zum Tod führen. Genitalherpes ist zwar nicht heilbar, kann aber mit einer lokal anzuwendenden Salbe behandelt werden, so daß sich die Intensität und Häufigkeit der Anfälle verringern.

GETREIDE

Getreide nimmt bei allen Völkern einen bedeutenden Platz auf dem Speiseplan ein. Denn es liefert lebenswichtige Nährstoffe und bildet die Grundlage der Ernährung. Siehe GETREIDEKÖRNER: KLEIN, ABER OHO, S. 128.

GEWÜRZE

Gewürze haben zwar nur einen geringen Nährwert, verbessern aber den Geschmack vieler Speisen und geben ihnen ein besonderes Aroma. Manche haben darüber hinaus auch noch heilende Eigenschaften. Siehe EIN HAUCH VON ORIENT, S. 138.

GICHT

ESSEN SIE VIEL

- *frisches Obst und Gemüse*

TRINKEN SIE VIEL

- *Wasser*

MEIDEN SIE

- *große Mengen Alkohol*
- *Innereien, Wild, Salzheringe und Krustentiere*
- *Schmerzmittel, die Salicylsäure enthalten*

Gicht ist eine Stoffwechselstörung. Der Körper ist nicht in der Lage, Harnsäure richtig abzubauen. Dadurch gelangen zuviel Harnsäure und harnsaure Salze ins Blut und bilden Kristalle, die sich in einem oder mehreren Gelenken ablagern und dort Entzündungen und damit heftige Schmerzen verursachen können. Besonders anfällig ist das Grundgelenk der großen Zehe – sie ist wohl am häufigsten davon betroffen –, doch können Gichtanfälle ebenso in den Knien, in den Handgelenken und in den Fußknöcheln auftreten.

Wodurch diese Stoffwechselstörung verursacht wird, weiß man nicht genau. Tatsache jedoch ist, daß Gicht in manchen Familien gehäuft auftritt, also eine erbliche Veranlagung dafür verantwortlich ist. Eine wichtige Rolle spielt auch die Ernährung. So tritt Gicht in Zeiten der Not nur selten, in Zeiten des Wohlstands dafür häufig auf. Üppiges Essen und Alkohol erhöhen das Risiko, an Gicht zu erkranken, und können die schmerzhaften Anfälle auslösen. Meist bringt man Gicht auch mit FETTLEIBIGKEIT in Verbindung, vor allem wenn sich das Fett in der Bauchregion ansammelt.

SYMPTOME UND VERBREITUNG

Zwar treten die schmerzhaften Gichtsymptome im allgemeinen zuerst an der großen Zehe auf, doch können alle Gelenke des Körpers betroffen sein, niemals jedoch die Wirbelsäule.

Gichterkrankungen sind keineswegs selten. 16 von 1000 Männern leiden darunter, Frauen dagegen sind seltener (nur 3 von 1000) und bis zu den Wechseljahren kaum davon betroffen.

Was kann man tun?

Gichtpatienten erhalten oft Medikamente, die bewirken, daß die Harnsäure schneller ausgeschieden und die Kristallbildung verzögert wird. Auf Schmerzmittel, die Salicylsäure enthalten, sollte man selbst bei heftigen Anfällen verzichten; sie können einen Harnsäurestau verursachen und damit die Wirkung der verordneten Arzneimittel beeinträchtigen. Entzündungshemmende Medikamente sind besser geeignet, die Symptome zu lindern.

Wer unter Gicht leidet, sollte nach einem sorgfältig zusammengestellten Übungs- und Ernährungsplan das Gewicht reduzieren. Radikale Fastenkuren jedoch sind nicht zu empfehlen, da dadurch Gichtanfälle ausgelöst werden können.

Gichtpatienten sollten viel trinken, um zu verhindern, daß sich überschüssige Harnsäurekristalle ansammeln, die auch zur Entstehung von Nierensteinen beitragen können. Empfehlenswert ist, viel Obst und grünblättriges Gemüse zu essen, das Kalium liefert; Kalium macht den Urin basisch und fördert auf diese Weise die Ausscheidung der Harnsäure. Der Verzehr von 250 g Kirschen pro Tag, frisch oder aus dem Glas, kann helfen, den Harnsäurespiegel im Blut zu senken. Lauch und Sellerie sollen ebenfalls lindernd wirken.

Das Problem mit den Purinen

Trotz aller Medikamente, die Gichtpatienten oft einnehmen müssen, rät man ihnen meist auch, auf purinreiche Nahrungsmittel zu verzichten. Denn Purine stehen in dem Ruf, die Einlagerung von Harnsäurekristallen in die Gelenke zu fördern. Zu den purinreichen Nahrungsmitteln gehören Innereien, Wild, Geflügel, Salzheringe, Krustentiere und Hülsenfrüchte. Als purinarm dagegen gelten Obst und Obstsäfte, Milch und Milchprodukte, Eier, Nüsse und Gemüse mit Ausnahme von Spargel, Spinat, Blumenkohl, Erbsen und Pilzen.

Lachsölkapseln

Klinische Studien haben gezeigt, daß Omega-3-Fettsäuren die Bildung jener körpereigenen Stoffe hemmen, die die schmerzhaften Entzündungen verursachen. Daher können Lachsölkapseln mit Omega-3-Fettsäuren Gichtpatienten Linderung bringen und die schmerzhaften Schwellungen in den Gelenken abklingen lassen.

GLUTENUNVERTRÄGLICHKEIT

ESSEN SIE VIEL

- *Obst, Gemüse und Salat*
- *Linsen, Erbsen, Bohnen und Nüsse*
- *Käse, Milch, Eier, mageres Fleisch, Geflügel und Fisch*
- *Reis, Kartoffeln und Mais*

MEIDEN SIE

- *Getreideflocken, Weizenmehl, Brot, Nudeln, Kuchen und Gebäck*
- *Konserven und vorgefertigte Lebensmittel, denen Weizenmehl zum Verdicken zugesetzt wurde*
- *Wurst und andere vorbehandelte Fleischwaren*
- *Getränke aus Gerste wie Bier und Malzgetränke*

Einer von 1500 Menschen leidet an Glutenunverträglichkeit oder Zöliakie. Gluten ist ein Eiweißstoff, der in Weizen, Roggen, Gerste und Hafer enthalten ist. Die Krankheit kann sowohl bei Erwachsenen als auch bei Kindern auftreten und kommt in manchen Familien gehäuft vor. Bei Kleinkindern stellt man eine Glutenunverträglichkeit meist fest, nachdem sie einige Monate mit fester glutenhaltiger Nahrung wie Getreidebrei und Zwieback gefüttert worden sind. Grundsätzlich kann die Krankheit in jedem Alter ausbrechen. Erkranken Erwachsene daran, hatten sie meist schon als Kind eine leichte Form der Zöliakie durchlitten.

Bei den Betroffenen schädigt das Gluten die haarfeinen Zotten der Dünndarmwände, so daß viele wichtige Nährstoffe nicht optimal aufgenommen werden können. Die ersten Anzeichen bei Kindern sind häufige Magenverstimmungen sowie Wachstumsstörungen. Oft gesellen sich noch Blähungen, Durchfall, Blutarmut und Gewichtsabnahme hinzu. Erwachsene fühlen sich erschöpft, leiden unter Depressionen und allgemeinem Unwohlsein sowie unter Mundbläschen, Dermatitis oder Unfruchtbarkeit. Genau feststellen läßt sich die Krankheit nur durch eine Biopsie, bei der eine Gewebeprobe aus dem Dünndarm entnommen und untersucht wird. Dem Patienten wird dann eine streng glutenfreie Diät verordnet. Möglicherweise wiederholt man die Biopsie, um festzustellen, ob sich die Darmschleimhaut erholt hat, nachdem das Gluten gestrichen wurde. Ist das der Fall, gilt die Diagnose als bestätigt.

Gluten vermeiden

Wer an einer Glutenunverträglichkeit leidet, darf künftig keine glutenhaltigen Speisen mehr zu sich nehmen. Der Kranke fühlt sich dann meist schon nach ein paar Wochen wieder besser. Allerdings ist es nicht einfach, eine glutenfreie Kost einzuhalten, denn eine Vielzahl ganz alltäglicher Lebensmittel enthält den verhängnisvollen Eiweißstoff: Brot, Kuchen, Kekse, Nudeln, die meisten Frühstücksflocken, mit Semmelbrösel versetzte Wurst- und Fleischwaren, in Eierteig gehüllte Speisen sowie mit Weizenmehl gebundene Suppen und Saucen.

Bei Kleinkindern mit Zöliakie muß man die Bestandteile der Babynahrung genau überprüfen, obwohl die meisten Produkte für die ersten Lebensmonate des Kindes glutenfrei sind.

Wer an einer Glutenunverträglichkeit leidet, muß die Etiketten auf Fertiggerichten genau lesen und darauf achten, ob sie Zutaten wie mehlhaltige Binde- und Verdickungsmittel oder modifizierte Stärke enthalten. Ferner sollte man Getränke wie Bier, das gerstehaltig ist, meiden. Hostien enthalten normalerweise ebenfalls Gluten.

Als Ersatz für die verbotenen Speisen sollte man vermehrt zu Kartoffeln, Hülsenfrüchten, Reis, Mais und Nüssen greifen. Zum Andicken von Saucen kann man Mais-, Reis-, Soja- oder Kastanienmehl sowie Kartoffelstärke verwenden. Ferner sollte man frisches Obst und Gemüse, Eier, Milch und Käse sowie mageres Fleisch, Geflügel und Fisch essen, um den Speiseplan möglichst vielseitig zu gestalten.

Da es nicht ganz einfach ist, sich glutenfrei und dennoch gesund zu ernähren, sollte man sich von einem Ernährungsexperten beraten lassen. Hilfestellung bieten dabei Organisationen der Zöliakiekranken an, die in regelmäßigen Abständen aktualisierte Listen mit glutenfreien Fertigerzeugnissen und Rezeptvorschlägen herausgeben. Dort sind auch Adressen von Herstellern glutenfreier Nahrungsmittel erhältlich. Selbsthilfegruppen unterstützen in vielen Städten Betroffene.

Fallbeispiel

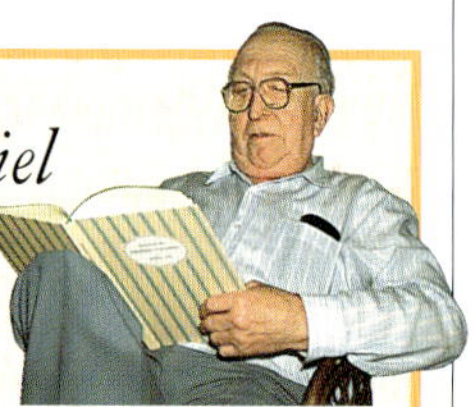

Georg, ein 68jähriger pensionierter Studienrat, hatte einen geschwollenen Bauch und war ständig sehr blaß. Der Arzt stellte fest, daß er sehr blutarm war, und unterzog ihn weiteren Untersuchungen, um die Ursache der Blutarmut zu ermitteln. Alle Ergebnisse waren zufriedenstellend, bis man eine Biopsie des Dünndarms vornahm. Zur allgemeinen Überraschung stellte sich nämlich heraus, daß Georg an einer Glutenunverträglichkeit litt. Der Arzt verordnete ihm eine streng glutenfreie Diät. 6 Monate später ging es Georg schon viel besser. Seine Blutwerte waren wieder normal, und eine neuerliche Biopsie erbrachte keinerlei Unregelmäßigkeiten. Georg meidet weiterhin alle glutenhaltigen Nahrungsmittel und fühlt sich dabei gesund und munter.

GRAPEFRUITS

VORTEILE

- *Liefern viel Vitamin C*
- *Enthalten Pektin, das hilft, den Cholesterinspiegel zu senken*

Eine halbe Grapefruit liefert mehr als die Hälfte der Menge an Vitamin C, die ein Erwachsener täglich braucht. Man sollte jedoch nicht nur das saftige Fruchtfleisch, sondern auch einen Teil der dicken Haut zwischen den einzelnen Segmenten und etwas von den weißen Fasern in der Mitte zu sich nehmen. Denn beides enthält reichlich Pektin, einen löslichen Ballaststoff, der dazu beiträgt, den Cholesterinspiegel zu senken. Bei den rosafarbenen oder roten Grapefruits ist der Gehalt an Vitamin C sogar noch etwas höher als bei den gelben Sorten.

Wie alle Zitrusfrüchte stehen auch Grapefruits in dem Ruf, Krebserkrankungen vorbeugen zu können. Denn ihr Fruchtfleisch und die weißen Häute enthalten Bioflavonoide, Stoffe, die nach Meinung der Ernährungswissenschaftler in der Lage sind, krebserregende Substanzen zu neutralisieren.

Fettverbrennende Früchte?

Immer wieder wird behauptet, daß Grapefruits schlank machen, weil sie Fett verbrennen. Entsprechend werden reine Grapefruitdiäten empfohlen, die helfen sollen, rasch abzunehmen. Diese Diäten schließen fast alle anderen Nahrungsmittel aus – eine in jedem Fall ungesunde Art der Ernährung, denn der Mensch ist auf eine vielseitige Kost angewiesen, wenn der Körper mit allen notwendigen Nährstoffen versorgt werden soll. Grapefruits können allenfalls Bestandteil einer REDUKTIONSDIÄT sein, da sie wenig Fett und Energie liefern; doch sind sie ebensowenig wie andere Nahrungsmittel imstande, Fett zu verbrennen.

GRIESS UND MAISMEHL

VORTEILE

- *Liefern Stärke und Eiweiß*
- *Maismehl eignet sich für eine glutenfreie Ernährung*

NACHTEILE

- *Wenig Ballaststoffe*

Die Getreideprodukte Grieß und Maismehl sind in Europa, Amerika und Afrika Grundlage vielfältiger Gerichte. Beide liefern Stärke und Eiweiß und können als Alternative zu Kartoffeln, Reis, Nudeln und Brot Abwechslung in den Speiseplan bringen.

Grieß

Grieß ist ein Mühlenerzeugnis aus Weizen, hauptsächlich aus Hartweizen. Zunächst werden die äußeren Schalen der Weizenkörner abgelöst und dann die größeren Partikel durch Sieben vom Rest getrennt. So entsteht grober Grieß, der viel Mangan und Phosphor, jedoch nur wenig Ballaststoffe enthält.

Dieses grobe Grießmehl wird außer zur Herstellung von Teigwaren in Europa sowohl für süße als auch pikante Speisen verwendet. In den USA dagegen ißt man es gern warm als Frühstücksbrei. In Nordafrika vermischt man feinen Grieß mit Wasser und Mehl und stellt daraus den für die Region typischen Couscous her.

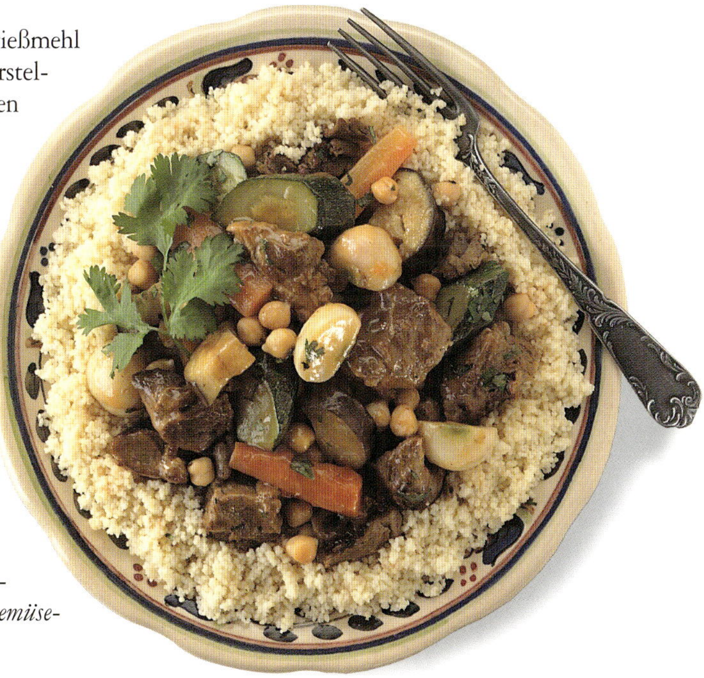

Spezialität aus Marokko *Für Couscous gart man groben Hartweizengrieß im Dampf einer würzigen Fleisch- und Gemüsebrühe.*

Maismehl

Getrockneter Mais wird zu Maismehl vermahlen. Es ist ballaststoffarm, enthält aber reichlich Kalium und etwas Phosphor, Eisen und Thiamin. Es ist zudem glutenfrei und deshalb auch für Menschen geeignet, die an einer GLUTENUNVERTRÄGLICHKEIT leiden.

Maismehl kann weiß oder gelb sein. Grobes Maismehl verwendet man in Italien für Polenta, in den Südstaaten der USA für Maisküchlein, Brot und Muffins, in Lateinamerika für Tortillas und in Afrika für eine Art Maisbrei. Maismehl wird zum größten Teil jedoch dafür verwendet, Maissirup und Invertzucker herzustellen; beides wird in der Lebensmittelindustrie als Süßmittel genutzt.

Zu puderfeiner Speisestärke vermahlen, setzt man Maismehl auch als Backzutat ein, die Kekse und Kuchen locker macht, oder als Mittel, um Saucen anzudicken.

Ein Hauch von Orient

Gewürze aus dem Orient wurden im Mittelalter buchstäblich in Gold aufgewogen. Doch man schätzte sie nicht nur wegen ihres Aromas, sondern auch wegen ihrer medizinischen Eigenschaften.

Gewürze regen den Appetit an, verleihen dem Essen ein besonderes Aroma und bilden eine gesunde Alternative zum Salz. Da sie nur in kleinen Mengen verwendet werden, tragen sie jedoch nur unwesentlich zur Nährstoffversorgung bei.

Schon lange verwendet man Gewürze, um den Geschmack konservierter Nahrungsmittel zu verbessern und um fade Speisen schmackhafter zu machen. Manche Gewürze allerdings enthalten Bestandteile, die bei empfindlichen Menschen unangenehme Reaktionen hervorrufen können.

Heilende Gewürze

In der Naturheilkunde wird manchen Gewürzen eine gesundheitsfördernde Wirkung zugeschrieben. In vielen Fällen glaubt man seit Jahrhunderten an diese Wirkung, ohne daß sie je wissenschaftlich nachgewiesen worden wäre.

Cayennepfeffer soll die Verdauung fördern und den Kreislauf stärken. Er kann bei Verdauungsstörungen verwendet werden.

Chilischoten helfen, verstopfte Atemwege von Schleim zu befreien.

Ingwer wirkt verdauungsfördernd und hilft gegen Übelkeit, insbesondere bei REISEKRANKHEIT und morgendlichem Brechreiz, sowie gegen BLÄHUNGEN und Bauchschmerzen. Darüber hinaus unterstützt er den Kreislauf. In der Naturheilkunde gilt Ingwer als Mittel, das gegen Infektionen der Atemwege und des Verdauungstraktes schützt. Außerdem lindert Ingwer Zahnschmerzen, wenn man ihn kaut.

Bei den ersten Anzeichen einer ERKÄLTUNG oder GRIPPE sollte man heißen Ingwertee trinken. Er hilft, eine verstopfte Nase zu befreien, und regt die Leber an, Giftstoffe aus dem Blut zu entfernen. Man gibt 1 TL frisch geriebenen Ingwer, den Saft einer halben Zitrone und 1 TL Honig in eine Tasse und gießt das Ganze mit kochendem Wasser auf.

Kardamom erleichtert die Verdauung, unterbindet Brechreiz, Aufstoßen und Sodbrennen. Gekaut hilft er gegen MUNDGERUCH. Ferner soll er bei ERKÄLTUNGEN, Husten und BRONCHITIS Linderung bringen.

Koriander regt die Verdauung an. Man verordnet ihn auch bei DURCHFALL und BLASENENTZÜNDUNG.

Kreuzkümmel ist eine beliebte Zutat in Currygerichten. Früher verwendete man ihn bei BLÄHUNGEN und Koliken.

Kümmel soll BLÄHUNGEN, Koliken und BRONCHITIS lindern, den Appetit anregen und bei Menstruationsbeschwerden helfen. Bei stillenden Müttern regt er den Milchfluß an.

Kurkuma gilt als Stärkungsmittel für die Leber und wirkt antibakteriell und entzündungshemmend. Außerdem fördert Kurkuma die Verdauung.

Muskat und Muskatblüte enthalten Myristicin, einen Stoff, der Halluzinationen hervorruft und schläfrig macht. In großen Mengen aufgenommen sind beide Gewürze giftig, in kleinen Dosen helfen sie gegen Übelkeit und Brechreiz sowie bei BLÄHUNGEN und DURCHFALL.

Nelken lindern Zahnschmerzen, wenn man sie kaut.

Piment soll die Verdauung fördern.

Safran ist eines der teuersten Gewürze und soll bei einer Vielzahl von Krankheiten helfen. So soll Safran u.a. Menstruationsbeschwerden lindern und bei Problemen in den WECHSELJAHREN, bei chronischem DURCHFALL, DEPRESSIONEN und NERVENSCHMERZEN hilfreich sein.

Schwarzer Pfeffer regt die Verdauung an, schafft Erleichterung bei BLÄHUNGEN und VERSTOPFUNG und stärkt den Kreislauf.

Senfkörner Schwarze Senfkörner sind schärfer als weiße. Ein heißes Fußbad mit zerstoßenen Senfkörnern schützt vor GRIPPE und hilft gegen KOPFSCHMERZEN.

Sternanis soll BLÄHUNGEN lindern und bei Koliken helfen.

Wacholderbeeren wirken antiseptisch und werden in der Naturheilkunde eingesetzt, um BLASENENTZÜNDUNGEN zu behandeln. Da sie die Nieren reizen, sollte man sie allerdings nicht bei entzündeten oder anderweitig geschwächten Nieren verwenden. Auch Schwangere dürfen keine Wacholderbeeren essen, weil diese Gebärmutterkontraktionen hervorrufen und damit zu einem plötzlichen Abort führen können.

Zimt wird bei VERDAUUNGSSTÖRUNGEN, BLÄHUNGEN und DURCHFALL angewandt. Außerdem soll er schleimlösend wirken.

Wohltuende Gewürze *Es ist ein weitverbreiteter Irrglaube, daß stark gewürzte Gerichte Magengeschwüre verursachen können. Tatsache ist vielmehr, daß zahlreiche Gewürze die Verdauung fördern und dazu beitragen, Verdauungsstörungen zu lindern.*

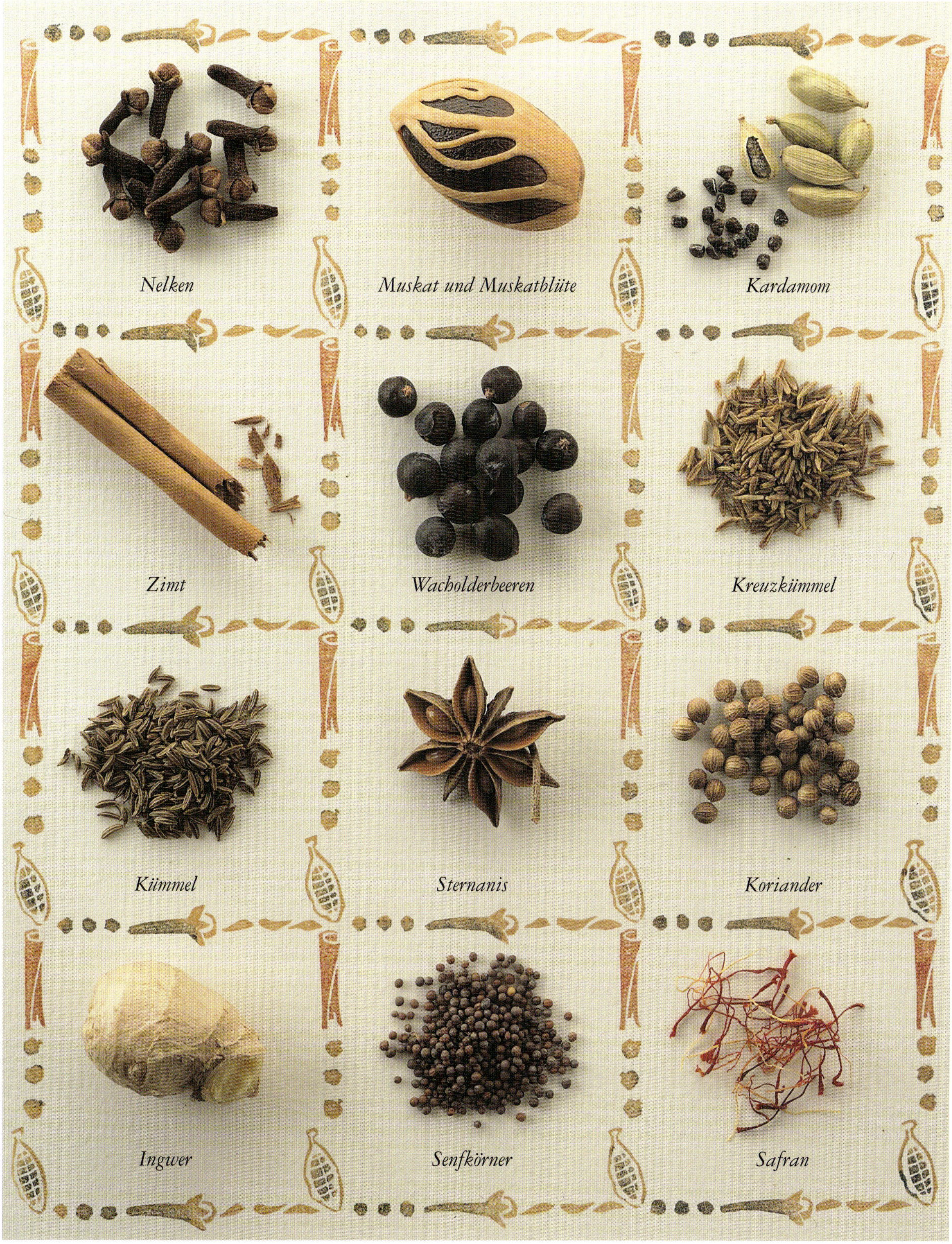
Nelken
Muskat und Muskatblüte
Kardamom
Zimt
Wacholderbeeren
Kreuzkümmel
Kümmel
Sternanis
Koriander
Ingwer
Senfkörner
Safran

GRIPPE

ESSEN SIE VIEL

- *Knoblauch, der Infektionen entgegenwirkt*
- *kleine und leichtverdauliche Mahlzeiten*

TRINKEN SIE VIEL

- *verdünnte Fruchtsäfte und Kräutertees*

Gripppe ist eine Virusinfektion, die vor allem im Winter epidemisch auftritt. Da zahlreiche und immer neue Viren als Erreger in Frage kommen, ist eine dauerhafte Immunität trotz Schutzimpfungen nicht möglich.

Auch wenn die Anfangssymptome einer Grippe denen einer ERKÄLTUNG ähneln, muß man beide Krankheiten deutlich voneinander unterscheiden. Symptome einer Grippe sind Appetitlosigkeit, hohes FIEBER, verbunden mit Schüttelfrost und Schwitzen, Husten, Kopf- und Gliederschmerzen und eine allgemeine Schwäche. Die Ärzte raten in einem solchen Fall zur Bettruhe; außerdem sollte man viel trinken und bei Bedarf Schmerzmittel nehmen, um die Symptome zu lindern und das Fieber zu senken.

Gegen die Viren, die die Grippe auslösen, helfen keine Antibiotika. Sie wirken allerdings den Sekundärinfektionen wie BRONCHITIS oder LUNGENENTZÜNDUNG entgegen, die häufig Begleiterscheinungen einer Grippe sind.

Das hohe Fieber führt meist dazu, daß man heftig schwitzt. Um zu verhindern, daß der Körper dabei austrocknet, sollte man viel Flüssigkeit zu sich nehmen, mindestens 2 l täglich. Am besten geeignet sind Kräutertees wie Hagebutten- oder Holunderblütentee sowie Fruchtsäfte, die man zur Hälfte mit Wasser verdünnt.

Trotz Appetitlosigkeit ist es wichtig, daß der Körper ausreichend mit Energie versorgt wird. Am ehesten wird der Kranke kleine, leichtverdauliche Mahlzeiten zu sich nehmen, die dennoch sehr nahrhaft sein und viel komplexe Kohlenhydrate enthalten sollten. Wichtig ist auch, dem Körper ausreichend Vitamine zuzuführen.

Eine Hühnerbrühe beispielsweise ist leicht verdaulich und wird von Kranken gern gegessen; sie liefert Eiweiß und Vitamin B und ersetzt das beim Schwitzen verlorene Salz. Eine gute Eiweißquelle ist auch Fisch. Desgleichen empfehlen sich Möhren, Spinat und Brokkoli wegen des Betacarotins sowie viel frisches Obst und Gemüse, um den Körper vor allem mit Vitamin C zu versorgen.

Versuche haben gezeigt, daß Knoblauchextrakt sehr hilfreich sein kann, eine Grippe zu bekämpfen. Knoblauch ist sowohl gegen Bakterien wie auch gegen Viren wirksam. Ferner trägt er dazu bei, Halsentzündungen zu lindern, Fieber zu senken und vor Infektionen zu schützen.

HAUSMITTEL GEGEN GRIPPE

Holunderblütentee oder Holundersaft sowie Zwiebelsaft sollen helfen, die Symptome einer Grippe zu lindern. In der Tat können diese alten Hausmittel Erleichterung bringen, denn sie enthalten Bioflavonoide, die das Immunsystem stärken.

Vor allem im Anfangsstadium kann Ingwer- oder Zimttee helfen, da sie beide die Durchblutung fördern. Ein anderes traditionelles Mittel ist eine Teemischung aus getrockneter Schafgarbe, Minze und Holunderblüten. Schafgarbe und Zitronenmelisse gemischt, ergeben einen Tee, der darüber hinaus auch noch den Appetit anregt.

GRÜNKOHL

VORTEILE

- *Ausgezeichnete Quelle für Betacarotin und Vitamin C*
- *Liefert Folsäure*
- *Enthält Eisen und Calcium*
- *Enthält Stoffe, denen krebsverhindernde Eigenschaften zugeschrieben werden*

Dieses Mitglied der Kohlfamilie gedeiht selbst auf kargen Böden und dient vor allem im Winter als frisches Gemüse, wenn in mitteleuropäischen Breiten sonst nichts mehr wächst. Ursprünglich war die Pflanze im östlichen Mittelmeerraum beheimatet, wo man schon vor mehr als 2000 Jahren Grünkohl anbaute. Heute kennt man eine ganze Reihe unterschiedlicher Sorten. Am bekanntesten sind die krausblättrigen Sorten, doch gibt es auch glattblättrigen Grünkohl. Am besten schmeckt er, wenn er nach dem ersten Frost geerntet wurde.

Grünkohl ist eine ausgezeichnete Quelle für die ANTIOXIDANTIEN Vitamin C und Betacarotin. Der Körper kann Betacarotin in Vitamin A umwandeln, das für gutes Sehen und für gesunde Haut notwendig ist und die

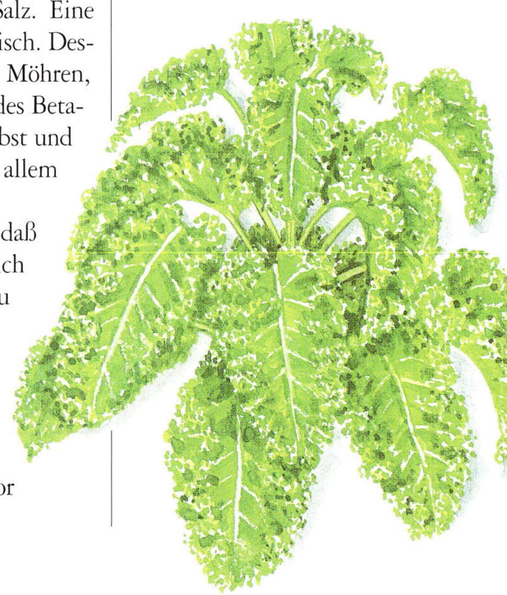

körpereigenen Abwehrkräfte stärkt. 100 g Grünkohl liefern mehr als drei Viertel der empfohlenen Tagesdosis an Betacarotin und mehr als das Doppelte der empfohlenen täglichen Menge an Vitamin C, die notwendig ist, um das Immunsystem funktionstüchtig zu erhalten.

Grünkohl ist darüber hinaus reich an Folsäure und Eisen; beides benötigt der Körper zur Bildung roter Blutkörperchen. Außerdem ist Grünkohl das Gemüse, das am meisten Calcium liefert, und zwar in einer Form, die der Körper leicht aufnehmen kann. Calcium ist vor allem für gesunde Knochen und Zähne notwendig und hilft, einer OSTEOPOROSE vorzubeugen.

Wie Rosenkohl und Brokkoli enthält auch Grünkohl Stoffe, die die Wirkung bestimmter krebsauslösender Substanzen blockieren und auf diese Weise Krebserkrankungen vorbeugen können. Untersuchungen ergaben, daß Menschen, die diese Gemüsesorten häufig zu sich nehmen, seltener an Magen- und Darmkrebs erkranken. Ferner findet man im Grünkohl Indole, die den Stoffwechsel der Leber und damit indirekt den Abbau und die Ausscheidung des weiblichen Hormons Östrogen fördern und so den Östrogenspiegel senken. Ein hoher Östrogenspiegel gilt als möglicher Auslöser hormonbedingter Krebsarten wie Brust- und Gebärmutterkrebs.

Untersuchungen, die sich mit der Wirkungsweise der Carotinoide (jener Farbpigmente, die in Obst und Gemüse vorkommen) befaßten, veranlaßten Walter Willett von der Harvard School of Public Health, einer Kapazität auf dem Gebiet ernährungsbedingter Krebserkrankungen, Grünkohl als wirksames krebsvorbeugendes Nahrungsmittel einzustufen.

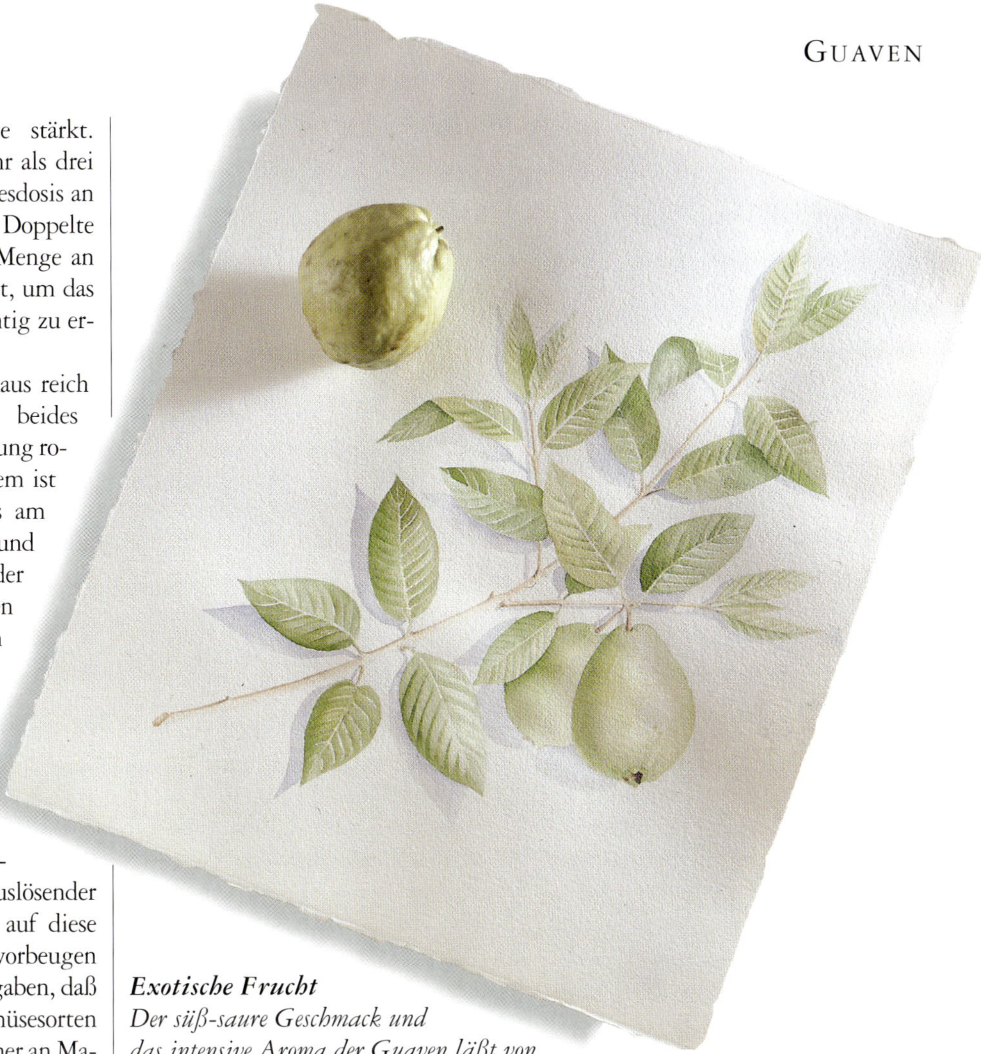

Exotische Frucht
Der süß-saure Geschmack und das intensive Aroma der Guaven läßt von tropischen Paradiesen träumen. Die Frucht ist vor allem reich an Vitamin C.

GUAVEN

VORTEILE
- *Ausgezeichnete Quelle für Vitamin C*
- *Liefern reichlich Kalium und Ballaststoffe*

Ursprünglich in Südamerika beheimatet, werden Guaven heute in allen Ländern der Erde angebaut, die ein entsprechend warmes Klima aufweisen. Die birnenförmigen oder runden Früchte ähneln äußerlich kleinen Äpfeln. Ihre rauhe und harte grüngelbe oder gelbe Schale ist eßbar und schmeckt leicht bitter. Das weiche, stark duftende Fruchtfleisch, das je nach Sorte weiß, gelb oder rot sein kann, schmeckt dagegen eher süß-säuerlich. Die Frucht besteht zur Hälfte aus harten, aber eßbaren Samen. Man kann sie zwar entfernen, doch enthalten sie ebensoviel Vitamine wie das saftige Fruchtfleisch.

Bei gleichem Gewicht liefert eine Guave etwa die fünffache Menge an Vitamin C wie eine Apfelsine. Eine einzige frische Frucht, die rund 90 g wiegt, versorgt also mühelos mit der für Erwachsene empfohlenen Tagesdosis. Selbst in Sirup eingelegte Guaven, die durch den Konservierungsprozeß etwa ein Viertel ihres Gehalts an Vitamin C verlieren, sind immer noch eine ausgezeichnete Quelle für dieses Vitamin, das nicht nur für die Bildung von Kollagen und eine gesunde Haut unentbehrlich ist, sondern auch das Immunsystem unterstützt. Ferner gehört Vitamin C zu den ANTIOXIDANTIEN, die helfen, den möglicherweise schädlichen FREIEN RADIKALEN entgegenzuwirken.

Fruchtfleisch und Samen der Guave liefern außerdem viel lösliche BALLASTSTOFFE in Form von Pektin, das helfen soll, den Cholesterinspiegel zu senken. Darüber hinaus ist die Frucht reich an Kalium, das dazu beiträgt, den Blutdruck zu regulieren.

Am besten kauft man grünlichgelbe Früchte, die gerade reif sind und anfangen, weich zu werden. In diesem Zustand sollte man sie im Kühlschrank aufbewahren. Gewaschen und der Länge nach halbiert, werden Guaven in der Schale serviert und mit dem Löffel gegessen.

GURKEN

VORTEILE

- *Sind erfrischend und liefern wenig Energie*

Die frischen, knackigen Gartengurken gehören zur selben Familie wie Zucchini, Gartenkürbisse, Wassermelonen und andere Kürbisarten. Trotz ihres nur geringen Nährwertes zählen sie mit zu den ältesten Gemüsearten, die in aller Welt kultiviert werden. Gurken bestehen zu mehr als 95% aus Wasser. Dieser hohe Wassergehalt ist es, der sie so erfrischend und kalorienarm macht. Außerdem wirken sie auf natürliche Weise harntreibend.

Obwohl Gurken wegen ihrer hautpflegenden Eigenschaften geschätzt werden, gibt es keine wissenschaftlichen Beweise dafür, daß Gurkenextrakt der Haut guttut oder Gurkenscheiben auf den Augen belebend wirken. Vermutlich ist es lediglich die Feuchtigkeit, die eine kosmetische Wirkung ausübt.

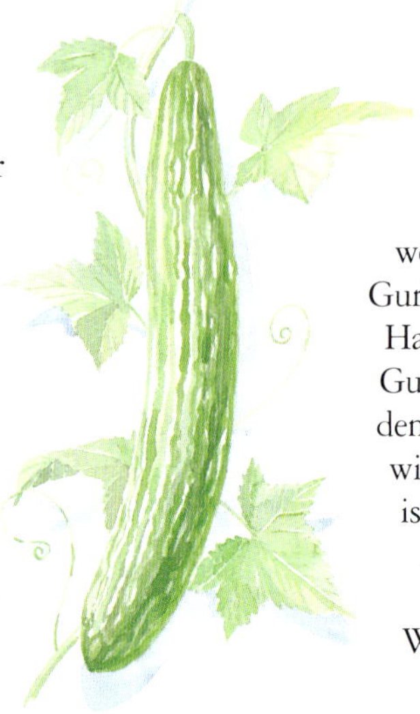

GÜRTELROSE

ESSEN SIE VIEL

- *Zitrusfrüchte, Aprikosen, Kirschen, Tomaten und Papayas, die Vitamin C und Bioflavonoide liefern*
- *Weizenkeim- und Olivenöl, Nüsse, ungesalzene Erdnußbutter und Avocados, die reich an Vitamin E sind*

Erreger der schmerzhaften Gürtelrose ist das Virus, das bei Kindern WINDPOCKEN auslöst. Es überlebt jahrelang inaktiv in einer Nervenwurzel, ehe es schließlich reaktiviert wird. Die Gürtelrose, medizinisch *Herpes zoster* genannt, bricht dann in einem Bereich aus, der durch diesen Nerv versorgt wird. Zur Reaktivierung des Virus trägt manchmal der Kontakt mit einem Windpockenpatienten bei; häufiger ist eine allgemeine Belastung des Immunsystems, beispielsweise durch eine andere Infektionskrankheit, durch anhaltenden STRESS oder durch eine Behandlung mit Steroiden die auslösende Ursache. Eine Gürtelrose kann bereits in der Kindheit auftreten, kommt aber meist erst in späteren Jahren vor. Am stärksten sind ältere Menschen gefährdet, deren Immunsystem naturgemäß schwächer ist.

Gürtelrose beginnt damit, daß eine Hautpartie ohne ersichtlichen Grund empfindlich wird und zu brennen anfängt. In den meisten Fällen ist eine Seite der Brust, der Schultern, der Taille oder des Rückens betroffen, doch kann sich die Gürtelrose auch einen Arm hinunterziehen oder sich auf der Stirn und im übrigen Gesicht bemerkbar machen. Vor allem in der Nähe der Augen ist eine Gürtelrose sehr gefährlich und muß umgehend ärztlich behandelt werden, um zu vermeiden, daß die Augen geschädigt werden.

Nach einigen Tagen zeigt sich an der betroffenen Stelle der charakteristische Ausschlag mit flüssigkeitsgefüllten Bläschen, die platzen und eintrocknen. Sie heilen innerhalb von 2–3 Wochen ab; oft bleiben allerdings an verschorften Hautstellen Narben zurück. Doch selbst wenn die Bläschen bereits abgeheilt sind, können die Schmerzen noch wochen- und monatelang andauern.

Sobald die ersten Symptome auftreten und der Verdacht auf eine Gürtelrose besteht, sollte man einen Arzt aufsuchen. Er kann geeignete Medikamente verschreiben, die die Dauer und Intensität der Krankheit deutlich abschwächen. Zusätzlich kann man den langwierigen Nervenschmerzen, die der eigentlichen Gürtelrose folgen, teilweise entgegenwirken, indem man bereits bei den ersten Anzeichen der Erkrankung eine möglichst nahrhafte und gesunde Kost zu sich nimmt.

Vor allem sollte man reichlich Zitrusfrüchte, Aprikosen, Kirschen, Tomaten und Papayas essen, die viel Vitamin C sowie Bioflavonoide liefern. Ebenso sollte man verstärkt Vitamin E zu sich nehmen, das in Weizenkeim- und Olivenöl sowie in Nüssen und Avocados enthalten ist. Alle diese Nahrungsmittel enthalten ANTIOXIDANTIEN, die dazu beitragen, der Entzündung vorzubeugen und die Folgen der Gürtelrose in Grenzen zu halten.

HAAR- UND KOPFHAUT-PROBLEME

ESSEN SIE VIEL

- *Eier und Leber, die viel Vitamin A liefern*
- *dunkelgrünes Blattgemüse, Möhren und Aprikosen, die mit Betacarotin versorgen*
- *Pflanzenöle, Nüsse und Fisch, die essentielle Fettsäuren enthalten*
- *Meeresfrüchte, rotes Fleisch und Kürbiskerne, die Zink liefern*

Der Zustand der Haare und der Kopfhaut spiegelt deutlich das Allgemeinbefinden von Körper und Seele wider. Fast jede Krankheit, aber auch Anspannung und STRESS lassen das Haar stumpf und glanzlos werden. Das Haar zeigt schon sehr früh an, wenn man nicht in Form ist oder an einem Vitamin- und Mineralstoffmangel leidet. Allerdings können Haarprobleme auch durch Chemikalien, wie sie beim Tönen, Färben und bei Dauerwellen verwendet werden, durch übermäßige Hitze beim Fönen und Trocknen oder durch mechanische Belastungen, etwa durch zu häufiges Bürsten und Kämmen, hervorgerufen werden.

Fettiges Haar

Das Haar erhält seinen Glanz durch eine dünne Schicht Talg, eine ölige Substanz, die von den Talgdrüsen an den Haarwurzeln abgesondert wird. Produzieren diese Drüsen zuviel Talg, wird das Haar rasch fettig. In diesem Fall sollte man das Haar zwar so oft wie nötig, aber nur mit einem ganz milden Shampoo und lauwarmem Wasser waschen. Allzu häufiges Waschen, heißes Wasser und aggressive Shampoos können das Problem verschlimmern, weil dadurch die Talgdrüsen angeregt werden, noch mehr Fett zu produzieren. Heilpraktiker vertreten oft die Meinung, daß sich die Fettproduktion der Talgdrüsen normalisiert, wenn man den Zuckerkonsum reduziert.

Trockene Haut und Schuppen

Ursache einer trockenen Kopfhaut, die meist auch schuppig ist, kann ein Zinkmangel sein. Wer unter diesem Problem leidet, sollte verstärkt zinkreiche Nahrungsmittel wie Meeresfrüchte (besonders Austern), rotes Fleisch und Kürbiskerne in den Speiseplan aufnehmen. Essentielle Fettsäuren beugen ebenfalls trockener Haut und Schuppenbildung vor. Sie sind in den meisten Pflanzenölen, in Nüssen und in Fisch wie Sardinen, Heringen, Makrelen, Forellen und Lachs enthalten. Wenn sich Schuppen und Kopfhautprobleme nicht durch eine Ernährungsumstellung und Shampoos beseitigen lassen, kann möglicherweise eine ernste gesundheitliche Störung die Ursache sein. In diesem Fall sollte man einen Arzt aufsuchen.

Haarausfall

Daß täglich etliche Haare ausfallen, ist normal. Denn sobald sich unter einem Haar ein neues gebildet hat, wird das alte abgestoßen. Auf diese Weise verliert ein gesunder Erwachsener täglich zwischen 50 und 100 Haare.

Bei Männern ist häufig die Neigung zu Kahlköpfigkeit Ursache dafür, daß übermäßig viele Haare ausgehen. Diese Neigung ist weitgehend genetisch bedingt, so daß man so gut wie nichts dagegen tun kann. Auch die in jüngster Zeit angepriesenen Haartransplantationen bleiben wirkungslos.

In anderen Fällen kann eine Reihe von Ursachen übermäßigen Haarausfall auslösen: SCHWANGERSCHAFT, BLUTARMUT, KREISLAUFSTÖRUNGEN oder SCHILDDRÜSENERKRANKUNGEN. Bilden sich runde kahle Stellen auf der Kopfhaut, die wieder zuwachsen und möglicherweise an anderer Stelle erneut auftauchen, so spricht man von *Alopecia areata* (kreisrundem Haaraus-

HAARDIAGNOSE – EIN UMSTRITTENES THEMA

Haaranalysen gelten heute als eine Methode, Mineralstoffmängel im Körper aufzuspüren. Dafür werden einzelne Haare ausgezogen, gewaschen und abschnittweise auf spezifische Substanzen hin untersucht.

Verfechter der Haardiagnose behaupten, daß der Mineralstoffgehalt im menschlichen Haar dem des übrigen Körpers entspricht. Viele Wissenschaftler halten die Tests jedoch für unzuverlässig und für reine Geschäftemacherei, zumal die Unternehmen, die Haaranalysen anbieten, beachtliche Preise dafür verlangen. Häufig verkaufen sie gleichzeitig auch Mineralstoffpräparate, die die Mängel, die sie festgestellt haben, beheben sollen.

Die Zweifel der Wissenschaftler an der Aussagekraft von Haaranalysen stützen sich darauf, daß verschiedene Labors bei identischen Proben zu widersprüchlichen Ergebnissen kamen. Außerdem gibt es keine Normwerte für den Gehalt von Mineralstoffen in Haaren. Obendrein können Umwelteinflüsse, Shampoos und Bleichmittel die Ergebnisse verfälschen.

fall). Die Ursachen sind unbekannt. In manchen Fällen kann Streß der Auslöser sein. Da streßgeplagte Menschen oft unter einem Mangel an Vitaminen des B-Komplexes leiden, die für gesundes Haar notwendig sind, sollte man verstärkt Vollkornprodukte, Fisch, Erbsen, Joghurt, Eier und Milch zu sich nehmen.

Stumpfes Haar deutet manchmal auf einen Mangel an Vitamin A hin. Dem kann man vorbeugen, indem man 2–3 Eier oder (außer zu Beginn einer Schwangerschaft) einmal Leber pro Woche ißt. Ferner sollte man viel Möhren, dunkelgrünes Blattgemüse und Aprikosen zu sich nehmen; sie liefern Betacarotin, das der Körper teilweise in Vitamin A umwandelt.

Fallbeispiel

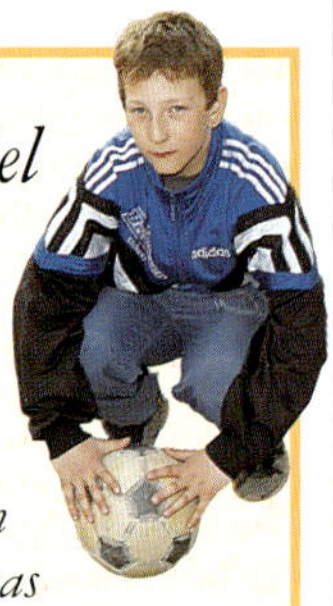

Jonas hatte schon immer eine trockene, schuppige Haut, die seine Eltern mit Feuchtigkeitslotionen behandelten. Als Jonas auch noch die Haare ausgingen, suchten seine Eltern einen Hautarzt auf. Dieser stellte eine Art Ichthyosis fest, eine Hautkrankheit, die als unheilbar gilt. Die Betroffenen können die schuppigen Hautstellen lediglich eincremen. Nach zahlreichen Untersuchungen stellte sich heraus, daß die Ichthyosis bei Jonas von einem Defekt im Vitamin-A-Stoffwechsel herrührte. Die daraus resultierende Verschuppung der Haut blockierte das Wachstum der Haare. Unter diesen sehr seltenen Voraussetzungen konnte Jonas mit einem Vitamin-A-Präparat geholfen werden. Die Schuppen bildeten sich zurück, und er bekam wieder dichtes, volles Haar.

HALS-ENTZÜNDUNG

ESSEN SIE VIEL

- *Obst und Gemüse, das Vitamin C liefert*
- *Nahrungsmittel wie dunkelgrünes Blattgemüse, Aprikosen und Möhren, die reich an Betacarotin sind*
- *Fisch, der mit Vitamin D versorgt*
- *Olivenöl und Avocados, die Vitamin E enthalten*
- *Joghurt, um die Nebenwirkungen der Antibiotika einzudämmen*

MEIDEN SIE

- *Rauchen und Alkohol*

Ein rauher, schmerzender Hals ist oft das erste Anzeichen für eine ERKÄLTUNG, GRIPPE oder Mandelentzündung. Auslöser ist meist ein Virus, obwohl auch bestimmte Bakterien, sogenannte Streptokokken, eine fiebrige Halsentzündung hervorrufen können. Die Anfälligkeit für Mandelentzündungen oder andere Infektionen steigt, wenn man sich ungesund ernährt, wenn die Kost viel raffinierte Kohlenhydrate wie Kuchen, Kekse und Zucker, aber wenig andere Nährstoffe enthält, die der Körper zur Stärkung seiner Abwehrkräfte braucht. Müdigkeit, STRESS, Rauchen und ein hoher Alkoholkonsum schwächen ebenfalls die Widerstandskraft des Körpers gegen Infektionen.

Um Halsentzündungen zu vermeiden, sollte die Kost viel Vitamin D und E enthalten. Vitamin D liefert Fisch; mit Vitamin E versorgen Olivenöl, Nüsse, Avocados sowie Körner und Samen. Diese beiden Vitamine sowie essentielle Fettsäuren aus Pflanzenölen und Fischtran tragen dazu bei, das Immunsystem funktionstüchtig zu erhalten.

Auch ein Mangel an Vitamin C erhöht die Anfälligkeit für Infektionskrankheiten. Ausgezeichnete Quellen für Vitamin C sind Zitrusfrüchte, schwarze Johannisbeeren, Erdbeeren, rote Paprika und Kresse. Ferner sollte man Eisen – enthalten in Leber, Sesamsamen und Brot – in genügender Menge aufnehmen, da es dazu beiträgt, Antikörper zu bilden.

Sobald sich die ersten Anzeichen einer Halsentzündung bemerkbar machen, sollte man vermehrt gelbes oder orangefarbenes Obst und Gemüse wie Aprikosen und Möhren sowie dunkelgrünes Blattgemüse essen. Es enthält nicht nur Vitamin C, sondern auch Betacarotin, das der Körper in Vitamin A umwandelt. Dieses Vitamin sorgt für gesunde Schleimhäute. Leber liefert Vitamin A in großer Menge, doch sollten Schwangere in den ersten Monaten keine Leber essen, um den Embryo nicht zu schädigen.

Mußte man wegen einer Halsentzündung Antibiotika einnehmen, sollte man spätestens nach Abschluß der Behandlung viel Joghurt essen, um die Darmflora, die durch die Medikamente geschädigt wurde, wieder ins Gleichgewicht zu bringen.

Heißer Zitronensaft kann bei Halsentzündungen ausgesprochen wohl-

WENN SICH DIE MANDELN ENTZÜNDEN

Einem rauhen Hals liegt nicht selten eine Mandelentzündung zugrunde. Die Mandeln schützen eigentlich den Hals vor eindringenden Keimen. Doch wenn die Keime überhandnehmen, infizieren und entzünden sich die Mandeln selbst. Eine Mandelentzündung tritt hauptsächlich bei Kindern auf, da sie noch nicht genügend Abwehrkräfte gegen die Krankheitserreger entwickelt haben.

tuend wirken. Man gibt auf 1 Glas heißes Wasser den Saft einer halben Zitrone und 1 TL Honig. Der Zitronensaft enthält Vitamin C und regt die Speichelproduktion an, der Honig ist Balsam für die gereizten Schleimhäute.

Gegen die unangenehmen Halsschmerzen hilft auch, mit Salbeitee zu gurgeln. Man gibt 1 TL getrocknete oder frische, gehackte Salbeiblätter auf 1 Tasse kochendes Wasser.

Eine Halsentzündung dauert normalerweise 3–4 Tage. Halten die Symptome länger an, sollte man einen Arzt aufsuchen, denn dann kann möglicherweise eine Krankheit wie das PFEIFFER-DRÜSENFIEBER oder MUMPS die Ursache der Beschwerden sein.

HÄMORRHOIDEN

ESSEN SIE VIEL

- *Äpfel, Birnen, Bohnen, Haferflocken und gekochtes grünes Blattgemüse, die lösliche Ballaststoffe liefern*
- *Vollkornbrot und braunen Reis, die unlösliche Ballaststoffe enthalten*

TRINKEN SIE VIEL

- *Wasser*

ESSEN SIE WENIG

- *raffinierte Kohlenhydrate*

MEIDEN SIE

- *scharfe Speisen*

Ursache von Hämorrhoiden – juckenden oder schmerzhaften, geschwollenen Venen im Analbereich – ist meist eine anhaltende VERSTOPFUNG oder eine unzureichende Durchblutung des Unterleibs, die meist dann auftritt, wenn man lange Zeit sitzt. FETTLEIBIGKEIT ist ein weiterer Faktor, der die Entstehung von Hämorrhoiden begünstigt.

Verstopfung und harter Stuhl sind oft die Folge einer Ernährung, die kaum BALLASTSTOFFE enthält. Die gleiche Wirkung wird hervorgerufen, wenn man zuwenig Flüssigkeit zu sich nimmt.

Häufig treten Hämorrhoiden während einer SCHWANGERSCHAFT auf, vor allem wenn es in der Familie bereits eine gewisse Veranlagung dafür gibt.

Ballaststoffe als Hilfe

Leichte Fälle von Hämorrhoiden kann man durch eine Ernährungsumstellung in den Griff bekommen. Wichtig ist, ausreichend lösliche und unlösliche Ballaststoffe mit der Nahrung aufzunehmen und statt raffinierter Kohlenhydrate wie Kuchen und anderer Weißmehlprodukte mehr Vollkornbrot, braunen Reis und Haferflocken sowie Obst und Gemüse zu essen. Außerdem sollte man täglich mindestens 2 l Flüssigkeit zu sich nehmen. Vor allem auf scharfe Speisen sollte man verzichten, da diese die Beschwerden noch verschlimmern.

Eine ballaststoffreiche Kost verhindert auch, daß Hämorrhoiden überhaupt entstehen. Die löslichen Ballaststoffe im Hafer beugen besonders gut einer Verstopfung vor, da sie den Stuhl weich halten und damit die Entleerung des Darmes erleichtern.

In hartnäckigen Fällen können Hämorrhoiden Blutungen verursachen, die zu einem Eisenmangel und zu BLUTARMUT führen. Nahrungsmittel, die Eisen liefern, sind Leber (die man aber nicht während der ersten Monate einer Schwangerschaft essen sollte), Hülsenfrüchte, Nüsse und dunkelgrünes Blattgemüse.

Bei anhaltenden Rektalblutungen sollte man einen Arzt aufsuchen, um auszuschließen, daß Mastdarmkrebs die Ursache ist. In schweren Fällen können Hämorrhoiden operativ entfernt werden, wobei die Behandlung meist sogar ambulant möglich ist.

HARNTREIBENDE MITTEL

ESSEN SIE VIEL

- *Gemüse und Obst, vor allem Bananen, die viel Kalium enthalten*

ESSEN SIE WENIG

- *Salz*

MEIDEN SIE

- *gesalzene und sauer eingelegte Nahrungsmittel*

Medikamente, die die Ausscheidung von Wasser und Salz anregen, nennt man harntreibende Mittel oder Diuretika. Natürliche Diuretika sind Koffein, Petersilie, Spargel, Sellerie sowie die Blätter des Löwenzahns.

Harntreibende Mittel sollen helfen, einen hohen Blutdruck zu senken, sie werden aber auch bei Herzversagen und anderen schweren Krankheiten verordnet. Diuretika tragen dazu bei, den Flüssigkeits- und Salzgehalt im Körper zu verringern, und lindern auf diese Weise Ödeme, schmerzhafte Flüssigkeitsansammlungen, die hauptsächlich in den Füßen und an den Knöcheln auftreten. Meist wirken diese Mittel sehr rasch und unmittelbar, so daß man fast zusehen kann, wie die Schwellungen an Händen und Füßen zurückgehen.

Leider haben viele Diuretika unerwünschte Nebenwirkungen. Sie fördern die Ausscheidung von Calcium und damit einen Mineralstoffverlust in den Knochen. Auch Kalium verliert der Körper in großen Mengen über den Urin. Ein niedriger Kaliumgehalt im Blut kann APPETITLOSIGKEIT, VERSTOPFUNG, Muskelschwäche, Gedächtnisverlust und geistige Verwirrung hervorrufen. Im schlimmsten Fall führt ein Kaliummangel zu Störungen der Herztätigkeit.

Wer harntreibende Mittel nimmt, sollte daher darauf achten, daß seine Ernährung reichlich Kalium liefert, es sei denn, der Arzt rät davon ab. Bananen und Kartoffeln enthalten diesen Mineralstoff in hohem Maß. Löwenzahnblätter, Salaten hinzugefügt oder wie Spinat zubereitet, bieten den Vorteil, daß sie sowohl harntreibend als auch kaliumhaltig sind.

Da harntreibende Mittel auch den Zweck haben, dem Körper verstärkt Salz zu entziehen, wäre es geradezu widersinnig, salzige Speisen zu essen. Daher sollte man beim Kochen und bei Tisch sowenig Salz wie möglich verwenden. Außerdem sollte man Lebensmittel wie geräucherten Speck, Tüten- oder Dosensuppen, Brühwürfel, Instantsaucen, Eingelegtes und andere Lebensmittel mit salz- und natriumreichen Zusätzen weitgehend meiden.

HAYSCHE TRENNKOST

Aus Sicht der Ernährungswissenschaftler gibt es kaum Argumente, die für die Haysche Trennkost sprechen. In den letzten Jahren gewann die von dem amerikanischen Arzt William Howard Hay (1866–1940) entwickelte Kostform neue Popularität und wurde vor allem durch das aus den USA stammende Programm *Fit for Life* zu einer wahren Massenbewegung.

William Hay hatte zwar nicht behauptet, daß die von ihm empfohlene Ernährungsweise Krankheiten heilen könne, doch glaubte er, daß sich durch seine Trennkost die blockierten Selbstheilungskräfte des Körpers wieder mobilisieren ließen. Außerdem beruhten seiner Meinung nach viele Krankheiten und Beschwerden wie ARTHRITIS, VERDAUUNGSSTÖRUNGEN, ALLERGIEN und Hautleiden auf chemischen Fehlentwicklungen im Körper, die durch einen übermäßigen Konsum von Fleisch und raffinierten Kohlenhydraten sowie durch eine mangelhafte Verdauung und VERSTOPFUNG verursacht würden.

Grundprinzip der Hayschen Trennkost ist, niemals Eiweiß und Kohlenhydrate zusammen zu essen, denn um sie zu verdauen, müssen nach Hays Auffassung unterschiedliche Voraussetzungen gegeben sein: Eiweiß erfordere ein saures, Kohlenhydrate dagegen ein basisches Milieu. Damit verkannte er allerdings den komplexen Aufbau des menschlichen Verdauungssystems, das normalerweise durchaus beide Aufgaben zu bewältigen vermag. Der Magen produziert Magensäure, die das Eiweiß aufschlüsselt, der Dünndarm alkalische Säfte, die zur Verdauung der Kohlenhydrate beitragen. Der schlagendste Beweis gegen das Argument, daß der Körper Eiweiß und Kohlenhydrate nicht zusammen verarbeiten kann, ist die erste Nahrung des Menschen, die Muttermilch: Sie enthält Eiweiß und Kohlenhydrate in fast gleicher Konzentration.

Hay empfahl außerdem eine Kost, in der säurebildende Nahrungsmittel zu jenen, die den Alkalispiegel im Blut erhöhen, ein Verhältnis von 1:4 bilden sollten. Zu den Säurebildnern gehören tierisches Eiweiß, die meisten Nüsse, Zitrusfrüchte und alle kohlenhydrathaltigen Speisen; zu denen, die den Alkalispiegel erhöhen, zählen Gemüse, die meisten Obstsorten sowie Milch. Dieses Verhältnis von 1:4 entsprach seiner Meinung nach der normalen Ausscheidung von Säuren und Basen. Tatsächlich jedoch verfügt der Körper über ein eigenes Regulierungssystem, um einen Überschuß an sauren oder basischen Stoffen auszugleichen.

Allerdings kann die Haysche Trenn-

Typischer Speiseplan der Hayschen Trennkost

Da die Haysche Trennkost auf der – allerdings irrigen – Annahme beruht, daß der Körper Eiweiß und Stärke nicht gleichzeitig verdauen kann, müssen wesentliche Bestandteile der Nahrung getrennt aufgenommen werden. Den Kohlenhydraten zugerechnet werden Brot, Nudeln, Reis, Getreide, Kartoffeln und Zucker; zu den Eiweißen zählen Fleisch, Fisch, Geflügel und Käse. Als säurebildende Obstarten gelten in erster Linie die Zitrusfrüchte, also Zitronen, Orangen, Mandarinen und Grapefruits.

FRÜHSTÜCK 8 UHR	MITTAGESSEN 13 UHR	ABENDESSEN 18 UHR
Viel frisches Obst; 1 kleiner Becher Joghurt, angereichert mit Getreidekeimen oder gemischten Nüssen; Kräutertee; Fruchtsaft 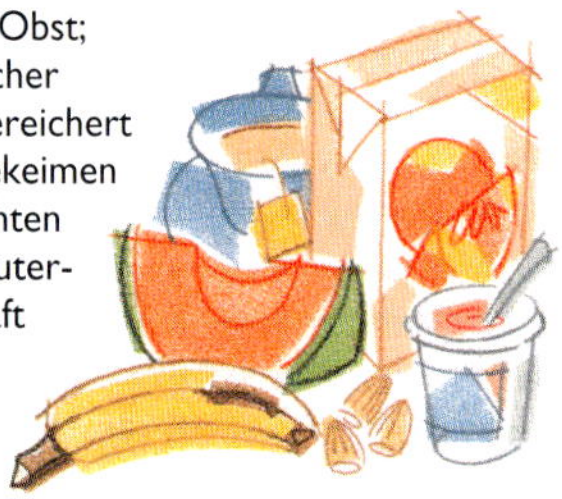	1 Portion Fleisch, Fisch, Eier oder Käse; frischer Salat oder gekochtes Gemüse (keine Kartoffeln); danach 1 Apfel oder 1 Apfelsine 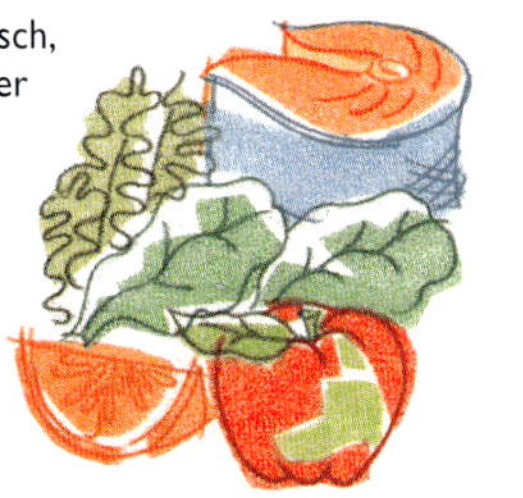	1 Pellkartoffel mit Butter oder 1 Vollkornbrot mit Butter; gekochtes Gemüse oder Salat; frische Feigen mit Sahne oder Frischkäse 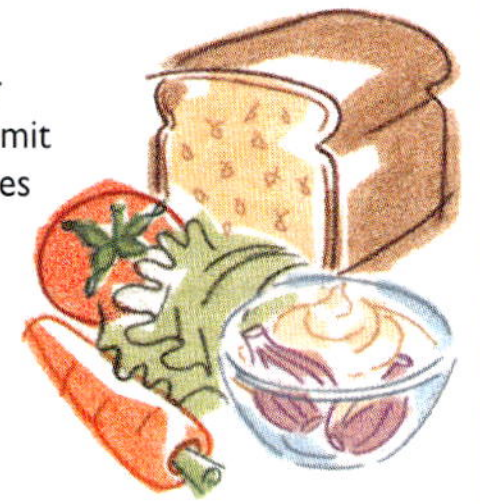

kost manchen anregen, seine Ernährungsgewohnheiten zu überprüfen und möglicherweise gesünder zu gestalten. Häufig wird die Trennkost auch empfohlen, um abzunehmen. Doch jeder Gewichtsverlust beruht letztlich darauf, daß man die Energiezufuhr verringert.

In manchen Punkten stimmt die Haysche Trennkost mit den heute anerkannten Grundsätzen einer gesunden Ernährung überein, so beispielsweise bei der Empfehlung, viel Obst, Gemüse und Stärke aus Vollkornprodukten sowie wenig Fett zu sich zu nehmen. Die Kohlenhydratzufuhr entspricht in ihrer Menge den gut 50% der Gesamtenergieaufnahme, die auch die Deutsche Gesellschaft für Ernährung (DGE) empfiehlt. Die Annahme allerdings, daß der Körper nicht in der Lage sei, Eiweiß und Stärke gleichzeitig zu verdauen, wird von Ärzten und Ernährungswissenschaftlern nicht geteilt. Dennoch stimmen auch sie darin überein, daß die Haysche Trennkost durchaus helfen kann, Verdauungsstörungen zu lindern. Außerdem hat die Diät bereits vielen Menschen Erleichterung gebracht, die an Verstopfung und Magen- sowie Zwölffingerdarmgeschwüren litten, und die Lebensqualität der Patienten deutlich verbessert.

Prinzipien der Trennkost

- Kohlenhydrate sollten nicht zusammen mit Eiweiß und säurebildenden Früchten gegessen werden.
- Gemüse, Salat und Obst bilden den Hauptbestandteil der Kost.
- Eiweiß, Kohlenhydrate und Fett dürfen nur in kleinen Mengen gegessen werden; raffinierte und vorverarbeitete Lebensmittel wie Weißmehl und Wurst sollten weitgehend gemieden werden.
- Zwischen zwei Mahlzeiten, die aus unterschiedlichen Gruppen bestehen, sollten mindestens 4 Stunden liegen.

HEFEEXTRAKT

VORTEILE

- *Ausgezeichnete Quelle für die meisten Vitamine des B-Komplexes und für Folsäure*
- *Enthält Kalium und Magnesium*
- *Kann mit Vitamin B_{12} angereichert werden*

NACHTEIL

- *Hoher Natriumgehalt*

Hefeextrakt ist wie Back- oder Bierhefe eine ausgezeichnete Quelle für die Vitamine des B-Komplexes, die für den Stoffwechsel, das Nervensystem und gesundes Gewebe unerläßlich sind. Hefeextrakt liefert ferner Folsäure, die für die Blutbildung wichtig ist, und verschiedene Mineralstoffe wie Kalium, Magnesium und Zink. Sein hoher Natriumgehalt bedeutet aber auch, daß Menschen, die einen hohen Blutdruck haben oder eine salzarme Kost einhalten müssen, Hefeextrakt nur in Maßen zu sich nehmen sollten.

Einige Hefeextrakte sind mit Vitamin B_{12} angereichert und dienen vor allem Veganern als Quelle für dieses Vitamin, das sonst nur in tierischen Nahrungsmitteln vorkommt. Manche Hefestämme werden darüber hinaus auf chromhaltigem Nährboden gezüchtet und mit dem Mineralstoff in einer Form angereichert, die der Körper leicht aufnehmen kann.

Im Gegensatz zur Schulmedizin sind viele Heilpraktiker der Meinung, daß der Verzehr hefehaltiger Nahrungsmittel eine Candidasis, eine verschärfte Form von SOOR, verschlimmern kann. Candidasis wird durch den Hefepilz *Candida albicans* ausgelöst, der normalerweise im Darm und auf der Haut lebt. Heilpraktiker vertreten die Auffassung, daß hefehaltige Nahrungsmittel das Bakteriengleichgewicht im Darm stören, indem sie das

Fallbeispiel

Seit einem grippalen Infekt fühlte sich die 28jährige Lehrerin Sabine nicht mehr richtig wohl. Sie war müde und abgespannt und hatte nicht einmal mehr Lust, sich mit Freunden und Bekannten zu treffen. Nach 1 Monat war sie so niedergeschlagen, daß ihr Mann ihr riet, einen Arzt aufzusuchen. Untersuchungen ergaben, daß sie an einem postviralen Müdigkeitssyndrom und an Depressionen litt. Der Arzt verschrieb ihr Antidepressiva und empfahl ihr kürzerzutreten. Sabine las viel über postvirale Müdigkeit. Durch mehrere Artikel dazu angeregt, verzichtete sie 6 Monate lang auf alle hefehaltigen Nahrungsmittel, um ihren Körper von dem Pilz Candida albicans *zu befreien. Inzwischen, 1 Jahr später, fühlt sie sich wieder wohl und ist voller Energie.*

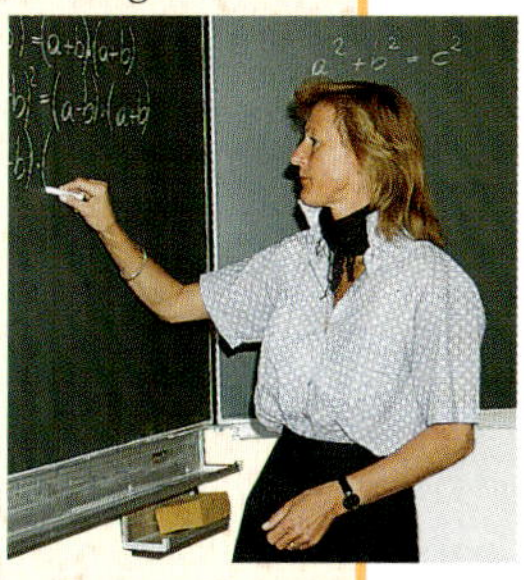

Wachstum bestimmter Bakterien hemmen und die Vermehrung von *Candida albicans* fördern. Die Pilze durchdringen die Darmwand und verbreiten sich im ganzen Körper – eine Annahme, für die jedoch jeder medizinische Beleg fehlt.

Eine andere mögliche Komplikation kann sein, daß der Körper empfindlich auf durch Hefe erzeugte Stoffe reagiert, so daß hefehaltige Nahrungsmittel die Soorsymptome verstärken. Allerdings ist die These einer allgemeinen Candidasis bei Medizinern heftig umstritten und wird häufig als unsinnig abgelehnt.

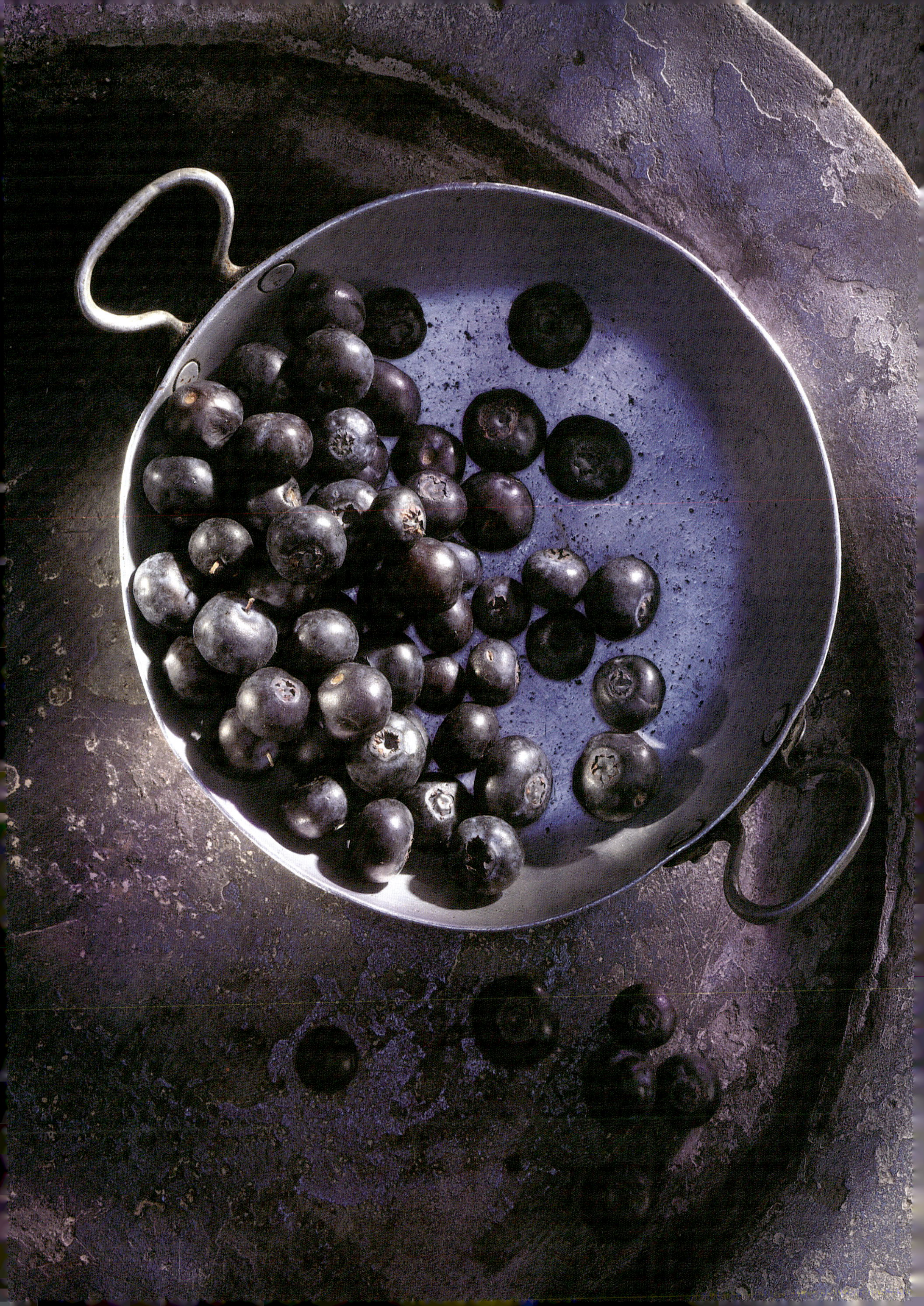

HEIDELBEEREN

VORTEILE

- *Helfen bei Blasenentzündung*
- *Haben antibakterielle Wirkung*
- *Lindern Verdauungsstörungen*

NACHTEILE

- *Können Allergien auslösen*

Heidelbeeren sind von Natur aus süß, so daß man sie ohne weiteres roh und ungezuckert essen kann. Sie enthalten Vitamin C; eine Portion von gut 250 g deckt den durchschnittlichen Tagesbedarf eines Erwachsenen.

Heidelbeeren gelten von alters her als hilfreiches Mittel bei DURCHFALL und LEBENSMITTELVERGIFTUNGEN. Die medizinische Forschung lieferte die wissenschaftliche Begründung für diese Wirkung. Heidelbeeren enthalten antibakterielle Wirkstoffe, die vor allem bestimmte Formen von Kolibakterien im Zaum halten, die zu den Hauptverursachern vieler Magen-Darm-Beschwerden gehören.

Ebenso können Heidelbeeren vor Harnwegsinfektionen schützen. Denn hier sind es ebenfalls Kolibakterien, die sich im Harnapparat bis zur Blase ausbreiten und schmerzhafte BLASENENTZÜNDUNGEN hervorrufen. Darüber hinaus enthalten Heidelbeeren (ebenso wie Preiselbeeren) eine Substanz, die infektiöse Bakterien daran hindert, sich in der Schleimhaut von Blase und Harnleiter niederzulassen.

Neuere Untersuchungen in den USA deuten darauf hin, daß Heidelbeeren die Sehkraft verbessern und vor Augenkrankheiten schützen können. Allerdings können Heidelbeeren, wie viele andere Beerenfrüchte auch, allergische Reaktionen auslösen.

Beeren gegen Krankheitserreger
Heidelbeeren enthalten natürliche antibakterielle Wirkstoffe.

HERPES

ESSEN SIE VIEL

- *frisches Obst und Gemüse*
- *Meeresfrüchte, mageres Fleisch, Nüsse sowie Körner und Samen*

MEIDEN SIE

- *Alkohol, Koffein und Rauchen*

Man unterscheidet drei Hauptformen von Herpesviren, die sich nach einer Anfangsinfektion im Körper niederlassen und irgendwann erneut ausbrechen können: *Herpes simplex* Typ 1 (HSV 1) ruft einen Bläschenausschlag, meist um Mund und Nase, hervor; *Herpes simplex* Typ 2 (HSV 2) zeigt ähnliche Symptome, allerdings im Genitalbereich; und *Herpes zoster* löst die WINDPOCKEN aus, die im späteren Leben in einer GÜRTELROSE ihre Fortsetzung finden können. Alle Herpesformen sind im akuten Stadium hochansteckend.

Die meisten Menschen werden bereits in der Kindheit von HSV 1 befallen. Die Folgen dieser Erstinfektion sind später immer wiederkehrende Bläschen um Mund und Nase.

HSV 2, der sich bevorzugt im Genitalbereich niederschlägt, wird beim Geschlechtsverkehr übertragen. Wie HSV 1 flackert auch Genitalherpes von Zeit zu Zeit wieder auf, vor allem wenn das Immunsystem geschwächt ist. HSV 2 ist nicht heilbar, doch je früher Genitalherpes behandelt wird, desto harmloser verläuft der Anfall.

An Windpocken erkranken hauptsächlich Kinder. Im Anschluß an die Primärinfektion kann *Herpes zoster* über Jahre hinweg im Gewebe der Nerven ruhen, bevor er wieder aktiv wird und eine Gürtelrose hervorruft.

Die Abwehr stärken

Eine ausgewogene, gesunde Ernährung ist der beste Schutz vor Herpeserkrankungen. Um ein latentes Virus nicht zu aktivieren, sollte man viel Vollkornprodukte, frisches Obst und Gemüse sowie mageres Fleisch und frischen Fisch essen. Alle diese Nahrungsmittel versorgen den Körper mit Eiweiß und Mineralstoffen, gleichzei-

LIPPENHERPES

Das Virus, das Lippenherpes auslöst, kann durch Streß, durch eine Erkältung oder eine andere harmlose Infektion aktiviert werden. Aber auch Urlauber am Strand oder im Gebirge, die einer verstärkten ultravioletten Strahlung ausgesetzt sind, gehen ein erhöhtes Anfallrisiko ein.

Frauen leiden oft kurz vor dem Einsetzen der Periode an Lippenherpes. Menschen, die während einer Krebsbehandlung oder nach einer Transplantation Immundepressiva einnehmen, müssen ebenso mit wiederkehrenden Herpesausbrüchen rechnen.

Lippenherpes ist nicht heilbar, läßt sich aber mit speziellen Salben erfolgreich behandeln. Ein starkes Immunsystem ist der beste Schutz vor wiederholten Anfällen.

Ein akuter Anfall kündigt sich gewöhnlich durch ein Taubheitsgefühl oder Prickeln in der betroffenen Hautregion an. Kurze Zeit später zeigen sich die Bläschen. Da die Flüssigkeit darin hochinfektiös ist, sollte man die Bläschen nicht berühren oder sich wenigstens danach die Hände waschen. Um zu verhindern, daß man andere mit dem Virus ansteckt, sollte man alles, was mit den Bläschen in Berührung kommt, beispielsweise Besteck, Tassen oder Gläser, mit niemandem teilen.

tig ist ihr Gehalt an gesättigten Fettsäuren relativ gering. Bedenken sollte man auch, daß Alkohol, Koffein und Rauchen das Immunsystem schwächen und es so dem Virus erleichtern, wieder aktiv zu werden. Ebenso sollte man Streß tunlichst vermeiden und dem Körper ausreichend Ruhe gönnen.

Zink – enthalten in Meeresfrüchten, Sonnenblumenkernen und Fleisch – verhindert das Wachstum des HSV 1. Ferner hat man in klinischen Versuchen festgestellt, daß ein Kombinationspräparat aus Vitamin C und Bioflavonoiden in 24 von 38 Fällen die Ausbreitung der Bläschen verhinderte.

HERZ-ERKRANKUNGEN

Herzerkrankungen sind eine der häufigsten Todesursachen in den westlichen Industriestaaten. Heute weiß man, daß die Ernährung eine entscheidende Rolle bei der Entstehung von Herzkrankheiten spielt. Siehe DAS HERZ GESUND ERHALTEN, S. 156.

HERZKLOPFEN

MEIDEN SIE

- *Kaffee, Tee, Schokolade und Colagetränke*
- *Rauchen*
- *Alkohol*

Die meisten Menschen haben ab und zu Herzklopfen – das Gefühl, das Herz schlage schneller oder unregelmäßig, wenn sie sich körperlich anstrengen oder wenn sie wütend, beunruhigt oder zutiefst erschrocken sind. Das wilde Pochen in der Brust kann zwar ausgesprochen beängstigend sein, ist aber meist völlig harmlos, so daß kein Anlaß zur Sorge besteht. Treten solche Erscheinungen allerdings häufiger auf, sollte man einen Arzt zu Rate ziehen, der feststellen kann, ob eine organische Störung die Ursache ist.

Ein rascher, unregelmäßiger Herzschlag kann durch STRESS hervorgerufen werden, ebenso durch eine Schilddrüsenüberfunktion, ein Übermaß an Koffein oder Alkohol, aber auch durch eine allergische Reaktion auf bestimmte Nahrungsmittel. Ferner kann ein Magnesiummangel das Herzklopfen bedingen; in diesem Fall können grünes Gemüse und Vollkornprodukte helfen, den Mangel auszugleichen.

Da Nicotin den Herzschlag beschleunigt, kann Rauchen ebenfalls zu Herzklopfen führen. Meist hilft es schon, wenn man auf Koffein, Alkohol und Nicotin verzichtet.

HEUSCHNUPFEN

ESSEN SIE VIEL

- *schwarze Johannisbeeren und Zitrusfrüchte*

Die jahreszeitlich bedingte ALLERGIE äußert sich durch Niesanfälle, eine verstopfte oder laufende Nase, einen gereizten Rachenraum und entzündete, brennende Augen. Hervorgerufen wird der Heuschnupfen durch herumfliegende Blütenpollen.

Es gibt Medikamente, die die Symptome des Heuschnupfens unterdrücken oder zumindest abschwächen. Bei sehr heftigen Reaktionen mit asthmatischen Anfällen kann eine Desensibilisierung helfen.

Mit Ernährungsmaßnahmen kann man einem Heuschnupfen nicht beikommen, allenfalls lassen sich die Symptome lindern. So tragen beispielsweise schwarze Johannisbeeren und Zitrusfrüchte, die reich an Vitamin C sind und entzündungshemmend wirken, dazu bei, die verstopften Atemwege zu befreien.

Heilpraktiker empfehlen, 3 Monate, bevor die auslösenden Pollen fliegen, täglich 1 EL Honig zu sich zu nehmen, der aus der näheren Umgebung stammt. Damit könne man sich an die örtlich auftretenden Pollen gewöhnen und den Heuschnupfen abschwächen.

HIMBEEREN

VORTEILE

- *Liefern reichlich Vitamin C*
- *Helfen bei leichten Verdauungsstörungen*

Himbeeren schmecken gut und sind darüber hinaus sehr nahrhaft. Sie enthalten reichlich Vitamin C, ferner Vitamin E, Folsäure und Ballaststoffe. In Sirup konserviert, verlieren sie jedoch einen großen Teil ihres Nährwerts.

In der Naturheilkunde verwendet man Himbeersaft, um das Verdauungssystem zu reinigen und zu entgiften. Außerdem soll er Kinderkrankheiten und BLASENENTZÜNDUNGEN lindern und bei FIEBER kühlend wirken. Himbeeren können auch bei DURCHFALL und anderen Verdauungsproblemen sowie bei RHEUMA helfen. Himbeeressig wird als Mittel zum Gurgeln bei HALSENTZÜNDUNGEN empfohlen und kann mit Hustensaft vermischt werden. Um Himbeeressig herzustellen, läßt man 500 g Himbeeren 2 Wochen lang in 1 l Weinessig ziehen und seiht dann den Saft ab.

Himbeerblättertee

Als allgemeines Stärkungsmittel für die weiblichen Sexualorgane ist Himbeerblättertee schon seit Jahrhunderten bekannt. Er soll die Gebärmuttermuskeln stärken und die Wehentätigkeit unterstützen. Wenn man ihn in den letzten 3 Schwangerschaftsmonaten regelmäßig trinkt, soll er die Gefahr einer starken Blutung während der Geburt verringern, die Wehen verkürzen und die Entbindung insgesamt erleichtern. In den ersten Monaten einer Schwangerschaft sollte man Himbeerblättertee allerdings nicht trinken, da er Wehen einleiten und damit eine Fehlgeburt verursachen kann.

Menstruationsschmerzen können abgeschwächt werden, wenn Frauen einige Tage, bevor die Monatsblutung einsetzt, Himbeerblättertee trinken. Er hilft ferner bei Verdauungsbeschwerden, Durchfall und Verstopfung.

HOMÖOPATHIE

Krankheit gilt den Homöopathen als Zeichen einer inneren Disharmonie, wobei sie den ganzen Menschen, also nicht nur das körperliche, sondern auch das geistige, emotionale und seelische Befinden, im Blick haben. Und die Symptome, die der Körper zeigt, sind ein Zeichen, daß dieser sich selbst zu heilen versucht.

Ziel homöopathischer Mittel, die stark verdünnte Extrakte natürlicher Substanzen sind, ist es, Gleiches mit Gleichem zu behandeln. Das Prinzip entspricht dem einer Impfung, bei der man auch eine kleine Dosis des Erregers verabreicht, um die Bildung von Antikörpern gegen die entsprechende Krankheit anzuregen. Die Theorie besagt, daß die in homöopathischen Mitteln verwendeten Substanzen unverdünnt bei einem gesunden Menschen die entsprechenden Symptome hervorrufen würden. Bei einem Kranken aber soll das verdünnte Mittel die Selbstheilungskräfte stärken, wobei die Wirkung um so größer sein soll, je stärker die Substanz verdünnt und durch Schütteln energetisch verstärkt (potenziert) wurde.

Die Homöopathie beschäftigt sich in erster Linie mit dem Menschen, dann mit der Krankheit. Bevor ein Homöopath ein Medikament verordnet, macht er sich zunächst ein Bild von der Persönlichkeit seines Patienten, dessen Gefühlen, Angewohnheiten, Vorlieben und Abneigungen und bezieht mögliche Streßfaktoren in seine Beurteilung mit ein. Daher kann es vorkommen, daß zwei Menschen, die an der gleichen Krankheit leiden, unterschiedliche Medikamente erhalten. Umgekehrt kann aber das gleiche Medikament bei unterschiedlichen Krankheiten verordnet werden.

Weil homöopathische Mittel individuell abgestimmt werden, lassen sich nur schwer allgemeinverbindliche Therapieaussagen treffen. Unklar ist auch, ob bestimmte Lebensmittel die Wirkung der Medikamente beeinträchtigen. Manche Homöopathen empfehlen, 30 Minuten vor und nach der Einnahme von Medikamenten, manchmal auch während der gesamten Behandlungszeit, auf Tabak, Kaffee, Pfefferminz und intensiv schmeckende oder duftende Speisen und Getränke zu verzichten.

HONIG

Schon in der Steinzeit schätzten die Menschen den seltenen Hochgenuß des Wildbienenhonigs. Bis Ende des 17. Jh. war Honig der einzige Süßstoff des niederen Volkes. Zucker konnten sich bis dahin allenfalls der Adel und sehr wohlhabende Bürger leisten.

In Erzählungen und Legenden werden dem Honig einzigartige Nähr- und Heileigenschaften zugesprochen. Man preist ihn als Aphrodisiakum und Lebenselixier. Tatsächlich aber liefert er kaum mehr als Energie in Form von Kohlenhydraten.

Honig wird von den Bienen aus Pflanzennektar hergestellt. Er ist eine Mischung aus Wasser und zwei einfachen Zuckerarten, Fructose und Glucose. Je klarer der Honig, desto höher ist der Anteil an Fructose. Allerdings kristallisiert auch Fructose nach einer gewissen Zeit aus.

Der Nährstoffgehalt des Honigs ist zwar geringfügig, aber dennoch höher als bei raffiniertem Zucker, der nur leere Kalorien liefert. Da Honig zu 25 % aus Wasser besteht, liefert er weniger Energie als die gleiche Menge Zucker. Der Geschmack des Honigs hängt von den Blüten ab, die die Bienen angeflogen haben. Akazienhonig ist sehr mild, während Kastanienhonig einen fast bitteren Geschmack hat.

Honig kann natürliche Giftstoffe enthalten, die in Pflanzen vorkommen. So produzieren beispielsweise Bienen, die hauptsächlich Rhododendren an-

GELÉE ROYALE

Mit dem von Arbeitsbienen produzierten Gelée royale werden ausgewählte Larven gefüttert, die zu Königinnen auserkoren sind. Gelée royale enthält mehr als jedes andere Nahrungsmittel Pantothensäure und ist der einzige natürliche Lieferant für 10-Hydroxy-2-Dekansäure. Dieser außergewöhnlichen Fettsäure schreibt man einige der Wirkungen zu, die das Gelée royale haben soll. So soll es bei Schwäche und Erschöpfung helfen. Bisher konnten aber weder diese noch andere mutmaßlichen Wirkungen bewiesen werden.

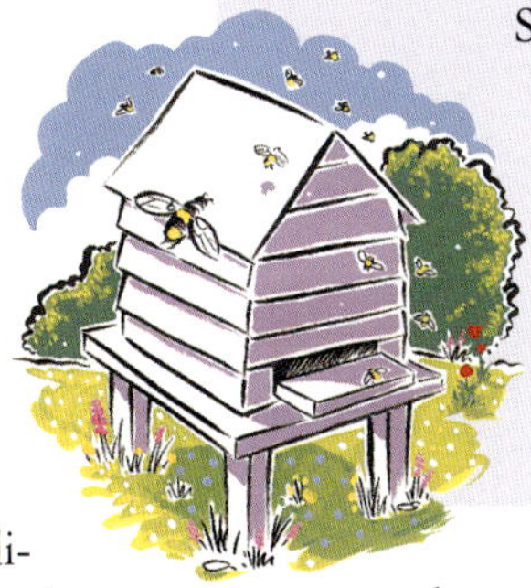

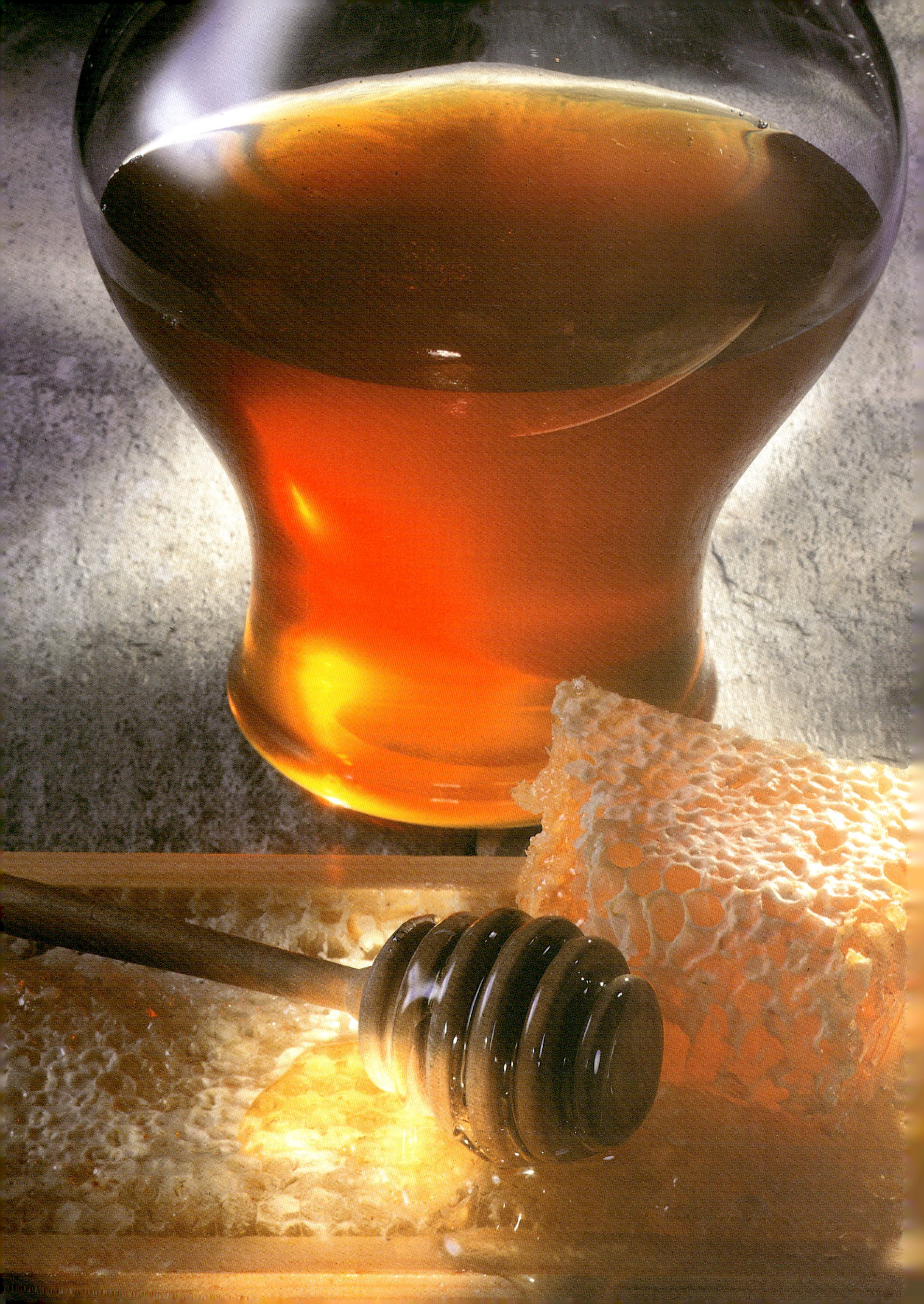

Flüssiges Gold *Schon vor Jahrtausenden war Honig ein hochgeschätzter Süßstoff. Um ein Glas Honig herzustellen, müssen die Bienen Nektar von 1,5 Millionen Blüten sammeln.*

fliegen, einen giftigen Honig, dessen Genuß Lähmungserscheinungen zur Folge haben kann. Bedenken bestehen auch bei Pyrrolizidinalkaloiden, die in Honig enthalten sind, wenn die Bienen Nektar von Kreuzkraut sammeln.

Medizinische Eigenschaften

Honig steht in dem Ruf, bei ERKÄLTUNGEN schleimlösend zu wirken. Außerdem soll er antiseptische Eigenschaften haben – Griechen und Römer verwendeten ihn zur Wundheilung – und Schwellungen lindern. Ferner gilt er wie Zucker als leichtes Beruhigungsmittel.

HÜLSENFRÜCHTE

VORTEILE

- *Liefern Eiweiß und Ballaststoffe*
- *Fettarm*
- *Versorgen mit Mineralstoffen und Vitaminen des B-Komplexes*
- *Regulieren den Blutzuckerspiegel*
- *Senken den Cholesterinspiegel*

NACHTEILE

- *Können Blähungen verursachen*
- *Sojabohnen können allergische Reaktionen hervorrufen*

Hülsenfrüchte sind eine nahrhafte und preiswerte Alternative zu Fleisch. Erbsen, Bohnen und Linsen sind wertvolle Eiweißlieferanten, auch wenn sie nicht – wie Fleisch, Fisch und Eier – alle essentiellen Aminosäuren bereitstellen, die der Körper braucht, um zu wachsen und um Muskelgewebe und Organe gesund zu erhalten. Aus diesem Grund sollte man die meisten Hülsenfrüchte mit Vollkornprodukten oder Reis kombinieren. Eine Ausnahme sind Sojabohnen. Sie liefern im Gegensatz zu anderen Hülsenfrüchten qualitativ hochwertiges Eiweiß. Ein weiterer Unterschied ist der relativ hohe Fettgehalt, wobei es sich aber weitgehend um ungesättigte Fettsäuren handelt.

Hülsenfrüchte enthalten lösliche und unlösliche BALLASTSTOFFE. Letztere fördern regelmäßige Darmbewegungen und schützen so vor VERSTOPFUNG. Außerdem sollen sie das Risiko verringern, an Darmkrebs zu erkranken. Die löslichen Ballaststoffe dagegen tragen dazu bei, den Cholesterinspiegel zu senken, und helfen damit, HERZERKRANKUNGEN vorzubeugen. Da die Stärke in Hülsenfrüchten nur langsam verdaut und aufgenommen wird, wird gleichmäßig Glucose an das Blut abgegeben. Das ist vor allem für Diabetiker wichtig, die ihren Blutzuckerspiegel unter Kontrolle halten müssen.

Die meisten Hülsenfrüchte liefern außerdem Eisen, Kalium, Phosphor, Mangan, Magnesium und Vitamine des B-Komplexes (außer B_{12}), manche auch Vitamin E.

Derzeit untersucht man, ob Sojabohnen und ihre Produkte wie TOFU, Sojasauce, Miso und Sojamilch möglicherweise Brustkrebs verhindern können. Der hohe Gehalt an pflanzlichen Östrogenen in Sojabohnen soll ferner auch vor OSTEOPOROSE schützen und die Beschwerden der WECHSELJAHRE lindern.

Sojabohnen haben allerdings den Nachteil, daß sie bei empfindlichen Menschen Kopfschmerzen und Verdauungsstörungen auslösen können. Außerdem enthalten alle Hülsenfrüchte reichlich Purine, die von Menschen, die an GICHT leiden, gemieden werden sollten.

Mit Ausnahme von Linsen und Palerbsen müssen getrocknete Hülsenfrüchte vor der Zubereitung einige Stunden oder über Nacht in Wasser eingeweicht werden. Das verkürzt die Kochzeit und verringert den Gehalt an unverdaulichem Zucker, der für die Blähungen verantwortlich ist. Bohnen, die nach dem Einweichen noch oben schwimmen, sollte man entfernen, den Rest gründlich spülen und dann in reichlich Wasser kochen. Um Blähungen zu vermeiden, kann man Thymian, Rosmarin, Salbei, Bohnenkraut, Zitronenmelisse, Fenchel oder Kümmel hinzugeben.

Handelsübliche Hülsenfrüchte

Adzukibohnen Süßschmeckende, kleine Bohnen.

Augenbohnen Cremefarbene, nierenförmige Bohnen mit einem markanten schwarzen Fleck. Sie enthalten sehr viel Folsäure, reichlich Phosphor und Mangan sowie Zink, Eisen, Magnesium und Thiamin.

Borlottibohnen In Italien sehr beliebte, hellbraun gefleckte Bohnen.

Dicke Bohnen Sehr schmackhafte Bohnen, die man roh essen kann; sie liefern viel Phosphor und Mangan, ferner Eisen, Zink, Folsäure, Niacin, Magnesium und Vitamin E.

Flageolettbohnen Hellgrüne, unreife weiße Bohnen aus Frankreich.

Kichererbsen Nussig schmeckende, runde Erbsen, in der Küche Indiens und im Nahen Osten beliebt; liefern reichlich Mangan, ferner Eisen, Folsäure und Vitamin E.

Kidneybohnen Große Bohnen mit fleischigem Geschmack; sie können dunkelrot (als Feuerbohnen), aber auch schwarz oder weiß sein.

Limabohnen enthalten viel Phosphor und Eisen, ferner Phaseolunatin, das in wäßriger Lösung Blausäure abspaltet. Daher sollte man sie nicht im geschlossenen Topf kochen.

Linsen können grün oder rot sein; liefern Eisen und Mangan, außerdem Phosphor, Zink, Thiamin, Vitamin B_6 und Folsäure.

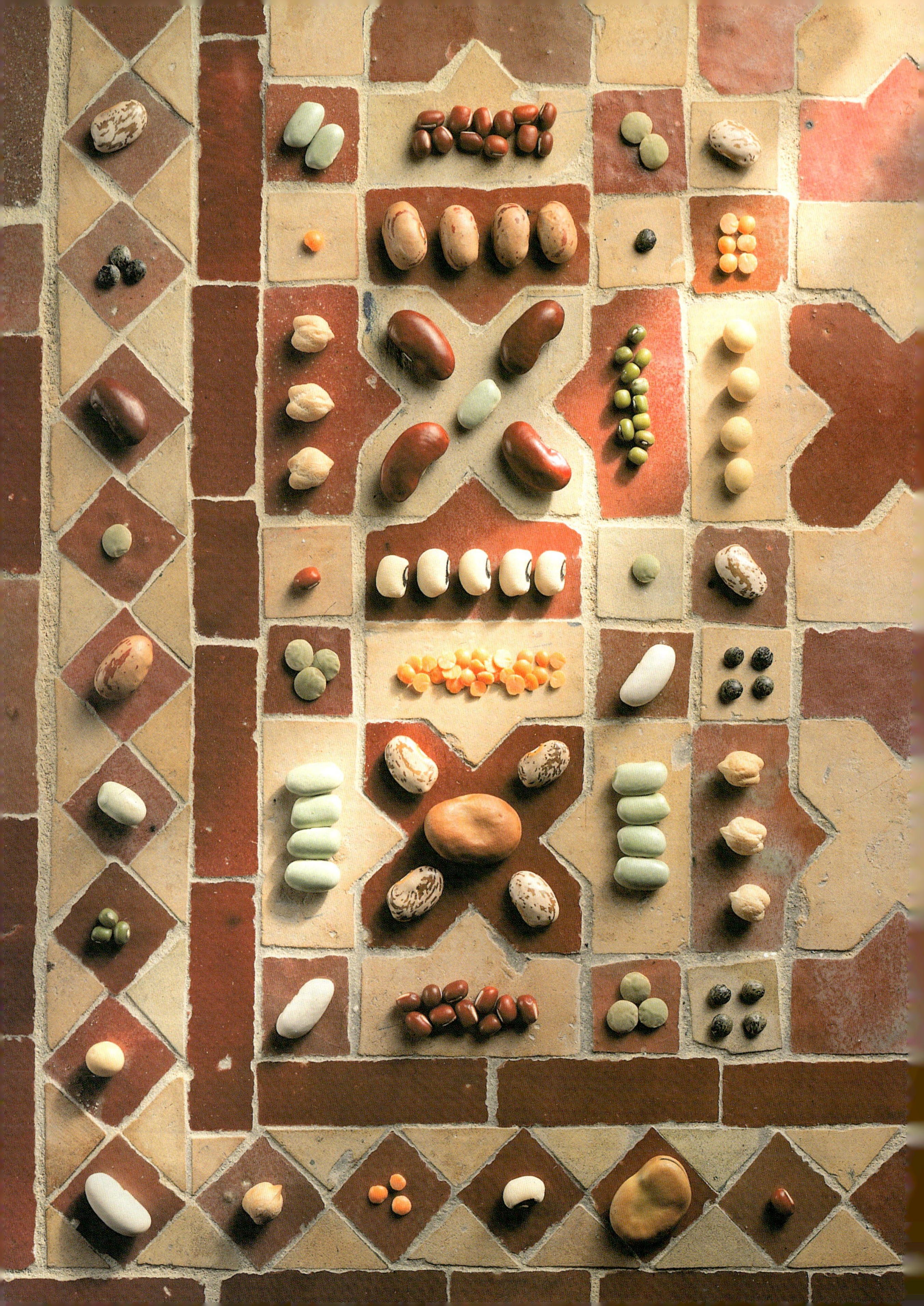

Mungbohnen Kleine grüne Bohnen, die als Keimlinge verkauft werden; enthalten Mangan, Eisen, Folsäure, Magnesium und Phosphor.

Palerbsen Gelbe oder grüne getrocknete Erbsen; enthalten viel Vitamin B_1.

Schwarze Bohnen Erdig schmeckende, erbsengroße Bohnen.

Sojabohnen werden zu Tofu, Mehl, Öl, Milch und Sojasauce verarbeitet. Sie sind reich an Kalium, liefern aber auch beträchtliche Mengen Magnesium, Phosphor, Eisen, Folsäure sowie Vitamin E. Ferner enthalten sie Mangan, Vitamin B_6 sowie Thiamin.

Wachtelbohnen Kleine, gesprenkelte Bohnen, die gekocht sehr mehlig schmecken. Sie gehören zu den Hülsenfrüchten, die die meisten Ballaststoffe liefern.

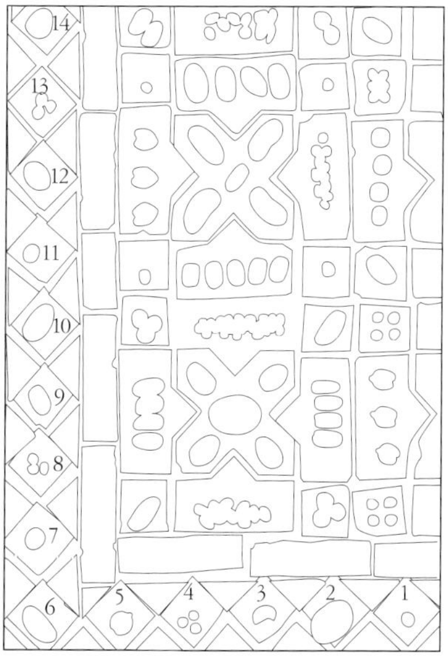

Ungewöhnliche Vielfalt *Hülsenfrüchte sind die beste pflanzliche Eiweißquelle. Adzukibohnen (1), dicke Bohnen (2), Augenbohnen (3), rote Linsen (4), Kichererbsen (5), Limabohnen (6), Sojabohnen (7), Mungbohnen (8), Flageolettbohnen (9), Borlottibohnen (10), grüne Linsen (11), Feuerbohnen (12), Puylinsen (13), Wachtelbohnen (14).*

HYPERAKTIVITÄT

Hyperaktive Kinder sind zwanghaft zappelig, können sich schlecht konzentrieren und nie länger mit einer Sache beschäftigen. Entsprechend haben sie häufig Lernschwierigkeiten.

Ihr Verhalten ist unvorhersehbar, sie können beispielsweise ganz unvermittelt aggressiv werden oder in Tränen ausbrechen.

Mögliche Ursachen

Seit einigen Jahren sucht man intensiv nach Möglichkeiten, hyperaktiven Kindern mit Medikamenten oder durch eine spezielle Diät zu helfen. Man vermutet, daß bestimmte Lebensmittelzusatzstoffe wie der Farbstoff Tartrazin (E 102) und das Konservierungsmittel Benzoesäure für diese Störung verantwortlich sind.

Einige Untersuchungen haben nämlich ergeben, daß sich Verhaltens- und Lernstörungen deutlich besserten, als man alle Nahrungsmittel, die diese Stoffe enthalten, vom Speiseplan der Kinder strich. Auch Koffein, das in Kaffee, schwarzem Tee, Bitterschokolade und Colagetränken enthalten ist, steht im Verdacht, Hyperaktivität auszulösen. Ebenso kann möglicherweise eine Nahrungsmittelunverträglichkeit die Ursache sein.

Insgesamt werden mehr als 50 mögliche Ursachen für die Entstehung des hyperkinetischen Syndroms diskutiert. Konkrete Maßnahmen in bezug auf die Nahrungsauswahl sollten deshalb nur nach eingehender fachlicher Beratung durchgeführt werden. Die folgenden diätetischen Maßnahmen sind nur als Möglichkeiten zu verstehen – keinesfalls als die geeignete Therapie für das individuell betroffene Kind.

Hyperaktive Kinder sollten Kuchen, Torten, Kekse und Süßigkeiten nur in Maßen zu sich nehmen, denn um die raffinierten Kohlenhydrate aufzuspalten, benötigt der Körper Thiamin. Wird zuwenig von diesem Vitamin aufgenommen, steht dem Zentralnervensystem nicht ausreichend Thiamin zur Verfügung, und es kommt erwiesenermaßen zu Verhaltensänderungen. Thiamin ist enthalten in Vollkornprodukten, braunem Reis, Eigelb und Gemüse. Allerdings ist die Behauptung, daß Zucker unmittelbar zur Hyperaktivität bei Kindern beitrage, noch immer sehr umstritten. Viele Untersuchungen sprechen eher dagegen. In jüngster Zeit haben Forschungen ergeben, daß hyperaktive Kinder häufig unter einem Magnesiummangel leiden. Verordnete man den Kindern niedrig dosierte Ergänzungspräparate, konnten die Störungen in vielen Fällen behoben werden.

Salicylatreiche Speisen

Salicylate sind chemische Stoffe, die in vielen Nahrungsmitteln, aber auch in Schmerzmitteln (in Form von Salicylsäure) enthalten sind. Sie können bei entsprechend empfindlichen Kindern Hyperaktivität auslösen. Natürliche Salicylate kommen in den meisten Früchten vor, beispielsweise in Äpfeln, Aprikosen, Pfirsichen, Pflaumen, allen Beeren und in Weintrauben. Ferner findet man sie in Kartoffelschalen, Spinat, Möhren, Brokkoli sowie in pfefferminz- und lakritzhaltigen Süßigkeiten. In Currypulver, Dill, Thymian, Oregano, Kurkuma und Paprika sind ebenfalls reichlich Salicylate vorhanden, in Körnern und Nüssen sind es geringere Mengen.

Zu den Früchten, die nur wenig Salicylate liefern, gehören Bananen, geschälte Birnen und Papayas. An Gemüse eignen sich die meisten Bohnen (mit Ausnahme von dicken und grünen Bohnen), Kohl, Erbsen, Kopfsalat und geschälte Kartoffeln. Geflügel, Fleisch, Fisch, Eier, Getreide- und Milchprodukte enthalten ebenfalls wenig Salicylate.

Das Herz gesund erhalten

Trotz verbesserter medizinischer Möglichkeiten, Herzkrankheiten zu erkennen und zu behandeln, stirbt noch immer jeder vierte an einer koronaren Erkrankung. Eine der Ursachen ist eine falsche Ernährung.

Obwohl Herzerkrankungen in den letzten 10 Jahren schon deutlich zurückgegangen sind, was nicht zuletzt mit den verbesserten Möglichkeiten zusammenhängt, derartige Erkrankungen frühzeitig zu erkennen und zu behandeln, sind noch immer 25 % aller Todesfälle durch eine Koronarinsuffizienz verursacht. Eine entscheidende Rolle spielt dabei die Ernährung. Man hat festgestellt, daß das Risiko einer Herzerkrankung bei denjenigen am höchsten ist, die viel gesättigte Fettsäuren und wenig frisches Obst und Gemüse essen. Das bestätigt die These, daß die in Obst und Gemüse enthaltenen ANTIOXIDANTIEN dazu beitragen können, Herzerkrankungen vorzubeugen.

Herzerkrankungen liegt meist eine ARTERIENVERKALKUNG zugrunde, eine Veränderung der Gefäßwände, die sich über einen Zeitraum von 20–30 Jahren entwickelt und zunächst keinerlei Symptome zeigt. Beschleunigt wird dieser Prozeß, wenn man raucht. Viele Menschen, die älter als 50 Jahre sind, haben bereits stark verengte Arterien und damit ein erhöhtes Risiko, einen Herzinfarkt zu erleiden.

Einer Arterienverkalkung beugt man am besten durch regelmäßige körperliche Bewegung und eine gesunde Ernährung vor, die viel BALLASTSTOFFE und wenig gesättigte Fettsäuren enthält, die man vor allem mit vollfetten Milchprodukten, fettem Fleisch, Butter und gehärteter Margarine aufnimmt.

Risikofaktor Cholesterin

Ein hoher Cholesterinspiegel gilt als Hauptrisikofaktor für Erkrankungen der Herzkranzgefäße. Allerdings werden hohe Cholesterinwerte nicht allein durch eine falsche Ernährung verursacht, sondern beruhen auf einem verwickelten Zusammenspiel von diätetischen und genetischen Faktoren. In den westlichen Industriestaaten hat jeder 500. Einwohner eine Veranlagung zu extrem hohen Blutcholesterinwerten geerbt. Bei solchen Menschen liegt die Wahrscheinlichkeit einer Herzkrankheit um das 20- bis 30fache über dem Durchschnitt.

Abgesehen von genetischen Faktoren, tragen aber auch der Konsum von zuviel gesättigten Fettsäuren und Übergewicht zu einem erhöhten Cholesterinspiegel bei. Für Raucher steigt das Risiko zusätzlich an.

Baut man das Übergewicht ab, fallen dabei meist auch die Cholesterinwerte. Allerdings sollte man sich vor radikalen Schlankheitskuren hüten, bei denen die Gewichtsabnahme hauptsächlich darauf beruht, daß man in erster Linie Flüssigkeit verliert. Sobald man zu einer normalen Kost zurückkehrt, wird dieser Flüssigkeitsverlust ausgeglichen, und das Gewicht steigt wieder an. Vielmehr sollte man langsam, aber nachhaltig abnehmen, indem man weniger Fett und raffinierte Kohlenhydrate zu sich nimmt und gleichzeitig für mehr körperliche Bewegung sorgt. Darüber hinaus hat sich gezeigt, daß Menschen, die als Erwachsene ihr Körpergewicht ohne große Schwankungen immer gehalten haben, oft von dem altersbedingten Anstieg der Cholesterinwerte verschont bleiben.

Folgen hoher Cholesterinwerte

Mit zunehmendem Alter vernarben die Arterien und werden zum Teil durch sogenannte Atherome blockiert, eine Mischung aus Narbengewebe und Ablagerungen, die reichlich Cholesterin enthalten. Diese im Volksmund als Arterienverkalkung bezeichnete Atherosklerose schreitet bei Menschen mit hohem Cholesterinspiegel schneller voran, vor allem wenn sie außerdem noch rauchen und einen hohen Blutdruck haben.

Wenn eine dieser fetthaltigen Ablagerungen an der Wand eines Herzkranzgefäßes reißt, bildet sich ein

Kaffee: Es sind die Öle, nicht das Koffein

Übermäßiger Kaffeekonsum kann den Cholesterinspiegel und damit das Risiko einer Herzerkrankung erhöhen. Doch ist entgegen bisherigen Vermutungen nicht das Koffein der Schuldige. Koffein treibt zwar vorübergehend den Pulsschlag und den Blutdruck in die Höhe, hat aber keine Auswirkungen auf den Cholesterinspiegel. Dieser wird vielmehr durch zwei Substanzen negativ beeinflußt, die im Kaffeeöl enthalten sind und verstärkt in Brühkaffee und Kaffee, der mit der Maschine zubereitet wurde, freigesetzt werden. Normal gefilterter oder Instantkaffee dagegen darf in Maßen auch von Menschen getrunken werden, die unter Herzbeschwerden leiden.

DAS PUZZLE DER RISIKOFAKTOREN

Ein ganzes Bündel von Risikofaktoren bedroht das Herz. Manche Gefahren kann man vermeiden – ungesunde Ernährung, üble Angewohnheiten wie das Rauchen oder mangelnde Bewegung –, andere dagegen nicht. Mancher hat die Anlage für einen hohen Cholesterinspiegel geerbt. Äußere Faktoren, denen man nur sehr bedingt entgehen kann, sind Streß und Umweltverschmutzung. Das alles sind nur einige Teile des Puzzles, die das Herz gefährden und Herzkrankheiten bedingen können.

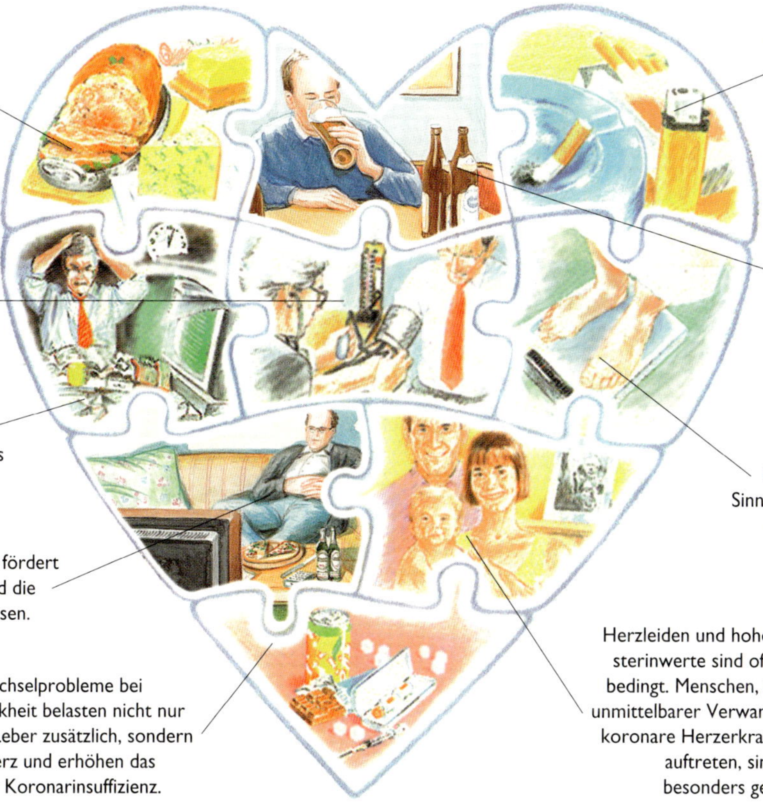
Fettes Fleisch und vollfette Milchprodukte wie Butter und Sahne enthalten viel gesättigte Fettsäuren, die den Cholesterinspiegel erhöhen.
Wer raucht, beschleunigt die Arterienverkalkung und gefährdet sein Herz.
Hoher Blutdruck belastet das Herz und trägt zur Entstehung von Herzerkrankungen bei.
1–2 Gläser Rotwein können dem Herzen durchaus guttun. Übermäßigen Alkoholgenuß jedoch sollte man meiden.
Streß und Anspannung gelten als Hauptrisikofaktoren für Angina pectoris und Koronarerkrankungen.
Übergewicht ist ein Hauptrisikofaktor für Koronarerkrankungen. Sinnvolles Abnehmen kann das Leben verlängern.
Mangelnde Bewegung fördert Kreislaufprobleme und die Bildung von Thrombosen.
Die Stoffwechselprobleme bei Zuckerkrankheit belasten nicht nur Niere und Leber zusätzlich, sondern auch das Herz und erhöhen das Risiko einer Koronarinsuffizienz.
Herzleiden und hohe Cholesterinwerte sind oft erblich bedingt. Menschen, in deren unmittelbarer Verwandtschaft koronare Herzerkrankungen auftreten, sind daher besonders gefährdet.

Blutpfropf, der den Weg des sauerstoffhaltigen Blutes zum Herzen versperrt. Diese Gefahr kann durch eine gezielte Ernährung und Medikamente halbiert werden. Vor allem sollte man schwere, fette Speisen meiden, da sie die Neigung des Blutes, einen Pfropf zu bilden, noch verstärken.

Wer ist gefährdet?

Zu den Hauptrisikofaktoren für Herzkrankheiten zählen ein erhöhter Cholesterinspiegel, Rauchen, BLUTHOCHDRUCK, Übergewicht und ZUCKERKRANKHEIT. Sowohl bei Männern wie auch bei Frauen steigt die Risikokurve mit zunehmendem Alter steil an.

Herzkrankheiten sind häufig erblich. Wenn Eltern oder Geschwister vor dem 55. Lebensjahr einen Herzinfarkt erlitten haben, dann ist das eigene Risiko zehnmal höher als das der Menschen, in deren Familie keine Herzleiden vorkommen.

Bei Frauen im gebärfähigen Alter hält das Östrogen den Cholesterinspiegel niedrig. Daher sind sie zunächst besser als Männer vor Arterienverkalkung und Herzerkrankungen geschützt. Mit den WECHSELJAHREN allerdings, wenn der Östrogenspiegel sinkt und der Cholesteringehalt des Blutes zunimmt, steigt auch ihr Risiko deutlich an. Einen gewissen Schutz bietet allenfalls eine Hormonsubstitutionstherapie während und nach den Wechseljahren.

Hilfreiche Nahrungsmittel

Gesättigte Fettsäuren (in Butter, gehärteter Margarine, Fleisch und Käse) erhöhen den Cholesteringehalt des Blutes. Ersetzt man sie durch Pflanzenöle, die (wie Oliven- und Rapsöl) reich an einfach ungesättigten oder (wie Sonnenblumen-, Soja- und Maisöl) an mehrfach ungesättigten Fettsäuren sind, fällt der Cholesterinspiegel. Wenn jedoch flüssige Öle durch Hydrierung für kommerzielle Zwecke gehärtet werden – so bei der Herstellung von Keksen oder Margarine –, bilden sich sogenannte Transfettsäuren, die, in größerer Menge aufgenommen, im Verdacht stehen, das Risiko von Herzerkrankungen sowie den Cholesterinspiegel im Blut zu erhöhen.

Nahrungsmittel, die viel lösliche BALLASTSTOFFE enthalten, tragen dazu bei, den Cholesterinspiegel zu senken. Gleichzeitig sollte man den Anteil gesättigter Fettsäuren und des Cholesterins an der Nahrung verringern.

Jüngste amerikanische Untersuchungen deuten darauf hin, daß die Wahrscheinlichkeit einer Herzerkrankung abnimmt, je mehr man grünes Gemüse ißt. Ebenso soll der maßvolle Verzehr von Nüssen, insbesondere von Walnüssen, dazu beitragen, einer Schädigung der Herzkranzgefäße bzw. einem Ansteigen der Blutcholesterinwerte vorzubeugen.

Die Omega-3-Fettsäuren in Fisch sollen helfen, die Bildung von Blutpfropfen in den Arterien zu verhindern. Lachsölkapseln haben dieselbe Wirkung. Ferner kann Vitamin E, das vorwiegend in pflanzlichen Ölen (wie Weizenkeim-, Oliven und Sonnenblumenöl) vorkommt, die Arterienverkalkung hemmen. Wenn man also das Fett in der Nahrung reduziert, um gesünder zu leben, sollte man in erster Linie auf tierische Fette und nicht auf pflanzliche Fette verzichten.

Rotwein fürs Herz

In Maßen genossen, kann Alkohol dazu beitragen, die kleinen Blutgefäße zu erweitern und so die Durchblutung des Gewebes zu fördern. Vor allem Rotwein steht in dem Ruf, bei Menschen mittleren oder hohen Alters eine Koronarerkrankung aufhalten zu können, selbst wenn sie schon einen Herzinfarkt überstanden haben. Allerdings sollte man täglich nicht mehr als 1 Glas trinken.

Alkohol erhöht auch den Gehalt von Lipoproteinen hoher Dichte (HDL), schützenden Molekülen, die das Cholesterin aus dem Körpergewebe und den Arterienwänden abtransportieren. Ein übermäßiger Alkoholkonsum jedoch hat eher schädigende Wirkung. Er kann den Blutdruck ansteigen lassen und zu Herzrhythmusstörungen führen.

HELFEN KNOBLAUCH UND ZWIEBELN TATSÄCHLICH?

Die Überzeugung, daß Knoblauch und Zwiebeln gut für das Herz sind, hält sich seit Jahrtausenden. Schon die alten Ägypter, Griechen und Römer behandelten mit den beiden Lauchgewächsen Herzerkrankungen. In Ägypten fand man in einem Grab von 3750 v. Chr. Nachbildungen von Knoblauchzwiebeln aus Lehm. Moderne wissenschaftliche Untersuchungen bestätigen die Heilkraft der Zwiebelgewächse: Der Saft von rohen Zwiebeln oder rohem Knoblauch kann dazu beitragen, den Blutdruck und die Cholesterinwerte zu senken.

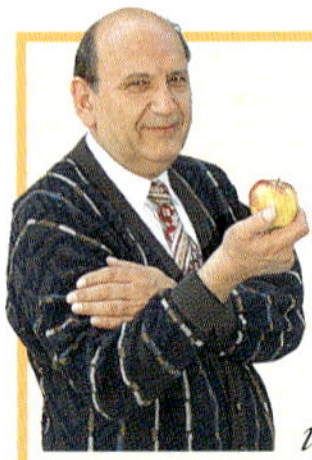

Fallbeispiel

Kurt, ein 62jähriger städtischer Angestellter, lebte allein und hatte ziemlich eingefahrene Gewohnheiten. Jeden Morgen, bevor er zur Arbeit fuhr, bereitete er sich ein kräftiges Frühstück mit Spiegeleiern und Speck. Eines Tages bekam Kurt, während er am Schreibtisch saß, Beklemmungen in der Brust und brach kurze Zeit später zusammen. Im Krankenhaus stellte man fest, daß er einen leichten Herzinfarkt gehabt hatte. Glücklicherweise erholte er sich rasch, und schon nach 6 Wochen ergab ein Belastungs-EKG wieder normale Herzwerte. Allerdings war sein Cholesterinspiegel immer noch zu hoch. Um die Werte zu senken, empfahl man ihm eine Kost, die nur mageres und Geflügelfleisch sowie Magermilchprodukte enthalten sollte. Auf Gebratenes mußte er verzichten, ebenso sollte er nicht mehr als 3 Eier pro Woche zu sich nehmen. Süßigkeiten waren weitgehend verboten, statt dessen sollte er mehr Vollkornbrot, frisches Obst und Gemüse essen. Kurt hielt die Diät ein und blieb seitdem von weiteren Herzattacken verschont.

ANGINA PECTORIS

Vor allem Menschen fortgeschrittenen oder hohen Alters leiden häufig an Angina pectoris. Ursache ist teilweise eine Verstopfung der Koronararterien, so daß der Herzmuskel nur noch unzureichend mit sauerstoffhaltigem Blut versorgt wird.

Angina pectoris wird durch Überanstrengung oder STRESS ausgelöst und ist oft Anzeichen für ein schwereres Herzleiden. Das typische Symptom ist ein Unbehagen oder Schmerz in der Brust. Dieser Schmerz kann in den Arm hinab, über die ganze Brust und bis hinauf zum Hals ausstrahlen. Er wird oft stärker, wenn man sich hinlegt; am schnellsten geht er im Sitzen vorüber oder wenn man ruhig stehenbleibt. Wichtig ist, daß die Ursache der Symptome rasch geklärt wird, denn Gallensteine oder Magengeschwüre können sich auf ähnliche Weise äußern.

Wer an Angina pectoris leidet und einen hohen Cholesterinspiegel hat, muß gesättigte Fettsäuren meiden und eventuell cholesterinsenkende Mittel einnehmen.

Fisch, Obst und Wein

Zweimal wöchentlich Fisch kann helfen, einen drohenden Herzinfarkt zu verzögern, da die Fettsäuren in Fischtran einer Verdickung der Arterien entgegenwirken und die Blutversorgung des Herzens verbessern.

Untersuchungen ergaben, daß ein Mangel an Obst und Gemüse (sie liefern die ANTIOXIDANTIEN Betacarotin und Vitamin C, die vor Arterienverkalkung schützen sollen) Anginaanfälle heraufbeschwört. Auch schwere Mahlzeiten können einen Anfall auslösen.

Wer an Angina pectoris leidet, sollte daher viel frisches Obst und Gemüse essen und, wenn möglich, täglich 1–2 Gläser Rotwein oder roten Traubensaft trinken. Denn die Traubenschalen, die dem Rotwein bzw. dem Saft seine Farbe geben, enthalten starke Antioxidantien.

Gesunde Vielfalt *Früher verordnete man Herzkranken eine oft eintönige und fade Kost. Heute gilt die Regel: Man esse gut und abwechslungsreich, aber vernünftig!*

Die mediterrane Kost, zu der auch der Salade niçoise gehört, spielt zweifellos eine Rolle bei der niedrigen Rate an Koronarerkrankungen in Südeuropa.

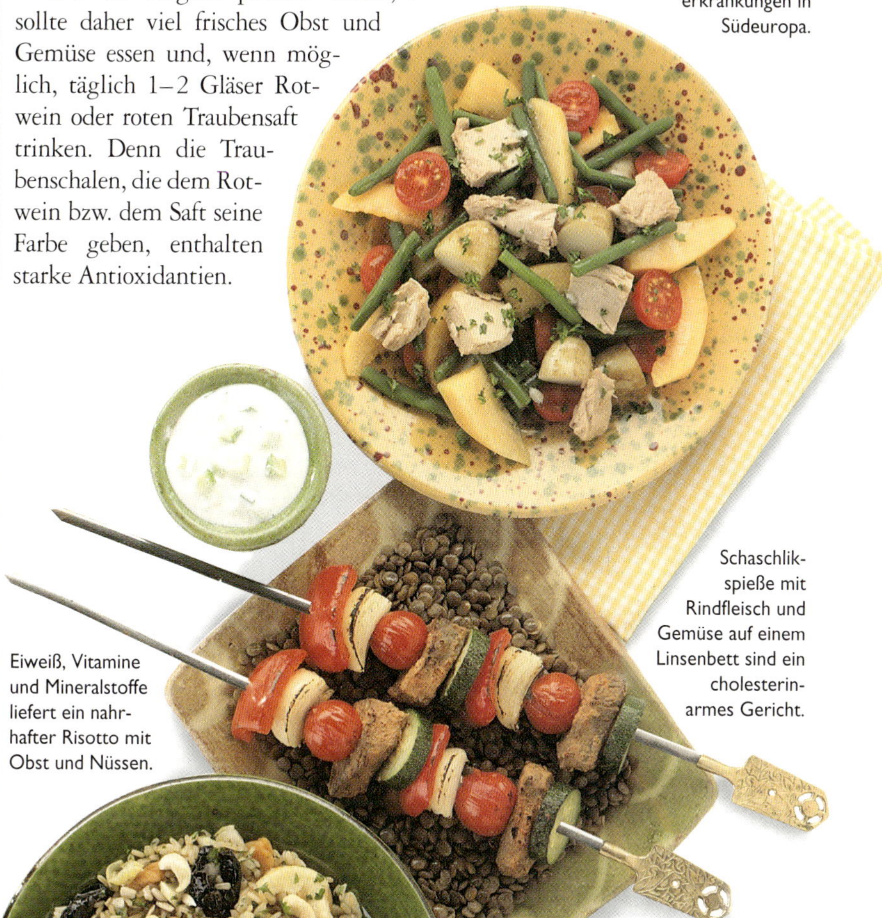

Schaschlikspieße mit Rindfleisch und Gemüse auf einem Linsenbett sind ein cholesterinarmes Gericht.

Eiweiß, Vitamine und Mineralstoffe liefert ein nahrhafter Risotto mit Obst und Nüssen.

Makrelen, in einer scharf-sauren Sauce serviert, liefern Omega-3- und andere wichtige Fettsäuren, die dazu beitragen, das Herz gesund zu erhalten.

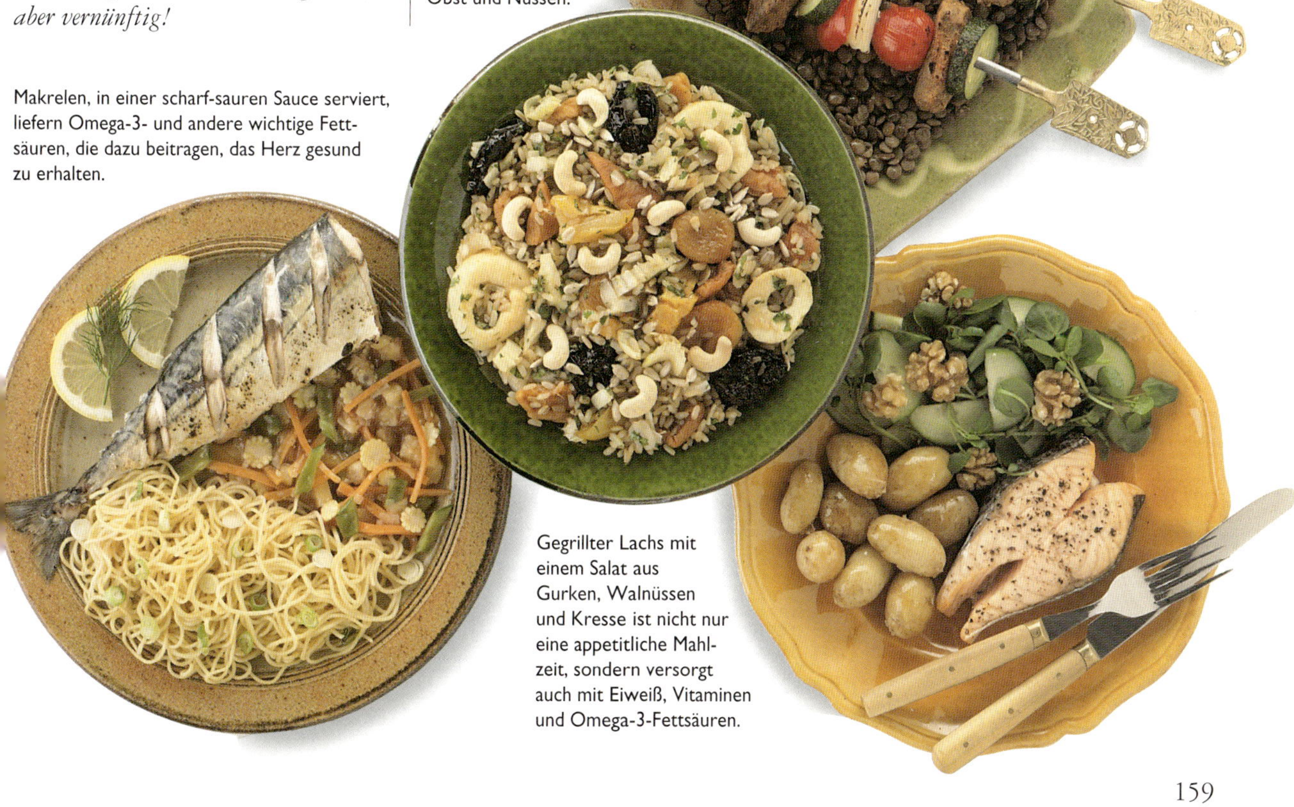

Gegrillter Lachs mit einem Salat aus Gurken, Walnüssen und Kresse ist nicht nur eine appetitliche Mahlzeit, sondern versorgt auch mit Eiweiß, Vitaminen und Omega-3-Fettsäuren.

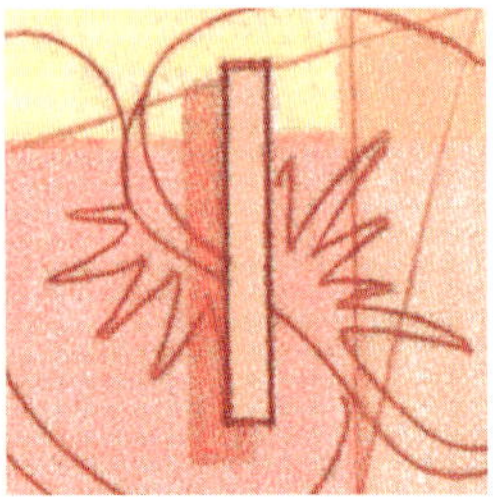

IMMUNSYSTEM

ESSEN SIE VIEL
- *eiweißreiche Nahrung*
- *Zitrusfrüchte*
- *Pflanzenöle*
- *dunkelgrünes Gemüse*

ESSEN SIE WENIG
- *tierisches Fett*
- *Zucker und hochverarbeitete Kohlenhydrate*

TRINKEN SIE WENIG
- *alkoholische und koffeinhaltige Getränke*

Nur wenn man den Körper mit allen notwendigen Vitaminen und Mineralstoffen ausreichend versorgt, kann das Immunsystem zuverlässig vor Infektionen und Krankheiten schützen. Auch bei der Krebsabwehr spielt das Immunsystem eine wichtige Rolle. Sogenannte Killerzellen, eine Form der weißen Blutkörperchen, sind in der Lage, Tumorzellen zu erkennen, sich an diese anzuheften und sie zu zerstören.

Viele Faktoren können das körpereigene Abwehrsystem jedoch negativ beeinflussen. Dazu gehören übermäßiger Alkohol- und Koffeinkonsum, Schwermetalle wie Cadmium, Blei oder Quecksilber, die man über die Nahrung oder die Atemluft aufnimmt, sowie Tabakrauch oder Formen von Luftverschmutzung. Umweltgifte und andere toxische Substanzen, die der Körper absorbiert, können die Wirksamkeit mancher Mineralstoffe und Vitamine in der Nahrung aufheben. Auch eine unzureichende Ernährung, die viel tierisches Fett sowie Zucker und hochverarbeitete Kohlenhydrate enthält, kann das Immunsystem schwächen.

Das Immunsystem stärken

Um die Abwehrkräfte des Körpers zu stärken, sollte man ausreichend Vitamine und Mineralstoffe zu sich nehmen, einschließlich ANTIOXIDANTIEN und natürliche Schutzstoffe (Bioflavonoide), die man in Pflanzen findet. Die Antioxidantien tragen auch zur Neutralisierung der potentiell schädlichen FREIEN RADIKALE bei.

Gute Mineralstoffquellen sind Fisch, Geflügel, mageres Fleisch, fettarme Milchprodukte, Getreide und Hülsenfrüchte. Käse, Eier und Leber liefern Vitamin A, Spinat, Süßkartoffeln und Möhren Betacarotin.

Die Aufnahme von täglich bis zu 200 mg Vitamin C in Form von Obst und Gemüse bewirkt, daß sich die Anzahl der Immunglobuline erhöht. Diese Bluteiweiße werden vom Immunsystem bereitgestellt und fungieren als krankheitsbekämpfende Antikörper. Ebenso sind die Vitamine D (in Fisch) und E (in Olivenöl, Nüssen, Avocados, Keimen und Vollkornprodukten) sowie die essentiellen Fettsäuren aus Pflanzenölen und Fischtran für ein funktionierendes Immunsystem unentbehrlich. Auch ein Mangel an Zink, der häufig zu beobachten ist, beeinträchtigt das Immunsystem. Abhilfe können Kürbiskerne und mageres Fleisch schaffen. Eine ausgezeichnete Quelle für Zink sind Meeresfrüchte, insbesondere Austern.

Neuere Untersuchungen, in deren Mittelpunkt ältere Menschen standen, haben ergeben, daß Multivitamin- und Mineralstoffpräparate helfen, die Reaktion des Immunsystems deutlich zu verstärken.

IMPOTENZ

ESSEN SIE VIEL
- *Meeresfrüchte, mageres Fleisch und Nüsse*

MEIDEN SIE
- *Alkohol und koffeinhaltige Getränke*
- *Rauchen*

Chronische Impotenz – die Unfähigkeit des Mannes, eine Erektion zu erreichen bzw. aufrechtzuerhalten – kann physische, psychische und emotionale Ursachen haben. Impotenz ist oft eine Begleiterscheinung bei körperlichen Leiden wie ARTERIENVERKALKUNG, ZUCKERKRANKHEIT, SCHILDDRÜSENERKRANKUNGEN und Erkrankungen des Nervensystems, des Harnapparates und des Genitalbereichs. Sie kann aber auch eine Nebenwirkung bestimmter Medikamente, z. B. blutdrucksenkender Mittel, sein. Weitere Auslöser sind STRESS, ERSCHÖPFUNG, Angst- und Schuldgefühle, Ärger und DEPRESSIONEN. Verschlimmert wird der Zustand durch Nicotin, Alkohol und Koffein. Nicotin und Koffein verengen die Blutgefäße und schränken so den Blutdurchfluß ein. Alkohol hilft zwar, Hemmungen abzulegen, schwächt aber Nervensignale ab und unterdrückt obendrein die Produktion von Androgenen (männlichen Hormonen).

Jüngste Untersuchungen in den USA haben ergeben, daß Männer mit hohen Blutcholesterinwerten langfristig überdurchschnittlich Gefahr laufen, impotent zu werden. Das Cholesterin blockiert teilweise die zum Penis führenden Arterien und vermindert den Blutdruck, der zur Aufrechterhaltung einer Erektion notwendig ist.

Einem hohen Cholesterinspiegel kann man durch eine Kost vorbeugen, die viel Obst, Gemüse und Vollkornprodukte enthält. Mageres Fleisch in

Maßen ist durchaus gestattet, gesättigte Fettsäuren dagegen, wie sie in Butter, Hartkäse und fettem Fleisch enthalten sind, sollte man weitgehend meiden.

Zink kann helfen

Daß zinkreiche Nahrungsmittel wie Austern als starkes Aphrodisiakum wirken, ist sicher übertrieben. Jedoch kann ein schwerer Zinkmangel zu Impotenz führen. So hat man festgestellt, daß Zinkpräparate bei impotenten Männern deren Potenz verbessern und die Produktion des männlichen Sexualhormons Testosteron auf Normalniveau anheben können. Aus diesem Grund sollte man dafür sorgen, daß man über die Nahrung ausreichend Zink aufnimmt. Mit diesem Mineralstoff versorgen Meeresfrüchte, Innereien, Linsen, Sojabohnen, Nüsse, Eier, Fleisch und Weizenkeime.

INFEKTIONSKRANKHEITEN

Der menschliche Körper ist den Angriffen von Bakterien und Viren ausgesetzt, die das Immunsystem außer Gefecht setzen und Infektionskrankheiten auslösen können. Bestimmte Nahrungsmittel besitzen eine antibakterielle oder antivirale Wirkung, durch die das Wachstum infektiöser Mikroorganismen gestoppt oder gehemmt werden kann. Andere Nahrungsmittel wirken indirekt, indem sie das Immunsystem anregen und so dem Körper helfen, die Infektion zu bekämpfen. Die infektionshemmende Wirkung von Knoblauch ist erwiesen. Preiselbeersaft wird seit langem zur Vorbeugung und Behandlung von Harnwegsinfekten empfohlen. Pfefferminztee und Ingweraufgüsse gelten als Mittel, die bei ERKÄLTUNGEN helfen, da sie die Durchblutung fördern.

WUSSTEN SIE, DASS ...

- man mit Joghurt die Nachwirkungen von Antibiotika lindern kann? Lebende Joghurtkulturen stellen die Darmflora wieder her, die durch Antibiotika häufig zerstört wird.
- Knoblauch Infektionen abwehrt? Er wirkt sowohl gegen Bakterien als auch gegen Viren und kann überdies das Thromboserisiko verringern.
- Streß das Immunsystem deutlich schwächt? In den USA hat man untersucht, wie verschiedene Menschen auf Schnupfenviren reagieren, und dabei festgestellt, daß diejenigen, die unter großem Streß standen, sehr viel öfter einen Schnupfen bekamen als andere.

INNEREIEN

VORTEILE

- *Liefern hochwertiges Eiweiß*
- *Leber und Nieren versorgen mit Eisen, Niacin und Zink*
- *Leber enthält große Mengen an Vitamin A und B_{12}*
- *Herz versorgt mit Riboflavin und Vitamin B_{12}*

NACHTEILE

- *Hoher Gehalt an Schwermetallen*
- *Leber enthält Vitamin A in so hoher Konzentration, daß es in der Frühphase einer Schwangerschaft den Embryo schädigen kann*
- *Bergen teilweise ein Infektionsrisiko für BSE*

Alle nicht zum Muskelfleisch gerechneten eßbaren Teile eines Schlachttieres werden als Innereien bezeichnet. Dazu gehören Leber, Nieren, Herz, Hirn, Zunge und Pansen (Kutteln).

Innereien sind reich an Vitaminen des B-Komplexes (vor allem an B_{12}) sowie an Eisen und Zink und deshalb wertvolle Nahrungsmittel. Allerdings enthalten Leber, Herz und Nieren sehr viel CHOLESTERIN. Nicht zu übersehen ist auch der vergleichsweise hohe Puringehalt. Falls ein Tier mit BSE infiziert ist, ist die Wahrscheinlichkeit hoch, daß sich eine erhöhte Konzentration an Erregern in Innereien befindet.

Die einzelnen Innereien

Herz ist ein ausgezeichneter Eiweißlieferant und enthält Riboflavin, Niacin und Vitamin B_{12}, außerdem viel Eisen und etwas Zink. Rinder- und Kalbsherz sind Risikomaterial (s.u.), wenn sie von Tieren stammen, die mittels Bolzenschuß betäubt wurden.

Hirn Kalbshirn wird traditionell zu verschiedenen Gerichten verarbeitet. Rinderhirn zählt seit Oktober 2000 zum Risikomaterial, es muß nach der Schlachtung vernichtet werden.

Leber vom Kalb, Rind, Schwein oder von Geflügel ist eine ausgezeichnete Quelle für Vitamin A, das für eine gesunde Haut und zur Infektionsabwehr nötig ist. Ferner liefert Leber Vitamin B_{12}, das der Körper für die Bildung von rote Blutkörperchen und für ein funktionstüchtiges Nervensystem notwendig ist. Weitere Nährstoffe sind Riboflavin, Eisen, Niacin, etwas Folsäure, Vitamin B_6 und Zink. Aufgrund der relativ hohen Schwermetallbelastung sollte Leber nur einmal in zwei Wochen auf den Tisch kommen.

Frauen mit Babywunsch oder in den ersten Schwangerschaftsmonaten sollten auf Leber verzichten. Der hohe Vitamin-A-Gehalt könnte den Embryo schädigen.

Nieren enthalten viel Riboflavin und Vitamin B_{12} und je nach Tierart reichlich Eisen und Niacin sowie etwas Thiamin, Zink und Folsäure.

Zunge stammt meist vom Rind oder Kalb. Sie liefert viel Vitamin B_{12}.

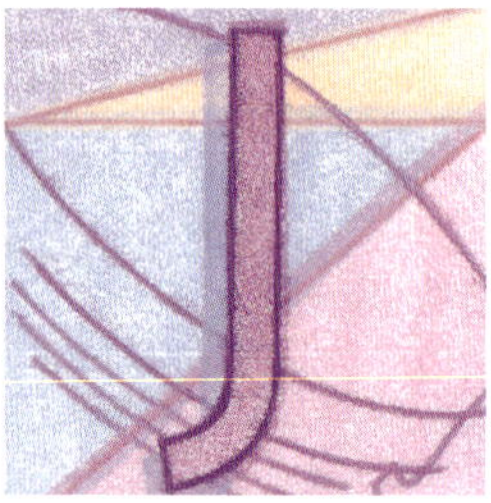

Joghurt

VORTEILE
- *Liefert Calcium und Phosphor*
- *Enthält Vitamin B_2 und B_{12}*
- *Hilft nach der Einnahme von Antibiotika, die Darmflora wiederaufzubauen*

JOGHURT SELBST HERSTELLEN

1 l Mager- oder Vollmilch zum Kochen bringen und auf 40 °C abkühlen lassen. 2 EL der Milch mit einer Starterkultur (im Reformhaus oder Bioladen erhältlich) oder mit Joghurt aus Lebendkulturen verquirlen und mit der übrigen Milch vermischen; zugedeckt in einem großen Gefäß 12 Stunden an einem warmen Ort stehenlassen, bis die Milch geronnen ist; anschließend den Joghurt im Kühlschrank aufbewahren.

Joghurt enthält reichlich Calcium und Phosphor, zwei Mineralstoffe, die der Körper für gesunde Knochen und Zähne braucht. Darüber hinaus liefert er Vitamin B_2 (Riboflavin), das der Mensch braucht, um Nahrung aufschließen zu können, sowie Vitamin B_{12}, das für ein gesundes Nervensystem wichtig ist. Der Energiegehalt kann sehr unterschiedlich sein. So liefern 150 g Vollmilchjoghurt rund 430 kJ (102 kcal), Magermilchjoghurt dagegen lediglich 240 kJ (57 kcal). Menschen, die wegen einer Laktoseunverträglichkeit keine Milch trinken können, vertragen Joghurt oft problemlos.

Bei der Joghurtherstellung wird meist pasteurisierte, homogenisierte Milch mit bestimmten Bakterienkulturen versetzt, die bewirken, daß die Milch dick wird. Da die Kulturen erst nach dem Pasteurisieren zugesetzt werden, sind sie lebendig, auch wenn es nicht ausdrücklich auf der Etikette vermerkt ist.

Wie Joghurt wirkt

Probiotischer Joghurt enthält Bifidusbakterien. Sie sind besonders widerstandsfähig gegen Magen- und Gallensäuren. Deshalb hemmen sie die Ausbreitung schädlicher Bakterien und Hefen im Darm, die Infektionen auslösen können. Außerdem helfen sie bei Durchfall, Magen-Darm-Beschwerden und Verstopfung. Überdies beeinflussen sie die Darmflora im Dickdarm günstig und können so vor Dickdarmkrebs schützen.

Wer Antibiotika nehmen mußte, sollte anschließend Joghurt essen, um die von den Medikamenten gestörte Darmflora wieder ins Gleichgewicht zu bringen. Joghurt hilft auch bei Lebensmittelvergiftung und Reizdarm. Auf die Haut aufgetragen, bringt er bei Soor Linderung.

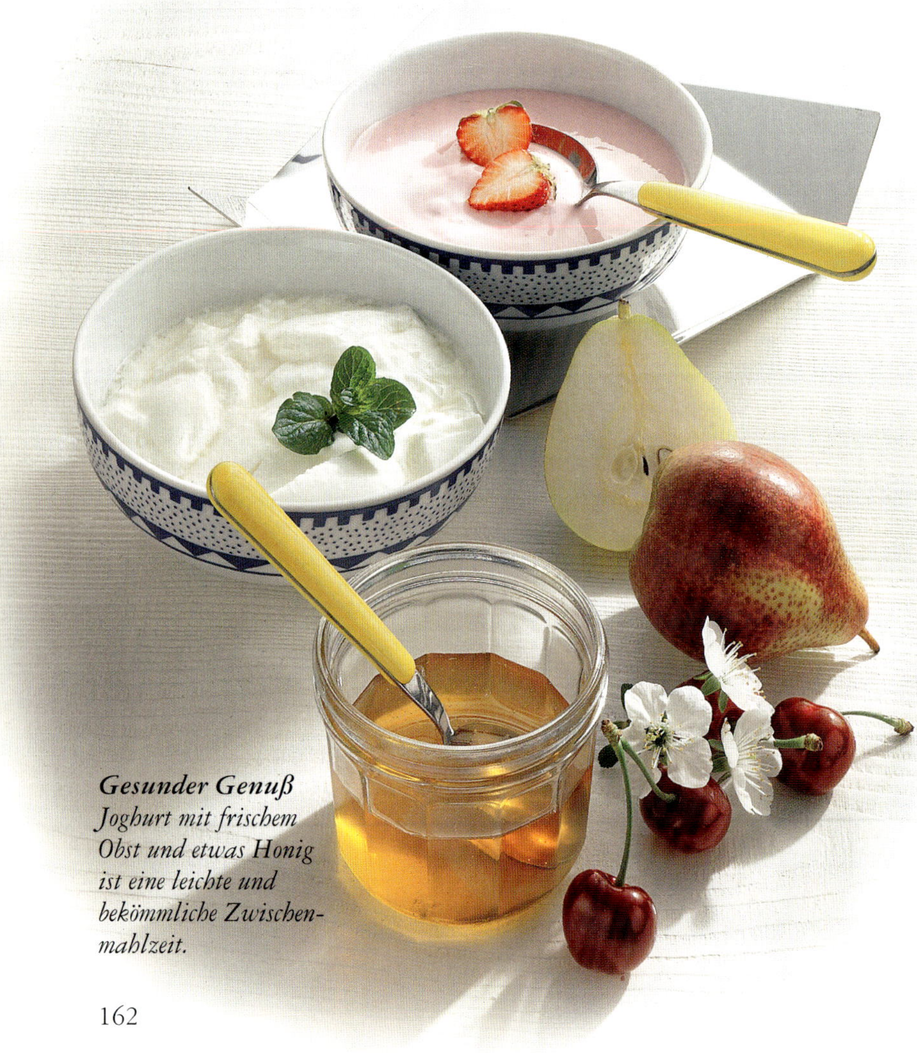

Gesunder Genuß
Joghurt mit frischem Obst und etwas Honig ist eine leichte und bekömmliche Zwischenmahlzeit.

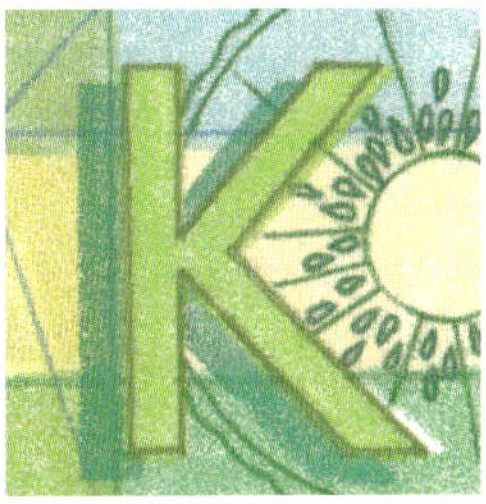

KAFFEE

VORTEILE

- *Wirkt leicht abführend und harntreibend*
- *Schärft die Aufmerksamkeit*
- *Hält bei Bedarf wach*

NACHTEILE

- *Wer viel ungefilterten Kaffee trinkt, hat ein erhöhtes Risiko, an einem Herzleiden zu erkranken*
- *Ungefilterter Kaffee kann den Cholesterinspiegel erhöhen*
- *Kann bei empfindlichen Menschen Migräne auslösen*
- *Bei Frauen erhöht übermäßiger Kaffeegenuß das Risiko, in späteren Jahren an Osteoporose zu erkranken*

In geröstetem Kaffee sind neben dem KOFFEIN mindestens 300 weitere Wirkstoffe enthalten, aber nur einer dieser Stoffe, das Vitamin Niacin, besitzt einen geringen Nährwert. Etwas nahrhafter ist Kaffee, wenn er mit Milch und Zucker getrunken wird.

Kaffee und Cholesterin

Wer viel ungefilterten, aufgebrühten Kaffee trinkt – mehr als 6 Tassen pro Tag –, erhöht das Risiko, an einem Herzleiden zu erkranken. Entscheidend ist dabei weniger der Koffeingehalt als die Zubereitungsmethode. In der Kaffeebohne sind die beiden Stoffe Kahweol und Cafestol enthalten, die den Cholesterinspiegel im Blut erhöhen und somit indirekt das Risiko einer HERZERKRANKUNG steigern. Wird das Kaffeepulver mit heißem Wasser überbrüht oder als Espresso oder Mokka aufgekocht, werden diese Stoffe gelöst und können dann in den Blutkreislauf übergehen. Bei Filterkaffee und bei löslichem Kaffee dagegen besteht diese Gefahr nicht.

Koffein und Herzkrankheiten

Schon nach 1 Tasse Kaffee schlägt das Herz schneller, und der Blutdruck steigt leicht an. Aber das ist noch kein Grund zur Beunruhigung: Wer seinen Kaffee in Maßen genießt, braucht sich selbst bei bestehendem Bluthochdruck keine Sorgen zu machen. Neueren Untersuchungen zufolge löst Filterkaffee keine Herzrhythmusstörungen aus, so daß Herzinfarktpatienten auf ihren Kaffee nicht verzichten müssen.

Kaffee als Abführmittel

Welche der vielen Substanzen in der Kaffeebohne abführend wirkt, ist noch unbekannt. Das Koffein selbst jedenfalls kann es nicht sein, denn auch entkoffeinierter Kaffee regt die Darmtätigkeit heftig an. Sicher ist dagegen, daß Koffein die Harnbildung fördert.

Mögliche Gefahren

Viele Verdachtsmomente, nach denen Kaffeegenuß im Zusammenhang mit Bauchspeicheldrüsenkrebs oder anderen Krebserkrankungen stand, konn-

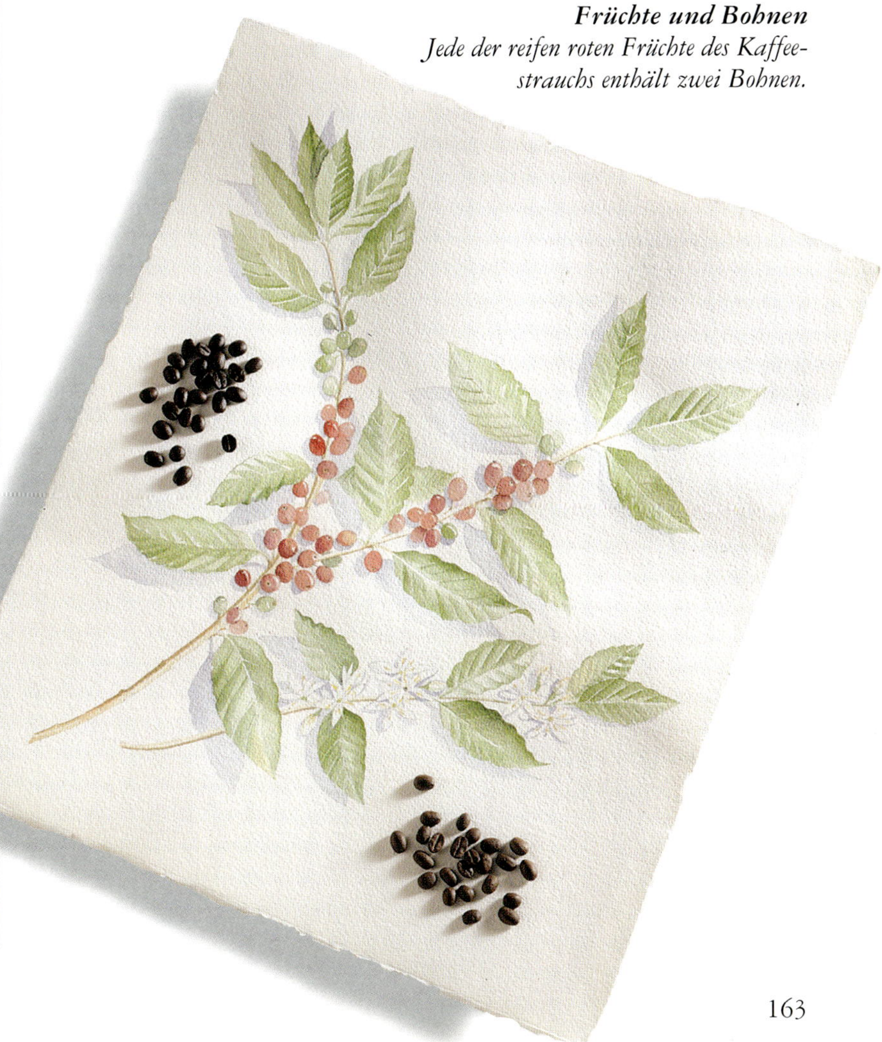

Früchte und Bohnen
Jede der reifen roten Früchte des Kaffeestrauchs enthält zwei Bohnen.

REKORD IM KAFFEETRINKEN

In Skandinavien wird mehr Kaffee getrunken als irgendwo sonst auf der Welt. Im Durchschnitt werden dort jedes Jahr pro Person etwa 10 kg Kaffee aufgebrüht. Mit fast 6 kg Jahresverbrauch pro Kopf zählen die Deutschen ebenfalls zu den Kaffeenationen Europas, während jeder der Tee bevorzugenden Briten nur gut 2 kg Kaffee jährlich aufsetzt.

ten inzwischen entkräftet werden. Frauen sollten allerdings nicht zuviel Kaffee trinken, denn mehr als 3–4 Tassen am Tag erhöhen das Risiko, nach den Wechseljahren an OSTEOPOROSE zu erkranken.

Wer unter Migräne leidet, wird ohnehin auf Kaffee verzichten müssen, denn dieser gilt als einer der bekanntesten Auslöser für die Schmerzanfälle. Außerdem führt die abendliche Tasse Kaffee bei vielen Menschen zu nächtlichen Schlafstörungen.

Entkoffeinierungsmethoden

Wer nur den Geschmack schätzt, aber keinen Wert auf die anregende Wirkung legt, trinkt oft entkoffeinierten Kaffee. Das Koffein wird allerdings häufig mit organischen Lösungsmitteln entzogen, die im Verdacht stehen, krebserregend zu sein. Diese Lösungsmittel lassen sich auch durch schonendere, auf Wasser oder Kohlensäure beruhende Verfahren ersetzen, denn Koffein ist wasserlöslich.

Kaffee-Ersatz

Kaffee-Ersatz wird aus unterschiedlichen Pflanzen hergestellt und ist im Geschmack dem Kaffee ähnlich, enthält aber kein Koffein. Als Pflanzen für den Kaffee-Ersatz kommen geröstete Zichorienwurzel, Gerste, Malz und Roggen in Frage.

KALBFLEISCH

VORTEILE

- *Gute Eiweißquelle*
- *Enthält viel Vitamin B_{12}*
- *Hat ausreichend Zink und Niacin*

NACHTEILE

- *Die Kälbermast ist ebenso wie der Transport der Tiere heftig umstritten*

Kalbfleisch ist im Vergleich zu Rindfleisch nicht einmal halb so fett und hat weniger Kalorien. Es enthält wertvolles Eiweiß, Zink und Vitamine des B-Komplexes.

Die Kälberaufzucht in Mastbetrieben ist durch zahlreiche Skandale um künstliche Hormongaben ins Gerede gekommen. Mittlerweile bemühen sich viele Betriebe um eine artgerechte Aufzucht und um einen schonenden Transport der Tiere.

Im Hinblick auf BSE wird Kalbfleisch als sicher eingestuft. Auch im Falle einer Infektion des Tieres ist die Erregerkonzentration im Fleisch noch extrem gering.

KARPALTUNNEL-SYNDROM

ESSEN SIE VIEL

- *Weizenkeime und Haferflocken*
- *Fleisch*
- *Hülsenfrüchte und Bananen*

MEIDEN SIE

- *Alkohol, Kaffee und Nicotin*

Das Karpaltunnelsyndrom äußert sich durch Schmerzen, einem Taubheitsgefühl und Kribbeln in Daumen, Zeige- und Mittelfinger an einer oder auch an beiden Händen. Es entsteht durch Druck auf den Nerv, der vom Unterarm zur Handfläche, zum Daumen und zu den Fingern zieht. Am häufigsten treten die Beschwerden bei Frauen auf, die schwanger sind, die erst seit kurzem die Pille nehmen oder die unter dem prämenstruellen Syndrom leiden.

Oft vergehen die Symptome ohne Behandlung wieder, oder die Schmerzen werden durch Ruhigstellung der gelindert. Um Maßnahmen wie Injektionen mit Corticosteroiden oder eine Operation zu vermeiden, sollte man es einmal die Ernährung umstellen.

Offensichtlich kommt dabei dem Vitamin B_6, dem Pyridoxin, eine entscheidende Rolle zu. Dieses Vitamin ist beispielsweise in Weizenkeimen, Haferflocken, Fleisch, Hülsenfrüchten und Bananen enthalten. Da Alkohol das Vitamin zersetzt, sollte man ihn ebenso meiden wie Koffein und Nicotin, die die Durchblutung der Hände beeinträchtigen können.

KARTOFFELN

VORTEILE

- *Gute Vitamin-C-Quelle*
- *Enthalten Stärke und Ballaststoffe*
- *Gute Kaliumlieferanten*

NACHTEILE

- *Grüne und gekeimte Kartoffeln können Giftstoffe enthalten*

Kartoffeln sind als Dickmacher in Verruf geraten. Doch nicht sie verursachen die überflüssigen Pfunde, sondern die gehaltvollen Saucen und das Fett, in dem die Kartoffeln gebraten werden. Wer abnehmen will, sollte sie lieber kochen oder backen.

Kartoffeln sind gute Kohlenhydratlieferanten und enthalten zusätzlich sowohl Eiweiß als auch Ballaststoffe. Sie versorgen auch mit einem großen Teil der täglich benötigten Menge an Vitamin C und Kalium.

Die neuen Kartoffeln im Frühsommer und Herbst sind am gesündesten, denn je länger Kartoffeln liegen, desto weniger Vitamin C enthalten sie. Da Vitamin C wasserlöslich ist, wird es beim Kochen weitgehend herausgewaschen. Aus diesem Grund sollte man Kartoffeln in der Schale garen. Stark zerkleinerte Kartoffeln verlieren an der Luft ebenfalls ihren Vitamingehalt; daher ist Kartoffelbrei das bei weitem vitaminärmste Kartoffelgericht.

Zu Unrecht haftet Kartoffelchips der Ruf an, ein minderwertiges Lebensmittel zu sein. Die Kartoffelscheiben saugen beim Fritieren etwa ein Drittel ihres Gewichts an Fett auf, sind also sehr kalorienreich. Andererseits enthalten sie aber viel Kalium und Vitamin C. Bereits 35 g Chips liefern knapp ein Viertel der empfohlenen Tagesmenge an Vitamin C. Oft sind die Chips sehr salzig, allerdings gibt es inzwischen auch salzarme Sorten auf dem Markt.

Richtig zubereitet sind Pommes frites nicht nur schmackhaft, sondern ebenfalls gute Nährstofflieferanten. Je nach Art des verwendeten Fritierfettes sind sie allerdings oft stark mit gesättigten Fettsäuren belastet. Daher sollten sie unbedingt in Pflanzenöl zubereitet werden. Dabei gilt: Je dünner die Kartoffelstäbchen geschnitten sind, desto mehr Fett saugen sie auf. Normale Pommes frites weisen einen Fettanteil von etwa 10% auf, dünn geschnittene enthalten das Doppelte. Auf jeden Fall sollte man die Stäbchen nach dem Fritieren auf saugfähiges Küchenpapier legen, das dann einen Teil des Fettes aufnimmt.

Kartoffeln gehören zu der Familie der Nachtschattengewächse, und grüne oder gekeimte Exemplare enthalten die Alkaloide Chaconin E und Solanin. Beide führen in hoher Dosierung zu akuten Vergiftungen. Daher sollte man Kartoffeln mit grünen Stellen grundsätzlich wegwerfen.

Parade der Erdäpfel
Es gibt die unterschiedlichsten Kartoffelsorten von mehlig bis festkochend.

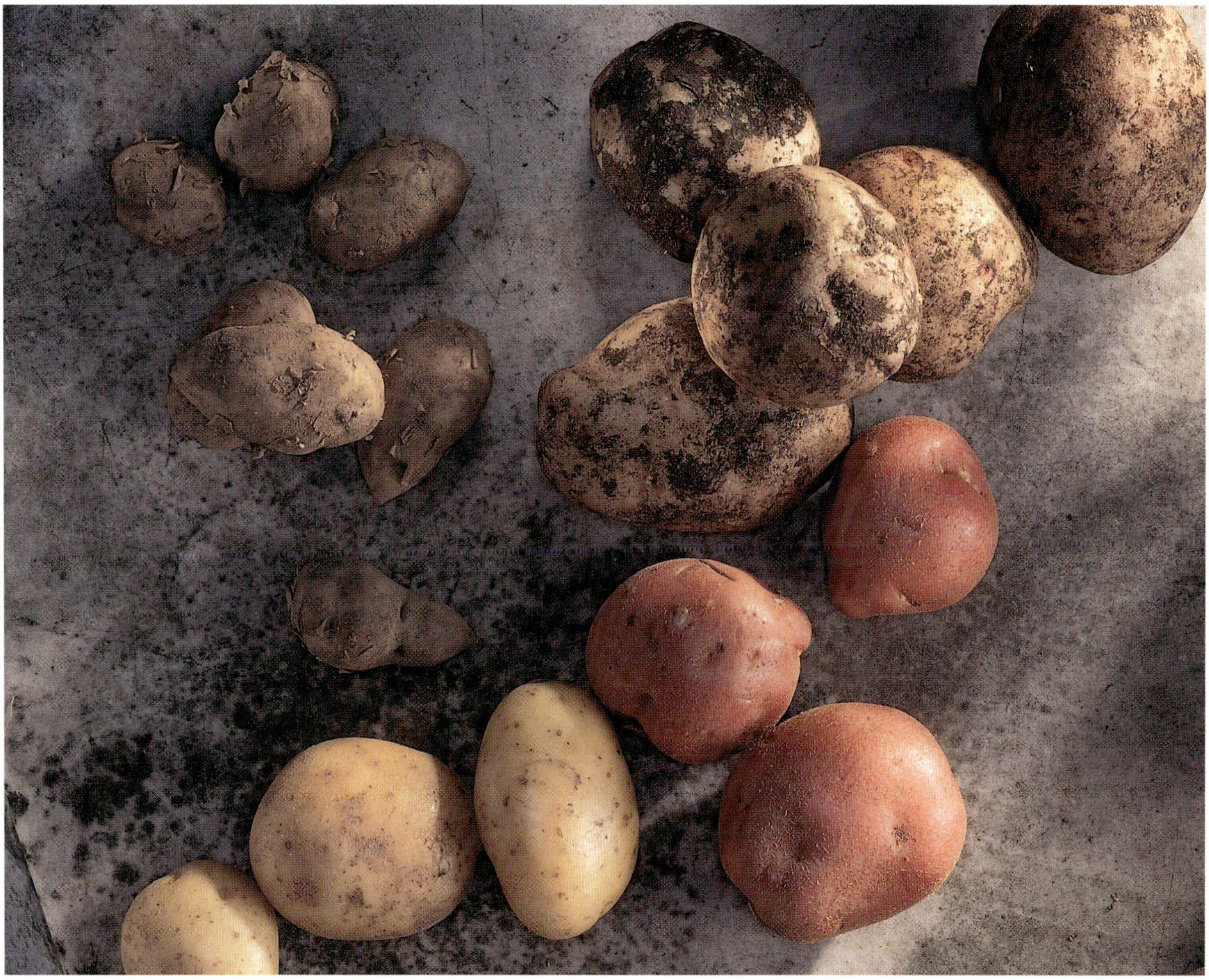

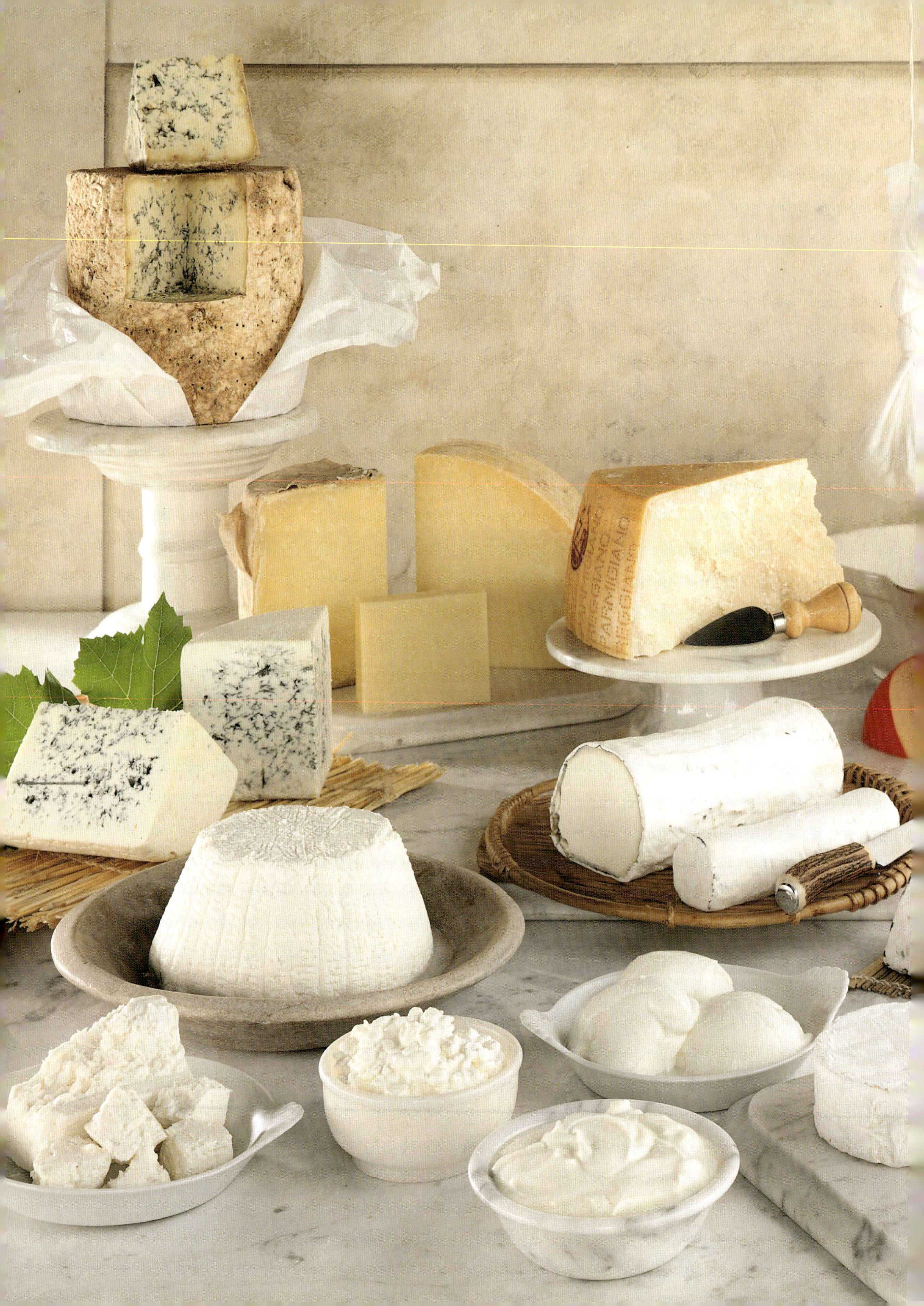

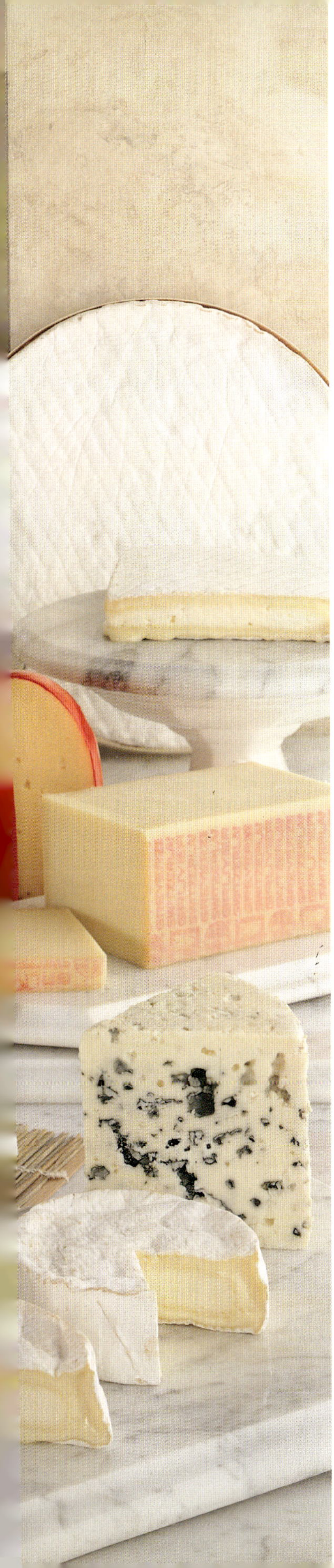

KÄSE

VORTEILE
- *Liefert Eiweiß und Calcium*
- *Ist für Vegetarier eine wichtige Vitamin-B_{12}-Quelle*
- *Kann vor Karies schützen*

NACHTEILE
- *Manche Käsesorten sind reich an gesättigten Fettsäuren*
- *Kann Migräne und allergische Reaktionen auslösen*

Käse ist nahrhaft und bekömmlich, sollte aber nur in Maßen gegessen werden, denn einige Sorten sind reich an gesättigten Fettsäuren. So enthält ein Stück Vollfettkäse z. B. fünf- bis sechsmal soviel gesättigte Fettsäuren wie ein Steak. Käse liefert ferner Eiweiß, Calcium und Vitamin B_{12}. Da dieses Vitamin sonst hauptsächlich in Fleisch vorkommt, spielt Käse in der vegetarischen Kost eine wichtige Rolle.

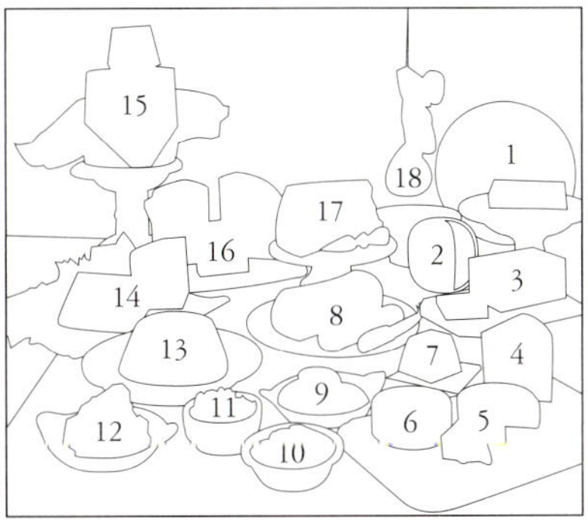

Auf der Käsetheke *Die meisten Käse enthalten reichlich Calcium, aber viele Sorten sind auch sehr fett und sollten daher nur maßvoll genossen werden. Brie (1), Edamer (2), Gruyère (3), Roquefort (4), Camembert (5, 6), Ziegenkäse (7, 8), Mozzarella (9, 18), Frischkäse (10), Hüttenkäse (11), Feta (12), Ricotta (13), Blauschimmelkäse (14), Stilton (15), Cheddar (16), Parmesan (17).*

Der menschliche Körper kann das Calcium aus Käse und sonstigen Milchprodukten wesentlich besser verwerten als aus anderen Nahrungsmitteln. Käse ist deshalb wichtig, um einer OSTEOPOROSE vorzubeugen, denn mittlerweile gilt als erwiesen, daß eine ausreichende Calciumversorgung in der Kindheit und Jugend einen guten Schutz gegen die Knochenkrankheit bietet.

Außerdem kann Käse vor Karies schützen. Er verhindert, daß sich der Zucker im Mund zu Säuren zersetzt, die den Zahnschmelz angreifen. Bereits ein kleines Stück Käse nach dem Essen kann den zuckerbedingten Kariesschäden teilweise vorbeugen. Die Schutzwirkung tritt allerdings nur ein, wenn der Käse gut gekaut wird.

Mögliche Einwände

Wie hoch der Cholesterinspiegel im Blut ist, hängt u. a. mit der Menge an aufgenommenen gesättigten Fettsäuren zusammen, die auch in Käse enthalten sind. Ein hoher Cholesterinspiegel trägt zur ARTERIENVERKALKUNG bei, die bei der Entstehung von Herzkrankheiten und Schlaganfällen eine entscheidende Rolle spielt. Die Käsesorten unterscheiden sich deutlich in ihrem Fettgehalt: Hartkäse wie Emmentaler, Gouda, Parmesan und Cheddar enthalten bis zu 50 % Fett, Weichkäse, darunter Camembert und Brie, durchschnittlich 40–70 % und Ricotta oder Hüttenkäse oft nur 10–20 %. Grundsätzlich gilt: Je fetter ein Käse ist, desto cholesterinhaltiger ist er.

Wer allgemein überempfindlich auf Kuhmilchprodukte reagiert oder sie nicht verträgt, wird auch mit Käse Schwierigkeiten haben. Bereits bei Kindern kann sich diese Unverträglichkeit in Hautausschlägen und EKZEMEN äußern. Eine Alternative zu Kuhmilchprodukten sind frischer Ziegen- und Schafskäse, da sie seltener allergische Reaktionen verursachen.

Fallbeispiel

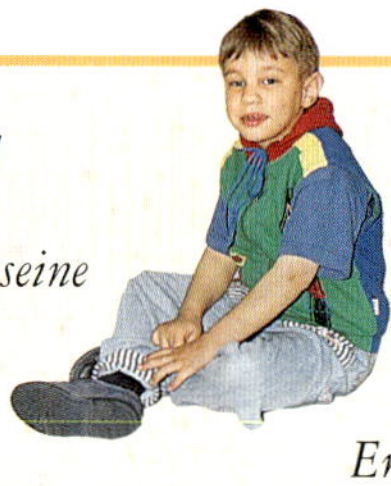

Der 5jährige Joachim trieb seine Mutter zur Verzweiflung. Bis spät in die Nacht blieb der Kleine wach, schlief schlecht und war kaum zu bändigen. Im Kindergarten war er durch seine Launenhaftigkeit und ständige Unruhe ein notorischer Störenfried, der sich nicht konzentrieren konnte. Joachims Mutter war inzwischen überzeugt, daß ihr Sohn auf bestimmte Nahrungsmittel allergisch reagierte. Das ließ sich aber nur durch eine Ausschlußdiät nachweisen. Da Joachim noch so klein war, wollte sie ihm diese Prozedur nicht zumuten. Schließlich suchte sie einen Spezialisten auf. Er riet ihr, zunächst alle Milchprodukte in Joachims Ernährung wegzulassen, da Kuhmilch für die meisten Allergien im Kindesalter verantwortlich ist. Doch sein Verhalten besserte sich nicht, bis seine Mutter eines Tages entdeckte, daß Joachim immer wieder heimlich den von seinem Speiseplan gestrichenen Käse aus dem Kühlschrank naschte. Daraufhin kaufte sie keinen Käse mehr, und nach 2 Wochen war Joachim ein wesentlich umgänglicherer und freundlicherer kleiner Junge.

Migräneauslöser

Eine Reihe von Lebensmitteln können Migräne auslösen, und zu ihnen gehört auch der Käse. Er enthält wie Schokolade, Rotwein oder Zitrusfrüchte einen chemischen Stoff, der Veränderungen an den Nerven und Blutgefäßen auslöst, was in der Folge zu einem Anfall führt. Diese Substanz ist das Tyramin, das hauptsächlich in Blauschimmelkäse wie Gorgonzola oder Roquefort, aber auch in reifem Gruyère, Parmesan und Cheddar vorkommt. Rahmkäse, Hüttenkäse und frischer Ziegenkäse dagegen rufen weitaus seltener Migräne hervor.

Winzige Krankheitserreger

Eine Möglichkeit, die schädlichen Mikroorganismen in der Rohmilch abzutöten, ist das Pasteurisieren. Durch diesen Vorgang, der nach dem französichen Wissenschaftler Louis Pasteur benannt ist und bei dem die Milch 30 Minuten lang zwischen 62,8 und 65,5 °C erhitzt wird, werden nur die krankheitserregenden Mikroorganismen abgetötet. Im allgemeinen wird das Pasteurisieren dem Sterilisieren vorgezogen, denn Sterilisieren verändert den Geschmack der Milch. Für die Käseherstellung scheidet das Sterilisieren ganz aus, da sich die Calciumsalze in der Milch dadurch nicht mehr lösen. Lösliches Calcium ist aber die Voraussetzung dafür, daß sich der Käse durch Lab verfestigen kann. Die meisten Käsesorten werden heute aus pasteurisierter Milch hergestellt. Ist nichtpasteurisierte Rohmilch die Grundlage, können im Käse verschiedene krankheitserregende Mikroorganismen enthalten sein, darunter Salmonellen und Listeria-Bakterien. Normalerweise hält sich die Anzahl dieser Mikroorganismen in Grenzen, sobald sie aber ein gewisses Maß überschreiten, droht eine LEBENSMITTELVERGIFTUNG. Gefürchtet sind hier vor allem die Salmonellen, die sich im Magen-Darm-Trakt ausbreiten und für sehr alte und ganz junge Menschen lebensgefährlich sein können. Eine Listeria-Vergiftung erinnert an eine Grippe und ist besonders für Säuglinge, Schwangere und kranke Menschen gefährlich. Sauberkeit im Umgang mit Lebensmitteln ist daher oberstes Gebot.

KATARRH

ESSEN SIE VIEL

- *scharfe, würzige Nahrungsmittel wie Knoblauch, Zwiebeln und Chilischoten*

Eine Erkältung beginnt oft mit einer verstopften oder laufenden Nase. Kommen noch Husten, Fieber oder Ohrenschmerzen hinzu und bleiben die Beschwerden über ein paar Tage bestehen, kann es auch ein grippaler Infekt sein. Durch die Entzündung, den Katarrh, entsteht ein dicker grünlichgelber Schleim, der ausgeschneuzt oder abgehustet wird. Er wird in großen Mengen von den Schleimhäuten im Rachen, in der Nase und den Bronchien produziert, die durch die Entzündung stark anschwellen.

Schleimlösende Mittel

Scharfe Gewürze und Nahrungsmittel wie Chilischoten, Currygewürze, Ingwer, Meerrettich, Senfsamen und schwarzer Pfeffer unterstützen eine Reinigung der Atemwege. Nach dem Genuß scharfer Speisen tritt einem das Wasser in die Augen, und die Nase fängt an zu laufen.

In der Pflanzenheilkunde werden Knoblauch und Zwiebeln aufgrund ihrer schleimlösenden Wirkung für die verstopfte Nase empfohlen. Sie sollten frisch und reichlich rohen Salaten oder gekochten Speisen zugegeben werden. Nach dem Verzehr von Knoblauch spült man den Mund mit frischem Wasser aus oder kaut etwas frische Petersilie, um den scharfen Geruch zu mildern.

Die in der Apotheke erhältlichen Nasensprays helfen gegen eine verstopfte Nase, sollten aber nicht länger als 1 Woche verwendet werden. Auch mit ätherischen Ölen läßt sich eine verstopfte Nase wirkungsvoll bekämpfen. In eine Schüssel mit heißem Wasser gibt man je 2 Tropfen Basilikum-, Thymian- und Zitronenöl, bedeckt dann Kopf und Schüssel mit einem großen Handtuch und inhaliert 10 Minuten lang den Dampf. Die gleiche schleimlösende Wirkung erzielt man, wenn man Eukalyptusöl inhaliert.

ESSEN GEGEN NICOTIN

Wer sich das Rauchen abgewöhnen will, dem kann eine überwiegend basische Ernährung helfen. Saurer Urin baut die Nicotinreserven des Körpers sehr schnell ab. In alkalischem Urin hingegen, wie er nach der Aufnahme bestimmter Speisen wie Bohnenkeimlinge, Erbsen oder Milch produziert wird, findet sich weniger Nicotin, und das Verlangen nach Tabak wird verzögert.

KEIMLINGE

VORTEILE

- *Enthalten reichlich Vitamin C*
- *Liefern Vitamine des B-Komplexes*
- *Geringer Energiegehalt*
- *Liefern leichtverdauliches Eiweiß*

NACHTEILE

- *Können bei Lupuspatienten allergische Reaktionen auslösen*

Liebhaber der chinesischen Küche kennen die Mungbohnensprossen, die bekanntesten Vertreter aus der Familie der Bohnenkeimlinge. Die durchscheinenden weißen Keime sind etwa 5 cm lang, laufen am Wurzelende spitz zu und tragen auf der anderen Seite ein blaßgrünes Häubchen.

Ebenso lassen sich Alfalfa, Linsen, Adzukibohnen, Kichererbsen und Sojabohnen gut zum Keimen bringen. Vor dem Verzehr sollte man rohe Sojasprossen kochen, da sie giftige Eiweißstoffe enthalten. Auch Kichererbsensprossen muß man zunächst kochen, damit sie weich werden.

Bei den meisten Gemüsesorten beginnt unmittelbar nach der Ernte der Abbau der Vitamine. Nicht so bei Bohnensprossen. Sie wachsen weiter und bilden Nährstoffe. Beim Keimen verwandeln sich die Stärken, Öle und übrigen Nährstoffe in Zucker, Vitamine, Enzyme und Proteine, von denen sich die neue kleine Pflanze ernährt. Der Vitamin-C-Gehalt einer Bohne steigt während des Keimens etwa um das 600fache. Bereits 1 Portion Mungbohnensprossen deckt drei Viertel des Tagesbedarfs eines Erwachsenen an Vitamin C. Auch die Vitamine des B-Komplexes Thiamin, Folsäure, Vitamin B_6 und Biotin vermehren sich während des Keimens um ein Vielfaches.

Bohnenkeimlinge verursachen weniger Blähungen als die ausgereifte Bohne, da beim Keimen unverdauliche Zucker aufgebraucht werden. Bei Lupuspatienten können die Bohnensprossen allerdings allergische Reaktionen hervorrufen.

Bohnenkeimlinge selbst ziehen

Die kalorienarmen und vitaminreichen Bohnenkeimlinge lassen sich einfach und preiswert zu Hause ziehen. Für diesen Zweck kann man einen Keimbehälter kaufen oder auch ein sauberes Einmachglas verwenden.

Nachdem man die Bohnen sorgfältig verlesen hat, werden sie etwa 12 Stunden in lauwarmem Wasser eingeweicht. Dann wird das Wasser abgegossen, die Bohnen werden klar nachgespült und in das Einmachglas gefüllt. Das Glas wird mit einem leichten Stoff abgedeckt, den man mit Gummiringen befestigt. Nun stellt man das Glas an einen dunklen, warmen

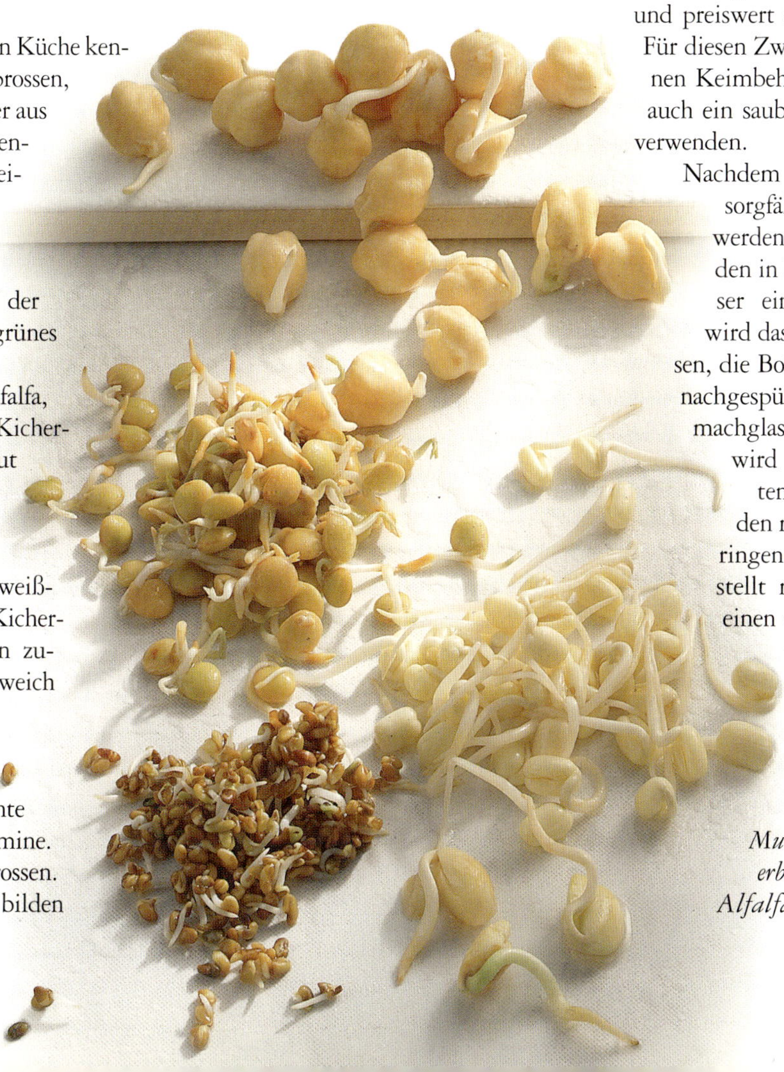

Beliebte Keime
Gute Vitaminlieferanten sind Mungbohnen, Kichererbsen, grüne Linsen, Alfalfa und Sojabohnen.

Ort, denn die Keimlinge vertragen keine extremen Temperaturen, und Sonnenlicht läßt sie bitter schmecken. Die Sprossen werden zweimal täglich in lauwarmem Wasser gespült. Nach 2–6 Tagen sind sie hellgrün, knackig und verzehrfertig.

KEKSE

VORTEILE
- *Bequeme Zwischenmahlzeit*
- *Sind oft ballaststoffreich*
- *Gute Quelle für Kohlenhydrate*

NACHTEILE
- *Zucker greift die Zähne an*
- *Viele Sorten sind fettreich*
- *Enthalten wenig Nährstoffe*

In der Pause und als Zwischenmahlzeit, zum Kaffee oder Tee sind Kekse äußerst beliebt. Sie liefern schnell Kohlenhydrate und stillen den ersten Hunger. Knäckebrot und Kräcker können zudem das Brot ersetzen. Dabei ist jedoch zu bedenken, daß die meisten Kekssorten viel Fett, aber wenig Nährstoffe enthalten.

Für die schlanke Linie

Das kalorienarme Knäckebrot hat bei schlankheitsbewußten Verbrauchern einen Siegeszug angetreten. Es ist energiearm – 2 Scheiben Knäckebrot wiegen 1 Scheibe Vollkornbrot auf – und ballaststoffreich.

Die meisten Knäckebrotsorten werden aus Weizen- oder Roggenmehl bzw. aus einer Mischung von beiden gebacken. Roggenvollkornmehl enthält weniger Eiweiß und Niacin, aber mehr Riboflavin (Vitamin B_2) als Weizenmehl; der Unterschied im Nährwert fällt jedoch innerhalb einer ausgewogenen Kost kaum ins Gewicht.

Kräcker haben einen ähnlich niedrigen Nährstoff- und Energiegehalt wie Knäckebrot. Wie bei allen aus raffiniertem Feinmehl gebackenen Produkten spielt die Menge an Ballaststoffen auch bei Kräckern nur eine untergeordnete Rolle.

Süßes Gebäck

Ein schneller, bequemer und schmackhafter Weg, sich Energie zuzuführen, ist süßes Gebäck. Aber Vorsicht: der meist verwendete raffinierte Zucker hat keinerlei Nährwert und gefährdet die Zähne. Zudem ist süßes Gebäck häufig aus sehr fein raffiniertem Instantmehl hergestellt, in dem sich fast keine Weizenkeime und Faserstoffe mehr befinden. Zwar gibt es Gebäck mit einem Anteil an Kleie, das mehr Ballaststoffe hat und daher die gesündere Variante zu sein scheint; doch auch diese Sorten enthalten raffinierten Zucker und Fett.

Gebäck wird meist aus den ungesündesten Fettsorten hergestellt. An erster Stelle stehen dabei tierische Fette, Butter, gehärtete Fette oder Palmöl, die durchweg reich an gesättigten Fettsäuren sind oder einen hohen Anteil an Transfettsäuren haben. Werden davon große Mengen verzehrt, können sie den Cholesterinspiegel erhöhen.

KINDER UND ERNÄHRUNG

In den ersten Lebensjahren ist die richtige Ernährung der Kinder ganz besonders wichtig, und viele der Eßgewohnheiten des Erwachsenenalters bilden sich bereits während dieser Zeit aus. Um gesund heranzuwachsen, brauchen Kinder nicht nur eine ausgewogene Kost, sondern müssen auch lernen, Freude und Spaß am Kochen und Essen zu haben. Siehe GEMEINSAM ESSEN MIT KINDERN, S. 172.

KIRSCHEN

VORTEILE
- *Gute Kaliumlieferanten*
- *Können Gicht vorbeugen*

Kirschen sind nicht nur sehr schmackhaft, sie enthalten, frisch gepflückt, auch reichlich Kalium, das der Körper für einen stabilen Herzrhythmus und eine gesunde Haut benötigt. Außerdem sind die frischen roten Früchte reich an Vitamin C.

Kirschen wird eine reinigende Wirkung nachgesagt; sie sollen Giftstoffe aus dem Körper schwemmen, entwässern und die Nieren reinigen. Sie haben auch eine leicht abführende Wirkung, die bei Verstopfung hilfreich sein kann. Schon 225 g frische oder konservierte Kirschen pro Tag senken den Harnsäurespiegel im Blut und können bei Gicht vorbeugend wirken.

Kirschsorten

Kirschen kommen in der Natur mit über 1000 verschiedenen Sorten vor. Die für den Menschen genießbaren Früchte werden zur Vereinfachung in Sauerkirschen und Süßkirschen unterteilt, wobei es auch Mischsorten gibt. Die Farbe kann je nach Sorte von Gelb über Hellrot, Dunkelrot bis fast Schwarz reichen.

Wenn man Süßkirschen frisch pflückt oder kauft, sollte man auf die typischen Zeichen für Frische achten: Die Früchte müssen prall und fest sein und einen grünen Stiel haben.

Kirschen satt *Die weißfleischigen Scheckenkirschen (rechts) sind süß, die scharlachroten Schattenmorellen (links) dagegen sauer, dafür aber ausgezeichnet zum Backen geeignet. Die Herzkirschen (im Vordergrund) schmecken am besten roh, die vielseitigen Duke-Kirschen (hinten) können roh oder eingemacht verzehrt werden.*

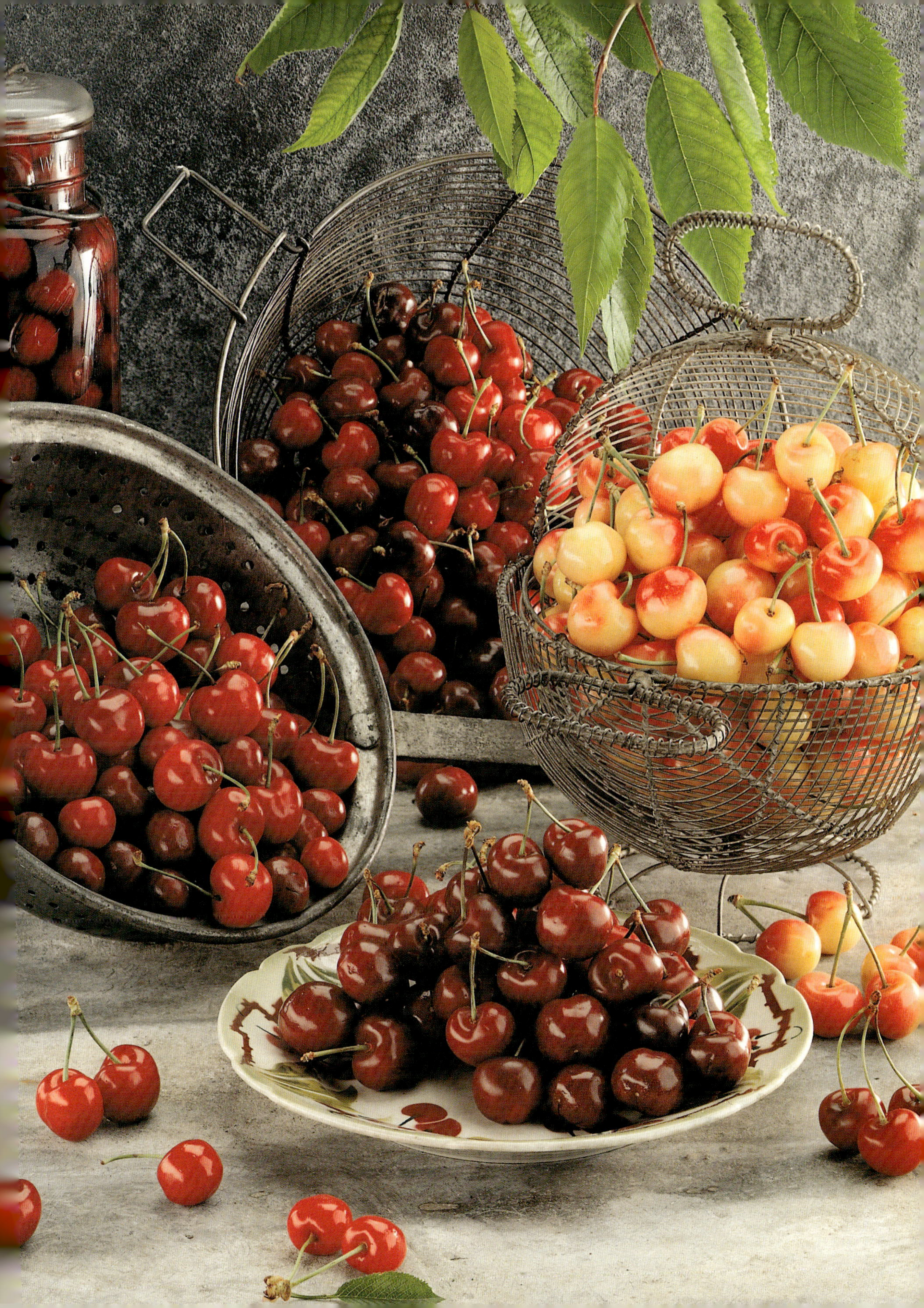

Gemeinsam essen mit Kindern

In den ersten beiden Lebensjahren ist die richtige Ernährung besonders wichtig, und viele Eßgewohnheiten bilden sich bereits während dieser Zeit aus. Was braucht ein Kind, um gesund heranzuwachsen?

Vor allem die Erwachsenen prägen das Eßverhalten der Kinder. Die Bekanntschaft mit vielen leckeren, nahrhaften Speisen und eine positive Einstellung im Umgang mit Lebensmitteln sind die Voraussetzungen dafür, daß aus den Kleinen später genußvolle, aber auch kritische Esser werden.

Die Wachstumsjahre

Der Körper verändert sich rasant in den ersten 20 Lebensjahren. Die Kinder und Jugendlichen nehmen schubweise an Gewicht und Größe zu. Bei Mädchen treten die plötzlichen Entwicklungsschübe im Alter zwischen 10 und 15 Jahren auf, bei Jungen zwischen 12 und 19 Jahren. Wieviel Energie Kinder brauchen, hängt also auch von ihrem Alter ab: Sind es mit 1 Jahr noch 5040 kJ (1200 kcal) pro Tag und mit 5 Jahren 6720 kJ (1600 kcal), so benötigt ein 16jähriges Mädchen täglich 8820 kJ (2100 kcal) und ein Junge im gleichen Alter 11 340 kJ (2700 kcal). Die Tabelle auf S. 174 gibt Anhaltspunkte für den Energie- und Nährstoffbedarf in verschiedenen Altersstufen. Bewegen sich die Kinder oder Jugendlichen sehr viel oder treiben aktiv Sport, ist der Energiebedarf noch höher, so daß die Energiezufuhr entsprechend angepaßt werden muß.

Veränderungen im Appetit

Wieviel Nahrung ein Kind zu sich nehmen sollte, um seinen Energie- und Nährstoffbedarf zu decken, richtet sich nach seiner Größe, dem Gewicht, dem Geschlecht sowie seinem Bewegungsdrang. Ein zuverlässiger Anzeiger ist normalerweise der Appetit, und auf keinen Fall sollte man ein Kind zwingen, mehr zu essen, als es will. Sind die Kinder noch klein, beginnt man sie mit kleinen Portionen zu füttern oder läßt sie selbst zugreifen.

Etwa im Alter von 1 Jahr nimmt der Appetit deutlich zu. Er verändert sich dann entsprechend der schnellen oder langsamen Wachstumsphasen. Kinder können an einem Tag großen Appetit haben und sind am darauffolgenden Tag am Essen kaum interessiert. In der Pubertät ändert sich das Eßverhalten meist grundlegend. Teenager haben einen zusätzlichen Energiebedarf und entwickeln daher häufig einen scheinbar unersättlichen Appetit. Dabei halten sie sich nicht so gern an die drei regelmäßigen Hauptmahlzeiten der Erwachsenen, sondern nehmen lieber den ganzen Tag über Kleinigkeiten zu sich. Diese Snacks, Chips und andere Zwischenmahlzeiten haben vor allem einen Nachteil: sie sind arm an Nährstoffen und oft reich an Zucker. Daher sollte man darauf achten, daß die Jugendlichen gesunde und nahrhafte selbstgemachte SNACKS zu sich nehmen und sich nicht nur aus der Frittenbude oder mit industriell hergestellen Snacks

So entwickeln Kinder gesunde Essgewohnheiten

- Die Erwachsenen sollten Kindern immer mit gutem Beispiel vorangehen. So wird z. B. gemeinsam gegessen, und alle nehmen die gleichen gesunden Speisen zu sich.
- Wenn die Zwischenmahlzeiten aus Obst, rohen Möhren und Käse bestehen, fällt es den Kindern leichter, auf Schleckereien zu verzichten.
- Die Kinder dürfen ihrem Appetit entsprechend essen.
- Von klein an sollte es täglich frisches Obst und Gemüse geben. Dabei sind fünf Portionen pro Tag besser als drei Hauptmahlzeiten.
- Die Kinder dürfen bei der Zubereitung des Essens mithelfen. Da es heute so viele Schnellgerichte gibt, kommt es vor, daß manche Kinder den Spaß am Kochen niemals kennenlernen und im späteren Leben immer wieder auf Fertigspeisen zurückgreifen.
- Zucker sollte nur äußerst sparsam verwendet werden. Wenn Speisen und Getränke nicht gezuckert werden, wird den Kindern der süße Geschmack nicht fehlen.
- Auch mit Salz und anderen Gewürzen sollte man sparsam umgehen und die Speisen bei Tisch nicht nachsalzen, damit sich die Kinder das gar nicht erst angewöhnen.
- Kinder unter 5 Jahren brauchen noch den Energiegehalt der kalorienreichen Vollmilch.
- Ganze Nüsse sind für Kinder unter 5 Jahren tabu, denn sie können daran ersticken. Besser sind Erdnußbutter und gemahlene Nüsse, außer das Kind reagiert darauf allergisch.
- Das Kind sollte nicht dazu überredet werden, mehr zu essen, als es eigentlich möchte, denn es soll auf seine Körpersignale achten lernen.

ernähren. Solange die Jugendlichen bei diesem Nahrungskonsum ausreichend körperliche Bewegung haben, muß man sich um ihr Gewicht keine Sorgen machen.

Essen als Vergnügen

Essen soll Freude machen. Die Kinder sollten lernen, gemeinsam im Kreis der Familie zu essen und kleine Aufgaben in der Küche zu übernehmen wie Zutaten abzuwiegen oder umzurühren. Kinder sollen fröhliche Mahlzeiten mit gutem Essen und angenehmen Gesprächen kennenlernen, keine spannungsgeladenen Tischrunden, bei denen ständig an ihnen herumgemäkelt wird. Eine entspannte Atmosphäre fördert nicht nur die sozialen Beziehungen, sondern auch die Verdauung. Wenn die Kinder vor dem Essen ausreichend Zeit hatten zu spielen, werden sie ihr Essen nicht so hastig hinunterschlingen, nur um schnell wieder aufstehen zu können.

Der Wunsch nach Süßem

Süßigkeiten und Kinder scheinen sich heftig anzuziehen. Doch zu viele Süßigkeiten verderben den Appetit und die Zähne und enthalten trotz ihres Energiegehalts keine wertvollen Nährstoffe. Werden Süßigkeiten jedoch ganz verboten, beginnen die Kinder oft heimlich und vor allem unkontrolliert zu naschen. Also sollte man ihnen nach dem Essen ab und zu etwas Süßes gestatten. Süßigkeiten sollten jedoch nicht zur Belohnung gegeben werden, denn dann wollen die Kleinen immer noch mehr. Eis und Kuchen sind übrigens vorzuziehen, da in der Milch und im Getreide wenigstens ein paar Nährstoffe enthalten sind.

Ernährung des Kleinkindes

Im Alter von etwa 1 Jahr dürfen Kinder in der Regel auch die Gerichte der Erwachsenen mitessen. Da sie aber weniger auf einmal essen können, sollten sie normalerweise pro Tag 5–6 kleinere Mahlzeiten zu sich nehmen. Die zusätzliche Energie benötigen sie für ihr Wachstum. Eine Mutter braucht etwa 8400 kJ (2000 kcal) pro Tag, ihr 2jähriges Kind immerhin rund 5040 kJ (1200 kcal), auch wenn es nur etwa ein Viertel ihres Gewichts hat.

Kinder sollten gesund und vielseitig ernährt werden. Dazu dienen zunächst Brot, Frühstücksflocken, Obst und Gemüse. Eiweiß erhalten sie aus Fleisch, Fisch, Sojaprodukten, Hülsenfrüchten sowie Getreide. Da die Kinder zusätzliche Energie brauchen, muß noch nicht auf den Fettgehalt geachtet werden. Milch und Milchprodukte sind wichtige Energielieferanten, und Kinder unter 5 Jahren sollten pro Tag etwa 350 ml davon zu sich nehmen.

Kommt Gemüse auf den Tisch, tre-

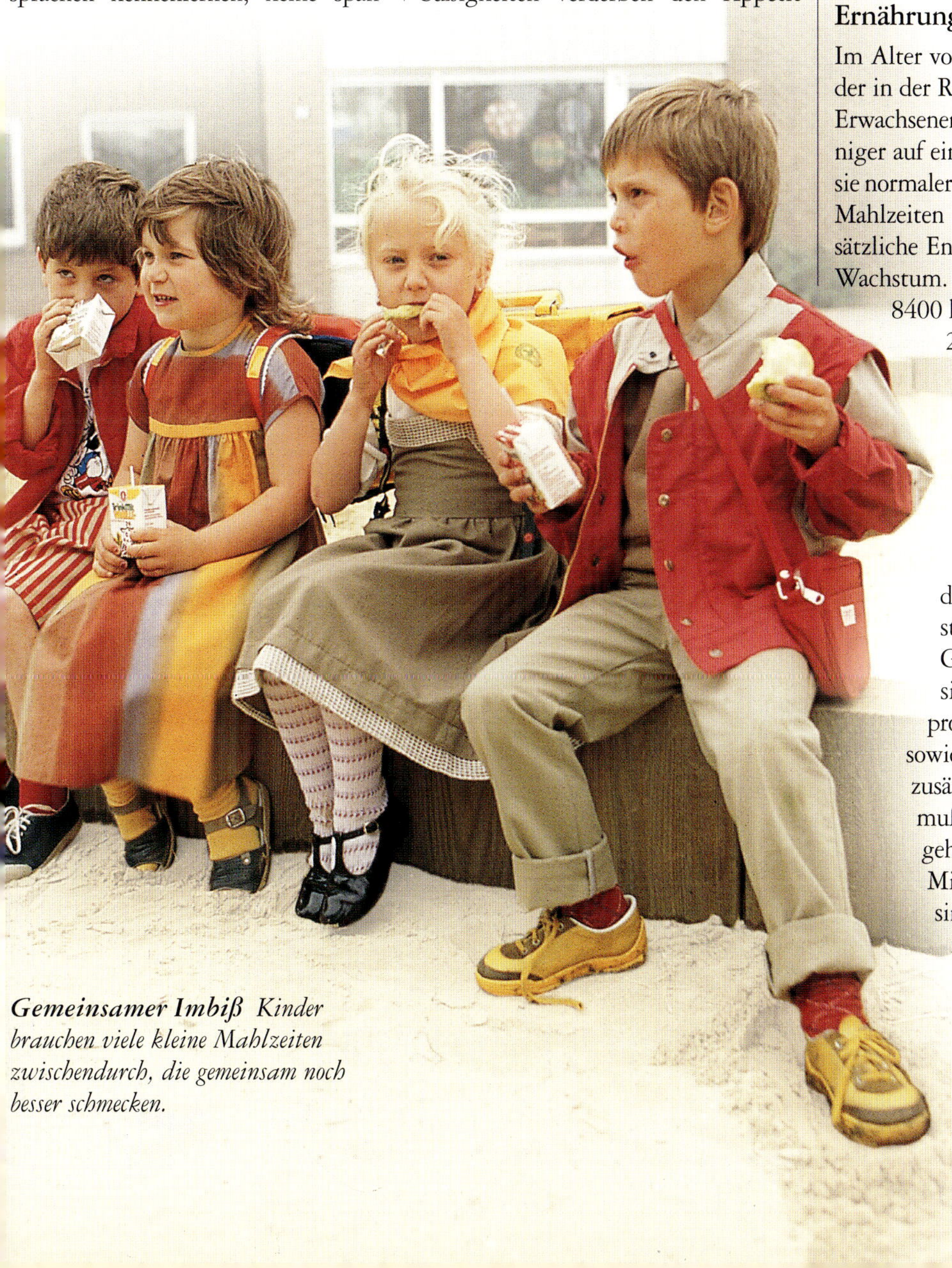

Gemeinsamer Imbiß *Kinder brauchen viele kleine Mahlzeiten zwischendurch, die gemeinsam noch besser schmecken.*

ten viele Kinder in den Streik, vor allem weil ihnen das Essen in der Farbe und Beschaffenheit nicht zusagt. Kinder lieben auch beim Essen leuchtende Farben, und man sollte ihnen keinen matschigen Spinat oder klumpigen Kartoffelbrei vorsetzen. Werden sie außerdem bei der Auswahl der Gemüse beteiligt, ist der Friede meist wieder hergestellt.

Kinder sind Neuem gegenüber oft skeptisch. Neue Gerichte werden am besten als Vorspeise probiert, wenn das Kind noch hungrig ist. Eltern sollten Proteste möglichst gelassen hinnehmen und es nach ein paar Tagen erneut versuchen, vielleicht diesmal in einer etwas anderen Zubereitungsform oder zusammen mit einer Lieblingsspeise. Und sie sollten dem Kind ruhig zugestehen, auch ein paar echte Abneigungen zu entwickeln.

Ein häufig aggressives oder weinendes Kind, das zappelig ist und sich nicht konzentrieren kann, zeigt möglicherweise alle Anzeichen von HYPERAKTIVITÄT. Man vermutet, daß dafür u.a. bestimmte LEBENSMITTELZUSATZSTOFFE verantwortlich sind. In jedem Fall sollte man das Problem einem Arzt schildern.

Ernährung für Jugendliche

Ob Kohlenhydrate, Eiweiß, Calcium, Phosphor oder Vitamin D für den Knochenaufbau: Jugendliche brauchen von allem mehr. Die Art ihrer Ernährung mag die Erwachsenen häufig befremden, denn oft lassen sie nun das Frühstück aus und ersetzen den Mittagstisch durch Hamburger und Pommes frites. Andere wiederum ernähren sich plötzlich streng vegetarisch, und bei manchen jagt eine Diät die andere. Viele junge Mädchen entwickeln mit der Pubertät ein eigenes Körperbewußtsein, relativ häufig leiden sie an Blutarmut, und manchmal werden sie auch magersüchtig. Da Mädchen früher zu wachsen beginnen, brauchen sie die zusätzlichen Nährstoffe durchschnittlich 2 Jahre eher als Jungen.

Ebenso kann Fettleibigkeit sowohl bei Jungen als auch bei Mädchen ein Problem sein. Übergewichtige Jugendliche brauchen jedoch in der Regel keine Diät, sondern in erster Linie mehr Bewegung.

Während der Wachstumsphasen ist für die Jugendlichen die Aufnahme

Nährstoffe für gesundes Wachstum

Kinder, Jugendliche und Erwachsene brauchen nicht nur unterschiedliche Energiemengen, auch der Nährstoffbedarf verändert sich, wenn Muskeln und Knochen aufgebaut werden müssen. Außerdem sind die Werte für Jungen und Mädchen verschieden, und zudem hängt der jeweilige Nährstoffbedarf vom Alter ab. Mit Hilfe dieser Tabelle kann man sich einen allgemeinen Überblick verschaffen. Hier finden Sie auch einige Lebensmittel, die gute Calcium- und Eisenlieferanten sind.

Alter	kJ/kcal pro Tag		Eiweiß g/Tag *pro kg Körpergew.		Calcium mg/Tag	Eisen mg/Tag		Calcium	Eisen
	männlich	weiblich	männlich	weiblich	männlich weiblich	männlich	weiblich	Nahrungsquellen	Nahrungsquellen
10–12 MONATE	4200/ 1000	4200/ 1000	2*	2*	500	8	8	Milch Joghurt Käse Frischkäse Schmelzkäse Haselnüsse Sardinen Mandeln Weißbrot getrocknete Feigen Paranüsse Tofu Garnelen Spinat Petersilie Anchovis Sesampastete Kresse 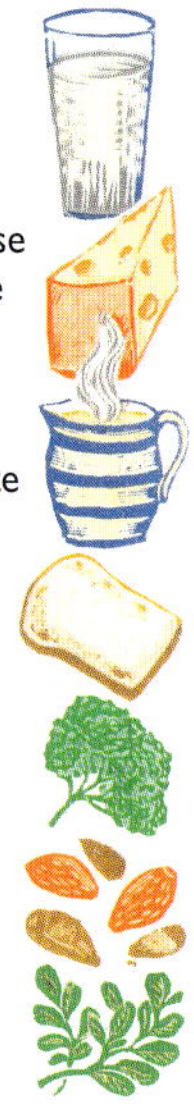	Lammkoteletts angereicherte Frühstücksflocken Studentenfutter Vollkornbrot getrocknete Feigen Eier Sardinen Linsen Innereien Spinat Bohnensalat Sesamsamen Miesmuscheln Erbsen 
1–3 JAHRE	5040/ 1200	5040/ 1200	22	22	600	10	10		
4–6 JAHRE	6300/ 1500	6300/ 1500	32	32	700	8	8		
7–10 JAHRE	7980/ 1900	7980/ 1900	40	40	800	10	10		
11–14 JAHRE	9660/ 2300	9240/ 2200	45–60	45–55	1000	12	18		
15–18 JAHRE	12600/ 3000	10080/ 2400	60	50	900	12	18		
19–50 JAHRE	10080/ 2400	8400/ 2000	55	45	800	12	18		

SNACKS UND FAST FOOD

Wenn Kinder und Jugendliche zwischendurch Hunger haben, sollte man ihnen statt der üblichen Snacks wie Kartoffelchips, Schokolade oder Kekse einen gesunden Imbiß geben.

- Brot, Brötchen und Kräcker, belegt mit fettarmem Käse, eingelegtem Thunfisch, Sardinen oder magerem gekochtem Fleisch
- Frisches Obst und getrocknete Früchte
- Joghurt
- Möhren- oder Selleriestäbchen und Cocktailtomaten mit verschiedenen Dips
- Frühstücksflocken
- Nudel- oder Kartoffelsalat
- Wasser, Milch und Fruchtsäfte
- Selbstgemachte Suppen
- Bunte Gemüsesalate

von Calcium besonders wichtig. Es ist die Voraussetzung für einen gesunden Knochenbau und schützt vor OSTEOPOROSE im späteren Alter. Die ausreichende Menge Calcium pro Tag enthalten mindestens 3 Gläser Milch (je 200 ml) oder 150 g Joghurt plus 50 g Emmentaler. Calcium kommt auch in Fisch – besonders in Sardinen – sowie in Frühstücksflocken und grünem Blattgemüse vor.

Viele Jugendliche lieben fettes und zuckerhaltiges Essen wie Chips, Schokolade, Hamburger und Limonadengetränke. Dieses Fast food ist arm an Nährstoffen, außerdem meist sehr salzig oder süß und obendrein energiereich. Man sollte versuchen, diesen Vorlieben zu Hause mit Obst, Gemüse, Fisch, Vollkorngetreide und Hülsenfrüchten einen Kontrapunkt zu setzen.

Falls die Jugendlichen das Frühstück immer öfter ausfallen lassen, kann man es wenigstens mit Magerjoghurt und frischem Obst oder Frühstücksflocken und Fruchtsaft probieren. Notfalls ist Obst auf dem Schulweg besser als nichts.

Jugendliche Vegetarier

Ob aus Mitleid mit den Tieren oder aus einer allgemeinen Abneigung vor Fleisch: viele Jugendliche entscheiden sich für eine vegetarische Ernährung. Ist sie ausgewogen und beruht auf Vollkornbrot, Nudeln, Kartoffeln und Reis sowie auf vielerlei Gemüse, Obst, Nüssen und Samen, ist nichts dagegen einzuwenden. Fleisch und Fisch sollten aber nicht nur durch Milchprodukte ersetzt werden, da diese viel gesättigte Fettsäuren enthalten. Bei einer veganen Ernährung ganz ohne Milchprodukte muß der Jugendliche Vitamin-B_{12}-Präparate zu sich nehmen.

Es gibt mittlerweile gut dokumentierte Studien, die belegen, daß das Risiko einer Krebserkrankung bereits in jungen Jahren bei Vegetariern um 40 % niedriger liegt als bei Fleischessern. Vegetarier nehmen in der Regel auch mehr Ballaststoffe zu sich als Fleischesser, und es ist bekannt, daß eine ballaststoffreiche Kost vor verschiedenen Darmerkrankungen schützen kann. Darüber hinaus wird die Darmpassage der Nahrung beschleunigt, so daß Vegetarier seltener an Verstopfung leiden.

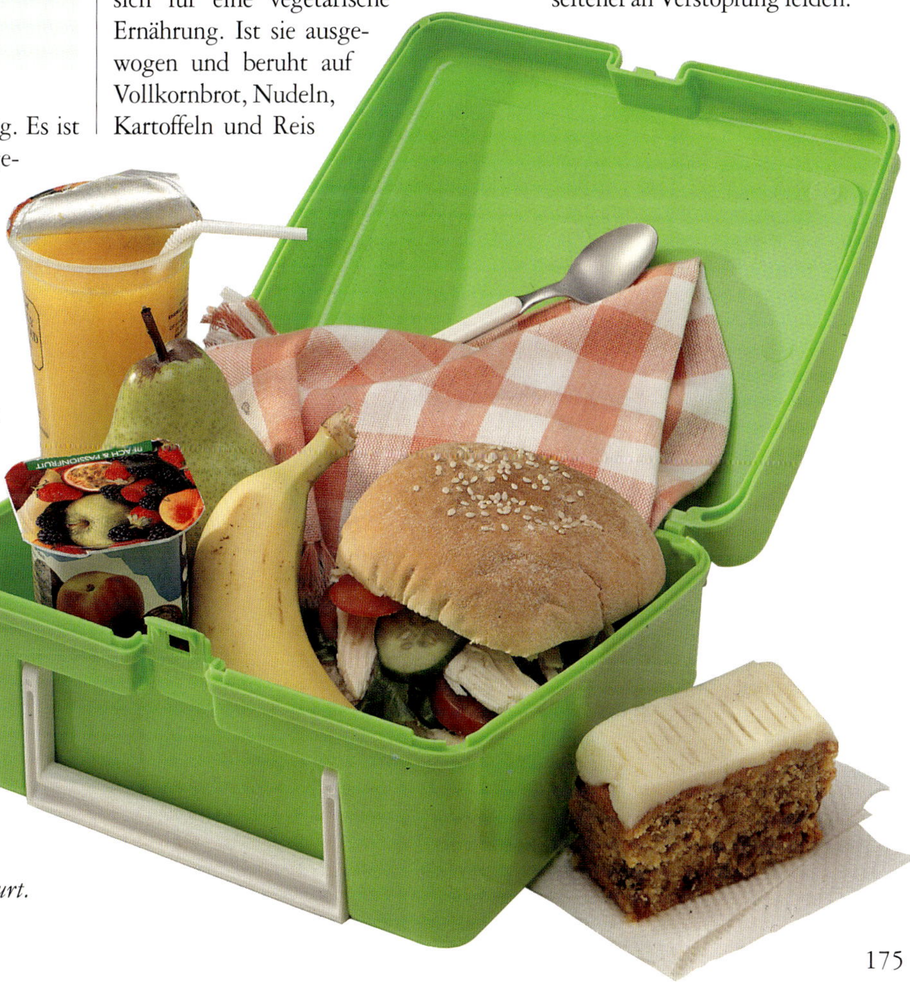

Pausensnack
Eine abwechslungsreiche und gesunde Mahlzeit für die Schulpause besteht aus belegten Broten, Obst und Joghurt.

KIWIS

VORTEILE

- *Hervorragende Vitamin-C-Quelle*
- *Gute Kaliumlieferanten*
- *Enthalten lösliche Ballaststoffe, die den Cholesterinspiegel senken können*

Die eiförmige Frucht mit der pelzigen Schale stammt ursprünglich aus China. Richtig populär aber wurde sie erst in diesem Jahrhundert, als neuseeländische Züchter sie nach ihrem flugunfähigen Nationalvogel, dem Kiwi, umbenannten, kultivierten und in großen Stückzahlen zu günstigen Preisen exportierten.

Das leuchtendgrüne Fruchtfleisch einer einzigen Kiwi enthält mehr als die empfohlene Tagesmenge an Vitamin C, das für die Wundheilung und ein gesundes Immunsystem wichtig ist. Die Früchte enthalten auch reichlich Kalium und lösliche Ballaststoffe, die den Cholesterinspiegel senken können. Diese Ballaststoffe binden sich an das Cholesterin, das dadurch wieder ausgeschieden wird und nicht vom Körper aufgenommen werden muß.

Eine durchschnittliche Kiwi enthält etwa 10% Zucker und liefert 121 kJ (29 kcal). Der Geschmack des Fruchtfleisches reicht von süß bis herb. Kiwis eignen sich zum Garnieren von Gerichten und verleihen Obstsalaten eine exotische Note.

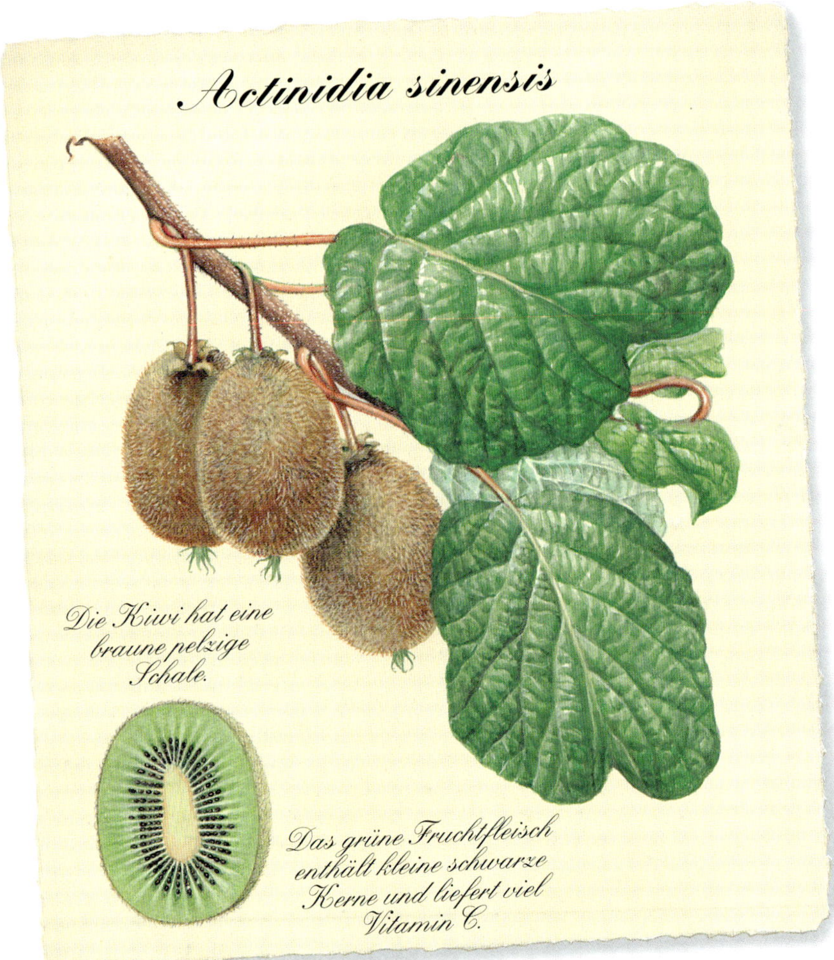
Actinidia sinensis
Die Kiwi hat eine braune pelzige Schale.
Das grüne Fruchtfleisch enthält kleine schwarze Kerne und liefert viel Vitamin C.

Dekorativ und gesund

Kiwis eignen sich gut zum Garnieren, da sich ihr Fruchtfleisch nicht verfärbt. Eine Kiwi liefert soviel Vitamin C wie eine Orange.

KLEIE

VORTEILE

- *Kann das Risiko von Darmkrebs verringern*
- *Haferkleie senkt den Cholesterinspiegel*
- *Beugt Verstopfung, Hämorrhoiden und Diverticulitis vor*

NACHTEILE

- *Zuviel Kleie kann einen Reizdarm oder Blähbauch verursachen und die Aufnahme von Calcium und Eisen behindern*

Kleie ist die äußere Schale von Reis-, Weizen- oder Haferkörnern. Sie liefert in hohem Maß natürliche BALLASTSTOFFE und wird daher sehr geschätzt. Bereits in 1 EL Kleie findet sich ein Drittel der täglich benötigten Menge. Kleie wirkt vorbeugend gegen VERSTOPFUNG, DIVERTICULITIS, HÄMORRHOIDEN und möglicherweise auch gegen Darmkrebs. In der Haferkleie finden sich außerdem lösliche Ballaststoffe, die den Cholesterinspiegel im Blut senken können. Sie binden sich an das Cholesterin, das dann ausgeschieden werden kann.

Eine ballaststoffarme Ernährung, wie sie in den westlichen Industrieländern weit verbreitet ist, erhöht das Risiko, an Darmkrebs zu erkranken. Ebenso ist der Zusammenhang zwischen ballaststoffarmer Kost und Verstopfung oder Diverticulitis – einer Entzündung im Darm – mittlerweile weitgehend bestätigt. Doch andererseits kann eine ballaststoffreiche Ernährung auch Risiken bergen, vor allem bei einer übermäßigen Aufnahme unlöslicher Ballaststoffe. Oft verschlimmern sich die Beschwerden, und ein REIZDARM oder ein Mangel an Mineralstoffen kommt hinzu.

Der Grund: Wird zuviel Kleie roh gegessen, verringert die darin enthaltene Phytinsäure die Aufnahme von Calcium, Eisen, Zink und Magnesium im Körper. Da beim Backen diese Phytinsäure durch die Enzyme der Hefe weitgehend zerstört wird, ist beispielsweise Vollkornbrot eine wesentlich gesündere Ballaststoffquelle als rohe Kleie. 4 Scheiben Vollkornbrot enthalten ebenso viele Ballaststoffe wie 3 EL Kleie.

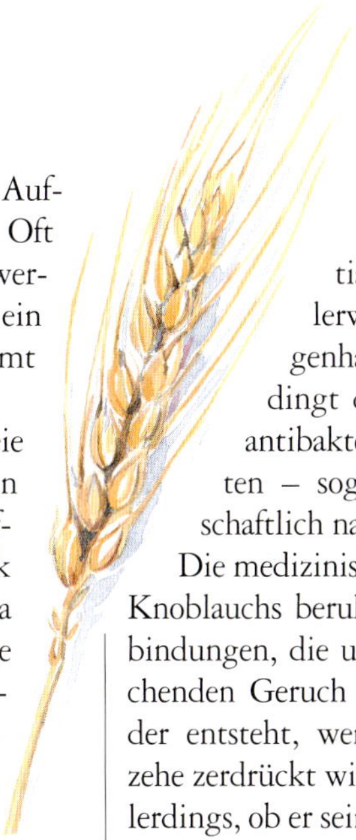

Auch Frühstücksflocken bieten trotz ihres hohen Kleieanteils eine gute Ballaststoffquelle, da die Phytinsäure durch Erhitzen beim Verarbeitungsprozeß weitgehend zerstört wird. Die meisten Frühstücksflocken enthalten allerdings reichlich Salz und Zucker, und daher sollte der gesünderen ungesüßten Variante des Müslis der Vorzug gegeben werden.

KNOBLAUCH

VORTEILE

- *Hilft Blutdruck und Cholesterinspiegel zu senken*
- *Hat eine abschwellende Wirkung auf die Nasenschleimhaut*
- *Wirkt gegen Viren und Bakterien*

NACHTEILE

- *Verursacht schlechten Atem*
- *Kann Migräne hervorrufen*
- *Löst manchmal eine Kontaktdermatitis aus*

In der Naturheilkunde gilt dieses Zwiebelgewächs als eine Art Wundermittel, das gegen eine Vielzahl von Beschwerden, sei es Asthma oder Arthritis, helfen soll. Mittlerweile sind seine sagenhaften Heilkräfte – bedingt durch antivirale und antibakterielle Eigenschaften – sogar teilweise wissenschaftlich nachgewiesen.

Die medizinischen Wirkungen des Knoblauchs beruhen auf Schwefelverbindungen, die u.a. auch für den stechenden Geruch verantwortlich sind, der entsteht, wenn eine Knoblauchzehe zerdrückt wird. Umstritten ist allerdings, ob er seine heilende Wirkung nur im rohen Zustand oder ebenso gegart entfalten kann, da beim Erhitzen viele der flüchtigen Inhaltsstoffe verlorengehen.

Roh verzehrt wirkt Knoblauch abschwellend vor allem auf die Nasenschleimhäute und lindert so die Beschwerden bei ERKÄLTUNGEN und Schnupfen. Knoblauch ist außerdem gut für das Herz. Nachweislich hilft er, den Blutdruck zu senken und die Cholesterinproduktion in der Leber zu hemmen. Seine Wirkstoffe bauen schädliches CHOLESTERIN ab und erhöhen die HDL-Werte im Blut.

Die empfohlene Tagesdosis liegt bei frischem Knoblauch bei 1–2 kleinen Zehen. Wer den scharfen Geschmack und den schlechten Atem meiden möchte, kann auf die in Apotheken und Drogerien erhältlichen Knoblauchkapseln zurückgreifen.

Erst in großen Mengen – mehr als 10 Zehen am Tag – beugt Knoblauch auch Blutgerinnseln vor.

Bisher zeigte sich leider nur in Tierversuchen, daß die in Knoblauch enthaltenen Substanzen das Wachstum bösartiger Tumoren hemmen können. Im Jahr 1991 wurde im chinesischen Shandong, einem Gebiet, in dem weltweit die meisten Fälle von Magenkrebs vorkommen, eine Feldstudie durchgeführt. Regelmäßiger Verzehr von Knoblauch, so das Ergebnis der Studie, könnte eine gewisse Schutzwirkung ausüben. Bis heute steht der eindeutige Nachweis für diesen Zusammenhang allerdings immer noch aus.

Nachteilig am Knoblauch ist der schlechte Atem, der nach dem Genuß auftritt. Außerdem löst er bei manchen Menschen allergische Reaktionen aus und kann bei anfälligen Personen Migräne hervorrufen. Manchmal kommt es beim Zubereiten der Zehen zu Hautreizungen, in deren Folge eine Kontaktdermatitis auftritt.

KNOCHENBRÜCHE

ESSEN SIE VIEL

- *Milchprodukte, Nüsse und Hülsenfrüchte, die reichlich Calcium liefern*
- *Fisch, da er Vitamin D enthält*

Wer sich einen Knochen gebrochen hat, kann den Heilungsprozeß durch eine gezielte Ernährung unterstützen. Damit sich in den Knochen Calcium ablagern kann, braucht der Körper eine ausreichende Versorgung sowohl mit Vitamin D als auch mit Calcium. Milch, Käse, Joghurt, Nüsse und Hülsenfrüchte liefern Calcium, Fisch versorgt den Körper mit Vitamin D.

Selbst ein durchtrainierter Sportler ist vor einem Knochenbruch nicht gefeit; allerdings sind ernsthafte Verletzungen seltener, wenn die Knochen durch ein gut entwickeltes Muskelgewebe unterstützt werden. Da bei älteren Menschen die Muskulatur schwächer wird, steigt die Gefahr, daß sie stürzen. Und weil gleichzeitig die Knochen spröder werden, kommen Brüche bei

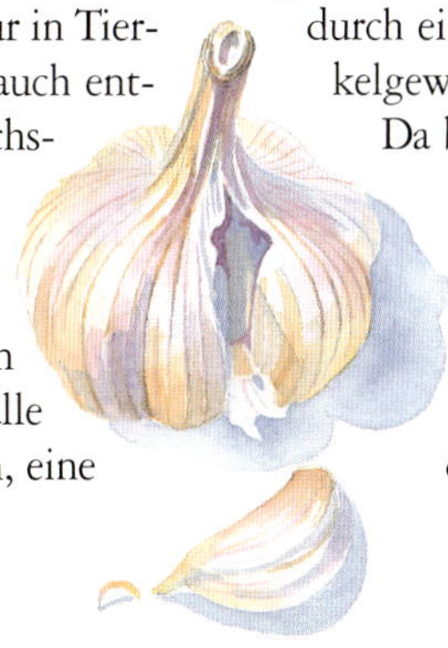

ihnen deutlich häufiger vor. Besonders betroffen sind Frauen nach den Wechseljahren, denn bei ihnen sind die Knochen oft durch OSTEOPOROSE geschwächt. Auch Menschen, die unter KNOCHENERWEICHUNG leiden, sind für Brüche anfällig.

Wer schon in seiner Kindheit und Jugend ausreichend mit calciumhaltigen Nahrungsmitteln, also mit Milch und Milchprodukten, grünem Blattgemüse oder Brokkoli versorgt wurde, ist im Alter besser vor Knochenbrüchen geschützt. Für eine Schwäche der Knochen können aber auch andere Krankheiten, beispielsweise NIERENERKRANKUNGEN, oder lang andauernde medikamentöse Behandlungen verantwortlich sein.

KNOCHENERWEICHUNG

ESSEN SIE VIEL

- *Fisch und Eier, die mit Vitamin D versorgen*
- *Milch und Milchprodukte als Calciumlieferanten*

MEIDEN SIE

- *Weizenkleie und Nahrungsmittel, die Phytinsäure enthalten*

Knochenerweichung ist eine Form der Rachitis, die Erwachsene betrifft. Beide Krankheiten treten heute in den westlichen Industrieländern nur noch verhältnismäßig selten auf. Die häufigste Ursache ist ein Mangel an Vitamin D, in seltenen Fällen wird sie auch durch Calciummangel verursacht. Vor allem Säuglinge und stillende Mütter müssen ausreichend Vitamin D aufnehmen, um das Calcium und den Phosphor der Nahrung verwerten zu können. Beide Mineralstoffe sind für einen starken und gesunden Knochenbau unentbehrlich. Fehlen sie, werden die Knochen weich, verformen sich und brechen leicht.

Vitamin D nimmt der Körper vor allem durch das Sonnenlicht über die Haut auf, es findet sich aber auch in fettem Fisch, Milchprodukten und einigen angereicherten Lebensmitteln, beispielsweise in Margarine.

Mit der Muttermilch allein läßt sich der Vitamin-D-Bedarf eines Säuglings nicht decken. Wenn ein Säugling, solange er gestillt wird, nur wenig ins Freie kommt, sollte ihm daher zusätzlich Vitamin D verabreicht werden.

Risikogruppen

Gelegentlich tritt die Rachitis noch bei Kindern asiatischer Eltern auf, die in den nördlichen Gegenden Europas leben. Eine andere Risikogruppe sind Veganer, die jede Art von Vitamin-D-reichen Nahrungsmitteln von ihrem Speiseplan gestrichen haben. Auch bei einigen Darmkrankheiten, u.a. der GLUTENUNVERTRÄGLICHKEIT, kann das Vitamin nicht mehr richtig verwertet werden, was zu einer Mangelerscheinung führt. Darüber hinaus kann die Knochenerweichung bei einigen seltenen Nieren- und Lebererkrankungen auftreten.

Eine Reihe von Nahrungsmitteln hemmt oder verhindert die Calciumverwertung. Allerdings müssen sie dazu schon im Übermaß verzehrt werden. Zu ihnen gehören Weizenkleie, brauner Reis und Hülsenfrüchte. Ferner wirken sich auch häufiger Kaffeegenuß, eine sehr salz- und eiweißreiche Ernährung sowie Spinat, Rhabarber und Schokolade negativ auf die Calciumverwertung aus.

Wenn die Knochenerweichung Folge einer Fehlernährung ist, wird sie der Arzt mit Vitamin-D-Präparaten behandeln. Unterstützend wirken können dabei calciumreiche Nahrungsmittel wie Milch und grünes Blattgemüse; außerdem sollten Säuglinge viel an die frische Luft.

KOFFEIN

VORTEILE

- *Mildes Stimulans, das kurzfristig die Aufmerksamkeit schärfen kann*

NACHTEILE

- *Führt zu erhöhter Toleranz und kann Entzugserscheinungen auslösen*
- *Kann zu Schlaflosigkeit führen*
- *Kann die Entmineralisierung der Knochen begünstigen*
- *Kann bei empfindlichen Menschen Migräne auslösen*
- *Übermäßiger Genuß kann Muskelzittern und Herzklopfen zur Folge haben*

Koffein ist ein Aufputschmittel, das in Kaffee- und Kakaobohnen, in Teeblättern – dort wird es Tein genannt – und Kolanüssen vorkommt. Es löst sich in den daraus zubereiteten Getränken. Koffein findet sich auch in unterschiedlichen Medikamenten, vor allem in der Verbindung mit Schmerzmitteln oder Mitteln zur Behandlung von Migräne.

Koffein wirkt auf Herz und Zentralnervensystem anregend und kann kurzfristig die Aufmerksamkeit erhöhen. Es stimuliert auch die Bildung von Magensäure und unterstützt damit die Verdauung, außerdem erweitert es die Bronchien.

Starke Kaffeetrinker mit mehr als 5 Tassen täglich merken oft, daß sich ihre Toleranz erhöht. Sie müssen also immer mehr trinken, um dieselbe anregende Wirkung zu spüren. Bereits nach wenigen Stunden stellen sich bei ihnen dann Entzugserscheinungen wie Müdigkeit, KOPFSCHMERZEN und Reizbarkeit ein.

Koffein löst bei empfindlichen Personen oder im Übermaß genossen unangenehme Erscheinungen wie Muskelzittern, Schwitzen, Herzklopfen, Atembeschleunigung, Schlaflosigkeit

Was enthält mehr Koffein?

Kaffee ist das bekannteste koffeinhaltige Getränk, aber auch Tee, Schokolade, Colagetränke und bestimmte Schmerzmittel enthalten Koffein. Interessant ist es, den Koffeingehalt einer Tasse Kaffee, Tee oder Kakao zu 150 ml und einer Tafel Schokolade mit 125 g zu vergleichen:

Gemahlener Kaffee	115 mg
Löslicher Kaffee	65 mg
Tee	40 mg
Cola	18 mg
Kakao	4 mg
Trinkschokolade	3 mg
Entkoffeinierter Kaffee	3 mg
Entkoffeinierter Tee	3 mg
Dunkle Schokolade	80 mg
Milchschokolade	20 mg
2 Schmerztabletten	60 mg

und möglicherweise sogar Migräneanfälle aus.

Da Koffein in den meisten Colagetränken und in Schokolade enthalten ist, kommt es auch als Ursache für Schlaflosigkeit bei Kindern in Betracht. 2 Gläser Cola oder eine halbe Tafel dunkle Schokolade – spätnachmittags konsumiert – reichen schon aus, um ein Kind um den Schlaf zu bringen.

Kaffee oder Tee können, allerdings in Maßen, selbst nach einem Herzinfarkt genossen werden. Ärzte empfehlen, grundsätzlich nicht mehr als 3–4 Tassen Tee oder Kaffee am Tag zu trinken. Wer unter BLUTHOCHDRUCK, Herzbeschwerden oder einer NIERENERKRANKUNG leidet, sollte sich entweder auf weniger beschränken oder nach und nach ganz auf Koffein verzichten.

Schwangere und stillende Mütter sollten nicht mehr als 1 Tasse Filterkaffee oder 2 Tassen löslichen Kaffee pro Tag trinken. Da der Fetus das Koffein aufnehmen, aber nicht so schnell wieder ausscheiden kann, leiden manche Neugeborenen andernfalls unter Entzugserscheinungen.

Einige Studien lassen außerdem darauf schließen, daß starker Koffeinkonsum die Empfängnis erschweren kann. Kaffee wirkt ferner harntreibend und verstärkt die Calciumausscheidung. Starker Koffeingenuß geht deshalb mit einem erhöhten Risiko einher, an OSTEOPOROSE zu erkranken.

KOHL

VORTEILE

- *Trägt möglicherweise zur Verhütung von Dickdarmkrebs bei*
- *Kann Magengeschwüre lindern*
- *Ist ein hervorragender Vitamin-C-Lieferant*

NACHTEILE

- *Kann Blähungen hervorrufen*
- *Kann zu Eisenmangel führen*

In der Volksmedizin hat dieses sonst eher geschmähte Gemüse einen beachtlich guten Ruf. Nicht zu Unrecht, denn Kohl ist reich an Vitaminen und enthält pro Portion gekocht nur 67 kJ (16 kcal). Besonders reich an den Vitaminen C und K sind die grünen Kohlsorten, die darüber hinaus auch Kalium, Betacarotin, Folsäure, Thiamin und Ballaststoffe enthalten.

Kohl gilt als traditionelles Mittel gegen Magengeschwüre, weil er die Substanz S-Methylmethionin enthält, die offenbar die Geschwüre abheilen läßt und die Schmerzen lindert. Dafür sollte von dem rohen Kohlsaft mindestens 8 Tage lang je 1 l getrunken werden, bis eine Besserung eintritt. Aber Vorsicht: im Übermaß genossen, kann der Saft die Aufnahme von Eisen hemmen und dadurch zu BLUTARMUT führen. Außerdem kann Kohl blähend wirken.

Offensichtlich enthält Kohl eine Reihe von Stoffen, die vor Krebs schützen können. In Japan und den USA durchgeführte Studien lassen darauf schließen, daß Dickdarmpolypen, die als Vorstufe zu Krebs angesehen werden, vermindert wachsen, wenn regelmäßig Kohl verzehrt wird.

Bei Frauen scheint der Kohl den Östrogenstoffwechsel anzuregen und so vor hormonell bedingten Krebserkrankungen wie Brust- und Eierstockkrebs zu schützen.

Damit die Nährstoffe, die meist in den dunklen Außenblättern sitzen, erhalten bleiben, muß Kohl sorgfältig behandelt werden. Roh enthält er

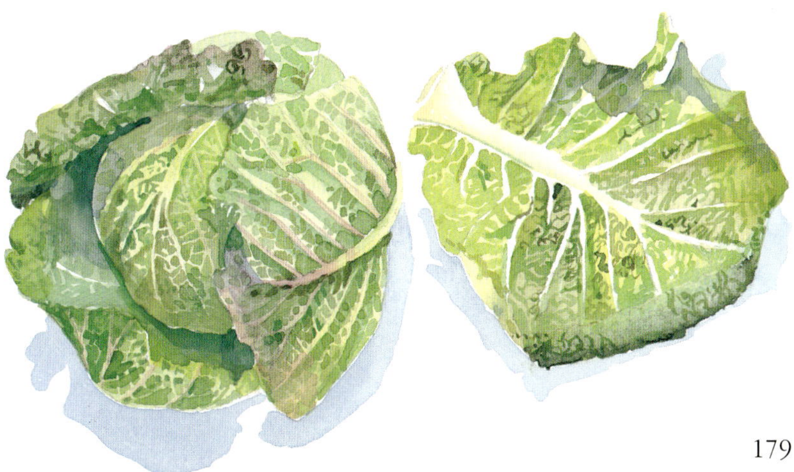

reichlich Vitamin C, das sich jedoch beim Kochen zur Hälfte im Wasser löst. Bei der Zubereitung in der Mikrowelle läßt sich der Vitaminverlust deutlich verringern.

Sauerkraut verdankt sein säuerliches Aroma einer anaeroben bakteriellen Gärung. Durch diese hilfreichen Mikroorganismen können sich auch gesundheitsfördernde Bakterien im Darm ausbreiten und die Verdauung, die Nährstoffaufnahme und die Bildung von Vitaminen des B-Komplexes unterstützen.

KOHLENHYDRATE

Galten noch vor einiger Zeit stärkehaltige Nahrungsmittel wie Brot, Nudeln, Kartoffeln und Reis als Dickmacher und Magenfüller, so weiß man heute, daß sie eine wesentliche Rolle in einer ausgewogenen Ernährung spielen. In Mitteleuropa macht der Kohlenhydratanteil derzeit 45 % der täglichen Energieaufnahme aus; nach Empfehlungen der Deutschen Gesellschaft für Ernährung (DGE) wäre ein Anteil von 55 % wünschenswert. Gleichzeitig sollte die Zufuhr an Fett vermindert werden, um das Risiko koronarer HERZERKRANKUNGEN zu senken.

Kohlenhydrate bestehen aus Kohlenstoff, Wasserstoff und Sauerstoff und sind die wichtigste Energiequelle des Körpers. Es gibt drei Hauptformen von Kohlenhydraten: Zucker, Stärke und Ballaststoffe. Haushaltszucker, auch Saccharose genannt, Traubenzucker (Glucose), Milchzucker (Laktose) und Fruchtzucker (Fructose) sind einfache Kohlenhydrate. Sie werden unverändert und direkt vom Blut aufgenommen. Zu den komplexen Kohlenhydraten zählt die Stärke in Brot und Kartoffeln, die zunächst in Glucose umgewandelt werden muß, damit der Körper sie aufnehmen kann. Die Muskeln erhalten ihre Energie durch die Glucose im Blut und durch das Glykogen, das in der Leber sowie in den Muskeln selbst gespeichert wird. Die Speicher werden abhängig voneinander gefüllt. Bei einem Überschuß an Glucose werden die Kohlenhydrate in Glykogen umgewandelt, das im Bedarfsfall wieder zu Glucose umgebildet werden kann. Die Kohlenhydratverdauung sorgt für das richtige Gleichgewicht zwischen dem Glucosespiegel im Blut und dem Nachschub an Glykogen aus den Speichern.

Durch eine Messung der Blutzuckerwerte läßt sich nachweisen, wie rasch Energie aus Kohlenhydraten für den Körper zur Verfügung steht. Bei Nahrungsmitteln mit einem hohen Blutzuckerindex werden die Kohlenhydrate rasch aufgespalten und stehen damit dem Körper als Energie schnell zur Verfügung. Nahrungsmittel, bei denen die Umwandlung der Kohlenhydrate in Glucose länger dauert, liefern dem Körper die Energie, die er auf lange Sicht hin benötigt.

Speicher in den Muskeln

In den Muskeln ist normalerweise ausreichend Glykogen gespeichert, um 1½–2 Stunden intensive körperliche Belastung zu überstehen. Wer dauerhafte körperliche Anstrengungen vor sich hat, wie z. B. ein Wanderwochenende in den Bergen oder einen Lang-

WUSSTEN SIE, DASS …

- sich hinter Begriffen wie Saccharose, Laktose, Maltose, Fructose, Honig, Melasse, Glucose, Dextrose oder Invertsirup Zucker verbirgt? Diese Begriffe tauchen meist auf, wenn auf Lebensmittelverpackungen die Inhaltsstoffe deklariert werden. Das Wort Zucker wird nicht verwendet.
- Laktose Milchzucker ist und nur in Milch vorkommt?
- manche Kohlenhydrate, z. B. Stärke, nur langsam abgebaut werden? Ihre Verwertung nimmt mehr Zeit in Anspruch, und es dauert länger, bis sie im Körper zu Glucose umgebaut werden und ins Blut aufgenommen werden können.
- bei gemahlenem Getreide folgende Regel gilt: Je gröber das Korn ausgemahlen ist, um so schwieriger ist es zu verdauen und um so langsamer gelangt die Glucose ins Blut?
- das Mehl aus kommerziellen Mühlen immer Auszugsmehl ist? Ob für Weißbrot und Vollkornbrot – die Glucose wird etwa in derselben Zeit freigesetzt.
- zusammengenommen alle Lebewesen dieser Erde zu drei Vierteln aus Kohlenhydraten bestehen? Dabei ist der Pflanzenbaustoff Cellulose die häufigste, für den Menschen allerdings unverdauliche Form.
- Kohlenhydrate, weltweit gesehen, 75–80 % der menschlichen Energiezufuhr ausmachen? In den westlichen Industrieländern sind es allerdings nur 45 %.
- Fructose, der Fruchtzucker, etwa eineinhalbmal so süß ist wie normaler Haushaltszucker? Man benötigt daher beim Süßen davon weniger. Laktose (Milchzucker) ist etwa nur halb so süß wie Saccharose.
- Baumwolle und Stärke fast vollständig aus Glucose bestehen? Aber nur die Stärke kann vom Menschen verdaut werden.
- man den Kohlenhydratvorrat der Tiere und der Menschen Glykogen nennt?
- 1 g Kohlenhydrate (Zucker oder Stärke) 17 kJ (4 kcal), 1 g Fett hingegen 38 kJ (9 kcal) entspricht?

Kohlenhydrate in der täglichen Nahrung

Die vom Menschen verwertbaren Kohlenhydrate sind die Zuckerarten – sie werden auch einfache Kohlenhydrate genannt – und die Stärken und Ballaststoffe – auch komplexe Kohlenhydrate. In den einzelnen Nahrungsmitteln kommen sie in unterschiedlichen Zusammensetzungen vor. 1 reife Banane enthält beispielsweise etwa genausoviel Kohlenhydrate wie 1 Scheibe Brot, besteht aber hauptsächlich aus Zucker. Der wesentliche Bestandteil von Brot hingegen ist Stärke.

Im Idealfall bestreitet man die Hälfte seiner täglichen Energieaufnahme aus Kohlenhydraten, vor allem aus stärkehaltigen Lebensmitteln wie Kartoffeln, Getreide, Nudeln, Reis und Brot. Wer z. B. gut 4200 kJ (1000 kcal) pro Tag in Form von Kohlenhydraten zu sich nehmen will, sollte jedoch alle Arten wählen, statt etwa 15 Scheiben Weißbrot zu essen, die die angestrebte Menge ausschließlich in Stärke liefern.

Die folgenden vier Speisevorschläge decken den durchschnittlichen Tagesbedarf an Kohlenhydraten in ausgewogener Zusammensetzung. Der Vorschlag unten rechts ist auch bei Glutenunverträglichkeit geeignet, da er keine Weizenprodukte enthält.

1 kleine Schale (60 g) Getreideflocken
4 große Scheiben Vollkornbrot
175 g gekochte Kartoffeln
1 kleines Stück Möhrenkuchen (ohne Glasur)
1 Birne, 1 Pfirsich und
1 Portion Melone

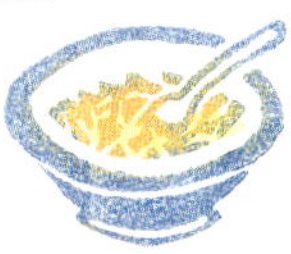
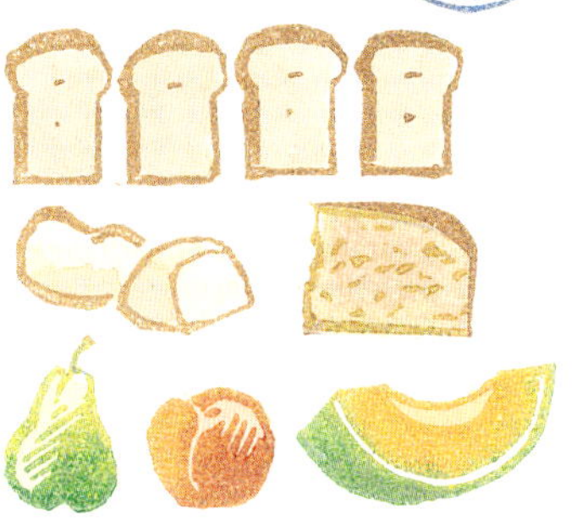

2 Scheiben Toast und 1 Schale Getreideflocken
1 große Scheibe Vollkornbrot
Salat aus Kichererbsen, Mungbohnen und roten Bohnen
1 Portion Reis (175 g)
1 Stück Teegebäck
1 Kiwi, 1 kleine Rispe Trauben,
2 Mandarinen

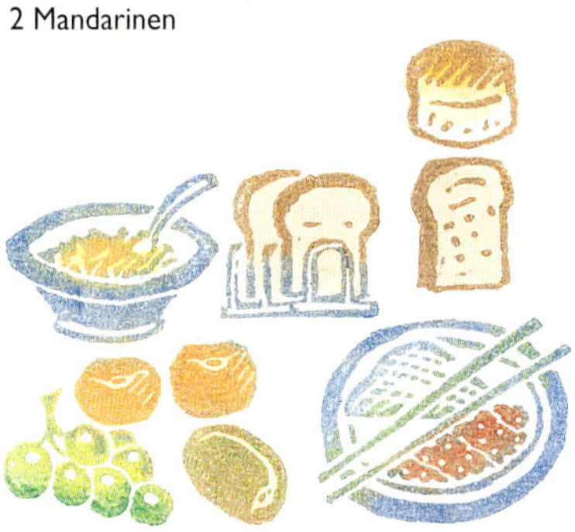

2 große Scheiben Brot
1 große Pellkartoffel (175–225 g)
1 große Portion Nudeln
1 Vollkornkeks
1 Banane, 1 Apfel,
1 Orange

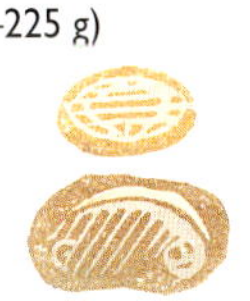
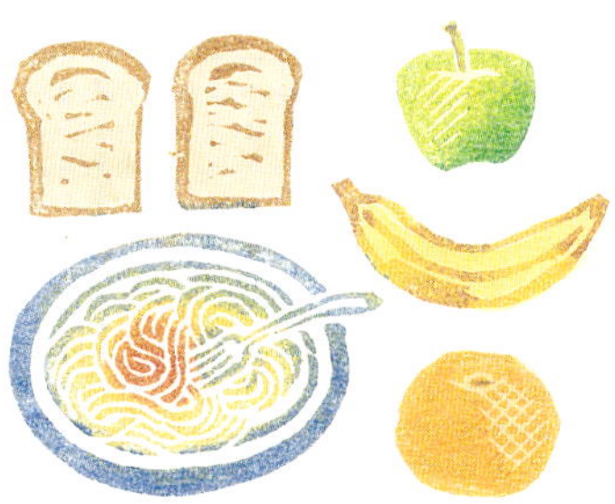

Geeignet bei Glutenunverträglichkeit
1 Schale Cornflakes oder Reiscrispies
4 große Scheiben glutenfreies Brot
1 mittelgroße Kartoffel
175 g gekochter Reis

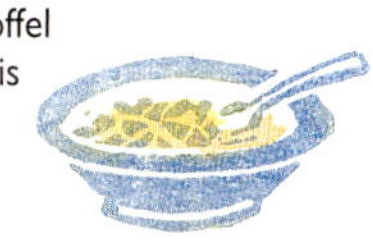
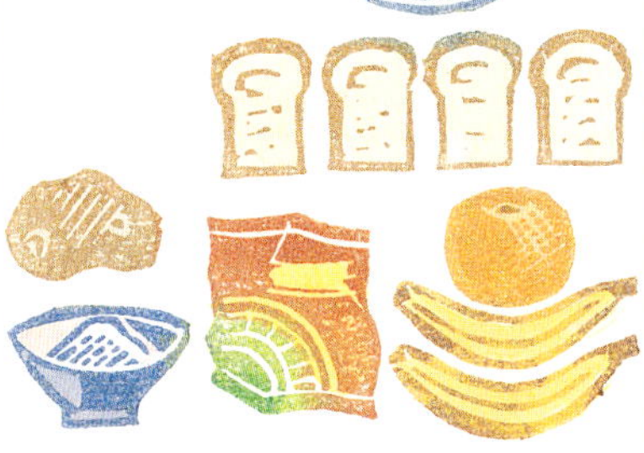

streckenlauf, kann seinen Vorrat an Glykogen gezielt aufstocken, indem er 3 Tage vorher mit einer kohlenhydratreichen Ernährung beginnt; denn dadurch werden die Glykogenreserven in den Muskeln und der Leber erhöht. Eine solche Ernährung besteht aus viel Obst und Gemüse sowie komplexen Kohlenhydraten, wie sie in Kartoffeln, Reis, Nudeln, Brot, Hülsenfrüchten und Frühstücksflocken zu finden sind. Nach der vollbrachten Anstrengung ist der Glykogengehalt in den Muskeln stark abgesunken, und es können nun wieder große Mengen an Glucose durch die Nahrung aufgenommen werden.

Die Ballaststoffe aus Obst und Gemüse vergrößern zusammen mit der Stärke aus den komplexen Kohlenhydraten den Anteil der Stuhlmenge im Dickdarm und beschleunigen den Transport der Nahrungsreste durch den Verdauungstrakt – ein guter Schutz vor Darmkrebs.

Um große Schwankungen des Blutzuckerspiegels, der bei der Aufnahme von einfachen Kohlenhydraten sofort ansteigt, zu vermeiden, raten Ernährungsexperten, möglichst mehrere kleinere Mahlzeiten am Tag zu sich zu nehmen. Das gilt vor allem für Diabetiker.

Zu den häufigsten Zuckerformen und den Nahrungsmitteln, in denen sie enthalten sind, gehören folgende einfache Kohlenhydrate:

Fructose findet sich in in allen Obstsorten und im Honig.

Glucose kommt in Honig, Obst, Gemüse und verschiedenen alkoholfreien Getränken vor.

Laktose liefern Milch und alle Milchprodukte.

Maltose findet sich in keimendem Getreide, gemälztem Weizen, gemälzter Gerste und Malzextrakt.

Saccharose liefern Haushaltszucker, Obst, Gemüse sowie viele gesüßte Speisen und Getränke.

KOHLRABI

VORTEILE

- *Gute Vitamin-C-Quelle*
- *Schützt möglicherweise vor Krebs*
- *Liefert Kalium*
- *Enthält Ballaststoffe*

Der Kohlrabi gehört zusammen mit Kohl, Blumenkohl, Brokkoli und Rosenkohl zur Familie der Kreuzblütler, denen viele Experten eine gewisse Schutzfunktion gegen Krebs zuschreiben.

Kohlrabi liefert reichlich Vitamin C, das wichtig für ein gesundes Immunsystem ist, sowie Kalium, das im Rahmen einer ausgewogenen Ernährung den Blutdruck reguliert.

Kohlrabi enthält zudem sowohl lösliche als auch unlösliche BALLASTSTOFFE. Die löslichen Ballaststoffe können möglicherweise helfen, den Cholesterinspiegel im Blut niedrig zu halten, die unlöslichen sorgen für eine gute Verdauung. Beide Ballaststoffe können darüber hinaus zum Schutz vor bestimmten Krebsarten beitragen.

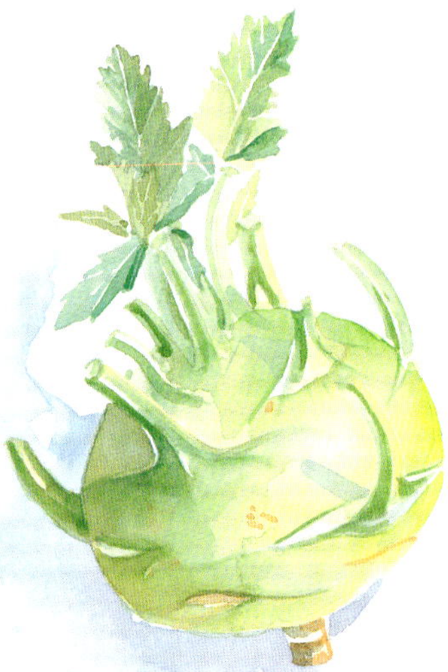

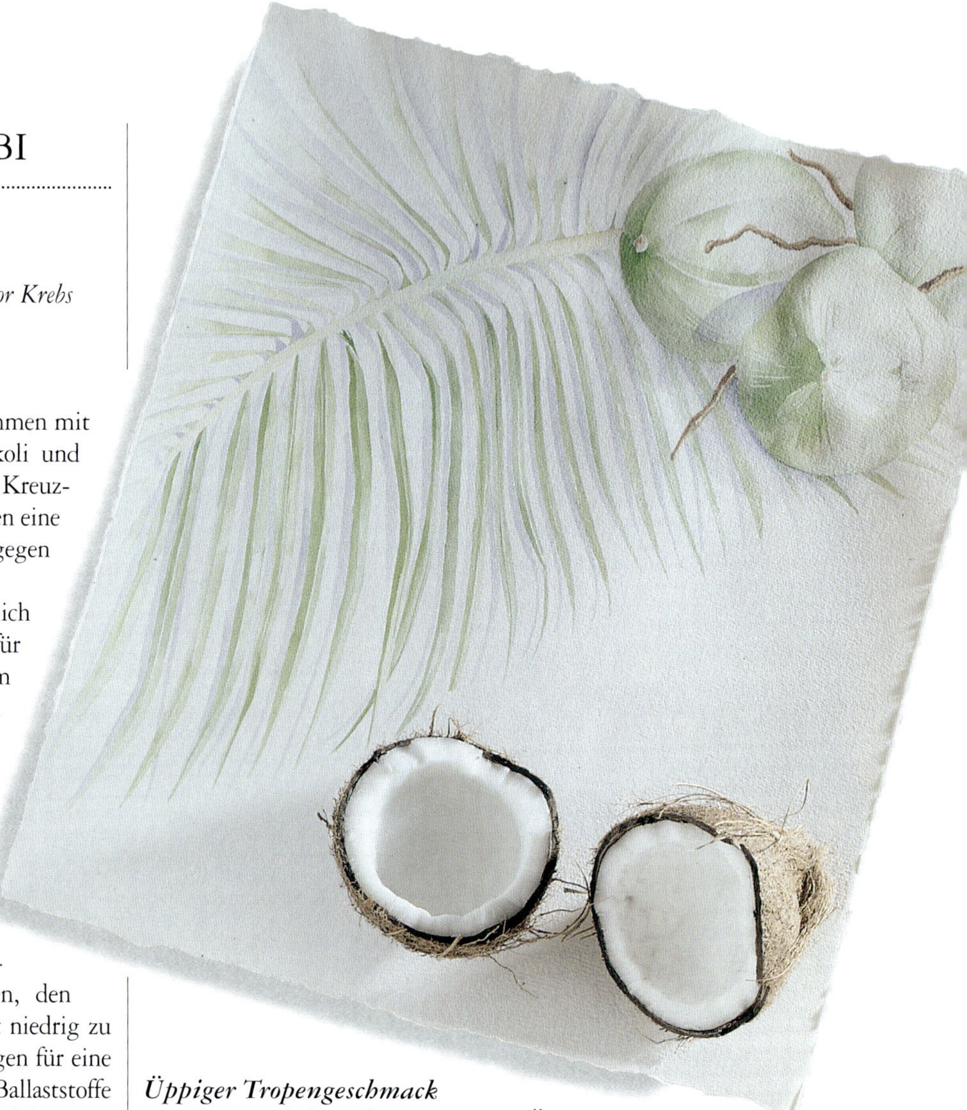

Üppiger Tropengeschmack
Aus dem Mark der Kokosnuß wird ein Öl gewonnen, das mehr gesättigte Fettsäuren als das fetteste Fleisch enthält.

KOKOSNUSS

VORTEILE

- *Enthält viele Ballaststoffe*

NACHTEILE

- *Hoher Gehalt an gesättigten Fettsäuren*

Von allen Pflanzenölen, die aus gesättigten Fettsäuren bestehen, wird neben Palmöl am häufigsten Kokosöl verwandt. Es spielt eine wesentliche Rolle bei der Herstellung von Pralinen und Margarine. Das Öl erhöht durch seinen hohen Anteil an gesättigten Fettsäuren den Cholesterinspiegel im Blut und setzt damit das Risiko eines Herzinfarkts herauf. 100 g Kokosnußmark liefern 1470 kJ (350 kcal), und mehr als drei Viertel davon sind gesättigte Fettsäuren. Zwar enthält das Samenfleisch viele Ballaststoffe, bietet aber im Gegensatz zu anderen Nußarten kaum Vitamin E oder Mineralstoffe. Trotz des hohen Fettgehalts sind Kokosnüsse leicht verdaulich und daher auch für Menschen geeignet, die unter Verdauungsstörungen leiden.

Die Kokosmilch ist die süße Flüssigkeit im Inneren der Nuß, die sich als

Getränk oder für Marinaden eignet. 1 Tasse Kokosmilch liefert nur 238 kJ (57 kcal) und enthält etwa 12 g Kohlenhydrate. Der Eiweißgehalt frischer Kokosmilch liegt bei lediglich 0,7 g pro Tasse, davon sind weniger als 0,5 g gesättigte Fettsäuren. Frische Kokosmilch ist selten erhältlich. Konservierte Kokosmilch ist meist aus gemahlenem Fruchtfleisch und Wasser hergestellt; sie hat einen geringeren Energie- und Nährwert als das frische Produkt.

KOLIK

Viele Eltern kennen die berüchtigten Dreimonatskoliken. Der ansonsten völlig gesunde und ruhige Säugling wird unruhig, weint oder schreit und zieht die Beinchen an. Der Bauch des Kindes ist gebläht und hart. Oft dauert es Stunden, bis die Kinder sich nach Abgang von Winden oder Stuhl wieder beruhigen lassen. Die Koliken treten meist schon bald nach der Geburt auf und bessern sich häufig auch ohne ärztliche Behandlung, wenn das Kind älter als 3 Monate ist.

Mögliche Ursachen

Man nimmt an, daß die Koliken auf Darmkrämpfe zurückzuführen sind, obwohl es dafür keinen Beweis gibt. Manche Kinderärzte vermuten auch einen Zusammenhang zwischen Koliken und Ernährung, etwa wenn Säuglinge an einer Nahrungsmittelunverträglichkeit leiden oder wenn das Milchpulver gewechselt wurde. Das Baby kann auch mit Koliken reagieren, wenn seine stillende Mutter Milchprodukte, vor allem Kuhmilch und Käse, oder blähendes Gemüse wie Kohl und Hülsenfrüchte gegessen hat. Die Liste der in Frage kommenden Auslöser ist lang. Da die Müdigkeit und die Angst der Eltern die kindliche Unruhe nur noch fördern, sollten die Eltern unbedingt versuchen, völlige Übermüdungszustände zu vermeiden.

Behandlung

Allgemein bekannt ist die krampflösende Wirkung eines Fencheltees; außerdem gibt es in Apotheken Präparate auf rein pflanzlicher Basis.

Manche Ärzte raten jedoch von diesen Mitteln ab, denn sie halten die Art des Trinkens für entscheidend. Verschluckte Luft sollte in einer mehr oder weniger aufrechten Haltung durch Aufstoßen wieder abgegeben werden. Während der Krämpfe kann man dem Baby Linderung verschaffen, indem man es aufrecht hält oder es mit dem Bauch auf eine nicht zu heiße Wärmflasche legt. Außerdem wirkt es krampflösend, wenn man dem Baby sanft auf den Rücken klopft oder es in der Bauchlage behutsam herumträgt.

KONSERVEN

VORTEILE

- *Sind lange haltbar*
- *Viele Nährstoffe, darunter Eiweiß, sowie die Vitamine A, D und Riboflavin, bleiben erhalten*
- *Sind keimfrei*

NACHTEILE

- *Haben einen hohen Salzgehalt*
- *Farbe, Beschaffenheit und Geschmack verändern sich*
- *Manche Nährstoffe gehen verloren*

Beim Konservierungsprozeß werden die Lebensmittel zunächst durch Kochen bei ausreichend hohen Temperaturen sterilisiert und dann in luftdichten Behältern eingeschlossen. Sowohl durch das Sterilisieren, bei dem alle Mikroorganismen im Inneren des Behälters abgetötet werden, als auch durch den Luftabschluß halten sich konservierte Lebensmittel über lange Zeit hinweg. Das Mindesthaltbarkeitsdatum muß in den Dosendeckel eingeprägt oder aufgestempelt sein. Doch selbst wenn diese Zeit abgelaufen ist, kann der Doseninhalt meist noch einige Monate später gefahrlos verzehrt werden, die Qualität der Konserve nimmt allerdings ab.

Weder Eiweiß, Kohlenhydrate und Fette noch der Gehalt an den Vitaminen A, D und Riboflavin der jeweiligen Lebensmittel werden durch die Konservierung beeinflußt. Dagegen geht aufgrund der hohen Temperaturen beim Verarbeitungsprozeß ein großer Teil des Thiamins und des Vitamin C in Gemüse und pikanten Nahrungsmitteln zugrunde. Dosenobst und Fruchtsäfte behalten ihre Vitamine jedoch weitgehend.

Durch den Konservierungsprozeß verändern sich Farbe, Beschaffenheit und Geschmack der Lebensmittel. Außerdem wird vielen Konserven Salz in großen Mengen zugesetzt, und sie enthalten meist auch LEBENSMITTELZUSATZSTOFFE wie Geschmacksverstärker, Lebensmittelfarben und Aromastoffe.

Ist die Dose einmal geöffnet und wird der Inhalt nicht vollständig verbraucht, sollte der Rest in einem verschlossenen Behältnis im Kühlschrank aufbewahrt und innerhalb von 2 Tagen verzehrt werden.

Vorsicht, beschädigte Dosen!

Dosen, die – besonders an der Schweißnaht – eingebeult oder rostig sind, die beschädigt aussehen oder aufgebläht sind, sollte man nicht kaufen oder – wenn man es zu spät feststellt– ihren Inhalt nicht verwenden, denn sie könnten giftige Bakterien enthalten. Das Gift des Bakteriums *Clostridium botulinum* kann eine tödliche LEBENSMITTELVERGIFTUNG hervorrufen. Allerdings wurde die Konservierungstechnik so weit verbessert, daß es nur noch äußerst selten zu Botulismusfällen kommt.

KOPFSCHMERZEN

ESSEN SIE VIEL

- *regelmäßige, leichte Mahlzeiten, um zu verhindern, daß der Blutzuckerspiegel abfällt*
- *kaltgepreßtes Pflanzenöl, Avocados, Nüsse und Samen als Quelle für Vitamin E*

TRINKEN SIE WENIG

- *Kaffee, starken Tee und Colagetränke*
- *Alkohol*

Wer unter chronischen Kopfschmerzen leidet, sollte seine Ernährung umstellen. Vorbeugend wirken regelmäßige, kleine Mahlzeiten. Da der BLUTZUCKERSPIEGEL abfällt, wenn man längere Zeit nichts gegessen hat, wachen manche Menschen schon mit Kopfschmerzen auf. In diesem Fall kann ein Imbiß vor dem Schlafengehen und nach dem Aufwachen Abhilfe schaffen.

Kopfschmerzen können auch auftreten, wenn der Körper sehr viel Wasser verliert, sei es durch große Hitze, beim Sport oder infolge übermäßigen Alkoholgenusses. Oft hilft es dann schon, große Mengen Wasser zu trinken und den Flüssigkeitsverlust auszugleichen. Wer sportlich aktiv ist, sollte seinen Flüssigkeitsvorrat sowieso ständig wieder auffüllen.

Da Koffein in großen Mengen die Durchblutung des Gehirns verändert, kann es ebenfalls Kopfschmerzen hervorrufen. Von ärztlicher Seite wird davon abgeraten, mehr als 4 Tassen Kaffee oder Tee pro Tag zu trinken. Kehren die Kopfschmerzen immer wieder, kann es also hilfreich sein, den Koffeinkonsum langsam zu verringern, da ein allzurascher Entzug häufig wiederum von Kopfschmerzen begleitet ist.

Ebenso können eine Nahrungsmittelallergie oder LEBENSMITTELZUSATZSTOFFE Kopfschmerzen auslösen. Manche Menschen reagieren auf chinesische Gerichte unmittelbar mit Kopfschmerzen, was an den reichlich verwendeten fermentierten Soja- und Fischsaucen liegt. Wenn man vermutet, daß die Kopfschmerzen eine Reaktion auf bestimmte Nahrungsmittel sind, sollte man über seine Eßgewohnheiten Buch führen und nacheinander alle verdächtigen Faktoren ausscheiden. Paradoxerweise kann auch die ständige Einnahme von Schmerzmitteln Kopfschmerzen verursachen.

Oft treten Kopfschmerzen als Folge geistiger und körperlicher Spannungen auf. Diese Spannungskopfschmerzen äußern sich durch ein Pochen im Schädel, durch Druck hinter den Augen oder das Gefühl, eine eiserne Klammer spanne sich um den Kopf. Die Liste körperlicher Störungen, die Kopfschmerzen verursachen können, ist lang. Zu ihr gehören Leber- oder Nierenerkrankungen ebenso wie mangelnde Flüssigkeitszufuhr oder ALLERGIEN. Aber auch ein Schleudertrauma der Halswirbelsäule nach einem Unfall, nächtliches Zähneknirschen sowie ein ungleichmäßiger Biß bei Zahnverlust oder bei einer schlecht angepaßten Brücke sowie hormonelle Umstellungen während der Schwangerschaft oder den Wechseljahren kommen als auslösende Faktoren in Frage.

In manchen Fällen können sich Nahrungsmittel mit einem hohen Gehalt an Vitamin E wie Avocados, kaltgepreßte Pflanzenöle, Nüsse und Samen als hilfreich erweisen. Das Vitamin neutralisiert die Wirkungen der FREIEN RADIKALE, denen ebenfalls eine auslösende Rolle bei Kopfschmerzen zugeschrieben wird.

WANN ZUM ARZT?

- Wenn Kopfschmerzen ganz plötzlich auftreten und von Fieber, steifem Hals, Ausschlag oder Erbrechen begleitet sind. Dies gilt besonders bei Kindern.
- Wenn sich Art und Verlauf der normalen Kopfschmerzen verändern.
- Wenn die üblichen Schmerzmittel nicht mehr wirken und die Schmerzen sehr heftig werden.
- Wenn die Anfälle häufiger oder intensiver werden.
- Wenn sich die Sprechweise, das Gedächtnis oder das Sehvermögen verschlechtert.
- Wenn der Gleichgewichtssinn gestört ist oder man in Ohnmacht fällt.
- Wenn man neben den Kopfschmerzen noch an Gewicht verliert oder die Muskulatur schwächer wird.
- Wenn man mit Kopfschmerzen aufwacht, die sich durch Husten oder Niesen verschlimmern.
- Wenn die Kopfschmerzen nicht aufhören.

KÖRNER UND SAMEN

VORTEILE

- *Hervorragende Eiweißquellen*
- *Meist gute Lieferanten für Vitamin E und die Vitamine des B-Komplexes (mit Ausnahme von Vitamin B_{12})*
- *Ballaststoffreich*
- *Enthalten viel ungesättigte Fettsäuren*

NACHTEILE

- *Können gesalzen sein*

Ebenso wie Nüsse, Getreide und Hülsenfrüchte enthalten auch Körner und Samen viel Eiweiß und liefern neben Vitamin E und mehreren Vitaminen des B-Komplexes BALLASTSTOFFE, die

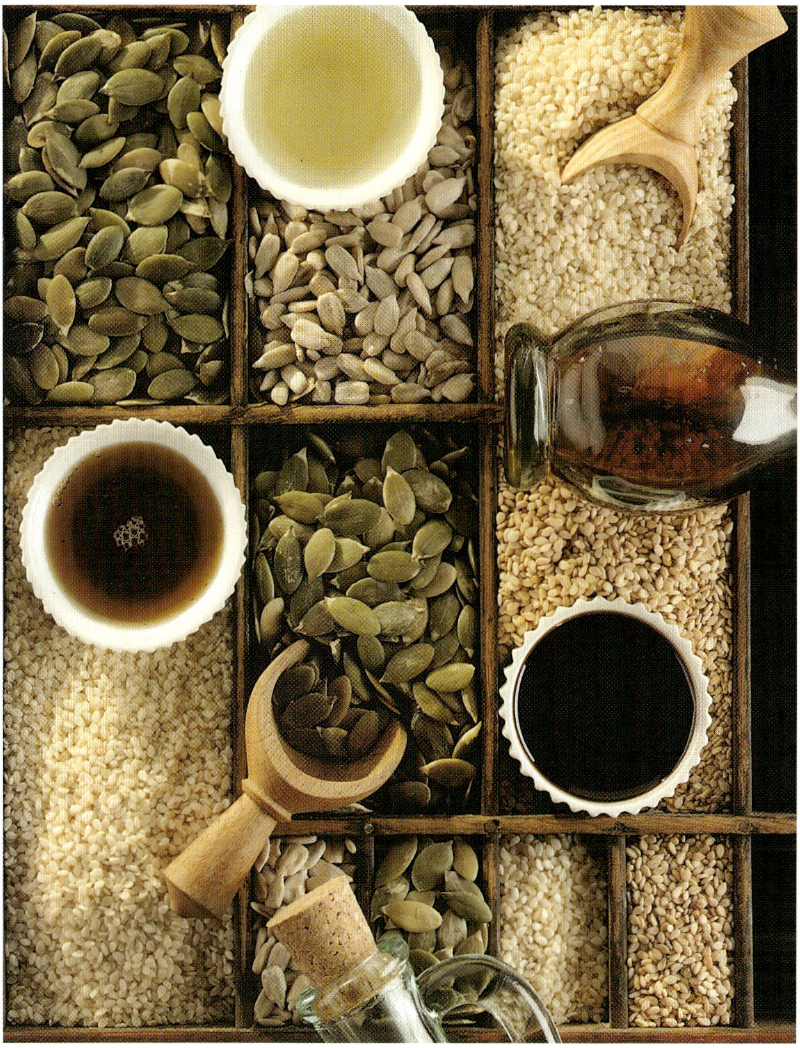

Die Saat der Gesundheit *Schon ein paar Körner und Samen verleihen Gerichten einen nussigen Geschmack, z. B. Kürbiskerne, Sonnenblumenkerne sowie geschälter und ungeschälter Sesamsamen.*

für eine geregelte Darmtätigkeit unerläßlich sind.

Körner sind energiereich – 1 EL enthält bis zu 420 kJ (100 kcal). Sie können den Cholesterinspiegel senken, weil ihr Fettgehalt im wesentlichen aus ungesättigten Fettsäuren besteht. Gesalzene Körner sollten allerdings nur in Maßen gegessen werden.

Vor dem Verzehr sollten Körner geröstet oder gekocht werden, um alle eventuell vorhandenen Schadstoffe zu entfernen. Die meisten Körner werden bereits vorgegart angeboten, und selbst rohe Körner verzehrt man in der Regel nicht in so großen Mengen, daß sie Schaden anrichten könnten.

Körner zum Knabbern

Körner eignen sich als nährstoffreiche Zutaten zu Suppen, Salaten, Schmortöpfen und Backwaren. Einige Körner und Samen bieten sich auch als gesunder Knabbersnack an:

Kürbiskerne Sie enthalten Eisen, Magnesium und Zink.

Sesamsamen Im Orient ist die Sesamsaat ein wichtiges Grundnahrungsmittel. Sesam wird für die Süßspeise Halva und eine als Tahine bezeichnete pikante Paste verwendet. Sesamöl verleiht exotischen Gerichten ein nussiges Aroma. Die Körner sind reich an Vitamin E und Calcium.

Sonnenblumenkerne Die Samen der Sonnenblume enthalten reichlich Vitamin E und darüber hinaus Linolsäure. Meist wird aus den Kernen Sonnenblumenöl und Margarine hergestellt, die reich an mehrfach ungesättigten Fettsäuren sind.

KRAMPFADERN

ESSEN SIE VIEL

- *ballaststoffreiche Kost wie Vollkornbrot, frisches Obst und Gemüse*
- *Nahrungsmittel mit hohem Vitamin-E-Gehalt wie Pflanzenöle, Weizenkeime, Avocados und Nüsse*

TRINKEN SIE VIEL

- *Wasser – mindestens 1,7 l pro Tag*

MEIDEN SIE

- *raffinierte Kohlenhydrate wie in Kuchen und Gebäck*

Krampfadern sind eigentlich Venenleiden und, zu einem gewissen Teil, erblich bedingt. Ihrer Entstehung kann man allerdings durch eine gesunde Ernährung sowie durch regelmäßige Bewegung vorbeugen. Wer schon Krampfadern hat, kann mit gezielten Bewegungsprogrammen viel tun, um sich selbst zu helfen. Deutlich sichtbar werden Krampfadern vor allem an den Beinen. Das Blut kann in den Venen durch beschädigte Klappen nicht zurück zum Herzen transportiert werden und staut sich. Dabei werden die

Venenwände überdehnt und verlieren ihre Elastizität. Sie können sich dann nicht mehr zu ihrer normalen Form zusammenziehen.

Bei Frauen treten Krampfadern oft während der SCHWANGERSCHAFT auf, wenn der Rückfluß des Blutes aus den Gliedmaßen ohnehin beeinträchtigt ist. Ebenso fördert langes unbewegliches Stehen, beispielsweise im Berufsleben, die Entstehung von Krampfadern. Auch FETTLEIBIGKEIT und chronische VERSTOPFUNG erhöhen die Neigung zu Krampfadern.

Eine ballaststoffreiche Ernährung beugt der Verstopfung und damit den Krampfadern vor. Raffinierte Kohlenhydrate, wie beispielsweise in Kuchen und Gebäck, sollten eingeschränkt und durch mehr lösliche und unlösliche BALLASTSTOFFE in Form von Äpfeln, Birnen, grünem Blattgemüse, Vollkornnudeln und -brot sowie braunem Reis ersetzt werden. 1 EL Weizenkleie täglich kann durchaus hilfreich sein. Ebenso verhindert die Zufuhr von viel Flüssigkeit – mindestens 1,7 l Wasser pro Tag – eine Verstopfung.

Einigen Stoffen wird nachgesagt, daß sie eine heilende Wirkung hätten, aber das ist umstritten. Hierzu gehören die Bioflavonoide, die in der weißen Haut von Zitrusfrüchten, in schwarzen Johannisbeeren, Weintrauben und Aprikosen vorkommen, und das Vitamin E aus Weizenkeimen, Pflanzenöl, Avocados und Nüssen.

Wer Krampfadern vorbeugen will, sollte vor allem auf sein Gewicht achten, im Zweifelsfall abnehmen und reichlich frisches Obst und Gemüse sowie Ballaststoffe in Form von stärkehaltigen Nahrungsmitteln zu sich nehmen. Regelmäßige Bewegung, insbesondere flottes Gehen, unterstützt die Venen ebenfalls. Wer bereits unter Krampfadern leidet, kann auch mit einer gezielten Venengymnastik seine Beschwerden lindern. Man sollte darauf achten, nicht zu lange ohne Pause unbeweglich zu stehen, nie mit verschränkten Beinen zu sitzen und sooft es geht die Füße hochzulegen.

Offene Beine

Wird eine erweiterte, beschädigte Vene beispielsweise durch einen Stoß verletzt oder sickert aus ihr Blut ins Gewebe, spricht man von offenen Beinen. Daraus entsteht ein meist schmerzloses Geschwür, das manchmal nur nach monate- oder jahrelanger Behandlung abheilt. Bei dem Heilungsprozeß scheint Zink eine wichtige Rolle zu spielen, das in Meeresfrüchten, magerem Fleisch und Nüssen enthalten ist.

KRANKENKOST

Eine ausreichend lange Genesungszeit ist ein wesentlicher Teil der medizinischen Behandlung. Die Anforderungen des modernen Lebens aber stehen häufig im Widerspruch zu den Bedürfnissen des Körpers. Wer allerdings nach einer Operation oder einer Krankheit zu früh ins Alltagsleben zurückkehrt, verzögert seine Genesung oft um Wochen.

Wieviel Ruhe man braucht, weiß man selbst am besten. Man sollte sich schonen, aber nicht übervorsichtig mit sich umgehen. Eine positive Einstellung beschleunigt die Genesung erheblich. Da eine lange Bettruhe zu Calciumverlust in den Knochen führt und das Risiko einer Thrombose deutlich erhöht, werden die Patienten dazu angehalten, möglichst bald aufzustehen und sich wieder zu bewegen.

Die Ernährung eines Kranken oder Genesenden sollte immer nährstoffreich, appetitlich, leicht zu essen und gut zu verdauen sein. In ausreichenden Mengen werden vor allem Vitamin C und Zink sowie Eisen benötigt. Auf dem Speiseplan sollten viel Obst, Gemüse und stärkehaltige Kohlenhydrate stehen, dazu Fisch, Geflügel und Milchprodukte, die leichtverdauliches Eiweiß liefern.

Mit der Ernährung sollte man sein Immunsystem unterstützen, damit man sich rasch erholen kann und keine Sekundärinfektionen hinzukommen. Auf welche Weise man sich ernähren sollte, richtet sich nicht zuletzt nach der Art der überstandenen Krankheit. Nach einer großen Bauchoperation beispielsweise sollte auf ballaststoffreiche Speisen verzichtet werden, da sie zu Blähungen führen und das Narbengewebe reizen. Da nach einer Krankheit der Appetit erst wieder angeregt werden muß, sollten die Portionen zunächst klein sein.

Essen zur Kräftigung

Wer krank oder frisch operiert ist, braucht konzentriert Nährstoffe, um sich zu erholen. Daher ist eine ballaststoffreiche und fettarme Ernährung für viele Kranke nicht angebracht, denn durch die vielen Ballaststoffe und Kohlenhydrate kann der rasch gesättigte Patient gar nicht genügend essen, um alle wichtigen Nährstoffe in ausreichender Menge aufzunehmen.

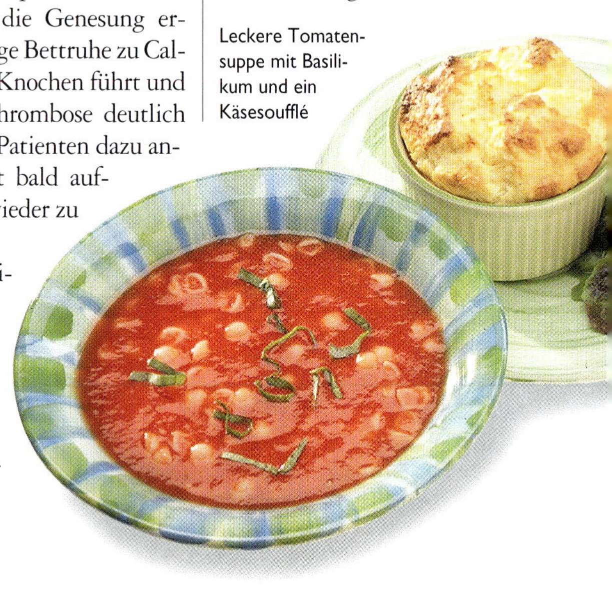

Leckere Tomatensuppe mit Basilikum und ein Käsesoufflé

Auch ein Mangel an Vitamin C verzögert die Genesung nach Operationen und Infektionskrankheiten. Wunden heilen schlechter, und wer lange liegen muß, leidet öfter unter Druckstellen. Zusätzliche Vitamin- und Mineralstoffpräparate können hilfreich sein und die Genesung beschleunigen.

Die Wahl der Speisen

Eine gesunde Kost für die Zeit der Krankheit und der Genesung könnte wie folgt aussehen:

Frühstück Haferbrei mit Vollmilch; Vollmilchjoghurt mit Honig oder eingeweichtem Trockenobst; Croissants; pochierte Eier auf Toast.

Mittagessen Fisch in weißer Sauce oder Fleisch mit Sauce; Käsesoufflé oder Makkaroniauflauf; Hühnchen mit Kräutern. Außerdem sollte man viel Gemüse und dazu stärkehaltige Produkte wie Nudeln, Reis, Brot oder Kartoffeln essen. Joghurt oder überbackene Eierspeisen sind leichte, nahrhafte Desserts.

Abendessen Die Speisen am Abend sollten leicht verdaulich sein: Salate, Suppen aus Wurzelgemüse und Obstsalat. Warme Milchgetränke fördern einen gesunden Schlaf, der für Kranke und Genesende besonders wichtig ist.

Auf dem Weg zur Erholung
Krankenkost sollte appetitlich aussehen, gut schmecken und von der Menge her nicht überfordern.

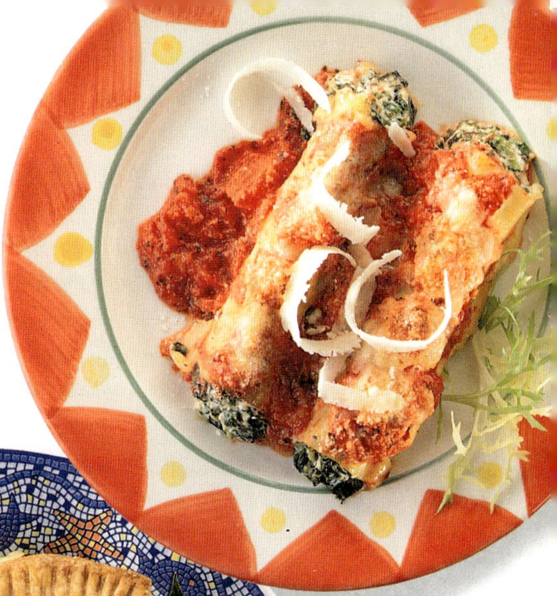

Cannelloni mit köstlicher Spinat-Ricotta-Füllung und frischer Tomatensauce sind ein nahrhaftes vegetarisches Essen.

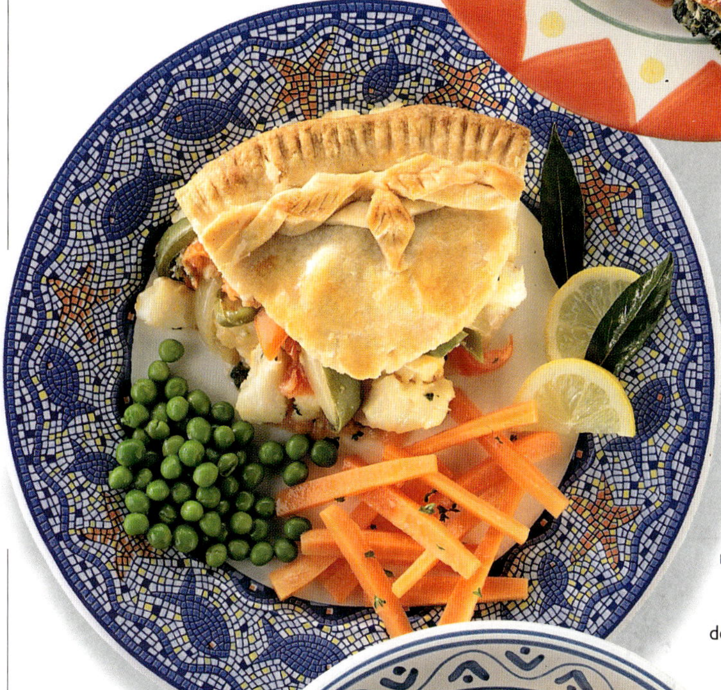

Fischpastete in Blätterteig mit frischem Gemüse unterstützt den Heilungsprozeß.

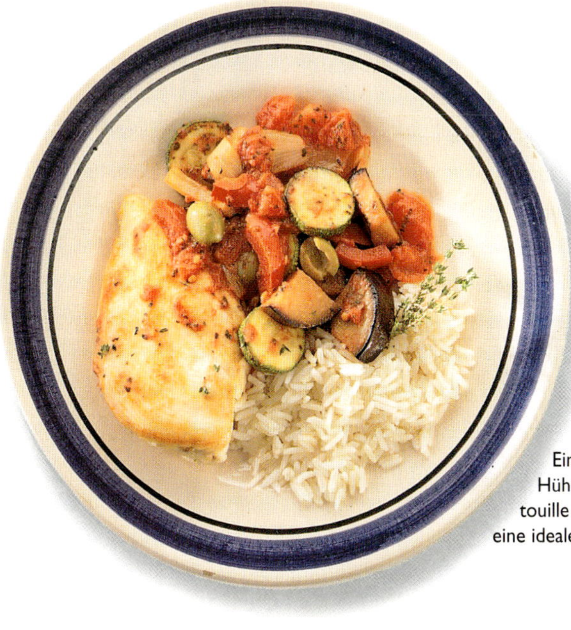

Ein duftendes Hühnchen mit Ratatouille und Reis ist eine ideale Krankenkost.

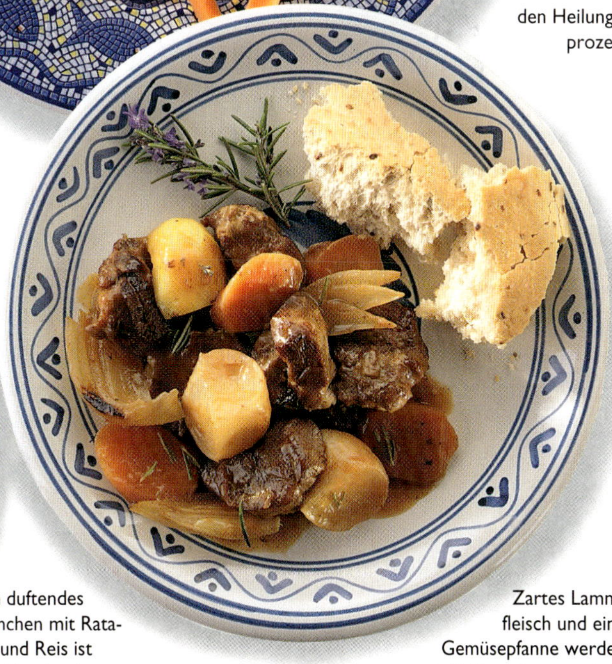

Zartes Lammfleisch und eine Gemüsepfanne werden mit Vollkornbrot serviert.

Mit Kräutern gegen Krankheiten

Sowohl in der Ernährung als auch in der Naturheilkunde werden Kräuter immer populärer. Natürliche Zutaten und Heilmittel stehen hoch im Kurs, seit viele Medikamente durch ihre Nebenwirkungen in Verruf geraten sind.

Die moderne Arzneimittelkunde ist aus der Kräuterheilkunde hervorgegangen, denn es waren Pflanzen, die die ersten Wirkstoffe gegen Krankheiten lieferten. Auch heute noch sind viele wirksame Medikamente pflanzlichen Ursprungs. Aber weder sie noch die Kräuter sind so ungefährlich, wie manche Naturheilkundler glauben machen wollen. Allerdings sind Nebenwirkungen bei Kräutern relativ selten, und bestimmte Leiden, wie beispielsweise EKZEME, sprechen eher auf pflanzliche Heilmittel als auf die Arzneien der Schulmedizin an.

Die Menschen anderer Kulturkreise und früherer Jahrhunderte haben die heilenden Wirkungen der Kräuter durch Beobachtung und Versuche entdeckt. Die gegenwärtige pharmazeutische Forschung versucht, ihre Wirkstoffe herauszufinden, um sie gezielter einsetzen zu können. Allerdings ist in der reinen Schulmedizin für dieses uralte Wissen der Kräuterheilkunde kein Platz. In Europa wollte man sogar den Handel und den Verkauf der meisten Kräuterheilmittel untersagen. Seit einigen Jahren gibt es aber auch eine Gegenbewegung, denn viele Menschen machen sich zunehmend Sorgen um die schädigenden Nebenwirkungen pharmazeutischer Produkte und greifen auf das traditionelle Wissen der Pflanzenheilkunde zurück.

Kräuter für den Hausgebrauch

Für medizinische Zwecke kommen die Kräuter meist als Tees zur Anwendung. Sie sind als Aufgußbeutel in jedem Supermarkt oder in speziellen Zubereitungen auch in Apotheken, Drogerien und Reformhäusern erhältlich. Die Zubereitungen werden aus Blüten oder Blättern hergestellt und lassen sich trinken oder zum Gurgeln verwenden. Auf 1 Tasse kochendes Wasser nimmt man 1 TL getrocknete oder 2 TL frische Kräuter. Sie werden überbrüht und zugedeckt 5–10 Minuten stehengelassen. Danach wird der Tee durch ein Sieb gegossen und ohne Milch und Zucker getrunken, solange er heiß ist; eventuell kann man etwas Honig dazugeben. Man trinkt davon dreimal täglich 1 Tasse.

Frische Kräuter und Blüten müssen vor der Zubereitung als Aufguß oder Tee sorgfältig gewaschen werden, um mögliche Schmutz- oder Pestizidreste zu entfernen.

Kräuter in der Ernährung

Die Heilkraft der Kräuter kann man sich auch in der Ernährung zunutze machen. Die folgende Liste gibt Hinweise auf kulinarische und therapeutische Anwendungsmöglichkeiten.

Basilikum rundet alle Tomatengerichte harmonisch ab und ist fester Bestandteil der italienischen Küche. Basilikum stärkt und beruhigt das Nervensystem. Es erleichtert die Verdauung und wirkt bei Magenkrämpfen lindernd. Ein Tee aus Basilikum vertreibt Übelkeit.

Borretsch Die Blätter schmecken gut im Salat. Ein Tee aus Borretsch hilft bei Rheuma und auch bei Atemwegsentzündungen.

Dill wird gern für Eingemachtes, Suppen, Salate und Fischgerichte verwendet. Er lindert Koliken und Blähungen.

Fenchel Die Blätter schmecken nach Anis und sind eine beliebte Zutat in Saucen oder Fischfüllungen. Samen und Blätter unterstützen die Verdauung und verhindern Blähungen, Übelkeit, Erbrechen und Schlaflosigkeit.

Kerbel Sein Geschmack erinnert an Petersilie und Anissamen. Medizinisch wirkt er verdauungsfördernd.

Koriander Die scharfen Blätter passen zu Currygerichten, Salaten und Saucen. In der Kräuterheilkunde werden frische Stengel zur Stärkung von Herz und Magen empfohlen. Seine Samen und Blätter unterstützen die Harnwegsfunktionen und wirken entzündungshemmend.

Lorbeer Seine Blätter sind als Zutat für Suppen, Schmor- und Eintopfgerichte unverzichtbar. Sie wirken anregend und unterstützend auf die Verdauung.

Minze Die Blätter vieler Minzearten bereichern unsere Küche. Sie passen zu Lammfleisch ebenso wie zu Nachspeisen. Die feine Minze verleiht den Speisen einen zarten Geschmack. Minze unterstützt die Verdauung. Als Tee wirkt sie einer beginnenden Erkältung entgegen.

Oregano Das Kraut ist auch als Wilder Majoran bekannt und wird gern auf Pizzen verwendet. Oregano ist verdauungsfördernd und lindert als Aufguß die Beschwerden bei Erkältungen, Husten und Grippe. Als Tee ist er für Schwangere nicht geeignet.

Pflanzenkraft *Kräuter verdanken ihre medizinischen Eigenschaften und Geschmacksnoten den in ihnen enthaltenen ätherischen Ölen.*

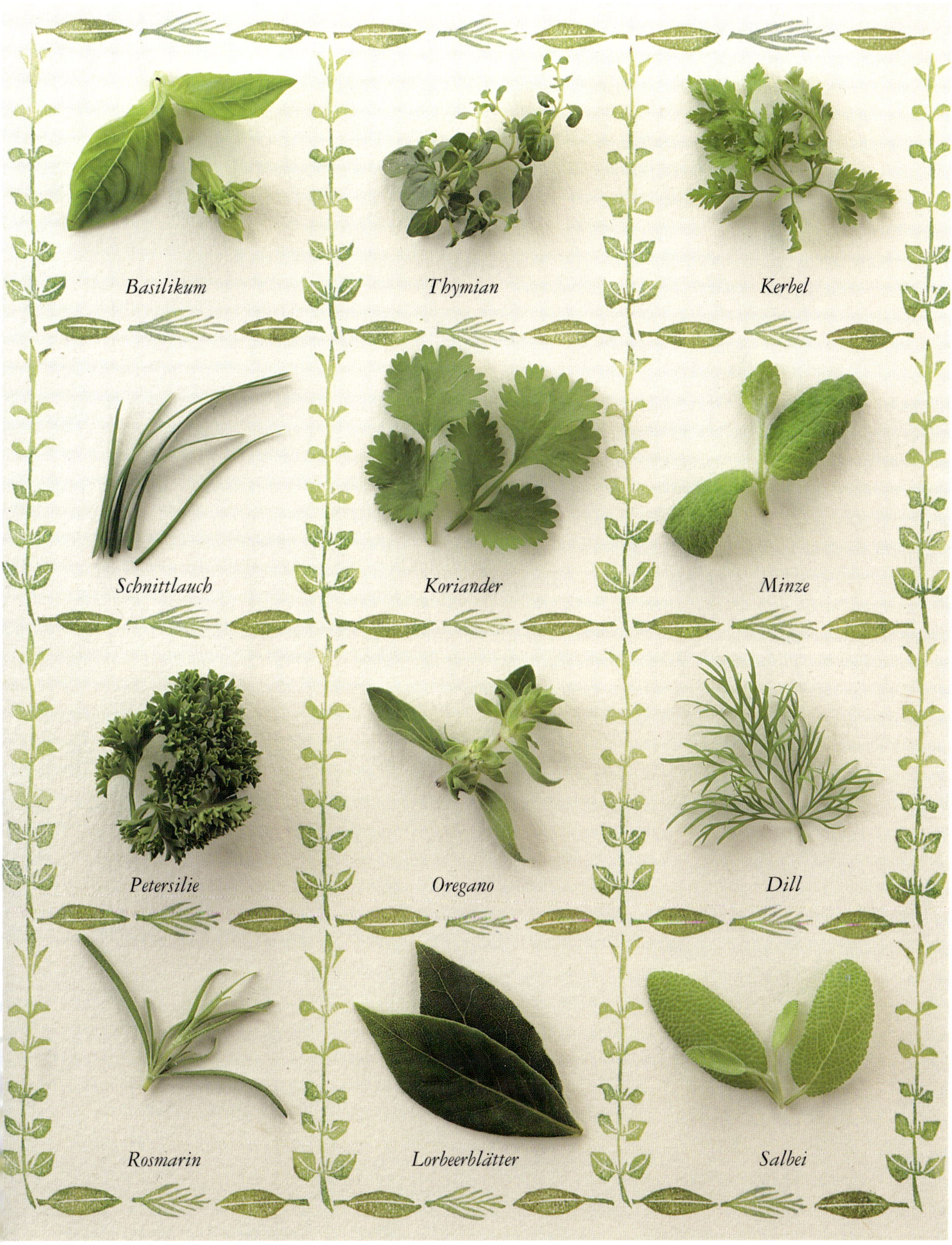
Basilikum
Thymian
Kerbel
Schnittlauch
Koriander
Minze
Petersilie
Oregano
Dill
Rosmarin
Lorbeerblätter
Salbei

Petersilie Das beliebte und häufig verwendete Kraut enthält viel Vitamin C sowie Eisen. Frische Petersilie reinigt den Atem nach dem Genuß von Knoblauch.

Rosmarin Nicht nur in den Mittelmeerländern werden Lamm- und Hühnergerichte gern mit Rosmarin gewürzt. Das Kraut wirkt stimulierend auf Nerven und Kreislauf, beruhigt das Verdauungssystem und lindert Verdauungsstörungen und Blähungen. Ein leichter Rosmarinaufguß hilft nicht nur gegen nervöse Kopfschmerzen, Neuralgien und Erkältungen, er eignet sich auch als keimfreie Gurgellösung.

Salbei Roter Salbei macht fette, schwere Speisen leichter verdaulich und paßt gut zu Schweinefleisch oder Wildgerichten. Als Gurgellösung lindert er Halsschmerzen, und als Tee hilft er gegen Verdauungsstörungen, Angstzustände und starkes Schwitzen.

Schnittlauch gehört zur Familie der Zwiebelgewächse und wurde in erster Linie für den Küchengebrauch kultiviert. Man verwendet ihn, um Kartoffeln, Eierspeisen, Suppen und Eintöpfe geschmacklich abzurunden.

Thymian ist wegen seines aromatischen Geschmacks ein beliebtes Küchenkraut. Ein Thymianaufguß dient als keimfreie Gurgellösung und wirkt schleimlösend bei Husten und Katarrh.

Märchen oder Medizin?

Nicht nur in der traditionellen chinesischen und indischen Heilkunde haben Kräuter seit Jahrhunderten eine wesentliche Bedeutung, auch in anderen Regionen hat man inzwischen die segensreichen Wirkungen mancher in fernen Ländern wachsenden Kräuter schätzengelernt.

Aloe Vera Aus den stacheligen Blättern der saftigen Sukkulente gewinnt man zwei Produkte: das äußerlich anzuwendende Gel gegen leichte Verbrennungen und Hautreizungen und den Saft, der als Stärkungsmittel eingenommen wird. Die Heilwirkung der Pflanze bei Hautverletzungen ist in der Volksmedizin hinreichend und vielfältig belegt, für die Wirkungsweise des Saftes dagegen gibt es keine Beweise.

Ginseng Die berühmteste Heilpflanze Chinas findet seit Jahrhunderten als medizinisches und Stärkungsmittel Anwendung. Koreanischer oder chinesischer Ginseng *(Panax ginseng)* wirkt anregend auf die Nerven und stärkt das Immunsystem. Seine vitalisierenden Eigenschaften bewähren sich bei körperlicher und geistiger Erschöpfung. Ginseng zeigt bei jedem Menschen, je nach seiner individuellen Beschaffenheit, eine andere Wirkung. So findet ein gestreßter Mensch durch Ginseng zur Ruhe, einem Erschöpften verhilft er zu neuer Kraft.

Sibirischer Ginseng *(Eleutherococcus senticosus)*, die russische Variante der Heilpflanze, wird in der traditionellen Medizin als allgemeines Stärkungsmittel eingesetzt. Auch der Sibirische Ginseng hat entweder beruhigende oder anregende Wirkungen. Er soll die körperliche und geistige Widerstandskraft aufbauen und die schädlichen Auswirkungen von Streß vermindern.

Nachtkerze Das fettreiche Öl aus den Samen dieser in Nordamerika heimischen Pflanze wird als Zusatzpräparat eingenommen. Der aktive Bestandteil des Öls ist die Gammalinolensäure. Auch medizinische Forschungen haben ihre vorteilhafte Wirkung bei Ekzemen, prämenstruellem Syndrom und schmerzenden Brüsten erwiesen.

WANN HELFEN PFLANZENAUFGÜSSE?

Ob die Kräutertees aus dem Supermarkt, dem Naturkostladen oder der Apotheke bezogen werden: sie werden strengen Qualitätsprüfungen unterworfen. Kräutertee ist eine gute Alternative zu Schwarztee und Kaffee. Am besten sind milde Aufgüsse getrockneter Kräuter. Schwangeren wird im allgemeinen geraten, auf Kräutertees zu verzichten, mit Ausnahme von Pfefferminze, Lindenblüten und Kamille, die gegen die morgendliche Übelkeit helfen können. Im folgenden ein paar beliebte Tees und ihre Wirkungen:

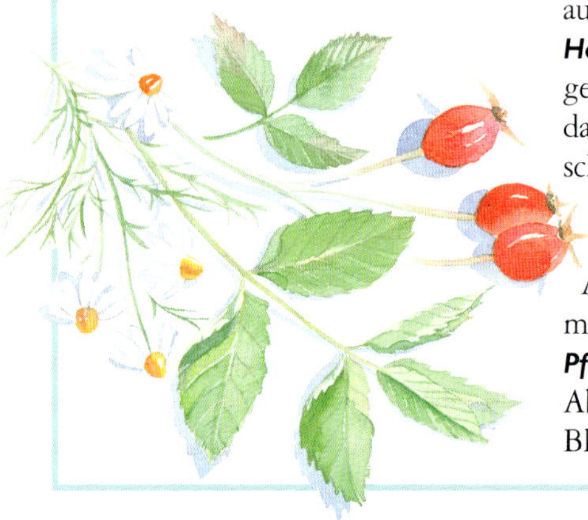

Fenchel Der Tee schmeckt nach Anis und kann bei Verdauungsstörungen, Winden und aufgeblähtem Bauch helfen.

Hagebutten liefern viel Vitamin C. Sie haben zusammen mit Hibiskusblüten aufgegossen einen angenehmen Zitronengeschmack.

Himbeerblätter können beruhigend auf das Verdauungssystem wirken.

Holunderblüten sollen bei Erkältungen und Grippe erleichternd wirken, da sie Katarrh und Nebenhöhlenbeschwerden lindern.

Kamille kann entspannend und beruhigend wirken und dadurch Angstzustände und Schlaflosigkeit mildern.

Pfefferminze tut vor allem nach dem Abendessen gut. Kann Übelkeit und Blähungen mildern.

KRÄUTER UND WURZELN SELBST TROCKNEN

Wer seine Kräuter selbst trocknet, kann sich für das ganze Jahr einen praktischen Vorrat anlegen. In dunklen, luftdichten Behältern bleiben sie bis zu 18 Monate haltbar. Kräuter werden gleich nach der Ernte getrocknet, denn schon kurz nach dem Pflücken verlieren die Blüten und Blätter an Geschmack und Heilwirkung. Da auch die getrockneten Kräuter mit der Zeit ihre Eigenschaften einbüßen, gilt für die medizinischen Anwendungen: je frischer, desto besser.

Blätter, Blüten und Samen werden am besten an einem warmen, dunklen, gutbelüfteten Platz getrocknet – z.B. auf einem luftigen Regal, bei Temperaturen von 21 bis 33 °C. Wurzeln benötigen eine Wärme von 50–60 °C.

Vom Blatt zur Wurzel

Salbei, Oregano, Thymian, Rosmarin, Lorbeer, Zitronenmelisse und andere Kräuter werden zu kleinen Sträußen zusammengebunden und an den Stielen aufgehängt. Sobald die Blätter trocken und brüchig sind – nicht erst, wenn sie schon zu Staub zerbröseln –, streift man sie von den Stengeln ab und verwahrt sie. Lavendel wird ebenfalls am besten am Stiel getrocknet, und zwar in einer Papiertüte, in der

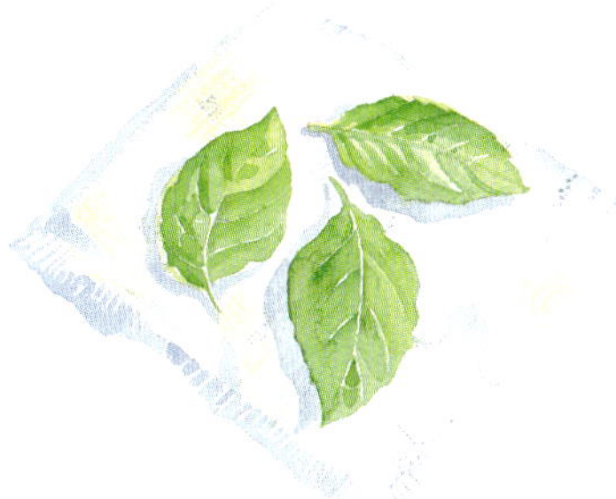

Luftgetrocknet *Größere Blätter wie die des Basilikums und Blüten werden auf einem Stück Stoff getrocknet.*

abfallende Blüten aufgefangen werden. Größere Blätter von Basilikum und Klette breitet man auf einem Stück Stoff aus, das wegen der besseren Belüftung über einen Rahmen oder ein Gitter gespannt wird. Blüten lassen sich auf dieselbe Art trocknen, sie brauchen aber meist etwas länger als die Blätter.

Fenchel- und Dillsamen werden ähnlich wie Lavendel am Stengel getrocknet; die reifen, abfallenden Samen werden entweder in einer Papiertüte oder auf einem großen Tablett aufgefangen, das unter die Büschel gestellt wird.

Wurzeln müssen sauber geschrubbt werden, bevor man sie trocknen läßt. Harte, lange Wurzeln werden in kleine Stücke geschnitten, auf ein Tablett gelegt und regelmäßig gewendet.

Beim Kochen mit Kräutern gilt: 2 EL frischer Kräuter entsprechen 1 TL getrockneter, da diese ein konzentrierteres Aroma haben.

Eingefrorene Kräuter

Die meisten Küchenkräuter lassen sich auch einfrieren. Dazu werden sie fein gehackt. Dann gibt man je 1 TL Kräuter mit etwas Wasser vermischt in einen Eiswürfelbehälter oder in ein kleines Kästchen. So ist immer ein Vorrat parat, und die Kräuter können dann beim Kochen direkt aus dem Eisfach in den Topf gegeben werden.

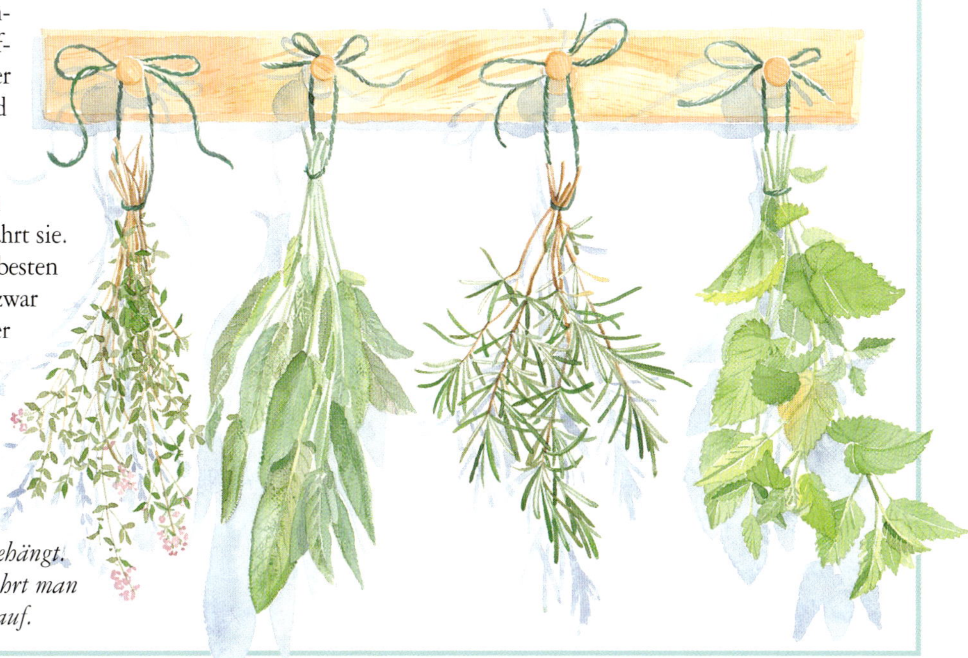

Kräutervorrat *Thymian-, Salbei-, Rosmarin- und Zitronenmelissensträußchen (von links nach rechts) werden an den Stielen aufgehängt. Die trockenen Blätter bewahrt man am besten in Tonbehältern auf.*

KREBS

Obwohl die Medizin im Kampf gegen den Krebs Erfolge erzielt hat, fordert die Krankheit weiterhin viele Opfer. Erst in jüngster Zeit werden die Zusammenhänge zwischen Krebs und Ernährung systematisch erforscht, und dabei kommt oft Erstaunliches zutage. Siehe EINE GEISSEL DER MENSCHHEIT, S. 196.

KREISLAUF-STÖRUNGEN

ESSEN SIE VIEL

- *regelmäßige kleine Zwischenmahlzeiten*

MEIDEN SIE

- *Koffein, Alkohol und Nicotin*
- *stark gesalzene Speisen*

Kreislaufprobleme können sowohl durch BLUTHOCHDRUCK als auch durch einen zu niedrigen Blutdruck verursacht werden. In Westeuropa leiden Millionen von Menschen unter zu niedrigem Blutdruck.

Häufig äußert sich ein niedriger Blutdruck beim Aufstehen in Schwindel oder Kollapsneigung. Ebenso gehören Schweißausbrüche, Wetterfühligkeit, Schlafstörungen, morgendliche Antriebsschwäche oder die Neigung zu Schwarzsehen vor den Augen, wenn man sich aus der Horizontalen erhebt, zu den häufig berichteten Beschwerden.

Die Ursachen für niedrigen Blutdruck können vielfältig sein: Große und schlanke Menschen leiden oft durch ihre Konstitution daran, aber auch Erschöpfung, längere Bettlägrigkeit oder Infektionskrankheiten kommen als Auslöser in Frage. Bei Menschen mit niedrigem Blutdruck sackt ein großer Teil des Blutes in die Venen der Beine ab, und kurzfristig fließt nur wenig Blut zum Herzen zurück. So unangenehm niedriger Blutdruck sein kann, ist er doch meist ungefährlich. Im Gegenteil: Menschen mit niedrigem Blutdruck haben eine überdurchschnittlich lange Lebenserwartung.

Wichtig ist, daß man morgens den Tag langsam beginnen läßt. Man sollte ausreichend und erholsam schlafen und dann mit heiß-kalten Wechselduschen den Kreislauf in Schwung bringen. Empfehlenswert sind auch Wassertreten, Kneippgüsse sowie Atemgymnastik. Regelmäßige Bewegung und Sport können ebenfalls dazu beitragen, die Beschwerden zu lindern.

Ferner kann eine ausgewogene und gesunde Ernährung bei niedrigem Blutdruck hilfreich sein. Statt der üblichen drei großen Mahlzeiten sollte man lieber öfter kleinere Mengen zu sich nehmen, damit der Blutzuckerspiegel nicht zu sehr absinkt.

Auf künstliche Aufputschmittel wie Koffein, Alkohol und Tabak sollte man verzichten. Statt dessen kann man ab und zu 1 Tasse Rosmarin- oder Kampfertee trinken. Manche Ärzte empfehlen bei niedrigem Blutdruck eine salzreiche Kost. Da die Ernährung meist bereits sehr salzreich ist, sollte man solche Ratschläge jedoch mit der gebotenen Vorsicht prüfen.

Wenn die Selbsthilfemaßnahmen nicht ausreichen, sollte man einen Arzt aufsuchen. Zusätzliche Medikamente gegen niedrigen Blutdruck sind nur für kurze Zeit sinnvoll, sie können Bewegung, Sport und eine ausgewogene Ernährung auf Dauer nicht ersetzen und unter Umständen den Zustand sogar verschlechtern.

Durchblutungsstörungen

Zwei weitere Kreislaufstörungen betreffen vor allem Hände und Beine. Es sind die RAYNAUD-KRANKHEIT und die Frostbeulen. Bei der Raynaud-Krankheit stellen sich nach einer Neigung zu kalten Händen anfallsartige Durchblutungsstörungen im Bereich einzelner Finger ein. Diese werden zunächst ganz weiß, dann taub und schmerzhaft. Manchmal häufen sich die Anfälle, so daß es schlimmstenfalls zu einem Absterben einzelner Fingerglieder kommen kann. Bis heute sind die Ursachen für diese Krankheit ungeklärt, und eine ärztliche Behandlung ist in jedem Fall angezeigt.

Frostbeulen können bei Menschen, die einen schwachen Kreislauf haben, auch bei normalen Temperaturen auftreten. Meist zeigen sie sich an Fingern und Zehen, gelegentlich auch an Ohren, Wangen und der Nase. Da die betroffenen Bereiche nicht ausreichend durchblutet sind, entzünden sie sich, jucken stark und verursachen einen brennenden Schmerz. Sowohl bei der Neigung zu Frostbeulen als auch bei der Raynaud-Krankheit müssen die äußeren Gliedmaßen immer warm gehalten werden.

Der lange Weg des Blutes

Der Kreislauf besteht aus zwei parallel geschalteten Systemen, dem sogenannten großen Körperkreislauf, der alle Körperorgane und -zellen mit Blut versorgt, und dem kleinen oder Lungenkreislauf, in dem das Blut vom Kohlendioxid – dem gasförmigen Endprodukt des Stoffwechsels – befreit und mit Sauerstoff beladen wird. Das Wegenetz für diese Versorgungsarbeit stellen die weitverzweigten Blutgefäße des Körpers, die es insgesamt auf eine Länge von rund 100 000 km bringen.

In Schwung gehalten wird der Kreislauf durch das Herz, das bei einer durchschnittlichen Lebenserwartung von 70 Jahren etwa 2,2 Milliarden Mal schlägt. In Ruhe befördert es das Blut mit 60–80 Schlägen pro Minute durch den Körper, es kann aber seine Taktzahl auf 200 Schläge pro Minute steigern.

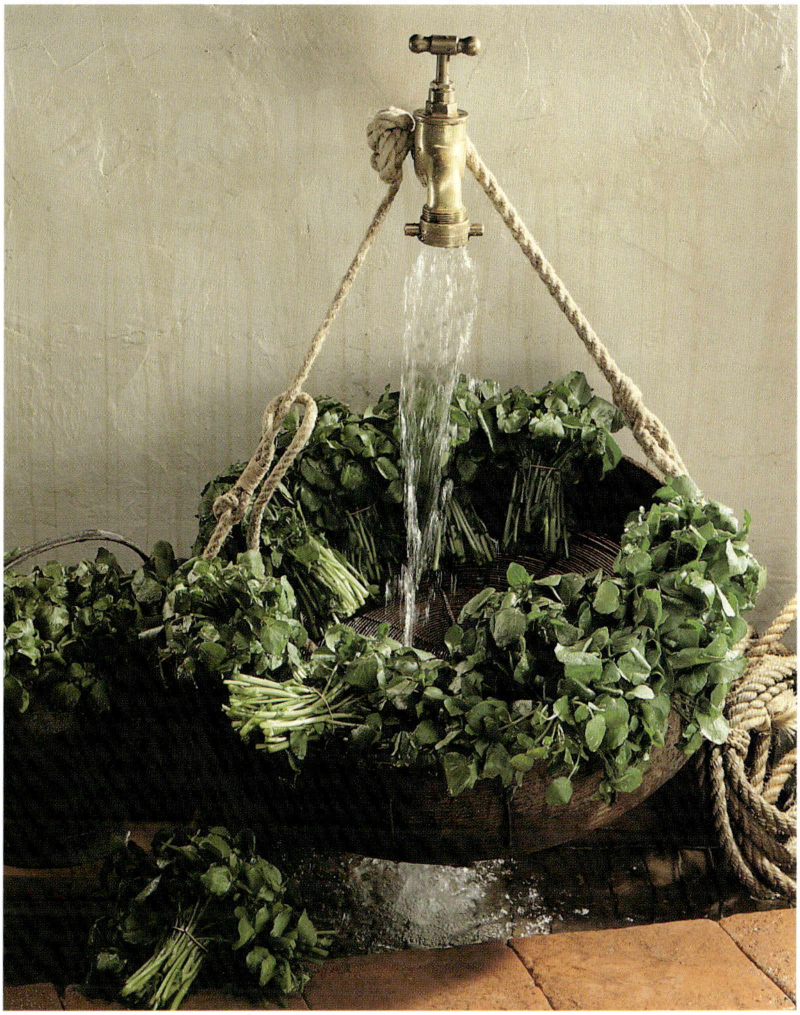

Kühl und frisch *Brunnenkresse wächst an fließenden Gewässern. Sie muß gut gewaschen werden, damit keine schädlichen Bakterien zurückbleiben.*

KRESSE

VORTEILE

- *Hervorragende Vitamin-C-Quelle*
- *Ausgezeichneter Lieferant für Betacarotin*

NACHTEILE

- *Kann bakteriell verseucht sein*

Die scharf schmeckende Kresse ist eine der gesündesten Salatpflanzen, die es gibt. Ihre Blätter enthalten viele Vitamine und Mineralstoffe, liefern aber nur wenig Energie, nämlich pro 100 g lediglich 92 kJ (22 kcal).

Kreuzblütler gegen den Krebs

Kresse gehört neben Brokkoli, Rosenkohl, Weißkohl, Blumenkohl und Grünkohl zur Familie der Kreuzblütler und ist eine hervorragende Quelle der ANTIOXIDANTIEN Betacarotin und Vitamin C. Daneben liefert Kresse auch weitere Carotinoide und Vitamin E, die ebenfalls antioxidativ wirken. Antioxidantien dämmen die schädigenden Wirkungen der FREIEN RADIKALE ein, die im Verdacht stehen, an der Entstehung von Krebserkrankungen beteiligt zu sein.

Der Zusammenhang zwischen dem täglichen Verzehr von Kreuzblütlergewächsen und einem geringeren Risiko von Dickdarmkrebs gilt mittlerweile als nachgewiesen. Ein regelmäßiger Genuß von Kreuzblütlergewächsen soll außerdem vor Mastdarm- und Blasenkrebs schützen.

Mögliche Gefahren

Niemals sollte man wilde Brunnenkresse sammeln. Sie wächst häufig an Flüssen, in denen bestimmte Wasserschnecken leben, die einem Leberegel als Wirt dienen können. Der Leberegel ist ein Parasit, der sich im menschlichen Organismus einnistet und dort die Leber angreift. Er wird sowohl durch Wassertropfen als auch durch die winzigen Schnecken an den Blättern übertragen. Wilde Brunnenkresse kann darüber hinaus Listeriose auslösende Bakterien enthalten. Aber auch gezüchtete Kresse sollte vor dem Verzehr sehr gründlich gewaschen werden.

Heilmittel

In der traditionellen Heilkunde ist Kresse schon seit langem bekannt. Sie wird in verschiedenen pflanzenheilkundlichen Werken zur Behandlung von Nierenbeschwerden und Leberleiden empfohlen. Da Kresse antibakteriell wirkende Substanzen enthält, wird sie in der Komplementärmedizin eingesetzt, um die Entgiftungsprozesse des Körpers zu beschleunigen. Unter Komplementärmedizin versteht man eine Reihe von meist naturheilkundlichen Schulen und Verfahren, die teilweise neben der heutigen Schulmedizin bestehen und oft von ihr nicht anerkannt werden. Des weiteren soll Kresse gegen einen verdorbenen Magen, gegen Atemprobleme sowie gegen Harnwegsinfektionen helfen.

KUCHEN UND TORTEN

VORTEILE

- *Heben die Stimmung*

NACHTEILE

- *Enthalten viel Energie und gesättigte Fettsäuren*
- *Haben wegen des Eieranteils meist einen hohen Cholesteringehalt*
- *Sind reich an Zucker und raffinierten Kohlenhydraten*

„Zucker und Salz, Butter und Schmalz, Eier und Mehl, Safran macht den Kuchen gehl", faßt ein altes Kinderlied die Grundzutaten eines jeden Kuchens zusammen. Hinzufügen ließen sich manchmal noch die Milch sowie das Kakaopulver und vor allem die Sahne, die viele Torten ziert.

Da sich gehärtete Fette zum Backen besser eignen als flüssiges Pflanzenöl, werden Kuchen- und Tortenteige in der Regel mit Butter oder Margarine angerührt. Beide enthalten allerdings viel gesättigte Fettsäuren, manche Margarinesorten zudem Transfettsäuren. Die gesättigten Fettsäuren können, in größeren Mengen verzehrt, den Cholesterinspiegel im Blut erhöhen und dadurch HERZERKRANKUNGEN begünstigen. Viele Bäckereien und Brotfabriken verwenden teilweise gehärtetes Pflanzenfett, also hydrogenisiertes Öl zur Herstellung von Gebäck. Beim Aushärten wird die chemische Zusammensetzung des Öls verändert, es bilden sich mehr gesättigte und Transfettsäuren.

Eine Sünde wert?

Es fällt schwer, beim Sonntagnachmittagskaffee auf ein Stück Schwarzwälder Kirschtorte zu verzichten oder dem hausgemachten Marmorkuchen zu widerstehen. Kuchen und Torten heben die Stimmung und sind bei jung und alt gleichermaßen beliebt. Wie so manches, was gut schmeckt, sind sie jedoch arm an Nährstoffen, dafür aber überreich an gesättigten Fettsäuren

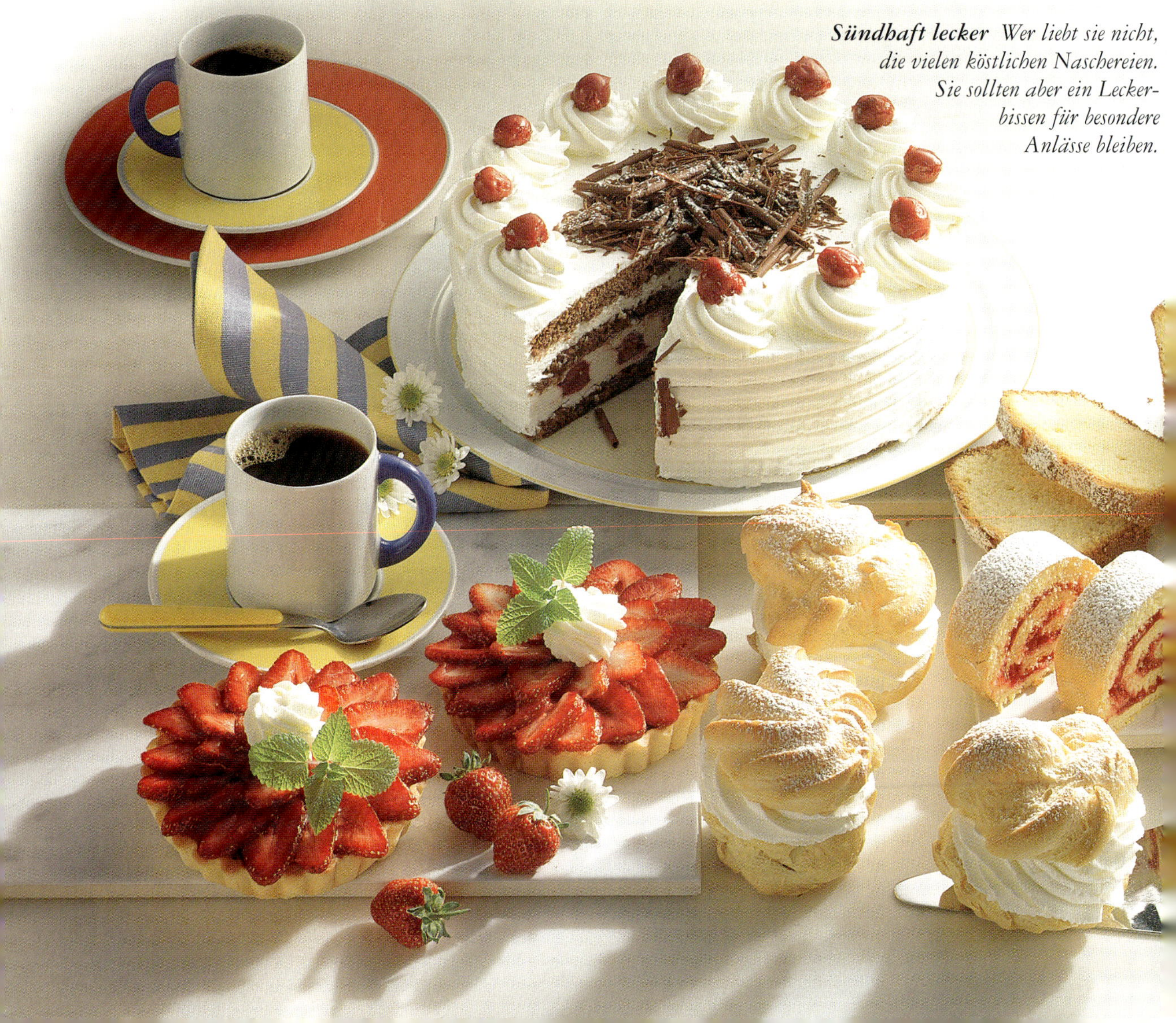

Sündhaft lecker *Wer liebt sie nicht, die vielen köstlichen Naschereien. Sie sollten aber ein Leckerbissen für besondere Anlässe bleiben.*

und raffiniertem Zucker. Heute wird eine Reihe fast fettfreier, industriell hergestellter Kuchen angeboten, die eine Alternative für alle darstellen, die auf ihren Cholesterinspiegel achten müssen. Doch auch diese Kuchen enthalten ein gehöriges Maß an raffiniertem Zucker.

Wer an ZUCKERKRANKHEIT leidet, darf die normalen Kuchen und Torten meist nicht essen. Allerdings muß auch er nicht ganz auf die süßen Sünden verzichten, denn heute werden fast überall auch spezielle Kuchen angeboten, die für Diabetiker geeignet sind.

Ein Stückchen Lieblingstorte …

Wer sich sonst ausgewogen ernährt, kann sich ruhigen Gewissens ab und zu ein Stück seiner Lieblingstorte gönnen. Wer aber täglich Kuchen verschlingt, verdirbt sich den Appetit auf nahrhafte Gerichte und nimmt außerdem beträchtliche Mengen an gesättigten Fettsäuren und raffiniertem Zucker zu sich. Während Zuckerguß und Marmeladenfüllung der schlanken Linie nur wenig schaden, erhöht ein Buttercremeüberzug den Fettgehalt der Torte gleich auf das Doppelte.

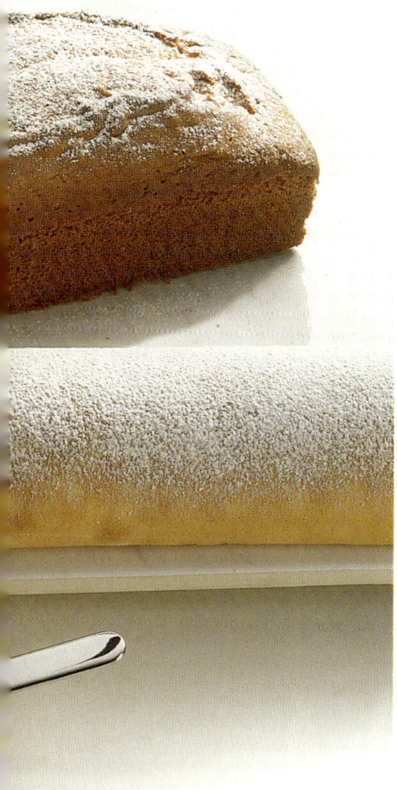

Manche Kuchen, etwa eine Obsttorte, scheinen auf den ersten Blick gesund zu sein. Aber weit gefehlt, denn auch sie sind sehr fett. Überhaupt gibt es keine Kuchen, die als gesundheitsförderlich angesehen werden könnten. Zwar haben manche Kuchen schon einen etwas geringeren Gehalt an gesättigten Fettsäuren oder einen höheren Ballaststoffanteil, doch dafür sind sie weniger geschmackvoll.

Kuchen und Torten stellen für Kinder im großen und ganzen kein Problem dar, da sie viel Energie verbrauchen. Kinder sollten allerdings nicht dazu ermuntert werden, allzuviel davon zu naschen, da Zucker den Zähnen schadet. Für Kinder wie für Erwachsene sollten Kuchen und Torten möglichst Leckerbissen bleiben, die für besondere Anlässe reserviert sind.

KÜRBIS

VORTEILE
- *Gute Quelle für Betacarotin*
- *Liefert Vitamin E*

Kürbisse sind ein beliebtes 1jähriges Gartengemüse, das im Herbst und Winter mit seinem orangefarbenen Fruchtfleisch die Marktstände ziert. Garten- und andere Winterkürbisse enthalten viel Betacarotin, das im Körper in Vitamin A umgewandelt wird. Diese Kürbisarten sind in Europa, den USA, Australien, Afrika und der Karibik sehr verbreitet. In den USA wird mit den ausgehöhlten und mit Fratzen versehenen Kürbissen Halloween gefeiert, ein Brauch, der auch hierzulande immer mehr Nachahmer findet. In der vegetarischen Ernährung spielen die Garten- und die vielen Winterkürbisarten wie beispielsweise die Melonenkürbisse eine wichtige Rolle als Betacarotinspender.

Betacarotin gehört zu den ANTIOXIDANTIEN, denen nachgesagt wird, die schädigenden Auswirkungen der FREIEN RADIKALE und damit die Entwicklung bestimmter Krebsarten ein-

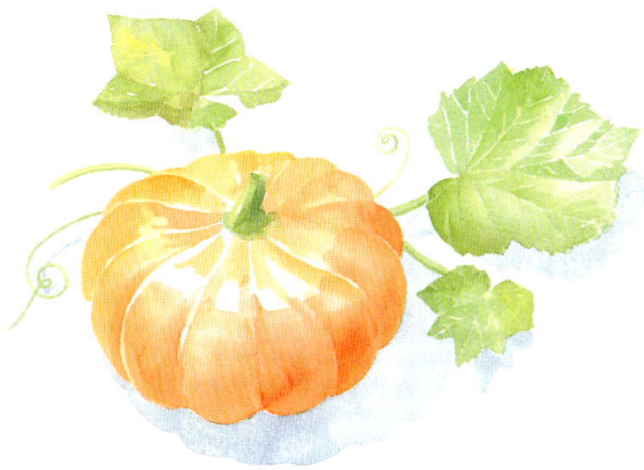

dämmen zu können. Auch ein weiteres Antioxidans, nämlich Vitamin E, liefern Kürbisse in ansehnlichen Mengen.

Weil Kürbisse leicht verdaulich sind und kaum Allergien auslösen, eignen sie sich gut als Schonkost. Häufig erhält man die Früchte süß-sauer eingelegt. Macht man sie selbst ein, sollte man die Kürbiskerne, die man in diesem Fall entfernt, aufbewahren, um sie später Salaten hinzufügen oder so knabbern zu können. Denn die Kerne enthalten viel Eisen und Phosphor sowie reichlich Kalium, Magnesium und Zink.

Die Naturheilkunde setzt Kürbiskerne zusammen mit einem Abführmittel gegen WÜRMER im Darm ein. Außerdem sollen sie bei Beschwerden der Prostata und im Harnapparat hilfreich sein.

Neben den eßbaren Sorten gibt es auch Zierkürbisse in prächtigen Farben, mit denen man im Herbst und Winter die Häuser und Wohnungen farbig dekorieren kann.

Eine Geissel der Menschheit

Krebs ist nach den Herzleiden die häufigste Todesursache in den Industrieländern. Experten sind überzeugt davon, daß eine gesunde und ausgewogene Ernährung helfen kann, einigen Formen dieser Krankheit vorzubeugen.

Etwa jeder dritte Mensch in den westlichen Industrieländern leidet irgendwann an irgendeiner Krebsart. Krebs ist auch die zweithäufigste Todesursache, wobei jeder fünfte daran stirbt. Bei Männern ist Lungenkrebs die häufigste Krebsart, gefolgt von Haut- und Prostatakrebs, bei Frauen über 25 Jahre ist Brustkrebs der Spitzenreiter. Fast die Hälfte aller Krebserkrankungen wird heute geheilt, und die Heilungserfolge sowie die Überlebensrate für die Jahre nach der Diagnosestellung steigen ständig.

Wie man inzwischen weiß, können bestimmte Nahrungsmittel vor einer Krebserkrankung schützen; d.h., das Risiko, an Krebs zu erkranken, steigt, wenn sie zu selten gegessen werden. Andere Lebensmittel hingegen enthalten krebserregende Stoffe, sogenannte Karzinogene, die das Tumorwachstum fördern. Insgesamt spielt bei etwa einem Drittel aller Krebserkrankungen die Ernährung eine Rolle. Ursache und Wirkung sind aber nur schwer zu ermitteln, da die Zeit bis zum Ausbruch der Krankheit bis zu 30 Jahre betragen kann.

Heilsame Zwiebelgewächse

Knoblauch und Zwiebeln können sich – wie seit langem vermutet – im Kampf gegen den Krebs als wertvolle Verbündete erweisen. Chinesischen Wissenschaftlern zufolge neutralisieren die Zwiebelgewächse krebserregende Stoffe und verringern das Tumorrisiko. Eine Untersuchung hat ergeben, daß bei häufigem Verzehr von Knoblauch und Zwiebeln Magenkrebs deutlich seltener auftritt.

Wie sich Krebs ausbreitet

Wachstum und Vermehrung von Körperzellen folgen normalerweise einer gewissen Ordnung, wobei jeder Zelle eine bestimmte Aufgabe zukommt. Krebszellen hingegen vermehren sich rasch und ohne erkennbares Muster. Ursache dafür sind Karzinogene – Strahlungen, Viren und bestimmte Chemikalien, welche die Gene in einer oder mehreren Zellen verändern. Krebszellen teilen sich schnell, beschränken sich nicht mehr auf ihre Aufgaben und entziehen sich den normalen Kontrollen und Steuerungen des Organismus. Häufig werden sie auch von ihrem Primärstandort über Blut und Lymphe in entfernte Körperregionen transportiert, wo sie Tochtergeschwülste – sogenannte Metastasen – hervorrufen.

Die Rolle der freien Radikale

Auch die FREIEN RADIKALE können eine krebsauslösende Wirkung entfalten. Sie entstehen als Nebenprodukte des Stoffwechsels und sind für den Körper gleichermaßen lebensnotwendig wie lebensgefährlich. Durch Strahlung, Umweltverschmutzung und bestimmte Lebensmittel werden zu viele freie Radikale produziert, die dann die gesunden Zellen schädigen können. Bestimmte Vitamine und Mineralstoffe, die sogenannten ANTIOXIDANTIEN, schützen vor den Schädigungen durch freie Radikale. Über die Nahrung kann man also sowohl krebsauslösende als auch vor Krebs schützende Stoffe aufnehmen. Normalerweise werden veränderte Zellen vom Immunsystem in Schach gehalten. Doch ein beispielsweise durch schlechte Ernährung geschwächtes Immunsystem kommt gegen die Krebszellen nicht mehr an.

Eine allzu fettreiche Ernährung wird in Zusammenhang mit bestimmten Krebsarten wie Magen- und Darmkrebs gesehen, auch wenn Fett eine wichtige Energiequelle ist. Man sollte darauf achten, nicht mehr als 25–30 % des täglichen Energiebedarfs mit Fett zu decken. Als besonders krebsfördernd gelten gesättigte Fettsäuren, die

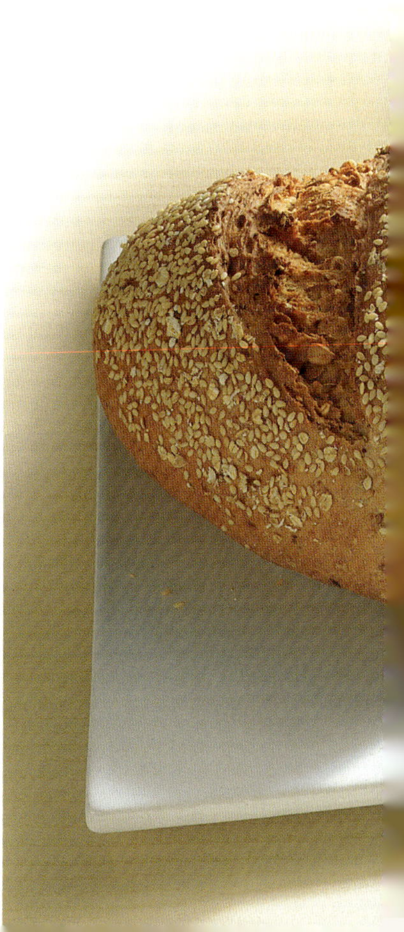

im wesentlichen tierischen Ursprungs sind. Ein Übermaß an tierischen Fetten zwingt die Leber zu einer erhöhten Produktion von Galle. Bei der Verarbeitung der Galle im Darm werden geringe Mengen karzinogener Stoffe erzeugt. Das Risiko wird gemindert, wenn man auf fettes Fleisch verzichtet. Wer wie die Veganer und die Vegetarier ganz auf tierische Produkte verzichtet, hat ein weitaus geringeres Darmkrebsrisiko als die Fleischesser.

Eine fettreiche und ballaststoffarme Ernährung führt nicht nur zu Übergewicht und Verstopfung, sondern sie verändert auch die Verdauungsfunktionen – Faktoren, die das Krebsrisiko erhöhen. So leiden dicke Menschen häufiger unter Gebärmutter-, Gallenblasen- und Brustkrebs.

Ebenso können bestimmte Zubereitungsarten von Speisen krebsfördernd wirken. Beim Braten, Grillen oder Rösten fallen sehr viele karzinogene Stoffe an. Deswegen sollten auch angebrannte Lebensmittel nicht gegessen werden. Weil einige Pilzarten ebenfalls krebserregend wirken können, sollten auf keinen Fall verschimmelte Speisen verzehrt werden.

Bei Frühstücksfleisch und Speck ist ebenfalls Zurückhaltung geboten. Sie enthalten sehr viel Kochsalz und sind mit Nitriten und Nitraten konserviert. Diese verbinden sich mit den Aminen der Nahrungsmittel zu Nitrosaminen, die nachweislich Magenkrebs verursachen können. Vitamin C kann die Nitrosaminbildung im Magen allerdings hemmen.

Die Rolle der Vitamine

Eine ausreichende Versorgung mit den Vitaminen A, C und E ist sehr wichtig. Diese Vitamine sind zugleich Antioxi-

ESSEN SIE VIEL
- *frisches Obst und Gemüse, da sie viel Betacarotin und Vitamin C enthalten*
- *Vollkornprodukte*

ESSEN SIE WENIG
- *Fette, vor allem mit gesättigten Fettsäuren*
- *geräucherte oder gepökelte Nahrungsmittel*
- *Fleisch und Fleischkonserven*
- *gegrillte Speisen*

MEIDEN SIE
- *Tabak*
- *ungeschütztes Sonnenbaden*
- *Alkohol*

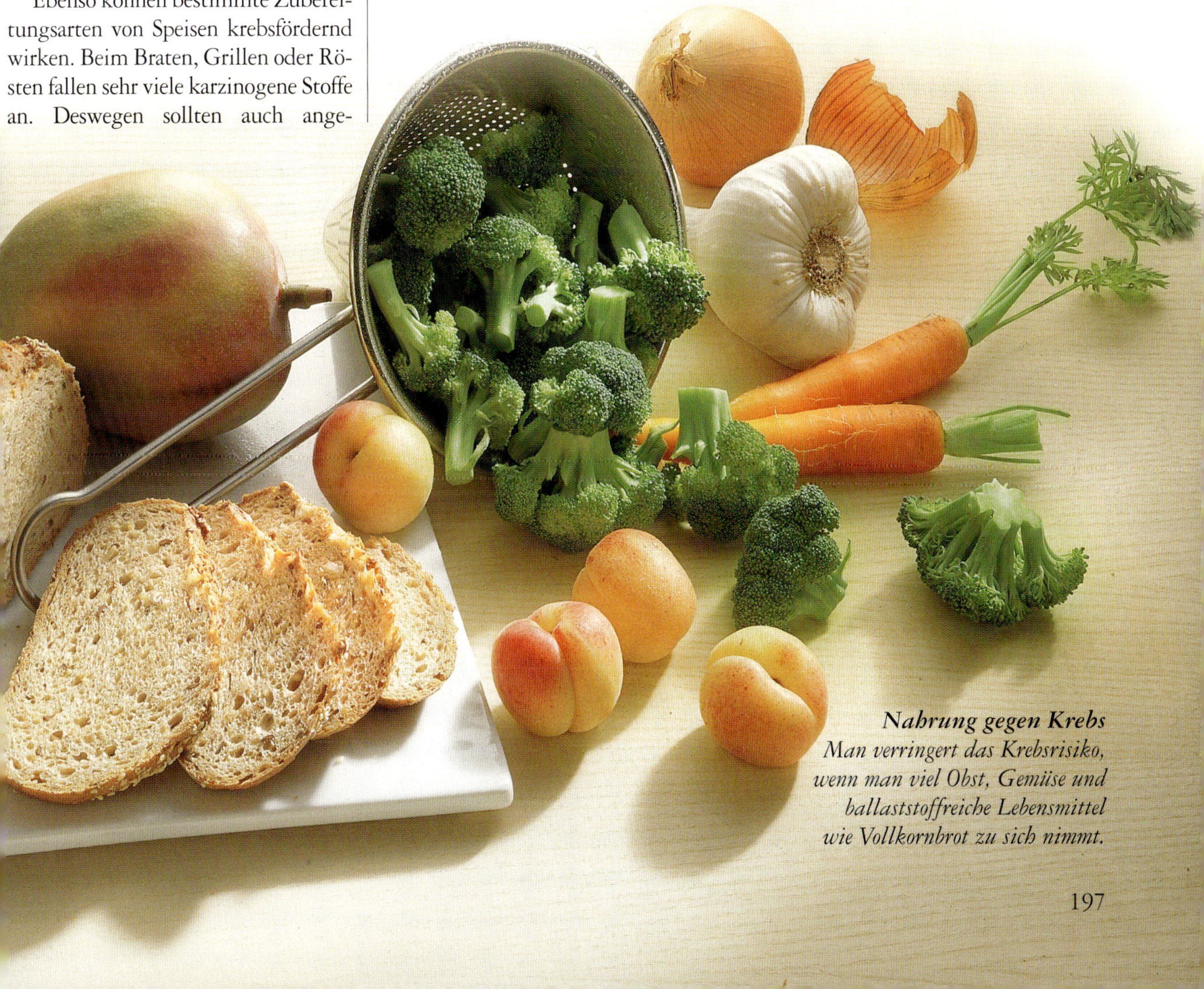

Nahrung gegen Krebs
Man verringert das Krebsrisiko, wenn man viel Obst, Gemüse und ballaststoffreiche Lebensmittel wie Vollkornbrot zu sich nimmt.

dantien und dämmen die verheerende Wirkung der freien Radikale ein. Dem Vitamin A – das reichlich in Innereien und Fischtran vorkommt – werden zudem besondere tumorverhindernde Eigenschaften zugeschrieben. Wer aber beispielsweise wegen des Krebsrisikos bewußt auf tierische Nahrungsmittel verzichtet, sollte zu betacarotinhaltigem Obst und Gemüse greifen, da das Betacarotin im Körper in Vitamin A umgewandelt wird. Neueste Untersuchungen deuten darauf hin, daß betacarotinhaltiges Obst und Gemüse vor Lungen-, Blasen-, Brust-, Gebärmutterhals- und Gebärmutterschleimhautkrebs schützen kann.

Das Spurenelement Selen ist zusammen mit den Vitaminen A, C und E ein wirksamer Schutz gegen die freien Radikale. Es kommt vor allem in Fisch, Fleisch und Milchprodukten vor.

Schützende Ballaststoffe

Ballaststoffreiche Nahrungsmittel bieten einen wesentlichen Schutz gegen die in den westlichen Ländern so häufigen Krebsarten wie Darm-, Prostata-, Gebärmutter- und Brustkrebs, die mit einer fettreichen, ballaststoffarmen Ernährung in Zusammenhang gebracht werden.

Unlösliche Ballaststoffe, beispielsweise aus der Kleie, verhindern, daß sich im Darm Nahrungsreste ansammeln. Dadurch werden die Darmwände vor der Berührung mit möglichen krebserregenden Stoffen geschützt, u. a. auch vor jenen, die bei der bakteriellen Zersetzung der Gallensäure auftreten. Die löslichen Ballaststoffe aus Obst und Gemüse sind ebenfalls wichtig. Durch sie werden über die Verdauung und die Ausscheidung Gifte und Karzinogene aus dem Körper entfernt.

Ein möglicher Durchbruch?

Im Bereich der Krebsforschung hat es in den letzten Jahren viele Fortschritte gegeben. Ein wichtiges Ereignis war die Entdeckung der Verbindung zwischen Brustkrebs und Indolen. Indole sind pflanzeneigene chemische Substanzen, welche die krebsfördernde Wirkung des Hormons Östrogen verringern und dadurch das Brustkrebsrisiko senken. Indole kommen in Rosenkohl, Brokkoli, Kohl und anderen Kreuzblütlergewächsen vor. Derzeit werden auch Sojabohnen und Sojaprodukte wie Tofu auf ihre mögliche Schutzfunktion vor allem gegen Brustkrebs untersucht.

Welche Rolle die Ernährung bei der Krebstherapie spielen kann, ist zumindest in der Schulmedizin nach wie vor umstritten. Ausschlaggebende Faktoren sind dabei das jeweilige Stadium der Krankheit, die Art der Therapie und die Reaktion des Patienten darauf.

Trotz aller Fortschritte in der Medizin fordert die Krankheit weiterhin viele Opfer, nicht zuletzt weil die Menschen immer älter werden.

SONNENBAD MIT RISIKO

Die zweithäufigste Krebsart in Mitteleuropa ist der Hautkrebs. In seiner gefährlichsten Form, dem malignen Melanom, zeigt er die schnellsten Wachstumsraten aller Krebsarten. Obwohl er bei rechtzeitiger Diagnose heilbar ist, sterben dennoch jährlich viele Menschen daran. Das höchste Risiko, an dieser Krebsart zu erkranken, haben hellhäutige und rothaarige Menschen. Gefährdet ist ebenso, wer sich im Urlaub lange und intensiv der Sonne aussetzt. Aber auch in unseren Breitengraden sind Sonnentage mit einer frischen Brise nicht ungefährlich. Betacarotin, das im Körper zu Vitamin A umgewandelt wird, bietet möglicherweise einen gewissen Schutz vor Sonnenbrand, weil es die Wirkung des Sonnenlichtes auf die Haut verändert. Auf gute Sonnencremes mit hohem Lichtschutzfaktor und andere Vorsorgemaßnahmen sollte man jedoch nicht verzichten.

DER GRÖSSTE FEIND DER LYMPHDRÜSEN

Die Hodgkin-Krankheit ist eine seltene Krebserkrankung im lymphatischen Gewebe, vor allem in den Lymphknoten und in der Milz, die wichtige Bestandteile des Immunsystems sind. Betroffen sind hauptsächlich junge und ältere Männer. Die Ursache ist nach wie vor unbekannt. Neuesten Untersuchungen zufolge gibt es allerdings eine Verbindung zum Epstein-Barr-Virus, das als Erreger des Pfeiffer-Drüsenfiebers bekannt ist. Das häufigste Anzeichen der Hodgkin-Krankheit ist das schmerzlose Anschwellen einer Gruppe von Lymphknoten besonders in den Achselhöhlen oder am Hals. Die Krankheit wird durch Fieber, allgemeines Unwohlsein, Gewichtsverlust und Nachtschweiß begleitet. Je weiter sie fortschreitet, desto mehr wird das Immunsystem geschwächt, und bereits sonst harmlose Infektionen können lebensbedrohliche Komplikationen hervorrufen.

Wird die Erkrankung frühzeitig erkannt, kann eine ausgewogene, die körpereigene Abwehr stärkende Ernährung neben einer medikamentösen Behandlung die Überlebenschancen deutlich erhöhen. Wenn man die genannten Krankheitszeichen an sich bemerkt, sollte man sofort einen Arzt aufsuchen.

DER ZUSAMMENHANG ZWISCHEN ERNÄHRUNG UND KREBS

Die Fortschritte in der Medizin und das wachsende Verständnis für die Schutz- und Heilfunktion von Vitaminen haben für viele Krebspatienten neue Hoffnungen gebracht. Doch Krebs ist eine sehr komplexe und vielschichtige Krankheit, die meist nicht nur auf einer Ursache beruht. Zwar stehen bei zwei Drittel aller Krebsarten Auslöser in Verdacht, die nichts mit der Ernährung zu tun haben; so scheint z. B. die Entstehung von Gebärmutterhalskrebs durch ein Virus bedingt zu sein. Doch bei einem Drittel der Krebsarten spielen Ernährungsfaktoren offensichtlich eine entscheidende Rolle, sei es, daß wesentliche Nährstoffe in der Ernährung fehlen, sei es, daß bestimmte Lebensmittel übermäßig konsumiert wurden. Wer auf dem Schaubild den roten Blättern folgt, kann dem Zusammenhang zwischen Ernährung und der Entstehung von Krebs auf die Spur kommen.

Es gibt einen Zusammenhang zwischen Rauchen, niedrigem Vitamin-C-Spiegel und Gebärmutterhalskrebs.

Zuwenig Vitamin B_6 erhöht das Risiko von Gebärmutterhalskrebs. Rauchen zehrt die Körperreserven der Vitamine des B-Komplexes auf.

Patientinnen mit Gebärmutterhalskrebs haben oft einen niedrigen Folsäurespiegel. Die Ausbreitung möglicher Krebszellen kann durch Folsäurepräparate vermindert werden. Alkohol zerstört Thiamin und Folsäure.

Reichlicher Verzehr von Obst und Gemüse kann gegen viele Krebsarten schützen.

Vegetarier leiden seltener an Darmkrebs. Die vegetarische Ernährung zeichnet sich durch viel Ballaststoffe, wenig gesättigte Fettsäuren und viel Obst und Gemüse aus.

Rauchen kann zu Lungenkrebs führen. Es steht auch im Verdacht, andere Krebsarten im Mund, im Rachen und in der Speiseröhre mit zu verursachen.

Ein niedriger Vitamin-C-Gehalt im Körper wird mit Speiseröhren- und Kehlkopfkrebs in Verbindung gebracht. Rauchen und Alkohol erschöpfen die Körperreserven an Vitamin C.

Ein hoher Alkoholkonsum erhöht das Risiko, an Mund-, Speiseröhren-, Rachen-, Kehlkopf- und Leberkrebs zu erkranken.

Eine zu geringe Aufnahme an Betacarotin wird dafür verantwortlich gemacht, daß Kehlkopf-, Lungen-, Magen-, Dickdarm- und Blasenkrebs zunehmen.

Eine ballaststoffreiche Ernährung kann vor den in den westlichen Industrieländern häufigen Krebsarten schützen.

Die Fleischkonservierungsstoffe Nitrat und Nitrit reagieren mit Nahrungsbestandteilen und bilden im Magen Nitrosamine, die als eine Ursache für Magenkrebs gelten.

Ausreichend Vitamin C in der Ernährung verhindert die Bildung karzinogener Nitrosamine.

Nitrate und Nitrite werden z. B. bei gepökeltem und geräuchertem Speck und Pökelfleisch verwendet.

Die Magenkrebsrate ist besonders hoch in Ländern, in denen viel geräucherte, sauer eingelegte und gesalzene Nahrungsmittel verzehrt werden. Oft mangelt es außerdem in der Ernährung an Vitamin C.

Brust-, Gebärmutterhals- und Gallenblasenkrebs treten häufiger bei übergewichtigen als bei schlanken Menschen auf.

Eine fettreiche Ernährung ist ein wesentlicher Faktor bei Dickdarm- und Mastdarmkrebs.

LAMMFLEISCH

VORTEILE

- *Hoher Eiweißgehalt*
- *Enthält die meisten Vitamine des B-Komplexes*
- *Liefert viel Zink und Eisen*

NACHTEILE

- *Fette Stücke sind reich an gesättigten Fettsäuren und Energie*
- *Keine 100%ige Sicherheit vor BSE*

Lamm zählt zu den fettesten Fleischsorten. Sein Gehalt an gesättigten Fettsäuren kann je nach Alter, Rasse und Stück stark schwanken.

Mit modernen Zuchtmethoden hat man allerdings Rassen entwickelt, deren Fleisch weitaus magerer ist als das in früheren Zeiten.

Erstklassiges Fleisch junger Lämmer ist fein strukturiert, rosabräunlich und mit weißem Fett marmoriert. Im Sommer nimmt das Fleisch eine etwas dunklere Färbung an.

Wegen des Vorkommens der Prionenerkrankung Scrapie bei Schafen stufen Experten Lammfleisch nicht als sicher ein und warnen vor dessen Verzehr. Wer es sich jedoch weiterhin schmecken lassen will, sollte Fleisch von heimischen Schafen bevorzugen.

Wichtig: das richtige Stück

Der Fettgehalt richtet sich nach dem Stück und der Zubereitungsart. Zum Braten beispielsweise ist das von feinen Fettadern durchzogene Nackenfleisch sehr gut geeignet. Am magersten ist die Keule, am fettesten sind Schulter und Rücken. 100 g gebratene Lammkeule birgt 800 kJ (191 kcal) und 8 g Fett, während 100 g gegrillte Lammkoteletts 1160 kJ (276 kcal) und 22 g Fett enthalten.

Lammfleisch ist eiweißreich und besitzt die meisten Vitamine des B-Komplexes in ausreichenden Mengen, die u.a. für eine gesunde Entwicklung des Nervensystems nötig sind. Es liefert darüber hinaus Zink und Eisen.

LAUCH

VORTEILE

- *Reich an Kalium und Folsäure*

NACHTEILE

- *Kann Blähungen verursachen*

In der traditionellen Volksmedizin wurden mit Lauch viele Leiden behandelt, angefangen von Halsschmerzen bis hin zu Gicht und Nierensteinen.

Gartenfrisch *Lauch muß vor dem Kochen gründlich gesäubert werden, da sich zwischen seinen Blattschichten reichlich Sand oder Erde ablagert.*

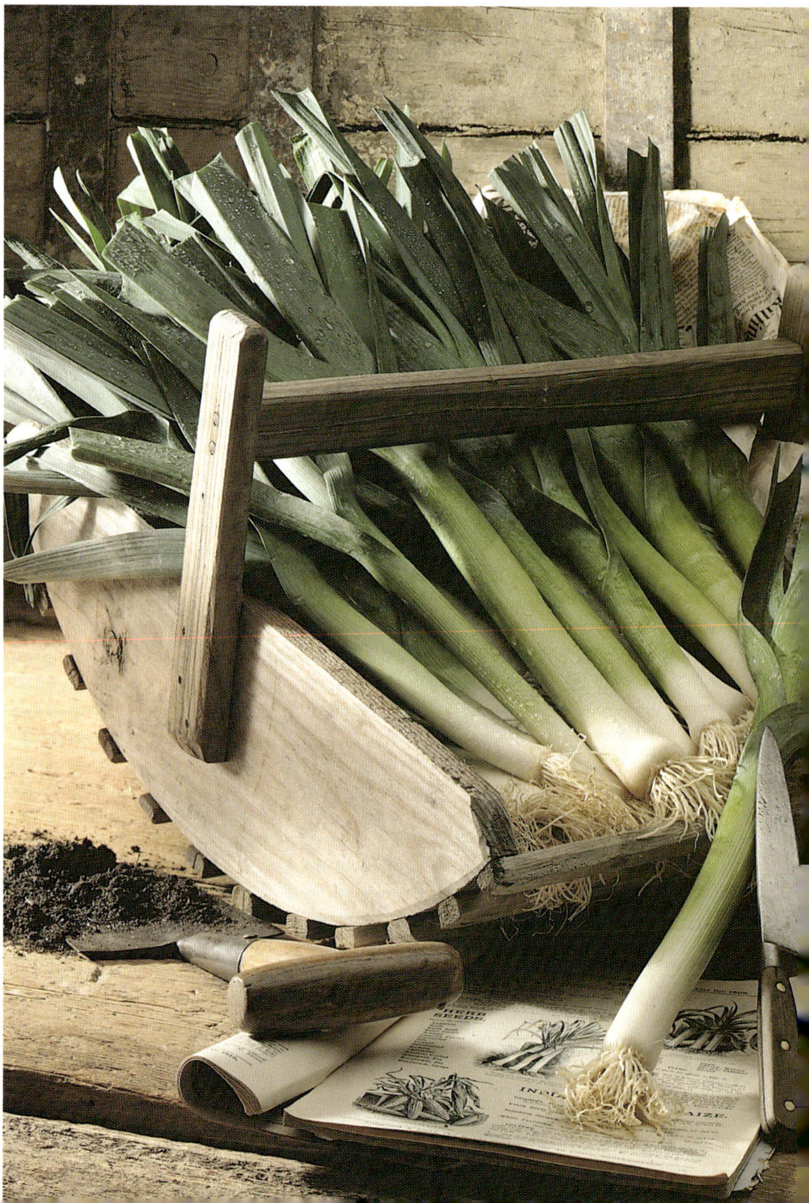

Der Kaliumgehalt des Lauchs – eine Stange entspricht einem Achtel des täglichen Bedarfs eines Erwachsenen – unterstützt die Nierentätigkeit und wirkt harntreibend. Eine Portion gekochter Lauch liefert zudem fast ein Drittel der empfohlenen Tagesmenge an Folsäure.

Lauch gehört zur gleichen Familie wie Knoblauch oder Zwiebeln und hat viele ähnliche Eigenschaften. Bei empfindlichen Menschen kann er eine akute Hautentzündung (Kontaktdermatitis) auslösen, und auch seine blähende Wirkung ist von alters her bekannt.

LEBENSMITTELVERGIFTUNG

Viele Menschen ziehen sich irgendwann einmal in ihrem Dasein eine Lebensmittelvergiftung zu, die durch Bakterien oder Viren verursacht wird. Bakterien finden sich auf fast allen Nahrungsmitteln und vermehren sich bei falscher Lagerung der Waren sehr rasch. In warmer Umgebung verderben viele Speisen bereits in $1\,^1/_2$ Stunden; daher treten Lebensmittelvergiftungen auch wesentlich häufiger bei warmem als bei kaltem Wetter auf.

Besonders gefährlich sind z. B. nicht ausreichend gegartes Fleisch und Geflügel, unpasteurisierte Milchprodukte und rohe bzw. weichgekochte Eier. Schwangere sollten auch keine Pasteten und Weichkäse wie Brie oder Camembert essen, da der Fetus durch das Bakterium *Listeria monocytogenes* geschädigt werden kann.

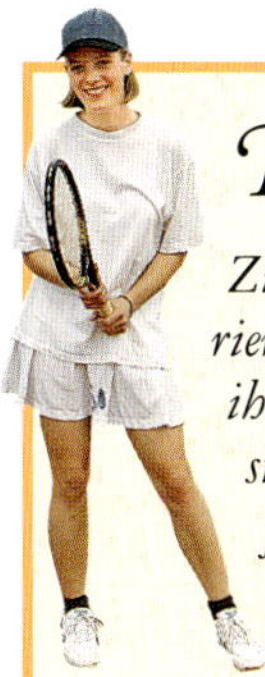

Fallbeispiel

Zu Beginn von Lisas Karriere als Tennisprofi ließen ihre Freunde eine Party steigen. Am nächsten Tag fühlte sich Lisa krank und hatte Kopfschmerzen. Ihr erster Gedanke war, daß sie zuviel Wein getrunken hätte. Im Lauf des Vormittags mußte sie sich ein paarmal übergeben; ihr war heiß, und der Magen schmerzte. Schließlich stellte sich auch noch heftiger wäßriger Durchfall ein. Lisa ging zum Arzt; die Laboruntersuchung ergab Salmonellen. Sie erinnerte sich an die weichgekochten Eier, die sie auf der Party verzehrt hatte – höchstwahrscheinlich die Ursache des Übels. Lisa blieb nichts anderes übrig, als sich auszuruhen, viel zu trinken und der Krankheit ihren Lauf zu lassen. Nach 2 Tagen ging es ihr schon besser, und bald darauf konnte sie auch wieder Tennis spielen.

Das Risiko verringern

Lebensmittel werden vor allem durch Verunreinigung mit Krankheitserregern aus dem Fäkal- und Nasenbereich verdorben. Oberstes Gebot ist daher das Händewaschen, bevor man Lebensmittel anfaßt; außerdem sollte man sich auch nicht die Nase putzen, während man mit Nahrungsmitteln hantiert. Haustiere sind ebenfalls Bakterienträger und haben deshalb in der Küche und am Eßtisch nichts zu suchen. Während der warmen Jahreszeit ist die richtige Lagerung von Lebensmitteln besonders wichtig. Die Temperatur im Kühlschrank sollte zwischen 0 und 5 °C liegen; ferner ist auf das Verfallsdatum der Lebensmittel zu achten, die innerhalb der angegebenen Frist verbraucht werden müssen. Nahrungsmittel, die unangenehm aussehen, riechen oder schmecken, gehören in den Abfall.

Nicht alle Bakterien kann man am Geruch oder am Aussehen erkennen. Deshalb ist es wichtig, die Speisen sorgfältig zu kühlen sowie sie hygienisch und bei entsprechender Temperatur zuzubereiten.

Risikoreiche Nahrungsmittel

Vor allem Schwangere, alte Menschen, Kinder, chronisch Kranke sowie Aids- und Krebspatienten sollten bei folgenden Lebensmitteln besonders vorsichtig sein:

Eier sind häufig Salmonellenträger und damit eine der wesentlichsten Ursachen für Lebensmittelvergiftungen, die Bauchkrämpfe und Erbrechen hervorrufen. Die Bakterien entwickeln sich in Eiercremes, Salaten und anderen Gerichten mit rohen oder weichgekochten Eiern, vor allem wenn die Speisen nicht gekühlt werden. Salmonellen sterben ab, wenn man die Eier 7 Minuten kocht, 5 Minuten pochiert oder auf beiden Seiten je 3 Minuten brät. Gerichte mit rohen Eiern wie frisch zubereitete Mousse, Mayonnaise oder Sauce hollandaise sollte man vermeiden.

Geflügel ist ebenfalls oft mit Salmonellen und Campylobacter-Erregern verseucht; die Bakterien verursachen bis zu 5 Tage lang KOPFSCHMERZEN, Erbrechen und DURCHFALL. Huhn und Pute sollte man im Kühlschrank oder in der Speisekammer auftauen (niemals auf dem Küchentisch, denn dort ist es generell zu warm) und bei der Zubereitung auf mindestens 80 °C erhitzen. Das Fleisch darf nicht gegessen werden, wenn es noch rosa oder blutig ist. Sticht man in den dicksten Teil des Schenkels hinein, muß der herauslaufende Saft klar sein. Auch wenn man mit rohem Fleisch oder Geflügel sehr umsichtig umgeht, ist eine Übertragung von Bakterien auf andere Speisen, die unter Umständen nicht erhitzt werden, kaum zu vermeiden. Auf keinen Fall darf man nach der Vorbereitung von Geflügel das Händewaschen vergessen.

Was ist die Ursache der Vergiftung?

Bei Verdacht auf eine Lebensmittelvergiftung sollte man versuchen, sich daran zu erinnern, wann man etwas Bedenkliches gegessen hat; auf diese Weise läßt sich vielleicht der Krankheitserreger bestimmen. Bei Fieber oder anhaltenden Beschwerden sollte man unbedingt einen Arzt aufsuchen.

Bakterien	**Symptome**
BACILLUS CEREUS	
Aerob wachsende sporenbildende Stäbchen, die meist in gekochtem Reis vorkommen, der warm gehalten oder ungenügend erhitzt wurde	Starkes Erbrechen innerhalb von 1–6 Stunden nach dem Verzehr von Reis oder später einsetzender Durchfall. Rasche Erholung
CAMPYLOBACTER JEJUNI	
Infektionsquellen der spiralig gebogenen Stäbchen können Rohmilch, Wasser oder Blut von rohem Geflügel sein.	Fieber, Bauchschmerzen, Übelkeit, gelegentlich blutiger Durchfall; Symptome zeigen sich nach 2–6 Tagen und dauern 1–10 Tage an.
CLOSTRIDIUM BOTULINUM (BOTULISMUS)	
Anaerob lebende Stäbchen, die sehr hitzeresistente Sporen bilden. Ihr starkes Gift findet sich z. B. in ungenügend sterilisierten Konserven.	Innerhalb von 18–36 Stunden kommt es zu Sprach- und Sehstörungen, Schluckbeschwerden, Lähmungen und Atemnot.
CLOSTRIDIUM PERFRINGENS	
Unbewegliche Stäbchen, die während der Versporung im Darm Toxine bilden und freisetzen. Kontaminierte Nahrungsmittel sind u. a. Hackfleisch, Fleischpastete und Geflügelsalat.	Bauchkrämpfe, Durchfall, Kopfschmerzen, gelegentlich auch Erbrechen. Inkubationszeit zwischen 6–12 Stunden; Krankheit ist gewöhnlich selbstheilend und klingt nach etwa 1 Tag ab.
ESCHERICHIA COLI (E. COLI)	
Wird in viele Typen (Stämme) unterteilt. Infektionsquellen sind vor allem Hackfleischprodukte in Verbindung mit mangelhafter Hygiene.	Erbrechen und heftiger, oft blutiger Durchfall. Symptome treten innerhalb von 12–72 Stunden auf und dauern bis zu 10 Tage.
LISTERIA MONOCYTOGENES	
Stäbchenförmige, sporenlose Bakterien, die bei niedrigen Temperaturen (4 °C) wachsen und durch Kontakt mit Haustieren und Vieh übertragen werden. Häufig in Rohmilch zu finden	Plötzliche grippeähnliche Symptome zwischen 4 Stunden und mehreren Tagen nach der Infektion. Sehr gefährlich für Schwangere, Neugeborene und immungeschwächte Personen
SALMONELLEN	
Stäbchenförmige Bakterien, die bevorzugt an Fleisch (Geflügel), Eiern und Speiseeis zu finden sind. Starke Vermehrung bei Raumtemperatur	Akuter Brechdurchfall mit zahlreichen wäßrigen Entleerungen innerhalb von 8–36 Stunden. Häufig kommt es zu Gruppenerkrankungen.
STAPHYLOCOCCUS AUREUS	
Sporenlose, kugelige Bakterien, die sich in Nahrungsmitteln wie Milch- oder Fleischprodukten vermehren und Toxine ausscheiden.	Leibschmerzen, Übelkeit, Erbrechen, Durchfall und mitunter Kreislaufstörungen innerhalb von wenigen Minuten bis zu 6 Stunden

Füllungen können die Bakterien, die in rohem Fleisch leben, aufnehmen, denn beim Garen wird im Inneren des Geflügels selten die nötige Sicherheitstemperatur erreicht. Daher sollte man das Geflügel erst unmittelbar vor der Zubereitung füllen und dann nochmals nachwiegen, um die notwendige Gardauer zu bestimmen. Die Füllung kann auch gesondert angebraten werden. Am besten mißt man die Temperatur vor dem Verzehr mit einem Fleischthermometer – sie sollte mindestens 75 °C betragen.

Schweine- und Rindfleisch können Salmonellen und andere Bakterien enthalten. Schweinefleisch sollte niemals rosa gegessen werden, da es von Trichinen, parasitären Würmern, befallen sein kann. Das Fleisch sollte mindestens auf 75 °C erhitzt werden. Tatar birgt ein hohes Risiko, da es aus rohem Rindfleisch und rohen Eiern besteht. Es kann Träger von Salmonellen, Koli- und anderen Bakterien sein. Bei verpacktem Hackfleisch müssen Herstellungs- und Verbrauchsdatum identisch, bei Rind- und gemischtem Hackfleisch muß der Schlacht- und Verarbeitungsbetrieb aus dem Etikett ersichtlich sein.

Weichkäse, nicht pasteurisierte Milch und Sahne, rohe Krautgerichte, Salate, unzureichend gekochte und dann gekühlte Speisen und Pasteten können mit *Listeria monocytogenes* verseucht sein. Die Symptome der Listeriose ähneln einer Grippe, in schweren Fällen mit Hautentzündung. In der SCHWANGERSCHAFT kann es zu einer Fehlgeburt oder Schädigung des Fetus kommen.

Meeresfrüchte wie Muscheln, Austern oder Garnelen können recht gefährliche Vergiftungssymptome herbeiführen. Ursache sind häufig toxinbildende Algen, von denen sich die Schaltiere ernähren. Verdorbene Makrelen, Heringe und Thunfisch, vor allem wenn er roh als Sushi verzehrt wird, können eine sogenannte Makrelenvergiftung verursachen. Sie äußert sich in einem

LEBENSMITTELVERGIFTUNG: WAS TUN, WAS LASSEN?

- Man sollte bedenken, daß sich auf allen Lebensmitteln Bakterien befinden und somit jede Speise mit Erregern verseucht sein kann.
- Bevor man Lebensmittel zubereitet, sollte man sich die Hände waschen und Verletzungen mit einem Pflaster abdecken.
- Die Füllung in gekochtem Geflügel sollte man vor dem Einfrieren entfernen.
- Für rohes Fleisch, Geflügel und Fisch sollte man ein eigenes Schneidebrett benutzen sowie gekochte und rohe Speisen immer getrennt aufbewahren.
- Fleisch sollte ausreichend gegart werden; vorgekochte Speisen sind gründlich zu erhitzen und nie mehr als einmal aufzuwärmen.
- Fertige Gerichte sollte man nicht über längere Zeit bei geringer Hitze warm halten, da sich Bakterien in diesem Klima rasch vermehren.

pfefferartig-scharfen Brennen im Mund, Durchfall, Erbrechen, Hitzewallungen, Kopfschmerzen und einem feuerroten Ausschlag.

Was kann man im Notfall tun?

Der Zeitraum, in dem sich die Anzeichen einer Lebensmittelvergiftung zeigen, reicht von wenigen Minuten bis zu ein paar Tagen nach dem Verzehr der verdorbenen Speise. Typische Symptome sind Übelkeit, Magenschmerzen, Erbrechen, Durchfall und manchmal Fieber und Kopfschmerzen. In den meisten Fällen sind die Beschwerden zwar unangenehm, aber nicht lebensbedrohlich. Eine Ausnahme ist der Botulismus, eine seltene Form der Lebensmittelvergiftung, die z.B. nach dem Verzehr von Wurstkonserven auftreten kann und sofortige ärztliche Behandlung verlangt.

Erbrechen ist die natürliche Reaktion des Körpers, sich der verdorbenen Nahrung zu entledigen. Daher sollte man den Brechreiz eher fördern als unterdrücken. Die Hauptgefahr einer Lebensmittelvergiftung besteht – vor allem bei jungen oder kranken Menschen – in der Dehydrierung, d.h. der Austrocknung des Körpers und dem damit verbundenen Verlust wesentlicher Mineralstoffe. Flüssigkeit, Salz und Zucker müssen umgehend ersetzt werden. Solange die Symptome anhalten, sollte man schluckweise eine verdünnte Zucker-, Traubenzucker- oder Honiglösung trinken, bei starkem Flüssigkeitsverlust abgekochtes Wasser mit etwas Salz. Kamillentee ist heilsam und wohltuend für den Magen.

Wenn man erbrochen hat, ist der Wunsch nach Essen zunächst nicht besonders groß. Doch sobald man sich etwas besser fühlt, hilft eine Banane, den sauren Magen zu beruhigen; etwas Joghurt mit Lebendkulturen baut die Darmflora wieder auf. Mit einer leichten Kost kehren die Kräfte bald zurück. In den ersten 24–48 Stunden ist eine Diät aus Bananen, Reis, Äpfeln und Toast empfehlenswert.

LEBENSMITTEL-ZUSATZSTOFFE

Daß Lebensmittel in großen Mengen, mit ausreichender Haltbarkeit, ansprechendem Aussehen bzw. Geschmack und in großer Auswahl angeboten werden können, ist erst durch Hilfsstoffe, die sogenannten Lebensmittezusatzstoffe, möglich geworden. Doch sie geraten zunehmend in Mißkredit, und immer häufiger fragt man sich, ob die verwendeten Substanzen tatsächlich unschädlich sind. Siehe DER NATUR NACHHELFEN, S. 206.

LEBERSTÖRUNGEN

ESSEN SIE VIEL
- ▶ *Zitrusfrüchte*
- ▶ *Leber und Fisch*
- ▶ *grünblättriges Gemüse und Obst*

ESSEN SIE WENIG
- ▶ *fettes Fleisch und Vollmilchprodukte*
- ▶ *Zucker*

TRINKEN SIE WENIG
- ▶ *Kaffee und Tee*

MEIDEN SIE
- ▶ *Alkohol*
- ▶ *scharf gewürzte Speisen*

Der Schlüssel zu einer gesunden Leber ist eine fettarme Ernährung und ein weitgehender Verzicht auf Alkohol und Zucker. Die Leber liegt im Schutz der Rippen im rechten Oberbauch. Sie gehört zu den größten Organen des Körpers und erfüllt über 500 Aufgaben, darunter mindestens 22 lebensnotwendige Funktionen. Darüber hinaus ist die Leber die wichtigste Entgiftungsstation des Körpers; sie entfernt Gifte, Arzneimittel, Nicotin und Alkohol aus dem Blutkreislauf und neutralisiert sie.

Weitere Funktionen der Leber sind, Glucose in Form von Glykogen zu speichern, den Blutzuckerspiegel aufrechtzuerhalten und wichtige Proteine zu bilden. Überschüssige Aminosäuren, die als Nebenprodukte bei der Eiweißverdauung anfallen, werden zu Harnstoff abgebaut, der wiederum über die Nieren ausgeschieden wird. Die Leber produziert auch die Galle, die in der Gallenblase gesammelt und in den Zwölffingerdarm abgegeben wird, wo sie Fette in winzige, leichtverdauliche Kügelchen aufspaltet.

All diese Funktionen sind bei schweren Lebererkrankungen beeinträchtigt. Meist sind solche Störungen die Folge einer virusbedingten Leberentzündung oder werden durch Suchtmittel wie Alkohol hervorgerufen. Bei einer chronischen Leberentzündung vernarbt das Gewebe, und es entsteht eine LEBERZIRRHOSE.

Auch wenn die Leber eine beachtliche Fähigkeit zur Regeneration besitzt, können die Auswirkungen eines langfristigen starken Alkoholmißbrauchs ein Leberversagen zur Folge haben. Anzeichen für eine chronische Schädigung sind GELBSUCHT, FIEBER, Haarausfall, ein aufgetriebener Bauch und gelbe Fettablagerungen in den oberen Augenlidern.

Um die Belastung der Leber zu verringern, muß die Ernährung möglichst arm an Fett, Alkohol und Zucker sein; auch der Genuß von Tee und Kaffee sollte eingeschränkt werden. Scharf gewürzte Speisen muß man ebenfalls meiden, da sie die Leber zusätzlich belasten.

Im Verlauf einer Lebererkrankung erschöpfen sich die Vorräte des Körpers an Vitamin B_{12} und Folsäure. Beide Stoffe können außer in der SCHWANGERSCHAFT über die Leber aufgenommen werden. Vitamin B_{12} ist zudem in Fisch und Milchprodukten enthalten, während grünes Gemüse und frisches Obst reich an Folsäure sind. Viel Vitamin C, das vor allem in Zitrusfrüchten vorkommt, kann ebenfalls zum Erholungsprozeß beitragen, indem es die geschwächten Entgiftungsfunktionen der Leber unterstützt.

Der Saft von roter Bete, Möhren und Zitronen vermag den Gallenfluß anzuregen und begünstigt damit gleichzeitig die Ausscheidung von Schlacken aus dem Körper.

Wer an einer Lebererkrankung leidet, muß auf Alkohol verzichten. Die Menge, die ein Erwachsener täglich trinken kann, ohne gesundheitliche Schäden zu riskieren, liegt für Frauen bei 20 g und für Männer bei 40 g.

LEBERZIRRHOSE

ESSEN SIE VIEL
- *Kohlenhydrate wie Kartoffeln, braunen Reis, Vollkornbrot und Nudeln*
- *frisches Obst und Gemüse*

ESSEN SIE WENIG
- *fette Nahrungsmittel*
- *Salz*

MEIDEN SIE
- *Alkohol*
- *stark gewürzte und sauer eingelegte Nahrungsmittel*
- *gegrillte Speisen*

Bei einer Leberzirrhose sterben die Zellen der Leber ab. Die Krankheit ist lebensgefährlich und der entstandene Schaden irreparabel. Mit einer sorgfältig zusammengestellten, kohlenhydratreichen Kost kann aber zumindest einer weiteren Verschlechterung Einhalt geboten werden.

Der erste Schritt ist ein vollkommener Alkoholverzicht. Bei einer alkoholbedingten Zirrhose ist die Fähigkeit des Körpers, die lebenswichtigen Vitamine und Mineralstoffe aufzunehmen und zu speichern, mit Sicherheit gestört. Die Betroffenen müssen viele Kohlenhydrate aufnehmen, um die verlorengegangenen Nährstoffe und den eventuellen Gewichtsverlust zu ersetzen. Daher sollte der Speiseplan viel Reis, Kartoffeln, Vollkornbrot, Nudeln, dazu Gemüse, frisches Obst sowie etwas Fisch, Eier und Magermilchprodukte enthalten, um auch das ganze Spektrum der Nährstoffe abzudecken.

Die geschädigte Leber eines Zirrhosepatienten kann meistens keine großen Mengen an Fett bewältigen, da sie die Galle, die zur Fettverdauung notwendig ist, kaum mehr zu produzieren vermag. Kleine Portionen Geflügel, Fisch, mageres rotes Fleisch und Sojaprodukte versorgen den Körper mit fettarmem Eiweiß. Vermeiden sollte man fettes Fleisch und Vollmilchprodukte, so die meisten harten Käsesorten. Außerdem ist die Fähigkeit, Medikamente und andere chemische Stoffe zu verarbeiten, wie sie in sauer eingelegten und stark gewürzten Speisen vorkommen, bei einer kranken Leber eingeschränkt. Diese Gerichte sind also untersagt. Das gleiche gilt für gegrillte Speisen, da sie unter Umständen giftige Stoffe enthalten.

Eine fortgeschrittene Leberzirrhose ist häufig von Ödemen begleitet, allgemein als Wassersucht bekannt. Der starke Flüssigkeitsstau läßt das Gewebe an einzelnen Stellen oder im ganzen Körper anschwellen. Der Patient sollte dann unbedingt den Salzkonsum einschränken.

Ursachen und Symptome

Die häufigste Ursache für eine Zirrhose ist anhaltender Alkoholmißbrauch. Eine Virushepatitis, Unterernährung und eine chronische Entzündung oder

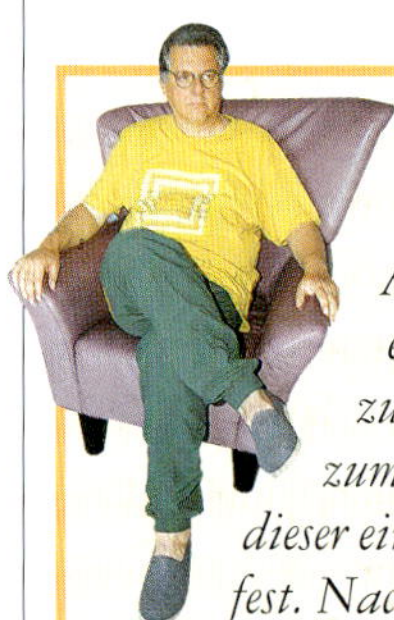

Fallbeispiel

Als Martin wegen einer Schnittverletzung an der Hand zum Arzt ging, stellte dieser eine vergrößerte Leber fest. Nach seinem Alkoholkonsum befragt, erklärte Martin, daß er sich abends gewöhnlich zwei bis drei Gin Tonic genehmige, um den Streß im Beruf besser bewältigen zu können; zum Essen trinke er anschließend Wein. Die Blutuntersuchungen ergaben eine irreversible Schädigung der Leber, und Martin schwor sich daraufhin, nie wieder einen Tropfen zu trinken. Dadurch konnte er das Fortschreiten des Leidens aufhalten.

Verstopfung der Lebergänge sind weitere Auslöser.

Mit fortschreitender Krankheit kommt es zu einem knotigen Umbau des normalerweise weichen Lebergewebes, und die Giftstoffe aus dem Blut können nicht mehr so gut abgebaut werden. Der Patient fühlt sich elend und leidet häufig unter einem aufgeblähten Oberbauch, unter VERSTOPFUNG oder DURCHFALL, Erbrechen, APPETITLOSIGKEIT und Gewichtsverlust. In manchen Fällen kommt eine GELBSUCHT hinzu.

In fortgeschrittenem Stadium wird die Zirrhose nicht nur von Ödemen, sondern häufig auch von BLUTARMUT begleitet. Da die Krankheit außerdem den Gerinnungsprozeß des Blutes verlangsamt, können sich Verletzungen als problematisch erweisen.

LEUKÄMIE

ESSEN SIE VIEL

- *frisches Obst und Gemüse*
- *Vollkornprodukte, Weizenkeime, Nüsse und Hülsenfrüchte*
- *Fisch*

MEIDEN SIE

- *Speisen, die mit Bakterien oder Viren verseucht sein könnten wie Meeresfrüchte, Rohmilchprodukte und nicht ausreichend gegartes Fleisch*
- *Rauchen*
- *Alkohol*

Sowohl die akute als auch die chronische Form der Leukämie ist durch eine übermäßige Produktion weißer Blutkörperchen gekennzeichnet. Die Symptome beider Formen sind Blutungen aus Nase, Zahnfleisch, Magen und Enddarm, Schmerzen im Oberbauch, BLUTARMUT, Fieber und verstärkte Anfälligkeit für blaue Flecken und Infektionskrankheiten. Die Behandlung besteht in der Regel in einer Chemotherapie oder Strahlenbehandlung oder in einer Kombination von beidem.

Es gibt zwar kein spezielles Nahrungsmittel, das Leukämie heilen könnte, doch kann die Lebensqualität des Patienten verbessert und so manche Auswirkung der Krankheit in Schach gehalten werden, wenn sich der Betroffene auf eine gesunde, vielfältige Ernährung umstellt. Empfehlenswert sind deshalb viel frisches Obst, Gemüse und Vollkornprodukte sowie mäßige Mengen an ungesättigten Fettsäuren und Eiweiß in Form von Fisch, magerem Fleisch und Hülsenfrüchten.

Erdbeeren, schwarze Johannisbeeren, Zitrusfrüchte, Guaven, Brokkoli, Blumen- und Rosenkohl sind durchweg reich an Vitamin C, das die Anfälligkeit für Sekundärinfektionen verringert. Um eine ausreichende Zufuhr an Vitaminen des B-Komplexes zu sichern – diese sind notwendig, damit der Körper Nahrung in Energie umwandeln kann –, sollten Leukämiepatienten Weizenkeime, Vollkornprodukte, braunen Reis, Hülsenfrüchte und Bierhefe zu sich nehmen.

Weil die Betroffenen sehr anfällig sind, müssen sie vorsichtig mit Speisen sein, die möglicherweise von Bakterien oder Viren verdorben sind (siehe LEBENSMITTELVERGIFTUNG). Rohe Eier, Meeresfrüchte, Wild, unpasteurisierte Milchprodukte, Weichkäse oder halbgares Fleisch, vor allem Geflügel, können gefährlich sein und sollten gemieden werden.

Auch das Rauchen ist zu unterlassen, denn es entzieht dem Körper Nährstoffe. Da einige der Arzneimittel gegen Leukämie den Abbau von Alkohol im Körper beeinträchtigen, sollte man auf das Rauschmittel am besten ganz verzichten, zumal es ebenso wie das Rauchen die Vitamin-C-Reserven des Körpers aufbraucht.

LUNGEN-EMPHYSEM

ESSEN SIE VIEL

- *Speisen, die reichlich Vitamin C enthalten wie Zitrusfrüchte und schwarze Johannisbeeren*
- *Betacarotin, etwa in Möhren, Aprikosen und Spinat*
- *Vitamin-E-reiche Nahrungsmittel, beispielsweise Vollkornprodukte und Sonnenblumenöl*

MEIDEN SIE

- *Rauchen*

Starke Raucher und Menschen, die in verschmutzter Luft leben oder arbeiten müssen, sind von dieser fortschreitenden, unheilbaren Lungenkrankheit bedroht, bei der das Lungengewebe im Lauf der Jahre auf Dauer geschädigt wird und sich verändert, indem es viele seiner sogenannten Alveolarsepten – hierbei handelt es sich um die haarfeinen Zwischenwände der Lungenbläschen – verliert. Der Brustraum weitet sich aus und kann beim Ausatmen nicht mehr auf das Normalmaß zusammensinken.

Dieser Zustand hat ernste Folgen für das Herz. Durch den Lungenumbau muß es gegen einen erhöhten Druck anpumpen, was zu einer vermehrten Belastung und letzten Endes zu Herzversagen führt.

Am besten kann man einem Lungenemphysem vorbeugen, indem man nicht raucht bzw. sofort damit aufhört. Darüber hinaus sollte die Ernährung reich an ANTIOXIDANTIEN sein, die schädigende chemische Verbindungen neutralisieren. Zu den Antioxidantien gehören Vitamin C, das vor allem in Zitrusfrüchten vorkommt, Vitamin E in Vollkornprodukten, Nüssen, Weizenkeimen und Körnern sowie Betacarotin, das in Möhren, Aprikosen, Mangos, Spinat und Brokkoli enthalten ist.

DER NATUR NACHHELFEN

Zusatzstoffe verstärken den Geschmack, das Aroma und die Farbe von Lebensmitteln, sie konservieren und halten Bakterien und Schimmelpilze in Schach. Doch sind sie auch gesundheitlich unbedenklich?

Ohne Zusatzstoffe würde Brot rasch altbacken, Fett ranzig, und die meisten eingemachten Obst- und Gemüsesorten würden an Farbe und Bißfestigkeit einbüßen. Andererseits gibt es Hinweise, daß manche Zusatzstoffe allergische Reaktionen hervorrufen können. Bestimmte Stoffe stehen darüber hinaus in dem Ruf, möglicherweise Krebs auszulösen.

Viele der Substanzen, die Lebensmitteln bei der Verarbeitung zugesetzt werden, kommen auch in der Natur vor, nur etwa 10 % werden künstlich hergestellt. Die meisten der mehr als 1000 Substanzen sind Aromastoffe. Sie müssen auf der Etikette nicht detailliert ausgewiesen, sondern nur in allgemeiner Form benannt werden. Insgesamt liegt der durchschnittliche Anteil der Zusatzstoffe an der Nahrung unter 0,5 %, und viele Mediziner siedeln sie auf der Liste der gefährlichen Substanzen weit unten an. Tatsächlich reagiert nach bisher vorliegenden Zahlen nur eine von 2000 Personen nachweislich allergisch auf Lebensmittelzusatzstoffe.

VORTEILE

- *Verhindern, daß Lebensmittel verderben*
- *Verbessern Aussehen und Geschmack der Speisen*

NACHTEILE

- *Farb- und Aromastoffe können die Minderwertigkeit von Lebensmitteln kaschieren*
- *Können allergische Reaktionen hervorrufen*

Die Aufgaben, die die Zusatzstoffe erfüllen, reichen vom Färben der Speisen bis zur Regulierung ihres Säuregehalts. Manche Stoffe haben mehr als eine Funktion. So wird beispielsweise Vitamin C (Ascorbinsäure) verwendet, damit Obstkonserven und Fruchtsäfte nicht braun werden und um die Backeigenschaften von Weizen zu verbessern; ebenso dient Zitronensäure als Aromastoff und als Säureregler.

Da Holzrauch, Salz und Essig schon seit Jahrhunderten als Konservierungsmittel eingesetzt werden, gelten sie als unbedenklich. Neue Zusatzstoffe dagegen werden nur nach einer Vielzahl von Tests zugelassen, in denen nachgewiesen wurde, daß sie gesundheitlich unbedenklich sind und den Nährwert der Lebensmittel nicht nachteilig beeinflussen.

Insgesamt gibt es 17 Gruppen von Zusatzstoffen, die entsprechend ihrer

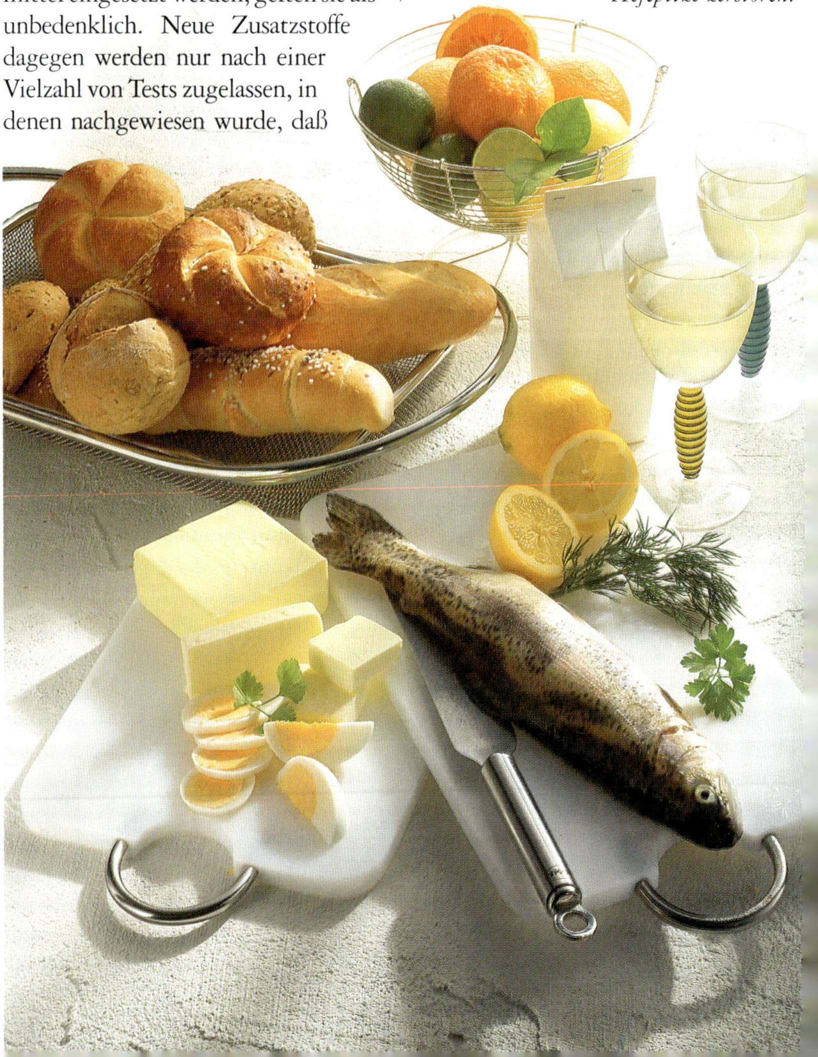

Verborgene Zusatzstoffe

Je nachdem, was die Tiere gefressen haben, kann die Farbe von Eiern, Butter und Forellenfleisch unterschiedlich sein. Zitrusfrüchte sind mit einer Wachsschicht überzogen, und Wein enthält Sulfite, die überschüssige Hefepilze zerstören.

Farb- und Konservierungsstoffe in Grenzen halten

Mit Ausnahme künstlicher Aromastoffe ist die Verwendung aller Zusatzstoffe gesetzlich geregelt. Bevor sie eingesetzt werden dürfen, muß nachgewiesen sein, daß sie gesundheitlich unbedenklich, wirksam und notwendig sind. Ist ein Stoff in allen Ländern der Europäischen Union zugelassen, erhält er eine E-Nummer, die auf der Verpackung erscheinen muß, wenn er in einem Lebensmittel enthalten ist. Viele Verbraucher stehen den Zusatzstoffen kritisch gegenüber und befürchten, daß sie sich negativ auf die Gesundheit auswirken. Bei den in der EU zugelassenen Stoffen gibt es im allgemeinen jedoch keinen Anlaß zur Beunruhigung.

Zusatzstoffe	**Worin sie enthalten sind**	**Was sie bewirken**
KONSERVIERUNGSSTOFFE		
Nitrite und Nitrate (E 249–252)	Fleischprodukte wie z. B. Würste, Speck und Schinken, Räucherfisch 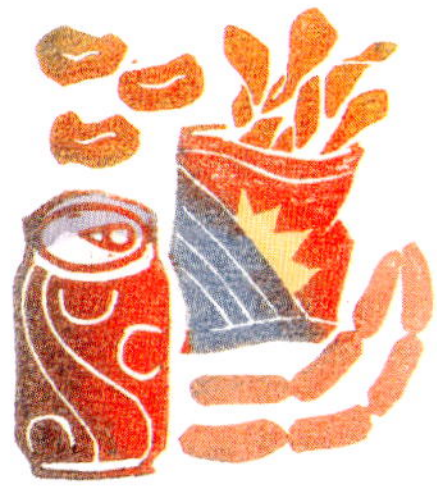	Sie schützen die Lebensmittel vor Pilz- und Bakterienbefall und verlängern ihre Haltbarkeit. Nitrite und Schwefeldioxid erhalten auch die Farben von Fleisch und Dörrobst. In seltenen Fällen können die Schwefelbestandteile Allergien auslösen, etwa Asthma. Nitrite werden in krebserregende Nitrosamine umgewandelt.
Benzoesäure und Benzoate (E 210–219)	Limonaden, Bier, Salatdressings	
Schwefeldioxid und Sulfite (E 220–228)	Dörrobst, Kokosflocken, Fruchttortenfüllungen, Würzsaucen	
Antioxidantien Ascorbinsäure/Ascorbate (E 300–304)	Fruchtsäfte, Konfitüren, Obstkonserven	Ascorbinsäure verhindert, daß Früchte braun und fette Speisen ranzig werden. Darüber hinaus verbessert es die Backeigenschaften von Weizen.
BHA/BHT (E 320–321)	Lebensmittel, bei denen verhindert werden soll, daß die darin enthaltenen Fette ranzig werden, z. B. Kartoffelchips, Kekse und Fruchttorten	
FARBSTOFFE		
Tartrazin (E 102) Chinolingelb (E 104) Gelborange (E 110) Betenrot (E 162) Zuckercouleur (E 150)	 Viele verarbeitete Lebensmittel, vor allem Süßigkeiten, Konfekt, Fruchtsaftkonzentrate und Limonaden, ferner Konfitüren sowie Margarine, Kekse und Kuchen	Viele Lebensmittel sehen appetitlicher aus und entsprechen eher dem, was der Verbraucher erwartet. Manche Stoffe lösen allergische Reaktionen aus, beispielsweise Atemnot bei Asthmatikern, auch Hyperaktivität bei empfindlichen Menschen, vor allem bei Kindern.
GESCHMACKSVERSTÄRKER		
Natriumglutamat (E 621) Kaliumglutamat (E 622) Natriuminosinat (E 631)	Chinesische Gerichte, Saucenpulver, Brühwürfel, Tütensuppen, Fleischkonserven und -produkte 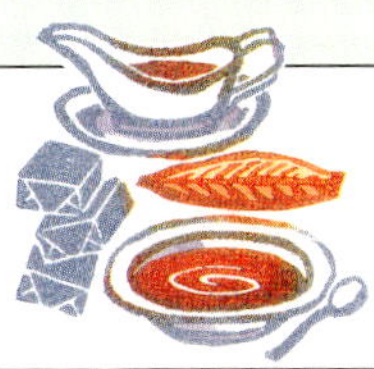	Verbessern den Geschmack vieler Konserven und verarbeiteter Lebensmittel Unverträglichkeitsreaktionen auf Natriumglutamat konnten bislang nicht nachgewiesen werden.
EMULGATOREN, STABILISATOREN UND VERDICKUNGSMITTEL		
Guarkernmehl (E 412) Gummi arabicum (E 414) Pektine (E 440) Cellulose (E 460) Lecithin (E 322) Glycerin (E 422)	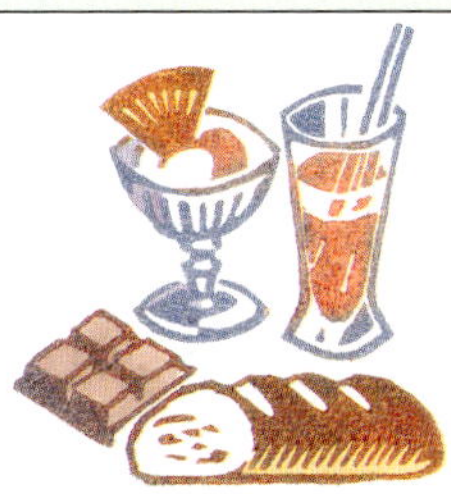 Saucen, Suppen, Brot, Kekse und Kuchen, Tiefkühldesserts, Eiscreme, Margarine und andere Brotaufstriche, Marmeladen, Schokolade, Instantdesserts und Milchshakes	Verbessern Bißfestigkeit und Konsistenz, sorgen für mehr Glätte und Cremigkeit. Verhindern, daß sich Wasser und Öl voneinander absetzen. Diese Zusatzstoffe können Lebensmittel nahrhafter wirken lassen, als sie sind. Gummistoffe können Blähungen und Bauchschmerzen auslösen, bei empfindlichen Personen sogar schwere Abwehrreaktionen hervorrufen.

NATRIUMGLUTAMAT

Natriumglutamat wird oft als Geschmacksverstärker bei verarbeiteten Lebensmitteln eingesetzt, ist aber auch natürlicher Bestandteil vieler Nahrungsmittel. Beispielsweise trägt der Stoff zu dem ausgeprägten Aroma von Tomaten bei. Da Natriumglutamat in der asiatischen Küche wie Salz verwendet wird, gilt es als möglicher Auslöser des China-Restaurant-Syndroms: Nach einem chinesischen Essen leiden die Opfer an den Symptomen einer Nahrungsmittelunverträglichkeit mit geschwollenen Lippen, gereizten Augen und Erbrechen. Untersuchungen weisen jedoch darauf hin, daß nicht das Natriumglutamat, sondern eher die fermentierten Soja- und Meeresfrüchtesaucen die Auslöser sind.

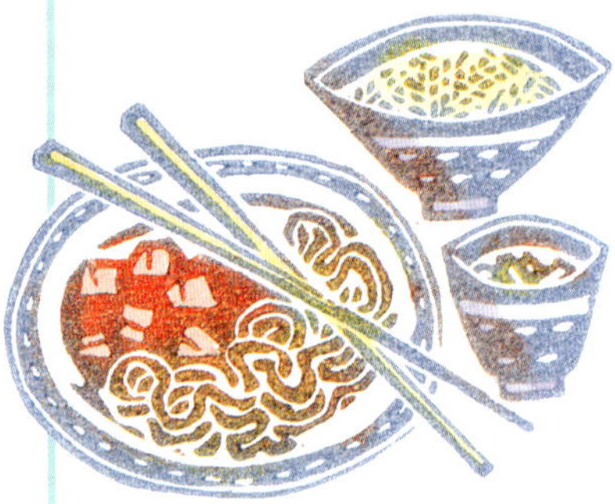

Funktion zusammengefaßt sind. Die wichtigsten dieser Gruppen sind Farbstoffe, Geschmacksverstärker, Aromastoffe, Antioxidantien, Emulgatoren, Stabilisatoren und Verdickungsmittel, Trennmittel und künstliche Süßstoffe.

Farben zurückholen

Sowohl bei der Verarbeitung als auch bei der Lagerung kann die natürliche Farbe von Nahrungsmitteln verlorengehen. Da der Verbraucher aber erwartet, daß bestimmte Lebensmittel eine bestimmte Farbe haben, ersetzt die Nahrungsmittelindustrie sie durch Farbstoffe. Ohne Farbstoffe sähen beispielsweise Dosenerbsen unappetitlich olivgrün oder grau aus. Vor allem die Farbstoffe, aber auch die Geschmacksverstärker halten viele Kritiker der Zusatzstoffe für unnötig; sie fördern ihrer Meinung nach nur die Vorliebe für unnatürlich farbintensive und stark aromatisierte Speisen.

Zu den gängigen Farbstoffen gehört Tartrazingelb (E 102), das nachweislich Hyperaktivität auslösen kann. Einige Ärzte behaupten ferner, Tartrazin und andere Farbstoffe auf Stickstoffbasis, von denen viele inzwischen verboten sind, könnten das Verhalten von Kindern beeinflussen und sie übellaunig und gereizt machen. Andere halten dagegen, daß Kinder, die auf diese Zusatzstoffe reagieren, bei Obst oder anderen natürlichen Nahrungsmitteln, die ähnliche Substanzen enthalten, die gleichen Symptome zeigen müßten.

Die Haltbarkeit verlängern

Wenn Konserven oder tiefgefrorene Lebensmittel verderben, können sich giftige Stoffe bilden. Konservierungsstoffe verzögern das Verderben und machen Lebensmittel länger haltbar. Neben Salz, Essig und Alkohol werden meist künstlich hergestellte Formen der natürlich vorkommenden Benzoate als Konservierungsmittel verwendet.

Einige Menschen reagieren auf Benzoesäure allergisch, andere auf Sulfite und Schwefeldioxide, die verwendet werden, um Hefezellen abzutöten, die die Vergärung von Zucker in Lebensmitteln und alkoholischen Getränken bewirken. Atmet man Schwefeldioxid ein – das oft stechend riechende Gas, das beim Öffnen einer Weinflasche entweicht –, kann bei entsprechender Empfindlichkeit ein Asthmaanfall die Folge sein. Die gleiche Wirkung kann ein Schluck Wein haben, der mit schwefelhaltigen Zusätzen behandelt wurde. Organische Säuren wie Essig- und Propionsäure dagegen, die Getreideprodukten zugesetzt werden, um einer Schimmelbildung vorzubeugen, sind harmlos.

Die Oxidation stoppen

Sobald Obst, Fruchtsäfte oder Fette und Öle mit Luft in Berührung kommen, reagieren sie mit Sauerstoff: Viele Früchte und Säfte werden braun, Fette ranzig. Um diese natürlichen Abläufe zu stoppen, setzt die Industrie verschiedene Antioxidantien ein. Sehr gängig ist Ascorbinsäure (Vitamin C), das bei Obstkonserven verhindert, daß die Farbe verblaßt; Butylhydroxytoluol (BHT) und Butylhydroxyanisol (BHA) werden verwendet, damit Fette und Öle nicht ranzig werden. Über die Unbedenklichkeit dieser beiden Stoffe besteht Uneinigkeit, da in Tierversuchen Ratten, denen man große Mengen BHT oder BHA unter das Futter gemischt hatte, öfter an Krebs erkrankten. Bekamen die Ratten jedoch kleinere Mengen dieser Stoffe, lebten sie sogar länger als die Kontrolltiere. Substanzen, die BHT und BHA ähneln, kommen in Rosmarin vor, und manche Hersteller verwenden inzwischen Extrakte dieser Pflanze als alternative Oxidationshemmer.

Die Feuchtigkeit erhalten

Beim Tiefgefrieren geht der Flüssigkeitsgehalt vieler Speisen zurück, und um sie wieder schmackhaft zu machen, muß Wasser zugefügt werden. Polyphosphate tragen dazu bei, Feuchtigkeit in Nahrungsmitteln zu speichern. Bei der Verdauung werden Polyphosphate in Phosphate zerlegt, die der Körper fast ebenso wie natürliche Phosphate verarbeitet.

Öl und Wasser mischen

Emulgatoren werden verwendet, um Öl und Wasser zu einer Emulsion zu vermengen. Man braucht sie, um Lebensmittel wie Mayonnaise und Margarine herstellen zu können. Zwei gängige Gruppen von Emulgatoren, Lecithine und Monoglyceride, kommen als natürliche Bestandteile in Eigelb und Sojabohnen vor.

Trennmittel

Bis vor kurzem wurden mineralische Kohlenwasserstoffe auf Dörrobst gesprüht, damit die einzelnen Stücke nicht aneinanderklebten. Man wich von dieser Praxis erst ab, als sich herausstellte, daß sich diese Substanzen mit der Zeit im Lymphsystem des Körpers anreichern. Es ist inzwischen lediglich gestattet, winzige Mengen bei der Herstellung von Kaugummi und nicht eßbarer Rinde bestimmter Käsesorten wie Edamer zu verwenden. Da weder Kaugummi noch Käserinden geschluckt werden, geht man davon aus, daß in diesen Fällen die Gesundheit nicht gefährdet wird. Mineralische Kohlenwasserstoffe werden noch immer eingesetzt, um zu verhindern, daß das Brot am Backblech anhaftet.

Zuckerersatz

Alles, was Lebensmittel süß macht, aber kein Zucker ist, gehört entweder zu den Zuckeraustauschstoffen oder zu den Süßstoffen. Zuckeraustauschstoffe, beispielsweise Sorbit und Xylit, haben etwa den gleichen Energiegehalt wie Zucker und werden in zuckerfreien Süßigkeiten, Kaugummi und Diabetikermarmelade verwendet. Süßstoffe dagegen liefern so gut wie keine Energie und können deshalb im Rahmen einer Reduktionsdiät den Zucker ersetzen. Zwar wird immer wieder behauptet, künstliche Süßstoffe hätten unerwünschte Nebenwirkungen, doch konnten diese letztlich nie nachgewiesen werden. Allerdings drängen viele naturheilkundlich ausgerichtete Ärzte darauf, sowohl den Verzehr von Zucker als auch von künstlichen Süßstoffen einzuschränken.

EIN DEUTLICH ERKENNBARER UNTERSCHIED

Viele der gängigen vorbearbeiteten Lebensmittel würden ohne Zusatzstoffe völlig anders aussehen. Alle auf dem oberen Tisch abgebildeten Speisen und Getränke enthalten Zusatzstoffe. Der untere Tisch zeigt, wie die gleichen Lebensmittel ohne Zusätze aussehen würden.

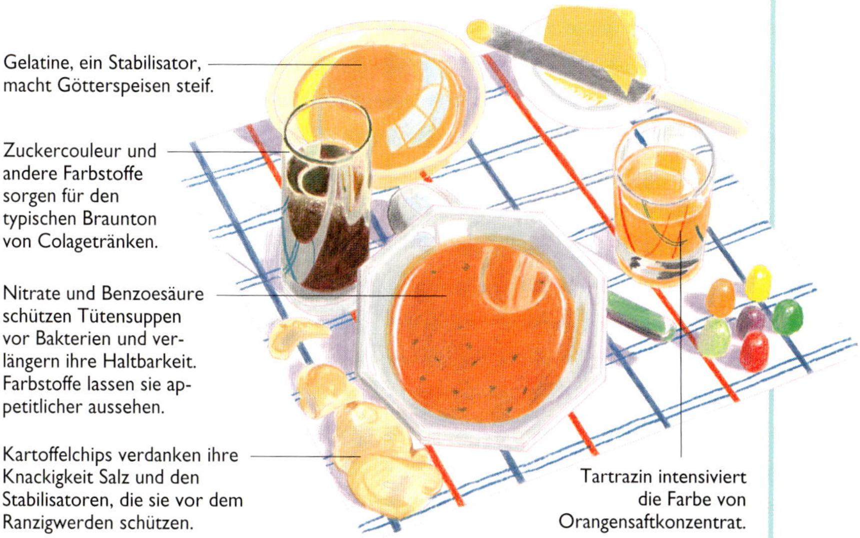
Gelatine, ein Stabilisator, macht Götterspeisen steif.
Zuckercouleur und andere Farbstoffe sorgen für den typischen Braunton von Colagetränken.
Nitrate und Benzoesäure schützen Tütensuppen vor Bakterien und verlängern ihre Haltbarkeit. Farbstoffe lassen sie appetitlicher aussehen.
Kartoffelchips verdanken ihre Knackigkeit Salz und den Stabilisatoren, die sie vor dem Ranzigwerden schützen.
Tartrazin intensiviert die Farbe von Orangensaftkonzentrat.

Mit Zusatzstoffen … *Die Zusatzstoffe geben den Lebensmitteln Farbe, machen sie fester und sorgen dafür, daß sie nicht vorzeitig verderben.*

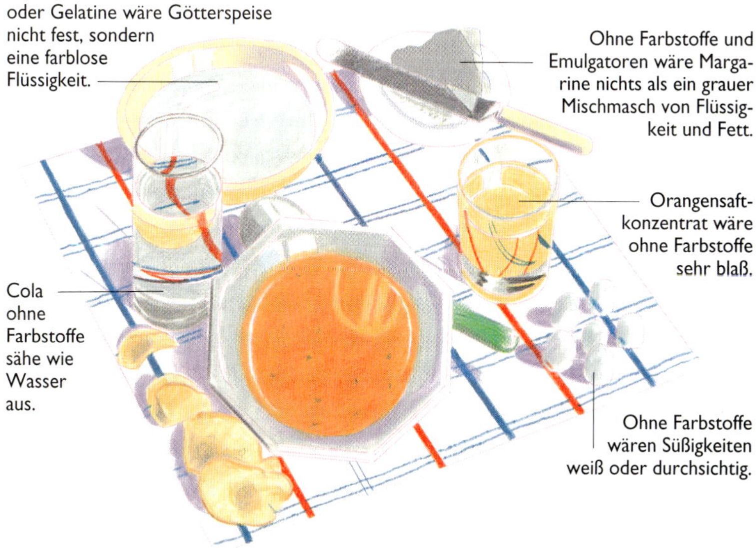

… und ohne … *Viele abgepackte Lebensmittel würden ohne Zusatzstoffe fad schmecken und wären optisch wenig ansprechend.*

LUNGENENTZÜNDUNG

ESSEN SIE VIEL
- ▶ *frisches Obst und Gemüse*
- ▶ *Fisch und Eier*

TRINKEN SIE VIEL
- ▶ *Fruchtsäfte*

Eine Lungenentzündung kann durch Viren, Bakterien oder, in seltenen Fällen, durch chemische Reizstoffe hervorgerufen werden. Einer oder beide Lungenflügel entzünden sich und füllen sich mit Schleim. Der Betroffene hustet, ist kurzatmig und hat Schmerzen in der Brust sowie hohes Fieber. Besteht der Verdacht auf Lungenentzündung, ist ärztliche Hilfe unbedingt erforderlich. Eine Röntgenaufnahme des Brustkorbs gibt Klarheit. Die medizinische Behandlung richtet sich nach der jeweiligen Ursache, doch kann man sie durch die Ernährung unterstützen. Wichtig ist vor allem eine ausreichende Energie- und Flüssigkeitszufuhr, denn das Fieber entzieht dem Körper in hohem Maß Nährstoffe und Wasser. Daher sollte man täglich mindestens 2 l Flüssigkeit zu sich nehmen, am besten in Form verdünnter Fruchtsäfte, die gleichzeitig auch Energie liefern. Die Mahlzeiten sollten zwar leicht, aber nahrhaft sein. Frisches Obst und Gemüse versorgen mit Vitamin C, das der Körper zur Abwehr der Infektion braucht. Fisch und Eier sind gute Quellen für Vitamin A, das wichtig ist, um die Schleimhäute in den Atemwegen gesund zu erhalten. Zu empfehlen sind ferner dunkelgrünes Blattgemüse sowie orangefarbenes Obst und Gemüse wie Netzmelonen und Möhren, denn sie enthalten viel Betacarotin, das der Körper teilweise in Vitamin A umwandeln kann.

Heilpraktiker empfehlen manchmal, zu Beginn einer Lungenentzündung nur Obst und Gemüse zu essen und die Kost dann allmählich durch Vollkornprodukte und Eiweiß zu ergänzen. Oft raten sie auch dazu, vorübergehend auf Milchprodukte und Süßigkeiten zu verzichten, um die Schleimproduktion in der Lunge nicht noch mehr anzuregen. Eine solche Spezialdiät sollte aber nur kurze Zeit eingehalten und mit dem behandelnden Arzt abgesprochen werden.

LUPUS ERYTHEMATODES

ESSEN SIE VIEL
- ▶ *Fisch*
- ▶ *Eier, Butter und Margarine*
- ▶ *Magermilchprodukte*

ESSEN SIE WENIG
- ▶ *Salz*

MEIDEN SIE
- ▶ *Alkohol*
- ▶ *Fettleibigkeit*

Lupus erythematodes ist eine unheilbare Krankheit des IMMUNSYSTEMS. Sie befällt Bindegewebe, Gelenke, Muskeln und Organe und ruft Entzündungen, Schmerzen und organische Schädigungen hervor. Häufig beginnt das Leiden mit Kopfschmerzen, extremer Müdigkeit, Muskel- und Gelenkschmerzen sowie einem charakteristischen Hautausschlag auf Wangen und Nasenrücken. Am häufigsten sind Frauen von diesem Leiden betroffen, dessen Ursache unbekannt ist.

Medikamente und diätetische Maßnahmen können den Patienten eine gewisse Erleichterung verschaffen. Allerdings muß sich die Ernährung nach dem Stadium der Krankheit richten. So sollen manche Patienten vermehrt Kalium zu sich nehmen, andere dagegen eher weniger, um ihre Nierenprobleme nicht zu verschlimmern. Bestimmte Nährstoffe wie Betacarotin, Vitamin C und Zink sind für das Immunsystem jedoch lebenswichtig. Der Verzehr von Fisch kann dazu beitragen, die Entzündungen zu lindern.

FETTLEIBIGKEIT verschlimmert das Leiden, eine strenge Gewichtskontrolle dagegen kann die Symptome in Grenzen halten. Das gilt vor allem für Patienten, die steroidhaltige Medikamente einnehmen müssen.

Manche Betroffenen reagieren empfindlich auf Sonnenlicht und müssen es meiden. Daher sollten sie verstärkt Vitamin D mit der Nahrung aufnehmen. Vitamin D ist in Eiern, Butter, Milch, Margarine und Fisch enthalten.

Treten Nierenprobleme und hoher Blutdruck auf, müssen die Betroffenen salzarm leben und täglich mindestens 2 l Flüssigkeit zu sich nehmen, um die Nieren durchzuspülen und Harnwegsentzündungen zu verhindern.

Hilfreiche Lebensmittel

Möhren und anderes orangefarbenes Gemüse liefern Betacarotin; sollte man dreimal wöchentlich essen.

Apfelsinen und andere Zitrusfrüchte liefern Vitamin C und Kalium; empfohlen werden 1–2 Früchte pro Tag.

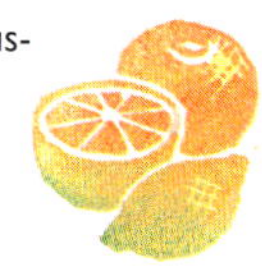

Frühstücksflocken und Milch sollten jeden Morgen auf dem Speiseplan stehen. Sie liefern Calcium und Vitamin D.

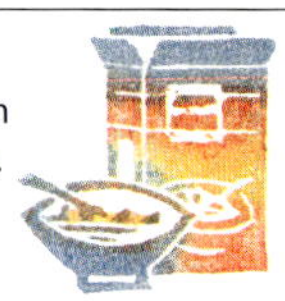

Geflügel stellt B-Vitamine und etwas Zink zur Verfügung. Es sollte dreimal wöchentlich gegrillt und ohne Haut gegessen werden.

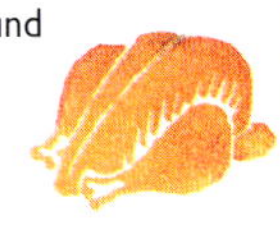

Sardinen und andere Fische enthalten Omega-3-Fettsäuren und sollten dreimal wöchentlich auf dem Speiseplan stehen.

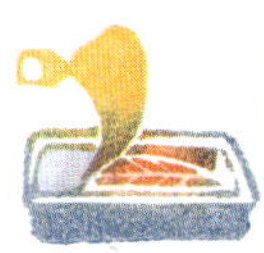

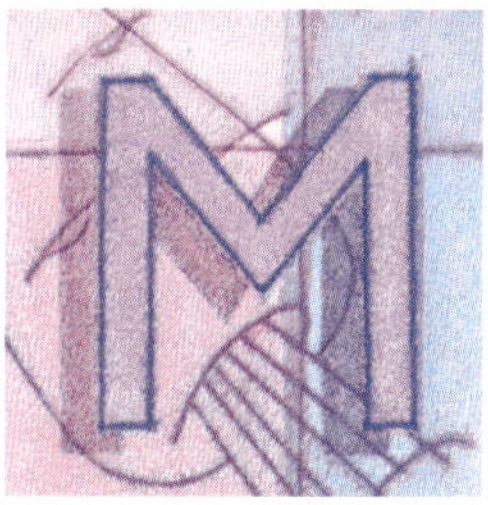

MAGEN-DARM-KATARRH

ESSEN SIE VIEL

- *Bananen*
- *gekochten polierten Reis und trockenen Toast*
- *geriebene Äpfel*

MEIDEN SIE

- *in den ersten 48 Stunden jede andere Nahrung, vor allem Milchprodukte*

Ein Magen-Darm-Katarrh, auch als Gastroenteritis bezeichnet, ist eine Entzündung der Schleimhäute in Magen und Darm. Er äußert sich häufig in akutem DURCHFALL und Erbrechen, Magenkrämpfen und leichtem Fieber. Ein Anfall kann zwischen 6 Stunden und 3 Tagen dauern. Ausgelöst wird der Magen-Darm-Katarrh durch Giftstoffe von Bakterien, die mit der Nahrung aufgenommen wurden, oder durch eine bakterielle oder Virusinfektion des Darmes. Bei einer LEBENSMITTELVERGIFTUNG setzen die Symptome meist sehr schnell ein, oft innerhalb von 1–2 Stunden.

Einige Virusarten sind hochansteckend und rufen geradezu epidemisch Magen-Darm-Katarrhe hervor; man spricht dann häufig von einer Darmgrippe. Die Viren können durch Nahrungsmittel übertragen werden, die mit erkrankten Personen in Berührung gekommen sind; meist steckt man sich aber durch direkten Kontakt mit bereits Infizierten oder durch Tröpfcheninfektion an, wenn Kranke husten oder niesen.

Flaschenkinder erkranken öfter an einem Magen-Darm-Katarrh als Säuglinge, die gestillt werden. Zum einen fehlen ihnen die in der Muttermilch vorhandenen Abwehrstoffe, zum andern ist die Ansteckungsgefahr bei ihnen größer, etwa durch das Fläschchen, den Sauger, das Milchpulver oder die zum Anrühren verwendete Flüssigkeit.

Einige Menschen leiden an einer allergischen Gastroenteritis. Wenn keine Hinweise auf eine akute Lebensmittelvergiftung vorliegen und die Erkrankung auch nicht auf Rauchen oder den übermäßigen Genuß von Kaffee oder Alkohol zurückzuführen ist, kann eine Allergie gegen bestimmte Nahrungsmittel Auslöser wiederholter Magenbeschwerden sein. Ebenso kann der Mißbrauch von Abführmitteln einen Magen-Darm-Katarrh hervorrufen.

Bananen, Äpfel und Reis

Unabhängig davon, wodurch der Magen-Darm-Katarrh ausgelöst wurde, sollte man zu Beginn der Erkrankung nur Flüssigkeit zu sich nehmen, um den Darm nicht noch mehr zu reizen. Zucker- und salzhaltige Rehydrationslösungen (siehe DURCHFALL) sind reinem Wasser vorzuziehen und sollten in ausreichender Menge getrunken werden, solange der Durchfall anhält. Um den Magen-Darm-Trakt zu beruhigen, kann man (außer in der Frühschwangerschaft) täglich auch 2 Tassen Himbeerblättertee trinken. Die gleiche Wirkung haben Zimt- und Ingwertee mit etwas Honig.

Bananen, gekochter Reis, Äpfel und trockener Toast lindern oft die Beschwerden. Bananen liefern viel Kalium, das den Flüssigkeitshaushalt des Körpers reguliert. Ebenso wie Reis enthalten Bananen reichlich Kohlenhydrate, die der Körper braucht, um die Energiereserven wieder aufzufüllen. Äpfel dagegen sollen den Verdauungstrakt reinigen. Trockenes Weißbrot wiederum beruhigt den Magen und liefert ebenfalls Energie in Form von Kohlenhydraten.

Man sollte in regelmäßigen Abständen kleine Mengen dieser vier Nahrungsmittel zu sich nehmen. Nach 48 Stunden kann man die Kost um Kartoffeln, gekochtes Gemüse, vor allem Möhren (sie tun dem Magen gut), und ein Ei erweitern. Nur schrittweise sollte man zu einer normalen Kost zurückkehren, wobei man Milchprodukte als letzte in den Speiseplan wiederaufnehmen sollte, da der Darm auf die darin enthaltene Laktose empfindlich reagieren kann.

MAGEN-GESCHWÜRE

ESSEN SIE VIEL

- *Obst und Gemüse, das viel Betacarotin und Vitamin C enthält*
- *zinkreiche Speisen wie Vollkornprodukte und Meeresfrüchte*

ESSEN SIE WENIG

- *Salz*
- *scharf gewürzte Speisen und Sojasauce*

TRINKEN SIE WENIG

- *Kaffee, Tee und Colagetränke*
- *Alkohol*

Ein Magengeschwür tritt dann auf, wenn das Gleichgewicht zwischen der aggressiven Magensäure und der schützenden Schleimhaut, die den Magen auskleidet, gestört ist. Ist die Schleimhaut geschädigt, können sich leicht Geschwüre bilden. Untersuchungen haben ergeben, daß essentielle Fettsäuren (in Fisch und den meisten Pflanzenölen) vor Magengeschwüren schützen, weil sie die Sekretion von Prostaglandinen fördern, deren Aufgabe es u. a. ist, die Schleimhäute des Magen-Darm-Traktes instand zu halten.

In den USA hat man 1992 herausgefunden, daß ein hoher Konsum von Salz und Sojasauce das Risiko erhöht, an Geschwüren im unteren Bereich des Magens, nahe dem Übergang zum angrenzenden Zwölffingerdarm, zu erkranken. Früher verordnete man Patienten, die an Magengeschwüren litten, eine ballaststoffarme und ziemlich fade Kost aus reizarmen Nahrungsmitteln wie gekochtem Fisch, Milch und harmlosen Breien. Heute empfehlen Ärzte ihren Patienten, normal zu essen. Allerdings sollte man viele kleine statt wenige üppige Mahlzeiten zu sich nehmen, da sonst zuviel Magensäure gebildet wird. Meiden sollte man auch Senf, Chilischoten, schwarzen Pfeffer und andere scharfe Gewürze, da sie die Symptome verschlimmern können. Ebenso sollte man weitgehend auf Koffein und Alkohol verzichten, denn beide Stoffe regen die Produktion von Magensäure an und verschlimmern damit das Übel.

Gemüse und Obst wie Möhren, Grünkohl, rote und grüne Paprikaschoten, Zitrusfrüchte, Aprikosen und Kiwis dagegen sind hilfreich. Sie enthalten viel Betacarotin sowie Vitamin C, das die Schleimhäute vor weiteren Schäden schützt und dazu beiträgt, daß Magengeschwüre abheilen. Zinkreiche Speisen wie Vollkornprodukte und Meeresfrüchte unterstützen ebenfalls den Heilungsprozeß. Lakritze oder SÜSSHOLZ gilt als wirksames pflanzliches Heilmittel bei Magengeschwüren.

Ein bakterieller Auslöser

Neuere klinische Untersuchungen ergaben, daß bei Menschen mit Magengeschwüren ein Bakterium namens *Helicobacter pylori* im Magen nachweisbar ist. Sobald man das Bakterium durch Antibiotika bekämpft und unschädlich gemacht hatte, verschwanden auch die Symptome, so daß man heute davon ausgeht, daß *Helicobacter pylori* ursächlich an der Entstehung der Geschwüre beteiligt ist. Da Hauskatzen oft Träger dieses Bakteriums sind, suchen die Forscher derzeit nach Hinweisen, ob diese den Keim auf den Menschen übertragen können.

MAGENSCHLEIMHAUTENTZÜNDUNG

Charakteristisches Symptom einer Magenschleimhautentzündung oder Gastritis ist ein Brennen am Mageneingang, das bis zur Brust ausstrahlen kann und mit Sodbrennen, Übelkeit und Blähungen einhergeht. Ursache einer akuten Form der Magenschleimhautentzündung ist oft eine Infektion des Verdauungstraktes mit dem Bakterium *Helicobacter pylori*, das auch MAGENGESCHWÜRE auslösen kann. Weitere mögliche Ursachen sind übermäßiger Alkoholkonsum sowie spätabends aufgenommene fette oder scharf gewürzte Speisen. Auch manche Medikamente können eine Gastritis hervorrufen. Bei etwa 5 % der Betroffenen ist die Magenschleimhaut erheblich geschädigt, so daß die Gefahr besteht, daß sich ein Magengeschwür bildet.

Gastritispatienten sollten alles meiden, was die Magenschleimhäute zusätzlich reizen könnte. Linderung bringen regelmäßig eingenommene, kleine und leichtverdauliche Mahlzeiten.

Viele Ernährungsfachleute empfehlen anfangs nur Wasser, um Giftstoffe aus dem Körper zu schwemmen, und mindestens 2 Tage lang eine Kost, wie man sie auch bei einem MAGEN-DARM-KATARRH zu sich nehmen sollte. Danach können Kamillentee und SÜSSHOLZ oder Lakritze helfen, den Magen zu beruhigen und die Symptome zu lindern.

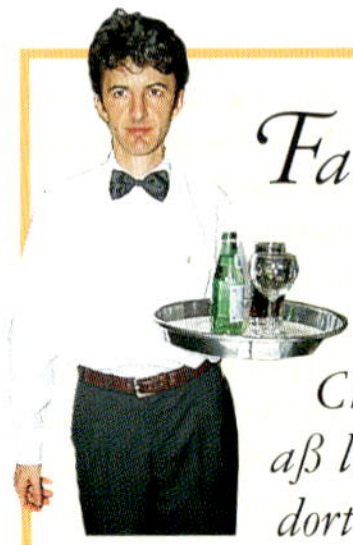

Fallbeispiel

Stefan arbeitete als Kellner in einem Chinarestaurant und aß liebend gern die dort servierten scharf gewürzten Gerichte. Allerdings aß er nur unregelmäßig und trank oft nur etwas, anstatt zu essen. Immer häufiger klagte er über Magenschmerzen und Blähungen. Die Symptome traten vor allem nachts auf und ließen sich mit Milch besänftigen. Der Hausarzt stellte eine schwere Magenschleimhautentzündung fest und empfahl Stefan, Alkohol und scharf gewürzte Speisen zu meiden sowie regelmäßig kleine Mahlzeiten zu sich zu nehmen. Stefan hielt sich an den Rat des Arztes, und innerhalb eines Monats waren alle Symptome verschwunden.

MAGENVERSTIMMUNG

ESSEN SIE VIEL
- *kleine Mahlzeiten*

TRINKEN SIE WENIG
- *Alkohol*
- *starken Kaffee*
- *kohlensäurehaltige Getränke*

MEIDEN SIE
- *schwere, fette Mahlzeiten, vor allem spätabends*
- *Rauchen*

Fast jeder leidet ab und zu an einer Magenverstimmung. Überschüssige Magensäure verursacht Unwohlsein und kann in die Speiseröhre aufsteigen. Die Folgen sind Sodbrennen und Beschwerden im Brustraum. Schwangere leiden häufig darunter, weil das Baby, je größer es wird, den Magen immer stärker zusammendrückt. Auch Übergewichtige neigen zu Magenverstimmungen; bei ihnen ist es allerdings ihr eigenes Körpergewicht, das Druck auf den Verdauungstrakt ausü[illegible]

A
stim
sund
span
mäßi
sorgt
stim
man
Pfeffe

Was

Zu de
versti
hören
legtes
reitete
gewür
viel Cl
wie Z
Ebens
starker
Geträn
beitrag
erhöhe
Kaffee
und K
gen. Al
nomme
Kauen,
ständ
zeiten k
verstim
stimmu
diese A
Attacke

Magenverstimmung: die möglichen Auslöser

Weil manche Nahrungsmittel schwerer verdaulich sind als andere, können sie bei anfälligen Menschen Magenver-
n verursachen. Hier sind
ufigsten Auslöser:

ohe Zwiebeln,
adies-
rken

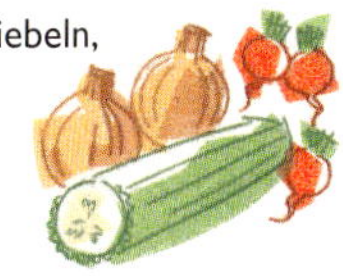

keit ver-
nsäfte,
rdert

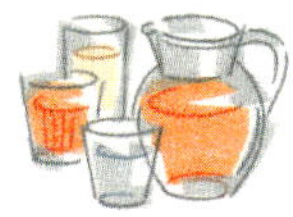

tte
n Auf-
brennen

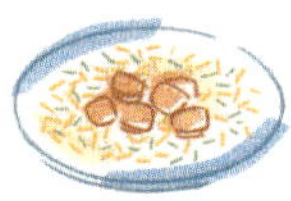

oder
rdern die

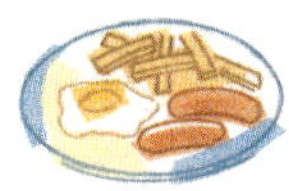

der
Magen-
d sollte
m
werden.

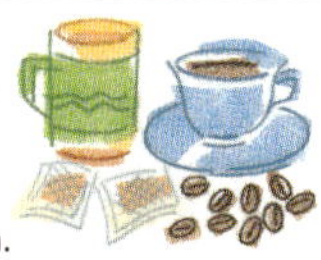

enthält
chwer

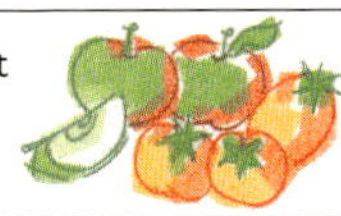

nicht vor
n essen;
alt
rdauung.

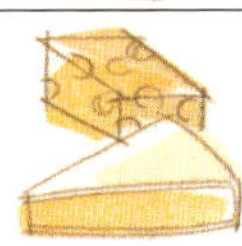

ehmen. Das Rauchen
aufgeben und Alkohol
trinken. Um Streß und
zubauen, können Yoga
Entspannungsübungen
hilfreich sein.

Die Leb

Meist reichen schon ein paar einfache Änderungen in der Lebensführung aus, um Magenverstimmungen zu vermeiden. So sollte man nicht unmittelbar vor dem Zubettgehen essen und regelmäßig und in Ruhe kleinere Mahlzei-

Bestimmte Arzneimittel und das weibliche Hormon Progesteron können eine Magenverstimmung verschlimmern. Wenn man den Verdacht hat, ein Medikament könnte an den Symptomen schuld sein, sollte man es jedoch nicht einfach absetzen, sondern zuvor mit dem Arzt darüber sprechen.

Magenverstimmungen können in manchen Fällen auch Anzeichen einer ernsthaften Verdauungsstörung sein, vor allem wenn sie immer wieder auftreten. Insbesondere Menschen, die älter als 40 Jahre sind und plötzlich häufig Magenprobleme haben, sollten einen Arzt aufsuchen und überprüfen lassen, ob sich dahinter möglicherweise eine ernste Erkrankung verbirgt.

MAGERSUCHT

Zwar gilt Magersucht allgemein als ein Leiden weiblicher Teenager und junger Frauen, doch sind inzwischen schon 10% aller Magersüchtigen männlichen Geschlechts. Magersucht ist in erster Linie ein psychisches Problem, das sich in einer zwanghaften Einschränkung der Nahrungsaufnahme äußert und oft Hand in Hand mit einem starken Minderwertigkeitskomplex geht. Die Betroffenen glauben, mit dem Hungergefühl auch ihre Probleme überwinden zu können, und verweigern die Nahrungsaufnahme, im schlimmsten Fall bis zum Hungertod.

Eltern sollten es als erste Warnsignale auffassen, wenn Jugendliche übertrieben schlankheitsbewußt sind, wenn sie regelmäßig bis zur Erschöpfung Sport treiben und in ihren Ernährungsgewohnheiten zunehmend wählerisch werden. Denn gerade während der Pubertät ist eine ausgewogene Ernährung, die ausreichend Eiweiß, Obst, Gemüse und stärkehaltige Nahrungsmittel wie Kartoffeln und Brot enthält, besonders wichtig.

Magersüchtige setzen extreme Schlankheit mit Schönheit gleich und halten sich selbst im Zustand gefährlicher Unterernährung noch für übergewichtig. Wenn sie essen, zwingen sie sich danach zum Erbrechen oder schlucken starke Abführmittel, um die Ursache ihrer vermeintlichen Häßlichkeit wieder loszuwerden. Mit wachsender Sucht nehmen die Betroffenen immer weniger Vitamine und Mineralstoffe zu sich. Der Mangel an Zink ist besonders gefährlich, da sich dadurch Appetit und Geschmackssinn verringern und das Hungern leichter fällt.

Ein Krankenhausaufenthalt ist bei Magersüchtigen meist unumgänglich. Die Behandlung umfaßt zum einen psychotherapeutische Maßnahmen, zum andern müssen Magersüchtige wieder lernen, ihren Hungergefühlen nachzugeben und sie zu befriedigen. Dieser Prozeß verlangt viel Einfühlungsvermögen, schafft aber letztlich die Grundlage dafür, daß sich der Betroffene in Zukunft ausreichend und gesund ernährt.

MAKROBIOTIK

VORTEILE

- *Wenig gesättigte Fette*
- *Hoher Ballaststoffgehalt*

NACHTEILE

- *Kann Blutarmut verursachen*
- *Nicht geeignet für Kinder und Jugendliche sowie für schwangere und stillende Frauen*
- *Kann zu einem Mangel an Eiweiß, Vitamin B12, Vitamin D und Eisen führen*

In den 80er Jahren des 19. Jh. trat der japanische Arzt Sagen Ishizuka mit der Behauptung an die Öffentlichkeit, viele der allgemeinen Gesundheitsprobleme mit einer Ernährung auf der Basis von Vollkorngetreide und Gemüse beseitigen zu können. Wenige Jahrzehnte später probierte der japanisch-amerikanische Schriftsteller George Oshawa, der an Tuberkulose litt, die Diät mit Erfolg aus: seine Tuberkulose heilte aus. Auf der Grundlage von Ishizukas Ideen entwickelte Oshawa nun eine regelrechte Ernährungslehre und nannte sie Makrobiotik, nach den griechischen Wörtern für groß und Leben. Er war überzeugt, daß eine makrobiotische Ernährung das Energiepotential und die Widerstandskraft gegen Krankheiten erhöhen und die Lebensqualität verbessern könne.

Die Makrobiotik beruht im wesentlichen auf der chinesischen Vorstellung von Yin und Yang, den zwei gegensätzlichen Kräften in der Natur. Yin ist die weibliche Kraft, die sich in Dunkelheit, Kälte und Ruhe äußert, Yang das männliche Prinzip, das Licht, Hitze und Aggression repräsentiert. Menschen mit Yin-Betonung sind eher ruhig, entspannt und kreativ; ein Vorherrschen des Yang hingegen macht aktiv, wachsam und energievoll. Ge-

Die makrobiotische Speisekammer

In der makrobiotischen Ernährung gibt es sieben Stufen. Die einfachste Stufe besteht im wesentlichen aus einer vegetarischen Ernährung (eventuell mit Fisch), in der Vollkorngetreide einen großen Anteil hat und in geringeren Mengen Obst und Gemüse der jeweiligen Gegend und Jahreszeit hinzutreten. In der extremsten Form, die heute jedoch allgemein als zu einseitig und daher als gefährlich abgelehnt wird, ißt man fast ausschließlich braunen Reis. Diese Kostform führte wegen ihres geringen Nährstoffgehalts zu etlichen Todesfällen. Zu einer angemessenen makrobiotischen Ernährung gehören folgende Zutaten:

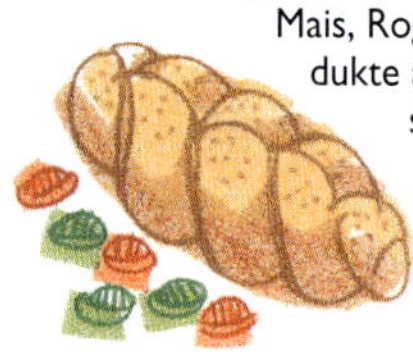

Vollkorngetreide Brauner Reis, Hafer, Gerste, Weizen, Buchweizen, Mais, Roggen, Hirse und Produkte aus diesen Getreidesorten wie Vollkornmehl, Vollkornbrot und Vollkornnudeln

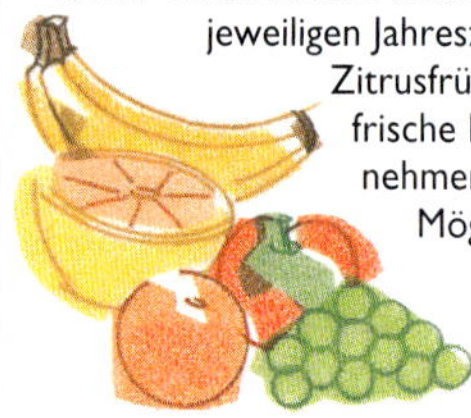

Obst Verschiedene frische Obstsorten der jeweiligen Jahreszeit, dazu ein paar Zitrusfrüchte. Um wirklich frische Früchte zu sich zu nehmen, sollte man nach Möglichkeit einheimische Produkte kaufen.

Gemüse und Meerespflanzen Empfohlen wird ein breites Spektrum an frischem Gemüse. Algen verbessern den Nährwert und den Geschmack vieler herzhafter Gerichte.

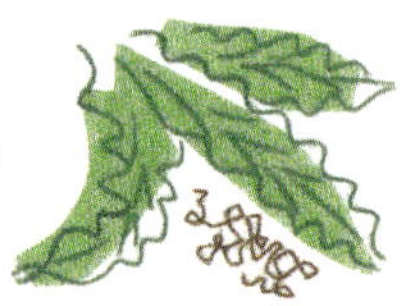

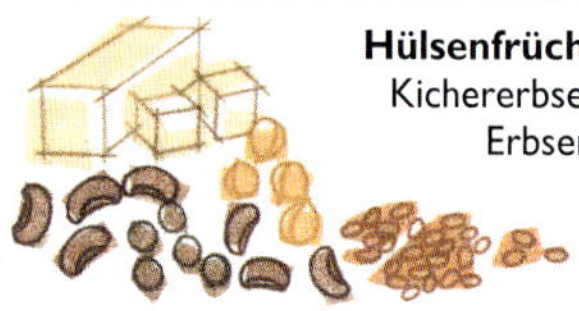

Hülsenfrüchte Linsen, Kichererbsen, Bohnen, Erbsen und Sojaprodukte wie Tofu

Suppen werden meist aus Bohnen und Linsen zubereitet; hinzu kommen typisch orientalische Zutaten wie Miso, eine salzige Paste aus fermentierten Sojabohnen, und die dunkle Sojasauce Shoyu.

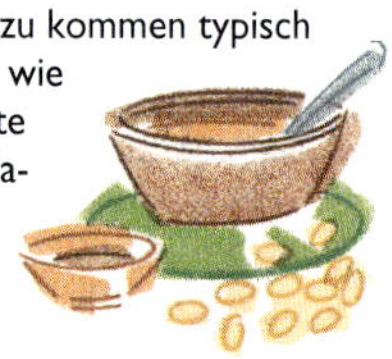

Samen, Nüsse, Gewürze und Fisch Sesamsamen, Sonnenblumen- und Kürbiskerne, Erdnüsse, Mandeln, Haselnüsse, Walnüsse und getrocknete Maronen; in Maßen mit Meersalz, Ingwer, Senf, Sesampaste, Apfelessig, Knoblauch, Zitronen- und Apfelsaft würzen. Wer nicht vegetarisch lebt, kann pro Woche 3 kleine Portionen Fisch und Meeresfrüchte essen. Die Yang-Eigenschaften von Fisch und Meeresfrüchten sollte man mit grünem Blattgemüse, Getreide oder Hülsenfrüchten ausgleichen.

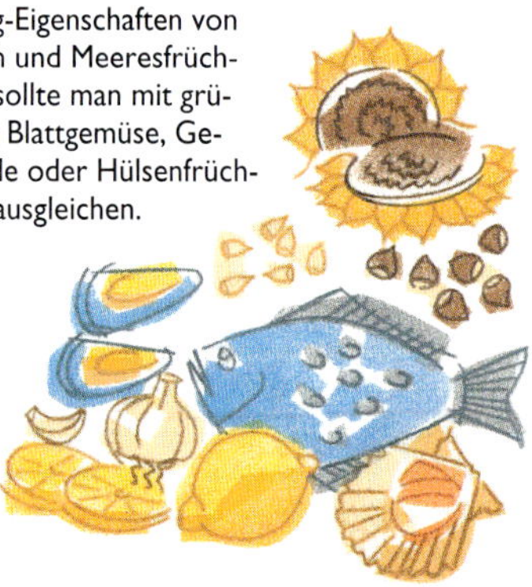

sundheit und Harmonie von Körper und Geist beruhen auf einem Gleichgewicht der beiden Kräfte. Eine makrobiotische Ernährung muß daher auf die individuellen Bedürfnisse abgestimmt werden.

Auch Nahrungsmittel verfügen – nach Meinung der Makrobiotiker – über die Qualitäten von Yin und Yang. Bestimmte Speisen sind vorwiegend Yin (z. B. Zucker, Tee, Alkohol, Kaffee, Milch, Sahne, Joghurt und die meisten Kräuter und Gewürze), andere vorwiegend Yang (wie rotes Fleisch, Geflügel, Fisch und Meeresfrüchte, Eier, Hartkäse und Salz) und müssen dementsprechend ausgeglichen werden. Ein ausgewogenes Gleichgewicht zwischen Yin und Yang besteht jedoch von Natur aus bei Vollkorngetreide, frischem Obst, Nüssen, Kernen und Samen, Blattgemüse und Hülsenfrüchten.

Da die makrobiotische Ernährung wenig gesättigte Fette, aber viel Ballaststoffe enthält, kann sie Übergewicht und Verstopfung verhindern sowie einem erhöhten Cholesterinspiegel und Bluthochdruck vorbeugen.

Was spricht dagegen?

Eine extrem makrobiotische Ernährung führt zu Mangelerscheinungen. Sie liefert zuwenig Vitamin B12, das ein gesundes Nervensystem garantiert, Vitamin D, das der Körper zur Calciumverwertung braucht, und Eisen für die Blutbildung.

Schwangere und stillende Frauen sollten sich nicht makrobiotisch ernähren. Ebensowenig geeignet ist diese Kostform für Kranke und an eine Spezialdiät gebundene Menschen sowie für Kinder. Bei Kindern und Jugendlichen droht die Gefahr von Unterernährung und Wachstumsstörungen.

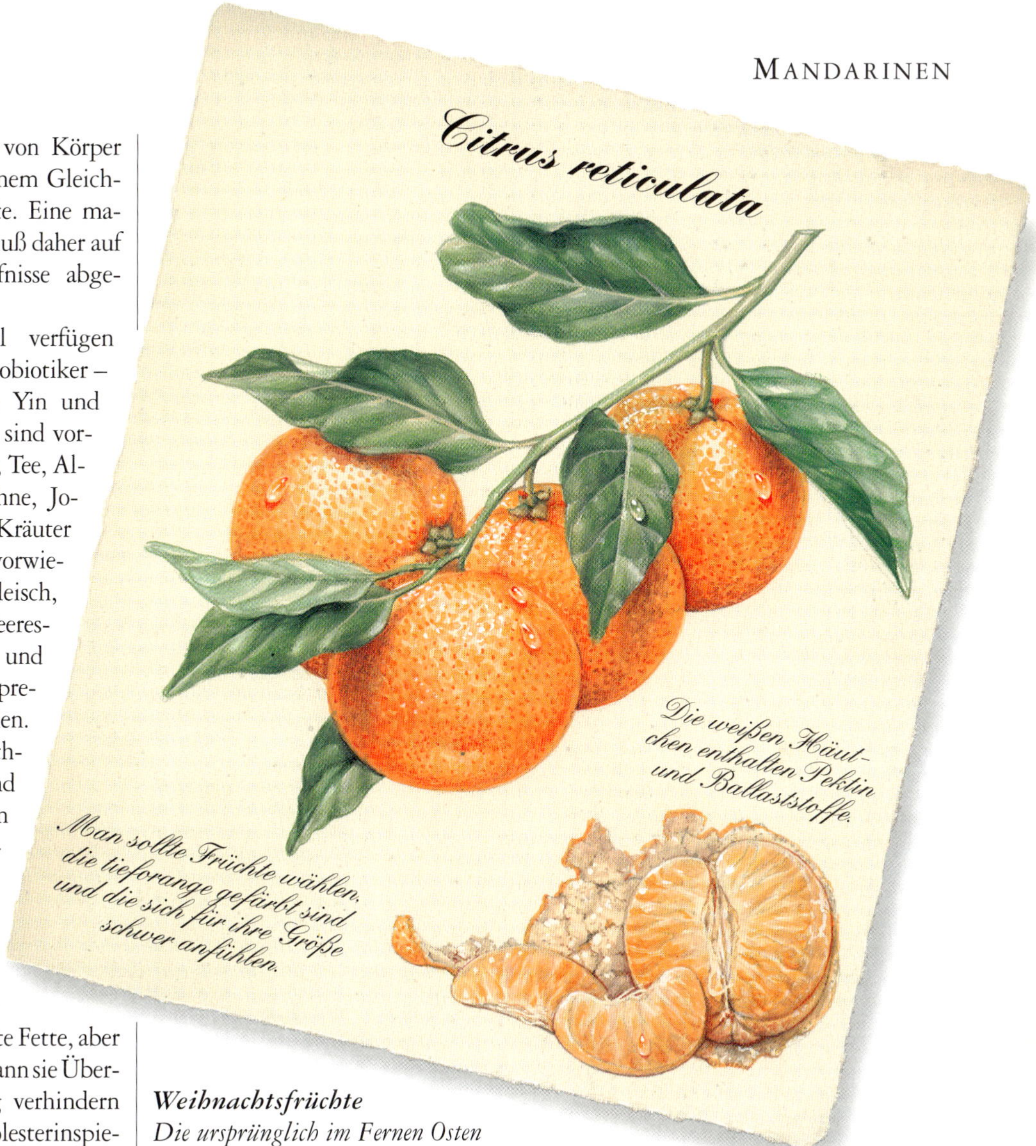
Citrus reticulata
Die weißen Häutchen enthalten Pektin und Ballaststoffe.
Man sollte Früchte wählen, die tieforange gefärbt sind und die sich für ihre Größe schwer anfühlen.

Weihnachtsfrüchte
Die ursprünglich im Fernen Osten beheimateten Mandarinen schmecken am besten in den Wintermonaten.

MANDARINEN

VORTEILE

- *Liefern viel Vitamin C*
- *Enthalten Pektin, eine Art löslichen Ballaststoff, der helfen kann, den Cholesterinspiegel zu senken*

Zur Gruppe der Mandarinen, den leuchtend orangefarbenen Zitrusfrüchten mit dünner, leicht zu entfernender Schale, gehören nicht nur die namengebenden Früchte selbst, sondern auch Tangerinen, Clementinen und Satsumas. Alle Mandarinenarten liefern Vitamin C, das vor Erkältungskrankheiten schützt und als Antioxidans (siehe ANTIOXIDANTIEN) hilft, die schädlichen FREIEN RADIKALE zu neutralisieren.

Die Häutchen zwischen den einzelnen Segmenten und die an ihnen hängenden Markfasern sollte man immer mitessen. Denn sie enthalten den Ballaststoff Pektin, der dazu beitragen kann, den Cholesterinspiegel zu senken. Häutchen und Markfasern liefern auch Bioflavonoide, die ähnlich wie die Antioxidantien wirken.

Die Schätze des Meeres

Meeresfrüchte liefern wenig Fett, dafür aber viel Eiweiß, und etliche Arten enthalten große Mengen an Nährstoffen, vor allem Zink. Sie können möglicherweise sogar vor Herzerkrankungen schützen.

Meeresfrüchte sind nicht nur ausgesprochen schmackhaft, sondern auch noch fett- und damit energiearm. Man unterscheidet bei den Meeresfrüchten Weich- oder Schaltiere (Mollusken) und Krustentiere. Die meisten Schaltiere (Austern, Venus-, Mies-, Jakobs- und andere eßbare Muscheln) besitzen zwei Schalen, manche, wie die Abalonen, nur eine Schale mit weicher Unterseite. Bei Krustentieren – Garnelen, Hummerkrabben, Taschenkrebsen, Hummern und Langusten – besteht der Körper aus mehreren gepanzerten Segmenten.

Meeresfrüchte sind wahre Nährstoffdepots, denn sie sind reich an Eiweiß, Vitaminen und Mineralstoffen. Die meisten Meeresfrüchte liefern Vitamin B_{12}, das für die Bildung roter Blutkörperchen und ein gesundes Nervensystem nötig ist, sowie Zink, das der Körper für die Eiweißsynthese, die Wundheilung und die Funktion der Fortpflanzungsorgane braucht.

Die beste Zeit für Austern

Früher galt die Regel, Austern nur in Monaten zu essen, deren Name ein R enthält. Das hängt zum einen damit zusammen, daß Austern – wie andere Muschelarten auch – bei Wärme schnell verderben. Zum andern laichen die Austern im Sommer. Heute werden in den Geschäften meist Austern angeboten, die aus Zuchtbetrieben stammen, so daß man das ganze Jahr über Austern genießen kann.

Viele Meeresfrüchte versorgen darüber hinaus noch in unterschiedlichen Mengen mit anderen Vitaminen und Mineralstoffen, so z.B. mit den Vitaminen B_1, B_2 und Niacin sowie mit Selen, Calcium, Magnesium und Jod (siehe Tabelle S. 219).

Das Spurenelement Selen

Die meisten Meeresfrüchte liefern reichlich Selen. Dieses lebenswichtige Spurenelement, das im Körper nur in winziger Menge vorhanden ist, sorgt zusammen mit Vitamin E für normales Wachstum und Fruchtbarkeit. Selen gehört zu den ANTIOXIDANTIEN, die eine wichtige Rolle bei der Krebsbekämpfung spielen. So soll Selen dazu beitragen, die schädlichen Wirkungen der FREIEN RADIKALE abzuwenden, die die Entwicklung von Tumoren begünstigen können.

Untersuchungen haben gezeigt, daß Selen vor toxischen Metallen wie Quecksilber und Cadmium schützt, indem es sich an diese Moleküle bindet, so daß der Körper sie ausscheiden kann. Von allen Meeresfrüchten enthält Hummer am meisten Selen, doch auch Herz-, Mies- und Jakobsmuscheln sowie Garnelen sind gute Quellen.

Der Cholesteringehalt

Bis vor kurzem standen Meeresfrüchte in dem Verdacht, den Cholesterinspiegel und damit das Risiko einer koronaren Herzerkrankung zu erhöhen. Es stimmt zwar, daß Garnelen und Langusten sowie Kalmare (Kraken eigenartigerweise nicht) viel Cholesterin enthalten, dafür sind sie aber sehr arm an gesättigten Fetten. Neuere Untersuchungen haben darüber hinaus ergeben, daß der Verzehr von Meeresfrüchten den Cholesterinspiegel nicht unbedingt erhöht, sondern eher senkt. In einem klinischen Test an der Universität von Washington wurde eine Gruppe von Männern gebeten, anstelle ihrer sonstigen Eiweißlieferanten ausschließlich Meeresfrüchte zu sich zu nehmen. Das überraschende Ergebnis war, daß diejenigen, die Austern, Venusmuscheln, Krebse und Miesmuscheln aßen, einen niedrigeren Chole-

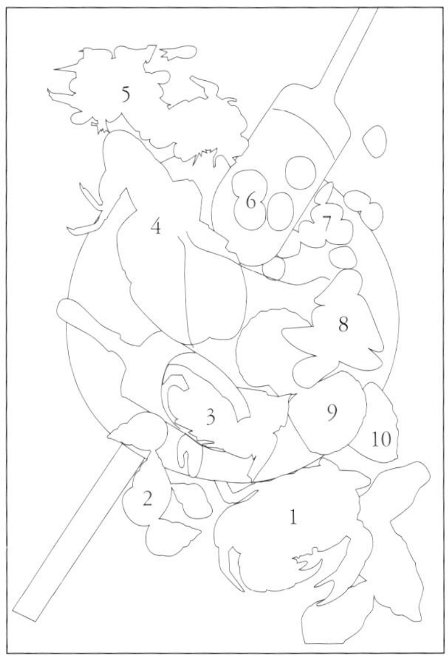

Meeresfrüchte zur Auswahl *Diese und andere Meeresfrüchte sind ebenso gesund wie lecker: Taschenkrebs (1), Wellhornschnecken (2), Garnelen (3), Hummer (4), Hummerkrabben (5), Samtmuscheln (6), Venusmuscheln (7), Miesmuscheln (8), Jakobsmuscheln (9) und Austern (10).*

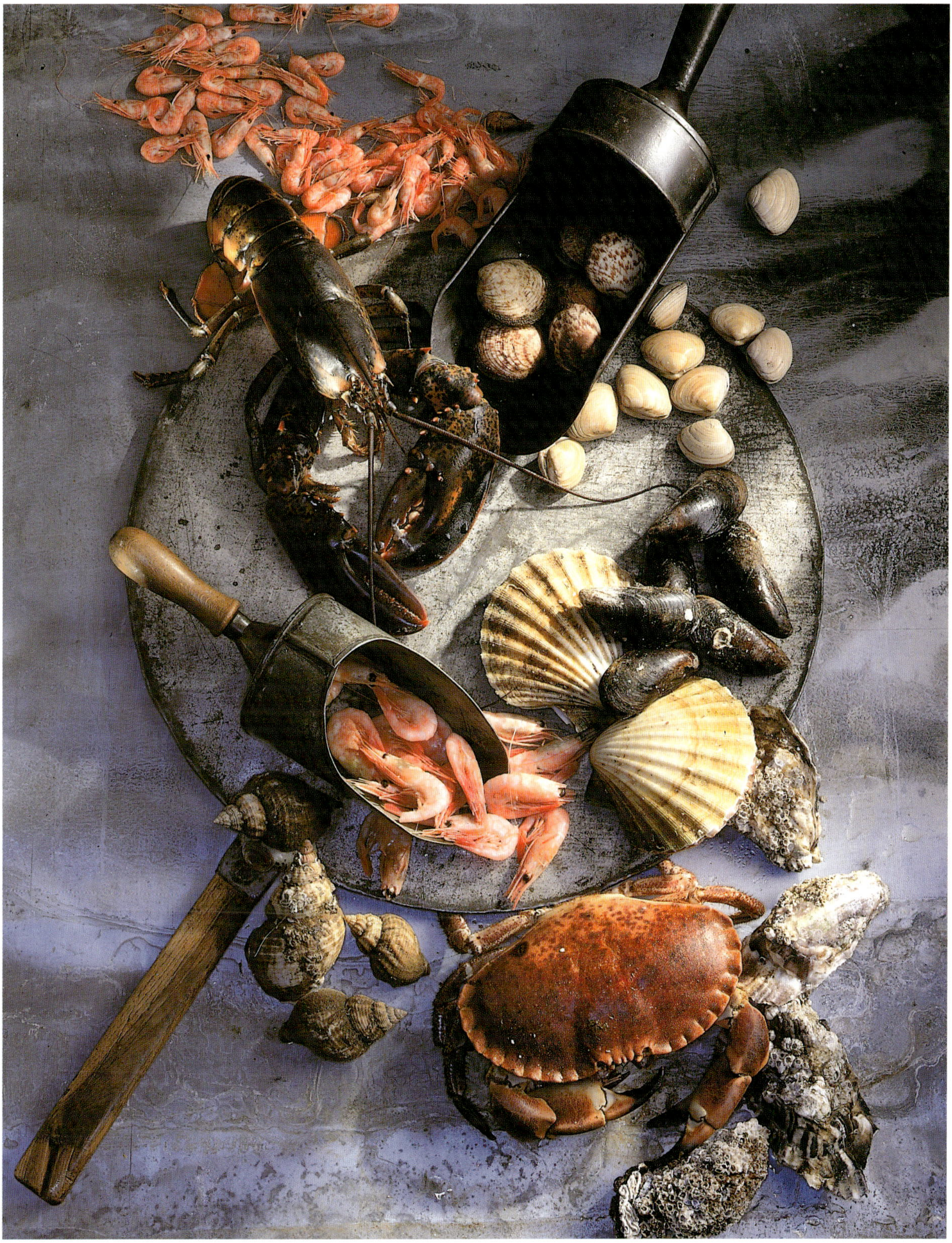

EINER LEBENSMITTEL-VERGIFTUNG VORBEUGEN

- Meeresfrüchte sollte man nur bei zuverlässigen Händlern kaufen.
- Meeresfrüchte muß man möglichst noch am gleichen Tag verzehren.
- Bei Mies-, Venus- und Herzmuscheln sowie bei Austern müssen die Schalen fest geschlossen sein. Offene Muscheln müssen sich schließen, wenn man mit dem Messergriff darauf klopft. Andernfalls sollte man die Muschel wegwerfen. Nach dem Kochen müssen alle Schalen offen sein; noch geschlossene Muscheln darf man auf keinen Fall essen.
- Jakobsmuscheln müssen festes, cremeweißes, etwas durchscheinendes Fleisch ohne braune Flecken haben. Der Rogen muß leuchtend orangerot sein und sollte appetitlich riechen.
- Taschenkrebse sollte man vor dem Kauf schütteln: Sie dürfen kein Wasser enthalten.
- Kauft man frische Abalonen, sollte man auf das Fleisch drücken – es muß sich noch bewegen.
- Muscheln müssen vor dem Zubereiten gründlich in klarem Wasser gebürstet und dann in Salzwasser eingelegt werden, damit sie Sand und groben Schmutz ausscheiden. Dafür gibt man 2 TL Salz auf 4,5 l Wasser. Allerdings sollten die Muscheln höchstens 1 Stunde im Salzwasser liegen. Läßt man sie länger darin und sind nur ein oder zwei verdorbene Muscheln dabei, können alle anderen ebenfalls angesteckt werden und verderben.
- Vorgekochter Hummer darf nicht nach Fisch riechen. Er muß frisch riechen, und der Schwanz muß elastisch zurückspringen, wenn man ihn vom Vorderteil wegzieht.

sterinspiegel hatten. Bei denjenigen jedoch, die Kalmare und Garnelen aßen, konnte eine cholesterinsenkende Wirkung nicht nachgewiesen werden.

Ebenso wie Fische enthalten Meeresfrüchte essentielle Fettsäuren, die möglicherweise vor Herz-Kreislauf-Erkrankungen schützen können. Diese Fettsäuren sind ferner für gesunde Zellmembranen im Gehirn und für die Netzhaut des Auges wichtig.

Mögliche Gefahren

Alle Meeresfrüchte verderben sehr schnell und können eher als andere Nahrungsmittel mit Bakterien verseucht sein. Am besten ißt man sie fangfrisch noch am selben Tag. Ist das nicht möglich, sollte man sie bis zur Verarbeitung lebend aufbewahren. Wenn man Meeresfrüchte lagern muß, sollte man dies bei Temperaturen von 0–5 °C und keinesfalls länger als 1–2 Tage tun. Ganz frische Meeresfrüchte halten sich in der Tiefkühltruhe oder im Gefrierschrank (nicht jedoch im Dreisternefach des Kühlschranks) bis zu 2 Monate.

Weichtiere wie Muscheln und Austern filtern ihre Nahrung aus dem Wasser, wobei sie bis knapp 100 l pro Tag umsetzen. Ist das Wasser verschmutzt, wird auch das Tier die Schadstoffe enthalten, und zwar in konzentrierter Form, da Weichtiere Schwermetalle und Bakterien aus dem Wasser in ihrem Körpergewebe anhäufen. Daher sollte man immer fragen, woher die Tiere kommen. Will man ganz sicher gehen, sollte man nur Schaltiere kaufen, die in sauberem Wasser kommerzieller Zuchtbetriebe gelebt haben.

Nachteile von Meeresfrüchten

Meeresfrüchte lösen häufiger als Fisch oder Fleisch allergische Reaktionen aus. Die Auswirkungen sind bei entsprechend empfindlichen Menschen höchst unterschiedlich. So kann es beispielsweise sein, daß sich nach dem Genuß von Meeresfrüchten ein juckender Hautausschlag bemerkbar macht.

Wer an Gicht leidet, sollte Meeresfrüchte nicht in größeren Mengen zu sich nehmen, denn sie enthalten Purine, die den Harnsäurespiegel im Blut ansteigen lassen und damit die Beschwerden verschlimmern können. Da Meeresfrüchte meist in Salzwasser gekocht werden, können sie außerdem viel Natrium enthalten. Menschen, die unter Bluthochdruck leiden oder eine salzarme Kost einhalten müssen, sollten nur selten Meeresfrüchte essen.

REGEN AUSTERN WIRKLICH DIE LIBIDO AN?

Seit jeher gelten Austern als Aphrodisiakum, wahrscheinlich weil sie viel Zink enthalten. Sie sind das Nahrungsmittel mit dem höchsten Zinkgehalt überhaupt. 1 Portion (sechs Austern) liefert fünfmal soviel Zink, wie als Tagesdosis empfohlen wird. Benötigt wird Zink für die Spermaproduktion, überdies soll es die Libido anregen. Casanova soll jeden Tag 40 Austern verzehrt haben. Man weiß zwar, daß Zinkmangel als Ursache von Unfruchtbarkeit und Impotenz in Frage kommt, doch zuviel des Guten kann auch giftig wirken.

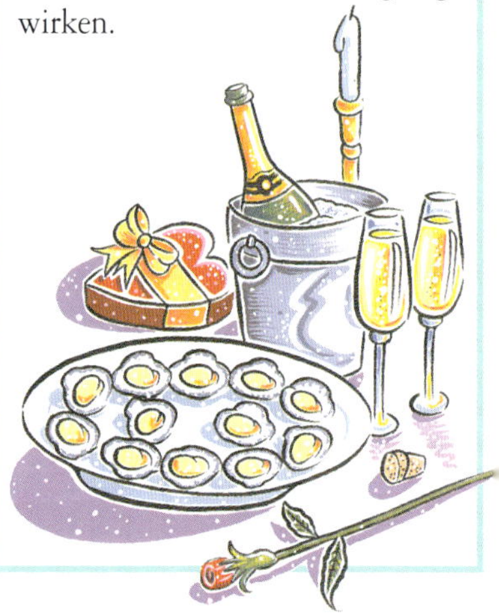

Die wichtigsten Nährstoffe in Meeresfrüchten

Meeresfrüchte sind arm an gesättigten Fettsäuren, aber reich an Eiweiß. Außerdem liefern sie viele Nährstoffe, die für eine gesunde Ernährung wichtig sind. So enthalten sie beispielsweise reichlich Vitamine des B-Komplexes und ansehnliche Mengen an Mineralstoffen und Spurenelementen. Allerdings können Meeresfrüchte bakteriell verseucht sein, so daß beim Kauf sowie bei der Vor- und Zubereitung besondere Vorsicht geboten ist. Die in der Tabelle angegebenen Nährstoffwerte gelten jeweils für 100 g.

Sorte Meeresfrüchte	Eiweiß (in g)	Fett (in g)	Natrium (in mg)	Vitamine	Mineralstoffe
Austern (roh)	9	1	290	Sehr reich an Vitamin B_{12}; enthalten viel Vitamin E und Niacin sowie etwas Thiamin und Riboflavin	Sehr reich an Zink und Kupfer; enthalten viel Eisen und Kalium sowie etwas Selen und Jod
Miesmuscheln	10	1	290	Sehr reich an Vitamin B_{12}; enthalten viel Vitamin E und Riboflavin sowie Folsäure	Enthalten viel Eisen und Jod sowie Selen
Jakobsmuscheln	16	0,2	180	Sehr reich an Vitamin B_{12}; enthalten etwas Niacin	Reich an Selen; enthalten viel Kalium sowie etwas Zink
Venusmuscheln (Konserve)	16	0,6	1200	Hervorragende Lieferanten von Vitamin B_{12}	Sehr gute Eisen- und gute Zinklieferanten
Hummerkrabben	16	3	270	Reich an Vitamin B_{12}	Enthalten recht viel Selen sowie etwas Jod
Garnelen (Crevetten)	19	1,5	145	Sehr reich an Vitamin B_{12}; enthalten recht viel Niacin	Sehr reich an Jod; enthalten viel Selen und etwas Calcium
Hummer	16	2	270	Hervorragende Quelle für Vitamin B_{12}; enthält auch Niacin	Sehr reich an Selen; enthält auch viel Zink
Languste	17	1	180	Sehr reich an Vitamin B_{12}; enthält auch Folsäure und Niacin	Sehr reich an Selen und Jod
Abalonen	24,8	2,0	990	Enthalten Niacin	Enthalten sehr viel Eisen
Taschenkrebs	16	0,5	250	Liefert viel Riboflavin; enthält darüber hinaus Pantothensäure und Vitamin B_6	Liefert reichlich Kalium, Zink und Magnesium
Herzmuscheln	10,5	1,3	121	Sehr reich an Vitamin B_{12}	Sehr reich an Eisen und Jod, reich an Selen
Wellhornschnecken	13	1,2	280	Sehr reich an Vitamin B_{12}; enthalten Vitamin E	Reich an Zink und Kupfer; enthalten Eisen
Tintenfisch	16	1	300	Sehr reich an Vitamin B_{12}; enthält Vitamin B_6 und Niacin	Enthält reichlich Selen und viel Eisen
Krake	17,9	1,3	120	Enthält sehr viel Vitamin B_6 und Niacin	Sehr reich an Selen
Kalmar	15,4	1,7	110	Enthält sehr viel Vitamin B_{12}, reichlich Vitamin B_6 und etwas Vitamin E	Sehr reich an Selen; enthält Jod

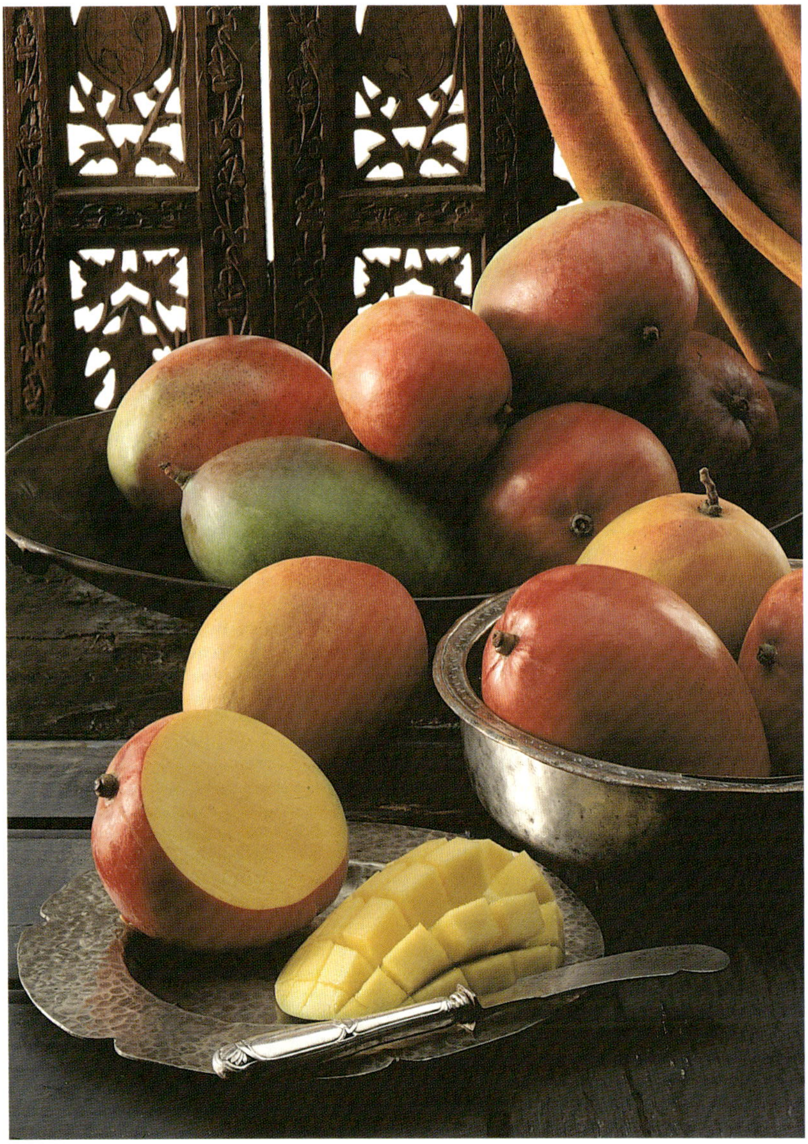

Tropenfrüchte *Das goldfarbene Fruchtfleisch der Mangos enthält viel Betacarotin. Manche Sorten sind so groß wie Melonen, andere so klein wie Pflaumen.*

MANGOS

VORTEILE

- *Enthalten viel Vitamin C und Betacarotin*

Das reife Fruchtfleisch der saftigen Mangos ist leicht verdaulich und liefert viel Vitamin C sowie Betacarotin, das der Körper gut aufnehmen und in Vitamin A umwandeln kann. Betacarotin und Vitamin C sind ANTIOXIDANTIEN, die vor Schäden durch die FREIEN RADIKALE schützen und dadurch das Risiko verringern, an bestimmten Krebsarten zu erkranken.

Mangos enthalten allerdings verhältnismäßig viel Zucker und sind obendrein auch noch säurehaltig. Diese Verbindung ist sehr gefährlich für die Zähne, so daß ein häufiger Genuß der Früchte zu Karies und Zahnverfall führen kann. Mangos sind erst seit kurzem auch bei uns auf dem Markt. Ursprünglich stammen sie aus Indien, doch baut man sie heute fast überall in tropischen Gebieten an.

Die Kunst des Mangoessens

Die Zubereitung einer Mango ist wegen des seidigglatten, faserigen und saftigen Fruchtfleisches eine ausgesprochen glitschige Angelegenheit. Am besten halbiert man die Frucht der Länge nach um den Kern herum, schneidet dann das Fruchtfleisch kreuzweise ein und legt es mit der Schale nach unten auf einen Teller.

MARMELADEN UND KONFITÜREN

NACHTEILE

- *Sind stark gezuckert und haben nur einen geringen Nährwert*
- *Können allergische Reaktionen auslösen*

Der Nährstoffgehalt von Marmeladen, Konfitüren und Gelees ist sehr gering, denn sie liefern kaum mehr als hochkonzentrierte Energie in Form von Zucker. So enthält 1 EL Konfitüre durchschnittlich etwa 170 kJ (40 kcal). Es gibt allerdings auch zuckerreduzierte Produkte, die nur etwa die Hälfte des Brennwertes liefern, dann aber häufig Konservierungsstoffe wie Sorbinsäure enthalten. Der Anteil an Früchten in Marmeladen und Konfitüren kann je nach Hersteller sehr unterschiedlich sein. Doch selbst bei einem sehr hohen Fruchtanteil liefern sie nur wenig Ballaststoffe – hauptsächlich in Form von Pektin, Kernen und Schalen – und kaum Vitamine. Vor allem das Vitamin C ist durch das Erhitzen weitgehend verlorengegangen.

Während Marmeladen in Nord- und Mitteleuropa sowie in den USA hauptsächlich als Brotaufstrich und zum Füllen von Kuchen und Torten verwendet werden, serviert man sie in anderen Teilen der Welt als Süßigkeit, die für sich gegessen wird. Marmelade oder Konfitüre? Welche Bezeichnung verwendet wird, hat der Gesetzgeber festgelegt: Marmeladen bestehen grundsätzlich aus Zitrusfrüchten, alle anderen Fruchtaufstriche mit mehr als 50% Zucker heißen dagegen Konfitüren.

Wie die Früchte können Marmeladen natürliche Salicylate enthalten, die bei entsprechend empfindlichen Menschen allergische Reaktionen auslösen können. Ebenso ist für Allergiker Vorsicht geboten, wenn den Marmeladen Konservierungsstoffe und künstliche Farbstoffe zugesetzt wurden.

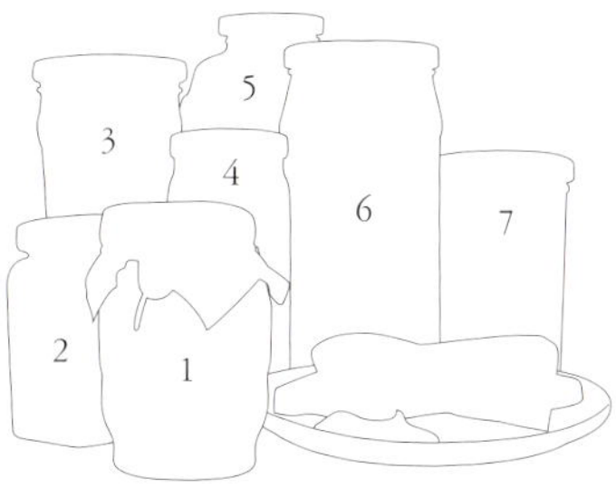

Zucker und Obst *Ein nicht zu dick mit Butter und möglichst selbstgemachter Konfitüre bestrichenes Brot darf man sich durchaus ab und zu gönnen: schwarzes (1) und rotes Johannisbeergelee (2), Aprikosenkonfitüre (3) und Orangenmarmelade (4) sowie Brombeer- (5), Himbeer- (6) und Erdbeerkonfitüre (7).*

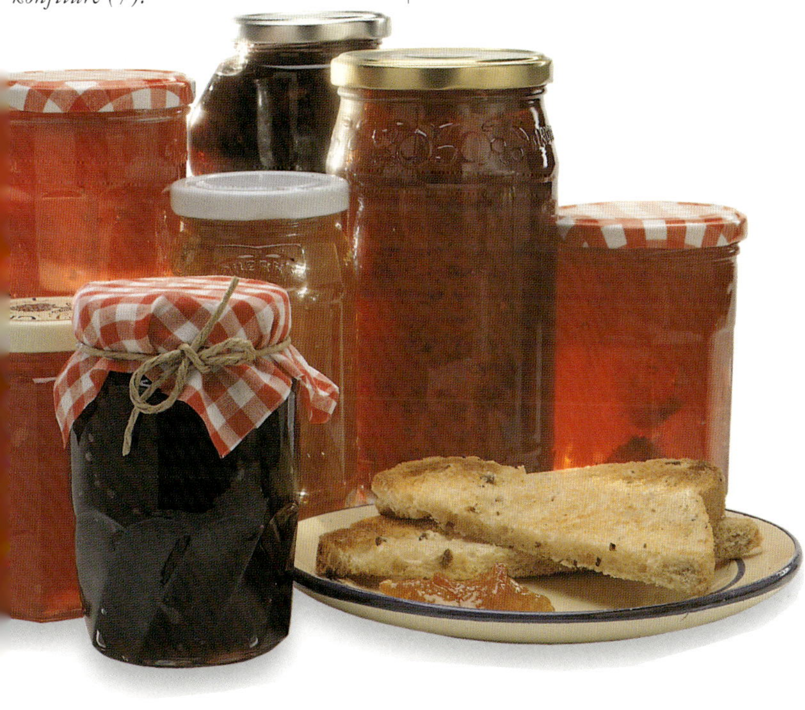

NATÜRLICHE GELIERMITTEL

Damit Konfitüren und Gelees fest werden, setzt man ihnen Pektin zu. Pektin ist wie Gelatine ein natürliches Dickungsmittel. Während Gelatine aus tierischem Eiweiß gewonnen wird, stammt Pektin aus den Zellwänden von Pflanzen. Allerdings entfaltet Pektin seine Wirkung nur, wenn die Früchte einen gewissen Säuregehalt haben. Je reifer das Obst ist, um so unwirksamer wird das Geliermittel und läßt Marmeladen und Gelees nur dann fest werden, wenn sie genügend Zucker enthalten.

MARONEN

VORTEILE

- *Wenig Fett*
- *Enthalten Ballaststoffe*
- *Liefern komplexe Kohlenhydrate*

Im Gegensatz zu den meisten anderen Nüssen enthalten Maronen oder Eßkastanien viele komplexe Kohlenhydrate in Form von Stärke, aber kaum Fett und Eiweiß. Paranüsse, Haselnüsse und Walnüsse enthalten gut 20mal mehr Fett als Maronen, die einen bedeutend höheren Wassergehalt haben. Entsprechend liefern Maronen auch nur halb soviel Energie wie andere Nüsse. 100 g Maronen decken etwa ein Drittel des täglichen Bedarfs an Vitamin E und ein Viertel des Bedarfs an Vitamin B_6. Wenn man sie röstet, verringert sich der Gehalt an Tanninen, die für den bitteren Geschmack roher Maronen verantwortlich sind.

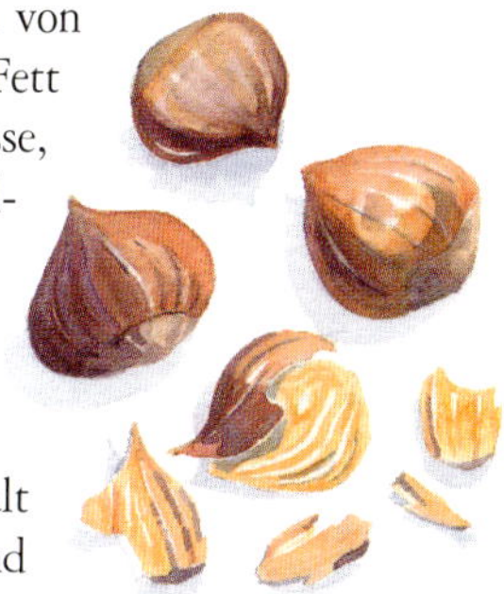

MASERN

ESSEN SIE VIEL

- *Obst und Gemüse*
- *Eier und Milchprodukte*

TRINKEN SIE VIEL

- *mit Wasser verdünnte Obstsäfte*

Masern sind eine hochansteckende Viruserkrankung, die sich nicht mit einer besonderen Kost heilen läßt, doch kann eine Ernährung, die ausreichend mit Vitamin A versorgt, helfen, die von der Krankheit aufgezehrten Reserven wieder aufzufüllen. Vitamin A liefern Eier und Milchprodukte. Alle gelben und orangefarbenen Obst- und Gemüsearten sowie dunkelgrünes Gemüse versorgen mit Betacarotin, das der Körper zumindest teilweise in Vitamin A umwandeln kann. Außerdem unterstützt Vitamin C die körpereigenen Abwehrkräfte im Kampf gegen die Masern.

Erste Anzeichen einer Erkrankung sind oftmals Husten und Schnupfen, entzündete, tränende Augen, angegriffene Schleimhäute und ein verringerter Gehalt an Vitamin A im Blut. Der charakteristische Ausschlag erscheint 3–5 Tage später, meist kurz nach dem Ausbruch der sogenannten Koplikflecken, einer Anhäufung winziger weißer Punkte auf der Wangenschleimhaut. Weitere Symptome sind Kopfschmerzen, Durst und erhöhte Temperatur.

Der Kranke braucht viel Flüssigkeit, die er am besten in Form von Fruchtsäften zu sich nehmen sollte, die im Verhältnis 1:1 mit Wasser verdünnt sind.

MAYONNAISE

VORTEILE

- *Enthält viel Vitamin E*

NACHTEILE

- *Liefert sehr viel Energie*
- *Aus rohem Eigelb angerührte Mayonnaise kann eine Salmonellenvergiftung auslösen*
- *Hoher Cholesteringehalt*

Ob selbst gemacht oder industriell gefertigt – Mayonnaise ist arm an Kohlenhydraten und Eiweiß, dafür aber reich an Fett. Allerdings liefern ihre Zutaten, Eigelb und Pflanzenöl, reichlich Vitamin E.

Mayonnaise sollte man nur sehr sparsam verwenden, denn schon 1 EL enthält etwa 10 g Fett und liefert damit rund 420 kJ (100 kcal). Wer auf sein Gewicht achten muß oder gar abnehmen will, sollte Mayonnaise ganz meiden und statt dessen zu fettarmem Joghurt greifen, aus dem man mit Kräutern und Gewürzen ebenfalls leckere Saucen herstellen kann.

Die meisten Rezepte für frische, selbstgemachte Mayonnaise empfehlen kaltgepreßtes Olivenöl, das überwiegend aus einfach ungesättigten Fettsäuren besteht. Andere Pflanzenöle mit einem weniger ausgeprägten Eigengeschmack, beispielsweise Distel-, Soja- oder Maiskeimöl, eignen sich genausogut und enthalten hauptsächlich mehrfach ungesättigte Fettsäuren, von denen der Körper viele braucht, um funktionstüchtig zu bleiben.

Da selbstgemachte Mayonnaise rohe Eier enthält, ist die Gefahr einer Salmonellenvergiftung groß. Deshalb sollte man nur ganz frische Eier verwenden, bei denen man obendrein weitgehend sicher ist, daß sie salmonellenfrei sind. Bei industriell hergestellter Mayonnaise ist das Risiko einer Salmonellenvergiftung geringer, da hierfür pasteurisiertes Eigelb verwendet wird. Bedenken sollte man auch, daß Eier viel Cholesterin liefern. Wer also eine möglichst cholesterinarme Ernährung einhalten muß, sollte auf Mayonnaise verzichten.

Selbstgemachte Mayonnaise sollte etwa 30 Minuten vor dem Verzehr zugedeckt im Kühlschrank stehen und später nicht mehr allzu lange aufbewahrt werden.

MEERESFRÜCHTE

Meeresfrüchte sind wahre Nährstoffdepots, die obendrein noch als Delikatesse gelten. Sie liefern Eiweiß, sind fettarm und versorgen mit den Mineralstoffen Jod und Selen. Siehe DIE SCHÄTZE DES MEERES, S. 216.

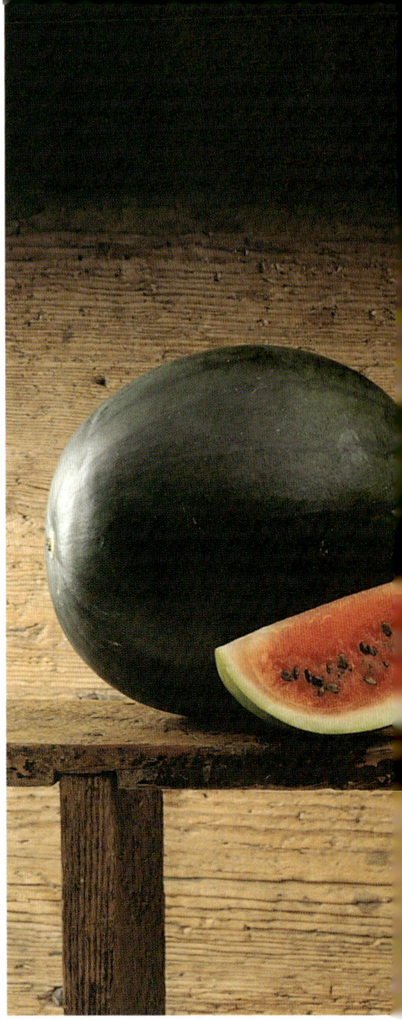

Kühl und erfrischend *Melonen werden heute in reicher Vielfalt angeboten (von links nach rechts): Wassermelonen, Honigmelone, süße Cantaloupe- oder Netzmelone sowie Galia- und Charentaismelone.*

MELONEN

VORTEILE

- *Einige Sorten liefern viel Betacarotin und Vitamin C*

Die Warzen- oder Netzmelonen und die Charentaismelonen mit ihrem orangefarbenen Fruchtfleisch zählen zu den nährstoffreichsten Vertretern dieser großen Familie. 100 g des saftigen Fruchtfleisches decken bereits mehr als die Hälfte des täglichen Bedarfs an Vit-

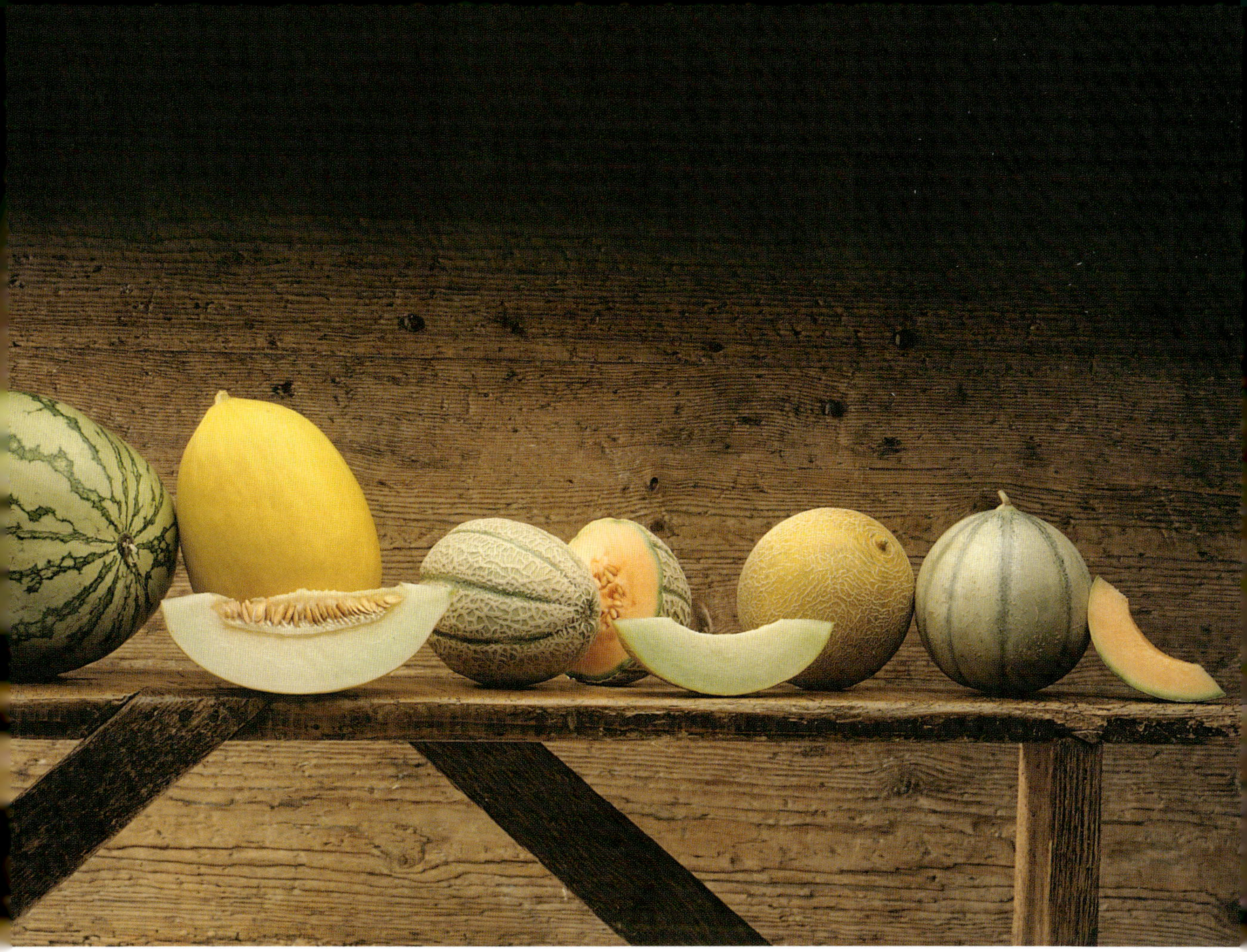

amin C und liefern Betacarotin, das der Körper in Vitamin A umwandeln kann. Sowohl Vitamin C als auch Betacarotin gehören zu den ANTIOXIDANTIEN, die die schädlichen Wirkungen der FREIEN RADIKALE eindämmen und auf diese Weise dazu beitragen können, vor HERZERKRANKUNGEN und KREBS zu schützen.

Melonen mit hellerem gelblichem oder grünlichem Fruchtfleisch wie die Honig- und Galiamelonen sowie Wassermelonen enthalten deutlich weniger Vitamin C und liefern, wenn überhaupt, kaum Betacarotin.

Da Melonen hauptsächlich aus Wasser bestehen, haben sie einen nur geringen Brennwert – je nach Art liefern 100 g Fruchtfleisch zwischen 90 kJ (21 kcal) und 102 kJ (24 kcal). Wegen ihres hohen Wassergehalts regen Melonen die Nierentätigkeit an.

MENSTRUATIONS-PROBLEME

Prämenstruelles Syndrom

ESSEN SIE VIEL

- *kleine Mahlzeiten, die reichlich Kohlenhydrate und wenig Fett enthalten*
- *Nahrungsmittel, die Vitamin B_6 liefern, wie Fleisch, Fisch und Vollkornprodukte*

ESSEN SIE WENIG

- *Salz*

TRINKEN SIE WENIG

- *Kaffee, Tee und Colagetränke*

MEIDEN SIE

- *Alkohol*

Das prämenstruelle Syndrom, kurz PMS genannt, umfaßt körperliche und psychische Veränderungen, die in der Mitte eines Zyklus oder in der Woche vor der Menstruation beginnen und abklingen, sobald die Regelblutung einsetzt. Es äußert sich in Wassereinlagerungen, Rücken- und Kopfschmerzen, Krämpfen, Schmerzempfindlichkeit der Brüste, Reizbarkeit, Depressionen und Konzentrationsschwäche.

Das PMS hängt mit der Ausschüttung der Hormone Östrogen und Progesteron zusammen, die den Menstruationszyklus steuern, sowie mit der Empfindlichkeit, mit der die Frau auf die Veränderungen ihres Hormonspiegels reagiert.

Ärzte empfehlen ihren Patientinnen häufig Ergänzungspräparate mit Vitamin B_6, das am Abbau von Östrogen in der Leber beteiligt ist, sowie Nacht-

Hilfreiche Nahrungsmittel

Spinat und anderes dunkelgrünes Blattgemüse; liefern Magnesium und Vitamin B_6

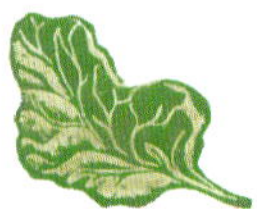

Vollkornbrot und Vollkornprodukte; versorgen mit komplexen Kohlenhydraten, Vitamin B_6 und Magnesium

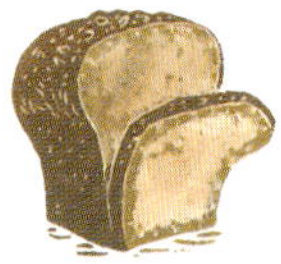

Eier, Weizenkeime oder Nüsse; enthalten viel Vitamin E, das die Empfindlichkeit der Brüste lindern kann

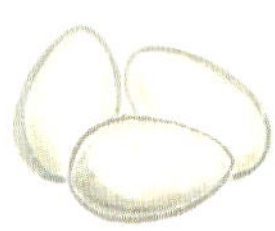

Rotes Fleisch, Geflügel und Leber (nicht, wenn man schwanger werden möchte); versorgen mit Eisen und Vitamin B_6

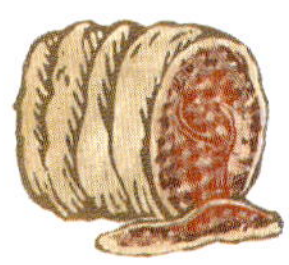

Apfelsinen und andere Zitrusfrüchte; liefern viel Vitamin C und erleichtern dem Körper, Eisen aus pflanzlichen Nahrungsmitteln aufzunehmen

Kaltgepreßtes Olivenöl für Salate und zum Kochen; hoher Gehalt an Vitamin E

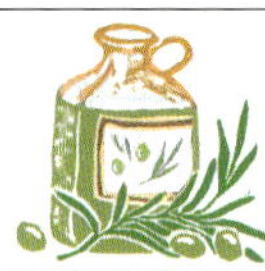

Meeresfrüchte und Seefisch sowie Nüsse und Dörrobst; liefern reichlich Magnesium

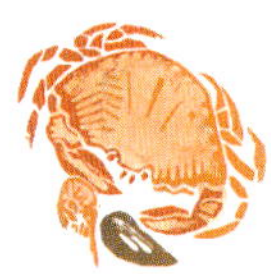

kerzenöl. Manchmal verordnen sie Hormone, und viele Frauen haben die Erfahrung gemacht, daß die PMS-Symptome verschwinden, sobald sie die Pille nehmen.

Auch eine gezielte Ernährung kann manche Symptome des PMS abschwächen. Untersuchungen deuten darauf hin, daß sich eine Kost, die viel Kohlenhydrate und wenig Fett enthält, günstig auswirkt. Fleisch, Fisch, Vollkornprodukte und grünes Blattgemüse liefern Vitamin B_6, das helfen soll, Depressionen und Wasseransammlungen im Körper sowie die Empfindlichkeit der Brüste zu lindern. Den Wasseransammlungen kann man vorbeugen, indem man möglichst wenig Salz zu sich nimmt. Und kaltgepreßte Öle und Weizenkeime sind reich an Vitamin E, das den Brustbeschwerden entgegenwirken kann.

Koffein kann das PMS verschlimmern. Allerdings sollte man Kaffee oder Tee nicht plötzlich absetzen, sondern schrittweise die gewohnte Menge verringern, um Entzugserscheinungen zu vermeiden. Auf Alkohol sollte man ganz verzichten, da er die Gefühlsschwankungen noch verstärkt.

Manche Frauen leiden bei PMS unter Heißhunger, vor allem auf Süßes. Danach stellen sich dann allerdings häufig Kopfschmerzen, Herzklopfen oder Müdigkeit ein. In diesem Fall sollte man regelmäßig kleine Mahlzeiten zu sich nehmen, um den Blutzuckerspiegel stabil zu halten.

Menstruationsschmerzen

ESSEN SIE VIEL

- *Fleisch und Meeresfrüchte*
- *Obst, Nüsse und grünes Blattgemüse*
- *kaltgepreßte Öle und Weizenkeime*

Treten bei einer Frau erst in späteren Jahren Menstruationsschmerzen auf, kann eine Beckenentzündung, eine Gebärmuttergeschwulst oder eine Entzündung der Gebärmutterschleimhaut die Ursache sein. In diesem Fall sollte sie einen Arzt aufsuchen.

Unter Menstruationsschmerzen leiden vor allem junge Frauen, deren Zyklus sich noch nicht stabilisiert hat. Vitamin B_6 und Nachtkerzenöl können lindernd wirken. Viele Frauen stellen auch fest, daß eine vermehrte Aufnahme der Vitamine C und E sowie der Mineralstoffe Calcium und Magnesium ihnen hilft. Der Grund ist möglicherweise, daß diese Stoffe zu einer Entspannung der Gefäßwände beitragen und damit Krämpfen vorbeugen.

Viele Nahrungsmittel wie Fleisch, Vollkornprodukte, Bierhefe und grünes Blattgemüse enthalten Vitamin B_6; Vitamin C liefern Obst und Gemüse, und Vitamin E nimmt man mit kaltgepreßten Ölen und Weizenkeimen auf. Milchprodukte sind reich an Calcium, Meeresfrüchte und Nüsse versorgen mit Magnesium.

Aussetzende Periode

Der wahrscheinlichste Grund, warum die Monatsblutung aussetzt, ist eine Schwangerschaft. Allerdings kann eine sogenannte Amenorrhö auch die Folge von Schilddrüsenerkrankungen, Fettleibigkeit und Zuckerkrankheit sein. Ferner kann übertriebene sportliche Betätigung, abrupter Gewichtsverlust, emotionaler Aufruhr, starker Stress oder eine Flugreise den Menstruationszyklus durcheinanderbringen. Ein Wechsel der Pille kann eine Amenorrhö hervorrufen.

Starke Monatsblutungen

ESSEN SIE VIEL

- *eisenhaltige Nahrungsmittel wie rotes mageres Fleisch, Vollkornprodukte, dunkelgrünes Blattgemüse*

Starke Monatsblutungen treten meist bei jungen Mädchen oder bei Frauen auf, die in die Wechseljahre kommen. Häufig leiden auch Frauen darunter, die ein Intrauterinpessar (eine Spirale) tragen. Zwischenblutungen können vielfältige Ursachen haben, etwa Hormonschwankungen oder eine Gebärmuttergeschwulst, und sollten von einem Arzt abgeklärt werden.

Bei starken Menstruationen verliert eine Frau übermäßig viel Blut, so daß häufig eine Blutarmut die Folge ist. Daher ist es sinnvoll, Nahrungsmittel mit hohem Eisengehalt zu essen.

MIGRÄNE

ESSEN SIE VIEL

- *regelmäßige kleine Mahlzeiten*
- *Ingwer*
- *Fisch*

MEIDEN SIE

- *Schokolade, Käse, Zitrusfrüchte und Koffein*
- *Alkohol, insbesondere Rot- und Portwein*

Migräne ist durch starke Kopfschmerzen, begleitet von Übelkeit, Erbrechen und Sehstörungen, gekennzeichnet. Ein Anfall kann sich durch bestimmte Warnsignale ankündigen, durch eine sogenannte Aura, einen blinden Fleck im Sehfeld, Lichterscheinungen oder Zickzackmuster vor den Augen. Er kann aber auch ohne jede Vorwarnung auftreten. Ein Migräneanfall kann ein paar Stunden bis zu mehreren Tagen dauern und ist gefolgt von einem Kater, bei dem der Betroffene sich erschöpft und ausgepumpt fühlt. Wer unter sehr starker Migräne leidet, sollte mit seinem Arzt darüber sprechen. Es gibt Medikamente, die einen Anfall abkürzen und mildern können. Meist zielt eine Behandlung aber darauf ab, die Zahl der Anfälle weitgehend zu verringern.

Wer regelmäßig unter Migräne leidet, versucht immer wieder herauszufinden, was die Anfälle auslöst. Die Vielzahl der möglichen Auslöser, u.a. Nahrungsmittel, Hormonschwankungen, Wetterwechsel oder Streß, macht die Suche oft schwierig. Nahrungsmittel, die im Verdacht stehen, Migräneanfälle hervorzurufen, sind Schokolade, Käse und Zitrusfrüchte. Auch Koffein und alkoholische Getränke, insbesondere Rot- und Portwein, werden in diesem Zusammenhang oft genannt.

Ein rasches Absinken des Blutzuckerspiegels kann ebenfalls einen Anfall auslösen. Dem kann man vorbeugen, indem man regelmäßig kleine Mahlzeiten zu sich nimmt. Die Häufigkeit der Anfälle können auch Nahrungsmittel wie Lachs, Makrele und andere Fische verringern, denn sie wirken im ganzen Körper entzündungshemmend. Allerdings tritt die Wirkung nicht unmittelbar ein, sondern wird erst nach 2–3 Monaten spürbar.

Die meisten Migränepatienten sind Frauen. Bei ihnen treffen die Anfälle häufig mit dem Beginn der Menstruation zusammen, so daß vermutlich hormonelle Schwankungen der Auslöser sind. Ein weiterer Faktor ist STRESS, wobei die Anfälle meist erst auftreten, wenn der Streß vorbei ist und die Entspannung einsetzt. In vielen Fällen jedoch läßt sich kein direkter Auslöser finden.

Frühwarnsignale eines Migräneanfalls können Heißhunger, großer Durst, Erschöpfung oder unerklärliche Stimmungsschwankungen sein. Sind die rasenden Kopfschmerzen erst einmal eingetreten, kann man den Anfall abkürzen, indem man eine heiße Kompresse (einen feuchten Waschlappen oder ein Handtuch) in den Nacken und eine kalte auf die Stirn drückt. Wenn Wärme allerdings die Schmerzen noch verstärkt, sollte man sich nur flach auf den Rücken legen und versuchen, Muskeln und Gelenke zu entspannen. Oft wird auch ein zusammengerolltes Handtuch unter dem Nacken als angenehm empfunden.

Gegen die Übelkeit und das Erbrechen empfehlen Naturheilkundler Ingwer. Am besten übergießt man die frisch geriebene Wurzel mit kochendem Wasser und trinkt den Tee in kleinen Schlucken. Klinische Studien haben die Wirksamkeit dieses Mittels bestätigt.

Fallbeispiel

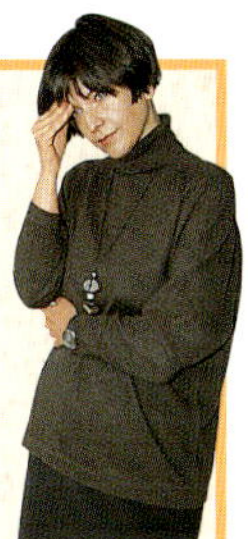

Karin, eine 30jährige Hausfrau, litt immer wieder unter starker Migräne, die sie völlig außer Gefecht setzte. Die Anfälle begannen mit Sehstörungen und einem Zickzackmuster, das vor ihren Augen auftauchte. Danach traten innerhalb einer Stunde starke Kopfschmerzen auf, die ihren Ausgangspunkt hinter dem linken Auge zu haben schienen. Medikamente brachten kaum Linderung. Erst nach Jahren wurde Karin bewußt, daß die Migräneanfälle immer dann auftraten, wenn sie Schokolade gegessen hatte. Sie strich alles, was Schokolade enthielt, von ihrem Speiseplan, und seitdem blieb sie von Migräneanfällen verschont.

PFLANZLICHE MIGRÄNEMITTEL

Silberweide wird in der Volksmedizin als hilfreiches Mittel gegen Migräne empfohlen. Die Rinde dieser Pflanze enthält die Vorstufe der Acetylsalicylsäure (Aspirin), die häufig zur Linderung von Migräneattacken verordnet wird.

Für einen Silberweiden-Kaltauszug setzt man 1/4 Liter kaltem Wasser 1 gehäuften Teelöffel Silberweidenrinde zu, läßt die Flüssigkeit 8 Stunden ziehen, kocht sie anschließend einmal kurz auf und seiht sie dann ab. Den Sud über den ganzen Tag verteilt trinken.

Ein weiteres bewährtes pflanzliches Mittel zur Linderung von Migräneschmerzen ist Pfefferminzöl. Das Öl sollte man immer wieder nach Bedarf auf Schläfen und Stirn auftupfen. Es wirkt beruhigend, entspannend und erfrischend.

MILCH UND SAHNE

VORTEILE

- *Liefern hochwertiges Eiweiß*
- *Enthalten Vitamine des B-Komplexes*
- *Hervorragende Quellen für Calcium*
- *Versorgen mit Phosphor und Zink*

NACHTEILE

- *Vollmilch und Sahne haben einen hohen Fettgehalt*
- *Unpasteurisierte Milch kann zu Lebensmittelvergiftungen führen*
- *Milch enthält Laktose, die manche Menschen nicht vertragen*

Nur wenige Lebensmittel sind so nahrhaft wie Milch, wobei es bis auf den Vitamin-A-Gehalt nur geringe Unterschiede zwischen Vollmilch, fettarmer und Magermilch gibt. Lediglich im Fett- und Energiegehalt unterscheiden sie sich deutlich.

Milch ist eine wichtige Quelle für hochwertiges Eiweiß. Darüber hinaus versorgt sie mit Vitaminen und Mineralstoffen, vor allem mit Calcium, das der Körper besonders leicht aufnehmen kann. Ferner enthält Milch reichlich Thiamin (Vitamin B_1), Riboflavin (Vitamin B_2), Niacin sowie die Vitamine B_6 und B_{12}; des weiteren liefert sie Phosphor und Zink.

Wird Vollmilch entrahmt, geht fettlösliches Vitamin A verloren, das dann über andere Nahrungsquellen aufgenommen werden muß. Eisen sowie die Vitamine C und D sind sowohl in Mager- als auch in Vollmilch nur in Spuren vorhanden.

Gesunder Knochenbau

Besondere Bedeutung hat Milch als Calciumlieferant; ihre sonstigen Nährstoffe kann man im wesentlichen auch durch andere Lebensmittel aufnehmen. Calcium braucht der Körper für gesunde, starke Knochen und Zähne.

Ein Erwachsener benötigt im Durchschnitt täglich etwa 800 mg, was rund 650 ml Milch entspricht. Allerdings schwankt der Calciumbedarf je nach Alter und Geschlecht. Am meisten brauchen stillende Mütter – 1250 mg täglich, enthalten in etwa 2 l Milch. Danach kommen Teen-

Milch – das vollkommene Nahrungsmittel der Natur

Milch und Sahne kommen in unterschiedlichen Formen auf den Markt. Um die einzelnen Produkte miteinander vergleichen zu können, sollte man ihre jeweiligen Vor- und Nachteile kennen. So bestehen beispielsweise große Unterschiede im Fett- und Energiegehalt. Die in der nachfolgenden Tabelle angegebenen Werte beziehen sich auf jeweils 100 g.

Produkt	Energie in kJ (kcal)	Fett in g	Wußten Sie, daß ...
Vollmilch	273 (65)	3,5	Vollmilch als vollkommenes Nahrungsmittel gilt? Sie enthält sehr viele Nährstoffe, vor allem Eiweiß, Calcium und Zink, außerdem die Vitamine A, B_2 (Riboflavin) und B_{12}. Ferner liefert sie Jod, Niacin und Vitamin B_6.
Fettarme Milch	190 (45)	1,5	fettarme Milch ebenso wie jede andere Flaschenmilch mehr als die Hälfte ihres Gehalts an Riboflavin (Vitamin B_2) und den geringen Anteil an Vitamin C verliert, wenn man sie 1–2 Stunden in der Sonne stehenläßt?
Magermilch	145 (35)	0,1	Magermilch zwar deutlich weniger Energie als Vollmilch liefert, aber (bis auf Vitamin A) fast den gleichen Gehalt an Vitaminen und Mineralstoffen hat? Fettarme und Magermilch können bis zu 1 Monat eingefroren werden.
Kondensmilch	735 (175)	10,1	in Kondensmilch alle Nährstoffe in konzentrierter Form enthalten sind, da der Milch der Großteil des Wassers entzogen wurde? Neben Produkten mit 10 % Fett gibt es auch solche mit 7,5 % Fett sowie fettarme Kondensmilch mit nur 4 % Fett.
Kaffeesahne	525 (125)	10,5	der Fettgehalt bei Kaffeesahne zwischen 10 und 15 % schwanken kann?
Schlagsahne	1300 (310)	31,7	aufgeschlagene Schlagsahne zur Hälfte aus Luft besteht? Dadurch wirkt sie sehr leicht, obwohl sie verhältnismäßig viel Fett enthält. Schlagsahne kann man bis zu 2 Monate einfrieren.
Saure Sahne	483 (115)	10	Crème fraîche die fettreiche Variante der sauren Sahne ist? Gegenüber 10 % Fett in saurer Sahne enthält Crème fraîche rund 40 %.

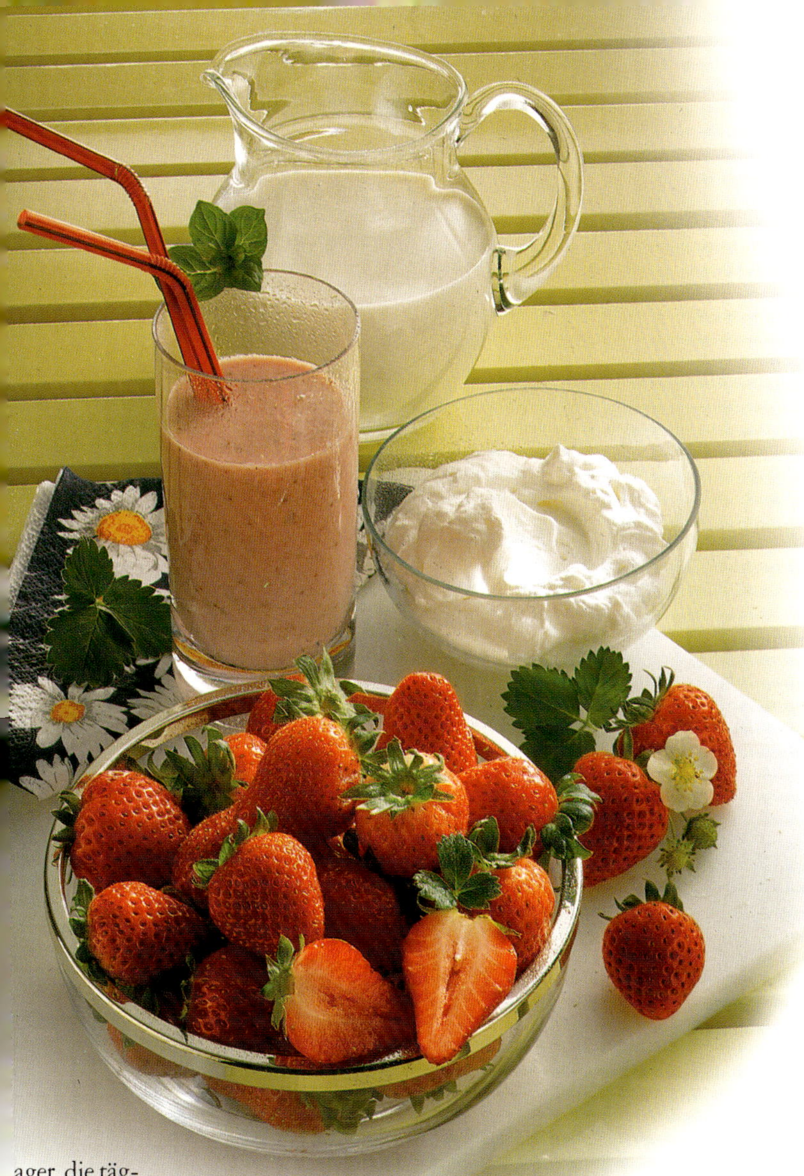

ager, die täglich bis zu 1000 mg aufnehmen sollten. Sind Kinder und Jugendliche mit diesem Mineralstoff unterversorgt, kann der Körper nicht genug Calcium in den Knochen speichern (der Prozeß dauert bis zum 30. Lebensjahr), so daß die Gefahr wächst, später an OSTEOPOROSE zu erkranken.

Nur Ölsardinen, die mit den Gräten verzehrt werden, liefern mehr Calcium als Milch: 200 ml Milch versorgen mit 230 mg Calcium, 70 g Sardinen enthalten 385 mg Calcium.

Wer Laktose, den in Milch enthaltenen Milchzucker, nicht verträgt oder als Veganer keine Milchprodukte zu sich nimmt, muß seinen Calciumbedarf mit Gemüse, Hülsenfrüchten und

Ideale Kombination *Obst, beispielsweise Erdbeeren, mit Sahne oder ein aus Magermilch hergestelltes Mixgetränk für alle, die auf ihre Figur achten müssen, schmeckt nicht nur lecker, sondern ist obendrein auch noch gesund.*

Nüssen decken. Vor allem tiefdunkelgrünes Blattgemüse wie Spinat, aber auch Brokkoli und Basilikum liefern viel Calcium, das der Körper in dieser Form allerdings etwas schwerer verwertet.

Milch liefert außerdem reichlich Phosphor, einen Mineralstoff, der für den Aufbau starker Knochen ebenfalls unentbehrlich ist. Ferner ist Milch für Vegetarier eine wertvolle Quelle für Vitamin B_{12}, denn dieser Nährstoff kommt nur in tierischen Produkten vor. Allerdings wird das Vitamin beim Kochen größtenteils zerstört. Veganer, die auch keine Milch und Milchprodukte zu sich nehmen, brauchen entsprechende Ergänzungspräparate.

Vollmilch enthält durchschnittlich 3,5 %, fettarme Milch 1,5 % und Magermilch sogar nur 0,1 % Fett. Entsprechend unterschiedlich ist der jeweilige Energiegehalt. Menschen, die abnehmen möchten, sollten fettarme bzw. magere Milch bevorzugen. Kinder dagegen sollten Vollmilch bekommen, denn sie brauchen mehr Energie und Vitamin A und D.

Milch und Milchprodukte gelten nach derzeitigem wissenschaftlichem Kenntnisstand in bezug auf BSE als unbedenklich.

Die Behandlung der Milch

Außer Rohmilch, die man nur direkt vom Bauern beziehen kann, wird jede Milch, die in die Geschäfte kommt, durch Erhitzen pasteurisiert, um Bakterien abzutöten. Der Geschmack wird bei diesem Verfahren weniger beeinträchtigt als beim Sterilisieren, bei dem die Milch für längere Zeit (10–30 Minuten) höheren Temperaturen (115–130 °C) ausgesetzt wird. Sterilisierte Milch schmeckt abgekocht, ist dunkler und hat etwa ein Drittel ihres Thiamin- und die Hälfte ihres Vitamin-B_{12}-Gehalts verloren. Ultrahocherhitzte Milch mit langer Haltbarkeit muß mindestens 1 Sekunde auf 135–150 °C erhitzt worden sein. Geschmack und Nährwert der Milch gehen bei diesem Prozeß in geringerem Maß verloren.

Bei homogenisierter Milch wurden die Fettkügelchen mechanisch zerkleinert. Sie verteilen sich dann so fein in der Milch, daß sich kein Fett mehr absetzen kann. Homogenisierte Milch bildet also keine Rahmschicht mehr.

DIE VORTEILE VON ZIEGENMILCH

Manche Lebensmittelgeschäfte bieten Ziegenmilch an. Ihr Nährwert entspricht in etwa dem der Kuhmilch. Ziegenmilch kann eine gute Alternative für Menschen sein, die Kuhmilch nicht vertragen. Vor allem Kinder reagieren auf Kuhmilch häufig mit Ekzemen. Auch Patienten mit Magengeschwüren ziehen oft Ziegenmilch vor, weil sie leichter verdaulich ist. Ziegenmilch läßt sich wie Kuhmilch verwenden und obendrein noch gut einfrieren.

In Kondensmilch sind alle Nährstoffe in konzentrierter Form enthalten, da der Milch der Großteil des Wassers entzogen wurde. Dem unterschiedlichen Grad der Konzentration entsprechend, ist Kondensmilch mit 10 sowie mit 7,5 % Fett erhältlich. Fettarme Kondensmilch dagegen hat nur 4 % Fett.

Milchdelikatessen

Heute gibt es ein breites Sortiment an Milchprodukten, wobei den fetten Vollmilchprodukten fast immer auch solche gegenüberstehen, die auf der Grundlage von Magermilch hergestellt wurden. Entsprechend unterscheiden sie sich im Fett- und Energiegehalt.

Frischkäse sind ungereifte Käse, die gewonnen werden, indem man die Milch säuert und nur geringe Mengen Labenzym zusetzt. Der bekannteste Frischkäse ist Speisequark, der in unterschiedlichen Fettstufen angeboten wird. Er eignet sich hervorragend als Beilage zu Pell- und Folienkartoffeln sowie als Ersatz für Sahne und Mayonnaise. Mit Kräutern und Gewürzen kann man ihn pikant anmachen, man kann ihn aber ebenso mit Früchten mischen und auf diese Weise einen gesunden Nachtisch herstellen. Der Fettgehalt des Quarks ist je nach Fettstufe unterschiedlich hoch. Den höchsten Fettgehalt hat Rahmfrischkäse, der als Brotaufstrich zwar ausgesprochen lecker schmeckt, aber sicher nicht geeignet ist, wenn man auf sein Gewicht achten muß.

Buttermilch fällt als Nebenprodukt bei der Butterherstellung an und enthält ebensoviel Mineralstoffe und Eiweiß wie Milch, aber nur wenig Fett. Daher liefern 100 g nur 170 kJ (40 kcal).

Dickmilch entsteht, indem man Vollmilch, fettarmer Milch oder Magermilch Milchsäurebakterien zusetzt. Der Nährwert der Dickmilch entspricht dem der Ausgangsmilch, doch sind die Nährstoffe leichter verdaulich.

Einfach verführerisch

Sahne rundet den Geschmack vieler Speisen ab und ist aufgeschlagen als Zugabe zu Obst, Kuchen oder Eis oft das berühmte Tüpfelchen auf dem i. Dennoch sollte man sie nur sparsam verwenden, da sie reich an Fett ist, vor allem auch an gesättigten Fettsäuren. Schlagsahne beispielsweise hat einen Fettgehalt von mindestens 30 %. Saure Sahne, die mit Milchsäurebakterien versetzt ist, kann zwischen 10 und – als Crème fraîche – 40 % Fett enthalten. Wer also eine fettarme Ernährung einhalten oder auf sein Gewicht achten muß, sollte eher zu JOGHURT oder Magerquark greifen.

MINERALSTOFFE

Mineralstoffe sind chemische Elemente, die sich überwiegend in anorganischer (lebloser) Materie finden, die in geringen Mengen aber auch in allen Organismen vorhanden sind. Schon kleinste Mengen genügen, um den menschlichen Körper funktionsfähig zu erhalten. Siehe LEBENSWICHTIGE ELEMENTE, S. 232.

MÖHREN

VORTEILE

- *Liefern viel Betacarotin*
- *Enthalten Ballaststoffe*

NACHTEILE

- *Können Pestizidrückstände enthalten*

Der größte Vorteil, den Möhren haben, ist ihr hoher Betacarotingehalt. Wissenschaftliche Untersuchungen haben ergeben, daß niedrige Betacarotinwerte im Blut ein erhöhtes Risiko bedeuten, an bestimmten Krebsformen zu erkranken. Es gibt ferner Hinweise, daß ein hoher Anteil an Betacarotin in der Nahrung vor Schäden durch die FREIEN RADIKALE schützt. Der Körper wandelt Betacarotin teilweise in Vitamin A um, das für gutes Sehen und gesunde Schleimhäute notwendig ist.

Nachtblindheit bekämpfen

Eines der Frühsignale für Vitamin-A-Mangel ist die sogenannte Nachtblindheit, die Unfähigkeit des Auges, sich auf Dämmerlicht oder Dunkelheit umzustellen. Vitamin A bildet in den Stäbchen der Netzhaut zusammen mit dem Eiweiß Opsin den Sehfarbstoff Rhodopsin, den das Auge braucht, um im Dunkeln sehen zu können. Einem Mangel an Vitamin A kann man vorbeugen, indem man regelmäßig Möhren ißt oder Möhrensaft trinkt.

Im Gegensatz zu den meisten anderen Gemüsearten liefern gekochte Möhren mehr Nährstoffe als rohe. Rohe Möhren haben sehr harte Zellwände, so daß der Körper das darin enthaltene Betacarotin kaum aufnehmen kann. Durch das Kochen werden die Zellmembranen jedoch aufgebrochen, so daß der Körper nun gut die Hälfte des Betacarotins verarbeiten kann, vorausgesetzt, daß die Möhren mit etwas Fett verzehrt werden.

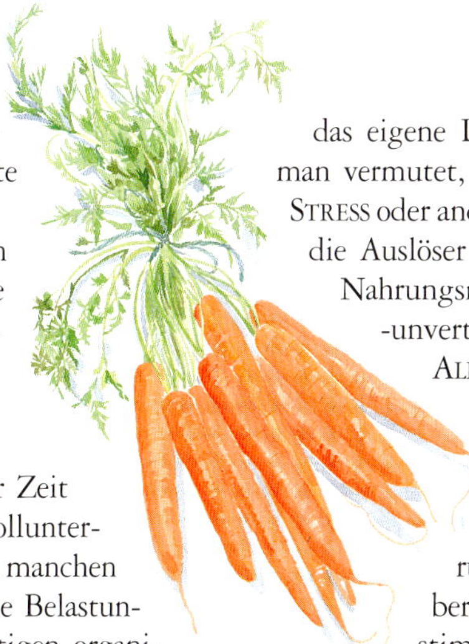

Wenn Babys unter Durchfall leiden, sollte man ihnen pürierte Möhren geben, denn diese liefern wichtige Nährstoffe und natürliche Zucker.

Möhren können chemische Giftstoffe enthalten. In jüngster Zeit durchgeführte Kontrolluntersuchungen ergaben in manchen Fällen unzulässig hohe Belastungen mit phosphorhaltigen organischen Pestiziden, die zum Abtöten der Möhrenfliege verwendet werden. Man kann diese Rückstände jedoch fast vollständig beseitigen, indem man die Möhren schält und die Stielansätze wegschneidet.

MORBUS CROHN

ESSEN SIE VIEL

- *nahrhafte Speisen, wobei man sich danach richten sollte, was man verträgt*

Patienten mit Morbus Crohn neigen häufig zu Unterernährung, die eine Folge der entzündeten Darmschleimhaut oder der veränderten Ernährungsweise sein kann. Daher ist ein sorgfältig ausgearbeiteter Speiseplan für diese Patienten besonders wichtig.

Morbus Crohn ist eine entzündliche Darmerkrankung, die an jeder Stelle des Magen-Darm-Bereichs auftreten kann. Am häufigsten betroffen sind Menschen im Alter zwischen 15 und 35 Jahren. Die Symptome – Bauchschmerzen, Fieber, Durchfall und Gewichtsverlust – sind je nach Verlauf der Krankheit unterschiedlich stark ausgeprägt. Die Ursachen des Leidens sind bislang nicht endgültig geklärt. Möglicherweise handelt es sich um eine Autoimmunreaktion des Körpers auf das eigene Darmgewebe, wobei man vermutet, daß eine Infektion, STRESS oder andere äußere Faktoren die Auslöser sein können. Auch Nahrungsmittelallergien oder -unverträglichkeiten (siehe ALLERGIEN) werden als mögliche Ursachen diskutiert, da viele Betroffene von einer Verschlimmerung der Symptome berichten, wenn sie bestimmte Speisen zu sich genommen haben. Häufig erwähnt werden in diesem Zusammenhang Getreide- und Milchprodukte, Hefe, Nüsse, rohe Früchte, Meeresfrüchte sowie eingelegte Lebensmittel.

Auffallend ist, daß sich der Großteil der Patienten bis zum Ausbruch der Krankheit hauptsächlich von stark vorbearbeiteten Lebensmitteln ernährt hat. Wissenschaftler der schwedischen Universität Uppsala haben ferner festgestellt, daß offensichtlich ein Zusammenhang zwischen Masern und Morbus Crohn besteht. Während des Zeitraums der Untersuchung, die sich über 9 Jahre erstreckte, gab es in Mittelschweden fünf Masernepidemien, und gleichzeitig stieg die Zahl der Neugeborenen, die an Morbus Crohn erkrankten, überdurchschnittlich an.

Doch trotz allem bleibt die Krankheit für Mediziner rätselhaft, und es gibt nach wie vor kein Heilmittel. Lediglich mit entzündungshemmenden Medikamenten lassen sich gewisse Erfolge erzielen. Viele Patienten müssen sich früher oder später einer Operation unterziehen, bei der die am stärksten betroffenen Darmabschnitte entfernt werden. Durch die Entzündung vernarben und verdicken die Darmwände; dadurch wird der Transport des Nahrungsbreis erschwert. Häufige Folge ist Appetitlosigkeit, so daß der Patient nicht mehr ausreichend Nahrung zu sich nimmt.

Eine unzureichende Ernährung ist bei dieser Krankheit von Beginn an ein Problem. Ist der Dünndarm entzündet oder der Darm verengt, können nach dem Essen schmerzhafte Krämpfe auftreten. In diesem Fall sollte man auf ballaststoffreiche Speisen verzichten.

Besteht der Verdacht, daß eine Nahrungsmittelallergie oder -unverträglichkeit zu der Krankheit beiträgt, kann eine medizinisch überwachte Ausschlußdiät dem Patienten möglicherweise helfen. Dabei werden einige Wochen lang bestimmte Nahrungsmittel vom Speiseplan gestrichen, um festzustellen, ob sich der Zustand des Patienten dadurch bessert. Allerdings dürfen gerade Menschen, die an Morbus Crohn

Fallbeispiel

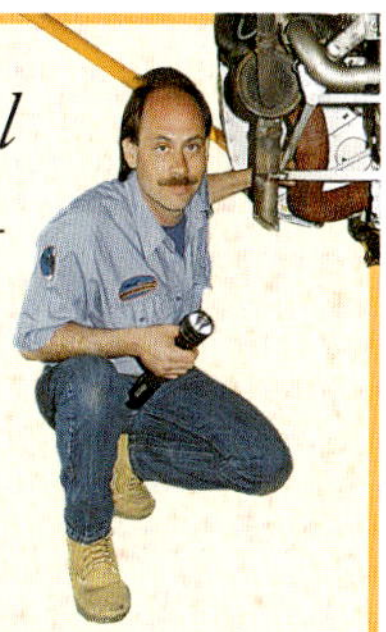

Peter, ein 34jähriger Ingenieur, leistete Schichtdienst. Als er 6 Monate lang immer wieder an Durchfall und aufgeblähtem Magen litt, führte er das auf die neuen Schichtzeiten zurück. Seine Familie und seine Freunde bemerkten, daß er immer magerer wurde, und sprachen ihn wiederholt auf sein krankes Aussehen an. Aber Peter reagierte nicht weiter darauf. Erst als er sich ziemlich elend zu fühlen begann, suchte er einen Arzt auf, der feststellte, daß Peter an Morbus Crohn litt. Der Arzt verordnete ihm niedrig dosierte Steroide sowie Vitaminpräparate und empfahl ihm eine ballaststoff- und eiweißreiche Kost. Nach 6 Wochen hatten die Leibschmerzen und der Durchfall aufgehört, und langsam nahm Peter auch wieder an Gewicht zu.

leiden, nicht zu viele wichtige Nahrungsmittel ausschließen.

Je schwerer der Krankheitsverlauf, desto unzureichender kann die Nahrung verwertet werden. Um einem Nährstoffmangel vorzubeugen, müssen die Betroffenen meist Vitamin- und Mineralstoffpräparate einnehmen. Welche Vitamine oder Mineralstoffe dem Kranken fehlen, hängt vom jeweiligen Entzündungsherd sowie von der Art der verordneten Medikamente ab. Häufig leiden die Betroffenen an einem Mangel an Folsäure, die in Leber, grünem Blattgemüse und Hülsenfrüchten vorkommt. Auch andere Vitamine des B-Komplexes können möglicherweise nur ungenügend aufgenommen werden: Thiamin (Vitamin B_1), das Kartoffeln, Schweinefleisch, Innereien, Körner und Samen sowie Getreideprodukte liefern; Riboflavin (Vitamin B_2), das in Eiern, Fleisch, Geflügel, Fisch, Milchprodukten sowie in Hefeextrakten enthalten ist; Vitamin B_6, das man mit Vollkornbrot, Nüssen und Sojabohnen aufnimmt. Vitamin B_{12} muß verstärkt über mageres Fleisch, Fisch und Milch zugeführt werden.

Ein Vitamin-C-Mangel läßt sich durch frisches Obst und Gemüse, vor allem durch schwarze Johannisbeeren und Zitrusfrüchte, ausgleichen; Vitamin D liefern Fische; und grünes Gemüse, Leber und Tomaten versorgen mit Vitamin K.

Ebenso besteht oft ein Mangel an wichtigen Mineralstoffen. Milchprodukte, Sardinen und grünes Blattgemüse sind wertvolle Calciumlieferanten. Der Eisenbedarf kann durch rotes Fleisch, Leber, Fisch und dunkelgrünes Blattgemüse gedeckt werden. Häufig benötigen Patienten mit Morbus Crohn auch verstärkt Magnesium, das dem Körper über Fisch und Meeresfrüchte zugeführt werden kann. Leber, Fisch und Vollkornprodukte liefern Selen; und mit Zink versorgen Meerestiere, Rind-, Schweine- und Hühnerfleisch sowie Milchprodukte.

Es gibt – allerdings noch nicht wissenschaftlich belegte – Anzeichen dafür, daß die Darmentzündung durch Vitamin E, das Weizenkeime, kaltgepreßte Pflanzenöle, grünes Blattgemüse sowie Eier liefern, positiv beeinflußt werden kann.

Zwar kann Morbus Crohn durch eine spezielle Ernährung nicht geheilt werden, doch trägt eine ausgewogene, nährstoffreiche Kost, bei der man nur die Speisen wegläßt, die die Symptome erkennbar verschlimmern, zumindest dazu bei, einige der unangenehmen Auswirkungen zu lindern.

MUKOVISZIDOSE

ESSEN SIE VIEL

- *eiweißhaltige Speisen wie Fleisch, Geflügel, Fisch und Eier*
- *Fett in Form von Öl und Butter sowie vollfette Milchprodukte*
- *zuckerhaltige Speisen und Süßigkeiten*
- *komplexe Kohlenhydrate wie Brot, Kartoffeln und Nudeln*

MEIDEN SIE

- *fettarme Nahrungsmittel und solche, die nur wenig Energie liefern*

Eine energie- und eiweißreiche Ernährung sowie Medikamente, physiotherapeutische Maßnahmen und angemessene Körperübungen können die Lebensqualität eines Mukoviszidosepatienten verbessern. Die Krankheit ist zwar nicht heilbar, aber eine richtige Ernährung kann den Betroffenen stärken, so daß er in der Lage ist, weitere Infektionen und andere Probleme, die in Begleitung der Krankheit auftreten, abzuwehren.

Die vererbbare, lebensgefährliche Erkrankung wird durch ein defektes Gen verursacht, das den Salz- und Wassertransport über die Zellmembranen reguliert. Vererbt wird die Krankheit nur, wenn bei beiden Elternteilen das entsprechende Gen defekt ist. In diesem Fall ist die Gefahr groß, daß ein Kind mit Mukoviszidose zur Welt kommt, also von beiden Eltern das geschädigte Gen geerbt hat. Die Chancen stehen 4:1, daß das Kind solcher Eltern gesund auf die Welt kommt. Meist wird die Krankheit schon festgestellt, bevor das Kind 2 Jahre alt ist. Erbt das Kind nur von einem Elternteil ein fehlerhaftes, vom andern aber ein einwandfreies Gen, so ist das Kind selbst zwar gesund, aber Träger des geschädigten Gens und kann dieses wiederum vererben.

VIEL ENERGIE, VIEL EIWEISS

Alle Nahrungsmittel, die normalerweise nur in Maßen verzehrt werden sollen, stehen auf der Speisekarte der Mukoviszidosepatienten ganz oben:

- Fleisch, Fisch, Käse, Hülsenfrüchte oder Nüsse; sie sollten Bestandteil jeder Mahlzeit, auch des Frühstücks, sein;
- Butter, Margarine, Öle, Chips, fettes Fleisch und Fritiertes;
- Zucker, Honig, Marmelade, Schokolade, Kuchen, Süßigkeiten und Limonaden;
- bis zu 1 l Vollmilch täglich, die noch durch Milchpulver angereichert werden kann;
- Frühstücksflocken, Reis, Kartoffeln, Nudeln und Brot, dazu Vollmilch oder Butter, um den Energiegehalt zu steigern;
- Obst und Gemüse, die lebenswichtige Vitamine liefern; allerdings sollten sie nicht energiereichere Nahrungsmittel ersetzen. Mit Zucker, Sahne oder Butter kann man die Energieaufnahme erhöhen.

Mukoviszidose kostet den Körper sehr viel Energie. Kranke Säuglinge und Kleinkinder haben ständig Hunger, da es ihnen schwerfällt, in ausreichendem Maß Nährstoffe aufzunehmen und zu verwerten. Die Krankheit verursacht eine Fehlfunktion der Drüsen, die für die Schleimproduktion in Lunge und Bauchspeicheldrüse verantwortlich sind. So bildet sich anstelle des normalerweise dünnen Schleimfilms, der die Atemwege feucht hält, eine dicke, zähflüssige Schicht. Das führt zu Erbrechen, Atemwegsinfektionen und auf lange Zeit zu einer deutlichen Schwächung der Lungenfunktion.

Auch in der Bauchspeicheldrüse baut sich der zähe Schleim auf und blockiert die Gänge, über die die Verdauungsenzyme aus der Bauchspeicheldrüse in den Darm wandern. Die Folge ist, daß die Nahrung, vor allem Fett und Eiweiß, nicht richtig verdaut und verwertet werden kann, was zu Durchfall und einem Mangel an den Vitaminen A, D, E und K führt. Etwa 85 % aller Mukoviszidosepatienten leiden unter einer Bauchspeicheldrüseninsuffizienz und müssen die für die Verdauung notwendigen Enzyme in Kapselform einnehmen.

Eine hochenergiereiche Ernährung, die viel Fett, einfache und komplexe Kohlenhydrate sowie Eiweiß liefert und das Salz und die Flüssigkeit ersetzt, die durch den Durchfall und das Erbrechen verlorengehen, ist für Mukoviszidosepatienten lebenswichtig. Eine normale, ausgewogene Ernährung mit wenig Fett und viel Ballaststoffen ist völlig ungeeignet, da sie sättigt, lange bevor der gesteigerte Energie- und Nährstoffbedarf der Betroffenen befriedigt ist.

Wieviel zusätzliche Energie ein Mukoviszidosepatient benötigt, ist individuell unterschiedlich. Manche brauchen nur etwa 5 % mehr als ein gesunder Erwachsener, andere doppelt soviel. Die Mukoviszidose-Gesellschaft empfiehlt, zwischen 20 und 50 % mehr Energie aufzunehmen, als für gesunde Alters- und Geschlechtsgenossen empfohlen wird. Dabei sollte die Eiweißzufuhr etwa doppelt so hoch sein.

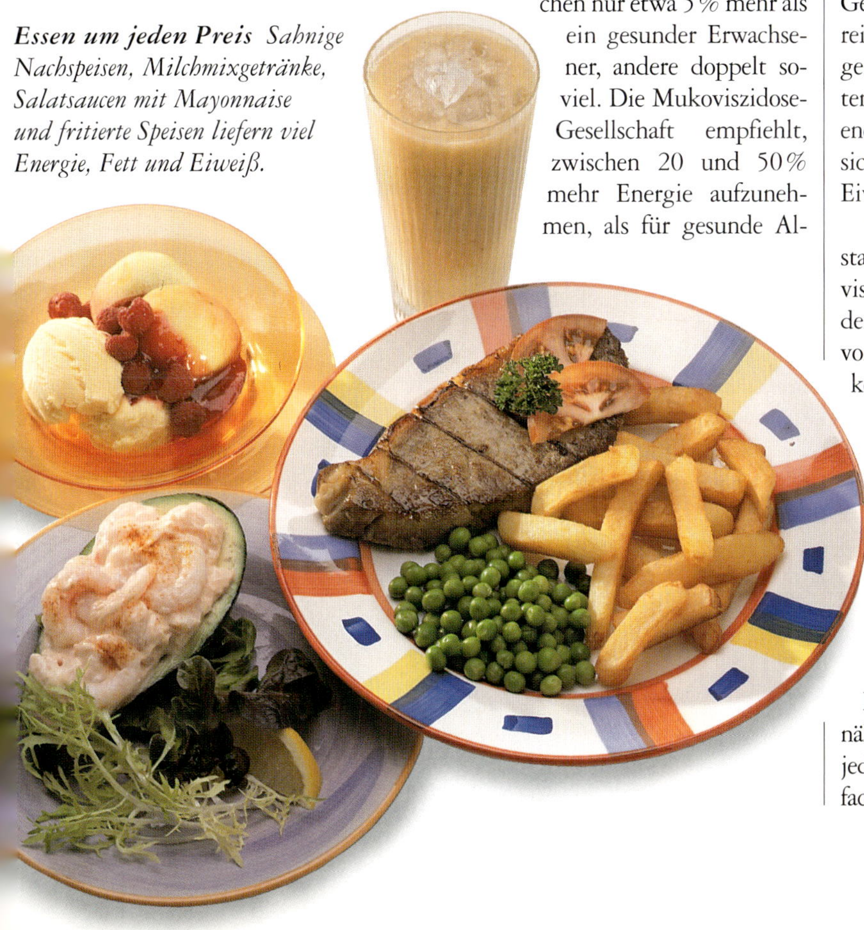

Essen um jeden Preis *Sahnige Nachspeisen, Milchmixgetränke, Salatsaucen mit Mayonnaise und fritierte Speisen liefern viel Energie, Fett und Eiweiß.*

Vor allem Milchprodukte, Fisch, Fleisch und Pflanzenöle liefern Fett und Eiweiß. Insbesondere Fische wie Lachs, Makrelen und Sardinen sind wertvolle Eiweißlieferanten und versorgen obendrein mit essentiellen Fettsäuren.

Ferner dürfen sich Mukoviszidosepatienten ohne Einschränkung an Eiscreme, Kuchen und Gebäck, Sahne, Nüssen, Schokolade und Chips laben. Den Energiegehalt von Gemüse kann man mit Butter erhöhen, und wenn man Speisen fritiert, liefern sie zusätzliches Fett.

Außer bei einer Komplikation durch ZUCKERKRANKHEIT (die mit fortschreitender Krankheit auftreten kann, weil die Bauchspeicheldrüse geschädigt ist) gehören zuckerhaltige Lebensmittel, Süßigkeiten und süße Getränke auf den Speiseplan, da sie reichlich Energie liefern, die leicht aufgenommen werden kann. Ferner sollten Mukoviszidosepatienten häufig energiereiche Zwischenmahlzeiten zu sich nehmen, die möglichst auch mit Eiweiß versorgen.

Salz ist ebenfalls ein wichtiger Bestandteil der Ernährung. Da die Mukoviszidose die Schweißdrüsen in Mitleidenschaft zieht, verliert der Kranke, vor allem bei warmem Wetter und bei körperlicher Betätigung, über den Schweiß ungewöhnlich viel Salz. Meist reicht ein normales Salzen der Speisen jedoch aus, um den Verlust zu ersetzen.

Mukoviszidosepatienten können sich zwar vegetarisch und auch vegan ernähren, haben dann aber möglicherweise Schwierigkeiten, ausreichend Energie und Eiweiß aufzunehmen. Vor einer Ernährungsumstellung sollte man auf jeden Fall einen Arzt oder Ernährungsfachmann um Rat fragen.

Lebenswichtige Elemente

Um gesund zu bleiben, braucht der Körper in unterschiedlicher Menge viele verschiedene Mineralstoffe. Sie kräftigen Knochen und Zähne, halten das Immunsystem gesund und unterstützen die Wirkung der Vitamine.

Obwohl heute in den westlichen Industrieländern das Nahrungsmittelangebot mehr als reichhaltig ist, kommt es immer noch vor, daß Menschen an einem Mineralstoffmangel leiden. Am häufigsten sind die Betroffenen mit Calcium oder Eisen unterversorgt.

Wissenschaftler haben festgestellt, daß der Körper 16 Mineralstoffe braucht, um gesund und funktionstüchtig zu bleiben. Zwar machen diese lebensnotwendigen Elemente kaum 5 % des Körpergewichts aus, doch hat jeder einzelne Mineralstoff zumindest eine entscheidende Aufgabe für Stoffwechsel, Wachstum oder Fortpflanzung zu erfüllen. Mineralstoffe wie Calcium, Kalium, Magnesium, Natrium und Phosphor braucht der Körper in verhältnismäßig großen Mengen, andere dagegen nur in Spuren, weshalb man diese Mineralstoffe auch als Spurenelemente bezeichnet.

Wie hoch der Mineralstoffgehalt der verschiedenen Nahrungsmittel ist, hängt nicht zuletzt davon ab, wie der Boden beschaffen war, auf dem die Pflanze wuchs, oder was das Tier, dessen Fleisch verzehrt wird, zu fressen bekommen hat. Bedenken sollte man auch, daß sich manche Nährstoffe fördernd oder hemmend auf die Mineralstoffaufnahme auswirken können: Vitamin D beispielsweise fördert die Aufnahme von Calcium; Tannin (enthalten in schwarzem Tee) oder Phytinsäure (in Weizenkleie und ungeschältem Reis) hemmt sie. Zwar kann der Körper über kurze Zeit eine unzureichende Versorgung mit Mineralstoffen ausgleichen, indem er auf seine Reserven zurückgreift, doch über längere Zeit beeinträchtigt eine zu geringe Mineralstoffzufuhr die Gesundheit.

Aluminium

Die meisten Mineralstoffe stellen keine Gesundheitsbedrohung dar. Eine der Ausnahmen ist Aluminium, das in winzigen Mengen in allen Organismen vorkommt. Ein Teil des Aluminiums, das man über die Nahrung aufnimmt, wird wieder ausgeschieden, der Rest wird in Leber, Nieren und Knochen gespeichert. Ob Aluminium im Körper eine biologische Funktion zu erfüllen hat, ist bislang noch unklar. Umstritten ist auch, ob ein Übermaß an

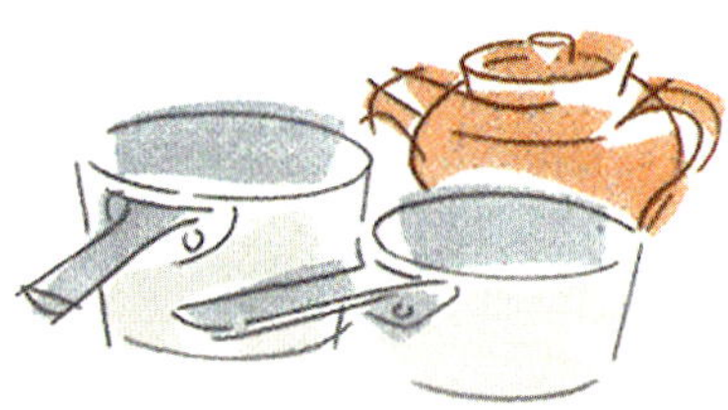

Aluminium in der Nahrung das Gehirn schädigt und Leiden wie die Alzheimer-Krankheit verschlimmert.

Außer in Nahrungsmitteln kann Aluminium in Leitungswasser enthalten sein, da dieses mit Aluminiumsulfat gereinigt wird. Aluminiumhydroxid wiederum ist Bestandteil vieler Magensäureblocker. Ferner kann der Stoff freigesetzt werden, wenn man säurehaltige Speisen wie Rhabarber in Aluminiumtöpfen zubereitet.

Blei

Obwohl Blei in geringen Mengen für ein normales Wachstum notwendig ist, können höhere Dosen fatale Folgen haben, da Blei die Aktivität einer Reihe von Enzymen hemmt und das Nervensystem, die Muskulatur sowie die blutbildenden Organe schädigt. Blei nimmt man über Nahrungsmittel auf, die auf belastetem Boden gewachsen sind; man atmet es aber auch ein, wenn die Luft mit Autoabgasen verschmutzt ist.

In alten Häusern kann das Blei aus den Leitungen ins Wasser übergehen, vor allem wenn das Wasser sehr weich ist. Auch bei Kupferleitungen können die Verbindungen mit Blei verlötet sein. Wenn das Wasser nachts in den Leitungen steht, nimmt es Blei auf. Daher sollte man morgens das Wasser erst 1–2 Minuten laufen lassen, bevor man es verwendet. Außerdem sollte man bei Blei- und Kupferleitungen das Wasser zum Kochen immer nur dem Kaltwasserhahn entnehmen, da sich Blei leichter in heißem als in kaltem Wasser löst.

Calcium

Eine Vielzahl von Nahrungsmitteln, von Milch und Milchprodukten über Sardinen mit Gräten bis zu dunkelgrünem Blattgemüse, enthält Calcium. Dieser Mineralstoff ist ein wesentlicher Bestandteil von Knochen und Zähnen; sie enthalten 99 % des im Körper vorhandenen Calciums. Das verbleibende 1 % spielt eine nicht weniger wichtige Rolle für den Aufbau und die Funk-

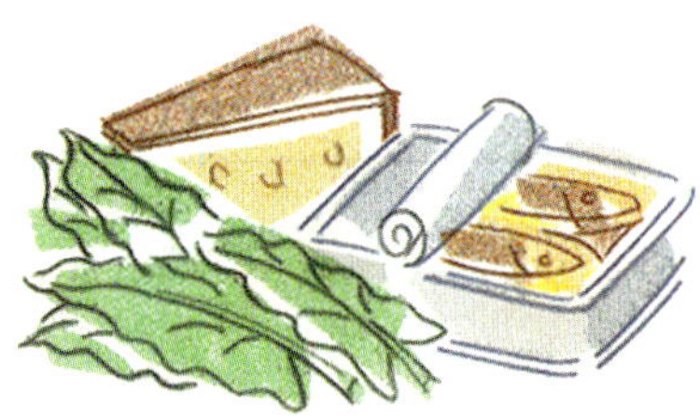

tionstüchtigkeit der Zellen sowie als Gerinnungsmittel im Blut.

Die Gefahr, daß man zuviel Calcium aufnimmt, besteht nicht, da der Körper selbst den Calciumspiegel im Blut reguliert. Lediglich Krankheit oder die Einnahme von zu vielen Vitamin-D-Präparaten kann zu einem Überschuß führen. Benötigt der Körper mehr Calcium, als er über die Nahrung erhält, zieht er es aus den Knochen.

Während der Schwangerschaft steigt der Calciumbedarf um gut 20% an, kann jedoch mit einer ausgewogenen, gesunden Ernährung mühelos gedeckt werden. Allerdings sollten schwangere Frauen nicht zuviel Tee und Kaffee trinken und nur wenig Salz und Weizenkleie sowie Nahrungsmittel, die wie Spinat und Rhabarber Oxalsäure enthalten, zu sich nehmen, da dadurch die Ausscheidung des Mineralstoffes verstärkt bzw. die Calciumaufnahme gehemmt wird.

Calcium ist notwendig, um die Knochen gesund und stark zu erhalten, und sorgt dafür, daß Nerven und Muskeln reibungslos funktionieren. Ein Mangel an Calcium ruft Muskelkrämpfe hervor und fördert altersbedingte Rücken- und Knochenprobleme wie ARTHRITIS, RHEUMA und OSTEOPOROSE. Häufig ist ein Calciummangel die Folge einer zu geringen Versorgung mit Vitamin D, was bei Kindern zu Rachitis, bei Erwachsenen zu KNOCHENERWEICHUNG führt.

Chlorid

Zusammen mit Kalium und Natrium sorgt dieser Mineralstoff dafür, daß der Wasser- und Elektrolythaushalt des Körpers im Gleichgewicht bleibt. Die höchste Chloridkonzentration findet sich in der Gehirn- und Rückenmarksflüssigkeit sowie in den Verdauungssäften des Magens. Hauptlieferant ist Speisesalz (Natriumchlorid). Da die Nieren Chlorid optimal aufnehmen können, kommt es auch dann, wenn man den Salzkonsum verringert, nur höchst selten zu Mangelerscheinungen. Nur bei starkem Schwitzen, Durchfall oder Erbrechen kann ein deutlicher Chloridverlust eintreten.

Chrom

Die ausreichende Versorgung mit Chrom ist vor allem für Diabetiker wichtig, da dieser Mineralstoff ein wichtiges Glied in der Glucoseverwertung ist und die Wirksamkeit des In-

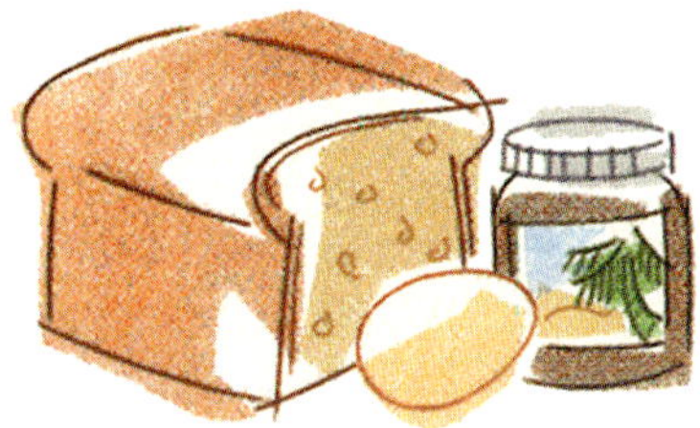

sulins verstärkt, indem es die Zellen anregt, Glucose aufzunehmen. Ferner trägt Chrom dazu bei, den Cholesterinspiegel im Blut konstant zu halten. Ein Chrommangel kann zu erhöhten Cholesterinwerten führen. Chrom liefern u.a. Bierhefe, Vollkornprodukte, Eigelb, Käse und Rübensirup.

Eisen

Das Hämoglobin, der rote Blutfarbstoff, der Sauerstoff bindet und durch den Körper transportiert, kann ohne Eisen nicht gebildet werden. Wird der Körper nicht ausreichend mit diesem Mineralstoff versorgt, wird man rasch kurzatmig, weil das Herz schneller pumpt und die Lungen mehr Sauerstoff aufzunehmen versuchen. Eisen wird ferner benötigt, um Myoglobin, ein dem Hämoglobin ähnliches Pigment, zu bilden, das den Sauerstoff in den Muskeln speichert. Darüber hinaus sind eisentragende Enzyme an der Umwandlung von Betacarotin in Vitamin A beteiligt und werden für die Synthese der DNS und RNS sowie für die Bildung von Kollagen benötigt, das für gesundes Zahnfleisch, Zähne, Knorpel und Knochen wichtig ist.

Der Bedarf an Eisen ist bei Männern und Frauen unterschiedlich hoch. Frauen müssen von der Pubertät bis zu den Wechseljahren nahezu doppelt soviel Eisen über die Nahrung aufnehmen wie Männer. Wird der Körper nicht ausreichend mit diesem Mineralstoff versorgt, ist auf Dauer BLUTARMUT die Folge. Anzeichen dafür sind Blässe, Müdigkeit und mangelnde Vitalität sowie chronische Entzündungen in den Ohren, am Zahnfleisch oder in der Haut. Die besten Eisenquellen sind rotes Fleisch und Leber, deren Eisengehalt der Körper zu 25% verwerten kann. Allerdings sollten schwangere Frauen und solche, die es werden wollen, auf Leber verzichten, da sie sehr viel Vitamin A liefert, das den Fetus schädigen kann.

Auch pflanzliche Nahrungsmittel – z.B. Gemüse, Dörrobst oder Vollkornprodukte – liefern den Mineralstoff, doch kann der Körper in diesem Fall nur etwa 10% des Eisens verwerten. Steigern läßt sich die Eisenaufnahme jedoch, wenn man dem Körper gleichzeitig Vitamin C zuführt, etwa in Form von Tomatensalat, rotem Paprika oder Orangensaft.

Eine Eisenvergiftung kommt kaum vor. Sie tritt allenfalls auf, wenn Kinder in größerer Menge Eisenpräparate zu sich nehmen, weil sie diese für Süßigkeiten halten. Gefährdet sind ferner

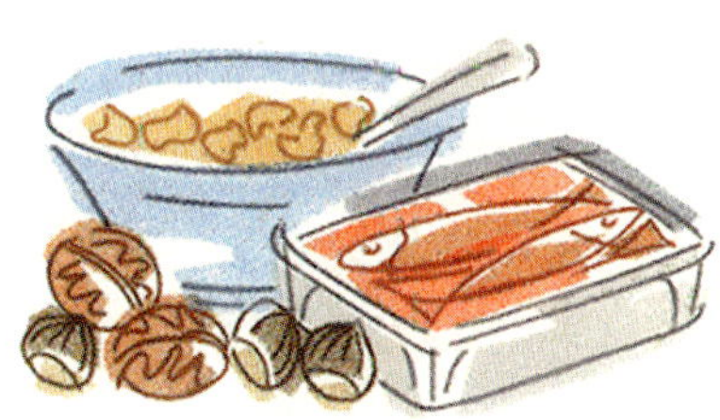

Menschen, die an Hämochromatose leiden, einer genetisch bedingten Erbkrankheit. Sammelt sich Eisen im Körper über einen längeren Zeitraum an, kann es in seltenen Fällen zu einer besonderen Form der Eisenvergiftung, der sogenannten Siderose, kommen.

Sie kann die Folge wiederholter Bluttransfusionen sein oder auch auftreten, wenn man jahrelang alkoholische Getränke zu sich genommen hat, die in Eisenfässern gebraut wurden. Charakteristisch für eine Siderose ist die deutlich graue Hautfarbe.

Besteht der Verdacht einer Eisenvergiftung, sollte man unbedingt einen Arzt aufsuchen. Denn durch diätetische Maßnahmen läßt sich das Problem nicht beheben. Manche Experten empfehlen, dem Patienten jede Woche rund 0,5 l Blut zu entnehmen, um den Eisengehalt zu senken.

Fluor

Ein Mangel an Fluor führt bei Kindern zu schlechten Zähnen. Wird dem Körper jedoch über längere Zeit zuviel Fluor zugeführt, kann es zu einer sogenannten Fluorose kommen. Sie äußert sich in fleckigen Zähnen und angegriffenem Zahnschmelz. Eine weitere Folge kann eine übermäßige Knochenbildung sein, bei der die Knochen fester, weniger elastisch und damit anfälliger für Brüche werden.

Fluor ist zwar nicht unbedingt lebensnotwendig, aber es sorgt zusammen mit Calcium für kräftige, gesunde Knochen. Ein gleichzeitiger Fluor- und Calciummangel kann eine OSTEOPOROSE begünstigen. Dagegen kann eine ausreichende Fluoraufnahme, vor

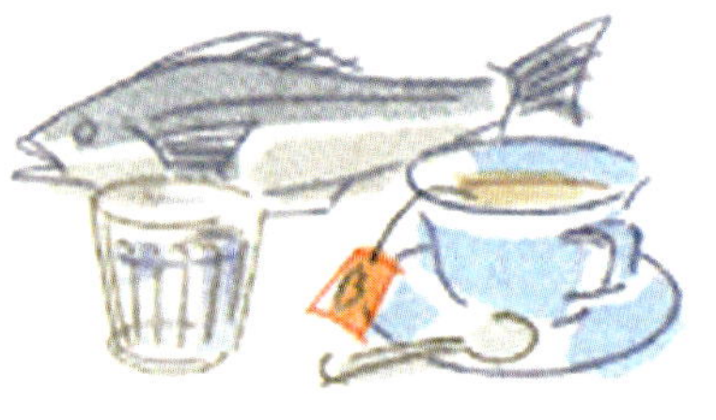

allem in der Kindheit, vor Zahnverfall (Karies) schützen.

Fluor nimmt man hauptsächlich über das Trinkwasser auf, wobei der Gehalt je nach geologischen Gegebenheiten der Wasserquelle unterschiedlich hoch sein kann. Der jeweilige Fluorgehalt im Boden bestimmt auch, wieviel Fluor pflanzliche Nahrungsmittel und das Fleisch von Weidetieren liefern. Eine hervorragende Fluorquelle ist schwarzer Tee, da der Teestrauch das Fluor aus dem Boden besonders leicht aufnimmt.

Jod

Viele Menschen erinnert der Geruch von Jod an das Meer – nicht zu Unrecht, denn Fische, Meeresfrüchte, Algen und das Meerwasser selbst sind die besten Quellen für Jodid, dem aus Jod gebildeten Mineralsalz.

Der Körper braucht Jod, um Schilddrüsenhormone zu bilden, die ihrerseits die Umwandlung der Nahrung in Energie sowie die körperliche und geistige Entwicklung steuern.

Ein leichter Jodmangel läßt die Schilddrüse etwas anwachsen – es bil-

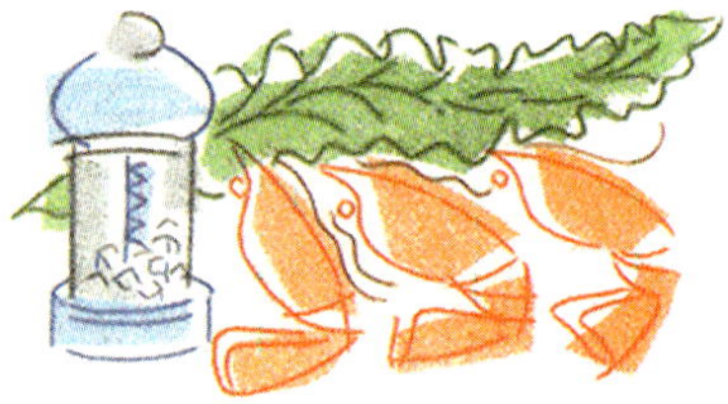

det sich ein schwacher Kropf. Dieses Phänomen trifft vor allem Frauen im gebärfähigen Alter, läßt sich jedoch vermeiden, indem man jodiertes Speisesalz verwendet und häufiger Algen, Seefisch und Meeresfrüchte ißt. Bei Frauen mit starkem Jodmangel besteht die Gefahr, daß sie Kinder zur Welt bringen, die zuwenig Schilddrüsenhormone haben und von Geburt an mit Thyroxin behandelt werden müssen. Andernfalls leiden diese Kinder unter einer Entwicklungsstörung, dem sogenannten Kretinismus.

Rauhe Haut und struppige Haare sind oft Anzeichen einer Schilddrüsenunterfunktion. Sie wird nicht durch einen Jodmangel verursacht, sondern durch Antikörper, die der Körper gegen die eigene Schilddrüse entwickelt. Bei einer Schilddrüsenunterfunktion treten ferner Schwindel und Muskelschwäche auf, der Betroffene ist apathisch, extrem kälteempfindlich und nimmt deutlich an Gewicht zu. Eine Schilddrüsenüberfunktion wiederum kann u.a. auftreten, wenn man über lange Jahre hinweg zuviel Jod zu sich nimmt.

Kalium

Ohne Kalium würden Zellen, Nerven und Muskeln nicht richtig funktionieren. Kalium wirkt zusammen mit Natrium und sorgt dafür, daß der Flüssigkeits- und Elektrolythaushalt im Körper im Gleichgewicht bleibt. Ferner reguliert es den Blutdruck und den Herzschlag. Kalium hilft, ein Übermaß an Natrium auszugleichen, das durch eine zu hohe Salzzufuhr entsteht und beispielsweise zu Ödemen (Wasseransammlungen) und hohem Blutdruck führen kann. Außerdem ist Kalium für die Übermittlung von Nervenimpulsen unabdingbar.

Der Kaliumgehalt im Blut wird durch Hormone sehr genau gesteuert. Ein Überschuß wirkt harntreibend, da Kalium die Nieren zu einer erhöhten Harnproduktion anregt. Wer Nierenprobleme hat, sollte daher vorsichtig sein, daß er nicht zuviel Kalium aufnimmt, weil die Nieren in diesem Fall ein Übermaß oft nicht ausscheiden können. Ein hoher Kaliumgehalt im Blut – erste Anzeichen sind Lethargie, Lähmungserscheinungen und ein verlangsamter Herzschlag – kann zu Herzversagen führen, da der Mineralstoff die Kontraktionen der Herzmuskulatur hemmt. Ein Kaliummangel dagegen äußert sich in Apathie, Schwäche, Verwirrtheit und starkem

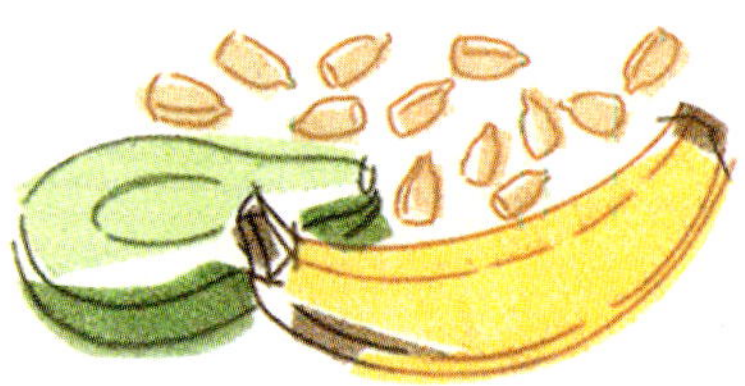

Durst, möglicherweise treten auch Herzrhythmusstörungen und Atemnot auf. Kalium ist in den meisten pflanzlichen Nahrungsmitteln enthalten, vor allem aber in Avocados, Nüssen, Körnern und Samen, Hülsenfrüchten, Vollkornprodukten, Dörrobst, Tomaten, Kartoffeln sowie in Bananen.

Kupfer

Kupfer ist Bestandteil vieler Enzyme und spielt eine wichtige Rolle beim Aufbau von Bindegewebe, das die Organe stützt und voneinander trennt und sich in Sehnen, Knorpeln und Knochen findet. Ferner trägt Kupfer

zu einem gesunden Knochenwachstum bei und unterstützt die Eisenverwertung des Körpers. Nimmt man zuwenig Kupfer auf, kann eine Eisenmangelanämie (siehe BLUTARMUT) die Folge sein, da der Mineralstoff auch dazu beiträgt, gespeichertes Eisen für die Produktion von roten Blutkörperchen freizusetzen.

Leber, Meeresfrüchte, vor allem Austern, Vollkornprodukte, Kleie, Weizenkeime und Nüsse liefern reichlich Kupfer. Mangelerscheinungen sind selten und treten gewöhnlich nur bei Frühgeborenen auf sowie bei Kindern, die an Unterernährung oder chronischem Durchfall leiden.

Magnesium

Gut die Hälfte des Magnesiums, das der Körper enthält, befindet sich in den Knochen. Ferner unterstützt der Mineralstoff die Übertragung von Nervenimpulsen sowie die Muskelkontraktionen. Außerdem erfüllen etwa 90 Enzyme ihre Funktion nur dann, wenn im

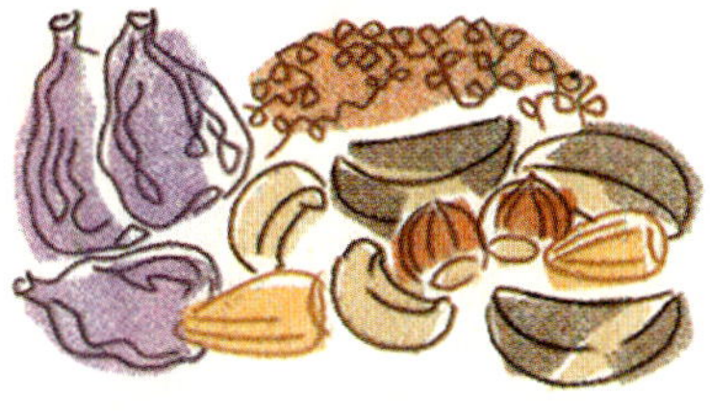

Körper ausreichend Magnesium vorhanden ist.

Ein Magnesiummangel ist selten, doch kann bei Diabetikern sowie bei Menschen mit GLUTENUNVERTRÄGLICHKEIT, schlechter Energieverwertung oder bestimmten Nierenleiden der Magnesiumspiegel sehr niedrig sein. Auch bei starkem DURCHFALL können die Werte kurzfristig abfallen; die Folge sind oft Muskelzuckungen (Tetanie) oder Krämpfe. Untersuchungen in Frankreich lassen vermuten, daß Herzrhythmusstörungen möglicherweise durch einen Magnesiummangel bedingt sein können; allerdings gibt es noch keine klinische Bestätigung für diese Vermutung.

Der Körper kann den Magnesiumspiegel sehr gut regulieren. Nimmt man mehr als 2 g pro Tag auf, wird der Überschuß einfach wieder ausgeschieden. Liefert umgekehrt die Nahrung nur wenig Magnesium, verwertet der Darm es nahezu vollständig, und die Nieren speichern den Mineralstoff wirkungsvoller. Magnesium kommt in einer Reihe von Nahrungsmitteln vor, so vor allem in Vollkornprodukten, getrockneten Feigen, Nüssen, Hülsenfrüchten und grünem Blattgemüse.

Mangan

Wie viele andere Spurenelemente erfüllt Mangan eine Reihe von Aufgaben. Es aktiviert zahlreiche Enzymsysteme, insbesondere jenes, das für die Knorpelsynthese zuständig ist. Ferner ist es Baustein bestimmter Enzyme, die vor Schäden durch die FREIEN RADIKALE schützen. Außerdem ist Mangan für die Bildung der Schilddrüsen- und Sexualhormone notwendig und wirkt bei der Verarbeitung von Cholesterin sowie bei der Insulinproduktion mit. Und nicht zuletzt benötigt der Körper Mangan für ein gesundes Knochenwachstum und um Glucose in der Leber speichern zu können.

Mangan kommt hauptsächlich in pflanzlichen Nahrungsmitteln wie Nüssen, braunem Reis, Vollkornpro-

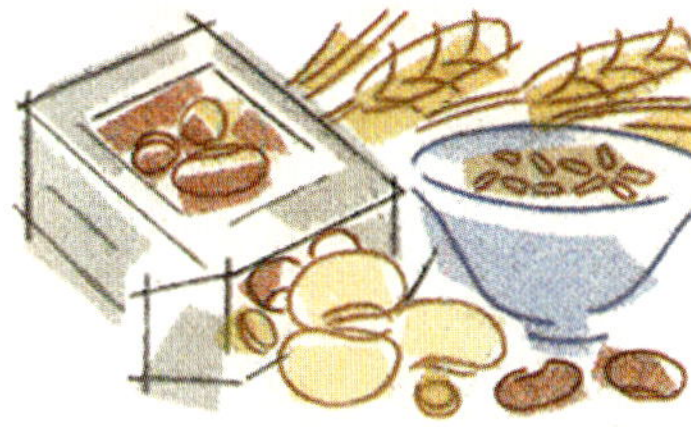

dukten und Hülsenfrüchten vor, wobei sich der jeweilige Gehalt danach richtet, wie stark der Mineralstoff im Boden vorhanden ist. Ein Manganmangel ist unbekannt. Ebensowenig gibt es Hinweise darauf, daß sich eine hohe Manganzufuhr über die Nahrung gesundheitsschädigend auswirkt.

Molybdän

Ohne Molybdän könnten viele Enzyme ihre Aufgaben nicht richtig wahrnehmen. Molybdän brauchen beispielsweise Enzyme, die an der Bildung der DNS und RNS beteiligt sind, sowie jene, die dafür sorgen, daß der Körper aus Fett Energie gewinnt und Eisen aus seinen Speichern ziehen kann. Darüber hinaus wird Molybdän zur Harnsäureproduktion benötigt. Ferner kommt das Element im Zahnschmelz vor und schützt möglicherweise vor Zahnverfall (Karies).

Eine der besten Molybdänquellen ist Leber, doch auch viele pflanzliche Nahrungsmittel liefern diesen Mineralstoff, wobei der jeweilige Gehalt davon abhängt, wie der Boden beschaffen war, auf dem die Pflanze wuchs.

Da man Molybdän nur in Spuren benötigt, ist ein Mangel praktisch unbekannt. In seltenen Fällen kann eine übermäßige Aufnahme von Kupfer einen Molybdänmangel hervorrufen, der sich dann in Herzrhythmusstörungen und einer verringerten Harnsäureproduktion äußern kann. Ebenso unwahrscheinlich ist, daß man zuviel

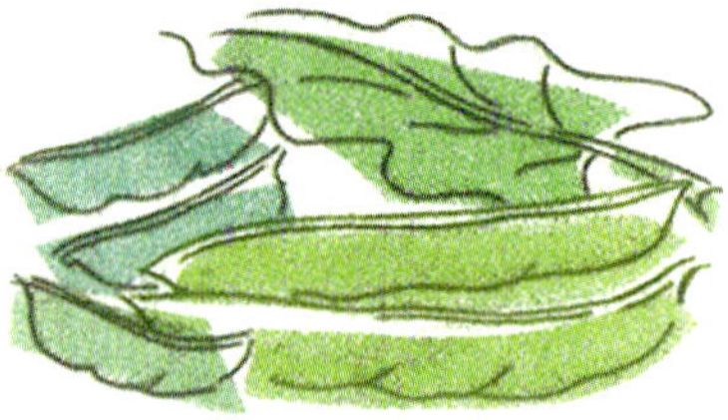

Molybdän aufnimmt. Lediglich in Armenien, wo in manchen Gegenden der Boden stark molybdänhaltig ist, hat man festgestellt, daß die Zahl der Gichtkranken überdurchschnittlich hoch ist und daß die Menschen hier vermehrt Kupfer über den Urin ausscheiden.

Natrium

Salz oder genauer Natriumchlorid war der erste Mineralstoff, den man als Bestandteil der Ernährung identifizierte – vermutlich, weil er sich über die Geschmacksknospen leicht wahrnehmen läßt. Natrium ist ein wesentlicher Bestandteil aller Körperflüssigkeiten und regelt zusammen mit Kalium den Wasser- und Elektrolythaushalt des Körpers. Außerdem sorgt es dafür, daß Nerven und Muskeln reibungslos funktionieren.

Natrium nimmt man hauptsächlich in Form von Speisesalz auf. Als Na-

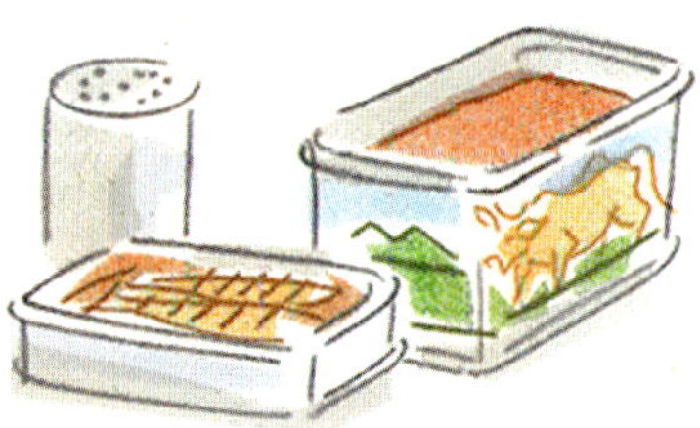

triumnitrit dient es dazu, Schinken, Speck, Wurst und Salami haltbar zu machen. Eine dritte Quelle ist Mononatriumglutamat, ein Zusatzstoff, der als Geschmacksverstärker bei vielen industriell hergestellten Lebensmitteln eingesetzt wird.

Ein Natriummangel ist selten, da viele Lebensmittel Salz enthalten. Einen Mangel riskieren allenfalls Menschen, die in heißen Ländern leben oder sich körperlich sehr anstrengen und darum übermäßig schwitzen. Wadenkrämpfe sind häufig ein erstes Anzeichen für einen Natriummangel. In schlimmeren Fällen trocknet der Körper aus, der Blutdruck fällt ab, der Betroffene hat einen trockenen Mund und erbricht sich. Nimmt man zuviel Natrium auf, wird der Überschuß normalerweise über die Nieren ausgeschieden. Bei empfindlichen Menschen können allerdings Ödeme und BLUTHOCHDRUCK die Folge sein, was wiederum ein Herz- und Nierenversagen hervorrufen kann.

Phosphor

Phosphorverbindungen, die sogenannten Phosphate, sind wichtige Bestandteile aller tierischen und pflanzlichen Zellen. Vier Fünftel des körpereigenen Phosphors sind in Knochen und Zähnen eingelagert. Phosphor ist zusammen mit Calcium daran beteiligt, daß das Knochengewebe fest wird, so daß man statt von einer Calcifizierung eher von einer Mineralisierung der Knochen sprechen müßte. Phosphor wird ferner gebraucht, um in den Zellen Energie freizusetzen und um viele Nährstoffe zu verwerten und weiterzutransportieren. Außerdem steuert es die Aktivität der Proteine.

Ein Phosphormangel ist selten, da der Mineralstoff sowohl in pflanzlichem als auch in tierischem Eiweiß vorkommt. Ferner wird Phosphor Colagetränken zugesetzt, um den Säuregehalt zu regulieren, sowie Fleischkonserven, um die Flüssigkeit zu binden und so die Struktur des Produkts zu verbessern. Ein Mangel kann allenfalls auftreten, wenn man über längere Zeit Magensäureblocker einnimmt.

Die Phosphoraufnahme beeinflußt auch den Calciumspiegel. Nimmt man zuviel Phosphor auf, wird die Calciumverwertung gehemmt. Gleichzeitig werden die Nebenschilddrüsen angeregt, mehr Hormone zu produzieren; diese wiederum sorgen dafür, daß Calcium aus den Knochen gelöst wird, um den Calciumspiegel im Blut möglichst konstant zu halten. Die Folge ist ein erhöhtes Risiko, an OSTEOPOROSE zu erkranken.

Wichtig ist, daß Phosphor und Calcium in einem bestimmten Gleichgewicht im Körper vorhanden sind, was unter normalen Umständen auch kein Problem ist, da calciumreiche Nahrungsmittel meist auch reichlich Phosphor enthalten. Ein Ungleichgewicht

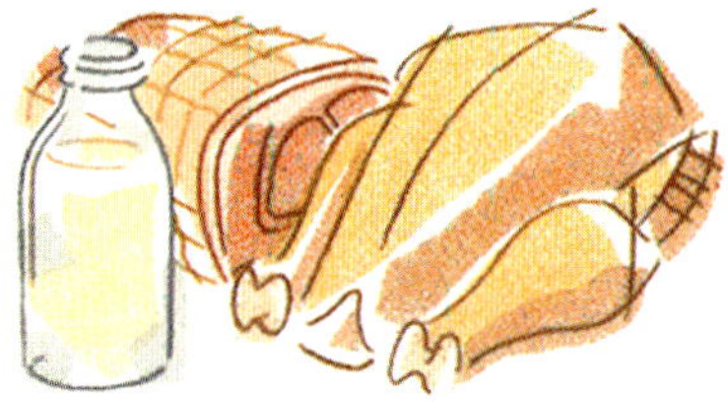

entsteht vor allem dann, wenn sich die Kost hauptsächlich aus vorbehandelten Nahrungsmitteln und Fett zusammensetzt. Eine solche Ernährung liefert im allgemeinen wenig Calcium, dafür aber übermäßig viel Phosphor. Eine zu hohe Phosphoraufnahme stört außerdem auch die Magnesiumverwertung.

Quecksilber

Quecksilber ist hochgiftig. Wenn der Körper es längere Zeit in hohen Dosen aufnimmt, können Dickdarm- und Nierenleiden, Geburtsschäden, Zahnausfall, Nervendegeneration, Muskelzittern und Hirnschäden die Folge sein. Welche Funktion Quecksilber im Körper hat, ist nicht bekannt.

In jüngster Zeit wurden immer wieder Befürchtungen laut, daß das Quecksilber aus dem Amalgam in Zahnfüllungen gesundheitsschädlich sei. Von den meisten Ärzten und

Zahnärzten werden diese Befürchtungen nicht geteilt, da das Füllungsmaterial angeblich unlöslich ist. Dennoch verwenden manche Zahnärzte inzwischen quecksilberfreies Füllmaterial.

Bereits 100 mg Quecksilberchlorid wirken giftig. Das ist allerdings 200mal mehr, als man im Durchschnitt täglich über die Nahrung aufnimmt. Vor allem Meeresfrüchte aus mit industriellen Abwässern verseuchten Gebieten lagern Quecksilber und Cadmium ein und können daher gefährlich hohe Werte aufweisen. In den meisten Ländern sind Höchstwerte für den Schwermetallgehalt bei Fischen und Meeresfrüchten festgesetzt, die regelmäßig überprüft werden, so daß das Risiko verhältnismäßig gering ist.

Schwefel

Schwefel ist in jeder Körperzelle enthalten, besonders konzentriert in der Haut, den Nägeln und den Haaren. Schwefel nimmt man hauptsächlich über das Nahrungseiweiß auf, da der Mineralstoff ein Teil der schwefelhaltigen Aminosäuren Cystin und Methionin ist. Ebenso ist Schwefel Bestandteil von mindestens drei Vitaminen des B-Komplexes, von Thiamin, Pantothensäure und Biotin. Anorganische Formen des Mineralstoffes – Sulfide, Sulfate und Sulfite – braucht der menschliche Körper nicht, im Gegenteil: Die als Konservierungsstoff (z. B. bei Aprikosen) eingesetzten Sulfite können bei empfindlichen Menschen Asthmaanfälle auslösen.

Selen

Selen ist Bestandteil vieler Eiweißbausteine und gehört u. a. zu den ANTIOXIDANTIEN, da es auch Baustein eines Enzyms ist, das das Körpergewebe gegen die Schäden der FREIEN RADIKALE schützt. Außerdem steuert Selen die Produktion der Prostaglandine. Ohne Selen gäbe es weder ein normales Wachstum noch Fruchtbarkeit, würde die Leber nicht richtig funktionieren und könnte der Körper wichtige Hormone nicht herstellen. Erst vor kurzem hat man entdeckt, daß Selen eine wichtige Rolle bei der Bildung der Schilddrüsenhormone spielt. Außerdem sorgt Selen für gesunde Haut und Haare sowie für gutes Sehen.

Wie bei vielen Spurenelementen hängt auch der Gehalt von Selen in den Nahrungsmitteln davon ab, wie stark

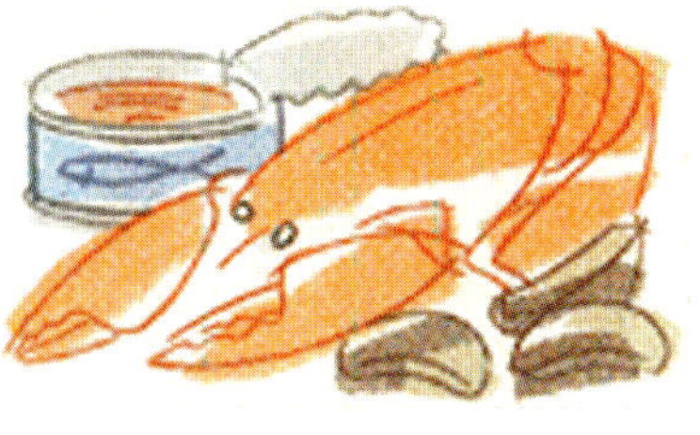

der Mineralstoff im Boden des jeweiligen Erzeugergebietes vertreten ist. Wo der Boden ausgesprochen selenarm ist, z. B. in Neuseeland und in manchen Gegenden Chinas, kann es zu Mangelerscheinungen kommen, die vor allem bei kleinen Kindern ein Herzversagen auslösen können.

Eine übermäßige Aufnahme von Selen ist extrem selten, besonders in Mitteleuropa, wo die Ernährung den Selenbedarf nur knapp deckt. Fleisch und Innereien, Fisch und Meeresfrüchte, Milchprodukte, insbesondere Butter, sowie Zitrusfrüchte, Avocados und Vollkornprodukte sind verhältnismäßig gute Selenquellen.

Zink

Zink kommt in allen Geweben des Körpers vor und ist ein wichtiger Baustein einer Vielzahl von Enzymen. Ferner braucht der Körper Zink, um die genetischen Informationen zu verstehen und das genetische Material, die DNS und RNS, erhalten und reproduzieren zu können. Daher ist dieser Mineralstoff für ein normales Wachstum notwendig. Eine besondere Rolle spielt Zink bei der Ausbildung der Eierstöcke und Hoden, so daß ein Mangel in der Kindheit und Jugend das Wachstum und die Geschlechtsentwicklung hemmt. Der Mineralstoff sorgt ferner dafür, daß das Immunsystem wirkungsvoll funktioniert: schon ein geringer Mangel erhöht deutlich die Anfälligkeit für Infektionskrankheiten. Deshalb benötigen vor allem ältere Menschen ausreichend Zink, da sie besonders infektionsgefährdet sind.

Zink fördert den Appetit, unterstützt den Geschmackssinn und wirkt Nachtblindheit entgegen. Außerdem braucht der Körper den Mineralstoff, um Alkohol abbauen zu können und um eine Reihe von Enzymen zu bilden, die mithelfen, die FREIEN RADIKALE zu zerstören.

Eine Zinkvergiftung ist verhältnismäßig unwahrscheinlich, solange man diesen Mineralstoff nur über die Nahrung aufnimmt. Größer ist die Gefahr, wenn man regelmäßig hochdosierte Zinkpräparate als Nahrungsergänzung einnimmt.

Mit einer ausgewogenen Kost läßt sich der tägliche Zinkbedarf ohne wei-

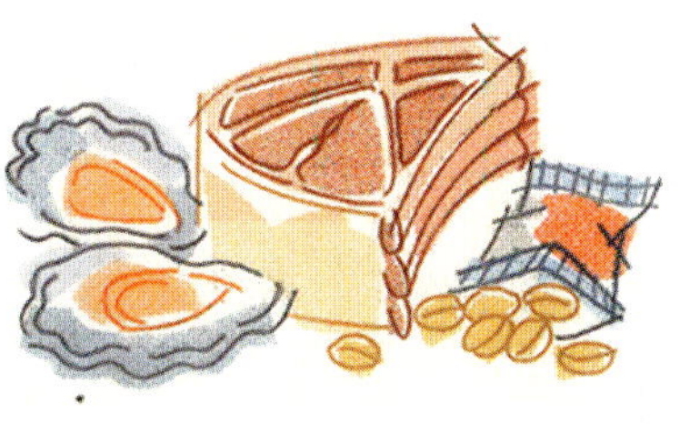

teres decken. Die besten Lieferanten dieses Mineralstoffes sind Meeresfrüchte, insbesondere Austern. Das in Fleisch, Geflügel, Eiern und Milchprodukten enthaltene Zink kann der Körper ebenfalls sehr gut aufnehmen. Zwar liefert auch Getreide Zink, doch sitzt der Mineralstoff hauptsächlich in den äußeren Schalen der Körner, die beim Mahlvorgang entfernt werden. Außerdem hemmt Phytinsäure, die in Getreideballaststoffen enthalten ist, die Verwertung von Zink und anderen Mineralstoffen.

Mineralstoff	Vorkommen in Nahrungsmitteln	Rolle für die Gesundheit
MINERALSTOFFE		
Calcium	Milch und Milchprodukte, grünes Blattgemüse, Vollkornprodukte, Hülsenfrüchte, Sardinen mit Gräten	Sorgt für gesunde Knochen und Zähne; ist wichtig für die Übertragung von Nervenimpulsen, für Muskelkontraktionen und die Blutgerinnung
Chlorid	Speisesalz und alle Lebensmittel, die Salz enthalten	Hält den Wasser- und Elektrolythaushalt im Gleichgewicht; wichtig für die Bildung von Magensäure
Kalium	Avocados, Bananen, Aprikosen, Dörrobst, Körner und Samen, Nüsse, Kartoffeln und Hülsenfrüchte	Hält den Wasser- und Elektrolythaushalt im Gleichgewicht; sorgt für regelmäßigen Herzschlag; reguliert den Blutdruck; wichtig für die Übertragung von Nervenimpulsen
Magnesium	Vollkornprodukte, Weizenkeime, Hülsenfrüchte, Nüsse, Sesamsamen, getrocknete Feigen, Gemüse	Bestandteil von Knochen und Zähnen; hilft bei der Übertragung von Nervenimpulsen; wichtig für Muskelkontraktionen
Natrium	Speisesalz, Käse, Wurstwaren und Brot	Reguliert zusammen mit Kalium den Flüssigkeitshaushalt; wichtig für Muskel- und Nervenfunktionen
Phosphor	Pflanzliches und tierisches Eiweiß	Sorgt für gesunde Knochen und Zähne; nötig für die Nährstoffverwertung und um in den Zellen Energie freizusetzen
SPURENELEMENTE		
Chrom	Rotes Fleisch und Leber, Eigelb, Vollkornprodukte, Käse und Rübensirup	Wichtig, um den Blutzuckerspiegel konstant und den Cholesterinspiegel unter Kontrolle zu halten
Eisen	Rotes Fleisch und Leber, Sardinen, Eigelb, dunkelgrünes Blattgemüse	Wichtiger Baustein des Hämoglobins und vieler Enzyme, die am Energiestoffwechsel beteiligt sind
Fluor	Trinkwasser, schwarzer Tee	Schützt vor Zahnverfall
Jod	Seefisch, Meeresfrüchte, Algen und jodiertes Speisesalz	Wichtiger Bestandteil der Schilddrüsenhormone
Kupfer	Leber, Meeresfrüchte, vor allem Austern, Nüsse und Weizenkeime	Wichtig für das Knochenwachstum und die Bildung von Bindegewebe; hilft, Eisen aufzunehmen; Bestandteil vieler Enzyme, die vor den freien Radikalen schützen
Mangan	Vollkornprodukte, Nüsse, Hülsenfrüchte und Gemüse (Wirsing, Spinat, Grünkohl)	Bestandteil vieler Enzyme, die an der Energieumwandlung beteiligt sind; wichtig für die Bildung von Knochen- und Bindegewebe
Molybdän	Leber, Hefe, Hülsenfrüchte, Blattgemüse, Vollkornprodukte	Wichtiger Bestandteil der Enzyme, die an der Herstellung der DNS und RNS beteiligt sind; kann Zahnverfall vorbeugen
Schwefel	Tierisches und pflanzliches Eiweiß	Bestandteil zweier wichtiger Aminosäuren; in allen Zellen vorhanden
Selen	Fisch, Fleisch, Milchprodukte, vor allem Butter, Avocados, Linsen	Antioxidans, schützt die Zellen vor Schäden durch die freien Radikale; wichtig für die Entwicklung der Geschlechtsorgane
Zink	Austern, rotes Fleisch, Sonnenblumenkerne, Getreide	Wichtig für normales Wachstum, Fruchtbarkeit und das Immunsystem; unterstützt die Wirkung vieler Enzyme

Täglicher Bedarf		Mangelerscheinungen	Auswirkungen übermäßiger Zufuhr
Männer	Frauen		
800 mg	800–1000 mg	Muskelschwäche, Rückenschmerzen, weiche und brüchige Knochen, Osteoporose	Keine; überschüssiges Calcium wird vom Körper ausgeschieden
830 mg	830 mg	Treten bei einer normalen Ernährung nicht auf	Keine; überschüssiges Chlorid wird über die Nieren ausgeschieden
2000 mg	2000 mg	Apathie, Schwäche, Verwirrtheit, starker Durst; in schlimmen Fällen Herzrhythmusstörungen und Atemprobleme	Lethargie, verlangsamter Herzschlag, Lähmungserscheinungen und im schlimmsten Fall Herzversagen
350 mg	300 mg	Apathie, Schwäche, Muskelkrämpfe und -zuckungen	Keine Symptome bekannt
550 mg	550 mg	Sind selten; äußern sich in niedrigem Blutdruck, Austrocknung und Muskelkrämpfen	Ödeme, Bluthochdruck, im schlimmsten Fall Nieren- und Herzversagen
1200 mg	1200 mg	Sind selten, können aber auftreten, wenn man über lange Zeit Magensäureblocker nimmt	Eingeschränkte Calcium- und Magnesiumverwertung
50–200 µg	50–200 µg	Möglicherweise Glucoseintoleranz und erhöhter Cholesterinspiegel	Keine Symptome bekannt
10 mg	15 mg	Kurzatmigkeit, Erschöpfung, Blutarmut, Infektionsanfälligkeit	Eine Eisenvergiftung tritt gewöhnlich nur auf, wenn Kinder Eisenpräparate als Bonbons essen
1,5–4 mg	1,5–4 mg	Zahnverfall	Weiche, fleckige Zähne, brüchige Knochen
0,2 mg	0,2 mg	Vergrößerte Schilddrüse (Kropfbildung); Apathie, rauhe Haut und struppige Haare	Über längere Zeit Unterfunktion der Schilddrüse
1,5–3 mg	1,5–3 mg	Sind selten; treten allenfalls bei Frühgeborenen auf oder bei Kindern mit chronischer Unterernährung	Eine übermäßige Aufnahme ist unwahrscheinlich, könnte Vergiftungserscheinungen sowie Leber- und Nierenschäden hervorrufen
2–5 mg	2–5 mg	Keine Symptome bekannt	Keine; der Körper scheidet überschüssiges Mangan aus
0,25 mg	0,25 mg	Ein Mangel tritt nicht auf	Kann einen Kupfermangel hervorrufen
Kein Bedarf, der über die Nahrung gedeckt werden muß		Ein Mangel tritt nicht auf	Keine
0,1 mg	0,1 mg	Selten; eingeschränktes Wachstum, verzögerte Geschlechtsreife, verringerte Fruchtbarkeit	Haarausfall, Juckreiz, gerötete und geschwollene Haut; Erschöpfung
15 mg	12 mg	Appetitlosigkeit; in der Pubertät Wachstums- und Entwicklungsstörungen; Infektionsanfälligkeit	Selten, solange man keinen Mißbrauch mit hochdosierten Ergänzungspräparaten treibt

MULTIPLE SKLEROSE

ESSEN SIE VIEL
- *Vollkornprodukte, gekochtes grünes Blattgemüse und frisches Obst*
- *Fisch sowie Sonnenblumen-, Distel- und Maisöl*

ESSEN SIE WENIG
- *gesättigte Fette*

MEIDEN SIE
- *Alkohol*
- *Nicotin*

Die Ursachen der multiplen Sklerose (MS) sind nach wie vor unbekannt, und bislang kann man die Krankheit auch nicht heilen. Allerdings zeichnen sich in jüngster Zeit mögliche Behandlungsmethoden ab. Einige Mediziner und Ernährungswissenschaftler sind der – nicht unumstrittenen – Meinung, daß ein Schlüssel zum Verständnis von MS in der Ernährung liege. In jedem Fall kann eine ausgewogene Kost, die ausreichend Nährstoffe und viele mehrfach ungesättigte Fettsäuren liefert, helfen, einige der häufigsten Symptome unter Kontrolle zu bringen.

Symptome

An MS erkranken 0,1 % der Bevölkerung, wobei Frauen doppelt so oft betroffen sind wie Männer. Meist bricht das Leiden im Alter zwischen 25 und 40 Jahren aus. MS ist eine chronische Erkrankung, bei der sich die Nervenscheiden in verschiedenen Bereichen des Gehirns und der Wirbelsäule entzünden und schließlich degenerieren. Betroffen sein können die Sehnerven und das Sprachzentrum. Häufig verliert der Kranke allmählich das Empfindungsvermögen in Armen und Beinen und kann die Muskeln nicht mehr richtig kontrollieren. Außerdem stellen sich Schwindelgefühle ein. Oft über Jahre hinweg wechseln Phasen, in denen die Krankheit abklingt und dann unvorhersehbar erneut aufflammt. Nur einer von fünf MS-Patienten leidet unter schweren Behinderungen. MS selbst ist an sich nicht tödlich, doch macht das Leiden anfälliger für andere, zum Teil lebensgefährliche Erkrankungen.

Ernährungstheorien

In den letzten 50 Jahren hat man eine Reihe von Untersuchungen über den Zusammenhang zwischen MS und Ernährung durchgeführt. Allerdings war keine der in jüngster Zeit von Wissenschaftlern und Ärzten entwickelten Ernährungstheorien und Diäten therapeutisch wirklich erfolgreich. So war man u. a. der Meinung, daß Nahrungsergänzungen mit Omega-3- und Omega-6-Fettsäuren, die dazu beitragen, das Zentralnervensystem zu erhalten und zu heilen, möglicherweise ein Fortschreiten der Krankheit verlangsamen sowie die Dauer und Heftigkeit der Rückfälle verringern könnten. Die tatsächliche Wirksamkeit der Präparate ist jedoch gering.

Große Aufmerksamkeit erregte auch die fettarme Diät des amerikanischen Wissenschaftlers Roy Swank. Er behauptet, daß Patienten, die weniger als 20 g gesättigte Fette pro Tag und dafür viel mehrfach ungesättigte Fette zu sich nehmen, seltener Rückfälle erleiden und dafür mehr Energie sowie eine höhere Lebenserwartung haben. Zwar steht eine klinische Überprüfung der Swank-Diät noch aus, doch zumindest handelt es sich hierbei um eine sehr ausgewogene Kostform, die den allgemeinen Grundsätzen einer gesunden Ernährung entspricht und MS-Patienten daher sicher nicht schadet.

Bei allen anderen ungeprüften Ernährungsratschlägen ist dagegen Vorsicht geboten, so im Fall der Rohkostdiät, ebenso bei allen Vitamin- und Mineralstofftherapien sowie bei der sogenannten allergenfreien Kostform, die alle Nahrungsmittel ausschließt, denen eine möglicherweise MS-auslösende Wirkung nachgesagt wird. Diese Diäten können mehr schaden als nützen, da sie entweder wichtige Nährstoffe nicht liefern oder durch hohe Dosen an Mineralstoffen und Vitaminen ein gefährliches Nährstoffungleichgewicht hervorrufen.

Die Symptome lindern

Viele MS-Patienten leiden unter Müdigkeit und chronischer Erschöpfung sowie unter Inkontinenz und VERSTOPFUNG. Diese Symptome kann man mit Hilfe der Ernährung zumindest teilweise lindern. Ein nahrhaftes, fettarmes Frühstück und viel komplexe Kohlenhydrate wie Folienkartoffeln und brauner Reis zu anderen Mahlzeiten halten den Energiespiegel gleichmäßig hoch und wirken so der Müdigkeit entgegen. Eine solche Ernährung hilft auch, das Gewicht unter Kontrolle zu halten, was für viele MS-Patienten ein Problem sein kann, weil sie häufig unter Muskelschwäche leiden und sich darum wenig bewegen. Eine starke Gewichtszunahme schränkt die Beweglichkeit noch weiter ein, fördert die Kurzatmigkeit und belastet das Kreislaufsystem. Daher ist es wichtig, daß die Ernährung zwar ausreichend alle wesentlichen Nährstoffe liefert, nicht aber ein Übermaß an Energie.

In Maßen dürfen MS-Patienten Alkohol trinken. Allerdings stellen viele dabei fest, daß sich ihre Sprach- und Koordinationsschwierigkeiten vorübergehend noch erhöhen. Bedenken sollte man ferner, daß Alkohol die wichtige Umwandlung von essentiellen Fettsäuren hemmt, den Gehalt an gesättigten Fetten im Blut anhebt und die Nährstoffreserven des Körpers abbaut. Wer raucht, verbraucht ebenfalls mehr Vitamin C, so daß auch Nicotingenuß die Symptome unter Umständen noch verschlimmern kann.

Da MS oft auch die Nerven der Blase betrifft, leiden viele Betroffene unter Inkontinenz. Meist neigen sie dann dazu, die Flüssigkeitsaufnahme einzuschränken. Die Folge ist, daß der Körper austrocknet. Gleichzeitig erhöht sich das Risiko, an Harnwegsentzündungen zu erkranken. Darüber hinaus verstärkt die verringerte Flüssigkeitsaufnahme die Neigung zu Verstopfung. MS-Patienten leiden häufig darunter, zum einen, weil sie sich wenig bewegen, zum andern, weil die Krankheit auch den Darm in Mitleidenschaft zieht. Alle diese Symptome lassen sich lindern, indem man täglich mindestens 2 l Flüssigkeit in Form von Mineralwasser und verdünnten Fruchtsäften zu sich nimmt und darauf achtet, daß man dem Körper genügend ballaststoffreiche Nahrungsmittel wie Vollkornprodukte, gekochtes grünes Blattgemüse und Obst zuführt.

Da MS bei jedem anders verläuft und Rückfälle sowie Phasen der Erholung jeweils unterschiedliche Ansprüche an die Ernährung stellen, sollte der Betroffene in jedem Fall einen Ernährungsmediziner aufsuchen und um Rat fragen.

Wenn man alles sichtbare Fett wegschneidet, ist ein Schmortopf aus Schweinefleisch mit Äpfeln und Pilzen eine gesunde Mahlzeit.

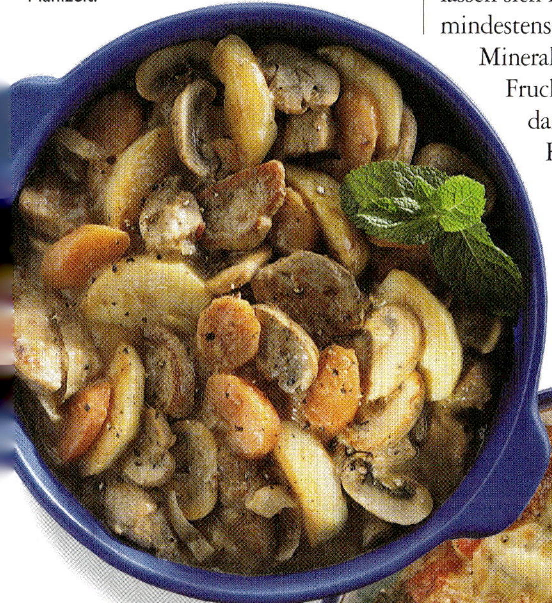

Eine Gemüselasagne beweist, daß ein ballaststoffreiches, fettarmes Gericht durchaus lecker sein kann.

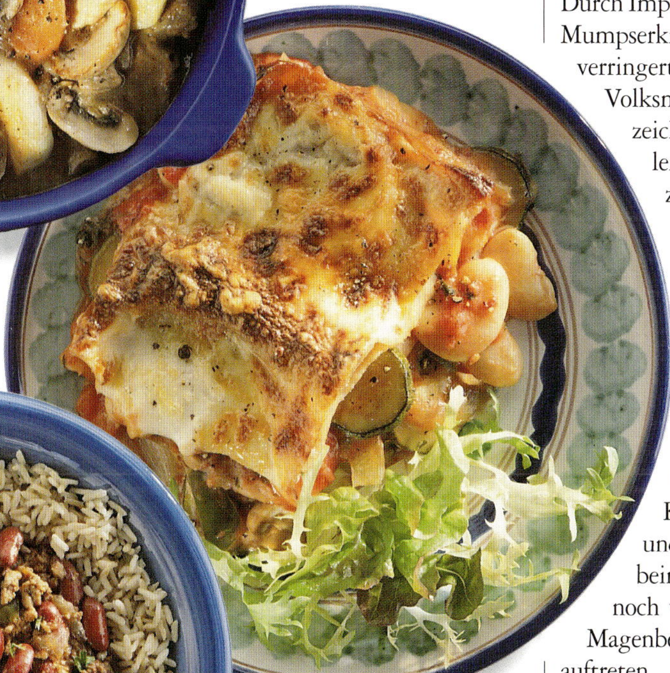

Chili con carne aus magerem Hackfleisch schmeckt auch mit braunem Reis.

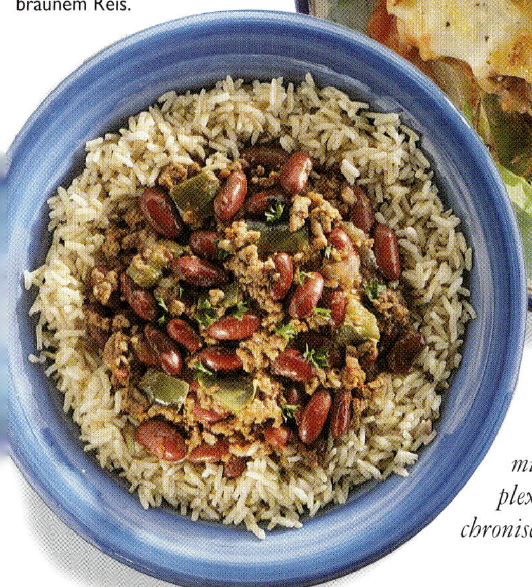

Der Erschöpfung entgegenwirken *Gerichte mit einem hohen Anteil an komplexen Kohlenhydraten helfen, die chronische Müdigkeit zu überwinden.*

MUMPS

ESSEN SIE VIEL

- *leichtverdauliche, gut zu schluckende Speisen*

TRINKEN SIE VIEL

- *energiereiche Getränke*

Durch Impfungen hat sich die Zahl der Mumpserkrankungen zwar deutlich verringert, dennoch tritt die im Volksmund als Ziegenpeter bezeichnete Virusinfektion vor allem bei Kindern im Alter zwischen 3 und 10 Jahren immer wieder auf. Mumps ist hochgradig ansteckend und bricht 8–28 Tage nach der Infektion aus. Erste Anzeichen sind geschwollene Speicheldrüsen, die das Kauen beschwerlich machen. Dazu kommen Schmerzen in der Kiefermuskulatur, Fieber und Ohrenschmerzen, die sich beim Kauen und Schlucken noch verstärken. Ebenso können Magenbeschwerden und Erbrechen auftreten.

Erkranken Knaben in der Pubertät oder Männer an Mumps, kann eine Entzündung eines oder beider Hoden eine Begleiterscheinung sein. Auch eine Entzündung der Bauchspeicheldrüse – und damit eine gestörte Fettverdauung – ist möglich.

Da das Kauen bei Mumps schmerzhaft ist, sollte die Kost nahrhaft, aber möglichst weich sein. Kann der Kranke überhaupt nicht essen, sollte er energiereiche Getränke zu sich nehmen. Fruchtsäfte sollte man meiden, da sie Säure enthalten, die im Hals kratzt.

Im allgemeinen empfiehlt sich eine sorgsam ausgewählte, ausgewogene Ernährung, die beim Heilungsprozeß allerdings nur eine untergeordnete Rolle spielt.

MUNDBLÄSCHEN

ESSEN SIE VIEL

- *dunkelgrünes Blattgemüse und Vollkornprodukte*
- *Milchprodukte und Kartoffeln*
- *zinkhaltige Nahrungsmittel wie Meeresfrüchte und Nüsse*

MEIDEN SIE

- *Salz*
- *sauer eingelegte Lebensmittel wie Mixed Pickles*
- *Bonbons*
- *Alkohol*

Als Mundbläschen oder Aphthen bezeichnet man die schmerzhaften weißen Flecken, die meist von einem hellrot entzündeten Hof umgeben sind und einzeln oder gehäuft überall im Mund auftreten können. Treten die Geschwüre immer wieder auf, kann ein Nährstoffmangel, eine Nahrungsmittelunverträglichkeit oder -allergie oder STRESS die Ursache sein.

Frauen stellen manchmal fest, daß die Mundbläschen in Zusammenhang mit dem Menstruationszyklus stehen. Ebenso können Zahnprobleme wie eine scharfe Zahnkante oder eine brüchige Füllung der Auslöser sein. In anderen Fällen treten Aphthen als Begleiterscheinung bei fiebrigen Infektionskrankheiten auf.

Häufig ist auch ein Mangel an Vitaminen des B-Komplexes die Ursache. Milch, Kartoffeln und Vollkornprodukte können diesen Mangel beheben. Ebenso fördert eine zinkarme Ernährung die Bildung von Aphthen. Abhilfe können Weizenkeime, Nüsse, Meeresfrüchte und Eier schaffen. Dunkelgrünes Blattgemüse und Vollkornprodukte liefern Folsäure, die die Mundschleimhaut gesund erhält. Wer Mundbläschen hat, sollte vor allem salzige und saure Speisen sowie Bonbons und Alkohol meiden, um den Zustand nicht noch zu verschlimmern.

Fallbeispiel

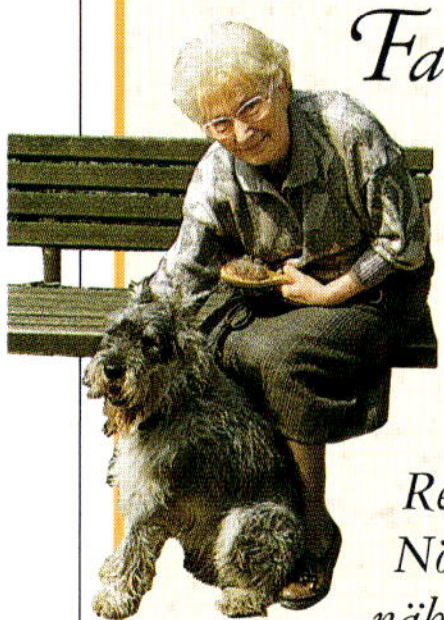

Gerda lebte als kinderlose Witwe allein. Ihr bester Freund war ihr Hund. Da Gerdas Rente gerade zum Nötigsten reichte, ernährte sie sich hauptsächlich von Butterbroten. Fleisch kaufte sie nur für ihren vierbeinigen Freund. Eine Krankenschwester, die ab und zu nach Gerda sah, bemerkte eines Tages ein Geschwür im Mundwinkel der 77jährigen. Es erforderte einige Überredungskünste, bis Gerda schließlich einen Arzt aufsuchte. Diesem fiel als erstes ihre Blässe auf, die auf eine Blutarmut schließen ließ. Die Blutuntersuchung bestätigte, daß Gerda an einem Eisenmangel litt, der auch das Mundbläschen erklärte. Ein Eisenpräparat konnte die Blutarmut rasch beheben. Außerdem sorgte die Krankenschwester dafür, daß Gerda „Essen auf Rädern" bekam. Seitdem ernährt sich die Witwe gesünder und abwechslungsreicher und fühlt sich deutlich wohler.

MUNDGERUCH

ESSEN SIE VIEL

- *rohes Gemüse und Äpfel*
- *Ingwer, Zimt, Senf und Meerrettich*
- *Vollkornprodukte*
- *Möhren, Brokkoli, Spinat und Zitrusfrüchte*

ESSEN SIE WENIG

- *Zucker und zuckerhaltige Speisen*

MEIDEN SIE

- *Knoblauch, Zwiebeln und Curry*
- *Alkohol und Rauchen*

Wenn Mundgeruch nicht durch Krankheit verursacht ist, kann man ihm meist durch eine sorgfältige Mundhygiene vorbeugen. Regelmäßiges Zähneputzen verhindert, daß sich übelriechende Zahnbeläge entwickeln. Zahnbeläge lassen sich ferner vermeiden, indem man weitgehend auf zuckerhaltige Speisen und Getränke verzichtet und alles meidet, was an den Zähnen haftenbleibt. Außerdem sollte man öfter rohes Gemüse, Äpfel und Birnen essen; sie massieren das Zahnfleisch und sorgen so dafür, daß es gesund bleibt. Eine Mundspülung mit 30 Tropfen Myrrhentinktur auf 1 Glas warmes Wasser sorgt ebenfalls für reinen Atem. Fertige antiseptische Spülungen sind weniger zu empfehlen, da sie nützliche wie schädliche Bakterien im Mund gleichermaßen abtöten.

Häufig wird Mundgeruch durch Curry, Knoblauch, Zwiebeln, Alkohol und Rauchen ausgelöst. Dem kann man entgegenwirken, indem man nach dem Essen ein paar Kaffeebohnen oder Dill-, Kümmel- oder Kardamomsamen zerkaut. Und ein Zweig frische Petersilie reinigt den Atem nach dem Genuß von Knoblauch oder Alkohol.

Schlechter Atem kann auf Erkrankungen im Bereich von Mund, Nase oder Nebenhöhlen, in der Lunge oder

AM ATEM ERKENNT MAN DIE GESUNDHEIT

Manchmal läßt der Geruch des Atems den Arzt die Krankheit erkennen: so riecht z. B. ein Patient, der im Diabeteskoma liegt, nach Aceton; eine Harnvergiftung erzeugt einen Geruch nach Ammoniak; und für ein Leberversagen ist der Fischgeruch charakteristisch.

Am häufigsten entsteht Mundgeruch jedoch im Mund selbst: durch schlechte Zähne oder einen Abszeß, Zahnstein, entzündetes und krankes Zahnfleisch, gärende Speisereste oder Geschwüre.

im Verdauungstrakt hinweisen. Bei Nebenhöhlenbeschwerden und Katarrh sollte man den Genuß von Milchprodukten einschränken und schleimlösende Gewürze wie Ingwer, Zimt, Senf und Meerrettich verwenden. Chronische Entzündungen im Brustraum müssen medizinisch behandelt werden; in jedem Fall sollte man das Rauchen aufgeben und viel Möhren, Brokkoli, Spinat und Zitrusfrüchte essen, die reichlich Betacarotin und Vitamin C liefern.

Magengeschwüre und Verdauungsstörungen wie VERSTOPFUNG können ebenfalls Mundgeruch verursachen. Mit Pfefferminzbonbons und Kaugummi kann man den Geruch zwar überdecken, besser aber ist es, die Ursache zu beseitigen. Insbesondere eine Verstopfung läßt sich vermeiden, indem man ausreichend Ballaststoffe in Form von Vollkornbrot, Obst und Gemüse sowie verstärkt Flüssigkeit zu sich nimmt.

Ist dem Mundgeruch mit verstärkter Mundhygiene und veränderten Ernährungsgewohnheiten nicht beizukommen, sollte man einen Arzt oder Zahnarzt aufsuchen.

MUSKELKRÄMPFE

ESSEN SIE VIEL
- *Milchprodukte*
- *Nüsse, Körner und Samen*
- *Avocados, Weizenkeime und Pflanzenöle*
- *Fleisch, Fisch und Eier*

TRINKEN SIE VIEL
- *Mineralwasser*

Eine anhaltende, schmerzhafte und unfreiwillige Muskelanspannung bezeichnet man als Krampf. Zwar kann jeder Muskel davon betroffen sein, doch sind Wadenkrämpfe am häufigsten. Am schnellsten läßt sich die Spannung lindern, wenn man den betroffenen Muskel massiert und sanft dehnt. Wirksam vorbeugen kann man dem schmerzhaften Übel hauptsächlich nur durch eine entsprechende Ernährung.

Den Krämpfen vorbeugen

Krämpfe, die während oder nach einer körperlichen Anstrengung auftreten, werden meist durch Milchsäure verursacht, die sich in den Muskeln aufgebaut hat. Bei sehr intensivem Körpertraining, eventuell noch bei heißem Wetter, kann der starke Flüssigkeits- und Mineralstoffverlust beim Schwitzen die Krämpfe auslösen. In diesem Fall kann ein isotonisches Getränk rasch Ersatz schaffen.

Einem Austrocknen des Körpers kann man vorbeugen, indem man vor, während und nach dem körperlichen Training viel Wasser trinkt – etwa 1 l pro Stunde. Krämpfen bei Sportlern, aber auch bei Schwangeren und Zuckerkranken wirkt ferner Vitamin B_2 (Riboflavin) entgegen. Es ist vor allem in Milchprodukten und magerem Fleisch enthalten.

Krämpfe in den Beinen sind häufig Anzeichen für einen Mangel an Calcium, das für geregelte Muskelkontraktionen benötigt wird. Nahrungsmittel, die viel Calcium liefern, sind Milchprodukte, Sardinen mit Gräten sowie Sesamsamen. Ebenso kann es helfen, wenn man verstärkt Magnesium aufnimmt, das in Gemüse, Fleisch, Milch, Hülsenfrüchten und Nüssen vorkommt. Wadenschmerzen, die bei einem flotten Marsch auftreten, sind möglicherweise nicht durch einen Mineralstoffmangel, sondern durch verengte Arterien bedingt.

Nächtliche Krämpfe deuten eher auf eine Durchblutungsstörung hin. In diesem Fall können Nahrungsmittel helfen, die wie Weizenkeime, Avocados und Pflanzenöle viel Vitamin E liefern. Bei älteren Menschen wirkt oft auch Vitamin B_{12} (in Fisch, Eiern, Käse und Schweinefleisch) vorbeugend.

MUSKELSCHWUND

ESSEN SIE VIEL
- *mageres Fleisch*
- *Vollkornbrot, braunen Reis, Gemüse und frisches Obst*

ESSEN SIE WENIG
- *Zwischenmahlzeiten*
- *zuckerhaltige und fettreiche Speisen*

Es gibt mehr als 20 verschiedene Arten von Muskelschwund. Unter diesen Oberbegriff fallen alle mehr oder weniger fortschreitenden Muskelauszehrungen, bei denen sich zunächst eine Schwäche in den Beinen und im Rücken bemerkbar macht, so daß der Betroffene beim Gehen zunehmend Schwierigkeiten hat. Die häufigste Form des Muskelschwunds ist die sogenannte Duchenne-Krankheit, die nur bei Jungen auftritt.

Bei allen Erscheinungsformen des Leidens sind eine gesunde Ernährung und sorgfältige Gewichtskontrolle wichtig, damit die ohnehin schon geschwächten Muskeln nicht noch ein übermäßiges Gewicht tragen müssen. Eine Gewichtsabnahme hilft nicht nur dem Patienten, seine Bewegungsfähigkeit soweit wie möglich zu erhalten, sondern auch seinen Betreuern, die ihn eventuell hochheben müssen. In späteren Stadien der Krankheit wird außerdem die geschwächte Atemmuskulatur weniger belastet.

Um ihr Gewicht unter Kontrolle zu halten, sollten die Betroffenen auf Zwischenmahlzeiten verzichten, energiereiche Speisen reduzieren und möglichst viel BALLASTSTOFFE zu sich nehmen. Die Ballaststoffe wirken nicht nur sättigend, sondern schützen auch vor VERSTOPFUNG, einer häufigen Begleiterscheinung bei Muskelschwund. Außerdem sollten die Betroffenen viel Eiweiß in Form von magerem Fleisch essen.

MYALGISCHE ENZEPHALOMYELITIS

ESSEN SIE VIEL
- *Vollkornprodukte und Kartoffeln*
- *Innereien, grünes Blattgemüse und Hülsenfrüchte*
- *frisches Obst und Gemüse*

ESSEN SIE WENIG
- *Weißmehl und Zucker*

TRINKEN SIE WENIG
- *koffeinhaltige Getränke*

MEIDEN SIE
- *Alkohol*

Die Myalgische Enzephalomyelitis (ME), auch postvirales Müdigkeitssyndrom genannt, ist eines der rätselhaftesten Leiden, die in den letzten Jahren aufgetaucht sind. Es tritt nach bestimmten Virusinfektionen, manchmal auch nach einer Impfung auf. Die Vielzahl der Symptome umfaßt u.a. Muskelschwäche und -schmerzen, Erschöpfung, grippeähnliche Beschwerden, Stimmungsschwankungen, Konzentrationsschwäche, Verlust des Kurzzeitgedächtnisses, Depressionen und Verdauungsbeschwerden. Die meisten Ärzte halten es für das beste, dem Körper Zeit zu geben, seine Selbstheilungskräfte zu mobilisieren, und ihn dabei mit einer gesunden Ernährung und einer angemessenen Lebensweise zu unterstützen.

Eine Ernährung, die ausreichend mit komplexen Kohlenhydraten, Vitaminen und Mineralstoffen versorgt, kann dem Körper helfen, mit diesen Beschwerden fertig zu werden. Am besten nimmt man viele kleine Mahlzeiten zu sich, so daß dem Körper ständig Nährstoffe zugeführt werden.

Wichtig ist, daß die Kost möglichst viel komplexe Kohlenhydrate enthält. Vollkornprodukte und Kartoffeln liefern Energie, die den meist entkräfteten ME-Patienten zugute kommt. Diese Energie wird obendrein noch gleichmäßig freigesetzt, so daß der Blutzuckerspiegel keinen großen Schwankungen unterworfen ist. Zwar sorgen auch Kuchen und Süßigkeiten sowie zuckerhaltige Getränke für eine rasche Zufuhr an Energie, doch ist diese dann schnell verbraucht. Darüber hinaus liefern die komplexen Kohlenhydrate BALLASTSTOFFE, die das Verdauungssystem unterstützen.

Vollkornprodukte sind zusammen mit Innereien, grünem Blattgemüse, Nüssen und Fisch gute Quellen für die Vitamine des B-Komplexes, die für ein gesundes Nervensystem wichtig sind. Ferner brauchen ME-Patienten täglich hochwertiges Eiweiß, das Fleisch, Geflügel, Fisch, Milchprodukte oder Eier liefern. Diese Nahrungsmittel stellen alle essentiellen Aminosäuren bereit, die der Körper für die eigene Proteinsynthese braucht. Da die einzelnen pflanzlichen Nahrungsmittel die Aminosäuren nicht in dieser Ausgewogenheit liefern, müssen Vegetarier verschiedene Nahrungsmittel miteinander kombinieren, um ausreichend mit allen essentiellen Aminosäuren versorgt zu sein.

Frisches Obst und Gemüse versorgen mit Vitamin C, das der Körper bei Krankheit und Streß verstärkt braucht. Den Konsum koffeinhaltiger Getränke sollte man einschränken, da Koffein das Nervensystem anregt und so die Symptome verstärkt. Ähnlich wirkt auch Alkohol, der den Erschöpfungszustand noch verschlimmert, da er den Leberstoffwechsel intensiviert und den Vitaminbedarf erhöht.

ME: WAS TUN, WAS LASSEN?

- Wichtig ist eine genaue Diagnose, am besten von einem Arzt, der Erfahrung mit ME hat.
- Über den Verlauf der Krankheit sollte man Tagebuch führen, indem man die Auswirkungen von Nahrungsmitteln und bestimmten Aktivitäten auf Stimmung und körperliches Wohlbefinden notiert.
- Ein sorgfältiger und ausgewogener Behandlungsplan sollte auch die Ernährung umfassen und ausreichend Ruhepausen zur Erholung vorsehen. Vor jeder Überbeanspruchung sollte man sich hüten.
- Man sollte versuchen, sich tagsüber so oft wie möglich zu entspannen und auszuruhen.
- Alkohol muß man meiden; er macht depressiv.
- Man sollte höchstens 3–4 Tassen Kaffee täglich trinken, aber auf keinen Fall vor dem Schlafengehen.
- Nur im Notfall sollte man sich narkotisieren oder impfen lassen.

NAGELPROBLEME

ESSEN SIE VIEL

- *Fleisch und Geflügel*
- *Meeresfrüchte, Fisch, Hülsenfrüchte und Nüsse*
- *dunkelgrünes Blattgemüse*
- *Zitrusfrüchte, Paprika, Kresse*

TRINKEN SIE VIEL

- *Obst- und Gemüsesäfte*

MEIDEN SIE

- *tanninhaltige Getränke zu den Mahlzeiten, vor allem starken schwarzen Tee*

Gesunde Nägel sind kräftig, geschmeidig, glatt und rosig. Sie bestehen aus dem Eiweiß Keratin und wachsen im Schnitt 1 mm pro Woche. Aus dem Zustand der Nägel kann der Arzt Rückschlüsse auf den Gesundheitszustand ziehen. Genau wie jeder andere Körperteil müssen Nägel mit Nährstoffen und Sauerstoff versorgt werden. Allerdings setzt der Körper bei der Verteilung wichtiger Stoffe Versorgungsschwerpunkte, und da Nägel keine lebenswichtigen Organe sind, gehören sie zu den ersten Bereichen, in denen sich eine ernährungs- oder krankheitsbedingte Mangelversorgung bemerkbar macht.

Dünne, löffelförmige Nägel, vor allem an den Daumen, deuten z. B. auf zuwenig Eisen und Zink in der Nahrung hin. Oft werden die Nägel in diesem Fall brüchig und blaß. Eine verstärkte Eisenzufuhr hilft dann nicht nur, die Nägel wieder gesunden zu lassen, sondern auch einer BLUTARMUT vorzubeugen. Das notwendige Eisen steckt reichlich in Fleisch, Fisch und Geflügel sowie in dunkelgrünem Blattgemüse. Vitamin C unterstützt den Körper bei der Aufnahme des Eisens aus pflanzlicher Nahrung. Man sollte deshalb möglichst Vitamin-C-haltige Obst- und Gemüsesäfte zum Essen trinken und andererseits zu den Mahlzeiten starken Tee meiden, da dessen Tanningehalt die Resorption des Eisens behindert.

Brüchige Nägel und Infektionen der Nagelhaut können auch auf einen Zinkmangel zurückgehen. In diesem Fall sollte man viel zinkreiche Nahrungsmittel wie z. B. Meeresfrüchte, Fisch, Nüsse und Hülsenfrüchte essen.

FRÜHWARNSYSTEM NÄGEL

Vor Operationen fordert man Frauen auf, ihren Nagellack zu entfernen, denn da die Lippen bei dem Eingriff durch die Narkosemaske verdeckt werden, muß der Anästhesist an den Nägeln prüfen, ob die Patientinnen genügend Sauerstoff bekommen: Rosige Nagelbetten deuten auf eine ausreichende Sauerstoffversorgung hin, blasse oder blau angelaufene Nägel jedoch darauf, daß die Versorgung unzureichend ist.

Ein geübter Diagnostiker kann an den Nägeln auch Anzeichen für bestimmte Krankheiten ablesen. So können beispielsweise blasse, nach oben gebogene Nägel auf einen Zinkmangel hindeuten. Bläuliche Nägel lassen erkennen, daß das Blut nicht bis in die Fingerspitzen gepumpt wird und eventuell eine Durchblutungsstörung vorliegt. Querrillen entstehen, wenn Nägel nur mit Unterbrechungen wachsen, was häufig durch Krankheiten ausgelöst wird.

Ein Selenmangel kann dazu führen, daß sich breite Streifen oder Rillen auf den Nägeln bilden, zuviel Selen dagegen färbt die Nägel schwarz. Meeresfrüchte und Fisch liefern reichlich Selen, ebenso Bierhefe, Vollkornprodukte und Innereien.

Das überbewertete Calcium

Viele Menschen glauben, calciumreiche Speisen würden ihre Nägel kräftigen. Die Nagelsubstanz enthält jedoch nur in ganz geringen Mengen Calcium, und dieses hat zudem kaum Auswirkung auf die Nagelhärte. Die kleinen weißen Sprenkel auf den Nägeln, die man früher für Anzeichen eines Calciummangels hielt, gehen nach heutigen Erkenntnissen auf Stoßverletzungen, zu intensive Maniküre oder in ganz seltenen Fällen auf Zinkmangel zurück. Wird die Zinkzufuhr über die Nahrung oder durch Ergänzungspräparate gesteigert, verschwinden diese Nagelflecken meist wieder.

Was hilft gegen Nagelumlauf?

Nagelumlauf ist eine bakterielle Infektion des Nagelbettes, wobei die Keime in den meisten Fällen über einen Niednagel oder eine andere kleine Verletzung in die Haut eindringen. Dagegen helfen antibakterielle Salben. Eine vitamin- und mineralstoffreiche Ernährung trägt ebenfalls zur Heilung und Vorsorge bei.

Diabetiker und Personen mit Mineralstoffmangel leiden häufig an chronischem Nagelumlauf. Auch wer oft mit den Händen im Wasser arbeiten muß, z. B. Küchenpersonal, Barkeeper oder Krankenschwestern, ist sehr anfällig dafür. Wenn man jedoch Gummihandschuhe trägt und sich regelmäßig nach jedem Wasserkontakt die Hände mit einer medizinischen Handsalbe eincremt, kann man weitgehend verhindern, daß sich ein Nagelumlauf bildet.

Vorbereiten, Kochen, Konservieren

Wer sich gesund ernähren will, muß mit Lebensmitteln sorgsam und sachkundig umgehen, denn die Art der Behandlung wirkt sich ganz erheblich auf ihren Nährwert und auf ihre medizinische Heilkraft aus.

Hygiene bei der Küchenarbeit, die optimale Lagerung und Konservierung von Lebensmitteln und nicht zuletzt die jeweils richtige Garmethode tragen ebenso zu einer gesunden Ernährung bei wie die Art und Qualität der Nahrungsmittel selbst.

Umsicht bei der Zubereitung

Damit die in rohem Fleisch und Fisch möglicherweise enthaltenen Keime nicht auf andere Nahrungsmittel übergehen, müssen Messer, Schneidbretter und Hände sofort gewaschen werden, sobald eine Sorte dieser Lebensmittel fertig vorbereitet ist. Rohes Fleisch und roher Fisch müssen immer getrennt in verschlossenen Gefäßen gelagert und – falls beides nicht sowieso eingefroren wird – in das unterste Kühlschrankfach gestellt werden, damit kein Tropfwasser daraus auf andere Lebensmittel gelangen kann. Die Temperatur im Kühlschrank sollte stets zwischen 4 und 5 °C liegen.

Um Vitaminverluste von frischem Obst und Gemüse möglichst gering zu halten, sollte dieses erst unmittelbar vor dem Zubereiten oder Verzehr unzerkleinert gewaschen, nur dünn geschält und in nicht zu kleine Stücke zerteilt werden.

Gefährliche Verpackung

Seit langem ist bekannt, daß Weichmacher, also Stoffe, die Klarsichtfolie geschmeidig machen, in manchen Fällen schädlich sein können. Es wird deshalb geraten, den Kontakt mit diesen Substanzen gering zu halten. Vor allem sollte man Folie mit Weichmachern nicht direkt mit fetten Speisen, z. B. Käse, in Berührung bringen, da die enthaltenen Schadstoffe fettlöslich sind.

Auch Stoffe, die dem weiblichen Sexualhormon Östrogen ähneln, sind in die Kritik geraten, denn sie wirken sich möglicherweise negativ auf die männliche Fruchtbarkeit aus. Es handelt sich hierbei um Tausende verschiedener Substanzen, darunter um weitverbreitete Stoffe, die bei der Herstellung von Plastikverpackungen verwendet werden. Die Forschung untersucht zur Zeit, wie gefährlich diese Materialien sind.

Verschiedene Garmethoden

Bei jeder Garmethode gehen Vitamine verloren. Sie werden durch Hitze zerstört oder, falls sie wasserlöslich sind, ins Kochwasser ausgewaschen.

Andererseits werden beim Garen Krankheitserreger abgetötet. So gehen die für viele LEBENSMITTELVERGIFTUNGEN verantwortlichen Salmonellen nach 20 Minuten Garzeit bei 60 °C zugrunde. Weiter werden durch die Hitze auch Giftstoffe, die in manchen Pflanzen wie z. B. Bohnen enthalten sind, zerstört. Und schließlich wird durch das Garen die Stärke in Reis und Kartoffeln überhaupt erst für die Verdauung aufgeschlossen.

Nun sind einige Garmethoden gesünder als andere, entweder weil sie den Fettgehalt des Nahrungsmittels gering halten oder weil dabei weniger Vitamine verlorengehen – hier gilt es, die richtige Wahl zu treffen.

Kochen Bei dieser Garmethode entstehen die höchsten Vitaminverluste, denn viele wasserlösliche Vitamine, vor allem die Vitamine des B-Komplexes und Vitamin C, werden ausgewaschen und mit dem Kochwasser weggeschüttet. Außerdem setzt die hohe Gartemperatur den Vitaminen ebenfalls ganz erheblich zu. Der Nährstoffverlust wird verringert, indem man das Kochwasser als Grundlage für Suppen und Saucen weiterverwendet, Gemüse ins bereits kochende Wasser gibt oder mit der Schale gart und erst danach schält – und indem die Kochzeit so kurz wie möglich gehalten wird.

Braten Beim Braten – gleich ob im Backofen oder auf dem Herd – sind die Vitaminverluste ebenfalls als sehr hoch einzustufen. Allerdings ist es die einfachste Art, große Fleischstücke und Geflügel zuzubereiten. Wenn das Fleisch auf dem Gitterrost einer Grillpfanne liegt, kann das überschüssige Fett abtropfen. Auf diese Weise gehen aber auch Vitamine verloren, sofern man den Bratensaft nicht als Saucengrundlage weiterverwendet.

Grillen Für diese Garmethode benutzt man den Holzkohlengrill oder die Grilleinrichtung im Backofen. Geeignet hierfür sind kleinere, flache Fleischstücke, Speck, Frikadellen, Würste, kleineres Geflügel und Fisch. Bei fettem Fleisch ist es gesünder zu grillen, als zu braten, da das Fleischfett größtenteils in die Grillpfanne tropft.

Beim Holzkohlengrill sollte man darauf achten, daß kein Fett in das Feuer darunter tropft, sonst können möglicherweise krebserregende Stoffe im Rauch mit aufsteigen. Man schiebt deshalb die Holzkohle zu beiden Seiten auseinander und stellt direkt unter das Fleisch eine Abtropfpfanne. Beim Grillen hält sich der Vitaminverlust in annehmbaren Grenzen.

Fritieren gilt als eher ungesunde Garmethode. Zu dem relativ hohen Vitaminverlust kommt außerdem noch, daß sich, vor allem wenn das Fritierfett nicht heiß genug ist, die Lebensmittel regelrecht mit Fett vollsaugen. Bei sachgemäßem Fritieren wird aber die Außenseite der Lebensmittel gewissermaßen versiegelt, während das Innere strenggenommen nur gedämpft wird. Der Vitaminverlust ist bei dieser Garmethode nur begrenzt.

Dämpfen Beim Dämpfen sind die Vitaminverluste recht gering. So verliert z. B. Brokkoli beim Kochen über 60 % seines Vitamin-C-Gehalts; wird er jedoch gedämpft, gehen nur 20 % verloren. Zum Dämpfen eignen sich vor allem Gemüse, Kartoffeln, Hülsenfrüchte und Fisch. Nachteil: man benötigt einen Dämpftopf oder einen Spezialeinsatz für den Kochtopf.

In der Mikrowelle zubereiten Die Mikrowelle eignet sich hervorragend zum Auftauen oder Erwärmen von Lebensmitteln, aber auch zum Garen vieler Gemüsearten und von Fisch. Die Speisen bleiben saftig und behalten ihre Farbe sowie die meisten ihrer Nährstoffe. Man darf nur mikrowellentaugliches Geschirr benutzen, wobei ovale, flache und weite Gefäße die Mikrowellenenergie am besten ausnutzen.

Fisch und Gemüse lassen sich besonders gut in der Mikrowelle zubereiten, Fleisch dagegen weniger, da es meist zäh und nicht knusprig braun wird. Mittlerweile gibt es Kombigeräte, bei denen durch eine zusätzliche Backofenheizung eine Bräunung

DIE RICHTIGE LAGERUNG IM KÜHLSCHRANK

Die Haltbarkeit von Lebensmitteln wird bei einer Temperatur von 5 °C oder darunter deutlich verlängert. Deshalb sollte man Lebensmittel gleich nach dem Einkauf im Kühlschrank lagern, der aber nicht überfüllt werden darf, sonst kann die kalte Luft nicht mehr zirkulieren. Der Kühlschrank muß außerdem regelmäßig gereinigt werden.

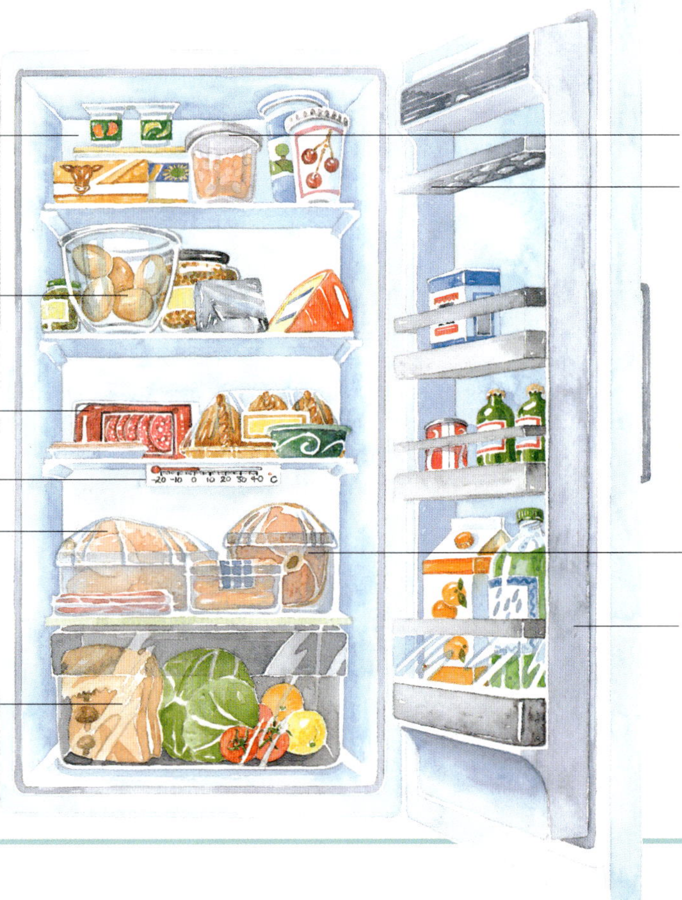

Milchprodukte wie Butter und Sahne zudecken, damit sie nicht den Geruch der anderen Speisen im Kühlschrank annehmen.

Käse in Alufolie oder festverschließbare Kunststoffgefäße verpacken. Schimmelkäse getrennt aufbewahren.

Fertig zubereitetes Fleisch in einem anderen Fach als rohes Fleisch lagern.

Im Kühlschrank sollte es nie wärmer als 5 °C sein.

Rohes Fleisch sollte im untersten Fach gelagert werden, damit keine Flüssigkeit auf andere Speisen tropft. Innereien, z. B. von Geflügel, getrennt aufbewahren.

Pilze in einer Papiertüte lagern, damit diese nicht schwitzen. Salat und Gemüse in Plastikbeuteln im Gemüsefach aufbewahren.

Dosenbohnen nach dem Öffnen in ein fest verschließbares Kunststoff- oder Glasgefäß umfüllen, sonst schmecken sie nach Metall.

Viele Kühlschrankmodelle haben in der Tür Vertiefungen für Eier. Die leichtverderblichen Eier halten aber im kühleren Innenraum noch länger als im Türfach, nämlich bis zu 3 Wochen.

Abgepacktes Fleisch nach dem Kauf aus der Plastikverpackung nehmen, die Flüssigkeit abtropfen lassen und das Fleisch locker zugedeckt in einer Schüssel lagern.

Die Tür ist der wärmste Teil des Kühlschranks. Dort sollte man nur Lebensmittel lagern, die nicht so schnell verderben (z. B. Speiseöl) oder die ohnehin rasch verbraucht werden (z. B. Milch, Orangensaft).

erzielt wird. Die meisten Lebensmittel können in der Mikrowelle mit weniger Fett und Wasser als üblich zubereitet werden, der Energiegehalt der Speisen sinkt, der Vitaminverlust ist jedoch gering. Einige Lebensmittel sind nicht mikrowellengeeignet – Eier in der Schale zerplatzen beispielsweise.

Dünsten Diese Garmethode bewahrt die meisten Vitamine und ist vor allem für zartes Gemüse, Fisch, zartfaseriges Fleisch sowie Geflügel geeignet. Sie verbraucht außerdem nur wenig Fett, da die Nahrungsmittel im eigenen Saft gegart werden.

So werden Lebensmittel haltbar

Mehrere Faktoren führen dazu, daß Lebensmittel verderben: die Ausbreitung von Mikroorganismen, die Wirkung von Enzymen in der Nahrung selbst, Oxidation, bei welcher der Sauerstoff in der Luft Aussehen, Struktur und Geschmack des Lebensmittels verändert, große Temperaturschwankungen und mitunter auch Ungeziefer. Um ein Verderben hinauszuzögern, werden Nahrungsmittel von der Lebensmittelindustrie mit verschiedenen Methoden haltbar gemacht:

Eindosen Hierbei werden die Nahrungsmittel in einer Metalldose für eine bestimmte, jeweils festgelegte Dauer hoch erhitzt und die Behälter dann luftdicht verschlossen. Beim Kauf von Konserven muß man auf das Verfallsdatum achten und darauf, daß die Dose nicht beschädigt oder gar aufgewölbt ist.

Trocknen Entzieht man Lebensmitteln ihre Feuchtigkeit, steht kein Wasser mehr für die Vermehrung von Mikroorganismen und für chemische Zerfallsreaktionen zur Verfügung. Beim gewöhnlichen Trocknen können Vitamine, besonders Vitamin C, verlorengehen. Man vermeidet dies durch Gefriertrocknen, bei dem die Feuchtigkeit dem gefrorenen Lebensmittel bei niedrigen Temperaturen entzogen wird.

Tiefgefrieren Bei –18 °C Lagertemperatur verderben Nahrungsmittel nur sehr langsam. Allerdings gibt es letztlich für jede Lebensmittelgruppe eine maximale Lagerzeit, nach deren Überschreitung die Nahrungsmittel auch tiefgekühlt ungenießbar werden und schließlich verderben. Vitamine bleiben tiefgekühlt meist gut erhalten. Der Vitamingehalt erleidet jedoch Einbußen, wenn man Gemüse vor dem Einfrieren kurz blanchiert, um den enzymatischen Zerfall in der Pflanze zu stoppen und so deren Verderb zu verlangsamen. Manche Nahrungsmittel eignen sich schlecht zum Einfrieren, z. B. Milch, Joghurt oder rohe Eier. Bei vielen Früchten verändert sich auch häufig die innere Struktur, so daß sie beim Auftauen schlaff und sehr unappetitlich werden.

Bestrahlen Diese Art der Haltbarmachung ist umstritten und in Deutschland verboten. Man benutzt ionisierende Strahlen zur Sterilisierung von Gewürzen oder um Meeresfrüchte und weiches Obst wie z. B. Erdbeeren länger haltbar zu machen, Kartoffeln am Keimen zu hindern und Erreger in Geflügel zu vernichten.

Lebensmittelzusatzstoffe Hierbei handelt es sich um unterschiedliche chemische Substanzen von ganz gewöhnlichem Zucker oder Essig bis hin zu hochkomplexen, künstlichen Stoffen. Sie sollen Haltbarkeit, Geschmack und Aussehen der Produkte verbessern und müssen gesetzlich zugelassen sein. Manche Menschen entwickeln Allergien gegen Lebensmittelzusatzstoffe.

Markt, Händler, Supermarkt?

Auf dem Wochenmarkt bekommt man frisches Obst und Gemüse oft besonders preiswert. Die dort angebotene Ware ist jedoch qualitativ meist nicht so einheitlich wie Supermarktware. Man sollte sie deshalb genau prüfen und nichts kaufen, was übermäßig runzlig, ausgetrocknet oder weich ist.

Gemüsehändler liefern häufig gute Frischware, haben aber in der Regel nur ein begrenztes Angebot je nach örtlicher Nachfrage. Bei der Lagerung leidet die Frische der Produkte rasch.

Supermärkte besitzen technisch ausgefeilte Kühl- und Vertriebseinrichtungen und bieten eine breite Palette importierter Waren an, mit der sie die Nachfrage nach bestimmten Früchten und Gemüsen auch außerhalb der jeweiligen Saison befriedigen. Manche Verbraucherverbände beklagen sich allerdings, daß die Supermärkte eher Wert auf das einwandfreie Aussehen als auf den Geschmack der Frischware legen und daß diese Waren sehr häufig über das notwendige Maß hinaus verpackt sind. Für viele Verbraucher sind deshalb BIONAHRUNGSMITTEL eine gute Alternative.

KAMPF DEN KEIMEN

- Tiefkühlkost muß vor der Zubereitung völlig aufgetaut sein.
- Einmal aufgetaute Tiefkühlware keinesfalls wieder einfrieren.
- Fleisch, Fisch und Eier immer vollständig durchgaren.
- Keinesfalls Speisen zum Abkühlen offen herumstehen lassen. Bei 15–60 °C vermehren sich Bakterien am besten. Lebensmittel sollten deshalb nicht länger als nötig in diesem Temperaturbereich bleiben.
- Wenn man Speisen aufwärmt, darauf achten, daß diese mindestens auf 75 °C erhitzt werden.
- Zu kühlende, offene oder angebrochene Lebensmittel innerhalb von 1–2 Tagen verbrauchen.
- Lebensmittel niemals mehrfach aufwärmen. Durch wiederholtes Erhitzen und Abkühlen werden unnötig Vitamine zerstört und die Bakterienvermehrung gefördert.

Lebensmittel problemlos einfrieren und wieder auftauen

Lebensmittel	Vorbereitung	Verpackung	Tips	Haltbarkeit (Monate)	Auftauzeit (Stunden pro 500 g)	
					Kühlschrank	Raumtemperatur
Butter 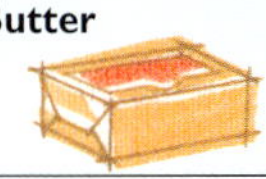	In der Verpackung einfrieren	Weiche Butter doppelt einpacken	Ungesalzene Butter hält sich länger als gesalzene	3–8	12	1–2
Ganze Fische	Fische schuppen, ausnehmen und filetieren	In Gefrierfolie oder Aluminiumfolie einwickeln	Fettreiche Fische halten sich nur 3 Monate im Gefrierfach	3–6	6–10	3–5
Fischfilets	Portionen mit Gefrierfolie voneinander trennen	In Gefrierfolie oder Aluminiumfolie einwickeln	Fisch vor dem Einfrieren mit Küchenpapier abtrocknen	3–6	6–10	3–5
Äpfel	Waschen, schälen, Kerngehäuse entfernen, in Scheiben schneiden und blanchieren	Gefrierdosen oder -beutel verwenden	Beim Einfüllen Zucker zwischen die Apfelschichten streuen	9 	7–8	$3^1/_2$–4
Pfirsiche und Pflaumen 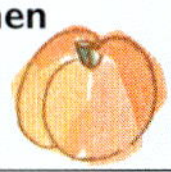	Pfirsiche waschen, entsteinen und schälen; Pflaumen halbieren; mit Sirup vermischen	Gefrierdosen oder beschichtete Kartons verwenden	1 EL Zitronensaft auf etwa $^1/_2$ l Sirup erhält die Farbe	9 	7–8	3–4
Beeren	Stiele entfernen; Früchte mit Zucker oder Sirup vermischen	Gefrierdosen oder beschichtete Kartons verwenden	Erdbeeren und Himbeeren können auch ohne Zucker eingefroren werden	9 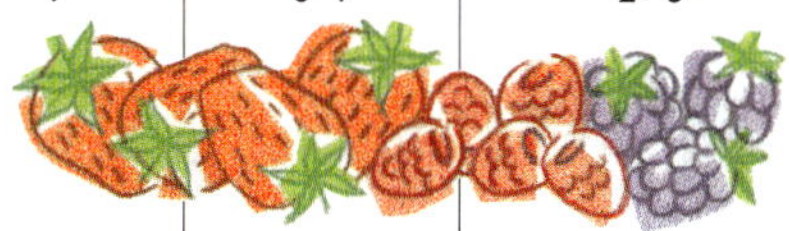	6–7	2–3
Gemüse	Waschen, putzen, blanchieren und abtropfen lassen	Gefrierbeutel oder beschichtete Kartons verwenden	Luft aus den Beuteln drücken	12	–	–
Rinder-, Lamm- und Schweinebraten 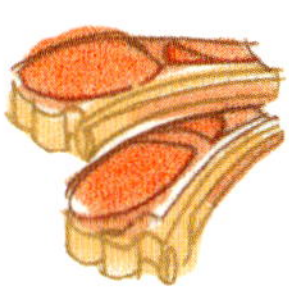	Braten in gewünschte Form schneiden, vorstehende Knochen mit Aluminiumfolie abdecken; eventuell auch zuvor entbeinen, aufrollen und zusammenbinden	Fest in Gefrier- oder Aluminiumfolie wickeln; große Braten zum Schutz doppelt einpacken	Wird der Braten vor dem Einfrieren entbeint, spart man viel Platz in der Tiefkühltruhe	4–6 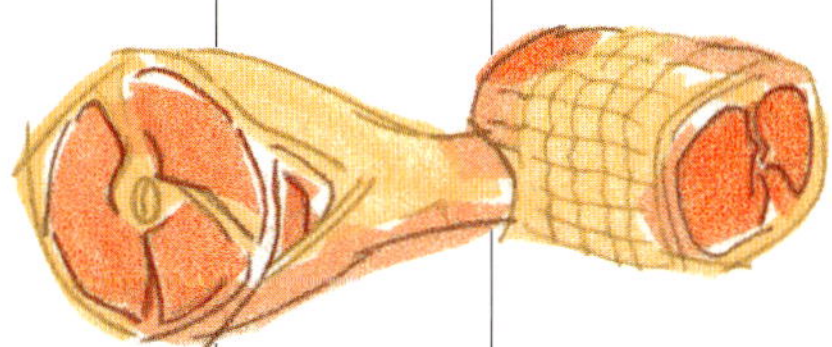	5	2
Schweine- und Lammkoteletts	Mit Gefrierfolie portionsweise trennen	Gefrierbeutel oder -dosen verwenden	Schweinekoteletts im Kühlschrank auftauen	4–6	5	2
Hackfleisch	Portionsweise in dünnen Fladen einfrieren	Festverschlossene Gefrierbeutel verwenden	Nur ganz frisches Hackfleisch einfrieren	1–2	6	1–$1^1/_2$
Würste	Keine Vorbereitung notwendig	Gefrierbeutel oder -folie verwenden; fest einwickeln und gut verschließen	Hausgemachte Würste können bis zu 6 Monate gelagert werden	3 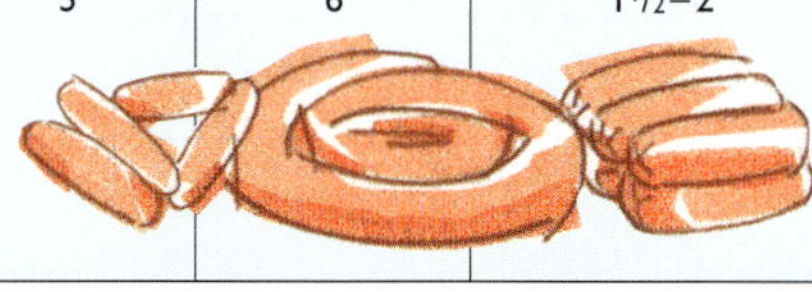	6	$1^1/_2$–2

NAHRUNGS-ERGÄNZUNGEN

Fast ein Drittel aller Erwachsenen in den westlichen Industrienationen nimmt Ergänzungspräparate zu sich, Vitamine und Mineralstoffe, die Mangelerscheinungen vorbeugen sollen. Allerdings sind nur wenige Nahrungsergänzungen wirklich sinnvoll. Vor einer wahllosen Einnahme solcher Präparate mit ihren zum Teil sehr hohen Vitamin- und Mineralstoffkonzentrationen warnen deshalb Ärzte und Ernährungsexperten.

Wer braucht solche Mittel?

Wenn der Bedarf an Vitalstoffen über die Nahrung allein nicht gedeckt werden kann, sind ergänzende Vitamin- oder Mineralstoffpräparate aus Sicht der Medizin durchaus sinnvoll. Das gilt ganz besonders für Kleinkinder, Schwangere und ältere Menschen.

Mit Unterstützung von Ergänzungspräparaten kann man z. B. mehr Folsäure aufnehmen, als es mit einer durchschnittlichen Ernährung möglich ist. Dies ist zu Beginn einer Schwangerschaft wichtig, um das Risiko bestimmter Wirbelsäulenmißbildungen, wie beispielsweise Spina bifida, gering zu halten.

Einige Experten raten vor allem Männern im fortgeschrittenen Alter, eine Kombination aus Folsäure und Vitamin B_{12} einzunehmen. Ein Mangel an diesen Vitaminen läßt den Gehalt der Aminosäure Homocystein im Blut ansteigen, die mit einem erhöhten Herzerkrankungsrisiko bei Männern in Zusammenhang gebracht wird.

Da Veganer keinerlei Nahrung tierischen Ursprungs verzehren, sind sie praktisch gezwungen, ihren Bedarf an Vitamin B_{12} mit Präparaten zu decken. Ähnliches gilt für die Vitamine D und B_2 sowie für die Mineralstoffe Zink, Calcium, Jod und Eisen.

Ältere Menschen nehmen über ihre Ernährung oft nicht genug Vitamin D auf – dann helfen Nahrungsergänzungen. Bei Appetitlosigkeit oder manchen Diäten stellen Multivitaminpräparate eine gute Vorsorge gegen Infektionskrankheiten dar, denn sie stärken das Immunsystem. Eisen- und Vitaminergänzungspräparate bekämpfen wirksam eine Eisenmangelanämie (siehe BLUTARMUT).

Vorsicht mit der Dosierung!

Einerseits scheint es sich zu bestätigen, daß eine Einnahme bestimmter Vitamine und Mineralstoffe über die empfohlene Tagesdosis hinaus manche Gesundheitsrisiken einschränkt. Andererseits sind einige Vitamine und Mineralstoffe im Übermaß gefährlich. So kann der Körper z. B. überschüssiges Vitamin A und D nicht ausscheiden. Langfristig führt eine Vitamin-A-Überdosierung zu Leber- und Knochenschäden sowie zu einem erhöhten Mißbildungsrisiko beim Fetus. Schwangere Frauen sollten deswegen keine Leber essen und nicht mehr als die empfohlene Tagesmenge dieses Vitamins zu sich nehmen. Zuviel Vitamin D wiederum führt zu schädlichen Kalkeinlagerungen im Herz- und Nierengewebe.

Hohe Ergänzungsgaben sollten deshalb nur vom Arzt verschrieben werden. Zusatzpräparate müssen außerdem kindersicher aufbewahrt werden, um Vergiftungen zu verhindern.

NAHRUNGSMITTEL IM HAUSHALT

Nur wer die mit Umsicht ausgewählten Lebensmittel anschließend auch schonend behandelt und verarbeitet, bewahrt deren wertvolle Nährstoffe. Siehe VORBEREITEN, KOCHEN, KONSERVIEREN, S. 246.

NASENNEBEN-HÖHLEN-ERKRANKUNGEN

ESSEN SIE VIEL

- *frisches Obst und Gemüse*
- *Vollkornprodukte, Hülsenfrüchte und Nüsse*
- *Sonnenblumenkerne, Keimöle und Avocados*
- *Knoblauch und Zwiebeln*
- *Kräuter und Gewürze mit abschwellender Wirkung wie Holunderblüten, Thymian und Ingwer*

Die Nebenhöhlen sind luftgefüllte Gänge in den Knochen um Augen und Nase. Nun wird normalerweise der Schleim, den die Schleimhäute in den Nasennebenhöhlen produzieren, durch schmale Gänge in die Nasenhöhle abgeleitet. Bei einer Erkältung z. B. kann sich jedoch die Infektion über die Abflußgänge bis in die Nebenhöhlen ausbreiten. Die Nebenhöhlenschleimhaut schwillt an und blockiert diese Gänge. Dadurch kann der Schleim nicht mehr ablaufen, und die Nebenhöhlen entzünden sich und schmerzen.

Da eine akute Nebenhöhlenentzündung meist die Folge einer Infektion ist, kann eine vitamin- und mineralstoffreiche Ernährung, die die körpereigene Abwehr stärkt, helfen. Die chronische Form der Nebenhöhlenentzündung geht häufig auf eine Nahrungsmittelallergie zurück, ausgelöst z. B. durch Milchprodukte oder Sojaerzeugnisse, die die Schleimhäute anschwellen lassen. Weitere Ursachen können Smog, Zigarettenrauch oder Verletzungen im Nasenbereich sein. Die richtige Diagnose muß aber immer vom Arzt gestellt werden.

Man sollte viel Vollkornprodukte, Hülsenfrüchte und Nüsse essen, denn sie liefern die Vitamine des B-Komplexes, die helfen, das Immunsystem zu stärken. Frisches Obst und Gemüse sorgen für ausreichend Vitamin C. Zitrusfrüchte, Trauben und Brombeeren enthalten zusätzlich noch Bioflavonoide, die gemeinsam mit dem Vitamin C die feinen Blutgefäße gesund erhalten. Bioflavonoide haben außerdem entzündungshemmende Eigenschaften. Vitamin E stärkt ebenfalls das Immunsystem; es steckt in Sonnenblumenkernen, Keimölen und Avocados.

Hilfreich sind oft natürliche abschwellende Mittel wie rohe oder gekochte Knoblauchzehen und Zwiebeln, daneben Kräuter und Gewürze wie Ingwer, Thymian, Holunderblüten, Meerrettich, Nelken und Zimt.

NEKTARINEN

VORTEILE

- *Enthalten sehr viel Vitamin C*

Nektarinen sind süßer und daher etwas energiereicher als Pfirsiche, aus denen sie gezüchtet wurden. Nektarinen liefern rund 150 kJ (36 kcal) pro Frucht, Pfirsiche hingegen nur etwa 130 kJ (31 kcal).

Eine frische Nektarine enthält nahezu den Tagesbedarf eines Erwachsenen an Vitamin C. Dieses ist nötig für das Immunsystem, zudem hilft es dem Körper, das Eisen aus pflanzlicher Nahrung zu verwerten und wirkt beim Aufbau von Kollagen mit, das die Vernarbung von Wunden unterstützt und damit den Heilungsprozeß von Verletzungen wesentlich fördert.

Noch ein Vorteil von Nektarinen: Sie haben eine weichere, glattere Haut als ihre pelzigen Vettern, die Pfirsiche, deren samtige Schalen viele nicht mögen. Ihr rosa, gelbes oder weißes Fruchtfleisch ist zudem fester und oft aromatischer als das von Pfirsichen.

Köstlich und gesund *Im Gegensatz zu Pfirsichen reifen gepflückte Nektarinen nicht nach. Deswegen sollte man nur ausgereifte, weiche Früchte kaufen.*

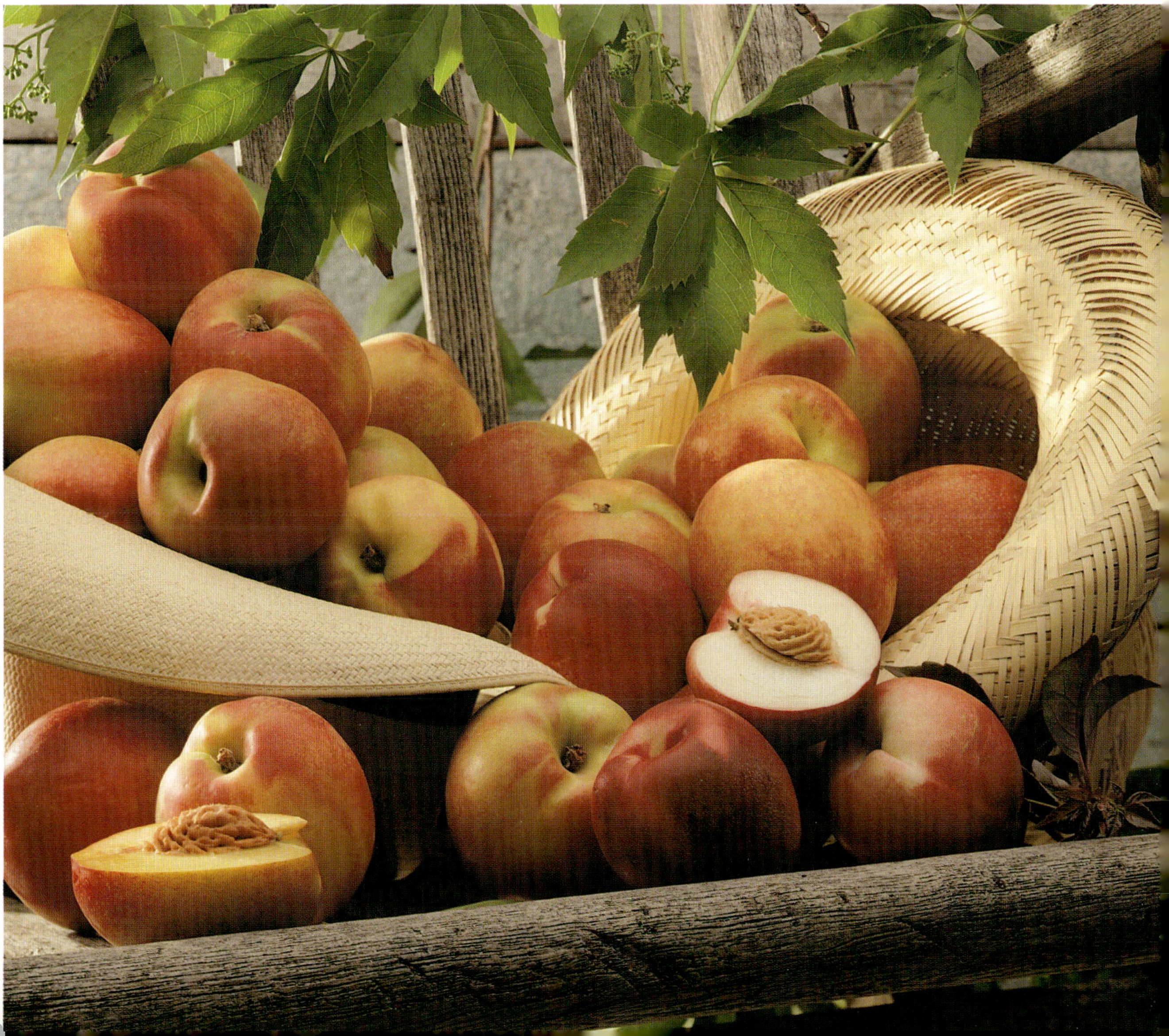

Nervenschmerzen

Bei Nervenschmerzen oder Neuralgie handelt es sich um stechend-brennende Schmerzen entlang einer Nervenbahn. Grund dafür ist meist, daß ein Nerv erkrankt, eingeklemmt oder verletzt ist, beispielsweise im Zusammenhang mit einem Bandscheibenvorfall oder einem Knochenbruch.

Nervenschmerzen können auch die Folge einer Nervenschädigung durch einen Mangel an Vitamin B_1 und B_{12} sein oder in Verbindung mit ZUCKERKRANKHEIT auftreten. Ein Vitamin-B_{12}-Mangel ist selten, tritt aber gelegentlich bei Veganern auf. Man sollte daher darauf achten, ausreichend Nahrungsmittel zu essen, die reich an Vitaminen des B-Komplexes sind, z. B. Vollkornbrot und brauner Reis, Weizenkeime, Nüsse, Fleisch, Hülsenfrüchte und grünes Blattgemüse. Ein Vitamin-B_1-Mangel kommt in der westlichen Welt – außer bei Alkoholikern – nur selten vor.

Die GÜRTELROSE ist ein häufig anzutreffendes Beispiel für die Erkrankung eines Nervs. Das dafür verantwortliche Virus, das bei einer Erstinfektion harmlose Windpocken auslöst, führt bei einer zweiten Infektion zu einem schmerzhaften Hautausschlag entlang einem Nervenstrang. Die Schmerzen bei der Gürtelrose werden an denselben Stellen wahrgenommen, an denen die Pusteln auftreten, und halten oft nach Abklingen der übrigen Symptome noch an. Eine abwehrsteigernde und entzündungshemmende Ernährung kann hier helfen. Distelöl, Nüsse, Olivenöl und Avocados stärken mit viel Vitamin E ebenso die Abwehr wie Zitrusfrüchte mit ihrem hohen Gehalt an Vitamin C und Bioflavonoiden, denen zusätzlich entzündungshemmende Eigenschaften zugeschrieben werden.

Nesselfieber

ESSEN SIE VIEL

- *dunkelgrünes Blattgemüse*
- *orangefarbenes und gelbes Obst und Gemüse*
- *Weizenkeime und Hülsenfrüchte*
- *Fisch und Innereien*

MEIDEN SIE

- *Lebensmittel, die Tartrazin (E 102) enthalten*
- *Nahrungsmittel, gegen die Sie offensichtlich allergisch sind*

ALLERGIEN gegen Nahrungsmittel sind oft Auslöser einer Nesselsucht. Darunter versteht man plötzlich auftretende, stark juckende rote oder weiße Quaddeln, medizinisch Urticaria genannt. Ursache hierfür ist eine heftige Histaminausschüttung in der Haut.

Diese Reaktion kann überall am Körper auftreten und wird manchmal von weiteren Symptomen wie Müdigkeit, Fieber oder Übelkeit begleitet. Bestehen die Symptome längere Zeit, sollte man einen Arzt aufsuchen; bei Atembeschwerden muß sofort ein Arzt gerufen werden, denn es könnte sich um einen anaphylaktischen Schock handeln, eine lebensbedrohende allergische Reaktion. Meist sind Nesselsuchtanfälle aber harmlos und dauern in der Regel nur 2–3 Tage.

Bestimmte Lebensmittel und einige LEBENSMITTELZUSATZSTOFFE, z. B. Tartrazin (E 102), gehören – neben anderen Allergenen – zu den häufigsten Ursachen der Nesselsucht. Wer also oft an Nesselsucht leidet, sollte bei seinem Arzt einen Allergietest vornehmen lassen. Lindernd kann der Verzehr von Weizenkeimen, dunkelgrünem Blattgemüse, kräftig gelbem Obst und Gemüse, Hülsenfrüchten, Fisch und Innereien sein, denn das darin enthaltene Niacin und die Farbstoffe bremsen vermutlich die Histaminausschüttung.

Nierenerkrankungen

Die Therapie von Nierenerkrankungen läßt sich durch eine bewußte Ernährung sinnvoll unterstützen. Siehe ZUM WOHL DER NIEREN, S. 256.

Nudeln

VORTEILE

- *Sehr gute Energielieferanten*
- *Eiernudeln sind relativ eiweißreich*
- *Sind fettarm*

Früher galten Nudeln als reine Dickmacher, doch inzwischen sind sie nicht nur rehabilitiert, sondern man hat erkannt, daß sie aufgrund ihres hohen

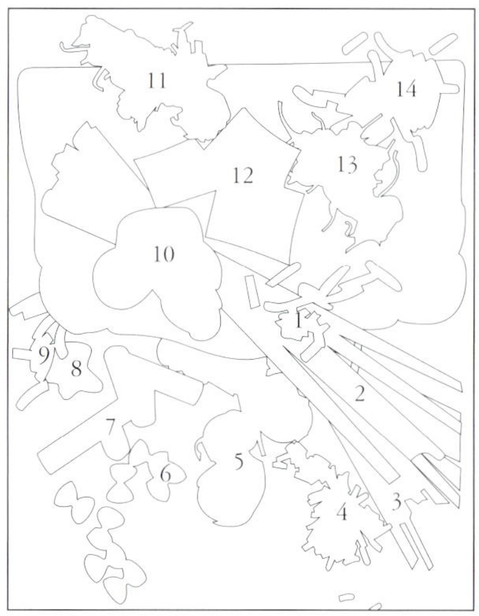

Vielfältig und gesund *Nudeln gibt es in unglaublich vielen Formen, Größen und Farben: Fusilli rossi (1), Spaghetti (2), Vollkornspaghetti (3), Ziti (4), Tagliatelle (5), Farfalle (6), Cannelloni (7), Rigatoni (9, 14), Tagliolini (10), Eiernudeln (11), Pansotti (Ravioli) (12), Tagliarini verdi (13). Hauptbestandteil fast aller Teigwaren ist Weizengrieß (8).*

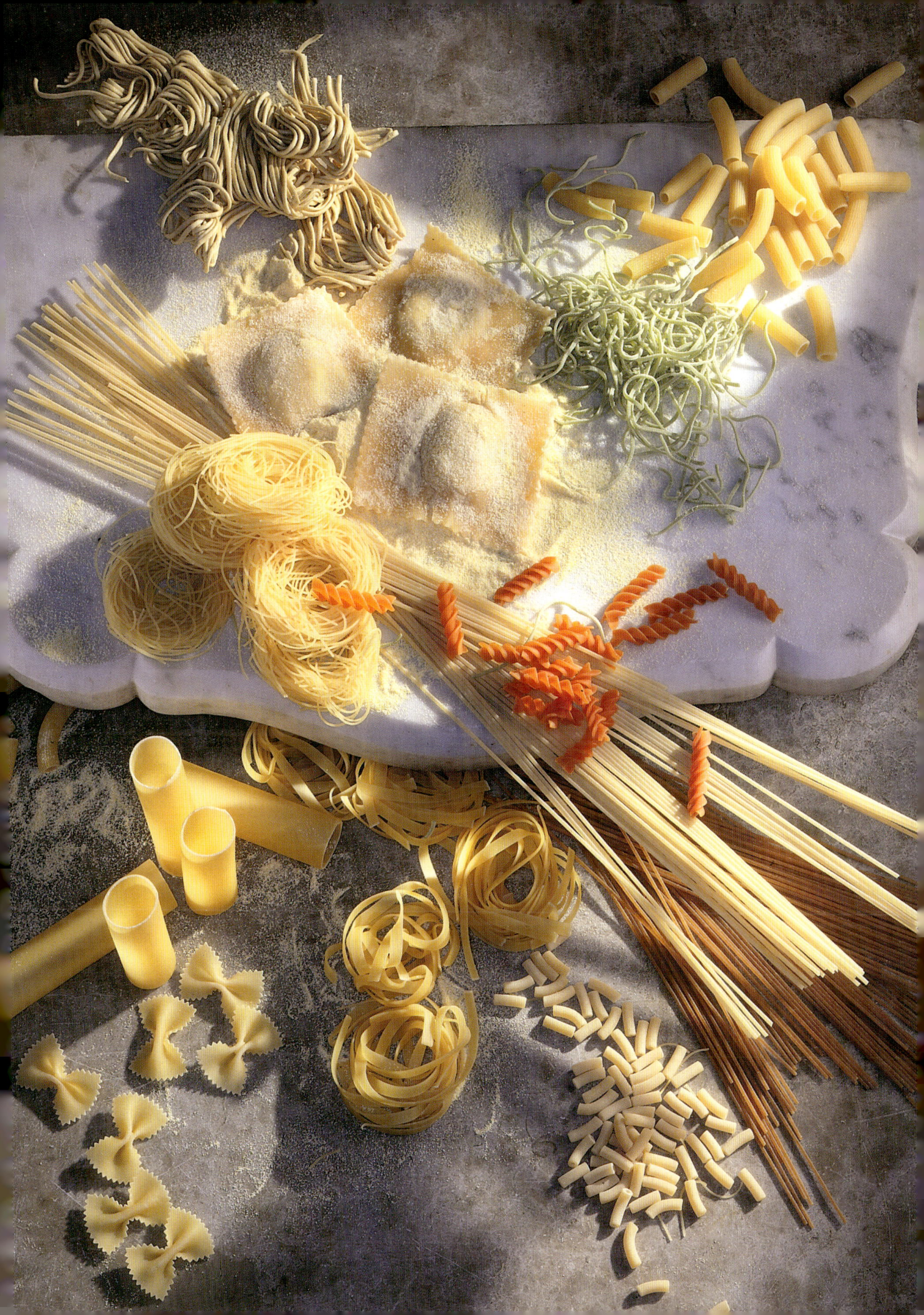

Gehalts an Kohlenhydraten sehr gute Langzeitenergiespender sind. Handelt es sich um Vollkornnudeln, so sind sie auch noch eine gute Quelle für Ballaststoffe; Eiernudeln tragen überdies zur Eiweißversorgung bei. Dies alles hat den Siegeszug der Nudeln rund um die Welt begünstigt; entscheidend dürfte aber gewesen sein, daß sie ganz einfach lecker schmecken, leicht zuzubereiten sind und dank ihrer unglaublichen Formenvielfalt immer wieder für Abwechslung auf dem Teller sorgen.

Im Gegensatz zur allgemeinen Meinung sind Nudeln für sich allein genommen keineswegs überdurchschnittlich energiereich – sie können sogar im Rahmen einer REDUKTIONSDIÄT serviert werden, z. B. mit einer einfachen Tomatensauce oder frischem Gemüse. Vielmehr sind es die schwergewichtigen Zutaten und Beilagen, die aus einem Nudelgericht eine Kalorienbombe machen, etwa dann, wenn die Teigwaren mit Butter bzw. Käse verfeinert oder mit Sahnesaucen angerichtet werden.

Eine wertvolle Energiequelle

Bekanntermaßen essen viele Ausdauer- und Leistungssportler, beispielsweise Marathonläufer, am Tag vor dem Wettkampf reichlich Nudeln, denn die schmackhaften Teigwaren versorgen die Athleten über einen langen Zeitraum hinweg sehr gleichmäßig mit Energie. Dieser Effekt beruht darauf, daß die energieliefernden Kohlenhydrate in Nudeln als Stärke vorliegen. Stärke besteht aus langkettigen Molekülen, die im Körper nur langsam in kleine, energieliefernde Zuckermoleküle aufgespalten werden. Auf diese Weise entsteht ein lang anhaltender, für den Körper günstiger Energiestrom.

Überschüssige Zuckermoleküle, die der Körper momentan nicht verbraucht, werden wieder zu langkettigen Kohlenhydratmolekülen aufgebaut, die den pflanzlichen Stärkemolekülen ähneln. Dieses Glykogen wird in der Leber gespeichert und ist eine schnell verfügbare Energiereserve des Körpers.

SAUCEN FÜR DIE PASTA

Nudelgerichte können durch eine der klassischen italienischen Nudelsaucen abgewandelt werden. Traditionelle Zutaten sind Olivenöl, Knoblauch, Zwiebeln, Pilze, Tomaten, frisches Basilikum und Pinienkerne. Zu den beliebtesten Saucen gehört Pesto aus Olivenöl, viel Basilikum, Parmesan und Pinienkernen. Gesund und lecker ist auch Sugo, die Napolisauce aus Olivenöl, Zwiebeln, Tomaten und Knoblauch, während die kräftige Bolognesesauce aus Rinderhack, Tomaten und Weiß- oder Rotwein hierzulande wohl am bekanntesten sein dürfte.

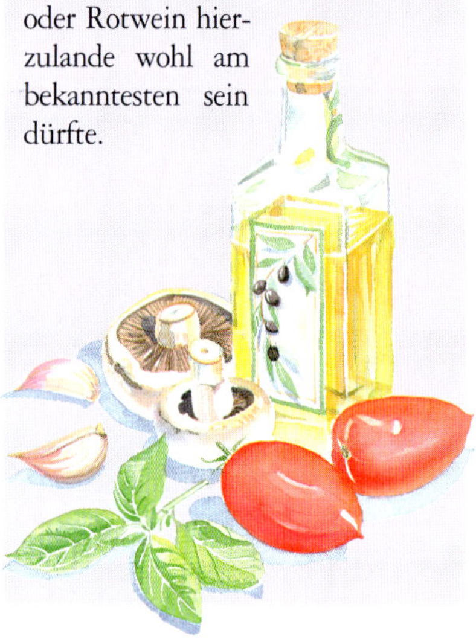

Wenige, aber gute Zutaten

Im einfachsten Fall bestehen Nudeln aus Weizengrieß und Wasser. Wird Grieß aus Hartweizen verwendet, was meistens der Fall ist, spricht man von Hartgrießteigwaren. Kommt zum Hartgrieß noch ein Teil Grieß aus Weichweizen oder ist nur Weichweizengrieß die Grundlage, handelt es sich um Grießteigwaren, die beim Kochen schneller verkleben und eine breiartige Konsistenz annehmen. Unter Zugabe von Eiern werden Eierteigwaren bereitet, die mehr Eiweiß liefern. Schließlich kann statt Grieß Mehl verwendet werden; diese Variante ist vor allem in Süddeutschland und Österreich beliebt. Gelegentlich werden dem Nudelteig weitere Zutaten wie Tomaten, Spinat oder verschiedene Kräuter zugesetzt, um Farbe und Geschmack zu variieren.

Nudelteig auf Grießbasis kann entweder frisch oder getrocknet verwendet werden. Die getrockneten, abgepackten Nudeln sind zu einem der beliebtesten industriell hergestellten Lebensmittel geworden.

Für Vollkornnudeln nimmt man Grieß oder Mehl aus den ganzen, ungeschälten Weizenkörnern. Die Konsistenz solcher Teigwaren ist etwas derber, die Farbe ist dunkler, und die Nudeln haben mehr Biß als gewöhnliche Nudeln. Vollkornteigwaren liefern wertvolle Ballaststoffe in Form von Rohfasern und außerdem recht viel Vitamin B_1, das im Stoffwechsel wichtig ist, um aus Kohlenhydraten Energie für den Körper zu gewinnen.

Nudeln – weltweit beliebt

Zwar gehören Nudeln innerhalb Europas – vor allem in Italien, den Alpenländern und Süddeutschland – zu den Grundnahrungsmitteln, doch auch in Südostasien, China und Japan sind sie ein unverzichtbarer Bestandteil der nationalen Küche. Sie werden dort als sättigende Hauptspeise, als originell geformte Suppeneinlage, als leckere Salatzutat oder als variationsreiche Beilage zu warmen Gerichten serviert. Am bekanntesten und auch bei uns in Spezialgeschäften zu erhalten sind die durchscheinenden Glasnudeln, die aus Sojabohnenmehl hergestellt werden; außerdem gibt es Nudeln auf der Basis von Reis, Buchweizen und sogar von Seetang.

NÜSSE

VORTEILE

- *Enthalten viel Vitamin E*
- *Reich an Vitaminen des B-Komplexes*
- *Gute Eiweißquelle*
- *Liefern wertvolle Mineralstoffe*
- *Walnüsse können das Risiko von Herzerkrankungen verringern*

NACHTEILE

- *Hoher Energiegehalt*
- *Unreife Mandeln können cyanidbildende giftige Bestandteile enthalten*
- *Erdnüsse sind häufig von krebserregenden Schimmelpilzen befallen*
- *Erdnußallergien können tödlich sein*
- *Bei Kindern besteht unter Umständen Erstickungsgefahr*

Neueste amerikanische Untersuchungen haben gezeigt, daß der tägliche Verzehr von 85 g Walnüssen den Cholesterinspiegel im Blut senken kann. Ein niedriger Cholesterinspiegel verringert das Risiko von ARTERIENVERKALKUNG und HERZERKRANKUNGEN. Nüsse, mit Ausnahme von Maronen, enthalten zwar sehr viel Fett, sind aber reich an wertvollen ungesättigten Fettsäuren.

Im Gegensatz zu den Hauptgetreidearten sind die einzelnen Nußarten lediglich weitläufig miteinander verwandt. Deshalb wird, was landläufig als Nuß gilt, von Botanikern oft ganz anders bezeichnet, doch der Einfachheit halber soll hier weiterhin von Nüssen die Rede sein. Die meisten eßbaren Nüsse wachsen auf Bäumen oder an Sträuchern; Erdnüsse hingegen sind Hülsenfrüchte wie Sojabohnen und wachsen an langen Ranken unter der Erde. Ihre spröden Schalen entsprechen den Schoten von Bohnen und Erbsen.

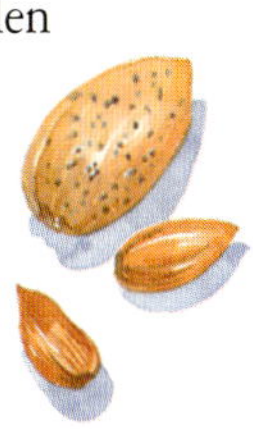

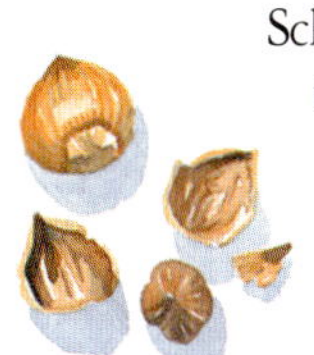

Aufgrund des ausgeprägten Fettgehalts haben Nüsse einen sehr hohen Brennwert. Die meisten Sorten enthalten mehr als 2350 kJ (560 kcal) pro 100 g – Maronen allerdings nur 730 kJ (174 kcal). Walnüsse, Erdnüsse und Haselnüsse sind besonders reich an essentiellen Fettsäuren, lebenswichtigen Substanzen für den Stoffwechsel, die der Körper nicht selbst bilden kann und die daher unbedingt mit der Nahrung aufgenommen werden müssen.

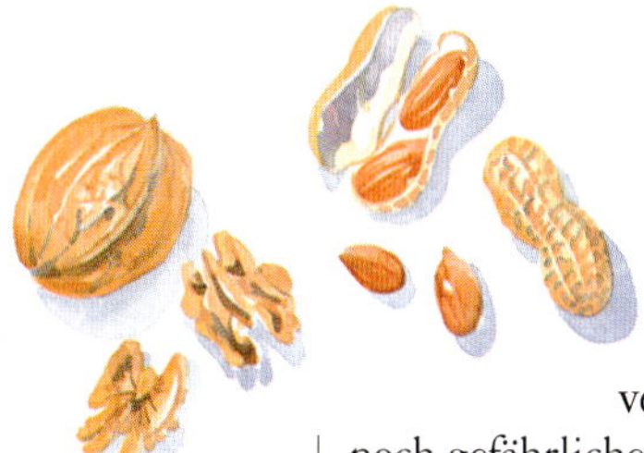

Für Vegetarier und Veganer bieten Nüsse sehr viele Nährstoffe, die auch in tierischen Lebensmitteln vorkommen. Dazu gehören die meisten Vitamine des B-Komplexes, Phosphor, Eisen, Kupfer, Kalium und wichtiges Eiweiß. Im Vergleich zu tierischem Eiweiß sind diese pflanzlichen Proteine nur von mittlerer Qualität. Sie enthalten nicht alle Aminosäuren, die der Körper zur Herstellung seiner eigenen Eiweißstoffe benötigt. Zusammen mit Brot, Getreide und Hülsenfrüchten – vor allem Sojabohnen und Linsen – erhält der Körper aber eine gesunde, ausgewogene Mischung aus allen essentiellen Aminosäuren.

Nüsse gehören zudem zu den ergiebigsten Lieferanten von Vitamin E, das allerdings, so wie Vitamin B_1, teilweise beim Rösten zerstört wird.

Gefahren durch Nüsse

Nüsse müssen wegen ihrer Anfälligkeit für Schimmelpilze kühl und trocken aufbewahrt werden. Diese Pilze enthalten zum Teil giftige Substanzen, die sogenannten Mykotoxine. Nüsse mit Schimmelspuren an Schale oder Kern sollte man deshalb auf gar keinen Fall essen.

Schimmelige Nüsse aus tropischen Herkunftsländern können die Leberkrebs begünstigenden Aflatoxine enthalten, die mit den Mykotoxinen verwandt sind. Sie sind noch gefährlicher, weil sie in viel geringeren Konzentrationen wirksam sind. Die Aflatoxine wurden in den 60er Jahren in Großbritannien identifiziert, als sehr viele Truthähne, die man mit Erdnußmehl gefüttert hatte, an Leberleiden erkrankten. Gerade die bei uns so beliebten Erdnüsse werden besonders leicht von diesen Schimmelpilzen befallen. Zwar werden alle importierten Erdnüsse routinemäßig überprüft, aber es ist sicherer, trotz dieser Vorsichtsmaßnahme statt loser Ware abgepackte Erdnüsse zu kaufen.

VORSICHT VOR ALLERGIEN!

Nüsse sind gesund, doch leider gehören sie – ganz besonders Erdnüsse – auch zu den häufigsten Auslösern von Lebensmittelallergien. In mitunter auftretenden Ausnahmefällen können Allergien gegen Nüsse sogar tödlich verlaufen. Glücklicherweise kommen derart schwere Fälle nur äußerst selten vor. Menschen mit einer Nußallergie dürfen keine Speisen essen, in denen auch nur kleinste Spuren von Nüssen oder Nußöl enthalten sind. Dies gilt vor allem für Erdnüsse.

Auch Nüsse in Tierfutter können für Menschen und vor allem für Kinder gefährliche Stoffe enthalten, die den Tieren allerdings nicht schaden.

Schließlich sollte man an eine weitere Gefahr denken: An Nüssen und ihren Bruchstücken können gerade Kleinkinder leicht ersticken. Deshalb sollten insbesondere Kinder unter 4 Jahren, die meist noch nicht richtig kauen können, nur gemahlene Nüsse bekommen.

Zum Wohl der Nieren

Die Nieren können von zahlreichen Krankheiten befallen werden, die oft neben medizinischer Betreuung auch Ernährungsänderungen notwendig machen. Die Wahl geeigneter Nahrungsmittel ist ein wesentlicher Teil der Behandlung.

Die richtige Ernährung kann Nierenbeschwerden vorbeugen und heilen, und sogar bei ernsten Nierenerkrankungen kann durch eine sorgfältige Auswahl der Nahrungsmittel eine Dialyse oder Organverpflanzung vermieden oder wenigstens verzögert werden.

Unbehandelte BLASENENTZÜNDUNGEN, BLUTHOCHDRUCK, ZUCKERKRANKHEIT und andere chronische Leiden schädigen langfristig die Nieren und verringern deren Fähigkeit, Abfall- und Schadstoffe wirksam aus dem Blut zu filtern.

Ein sehr häufiges Nierenproblem sind Nierensteine. In Mitteleuropa erkranken daran jährlich etwa 55 000 Menschen, davon dreimal soviel Männer wie Frauen. Dabei können Nierensteine meist allein durch eine reichliche Flüssigkeitszufuhr vermieden werden. Um die Nieren gesund und steinfrei zu halten, sind täglich mindestens 2–3 l Flüssigkeit notwendig. Die Substanzen, aus denen sich Nierensteine zusammensetzen, bilden sich oft infolge eines starken Flüssigkeitsverlustes bei großer Hitze, nach körperlicher Anstrengung, nach Erbrechen oder starkem DURCHFALL.

Scheuern die Steine in den Nieren oder verklemmen sie sich im Harnleiter, dann entsteht eine Kolik. Die starken Schmerzen beginnen im Rücken zwischen den Rippen und dem Becken und setzen sich langsam nach unten bis in die Leistengegend fort. Sie halten so lange an, bis der Stein mit dem Urin ausgespült wird. Abgegangene Steine sollten aufgehoben werden, damit der Arzt später aus ihrer chemischen Zusammensetzung auf die Ursache schließen und daraus eine geeignete Behandlungsmethode ableiten kann.

Meist bestehen Nierensteine aus Calcium, kombiniert mit Oxalat und Phosphat. Relativ selten sind Struvitsteine, die durch Harnwegsinfektionen entstehen, und Harnsäuresteine, die sich bei GICHT und LEUKÄMIE bilden. Die noch selteneren Cystinsteine sind das Ergebnis einer erblich bedingten Stoffwechselstörung.

Auch wenn man die Calciumzufuhr verringert, indem man etwa weniger Milch und Milchprodukte zu sich nimmt, kann man entgegen früherer Meinung nicht verhindern, daß Calciumoxalatsteine entstehen; denn entscheidend hierfür ist vielmehr das Oxalat, das sowohl vom Körper selbst

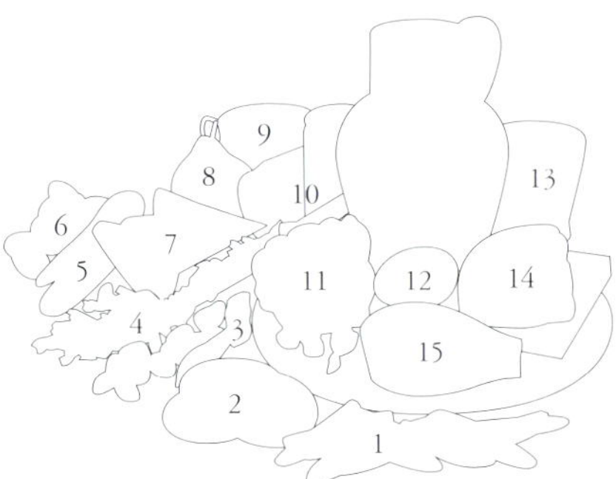

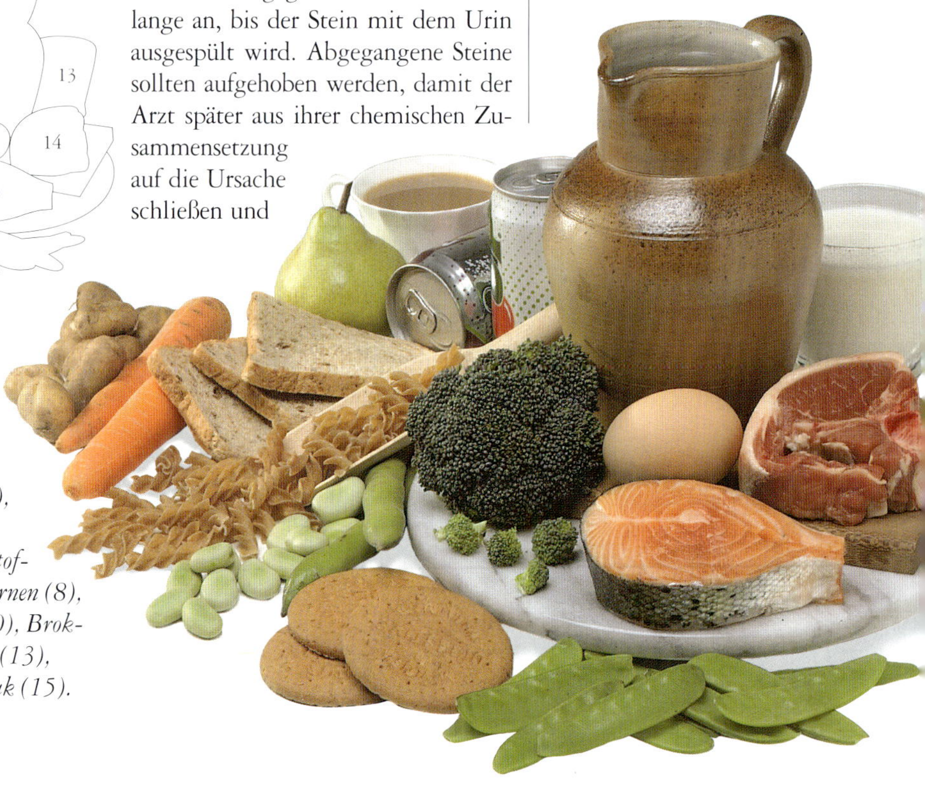

Eine leckere Auswahl
Nierenkranke sollten sich kleine, aber abwechslungsreiche Mahlzeiten zusammenstellen, z. B. aus Zuckererbsen (1), Vollkornkeksen (2), dicken Bohnen (3), Vollkornnudeln (4), Möhren (5), Kartoffeln (6), Vollkornbrot (7), Birnen (8), Tee (9), Sprudelgetränken (10), Brokkoli (11), Eiern (12), Milch (13), Lammkotelett (14), Lachssteak (15).

gebildet als auch über verschiedene Nahrungsmittel aufgenommen wird. Verringert man die Calciumversorgung, nimmt der Körper sogar vermehrt Oxalat auf. Experten empfehlen daher, oxalathaltige Lebensmittel zu reduzieren. Dazu gehören rote Bete, Schokolade, Rhabarber, Erdnüsse, Spinat und Erdbeeren. Außerdem kann man die Calciumzufuhr erhöhen, um die körpereigene Oxalatbildung zu bremsen.

Eine chirurgische Entfernung oder eine Ultraschallzertrümmerung von Nierensteinen wird nötig, wenn diese durch eine Ernährungsumstellung und hohe Flüssigkeitszufuhr nicht aufgelöst oder ausgeschwemmt werden können.

Nierensteine müssen keineswegs immer Beschwerden verursachen, dieser Umstand macht sie aber nur noch gefährlicher. Wenn sie unbemerkt zu sehr anwachsen, können sie nämlich den Harnfluß behindern und eine bakterielle Infektion auslösen, die sogenannte Pyelonephritis. Sie ist eine häufige Ursache von Nierenversagen.

Nierenschwäche und -versagen

Wenn die Nieren ihre Entgiftungsarbeit nicht mehr vollständig bewältigen oder sogar ganz einstellen, sammeln sich Giftstoffe im Blut, und es kommt zu einer Harnvergiftung oder Urämie, die von Übelkeit, Erbrechen und Schwindel begleitet ist und unbehandelt zum Tod führt.

Ein Nierenversagen kann ganz plötzlich auftreten, z. B. als Folge einer akuten Nierenerkrankung oder einer schweren Infektion, durch Herzversagen oder starken Blutverlust. Nur eine sofortige Behandlung kann bleibende Schäden verhindern.

Manchmal versagen die Nieren aber auch aufgrund schleichender Schädigung bei chronischen Nierenerkrankungen, bei Bluthochdruck oder Zuckerkrankheit. Bekommt man diese Krankheiten nicht unter Kontrolle, ist eine Blutreinigung an der künstlichen Niere (Dialyse) oder die Transplantation einer Spenderniere oft unumgänglich. Durch eine sorgfältige Ernährung läßt sich dies in manchen Fällen hinauszögern oder vermeiden.

Mit Eiweiß und Salz geizen

Vielen Nierenpatienten hilft eine eiweißarme Kost, die Übelkeit und Erbrechen lindert – Symptome, die auftreten, weil die Nieren die Abfallstoffe nicht ausscheiden können, die beim Eiweißstoffwechsel von der Leber erzeugt werden. Zur Entlastung der Nieren dürfen Fleisch, Fisch, Eier, Hülsenfrüchte, Vollkornprodukte, Nüsse sowie Milch und Milchprodukte nur in kleinen, genau portionierten Mengen gegessen werden.

Nierenpatienten müssen die Aufnahme von Kochsalz kontrollieren, da kranke Nieren dessen Gehalt im Blut nicht mehr selbst regulieren können. Bei erhöhtem Natriumgehalt reagiert der Körper mit Durst. Die durch das Trinken zugeführte Flüssigkeit wird dann normalerweise zusammen mit dem überschüssigen Natrium wieder ausgeschieden. Kranke Nieren können zuviel Natrium jedoch nicht ausscheiden, so daß die aufgenommene Flüssigkeit zurückgehalten wird und hierdurch Ödeme entstehen. Typische Symptome sind angeschwollene Augen und Gelenke. Bildet sich Wasser in der Lunge, kann es zu schweren Atemproblemen bis hin zum oft tödlichen Lungenödem kommen.

Wenig Kalium und Phosphor

Mit fortschreitender Krankheit vermindert sich auch die Fähigkeit der Nieren, Kalium und Phosphor auszuscheiden. Dann müssen kalium- und phosphorhaltige Nahrungsmittel reduziert werden. Ein zu hoher Kaliumgehalt im Blut führt zu Muskelschwäche und schädigt letztlich auch den Herzmuskel. Reich an Kalium sind die meisten ungekochten Obst- und Gemüsearten, Vollkornprodukte, Hülsenfrüchte, Dörrobst, Sonnenblumenkerne, Süßigkeiten, Kaffee und Getränke aus Milchpulver.

Ein ausgeglichenes Verhältnis zwischen Phosphor und Calcium sorgt für gesunde Knochen. Bei verminderter Phosphorausscheidung nimmt dessen Gehalt im Blut zu, der Calciumspiegel steigt aber nicht mit: Schleichende Knochenerkrankungen sind die Folge, denn nun wird Calcium aus den Knochen gelöst, um das Phosphor-Calcium-Gleichgewicht wiederherzustellen. Durch eine Reduzierung phosphorhaltiger Nahrung, vor allem von eiweißhaltigen Lebensmitteln wie Fleisch, Käse, Eiern und Milch, läßt sich dies vermeiden. Medikamente können die Phosphorausscheidung zusätzlich unterstützen.

HILFREICHE KRÄUTER

Löwenzahn wird von alters her als harntreibendes Mittel eingesetzt, daher seine französische Bezeichnung *pissenlit* und der alte englische Name *piss-a-bed* (beides etwa Bettnässer). Zusammen mit anderen Kräutern hilft er gegen den Flüssigkeitsstau bei Nierenleiden. Harntreibende Pflanzen wie die Blasenkirsche unterstützen den Abgang von Nierensteinen, und auch Rosentee ist hierbei förderlich.

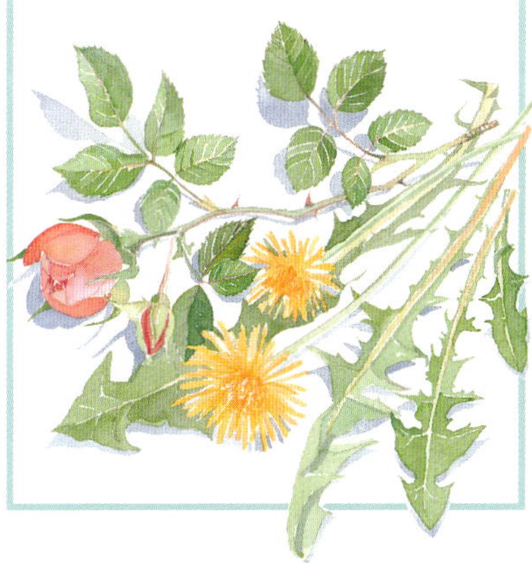

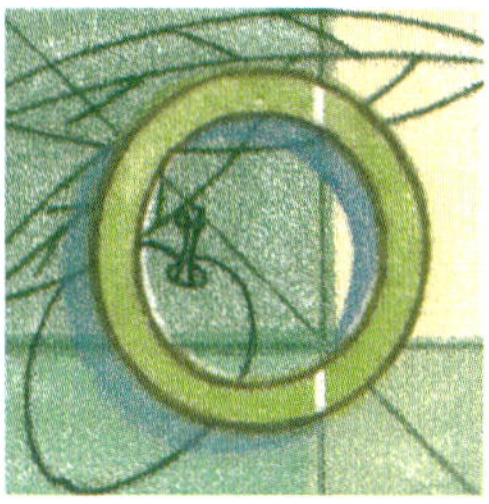

OBST

Obst sollte ein Grundbaustein der Ernährung sein. Das ist kein Problem, denn der Verbraucher kann das ganze Jahr hindurch zwischen den heimischen Obstsorten, den bekannten Südfrüchten sowie exotischen tropischen Früchten wählen. Siehe PARADIESISCHE FRÜCHTE, S. 262.

OHNMACHT

Die Anzeichen für eine nahende Ohnmacht sind in der Regel Schweißausbrüche, Übelkeit, Ohrensausen, Schleiersehen, Schwindel- und Schwächegefühle. Als Ursachen können Schmerz, Schock, Angst, längeres Husten oder sogar Musizieren mit einem Blasinstrument in Frage kommen. Dabei verlangsamt sich die Herzschlagrate, und der Blutdruck fällt ab, so daß es zu einer Minderdurchblutung des Gehirns kommt. Manchmal lassen sich Ohnmachtsanfälle verhindern, indem sich der Betroffene flach auf den Rücken legt und die Beine hochlagert. Meist kehrt dann das Bewußtsein innerhalb von Minuten zurück.

Treten die Ohnmachtsanfälle immer wieder auf, steckt möglicherweise ein anderes Leiden dahinter. Ursachen können BLUTARMUT, HERZERKRANKUNGEN und KREISLAUFSTÖRUNGEN sein, die eine ärztliche Behandlung erfordern.

OHREN-KRANKHEITEN

ESSEN SIE VIEL
- *Knoblauch, Zwiebeln und Chili*

ESSEN SIE WENIG
- *gesättigte Fettsäuren*

Im Inneren des Schädels versteckt, im Innenohr, befinden sich zwei sehr sensible Organe: das Gleichgewichts- und das Hörorgan. Dieses innere Ohr ist nicht größer als eine Haselnuß und enthält doch so viele elektrische Schaltungen wie das Telefonnetz einer mittelgroßen Stadt. Daher sind die Ohren auch sehr empfindlich, und wer Probleme mit ihnen hat, sollte sofort zum Arzt gehen.

Ohrenschmerzen

Die häufigste Ursache für Ohrenschmerzen ist eine durch einen KATARRH ausgelöste Infektion, die in der Regel das Mittelohr betrifft. Sie tritt meist bei Kindern auf und wird in Zusammenhang mit der Flaschenernährung gebracht, denn gestillte Kinder scheinen weitaus seltener Mittelohrentzündungen zu bekommen als Flaschenkinder. Ursache könnte, wie im Fall eines Schnupfens, eine durch Schleim verschlossene Eustachi-Röhre sein, die das Mittelohr mit dem hinteren Rachenraum verbindet. Sie wird durch bestimmte Muskeln freigehalten, die das Brustkind beim Saugen aktiviert.

Schwerhörigkeit

Der häufige Verzehr von gesättigten Fettsäuren kann zu einer Schwerhörigkeit beitragen, denn die winzigen Blutgefäße im Ohr können dadurch verkalken. Mehrere Untersuchungen belegen die Verbindung zwischen fettarmer Ernährung und einem besseren Hörvermögen. Viele schwerhörige Menschen haben gleichzeitig einen zu hohen Cholesterinspiegel oder leiden unter Übergewicht. Daher sollte, wer schwerhörig ist, vor allem auf alle Nahrungsmittel verzichten, die einen hohen Anteil an gesättigten Fettsäuren aufweisen.

Ob sich die Funktion des Ohres durch die Ernährung beeinflussen läßt, ist nicht erwiesen. Eine Kost mit viel Vitamin A und Thiamin kann jedoch dazu beitragen, geschädigtes Zellgewebe im Ohr zu reparieren. Vitamin A kommt in Leber vor. Möhren, Aprikosen, Mangos und Spinat liefern Betacarotin, das der Körper teilweise in Vitamin A umwandeln kann. Thiamin ist in Vollkornbrot enthalten. Manchmal wird davon abgeraten, Milchprodukte zu verzehren; statt dessen sollte man mehr Knoblauch, Zwiebeln, Meerrettich und Chili essen, um die Schleimbildung zu verringern. Dies hält die bereits erwähnte Eustachi-Röhre besser frei.

KEINE ANGST VORM FLIEGEN

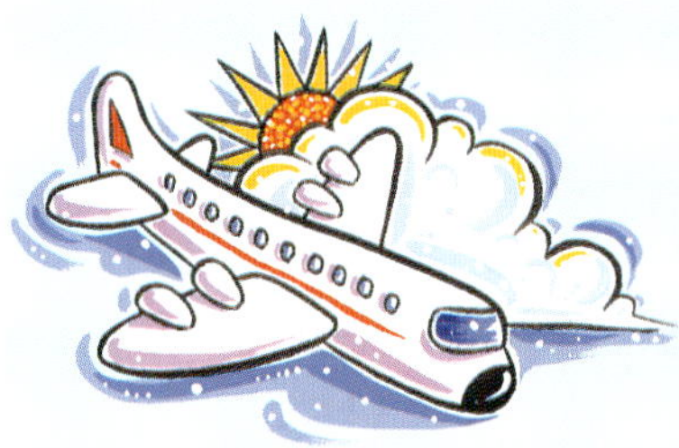

Vor allem bei und nach Starts und Landungen empfinden viele Fluggäste einen unangenehmen Druck auf den Ohren, der vom Druckausgleich in den Kabinen der Flugzeuge herrührt. Um dem entgegenzuwirken, empfiehlt es sich, etwas zu lutschen oder zu kauen. Der Druck läßt auch mit einem leichten Plopp nach, wenn man sich die Nase zuhält und bei geschlossenem Mund die Luft durch die Nase drückt.

ÖLE

VORTEILE

- *Liefern essentielle Fettsäuren*
- *Gute Quelle für Vitamin E*
- *Erhöhen die Aufnahme der fettlöslichen Vitamine A, D, E und K*

NACHTEILE

- *Können dick machen*

Öle fördern die Gesundheit, solange sie in Maßen verwendet werden. Außerdem sollten sie einen möglichst geringen Anteil an gesättigten Fettsäuren enthalten. Da 1 EL Öl etwa 670 kJ (160 kcal) enthält, kann schon eine geringe Menge Öl den Energiegehalt einer Speise beträchtlich aufwerten.

Pflanzliche Öle werden aus Nüssen, Samen und Hülsenfrüchten gewonnen, meist aus Sojabohnen, Mais, Leinsamen, Sonnenblumenkernen, Färberdisteln und Oliven. Diese Öle sind bei Zimmertemperatur flüssig und enthalten nur wenig gesättigte Fettsäuren.

Dagegen finden sich in pflanzlichen Ölen einfach und mehrfach ungesättigte Fettsäuren in unterschiedlicher Zusammensetzung. So verdankt Olivenöl seinen Ruf als gesundes Öl dem hohen Gehalt an einfach ungesättigten Fettsäuren. Diese können nach neuesten Erkenntnissen sogar den Cholesterinspiegel senken. Mehrfach ungesättigte Fettsäuren sind notwendig für Wachstum und Entwicklung und fördern die Blutgerinnung.

Es gibt zwei Familien essentieller Fettsäuren. Die Omega-6-Fettsäuren stammen von der Linolsäure und kommen u.a. in Distel- und Sonnenblumenöl vor. Die Linolensäure – die Namen sind leicht zu verwechseln – ist die Mutter der Omega-3-Fettsäuren. Lieferanten für Linolensäure sind Soja- und Leinöl, außerdem Fisch, vor allem Sardinen, Heringe, Makrelen, Forellen und Lachs.

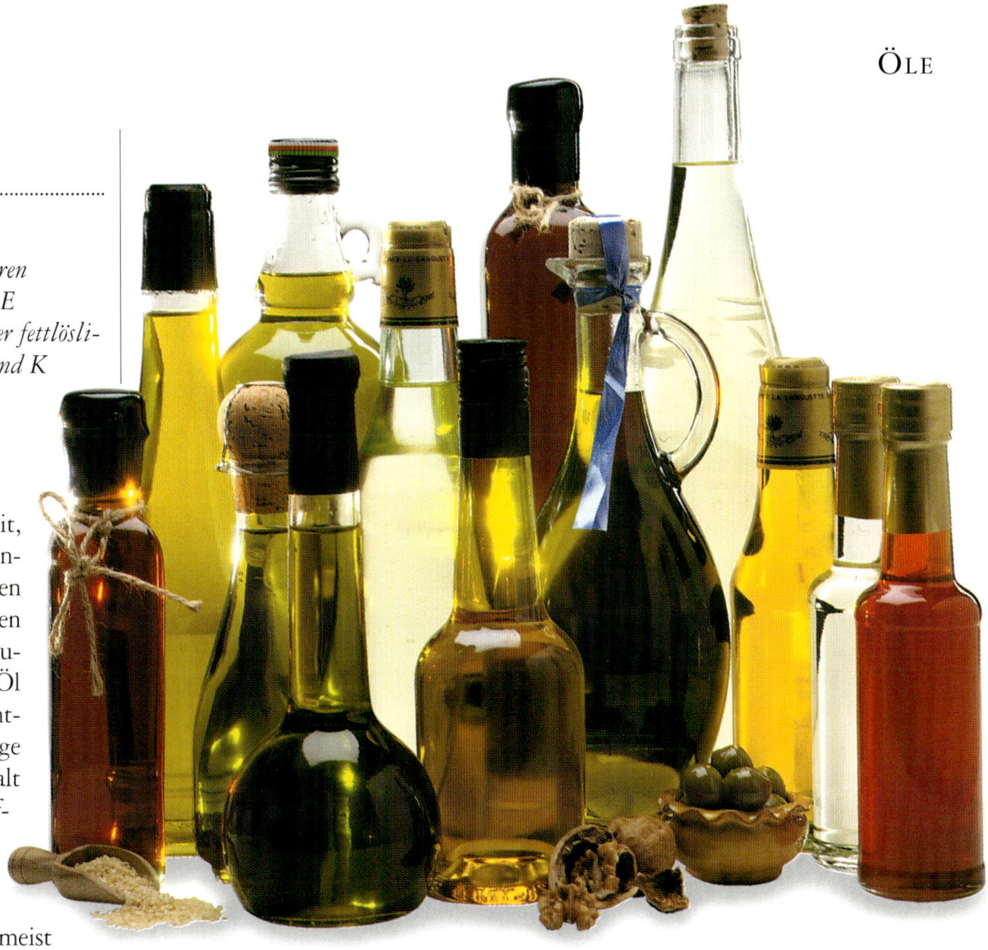

Öle mit intensivem Geschmack *Die hier abgebildeten Öle sind meist teurer, aber auch gesünder und schmackhafter als verschnittene Kochöle. Zu den wertvollen Ölen gehören u. a. das Walnußöl, kaltgepreßtes Extra-vergine-Olivenöl, Sesamöl, Sonnenblumenöl und Haselnußöl.*

Wirksamer Zellschutz

Sonnenblumen- und Weizenkeimöle sind besonders reich an Vitamin E, dessen antioxidativen Eigenschaften eine schützende Wirkung auf die Zellmembranen zugeschrieben wird. Pflanzenöle sollten immer dunkel und kühl gelagert werden, da das Vitamin E durch Sonnenlicht zerstört wird.

Im Handel werden auch teurere Öle aus Walnüssen, Haselnüssen, Sesam und Mandeln angeboten. Sie alle enthalten viele essentielle Fettsäuren und werden aufgrund ihres intensiven Geschmacks vor allem für Salatsaucen und als Würzmittel verwendet. Sie eignen sich aber auch hervorragend zum Braten. Die sogenannten kaltgepreßten Öle enthalten mehr Vitamin E, verderben allerdings schneller als industriell gewonnene Öle.

Palmöl und Kokosöl sind im Gegensatz zu anderen Pflanzenölen reich an gesättigten Fettsäuren. Palmöl besteht zu etwa 45% aus gesättigten Fettsäuren, Kokosöl sogar zu mehr als 85%. Viele medizinische Untersuchungen haben in der letzten Zeit bestätigt, daß es einen Zusammenhang zwischen dem häufigen Verzehr von gesättigten Fettsäuren und einem erhöhten Risiko für HERZERKRANKUNGEN gibt.

Pflanzliche Öle behalten auch beim Braten weitgehend ihren Nährwert. Das Extra-vergine-Olivenöl verändert allerdings beim Erhitzen seinen Geschmack und eignet sich daher nur bedingt zum Braten bei hohen Temperaturen. Bei milden Temperaturen läßt es sich dagegen durchaus verwenden. Dasselbe Öl sollte nicht mehrmals verwendet werden, da FREIE RADIKALE entstehen können, wenn das Öl erneut erhitzt wird.

Um Speisen auszubacken, sind kleine Mengen des Sonnenblumen- oder Maisöls mit seinen mehrfach ungesättigten Fettsäuren oft wesentlich gesünder als Schweineschmalz, Butter, Rindertalg oder gehärtete pflanzliches Fette. Gut geeignet zum Ausbacken ist auch Leinöl oder ein leichtes Olivenöl. Wird Fleisch in Öl angebraten, vermischen sich in gewissen Maßen die Fette. Dadurch kann sich der Gehalt an gesättigten Fettsäuren im Fleisch verringern. Zwar kann das Fleisch nur schwer Fett aufnehmen, eine Panade aus Semmelbröseln hingegen wird sich damit vollsaugen.

Fleisch sollte nur in wirklich heißem Öl bei Temperaturen um die 180 °C angebraten werden, damit sich die Poren schließen und wenig Fett aufgenommen wird. Wieviel Fett das Fleisch aufnimmt, hängt von der Größe der Oberfläche ab. Dicke Scheiben nehmen dabei im Verhältnis weniger Fett auf als dünne. Überschüssiges Fett sollte man nach dem Braten mit Küchenpapier abtupfen.

Bei der Zubereitung von Speisen werden in vielen Ländern sehr unterschiedliche Mengen Öl verwendet. So wird z. B. in der traditionellen fernöstlichen Küche zum Braten nur wenig Öl benötigt, weil die Zutaten ständig umgerührt werden. Da außerdem etwas Wasser hinzugegeben wird, können die Nahrungsmittel ohnehin nur geringe Mengen Fett aufnehmen.

OLIVEN

VORTEILE

- *Sind reich an Vitamin E*
- *Enthalten Antioxidantien*

NACHTEILE

- *Hoher Salzgehalt*

Während Oliven früher wegen ihres Ölgehalts für energiereich gehalten wurden, weiß man heute, daß es weder die schwarzen noch die grünen Sorten in besonderem Maß sind. Zehn Oliven liefern nur 150 kJ (36 kcal). Auch wenn sie viel Vitamin E enthalten, werden normalerweise nicht so viele gegessen, daß sie dem Körper ausreichende Mengen davon zuführen würden. Oliven enthalten natürliche ANTIOXIDANTIEN. Das aus Oliven gewonnene Öl ist darüber hinaus reich an einfach ungesättigten Fettsäuren, die im Gegensatz zu den gesättigten Fettsäuren den Cholesterinspiegel leicht senken können.

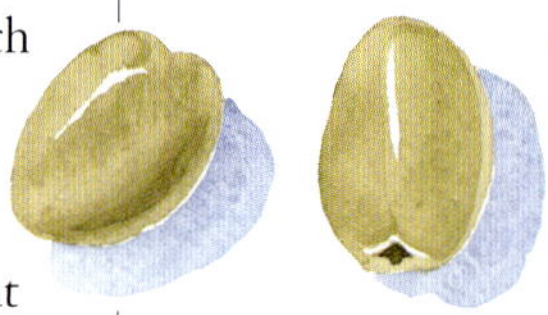

In rohem Zustand schmecken Oliven so bitter und unangenehm, daß sie in Salzlake eingelegt oder zunächst gesalzen und dann in Olivenöl mariniert werden müssen, um genießbar zu sein. Daher sollten sie von Menschen, die unter BLUTHOCHDRUCK leiden und eine salzarme Kost einhalten müssen, nur in Maßen genossen werden.

Uralte Frucht

Der Ölbaum wird seit über 5000 Jahren kultiviert. Traditionell gilt ein Zweig des Ölbaums als Symbol für Frieden und Fruchtbarkeit, und ein Kranz aus Olivenblättern wurde in der Antike als Siegespreis verliehen.

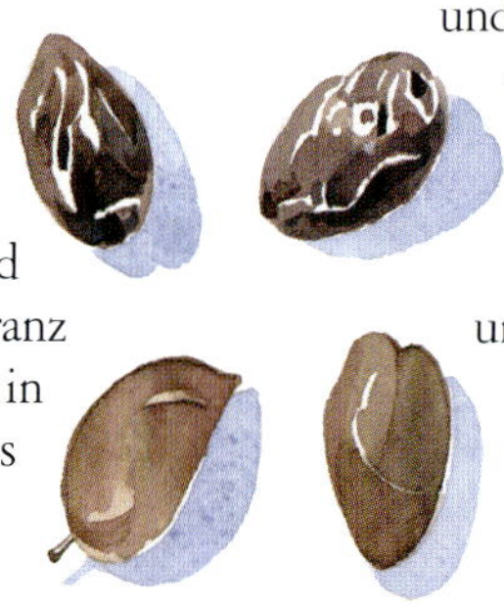

OSTEOPOROSE

ESSEN SIE VIEL

- *Milch und Milchprodukte*
- *Fisch und Eier*

ESSEN SIE WENIG

- *Lebensmittel mit Phytinsäure*
- *oxalsäurehaltige Nahrungsmittel*

MEIDEN SIE

- *Alkohol, Koffein und Nicotin*
- *Salz*

Osteoporose betrifft meist Frauen mittleren und höheren Alters, deren Knochen dann so spröde werden, daß sie schon bei kleineren Stürzen leicht brechen. Die Hüft- und Handgelenkknochen sowie die Schienbeine sind besonders gefährdet. Als weitere Krankheitszeichen kommen Schmerzen im Rücken und in der Hüfte, Gewichtsverlust und manchmal eine gebeugte Haltung hinzu. Sie entsteht, da die Knochen der Wirbelsäule porös werden und in sich zusammenfallen.

Wer ist gefährdet?

Osteoporose ist von der KNOCHENERWEICHUNG zu unterscheiden, die auf einer Entmineralisierung des Knochens durch Vitamin-D-Mangel beruht. Die Osteoporose ist Teil des natürlichen Alterungsprozesses. Mit fortschreitendem Alter nimmt die Knochendichte ab, obwohl sich die Knochen fortwährend erneuern. Bestimmte Zellen, die sogenannten Osteoklasten, fressen an den Knochen und schleusen auf diese Weise Calcium in den Blutkreislauf. Andere Zellen, die Osteoblasten, bauen den Knochen wiederum neu auf und lagern Calcium in ihm ab. Bei jungen Menschen sind die Aktivitäten dieser beiden Zellarten ausgeglichen, so daß Knochenmasse und -struktur erhalten bleiben. Mit den Jahren aber geht mehr Knochencalcium verloren, als erneuert wird.

Das Osteoporoserisiko ist bei Frauen weitaus höher als bei Männern. Sie haben von Anfang an weniger Knochenmasse, und in den WECHSELJAHREN stellen die Eierstöcke die Produktion des für die Erhaltung der Knochenmasse wichtigen Hormons Östrogen ein. Daher sind Frauen nach den Wechseljahren am meisten gefährdet, doch auch ihre jüngeren Geschlechtsgenossinnen – vor allem Marathonläuferinnen, Turnerinnen, Tänzerinnen und Magersüchtige – können an Osteoporose leiden. Ihr Körper weist nur einen sehr geringen Fettgehalt auf, der Monatszyklus ist unregelmäßiger, oder die Blutungen bleiben ganz aus, und der Östrogenspiegel ist niedrig. Auch wer untergewichtig ist, trägt ein höheres Risiko, an Osteoporose zu erkranken, da die Knochen weniger beansprucht werden – umgekehrt erhöht Beanspruchung die Dichte der Knochen, und zudem fördert das Körperfett die Östrogenproduktion. Außerdem kann es bei der medikamentösen Langzeittherapie mit Corticosteroiden ebenso wie bei krankhaften Hormonstörungen zu Osteoporose kommen.

Vorsorgemaßnahmen

Der Calciumanteil der Nahrung in jungen Jahren entscheidet wesentlich darüber, wie kompakt und stark die Knochen im Erwachsenenalter sind. Kinder sollten daher eine calciumreiche Kost mit viel Milch und grünem Blattgemüse erhalten (siehe KINDER UND ERNÄHRUNG).

Um das Calcium aufnehmen zu können, benötigt der Körper ausreichend Vitamin D. Es bildet sich in erster Linie durch die Einwirkung des Sonnenlichts auf die Haut. Vitamin D ist aber auch in Fisch und Eiern sowie in angereicherten Lebensmitteln wie Margarine enthalten.

Alkohol sollte man meiden und Salz nur in eingeschränktem Maß verwenden, da beides den Calciumverlust noch beschleunigt. Ebenso sollte man auf Kaffee weitgehend verzichten, weil das Koffein dem Blut Calcium entzieht. Zudem erhöht Rauchen das Risiko, an Osteoporose zu erkranken, da Nicotin die Östrogenproduktion beeinträchtigt.

Körperliches Training kann einer Osteoporose vorbeugen, allerdings sind dazu schon jeden Tag drei stramme Spaziergänge über eine Strecke von 5 km oder eine gleichwertige Aktivität notwendig. Kraft, Muskeltonus und Standfestigkeit werden dadurch verbessert, was gerade bei älteren Menschen die Gefahr von Stürzen verringert. Wer seinen Körper viele Jahre nicht trainiert hat, sollte jedoch vorsichtig anfangen und sich langsam steigern.

Gegenmaßnahmen

Die Behandlung der Osteoporose zielt darauf ab, den Verfallsprozeß der Knochen zu verlangsamen oder zu stoppen.

Wer unter Osteoporose leidet, sollte seine Ballaststoffe aus frischem Obst und Gemüse beziehen, da die Phytinsäure in Weizenkleie, Nüssen, Körnern, Samen und Hülsenfrüchten die Calciumaufnahme bei sehr hoher Zufuhr teilweise blockieren kann. Spinat, Rhabarber, Mandeln und Schokolade sollten nur in geringem Maß verzehrt werden, denn sie enthalten Oxalsäure, die ebenfalls die Calciumaufnahme hemmt. Auch ein hoher Proteinkonsum kann den Calciumverlust des Körpers in die Höhe treiben.

Eine vom Arzt verordnete Hormonersatzbehandlung kann nachweislich vielen Frauen nach den Wechseljahren helfen, die nachlassende körpereigene Östrogenproduktion auszugleichen. Allerdings ist die Therapie auch mit Nachteilen behaftet, so daß jede Frau das Für und Wider genau abwägen sollte. Eine aktive Wirbelsäulengymnastik ist hilfreich, und die tägliche Einnahme von Calcium- und Vitamin-D-Präparaten kann nachweislich den Knochenschwund verlangsamen und damit die Zahl der Knochenbrüche verringern.

Fallbeispiel

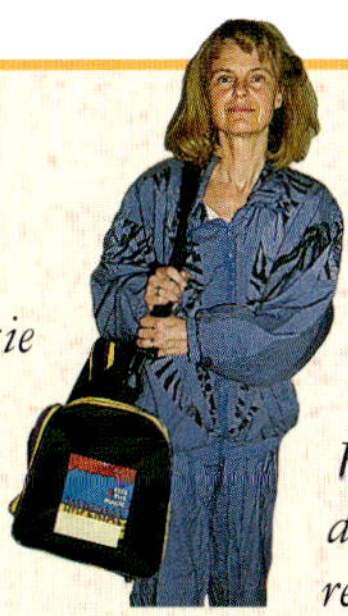

Als Maria mit 47 in die Wechseljahre kam, achtete sie darauf, nicht das Schicksal ihrer Mutter zu teilen. Diese hatte zeitlebens Milch und Käse abgelehnt und sich wenig bewegt. Im Alter hatte ihre Mutter starke Rückenschmerzen bekommen, die auf Osteoporose zurückzuführen waren. Als Ursache für ihr Leiden vermuteten die Ärzte eine ungenügende Calciumaufnahme, zuwenig Bewegung und eine geringe Vitamin-D-Produktion in der Haut, da sie zu selten in der Sonne war. Der Arzt erklärte Maria, daß Frauen nach der Menopause aufgrund des sinkenden Östrogenspiegels häufig Osteoporose bekämen, da das Östrogen den Calciumgehalt des Blutes steuert. Aber er wies auch darauf hin, daß eine calciumreiche Ernährung vorbeugend gegen eine Osteoporose wirken kann. Maria befolgte seinen Rat und achtete auf eine ausreichende Calciumversorgung. Sie trainierte regelmäßig ihren Körper und begann auch eine Hormonersatzbehandlung, um den Knochenschwund gering zu halten. Durch ihre neue Lebensweise dürfte Maria ihr Osteoporoserisiko weitestgehend eingeschränkt haben.

Paradiesische Früchte

Auch wenn die meisten Früchte süß schmecken, sind sie doch arm an Energie. Aber sie enthalten reichlich Ballaststoffe und erhebliche Mengen an Nährstoffen, vor allem Vitamin C.

Die vielgepriesene Mittelmeerküche kann sich auf Herz und Kreislauf günstig auswirken. Daran hat das viele frische Obst seinen Anteil, und auch die Weltgesundheitsorganisation (WHO) empfiehlt, möglichst mindestens fünf Portionen verschiedener Früchte und Gemüse pro Tag zu essen.

Eine Portion Obst ist eine einzelne Frucht, etwa ein Apfel oder eine Orange, ein Schälchen kleiner Früchte wie Weintrauben und Himbeeren oder 1 Glas reiner Fruchtsaft. Der tägliche Bedarf kann zum Teil auch mit getrockneten, konservierten und tiefgefrorenen Früchten gedeckt werden. Allerdings sind Obstkonserven meist in gesüßten Sirup eingelegt und enthalten weniger Vitamin C. Bei solchen Konserven sollten möglichst Früchte im eigenen Saft gekauft werden.

Obst liefert reichlich ANTIOXIDANTIEN wie Betacarotin und Vitamin C, die u. a. vor KREBS und HERZERKRANKUNGEN schützen können. Da das meiste Obst nur wenig Energie enthält, eignet es sich hervorragend für alle, die abnehmen möchten.

Nährstoffe und Ballaststoffe

Den Hauptteil des Tagesbedarfs an Vitamin C kann man aus frischen Früchten und Säften decken. Dabei sind nicht nur die Zitrusfrüchte, also Apfelsinen, Zitronen, Grapefruits und Mandarinen, stark Vitamin-C-haltig, sondern auch Kiwis, Erdbeeren, Himbeeren, Mangos, schwarze Johannisbeeren und Papayas.

Obst mit orangefarbenem oder tiefgelbem Fruchtfleisch wie Aprikosen, Mangos und Cantaloupemelonen verdanken ihre Farbe einem gelborangefarbenen Farbstoff namens Betacarotin, eine Vorstufe des Vitamin A. Weitere Carotinoide finden sich in roten Früchten und sollen zusammen mit Betacarotin vor den schädigenden Wirkungen der FREIEN RADIKALE und dadurch möglicherweise vor Krebs schützen. Überdies ist Obst, vor allem Bananen und Dörrobst, reich an Kalium, das zusammen mit Natrium den körpereigenen Flüssigkeitshaushalt regelt.

Obst enthält viele lösliche und unlösliche BALLASTSTOFFE. Sie vermeiden Darmträgheit und können helfen, den Cholesterinspiegel im Blut zu senken.

Pflanzenschutzmittel

Die meisten kultivierten Obstpflanzen werden mit Pflanzenschutzmitteln behandelt, damit man Obst erhält, das frei von Schädlingen und Krankheiten ist. Wie diese Chemikalien eingesetzt und verwendet werden dürfen, ist gesetzlich geregelt, und die Rückstände in Nahrungsmitteln müssen innerhalb festgesetzter Toleranzgrenzen liegen. Bei den meisten Früchten sind die

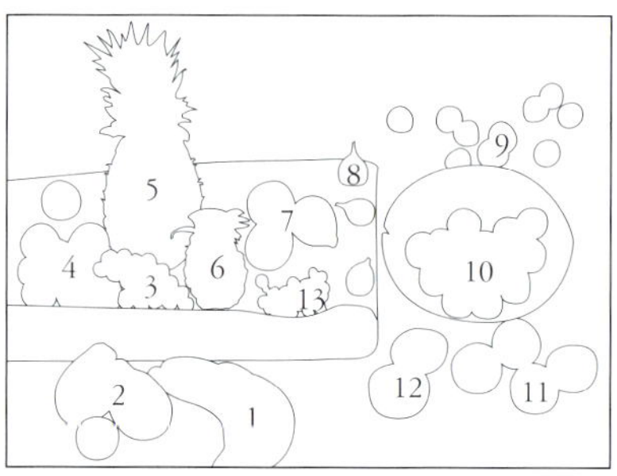

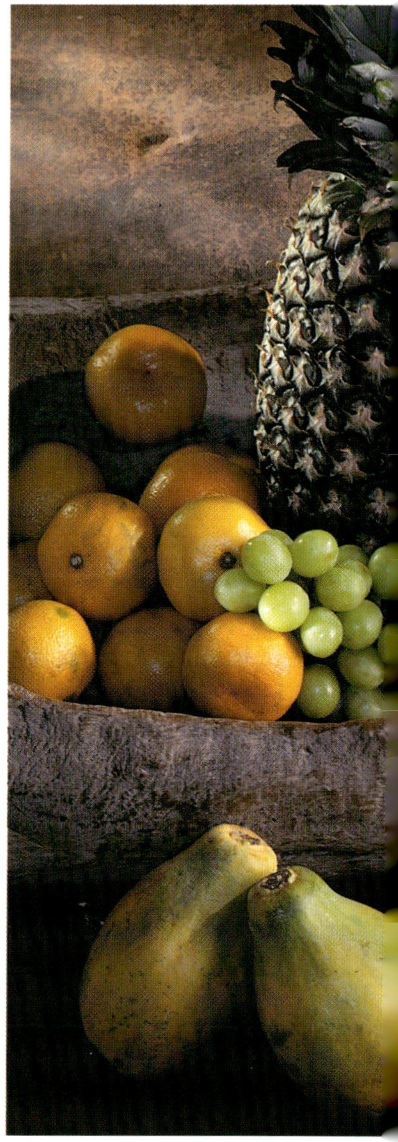

Stilleben *Obst liefert Vitamine, Mineralstoffe und Kohlenhydrate. Man kann wählen zwischen Bananen (1), Papayas (2), Weintrauben (3), Clementinen (4), Ananas (5, 6), Zitronen (7), Feigen (8), Aprikosen (9), Pflaumen (10), Satsumas (11), Guaven (12) und Himbeeren (13).*

Rückstände daher so gering, daß sie selbst für Kinder keine gesundheitlichen Risiken darstellen.

Die Schale vieler Zitrusfrüchte wird allerdings mit Fungiziden behandelt, um einer Schimmelbildung vorzubeugen. Wer sie benötigt, um Kuchen zu backen oder Marmelade herzustellen, sollte immer unbehandelte Früchte kaufen. Eine Alternative stellt Obst aus biologisch-organischem Anbau dar, das ohne Pestizide heranwächst. Hüten sollte man sich aber vor Früchten, die Schimmel oder Flecken aufweisen, denn sie enthalten möglicherweise krebserregende Stoffe.

Zwischen biologisch-organisch und herkömmlich angebautem Obst und Gemüse bestehen kaum Unterschiede im Nährwert. Bio-Obst weist teilweise einen geringeren Wassergehalt auf und enthält deshalb Vitamine und Mineralstoffe in konzentrierterer Form, was für einen intensiveren Geschmack sorgt. Aber die Früchte verlieren auch durch Lagerung und Transport Wasser. Auf jeden Fall ist es sinnvoll, normalerweise nur Früchte aus heimischem Anbau zu kaufen, die keine endlos langen Transportwege überstanden haben.

Fruchtsäfte

Frisch gepreßte Säfte werden in Europa seit dem 19. Jh. als Heilmittel eingesetzt. Ihnen wird nachgesagt, daß sie den Körper reinigen, indem sie Schlacken und schädliche Giftstoffe ausschwemmen. Nachgewiesen ist das bis heute allerdings nicht. Fruchtsäfte

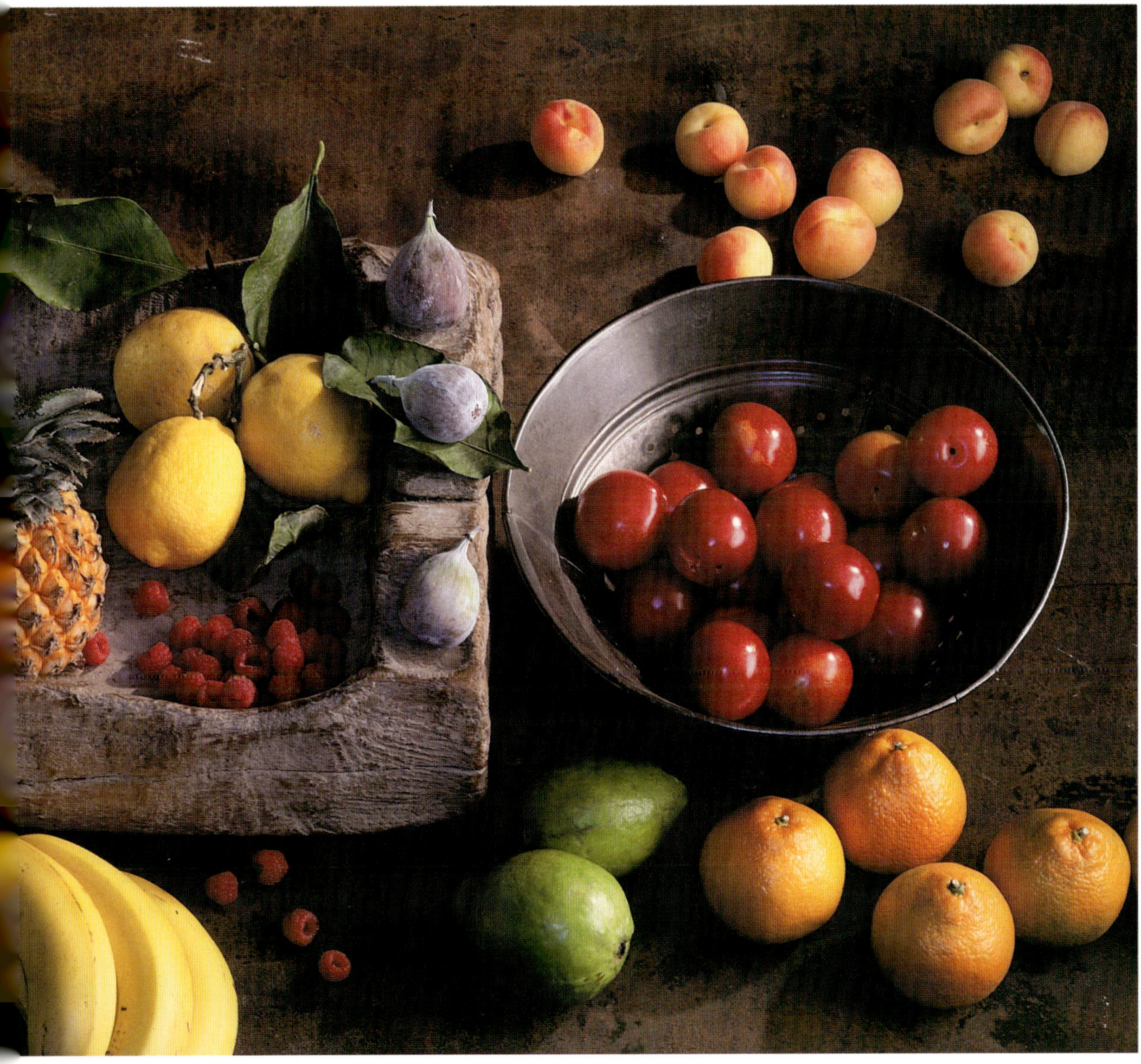

KÖSTLICHE BEEREN

Beeren lassen sich in weiche Sorten wie Erd- und Himbeeren und feste Sorten wie Johannis- und Preiselbeeren unterscheiden. Je nach Art der Frucht liefern sie unterschiedliche Mengen an Vitamin C, das zur Stärkung des Immunsystems benötigt wird, sowie an Kalium, das eine wesentliche Rolle für den Mineralstoff- und Flüssigkeitshaushalt des Körpers spielt. Alle Beeren wirken als ANTIOXIDANTIEN und können dabei helfen, Krebs zu verhüten. Beeren enthalten Salicylate, die bei empfindlichen Menschen Abwehrreaktionen auslösen können. Frische Beeren liefern nur wenig Energie, die Früchte aus Konserven dagegen sind oft gezuckert und deshalb energiereicher.

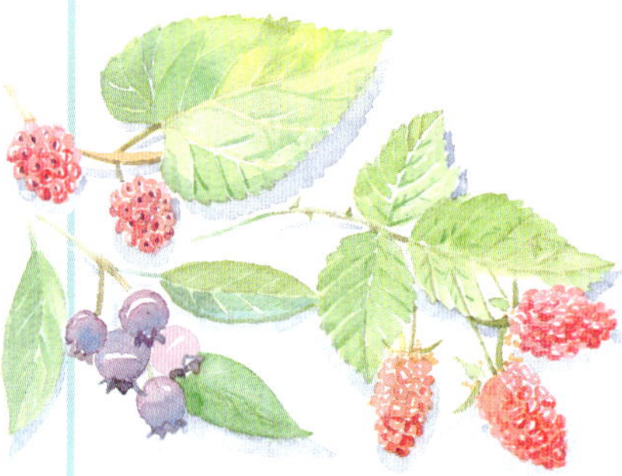

sind eine gute Vitamin-C-Quelle, da bei der Herstellung der Säfte nur wenig davon verlorengeht. Allerdings kann die Kombination von sehr viel Säure und Einfachzucker in Fruchtsäften zu Zahn- und Zahnfleischbeschwerden beitragen. Wird der Saft zum Essen getrunken, ist die Kariesgefahr geringer. Vor allem bei Kindern sollten Fruchtsäfte nicht lange die Zähne umspülen.

Fruchtsäfte gibt es in vielen verschiedenen Arten und Zusammenstellungen. Wie die Fruchtsäfte deklariert sein müssen und welche Zusätze erlaubt sind, ist gesetzlich geregelt.

Fruchtsaft muß aus frischen Früchten ohne Konservierungsstoffe hergestellt sein und darf, wenn er mit dem Zusatz „naturrein" versehen ist, keine Rückstände von Pflanzenschutzmitteln enthalten. Der Fruchtanteil muß 100 % betragen.

Fruchtnektar wird aus Fruchtsaft, Fruchtmark oder Fruchtsaftkonzentraten hergestellt und muß einen Fruchtanteil von 25–50 % haben.

Aus Konzentrat hergestellt Dabei werden die Früchte ausgepreßt und der Saft erhitzt, um das Wasser zu verdampfen. Das Konzentrat wird pasteurisiert und vor dem Abfüllen mit Wasser verdünnt. Bei diesem Verfahren geht wenig Vitamin C verloren.

VORTEILE

- *Enthält Antioxidantien, die gegen Krebs schützen können*
- *Reich an Kalium*
- *Liefert den größten Teil unseres Tagesbedarfs an Vitamin C*

NACHTEILE

- *Fruchtsaft kann Karies begünstigen*

Fruchtsaftgetränke Der Fruchtanteil ist hier am niedrigsten: Bei Zitrusfruchtgetränken beträgt er gerade 6 %, bei Beeren- und Steinobst 10 %, bei Kernobst 30 %. Eine Begrenzung des Zuckerzusatzes gibt es nicht.

Fruchtsafthaltige Erfrischungsgetränke bestehen aus Fruchtsäften und Trink- oder Mineralwasser, natürlichen Fruchtauszügen, Zucker, Kohlensäure.

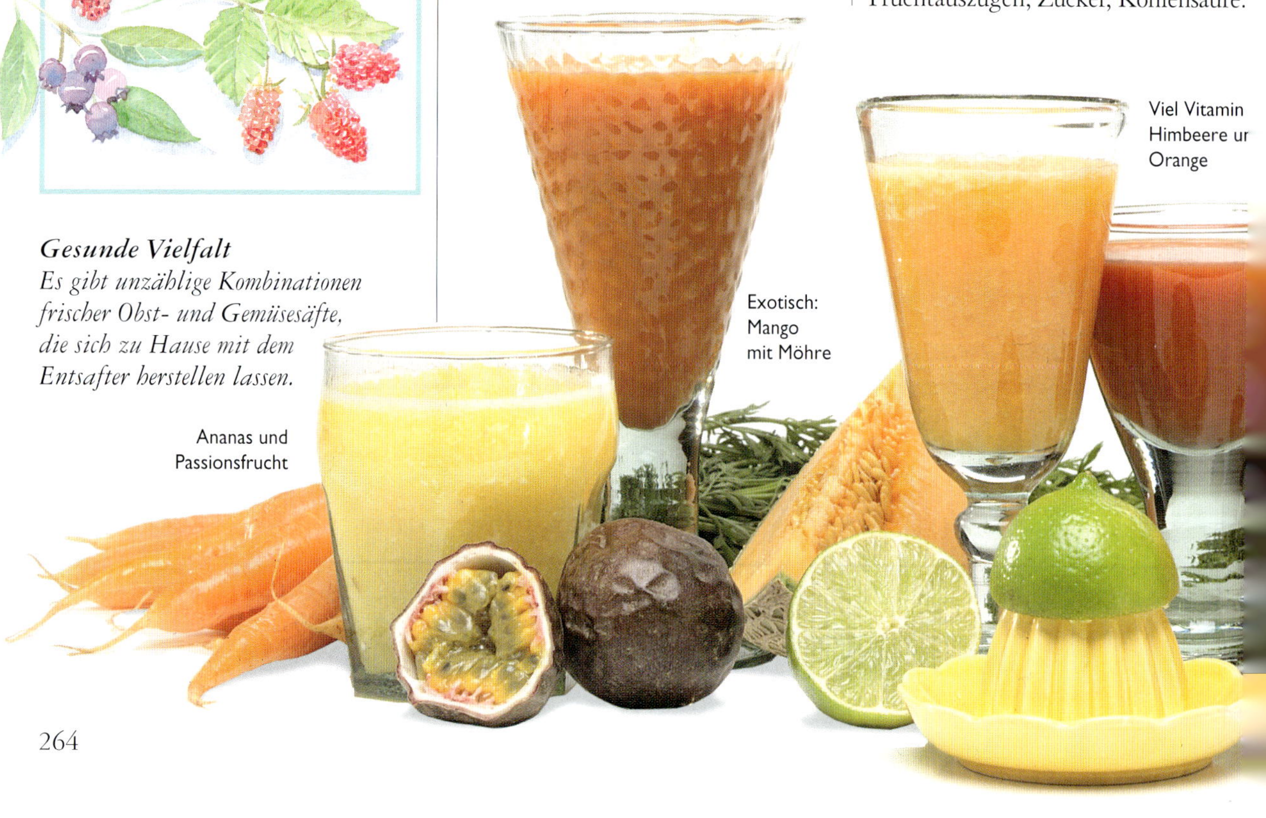

Gesunde Vielfalt
Es gibt unzählige Kombinationen frischer Obst- und Gemüsesäfte, die sich zu Hause mit dem Entsafter herstellen lassen.

Ananas und Passionsfrucht

Exotisch: Mango mit Möhre

Viel Vitamin Himbeere ur Orange

Dörrobst

Das Dörren ist wohl die älteste und bekannteste Methode, Früchte haltbar zu machen. Dörrobst ist ballast- und nährstoffreich, liefert überdies viel Eisen und Kalium und gilt deshalb als sehr gesund. Es enthält jedoch auch viel Zucker; daher ist die gleiche Menge Dörrobst sehr viel energiereicher als frisches Obst. Gedörrt werden meist Rosinen aus verschiedenen Traubensorten, ferner Korinthen aus kleinen, kernlosen Trauben und Backpflaumen sowie Datteln angeboten. Getrocknete Feigen sind sehr ballaststoffreich und daher ein gutes Mittel gegen VERSTOPFUNG. Wer Energie braucht, kann sich an Rosinen und Dörraprikosen als belebende Zwischenmahlzeit laben. Dörrobst kann auch zum Süßen eingesetzt werden, z.B. als Zutat zum Frühstücksmüsli und zu Joghurt.

ischender
rosa
uit

Sauer macht lustig:
Johannisbeer- und Apfelsaft

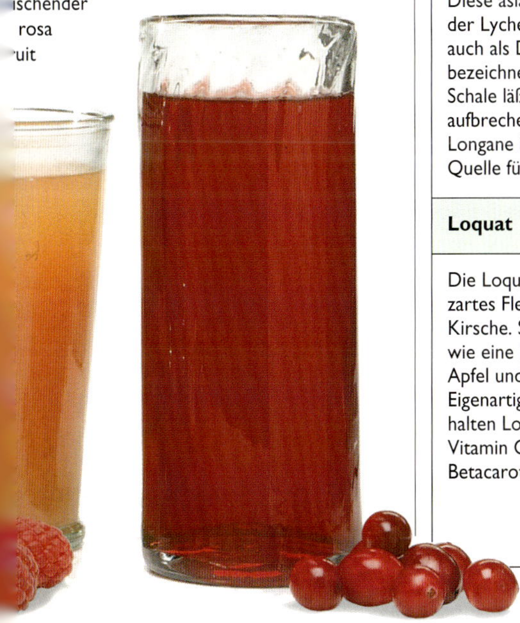

Exotische Früchte

Dank moderner Lagerungs- und Transportmöglichkeiten findet sich in jedem Supermarkt eine große Auswahl an Früchten aus aller Welt. Alle tropischen Früchte, seien es Granatäpfel oder Lychees, haben einen ausgeprägten Eigengeschmack und Biß, die meisten sind zudem reich an Nährstoffen.

Kapstachelbeere	**Lychee**
Die Kapstachelbeere ist die ausgesprochen dekorative Frucht einer Lampionblume und wird auch unter dem Namen Ananaskirsche angeboten. Sie enthält viel Betacarotin und Vitamin C. 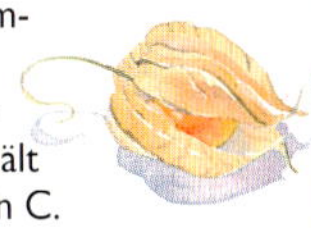	Diese aus China stammende Frucht ist mit der Longane verwandt. Meist bekommt man Lychees als Konserven, man kann sie aber auch frisch kaufen. 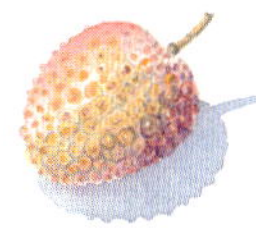
Cherimoya	**Passionsfrucht**
Die tropische Pflanzenfamilie der Annonen umfaßt etwa 60 Sorten. Alle sind herzförmig mit schuppenartig eingedellter Schale. Sie liefern Kalium und Vitamin C. 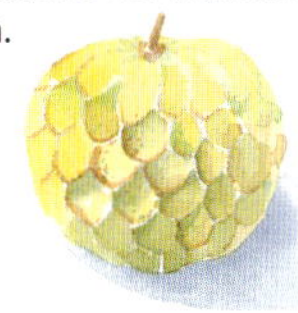	Die Passionsfrucht oder Maracuja ist eine der aromatischsten und delikatesten tropischen Früchte. Die Passionsfrucht ist eine gute Quelle für Betacarotin und Vitamin C. 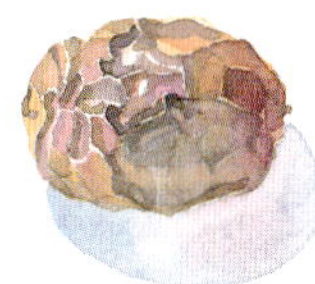
Kumquat	**Kakifrucht**
Diese kleinste Vertreterin der Zitrusfrüchte stammt ursprünglich aus China. Anders als die übrigen Zitrusfrüchte wird sie mit der süßen Schale gegessen. 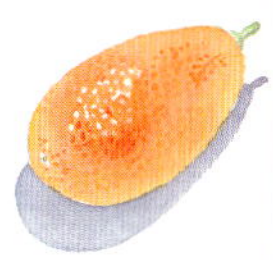	Die Nationalfrucht Japans ist auch unter den Namen Sharonfrucht und Persimone bekannt. Sie enthält viel Vitamin C und reichlich Betacarotin. 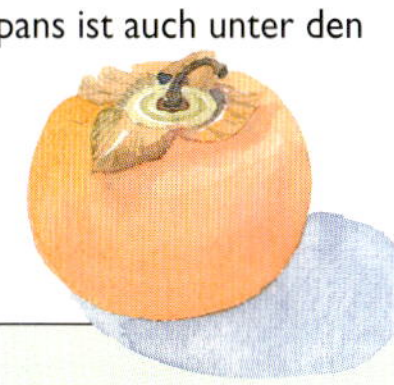
Longane	**Granatapfel**
Diese asiatische Frucht ist eine Verwandte der Lychee und wird auch als Drachenauge bezeichnet. Die harte Schale läßt sich leicht aufbrechen. Die Longane ist eine gute Quelle für Vitamin C. 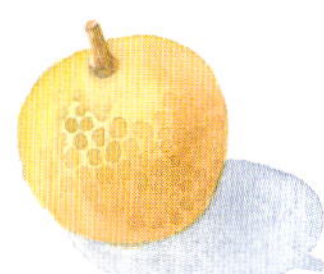	Überall in der Welt gilt der Granatapfel als Fruchtbarkeitssymbol. Die Frucht liefert viel Vitamin C und reichlich Ballaststoffe, wenn man auch die Kerne ißt. 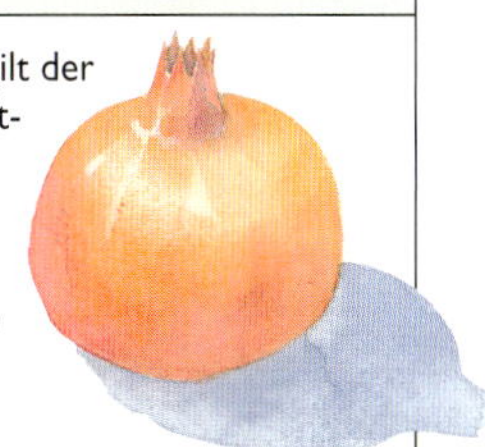
Loquat	**Pomelo**
Die Loquat heißt auch japanische Mispel; ihr zartes Fleisch erinnert an Pflaume oder Kirsche. Sie schmeckt wie eine Mischung aus Apfel und Aprikose. Eigenartigerweise enthalten Loquats kein Vitamin C, dafür aber Betacarotin. 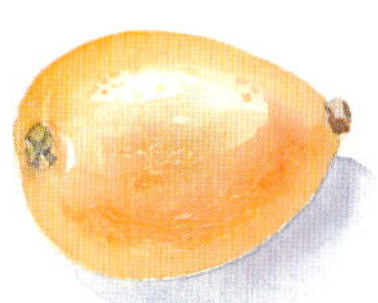	Die Heimat dieser Vorfahren der Grapefruit (Pampelmuse) war ursprünglich Südostasien. Wie die meisten übrigen Zitrusfrüchte enthalten auch Pomelos sehr viel Vitamin C. 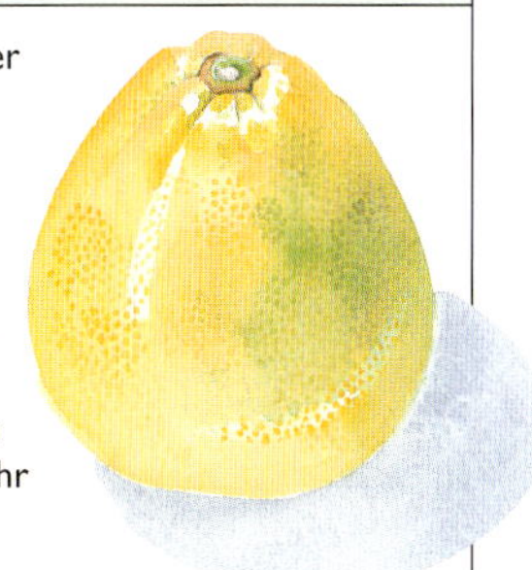

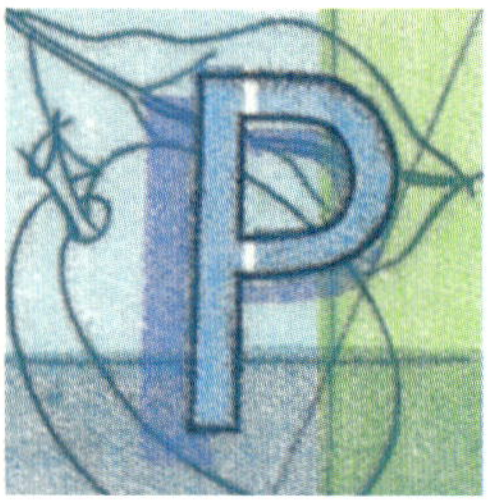

PAPAYAS

VORTEILE

- *Hervorragende Vitamin-C-Quelle*
- *Guter Betacarotinlieferant*

Die Papayas mit ihrem rosa- oder goldfarbenen Fruchtfleisch wachsen in vielen tropischen Regionen. Die süßen, saftigen Früchte sind ausgesprochen nährstoffreich und enthalten, ebenso wie andere orangefarben pigmentierte Früchte, viel Betacarotin, das vor den schädigenden Wirkungen der FREIEN RADIKALE schützen kann. Bereits eine halbe mittelgroße Frucht deckt den Tagesbedarf eines Erwachsenen an Vitamin C und liefert auch etwas Calcium und Eisen. Papayas sind eine ideale Krankenkost, da sich das Fruchtfleisch leicht kauen und schlucken läßt.

Papayasaft enthält das Enzym Papain, das dem eiweißspaltenden Pepsin des menschlichen Verdauungssystems ähnelt. Papain wird bei der Fleischverarbeitung als Zartmacher eingesetzt. Ferner ist es in Salben enthalten, mit denen rauhe Wundränder entfernt werden können.

Die Samen der Früchte werden meist herausgelöst und weggeworfen. Man kann sie aber auch trocknen und als pfeffriges Gewürz verwenden.

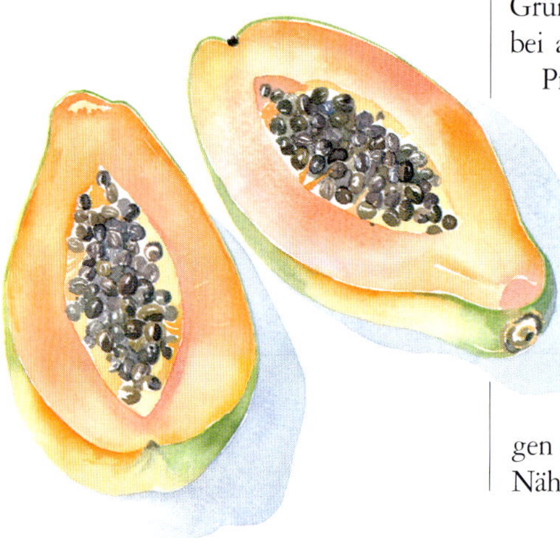

PAPRIKASCHOTEN

VORTEILE

- *Hervorragende Vitamin-C-Quelle*
- *Wichtiger Betacarotinlieferant*
- *Reich an Bioflavonoiden*

Der menschliche Körper braucht für einen gestärktes Immunsystem Vitamin C, das Paprikaschoten in hervorragender Weise liefern. Eine vergleichbare Menge grüner Paprikaschoten enthält doppelt soviel Vitamin C wie Apfelsinen, rote Paprikaschoten enthalten sogar dreimal soviel und darüber hinaus reichlich Betacarotin.

Betacarotin kann im Körper bei Bedarf in Vitamin A umgewandelt werden. Es zählt ebenso wie die gleichfalls in Paprikaschoten enthaltenen Bioflavonoide zu den ANTIOXIDANTIEN, die die FREIEN RADIKALE neutralisieren und damit den Körper vor Krebserkrankungen schützen können.

Paprikaschoten verfärben sich von Grün zu Rot oder Gelb und werden dabei auch süßer, wenn man sie an der Pflanze reifen läßt. Sie werden oft in grünem Zustand gegessen, wenn sie bereits entwickelt, aber nicht ausgereift sind.

Paprikaschoten lassen sich in der Küche vielfältig verwenden und auch hervorragend füllen. Nachdem sie unter dem Grill geschmort wurden, kann die Haut abgezogen werden. Dabei gehen ihnen kaum Nährstoffe verloren.

PARKINSON-KRANKHEIT

ESSEN SIE VIEL

- *ballaststoffreiches Vollkorngetreide, Backpflaumen sowie frisches Obst und Gemüse*

TRINKEN SIE VIEL

- *Flüssigkeit, mindestens 2 l pro Tag*

Die Parkinson-Krankheit ist ein unheilbares, fortschreitendes Nervenleiden, das sich auf ganz verschiedene Weise äußern kann. Nicht alle Betroffenen sind stark behindert, und die Auswirkungen der Erkrankung können sich durch medizinische Behandlung sowie die richtige Ernährung erträglicher gestalten.

Ein geheimnisvolles Leiden

Verursacht wird die Krankheit dadurch, daß ein kleiner Teil der Nervenzellen im Gehirn langsam abstirbt und es in der Folge an einem bestimmten Überträgerstoff der Nervenzellen, dem Dopamin, mangelt. Die Krankheit äußert sich durch Zittern, Steifheit sowie verlangsamte Bewegungen; im fortgeschrittenen Stadium kommt es zu einer gebeugten Haltung, starrem Gesichtsausdruck, monotoner Sprechweise und Sprachschwierigkeiten sowie zu einer mangelnden Körperbeherrschung. Dieselben Krankheitszeichen können allerdings auch durch Psychopharmaka ausgelöst werden.

Die Patienten sehen sich in ihrem Alltag beim Essen und Trinken mit vielen Problemen konfrontiert. Dazu gehören u.a. Schwierigkeiten beim Kauen und Schlucken, weil sich durch die Wirkung bestimmter Medikamente Zunge und Mund nicht wie gewohnt bewegen lassen. Die Mahlzeiten erfordern daher ein hohes Maß an Geduld. Oft verlieren Parkinsonpatienten auch an Gewicht, weil sie infolge der

Schwierigkeiten beim Essen zuwenig Energie aufnehmen. Sind sie dagegen übergewichtig, verschlimmern sich die Krankheitszeichen, da dann die Beweglichkeit noch weiter eingeschränkt ist. In diesen Fällen ist viel frisches Obst und Gemüse hilfreich.

Abhilfe gegen Verstopfung

VERSTOPFUNG ist bei der Parkinson-Krankheit eine häufige Begleiterscheinung, vor der man sich mit einer ballaststoffreichen Ernährung schützen kann. Die häufig empfohlene KLEIE ist hier nur bedingt geeignet. Sie enthält zwar viele BALLASTSTOFFE, aber keinerlei Nährstoffe. Besser sind die Ballaststoffe aus Obst, Gemüse und Getreide, die ebenfalls den Verdauungsvorgang beschleunigen. Auch Feigen, Backpflaumen, Papayas und Ananas wirken abführend. Um einer Verstopfung vorzubeugen, sollte man außerdem ausreichend Flüssigkeit zu sich nehmen – mindestens 2 l pro Tag. Am besten geeignet sind Fruchtsäfte und Wasser. Kaffee und schwarzer Tee können wegen des KOFFEINS das Nervensystem zusätzlich belasten und sollten daher nur in Maßen genossen werden.

Medikamente und Mahlzeiten

Ein häufig verordnetes Mittel bei der Behandlung der Parkinson-Krankheit ist das Levodopa (L-Dopa). Die medikamentöse Therapie konzentriert sich gegenwärtig darauf, die Versorgung der Nervenzellen mit dem Neurotransmitter Dopamin zu ergänzen oder anzuregen. Bei einigen Patienten beeinträchtigt eine überhöhte Eiweißzufuhr die Wirkung des Medikaments, so daß man es am besten mindestens 40 Minuten vor einer Mahlzeit einnimmt. Darüber hinaus sollten alle Speisen nach Möglichkeit nur verhältnismäßig wenig Eiweiß enthalten. Gegen die Appetitlosigkeit, eine häufige Begleiterscheinung der Krankheit, helfen kleine Zwischenmahlzeiten.

PASTINAKEN

VORTEILE

- *Gute Quelle für Stärke und Ballaststoffe*
- *Liefern viel Vitamin C und E*
- *Enthalten Folsäure*

Das süße, stärkehaltige Winterwurzelgemüse stellt eine gesunde Alternative zur Kartoffel dar. Es findet jedoch leider nur sehr wenig Beachtung, dabei sorgt der hohe Ballaststoffgehalt für eine regelmäßige Verdauung und kann so vor Dickdarmkrebs schützen. Pastinaken enthalten viel Vitamin C und E sowie Folsäure, die für die Blutbildung wichtig ist. Am süßesten schmecken Pastinaken ein paar Wochen nach dem ersten Frost, wenn sich durch die Kälte die Stärke in Zucker umzuwandeln beginnt.

PFEIFFER-DRÜSENFIEBER

ESSEN SIE VIEL

- *kleine, leichte Mahlzeiten*

TRINKEN SIE VIEL

- *Flüssigkeit, vor allem Zitrussäfte und Wasser*

MEIDEN SIE

- *Alkohol*

Die akuten Krankheitszeichen des Pfeiffer-Drüsenfiebers kann man über die Ernährung kaum beeinflussen. Die Dauer der Virusinfektion, die in seltenen Fällen bis zu 2 Jahre währen kann, läßt sich allerdings verkürzen, wenn das IMMUNSYSTEM gestärkt wird.

Da es bei der Erkrankung häufig zu nächtlichem Schwitzen kommt, muß der Flüssigkeitsverlust wieder ausgeglichen werden. Daher sollten Betroffene täglich mindestens 2 l Flüssigkeit zu sich nehmen. Neben Wasser eignen sich auch verdünnte Frucht- und Gemüsesäfte, die zusätzliches Vitamin C, Betacarotin sowie andere Nährstoffe liefern.

Von manchen Heilpraktikern wird zu Beginn der Krankheit ein kurzes Fasten mit frischen Obst- und Gemüsesäften, Pfefferminz- und Holunderblütentee sowie viel Wasser empfoh-

DIE KUSSKRANKHEIT

Das Pfeiffer-Drüsenfieber ist eine Virusinfektion, die meist Kinder und junge Erwachsene im Alter zwischen 15 und 25 Jahren befällt. Als Erreger der Krankheit kommt das Epstein-Barr-Virus in Frage. Die Ansteckungsgefahr ist zwar nicht sehr groß, dennoch breitet sich die Krankheit an Schulen und Universitäten leicht aus. Das Virus wird über den Speichel übertragen, daher wird die Infektion auch Kußkrankheit genannt.

Die anfänglichen Symptome ähneln einer Mandelentzündung: allgemeine Müdigkeit, Muskelschmerzen, Kopfweh, Fieber, geschwollene Lymphdrüsen und ein weißer Belag auf den Mandeln. Manchmal kommt es auch zu einem Hautausschlag. Die Leber kann sich entzünden, und in schweren Fällen vergrößert sich die Milz.

Die Genesung dauert unterschiedlich lang. Normalerweise währt die Krankheit 1–2 Wochen und verursacht wiederholte Anfälle von hohem Fieber, nächtlichen Schweißausbrüchen und eine allgemeine kräftezehrende Schwäche, die noch 2–3 Monate lang anhalten kann. Manchmal treten die Krankheitszeichen noch 2 Jahre nach der ursprünglichen Infektion auf.

len. Die meisten Ärzte stimmen aber darin überein, daß auf lange Sicht gesehen eine ausgewogene Ernährung die beste Medizin ist. Gegen die Appetitlosigkeit des Patienten helfen kleine, leichte Mahlzeiten. Alkohol sollte man meiden, denn er schwächt das Immunsystem und schädigt die oftmals entzündete Leber.

Meistens klingt die Krankheit auch ohne Medikamente nach 4–6 Wochen ab. Auf keinen Fall sollte die Krankheit mit Antibiotika behandelt werden, da diese die Symptome nur verschlimmern und Hautausschläge hervorrufen können.

Mit Hilfe von Bettruhe sowie einer gesunden, ausgewogenen Ernährung kann sich der Körper von der Krankheit erholen. Ergänzungspräparate, vor allem mit Vitaminen des B-Komplexes und Vitamin C, können die Genesung unterstützen.

PFIRSICHE

VORTEILE
- *Sehr gute Quelle für Vitamin C*
- *Leicht zu verdauen*
- *Wirken mild abführend*

Frische Pfirsiche sind eine schmackhafte, energiearme Speise. Eine normale Frucht von 100 g enthält 130 kJ (31 kcal) und liefert mit Schale mehr als drei Viertel des Tagesbedarfs an Vitamin C. Die weiche Frucht ist leicht zu verdauen und wirkt mild abführend.

Getrocknete Pfirsiche sind sechsmal so energiereich wie frische Früchte. Mit etwa 50 g getrockneten Pfirsichen werden zwei Fünftel des Tagesbedarfs an Eisen und ein Sechstel der benötigten Kaliummenge gedeckt. Eingemachte Pfirsiche verlieren mehr als 80 % ihres Vitamin-C-Gehalts, und der Energiegehalt steigt durch den Sirup beträchtlich an.

PFLAUMEN

VORTEILE
- *Enthalten Vitamin E*
- *Gute Kaliumquelle*

Pflaumen weisen unter dem Steinobst die größte Vielfalt auf – insgesamt gibt es etwa 2000 verschiedene Sorten. Das in Pflaumen enthaltene Vitamin E gehört zu den ANTIOXIDANTIEN, die die Zellen gegen die Schäden der FREIEN RADIKALE schützen und Alterserscheinungen wie Faltenbildung verzögern. Die getrockneten Früchte heißen BACKPFLAUMEN. Sie enthalten kaum mehr Wasser, dafür aber Nährstoffe, im wesentlichen Kalium und Eisen, in konzentrierter Form.

In manchen Naturkostläden bekommt man die in Salzwasser eingelegten Umebushi-Pflaumen, ein traditionelles asiatisches Heilmittel bei Magenverstimmungen, Übelkeit und VERSTOPFUNG.

PILZE UND TRÜFFELN

VORTEILE
- *Gute Quellen für Kalium und einige Spurenelemente*

NACHTEILE
- *Enthalten die möglicherweise krebserregenden Nitrosamine*
- *Können Schwermetalle wie Cadmium und Blei speichern*

Die im Handel erhältlichen Pilze sind eine gute Quelle für Kalium und Spurenelemente. Pilze werden meist nur in kleinen Mengen gegessen und dienen daher nicht in erster Linie der Nährstoffversorgung, sondern eher als schmackhafte Beilage zu Speisen. Sie liefern kaum Energie; werden sie allerdings gebraten oder fritiert, steigt ihr Energiegehalt erheblich an.

Getrocknete Pilze haben einen intensiveren Geschmack als frische, und im allgemeinen verwendet man sie nur zur Geschmacksverfeinerung. Die meisten Sorten werden vor Gebrauch eingeweicht: Erst spült man sie ab, dann übergießt man sie mit kochendem Wasser, bis sie bedeckt sind, und läßt sie 30 Minuten stehen. Das Einweichwasser ergibt eine gute Grundlage für Suppen oder Eintopfgerichte.

Pilze enthalten Hydrazine und Nitrosamine, die sich in Tierversuchen als krebserregend erwiesen haben und auch für Menschen gefährlich sein können. Da man jedoch Pilze für gewöhnlich nicht in großen Mengen verzehrt, sind die letztlich im Körper feststellbaren Hydrazinwerte unbedenklich.

Im Nährwert unterscheiden sich wildwachsende Pilze kaum von gezüchteten. Die Pilze aus dem Wald schmecken meist erdiger und verleihen Saucen und Eintopfgerichten eine

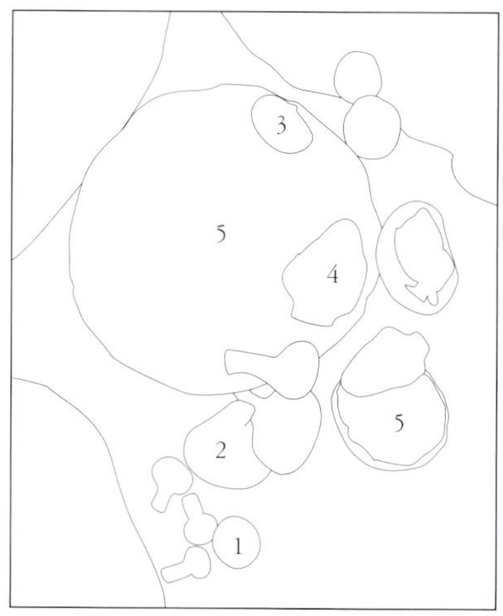

Pilzpotpourri *Heutzutage sind mehr Pilzsorten als je zuvor in den Geschäften erhältlich, u. a. Champignons (1), Austernpilze (2), Shiitakepilze (3), Morcheln (4) und Feld- oder Wiesenchampignons (5).*

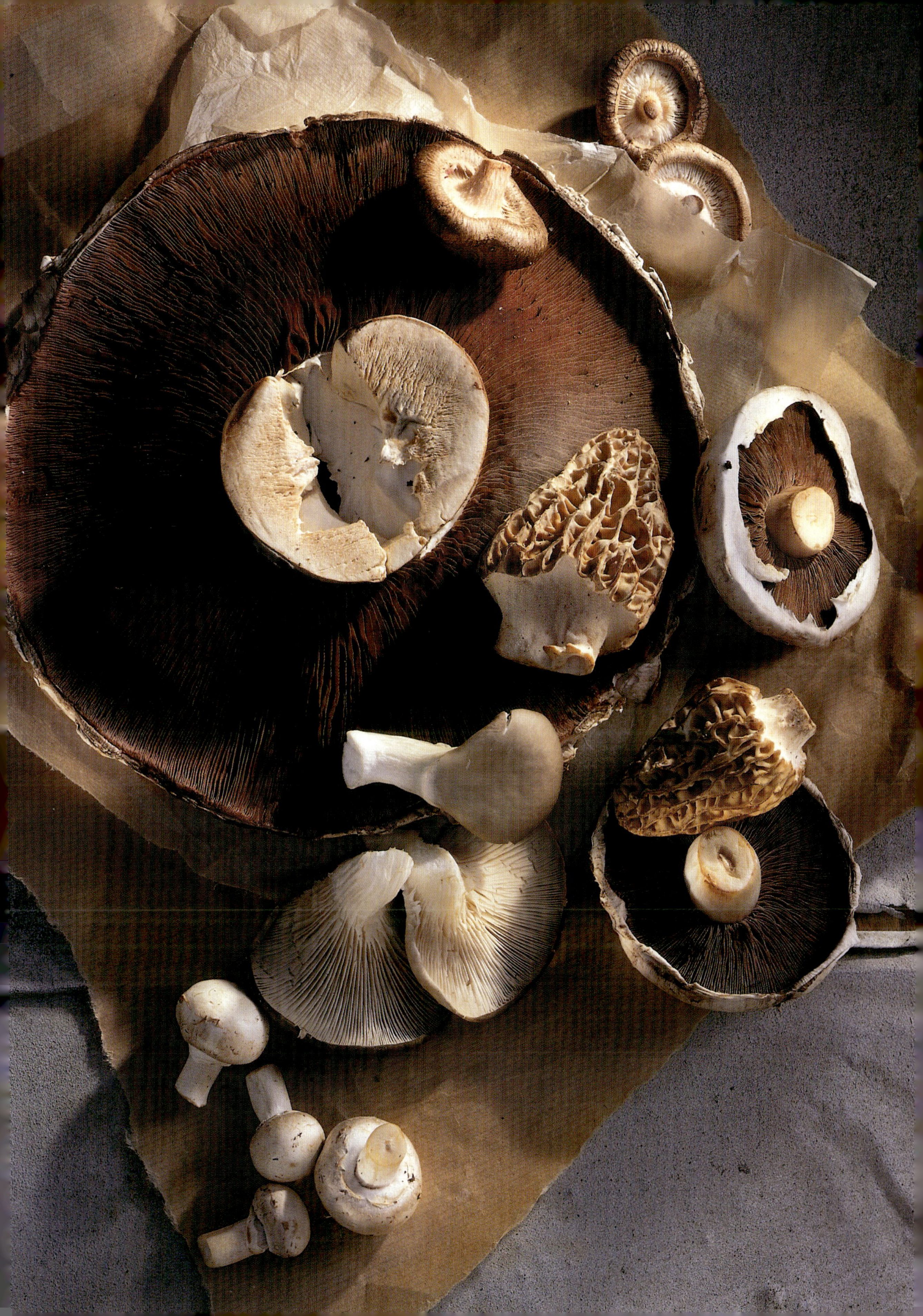

dunkle Farbe. Sowohl in wildwachsenden wie in auf Mist gezüchteten Pilzen sammeln sich die Schwermetalle Cadmium und Blei an.

Vorsicht beim Pilzesammeln

Im Herbst ist die hohe Zeit der Pilzesammler, allerdings werden die Fundstellen leicht zerstört, wenn man dabei nicht sorgsam vorgeht. Da es aber immer wieder zu keineswegs harmlosen Pilzvergiftungen kommt, sollte man nur Pilze sammeln, wenn man sich auskennt oder sich in einer der speziell dafür eingerichteten Stellen beraten lassen. Einige der giftigsten Sorten sehen manchen Speisepilzen zum Verwechseln ähnlich. Zwar sind die meisten Pilze nicht giftig, sondern lediglich für den Menschen ungenießbar, aber wer nicht sicher ist, sollte Pilze lieber frisch im Laden oder auf dem Markt kaufen.

Folgende Pilze sind heute besonders beliebt und werden fast überall im Handel angeboten:

Austernpilz Ein etwas nach Fisch schmeckender Pilz mit einer leicht gummiartigen Struktur. Er wird selten roh verzehrt und eignet sich hervorragend zum Grillen. In der chinesischen und japanischen Küche ist er äußerst beliebt.

Morchel Dieser Pilz erinnert mit seinem wabenförmigen Hut eher an einen Schwamm. Er hat einen deutlich erdigen Geschmack und ist hierzulande ein häufig vorkommender und beliebter Speisepilz.

Pfifferlinge Die trompetenförmigen goldenen Pilze haben ein pfeffriges, duftendes Aroma und eine feste Struktur. Sie passen, leicht mit Zwiebeln angedünstet, hervorragend zu allen Wildgerichten.

Shiitake Dieser intensiv schmeckende Baumpilz wird häufig nur getrocknet angeboten und muß dann gewässert werden. Er ist eine schmackhafte Zutat zu vielen fernöstlichen Gerichten.

SAGENUMWOBENE PILZE

Bei den alten Ägyptern waren Pilze ausschließlich dem Pharao vorbehalten. Die Römer servierten Pilze auf ihren Festen und waren davon überzeugt, daß sie ihren Kriegern außerordentliche Kräfte verliehen.

Manche Pilze wurden wegen ihrer narkotischen oder halluzinogenen Eigenschaften auf der ganzen Welt geschätzt. So benutzen die Dajak auf Borneo den giftigen Fliegenpilz als Aufputschmittel.

In Europa ist das Pilzesammeln eine beliebte Freizeitbeschäftigung. Zum Schutz der einzelnen Arten gibt es Schonzeiten und Gesetze.

Im Fernen Osten wird der Verzehr von Shiitakepilzen von Kräuterheilkundigen für ein langes und gesundes Leben empfohlen.

Steinpilze Frische Steinpilze sehen aus wie glänzende braune Brötchen. Getrocknet erinnert ihr Geschmack an Fleisch.

Kostbare Trüffeln

Dieser Gourmetpilz, der in der Haute Cuisine wegen seines exquisiten Geschmacks geschätzt wird, hat sich bis heute allen Züchtungsversuchen widersetzt. Trüffeln wachsen unter der Erde, an den Wurzeln von Eichen oder Buchen und werden von den besonders abgerichteten Trüffelschweinen oder -hunden erschnüffelt. Feinschmecker schätzen vor allem die Schwarze Trüffel aus dem französischen Périgord oder die Weiße Trüffel aus Italien.

Da Trüffeln selten sind und aufwendig gesucht und ausgegraben werden müssen, sind sie sehr teuer und werden in der feinen Küche mit ihrem durchdringenden, erdigen Aroma nur in kleinen Mengen zum Verfeinern von Gerichten eingesetzt.

PILZINFEKTIONEN

Pilzinfektionen oder Mykosen betreffen die Haut, die Nägel und die Geschlechtsorgane, in seltenen Fällen aber auch die Lunge oder andere Organe. Man ist in der Öffentlichkeit auf sie aufmerksam geworden, seit eine Reihe zunächst unerklärlicher Befindlichkeitsstörungen auf mögliche Pilzinfektionen zurückgeführt wurde.

Pilze sind im Körper immer vorhanden, werden aber normalerweise durch das IMMUNSYSTEM in Schach gehalten. Ist dieses angegriffen, wie beispielsweise bei Personen, die mit immununterdrückenden Medikamenten behandelt werden, bei Aidspatienten oder auch bei Menschen mit ZUCKERKRANKHEIT, können sich die Pilze vermehren, vor allem in warmen und feuchten Körperregionen bzw. auf gereizter oder wundgeriebener Haut.

Pilzinfektionen werden meist mit Antibiotika behandelt, die zwar die schädlichen Organismen zerstören, gleichzeitig aber auch die nützlichen Bakterien vernichten, die die Pilzpopulationen unter Kontrolle halten. Einer erneuten Pilzinfektion steht danach nichts mehr im Weg. Um die durch die Antibiotika zerstörten Darmbakterien wieder zu ersetzen, kann der Verzehr von JOGHURT hilfreich sein.

PLÖTZLICHER KINDSTOD

Der plötzliche Kindstod, auch als Krippentod oder SIDS (Abkürzung von englisch *sudden infant death syndrome*) bezeichnet, wird seit einigen Jahren intensiv erforscht. Der Krippentod ist die häufigste Todesursache bei Säuglingen im Alter zwischen 1 Woche und 1 Jahr. Er tritt etwas

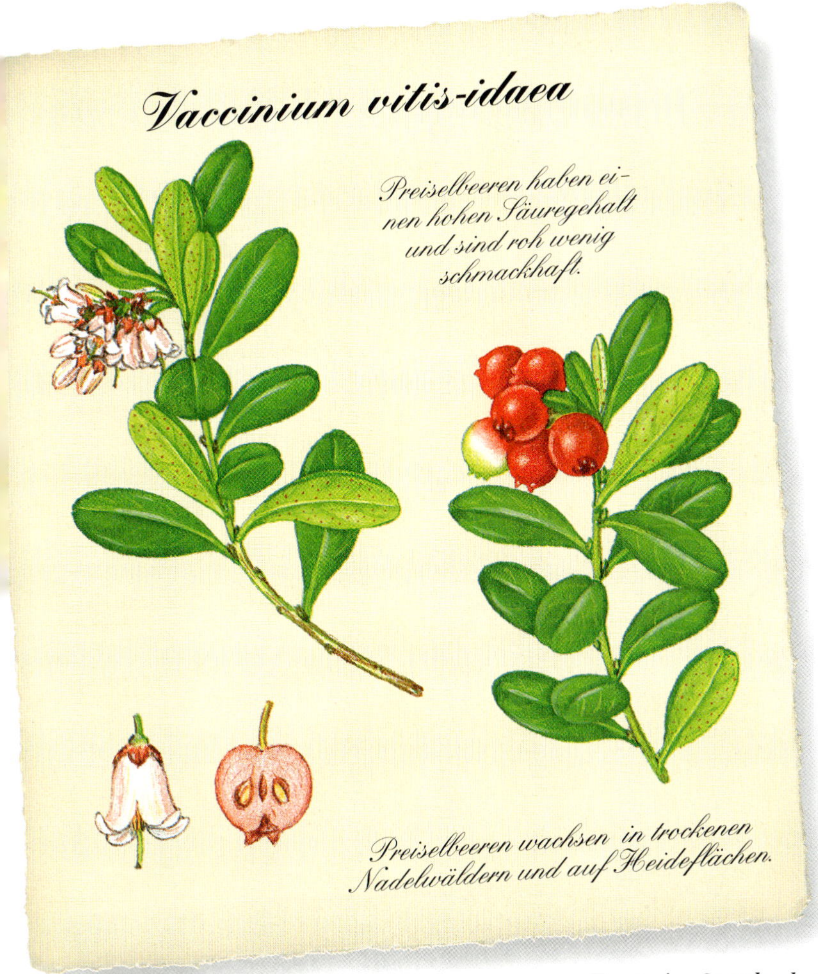
Vaccinium vitis-idaea
Preiselbeeren haben einen hohen Säuregehalt und sind roh wenig schmackhaft.
Preiselbeeren wachsen in trockenen Nadelwäldern und auf Heideflächen.

Ernte im Spätherbst
Preiselbeeren passen als Beilage hervorragend zu allen Wildgerichten.

öfter im Winter und zwischen Mitternacht und 9 Uhr morgens auf. Die Forschungen konzentrieren sich auf zwei mögliche Risikofaktoren. Auf der einen Seite könnten ein geringes Geburtsgewicht des Kindes sowie die Ernährung mit der Flasche eine Rolle spielen, auf der anderen Seite scheint Rauchen oder Drogenabhängigkeit der Mutter während der SCHWANGERSCHAFT ein möglicher Risikofaktor zu sein.

Die meisten Experten glauben jedoch, daß der plötzliche Kindstod nicht auf eine einzige Ursache zurückzuführen ist. Einige Kinder scheinen an einer plötzlichen Infektion der Atemwege zu sterben; auch in diesem Fall besteht ein möglicher Zusammenhang zwischen dem Rauchen, dem kindlichen Immunsystem und den Atemwegserkrankungen des Babys.

Den Eltern wird deshalb empfohlen, unbedingt auf das Rauchen zu verzichten. Weitere Vorbeugungsmaßnahmen sind keine unnötigen Medikamente einzunehmen, das Kind zu stillen und es bei leichten Erkrankungen genau zu beobachten, da manche Säuglinge vor dem Tod mehrere Tage lang unter Atembeschwerden leiden. Die Eltern sollten ihr Baby auf den Rücken legen, denn auch die Schlafstellung scheint mit dem plötzlichen Kindstod zusammenzuhängen. Empfohlen wird darüber hinaus, den Raum, in dem das Baby schläft, nicht über 16–20 °C zu heizen.

PREISELBEEREN

VORTEILE

- *Preiselbeersaft hilft gegen Blasen-, Nieren- und Harnwegsinfektionen*

Der Saft der leuchtendroten Beeren wird in der Volksheilkunde als Hausmittel gegen BLASENENTZÜNDUNG und andere Infektionen im Bereich der Nieren und Harnwege empfohlen.

Ursprünglich erklärte man sich die Heilwirkung der Preiselbeeren mit ihrem hohen Säuregehalt. Man nahm an, daß dadurch der Urin saurer würde und die Bakterien abtöte. Bei Untersuchungen in Ohio, USA, hat man aber nun eine Substanz in den Preiselbeeren gefunden, die direkt auf die Bakterien einwirkt. Sie hindert sie daran, sich in den Zellwänden des Harntraktes und der Blase einzunisten und sich zu vermehren. Israelische Wissenschaftler haben in weiteren Forschungen nachgewiesen, daß unter vielen Früchten nur noch die zur selben botanischen Familie gehörenden Heidelbeeren ähnlich wirken.

Preiselbeeren werden meist im September geerntet und stammen hauptsächlich aus Schweden. Nahe Verwandte der Preiselbeeren sind Moosbeeren, die in sumpfigen und torfigen Gegenden der nördlichen Breitengrade heimisch sind, sowie die in Nordamerika in großem Umfang kultivierten Kranbeeren.

Preiselbeeren werden wegen ihres herb-säuerlichen Geschmacks in gekochtem Zustand als Kompott, Marmelade oder Dessert sehr geschätzt. Roh sind sie aufgrund des hohen Säuregehalts wenig schmackhaft.

Viele Urologen empfehlen zur Vorbeugung und Behandlung leichter Infektionen sowie bei Blasenleiden, GICHT und RHEUMA täglich 2–3 Gläser Preiselbeersaft oder einen Tee aus den Blättern des Preiselbeerstrauchs.

PROSTATA-BESCHWERDEN

ESSEN SIE VIEL

- *zinkhaltige Nahrungsmittel wie Schaltiere*
- *Nahrungsmittel, die Vitamin E liefern, vor allem Weizenkeimöl, Nüsse, Samen und grünes Gemüse*
- *Fisch wie Heringe, Makrelen und Sardinen*

ESSEN SIE WENIG

- *fettes Fleisch und Vollmilchprodukte*

TRINKEN SIE WENIG

- *Tee und Kaffee*
- *Alkohol*

Die Prostata ist eine walnußgroße Drüse, die beim Mann direkt unterhalb der Blase liegt. Sie produziert Sekrete, die sich mit der Samenflüssigkeit verbinden. Prostataprobleme treten selten vor dem 30. Lebensjahr auf. Eine Entzündung der Prostata wird gewöhnlich durch eine bakterielle Infektion verursacht und ist sexuell übertragbar.

Eine vergrößerte Prostata wird in der Regel erst bei Männern über 50 beobachtet und verursacht häufigen Harndrang sowie eine Schwächung und Unterbrechung des Harnstrahls. Unter Umständen bereitet das Urinieren Schmerzen, oder es kommt zur Harnsperre, was ein sofortiges ärztliches Eingreifen erfordert. Die vergrößerte Prostata läßt sich leicht durch eine ärztliche Untersuchung ertasten. Sind die Krankheitszeichen schwerer, wird zunächst ein Katheter gelegt und die Prostata dann teilweise oder ganz entfernt. Die Vorhersagen für diesen Eingriff, der meist nur einen kurzen Krankenhausaufenthalt erfordert, sind sehr gut. Weder die Potenz des Mannes noch sein sexuelles Empfinden wird beeinträchtigt, allerdings führt die Operation zu Sterilität, da das Sperma nun in die Blase entleert wird.

VON RINDEN UND BEEREN

- In Europa ist entdeckt worden, daß die Rinde von *Pygeum africanum*, einem in Afrika heimischen immergrünen Tropenbaum, die Symptome einer vergrößerten Prostata wie etwa den häufigen Harndrang lindern kann. Als Nebenwirkung können allerdings Magenbeschwerden auftreten.
- Ein Extrakt aus Fächerpalmenbeeren *(Serenoa repens)* verringert nachweislich die Schwierigkeiten beim Wasserlassen. Er ist wirksamer als Pygeum-Präparate und hat keine Nebenwirkungen.
- In Deutschland ist die lindernde Wirkung der Brennesselwurzel *(Urtica dioica)* entdeckt worden.
- In Japan hat man versucht, die Schwierigkeiten bei Wasserlassen durch einen Blütenpollenextrakt zu verringern.

Eine vergrößerte Prostata kann auch durch eine bösartige Wucherung hervorgerufen werden. In diesem Fall sind dieselben Symptome wie bei der gutartigen Prostatavergrößerung zu beobachten. Daher sollte man schon bei den ersten ernstzunehmenden Krankheitszeichen sofort einen Arzt aufsuchen.

Prostatakrebs ist eine der häufigsten Krebsarten beim Mann, und es wird geschätzt, daß in Mitteleuropa ein Drittel aller älteren Männer unter beginnendem Prostatakrebs leidet. Die Krankheit entwickelt sich allerdings nur langsam und verläuft selten tödlich. Dieser schlafende Prostatakrebs kann sich einkapseln und folgenlos bleiben, er kann aber auch die Kapsel durchbrechen, sich mit Tochtergeschwülsten, sogenannten Metastasen, auf die Wirbelsäule ausdehnen und dort heftige Rückenschmerzen hervorrufen. Diese bösartige Form kann tödlich sein, wenn sie nicht rechtzeitig erkannt und behandelt wird.

In den USA wurde an fast 50000 Männern eine Untersuchung durchgeführt, die einen direkten Zusammenhang zwischen einem hohen Konsum an tierischen Fetten und fortgeschrittenem Prostatakrebs belegt.

Behandlung

Hat der Krebs bereits Metastasen gebildet, ist eine Hormonbehandlung notwendig, die dem Körper die Wirkung der männlichen Hormone gänzlich entzieht. Immerhin läßt sich damit bei vielen Kranken das Tumorwachstum über mehrere Jahre aufhalten.

Leichtere Beschwerden, die von einer gutartig vergrößerten Prostata herrühren, lassen sich oft mit einer zinkreichen Ernährung lindern. Ausgelöst wird das Leiden häufig durch eine vermehrte Bildung von Dihydrotestosteron, einem Produkt des männlichen Hormons Testosteron. Zink hilft, die Bildung dieses Hormons zu verringern. Ferner hat man festgestellt, daß der Zinkgehalt in den Zellen vergrößerter Prostatadrüsen unter dem Normalwert liegt. Zinkhaltige Nahrungsmittel sind beispielsweise Vollkorngetreide, Schaltiere, Nüsse und Samen. Die entzündungshemmenden Eigenschaften von Vitamin E und einigen Fettsäuren in Fisch können sich ebenfalls positiv bei Prostatavergrößerung auswirken.

Teilweise wird den betroffenen Männern von ärztlicher Seite empfohlen, täglich mindestens 2 l Wasser zu trinken. In der Kräuterheilkunde gibt es Hinweise auf die milde und harntreibende Wirkung von Petersilien- oder Selleriesamentee. Alkohol, Kaffee und Tee dagegen reizen zu stark und sollten daher nur gelegentlich konsumiert werden.

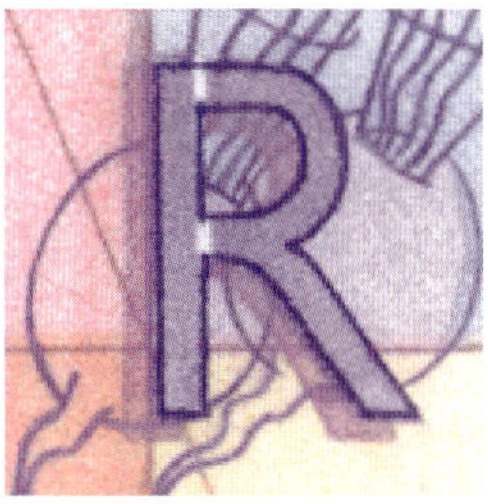

Rauchen

ESSEN SIE VIEL
- *frisches Obst und Gemüse*
- *Nüsse, Körner und Weizenkeime*
- *Vollkornprodukte, mageres Fleisch und Innereien*
- *stärkehaltige Nahrungsmittel wie Brot, Nudeln und Kartoffeln*

ESSEN SIE WENIG
- *gesättigte Fettsäuren*
- *Salz*

TRINKEN SIE WENIG
- *Alkohol*

Zigarettenraucher sind stärker als Nichtraucher durch Herz- und Atemwegserkrankungen gefährdet und haben ein höheres Risiko, an Krebs in Lunge, Mund, Hals, Magen, Bauchspeicheldrüse, Blase und Enddarm sowie an Leukämie zu erkranken. Etwa die Hälfte aller Raucher stirbt direkt an den Folgen dieser Angewohnheit, viele andere leiden an weniger schwerwiegenden Symptomen wie Verdauungsstörungen. Das Beste ist, ganz mit dem Rauchen aufzuhören. Wer jedoch nicht darauf verzichten will, kann durch eine angemessene Ernährung zumindest teilweise die schädlichen Wirkungen des Rauchens abmildern.

Streß, unzureichende Nährstoffversorgung, viel gesättigte Fette, Salz und Alkohol erhöhen die Gesundheitsrisiken des Rauchers. Aber selbst mit einer gesunden Ernährung kann man den Schaden lediglich begrenzen, nicht verhindern.

Es gibt Hinweise dafür, daß Raucher einen erhöhten Bedarf an den Vitaminen C und E sowie an Betacarotin haben. Diese Nährstoffe werden vom Körper als Antioxidantien eingesetzt, um freie Radikale zu vernichten, die mit dem Zigarettenrauch aufgenommen werden.

Einem Mangel entgegenwirken

Raucher haben bis zu 30% weniger Vitamin C im Blut als Nichtraucher, da sie das Vitamin schneller verbrauchen. Sie sollten daher viel frisches Obst und Gemüse essen, um den Körper ausreichend mit Vitamin C zu versorgen. Auch der Betacarotinspiegel ist bei Rauchern niedriger als bei Nichtrauchern. Außerdem hat man festgestellt, daß das Risiko, an Lungenkrebs zu erkranken, um so höher ist, je weniger Betacarotin der Raucher im Blut hat. Vor allem grünes Gemüse und orangefarbenes Obst können hier einen Ausgleich schaffen.

Vitamin E liefern Weizenkeime, Avocados, Nüsse, Körner und Samen sowie Pflanzenöle. Ebenso werden den vor allem in Trauben, Zitrusfrüchten, Paprika, Tomaten und Brokkoli enthaltenen Bioflavonoiden antioxidative Eigenschaften zugeschrieben.

Durch das Rauchen wird die Leber stärker belastet, da sie die Giftstoffe aus dem Blut filtern muß. Die Folge davon ist, daß der Körper einen erhöhten Bedarf an Vitaminen des B-Komplexes hat und die körpereigenen Reserven angreift. Vor allem Vitamin B_{12} wird verstärkt benötigt, um das mit dem Zigarettenrauch eingeatmete Cyanid zu entsorgen. Gute Lieferanten für die Vitamine des B-Komplexes sind Innereien, mageres Fleisch, Fisch und Vollkornprodukte.

Neuere Untersuchungen deuten ferner darauf hin, daß Omega-3-Fettsäuren, die in Fisch und Meeresfrüchten enthalten sind, bei Rauchern das Risiko einer Lungenerkrankung verringern können.

Nichtraucher werden

Es ist fast nie zu spät, sich das Rauchen abzugewöhnen, und es ist immer der Gesundheit förderlich. Lungen und Atemwege sind ab sofort nicht mehr gereizt, und nach 10–15 Jahren ist das Risiko für Herzerkrankungen nicht mehr höher als bei einem Nichtraucher. Manche schädliche Folgen des Rauchens bleiben jedoch erhalten, so z. B. ein erhöhtes Schlaganfallrisiko.

Viele Raucher befürchten zuzunehmen, wenn sie mit dem Rauchen aufhören. Nicotin unterdrückt zum einen das Hungergefühl, zum andern beschleunigt es den Stoffwechsel. Gibt man das Rauchen auf, verlangsamt sich der Stoffwechsel, und man nimmt zu. Dem kann man vorbeugen, indem man sich mehr bewegt und seine Ernährung umstellt. Fette sollte man weitgehend meiden und statt dessen mehr stärkehaltige Nahrungsmittel wie Nudeln und Kartoffeln zu sich nehmen. Außerdem sollte man als Ersatz für das Rauchen nicht naschen, sondern besser zu Obst greifen.

Der mit dem Nicotinentzug verbundene Heißhunger kann gelindert werden, indem man den Urin stärker alkalisiert und dadurch die Nicotinausscheidung durch die Nieren verlangsamt. Daher sollte man die ersten Tage auf eiweißhaltige Nahrungsmittel wie Fleisch, Fisch, Eier und die meisten Getreideprodukte verzichten. Milch und Milchprodukte dürfen in Maßen verzehrt werden, da sie viel Calcium enthalten, das alkalisch wirkt. Obst und Gemüse liefern viel Kalium und Magnesium – Mineralstoffe, die ebenfalls alkalisierend wirken. Diese Kost kann in vielen Fällen helfen. Allerdings kann sie nicht den festen Willen ersetzen, den man braucht, um das Rauchen aufzugeben.

Abnehmen ohne Probleme

Einseitige und entbehrungsreiche Abmagerungskuren hält niemand auf Dauer durch. Wer abnehmen und vor allem anschließend nicht wieder zunehmen will, muß seine Ernährung grundsätzlich umstellen.

Zuwenig Bewegung und eine fettreiche Ernährung sind verantwortlich für Übergewicht und Fettleibigkeit, die viele Menschen immer wieder mit Diäten zu bekämpfen versuchen. Jedes Jahr werden neue Wunderkuren angepriesen, mit denen man rasch und mühelos abnehmen soll, doch ist der Erfolg meist nicht von Dauer. Vernünftiger und gesünder ist es, langsam abzunehmen und das einmal erreichte Gewicht zu halten, indem man sich zwar fettarm, aber vielseitig und ausgewogen ernährt und für ausreichend Bewegung sorgt. Hat man sich erst an eine vernünftige Ernährung und an die zusätzliche Bewegung gewöhnt, fällt es nicht schwer, diese Gewohnheiten auch beizubehalten – mit dem Erfolg, daß die verlorenen Pfunde für immer verloren bleiben.

Nie wieder Kalorien zählen!

Wer abnehmen will, muß nicht unbedingt Kalorien zählen. Es reicht, wenn man sich darauf beschränkt, die Fettzufuhr zu drosseln und statt dessen mehr stärkehaltige Nahrungsmittel wie Getreideprodukte, Obst und Gemüse zu essen. Nahrungsmittel, die wahre Kalorienbomben sind, sollte man weitgehend meiden. Allerdings sollte man auch von kalorienarmen Speisen keine Riesenportionen zu sich nehmen, da jeder Überschuß an Energie in Form von Fettpölsterchen gespeichert wird. Das Schlüsselwort für eine sinnvolle Reduktionsdiät heißt Mäßigung. Man sollte nur essen, wenn man wirklich hungrig ist, und aufhören, sobald man anfängt, satt zu werden.

Irrtümer und Gefahren

Jede Gewichtszunahme beruht darauf, daß dem Körper mehr Energie zugeführt wird, als er braucht. Den Überschuß an Energie speichert er in Form von Fett. Umgekehrt nimmt man ab, wenn man seinen Energieverbrauch durch körperliche Betätigung erhöht und dem Körper weniger Energie zuführt. Daher ist es Ziel jeder Reduktionsdiät, die Energiezufuhr zu verringern. Wichtig ist jedoch, daß der Körper trotzdem mit allen notwendigen Nährstoffen versorgt wird.

Dieser letzte Punkt ist es, in dem sich eine vernünftige Reduktionsdiät von zahlreichen Modediäten unterscheidet. Viele bewirken zwar ein rasches Abnehmen, doch sind sie so einseitig, daß sie, über längere Zeit eingehalten, ausgesprochen gefährlich sein können. Außerdem regen sie nicht zu gesunden Ernährungsgewohnheiten an, so daß der Erfolg nur von kurzer Dauer ist. Obendrein bergen sie die Gefahr des sogenannten Jo-Jo-Effekts: Man nimmt ab und, sobald man zu seiner gewohnten Ernährungsweise zurückkehrt, wieder zu. Es folgt die nächste Diät, bei der es dann schon schwerer fällt, überschüssige Pfunde abzubauen, bei der man aber hinterher unter Umständen noch mehr zunimmt. Man geht heute davon aus, daß der Grund nicht so sehr ein verlangsamter Stoffwechsel ist, sondern daß vielmehr das Hin- und Herpendeln zwischen Nahrungsentzug und Nahrungsüberschuß in diesen Teufelskreis führt.

Viele Menschen fasten, um überschüssige Pfunde loszuwerden. Fasten bedeutet, daß man außer Wasser nichts zu sich nimmt. Diese Form der Gewichtsreduktion ist nicht ungefährlich, da dabei der Blutdruck absinkt, was zu einem Herzversagen führen kann. Auch wenn die Fastenkur unter ärztlicher Aufsicht erfolgt, bleibt der Effekt nur dann erhalten, wenn der Betroffene anschließend seine Ernährungsgewohnheiten ändert und nicht in die alten Fehler zurückfällt, die zu dem Übergewicht geführt haben.

Eine gesunde Reduktionsdiät

Eine gesunde Reduktionsdiät sollte zwar weniger Energie, aber alle Nährstoffe liefern, die der Körper braucht. Daher ist der oberste Grundsatz, alle Nahrungsmittel zu meiden, die wie Süßigkeiten und Kuchen sowie alkoholische Getränke zwar viel Energie, aber nur wenig Nährstoffe liefern. Statt dessen sollte sich die Kost überwiegend aus Obst und Gemüse, Vollkornprodukten, magerem Fleisch, Geflügel, Fisch sowie fettarmen Milchprodukten zusammensetzen.

Da der Energiegehalt von Fett am höchsten ist – 1 g liefert mit 38 kJ (9 kcal) mehr als doppelt soviel Energie wie Eiweiß oder Kohlenhydrate –, muß, wer abnehmen will, vor allem den Fettkonsum verringern, um weniger Energie aufzunehmen. Allerdings sollte man vorwiegend auf tierische Fette verzichten, da pflanzliche Fette das wichtige Vitamin E liefern. Auch alkoholische Getränke sollte man weitgehend meiden, denn 1 g reiner Alkohol liefert rund 30 kJ (7 kcal).

Es ist ein weitverbreiteter Irrtum, daß die sättigenden, stärkehaltigen Nahrungsmittel wie Brot, Reis, Kartoffeln und Nudeln Dickmacher seien. Tatsächlich liefern sie nur durchschnittliche Mengen an Energie, so daß man auch bei einer Reduktionsdiät verhältnismäßig viel davon essen darf. Solange man sie nicht mit viel Fett anrichtet, können sie das Abnehmen sogar unterstützen, da sie satt machen. Vollwertprodukte wie Vollkornbrot und brauner Reis sind hochverarbeiteten Lebensmitteln vorzuziehen, weil sie erheblich mehr Vitamine, Mineralstoffe und Rohfasern liefern.

Eine gesunde Reduktionsdiät sollte darüber hinaus reichlich Salat, Gemüse und Hülsenfrüchte sowie frisches Obst umfassen, das einen energiearmen Nachtisch bilden kann.

Hilfreiche Tips

Um den Fettkonsum einzuschränken, sollte man möglichst mageres Fleisch wählen und vor der Zubereitung alles sichtbare Fett wegschneiden bzw. bei Geflügel die Haut entfernen. Fettes Fleisch sowie Speck und fette Wurst sollte man meiden. Statt zu braten und zu fritieren, empfiehlt es sich, Fisch, Fleisch und Gemüse zu grillen oder zu dämpfen. Außerdem sollte man anstelle von vollfetten Milchprodukten fettarme wählen.

Bei jeder Diät nimmt man in der ersten Woche gut 1 kg ab, doch zunächst verliert der Körper nur Wasser. Erst danach werden die Fettdepots angegriffen, wobei sich der Gewichtsverlust auf 500–900 g pro Woche einpendeln sollte. Regelmäßige körperliche Aktivität (dreimal wöchentlich mindestens 20 Minuten) steigert den Energieverbrauch und bewirkt darüber hinaus, daß die Muskeln kräftiger und die Figur gestrafft werden.

Eine ausgewogene Reduktionsdiät

Wer abnehmen will, muß unbedingt dafür sorgen, daß er trotzdem alle Nährstoffe aufnimmt, die der Körper braucht, um gesund und funktionstüchtig zu bleiben. Man sollte sich vielseitig ernähren und Nahrungsmittel aus allen unten aufgeführten Gruppen in einem ausgewogenen Verhältnis zu sich nehmen.

Nahrungsmittelgruppen	**Tips**
KOHLENHYDRATE	
Reis, Brot, Kartoffeln, Nudeln und andere Stärkelieferanten sind die Grundlage einer Reduktionsdiät. Alles andere wird um diese Nahrungsmittel herumgruppiert, die – entgegen landläufiger Meinung – keine Dickmacher sind. Getreideprodukte liefern pro Gramm nicht mehr Energie als mageres Fleisch und erheblich weniger als Fett.	Man sollte Brotsorten wählen, die auch ohne Aufstrich gut schmecken. Nudeln und Reis kann man mit Tomatensauce und Gemüse statt mit Käse, Sahne oder Butter servieren. 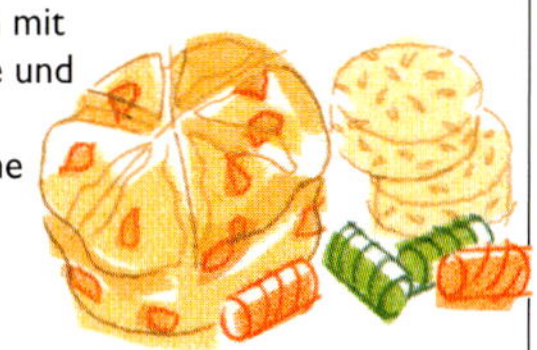
OBST, GEMÜSE UND SALAT	
In diese Gruppe gehören frische Früchte, Gemüse und Blattsalate. 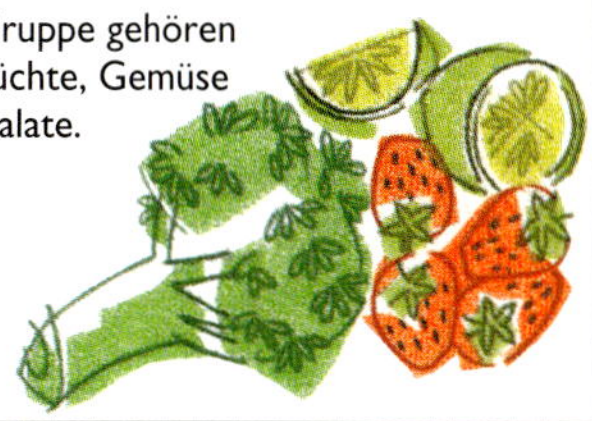	Dörrobst und Avocados sollte man nur selten essen, denn getrocknete Früchte enthalten viel Zucker und Avocados viel Fett. Salate sollte man nicht mit fetten Dressings und Mayonnaise, sondern besser mit Zitronensaft oder Magerjoghurt anmachen. Bratkartoffeln und Pommes frites sollte man meiden, da sie viel Fett aufsaugen.
MILCH, KÄSE UND JOGHURT	
Milchprodukte darf man in Maßen essen. 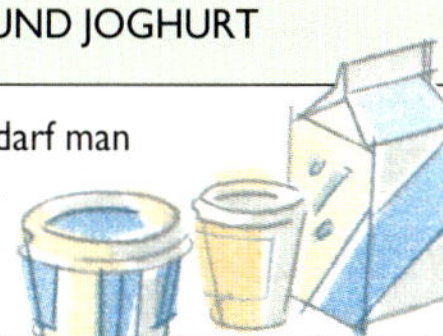	Man sollte statt Vollmilchprodukten Mager- oder fettarme Milch, Magerjoghurt und fettarmen Käse wie Schichtkäse, Hüttenkäse und Magerquark wählen.
EIWEISS	
Man sollte mageres Fleisch wählen und alles sichtbare Fett abschneiden. Bei Geflügel muß die Haut entfernt werden. Ferner sind für eine Reduktionsdiät Eier, Fisch und Hülsenfrüchte als Eiweißlieferanten geeignet. 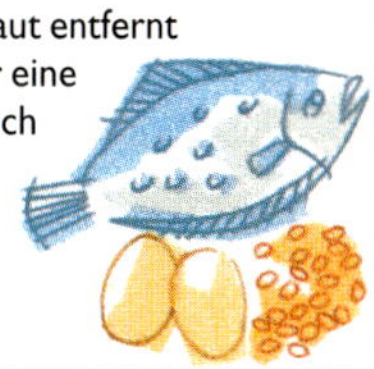	Dämpfen, Grillen, Schmoren und Pochieren sind erlaubt, Braten bzw. Fritieren verboten. Nüsse, Körner und Samen darf man in Maßen essen. Meiden sollte man fettreiche Fleischgerichte wie Pasteten und Hamburger. Weißfische wie Kabeljau sind fettärmer als beispielsweise Makrelen und Aale. Auf in Öl eingelegte Fischkonserven sollte man verzichten oder zumindest das Öl gründlich abtropfen lassen.
FETT UND ZUCKER	
Mit Fett sollte man so sparsam wie möglich umgehen und statt tierischer Fette eher Pflanzenöle verwenden. Gegen eine gelegentliche süße Sünde ist nichts einzuwenden, doch sollte man Zucker weitgehend meiden, da er nur leere Kalorien liefert.	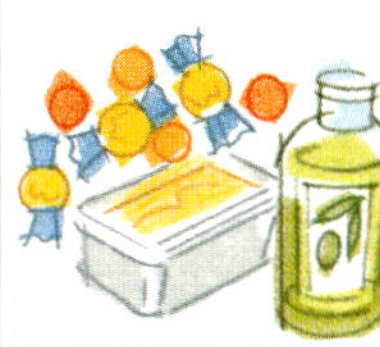 Hüten muß man sich vor Kartoffelchips, Keksen, Kuchen und Torten, da sie große Mengen verstecktes Fett und Zucker enthalten.

RAYNAUD-KRANKHEIT

ESSEN SIE VIEL

- *fetten Fisch wie Lachs, Makrelen und Sardinen*
- *Weizenkeimöl und Avocados*

MEIDEN SIE

- *Rauchen*

Das Leiden betrifft neunmal mehr Frauen als Männer und tritt hauptsächlich nach den WECHSELJAHREN auf, was vermutlich mit dem veränderten Östrogenspiegel zusammenhängt. Zwar kann man die Raynaud-Krankheit bislang nicht heilen, doch können eine angemessene Ernährung und manche Selbsthilfemaßnahmen die Symptome zumindest in Grenzen halten. Ursache des Leidens ist eine Kreislaufstörung, bei der die Blut- und damit die Sauerstoffversorgung der Extremitäten unterbrochen wird.

Die Anfälle werden meist durch Kälte oder einen Temperaturwechsel, aber auch durch STRESS ausgelöst. Finger und Zehen, manchmal auch Nase und Ohren werden zunächst weiß, sehen wie abgestorben aus und verfärben sich anschließend blau, wenn der Sauerstoff im Gewebe erschöpft ist. Sobald sich die Arterien wieder entspannt haben und frisches Blut hineinfließt, laufen die Extremitäten rot an. Möglicherweise brennen und schmerzen die Gliedmaßen oder fühlen sich taub an, doch weisen nicht alle Betroffenen die gleichen Symptome auf.

In besonders schweren Fällen muß der Patient gefäßerweiternde Medikamente einnehmen. Grundsätzlich sollten Betroffene den Umgang mit vibrierenden Geräten wie Fön oder Bohrmaschine meiden, da dadurch die Krämpfe ausgelöst werden können. Bei Kälte müssen die Extremitäten mit Handschuhen, Mütze und dicken Socken möglichst warm gehalten werden. Eine gesunde Ernährung und regelmäßige Gymnastik können helfen, die Durchblutung zu fördern. So liefern heiße Getränke und zahlreiche kleine Mahlzeiten – davon mindestens eine warme pro Tag – dem Körper wärmende Energie.

Untersuchungen haben ergeben, daß Vitamin E positiv wirken kann. Die besten Lieferanten sind Weizenkeimöl und Avocados. Ferner sollten Fische wie Lachs, Makrele, Hering, Thunfisch und Ölsardinen öfter auf dem Speiseplan stehen. Sie enthalten Omega-3-Fettsäuren, die die Blutgefäße vor Verkrampfungen schützen.

Da Rauchen die Blutgefäße verengt, sollte man es unterlassen. Alkohol dagegen erweitert die Gefäße, so daß er in Maßen genossen (1–2 Gläser Wein täglich) durchaus hilfreich sein kann. Bei größeren Mengen jedoch verliert der Körper Wärme, so daß sich das Leiden verschlimmert.

Manchmal tritt die Raynaud-Krankheit als Begleiterscheinung anderer Leiden wie Polyarthritis, LUPUS ERYTHEMATODES oder Sklerodermie auf, einer Bindegewebserkrankung, bei der sich – meist an Händen und Fingern – die Haut verhärtet. Sklerodermie kann auch das innere Gewebe des Körpers befallen, was zu Gewichtsverlust, Muskel-, Gelenk- und Knochenschmerzen, Kurzatmigkeit und Nierenproblemen führt. Zusammengenommen bezeichnet man all diese Symptome als Raynaud-Syndrom.

REDUKTIONSDIÄT

Wer sein Gewicht reduzieren will, muß zwar einerseits die Energiezufuhr verringern, andererseits aber dafür sorgen, daß der Körper alle Nährstoffe erhält, die er braucht. Siehe ABNEHMEN OHNE PROBLEME, S. 274.

REIS

VORTEILE

- *Liefert viel Stärke*
- *Glutenfrei und damit für Menschen geeignet, die an einer Glutenunverträglichkeit leiden*
- *Hilft, den Blutzuckerspiegel zu stabilisieren*
- *Reiskleie verringert das Risiko, an Darmkrebs zu erkranken*

NACHTEILE

- *Bei einer Kost mit vorwiegend weißem Reis droht Thiaminmangel*
- *Eine Kost mit einem hohen Anteil an braunem Reis verringert die Eisen- und Calciumaufnahme*

Für mehr als die Hälfte der Weltbevölkerung ist Reis das Grundnahrungsmittel. Er liefert nicht nur Energie, sondern ist auch eine wichtige Eiweißquelle. Wie bei jedem anderen Getreide gilt auch für Reis: je stärker er

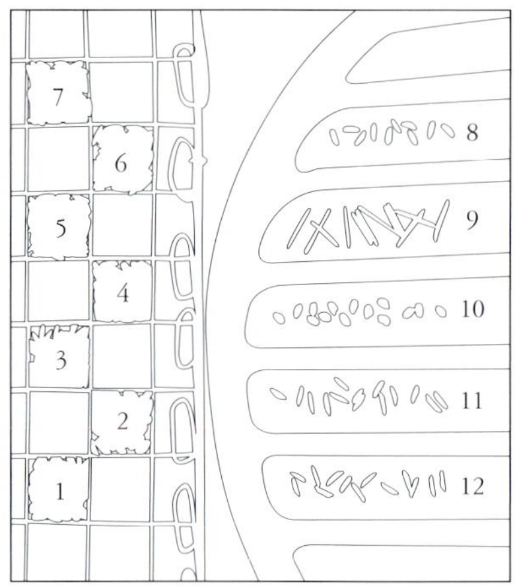

Große und kleine Körner
Arvorioreis (1), Cargoreis (2), Patnareis (3), brauner parboiled Langkornreis (4), brauner Langkornreis (5), weißer Langkornreis (6, 8), weißer parboiled Reis (7), Wildreis (9), Milchreis (10), brauner Basmati (11) und Basmati (12).

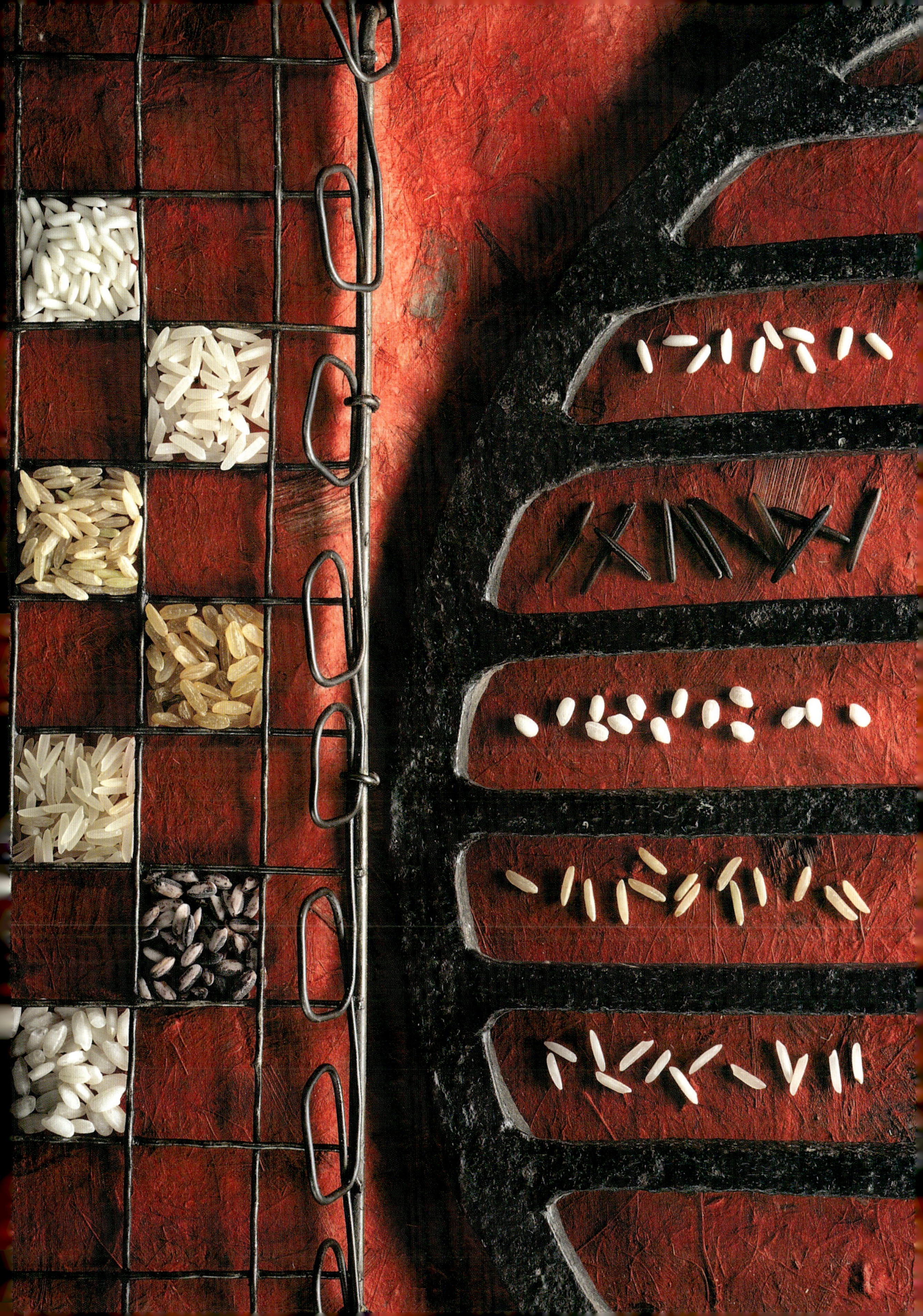

WUSSTEN SIE, DASS ...

- in China und Indien Reis bereits vor mehr als 6500 Jahren angebaut wurde? Die Europäer lernten das Getreide erst um das Jahr 1000 kennen, als es von den Arabern nach Spanien eingeführt wurde.
- mehr als 90 % der Weltproduktion an Reis aus Asien stammen?
- in manchen fernöstlichen Kulturen Reis das Symbol für Fruchtbarkeit und Leben ist? Möglicherweise stammt daher die Sitte, frisch Vermählte mit Reis zu bewerfen.
- es mindestens 4000 unterschiedliche Reissorten gibt?
- das indische Wort Basmati Duft bedeutet? Basmatireis entfaltet gegart ein feines, nußartiges Aroma.

bearbeitet wurde, desto weniger Vitamine und Mineralstoffe enthält er. Denn viele seiner Nährstoffe sind in der Kleie und im Keim enthalten. Daher leiden Menschen, die sich hauptsächlich von weißem Reis ernähren, häufig unter einem Mangel an Thiamin. Doch auch brauner Reis, bei dem die Samenschalen oder Silberhäutchen noch erhalten sind, bietet nicht nur Vorteile, denn die Schalen enthalten u. a. Phytinsäure, die die Eisen- und Calciumaufnahme verringert.

Weißer Reis wird schneller weich. Wenn er vor dem Schleifen und Polieren angekocht (parboiled) wird, dringen viele Vitamine des Silberhäutchens in das Reiskorn ein und bleiben erhalten. Allerdings liefert weißer Reis nur wenig Faserstoffe.

Die Stärke in Reis, insbesondere in weißem Reis, wird nur langsam verdaut und aufgenommen, so daß ständig Glucose ans Blut abgegeben wird, was dazu beiträgt, den Blutzuckerspiegel konstant zu halten – eine Eigenschaft, die für Menschen wichtig ist, die an ZUCKERKRANKHEIT leiden. Darüber hinaus ist Reis glutenfrei, eignet sich also für Patienten mit GLUTENUNVERTRÄGLICHKEIT.

Bei Verdauungsstörungen gilt Reis seit langem als natürliches Heilmittel. Ebenso wirkt er bei leichten Formen von DURCHFALL und VERSTOPFUNG lindernd. Untersuchungen weisen ferner darauf hin, daß der Verzehr von Reiskleie, die man im Reformhaus bekommt, das Risiko verringern kann, an Darmkrebs zu erkranken.

Handelsübliche Reissorten

Man unterscheidet Langkorn- und Rundkornreis, wobei Langkornreis beim Kochen körnig und locker bleibt, Rundkornreis dagegen weich, breiig und klebrig wird. Weißer Langkornreis, der im Geschmack sehr zart ist, gehört immer noch zu den beliebtesten Sorten. Bei ihm wurden die Samenschalen abgeschliffen und der Mehlstaub entfernt. Kräftiger im Geschmack ist brauner Langkornreis, bei dem nur die äußeren Strohhülsen entfernt wurden, das Silberhäutchen aber erhalten ist. Er liefert mehr Mineralstoffe und Vitamine sowie Ballaststoffe als weißer Reis.

Arvorioreis Aus Norditalien, Spanien, Ägypten und den USA stammender Rundkornreis, der dahingehend vorbehandelt wurde, daß er nicht mehr so klebrig ist; eignet sich gut für Risotto.

Basmati Er stammt aus Indien und gilt als der beste Langkornreis überhaupt.

Milchreis Ein Rundkornreis, der sich, wie schon sein Name sagt, besonders gut für Süßspeisen eignet. Die Körner enthalten viel Stärke und verkleben beim Kochen.

Patnareis Er stammt aus Vorderindien und gehört zu den besten Langkornreissorten.

Wildreis Er ist in Wirklichkeit kein Reis, sondern stammt von einem in Nordamerika und Kanada beheimateten Sumpfgras. Die langen, schmalen schwarzen Körner enthalten sehr viel Eiweiß sowie reichlich Vitamine des B-Komplexes (außer Vitamin B_{12}). Wildreis wird immer ungeschält angeboten und oft in Salaten, vermischt mit Basmati, verwendet.

REISEN

Immer mehr Menschen reisen heute in ferne Länder, sei es im Urlaub, sei es aus beruflichen Gründen. Manchmal können diese Reisen gesundheitliche Gefahren bergen, vor denen man sich jedoch schützen kann. Siehe REISEN OHNE REUE, S. 288.

REIZDARM

ESSEN SIE VIEL
- *frisches Obst und Gemüse*
- *Joghurt mit Lebendkulturen*

TRINKEN SIE VIEL
- *Wasser, mindestens 2 l pro Tag*

ESSEN SIE WENIG
- *ballaststoffreiche Frühstücksflocken*

MEIDEN SIE
- *Kleie*
- *blähende Nahrungsmittel wie Hülsenfrüchte*

Bis vor kurzem empfahl man bei einem Reizdarm, Kleie zu essen. Inzwischen weiß man, daß Kleie den Darm eher reizt und damit die Beschwerden noch verschlimmert. Daher sollte man Kleie meiden und auch möglichst wenig ballaststoffreiche Frühstücksflocken zu sich nehmen, da sie meist mit Kleie angereichert sind. Ferner sollte man auf blähende Nahrungsmittel wie Hülsenfrüchte verzichten, denn sie können sich ebenfalls negativ auf den Reizdarm auswirken.

Häufig wird ein Reizdarm, unter dem doppelt soviel Frauen wie Männer leiden, durch den Zuckerersatzstoff Sorbit oder durch eine Laktoseunverträglichkeit hervorgerufen. Hat man den Verdacht, daß eine Nahrungsmittelunverträglichkeit die Ursache des Reizdarmes ist, kann man mit einer Ausschlußdiät (siehe ALLERGIEN) Klarheit gewinnen.

In manchen Fällen ist es jedoch nicht die Ernährung, sondern STRESS, der zu einem Reizdarm führt. Symptome sind ein aufgeblähter Magen und ein Wechsel von DURCHFALL und VERSTOPFUNG. Zeitweise leiden die Betroffenen auch unter Darmkrämpfen oder unter diffusen Beschwerden, die den ganzen Unterleib erfassen. Da die Symptome eher vage sind und sich ein Reizdarm nicht direkt feststellen läßt, müssen andere Leiden ausgeschlossen werden.

Am besten begegnet man einem Reizdarm, indem man Streß möglichst meidet und auf eine gesunde Ernährung achtet. Die tägliche Kost sollte so beschaffen sein, daß sie mindestens 30 g – vor allem lösliche – BALLASTSTOFFE enthält, wie sie Äpfel, Birnen, Datteln und die meisten anderen Obst- und Gemüsearten, ferner Haferflocken, Gerste- und Roggenprodukte liefern.

Wichtig ist auch, daß man regelmäßig kleine Mahlzeiten zu sich nimmt und ausreichend trinkt. Man sollte täglich mindestens 2 l Flüssigkeit aufnehmen. Darüber hinaus sollte man viel Joghurt mit Lebendkulturen essen, um für ein gesundes Bakteriengleichgewicht im Darm zu sorgen. Da Antibiotika, die bei Infektionskrankheiten verschrieben werden, auch die Darmbakterien zerstören, können sie ebenfalls Auslöser eines Reizdarmes sein. Indem man reichlich Joghurt zu sich nimmt, läßt sich dieses Problem in Grenzen halten.

RESTAURANTBESUCHE

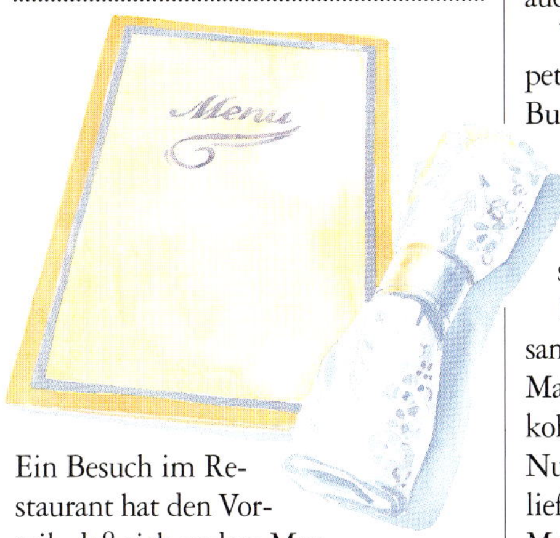

Ein Besuch im Restaurant hat den Vorteil, daß sich andere Menschen um die Zubereitung der Mahlzeiten kümmern müssen. Das bedeutet aber gleichzeitig auch, daß andere die Qualität der servierten Speisen bestimmen. Als Gast kann man lediglich wählen, wo und was man ißt.

Viele Restaurants folgen inzwischen dem Trend zu gesünderem Essen und bieten nahrhafte, fettarme Gerichte an. Zwar ist das Angebot an reichhaltigen Saucen und süßen Desserts verlockend, doch findet man auf jeder Speisekarte auch gesunde Speisen, die man ohne Reue genießen kann, wobei allerdings die Art der Zubereitung ebenfalls eine wichtige Rolle spielt.

In einem Fischlokal oder in einem italienischen Restaurant beispielsweise kann man ohne Schwierigkeiten eine fettarme Mahlzeit zusammenstellen. In einem französischen Restaurant mit den traditionell schweren Saucen und der üppigen Verwendung von Sahne, Butter und Käse wird das schon etwas schwieriger werden.

Zu einem guten Essen trinkt man gern ein Glas Wein. Bedenken sollte man aber, daß auch Alkohol Energie liefert. Besser ist es, den Durst mit Mineralwasser zu stillen. Das hat außerdem den Vorteil, daß man die Flüssigkeit, die der Alkohol dem Körper entzieht, wieder ersetzt und man so einen eventuell drohenden Kater vermeidet. Eine Alternative zu Wein kann auch ein alkoholfreies Bier sein.

Viele Restaurants servieren als Appetitanreger Brot und Brötchen mit Butter, Schmalz oder anderen fettreichen Aufstrichen. So verlockend diese Leckereien sind – wer auf sein Gewicht achten muß, sollte sie nur in Maßen zu sich nehmen.

Die Speisenfolge sollte man so zusammenstellen, daß eine ausgewogene Mahlzeit entsteht. Wählt man einen kohlenhydratreichen Hauptgang wie Nudeln, so sollte die Vorspeise Eiweiß liefern und beispielsweise aus einem Meeresfrüchtesalat oder geräuchertem Fisch bestehen. Ein leichter und gesunder Auftakt für ein Essen können auch frische Salate sein, sofern sie nicht mit einer fetten Sauce auf Sahne- oder Mayonnaisebasis angemacht wurden. Ferner empfehlen sich Tomaten- oder Gemüsesuppen, rohes Gemüse oder Melonen für Menschen, die auf ihr Gewicht achten müssen.

Gegrillter oder pochierter Fisch, Geflügel ohne Haut oder ein Stück mageres Fleisch bieten sich als verhältnismäßig fettarme Hauptgerichte an. Mit Sahnesaucen, Panaden, fritierten Kartoffeln oder gratiniertem Gemüse jedoch steigt der Energiegehalt der Mahlzeit drastisch an.

Für viele Menschen ist das Dessert der krönende Abschluß eines Essens. Besteht es aus frischem Obst oder einem Sorbet, wird man weniger übersättigt vom Tisch aufstehen als nach einer üppigen Süßspeise.

Risiken vermeiden

Trotz strenger Vorschriften, die den Umgang mit Lebensmitteln in Restaurants regeln, kann es passieren, daß man sich eine LEBENSMITTELVERGIFTUNG holt. Da dem Gast meist der Blick in die Küche verwehrt bleibt, hat er keine Möglichkeit zu überprüfen,

RISIKOPOSTEN AUF DER SPEISEKARTE

Wer das Risiko einer Lebensmittelvergiftung unter allen Umständen ausschließen will, muß Gerichte meiden, die als häufigste Auslöser gelten. Darunter fallen alle Speisen oder Saucen, bei denen rohe oder nur kurz erhitzte Eier verwendet werden, wie z. B. Omeletten, Quiches oder Tatar, außerdem Mayonnaisen, Sauce hollandaise und béarnaise sowie Desserts wie Tiramisu, Zabaglione oder Mousse. Schaltiere können ebenfalls Verursacher einer Lebensmittelvergiftung sein, vor allem wenn sie nicht mehr ganz frisch sind. Ferner birgt unvollständig gegartes Hühnerfleisch in warmen oder kalten Speisen die Gefahr einer Salmonellenvergiftung.

wie sauber es dort ist. Doch das allgemeine Erscheinungsbild eines Lokals und der Ruf, in dem es steht, besagen auch schon eine Menge. Ein gepflegter Eßbereich und eine saubere, wohlorganisierte Küche, falls man doch einen Blick hineinwerfen kann, deuten darauf hin, daß hier das Risiko, sich eine Lebensmittelvergiftung zuzuziehen, nur gering ist.

Umgekehrt lassen angestoßenes Geschirr, schmutziges Besteck, verschmierte Gläser und fleckige Tischwäsche Rückschlüsse auf die Sauberkeit hinter den Kulissen zu. Essen, das nur noch lauwarm serviert wird, abgestanden schmeckt und aussieht, als habe man es aufgewärmt, sollte man als deutliches Warnsignal betrachten. Hat sich auf der Sauce eine Haut gebildet oder wirkt das Gemüse vertrocknet, so bedeutet das, daß das Essen nicht frisch zubereitet, sondern lange warm gehalten wurde. Und wo Speisen nicht heiß, sondern nur lauwarm auf den Teller kommen, haben Bakterien ein ideales Umfeld, um sich zu vermehren.

Vor allem in Selbstbedienungsrestaurants, wo die Speisen über längere Zeit hinweg an einer Theke bereitgestellt werden, ist die Gefahr einer Lebensmittelvergiftung besonders hoch, da hier Kaltes nicht kühl genug und Warmes nicht heiß genug gehalten wird.

Man sollte sich im Zweifelsfall nicht scheuen, ein Gericht zurückzuweisen, das man für ungenügend gegart oder für nicht mehr frisch hält. Auch in einem gut geführten Restaurant kann es zu Fehlern kommen, und die meisten Besitzer sehen es lieber, wenn man ein Problem offen anspricht, so daß es behoben werden kann, als daß man ein schlechtes Essen in Kauf nimmt und beschließt, nie wieder zu kommen.

RETTICHE UND RADIESCHEN

VORTEILE

- *Fett- und kalorienarm*
- *Liefern Vitamin C*

Wie alle Mitglieder der Familie der Kreuzblütlergewächse – sämtliche Kohlsorten – enthalten auch Rettiche und Radieschen Schwefelbestandteile, die vor bestimmten Krebserkrankungen schützen sollen. Darüber hinaus liefern Rettiche und Radieschen viel Vitamin C, das der Körper für ein gesundes Immunsystem sowie für die Bildung von Kollagen braucht. Kollagen wiederum sorgt für gesunde Haut, Knochen, Knorpel, Zähne und festes Zahnfleisch und ist wichtig, damit Wunden und Verbrennungen heilen können.

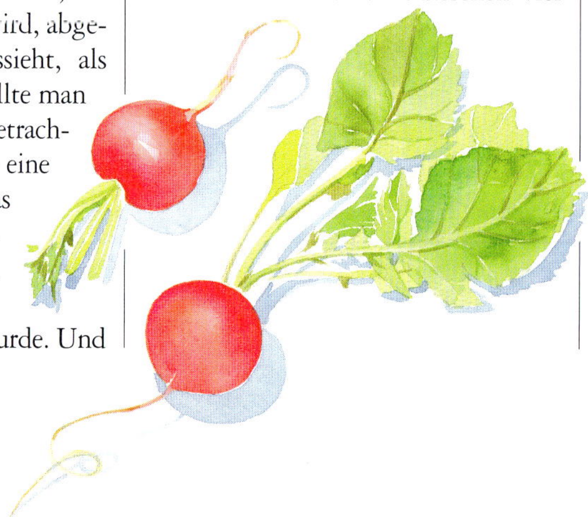

Da Rettiche und Radieschen kaum Fett enthalten und nur wenig Energie liefern, sind sie als Zwischenmahlzeit beliebt, wenn man abnehmen will. Allerdings sollte man sie nur in Maßen genießen, da sie blähen können.

Es gibt viele verschiedene Retticharten, die sich in Schärfe, Größe, Gestalt und Farbe unterscheiden; manche sind rot, andere rotweiß, wieder andere schwarz oder weiß. Bereits die Pharaonen im alten Ägypten schätzten die scharfen Wurzeln und ließen sie systematisch anbauen. Und von alters her gelten sie in der Pflanzenheilkunde als harntreibendes Mittel.

RHABARBER

VORTEILE

- *Reich an Kalium*
- *Liefert Mangan und Vitamin C*

NACHTEILE

- *Die in Rhabarber enthaltene Oxalsäure kann bei häufigem Verzehr die Aufnahme von Calcium und Eisen hemmen*
- *Kann bei Arthritis- oder Gichtpatienten die Gelenkbeschwerden verschlimmern*
- *Kann die Bildung von Nierensteinen begünstigen*
- *Die Blätter sind hochgiftig*

Rhabarber wird zwar häufig als Obst betrachtet, ist aber tatsächlich ein Gemüse. Er ist reich an Vitaminen und Mineralstoffen und liefert vor allem Vitamin C sowie Mangan und Kalium.

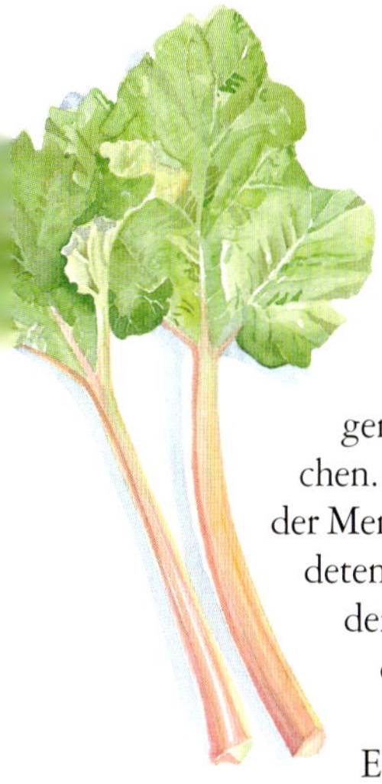

Da Rhabarber roh ausgesprochen sauer ist, wird er meist mit Zucker gekocht, um ihn überhaupt genießbar zu machen. Entsprechend der Menge des verwendeten Zuckers steigt der Energiegehalt des Rhabarberkompotts an.

Ein Nachteil von Rhabarber ist darüber hinaus, daß er reich an Oxalsäure ist, die die Aufnahme von Calcium und Eisen hemmt und bei Menschen, die an ARTHRITIS und GICHT leiden, die schmerzhaften Gelenkbeschwerden noch verschlimmern kann. Außerdem steht Oxalsäure in dem Ruf, bei manchen Menschen die Bildung von Nierensteinen zu begünstigen.

In der chinesischen Volksmedizin wurde Rhabarber oft gegen VERSTOPFUNG eingesetzt. In der Tat wirkt Rhabarber abführend. Allerdings kann er, wenn man zuviel davon ißt, die Verstopfung in ihr Gegenteil verkehren und Ursache eines akuten DURCHFALLS werden.

Vorsicht ist geboten

Da Rhabarberblätter hochgiftig sind, dürfen sie auf keinen Fall verzehrt werden. Außerdem sollte man Rhabarber nie in Aluminiumtöpfen kochen, da das Metall mit der Säure und anderen Bestandteilen des Rhabarbersaftes reagiert. Wenn der Topf nach dem Kochen blitzblank ist, dann ist die Wahrscheinlichkeit groß, daß die oberste Aluminiumschicht oxidiert ist, sich gelöst hat und in das gekochte Gemüse übergegangen ist. Aluminium gilt jedoch als gesundheitsschädlich, wenn es in größeren Mengen mit der Nahrung aufgenommen wird.

RHEUMA

Der Begriff Rheuma wird für eine Vielzahl von Beschwerden gebraucht, die sich als Schmerzen in Gelenken, Muskeln und Sehnen äußern und denen eine Entzündung zugrunde liegen kann, aber nicht muß. Rheuma ist also keine Krankheit im eigentlichen Sinn, auch wenn sie oft als solche betrachtet wird. Menschen, die über Rheumabeschwerden klagen, leiden in Wirklichkeit an chronischer Polyarthritis, einer Bindegewebsentzündung, einem Hexenschuß oder anderen Beschwerden des Stütz- und Bewegungsapparates.

Mußte man sich längere Zeit in einer feuchten, kühlen Umgebung aufhalten und verspürt anschließend irgendwo ein Zwicken, dann denken die meisten an ein rheumatisches Leiden. Tatsächlich jedoch haben sie sich nur eine Entzündung im Bindegewebe der Muskeln zugezogen, die sich nun in heftigen Schmerzen bemerkbar macht.

Man weiß sehr wenig über dieses verhältnismäßig weitverbreitete Leiden, nur, daß es sich bevorzugt bei feuchter, kalter Witterung einstellt. Am häufigsten tritt es am unteren Rücken, in den Schultern und im Nacken auf. Man vermutet, daß das Risiko derartiger rheumatischer Beschwerden bei einem Mangel an dem Mineralstoff Selen sowie an den Vitaminen A, C und E zunimmt. Dem kann man vorbeugen, indem man viel frisches Obst und Gemüse ißt, das Vitamin C sowie Betacarotin liefert, das der Körper teilweise in Vitamin A umwandeln kann. Avocados, Nüsse und Weizenkeime liefern Vitamin E; Fischtran, Getreideprodukte, Eier und Bierhefe versorgen mit Selen. Darüber hinaus enthält Fischtran noch Omega-3-Fettsäuren, die im Körper entzündungshemmend wirken.

Treten Schmerzen in den Muskeln auf, können manchmal Ergänzungspräparate helfen, die mit Selen und Vitamin E versorgen. Untersuchungen in den USA haben ergeben, daß derartige Präparate ebenso dazu beitragen können, eine durch Muskelschmerzen hervorgerufene Bewegungseinschränkung und Steifheit zu verringern. Ferner hat man festgestellt, daß beispielsweise Lachsölkapseln oder Nachtkerzenöl schmerzstillende Medikamente, wenn auch in vielen Fällen nicht vollständig, so doch zumindest teilweise ersetzen können.

Unmittelbare Erleichterung kann es bringen, wenn man auf die schmerzende Stelle ein Heizkissen, eine Wärmflasche oder eine heiße Kompresse legt. In jedem Fall sollte man sich bei starken Muskelschmerzen viel

WEICHTEILRHEUMATISMUS

Unter dem Begriff Weichteilrheumatismus wird eine Vielzahl unterschiedlicher Beschwerden zusammengefaßt. Dazu gehören Schultersteife, Tennisarm, Hexenschuß, Karpaltunnelsyndrom, Entzündungen in Muskeln, Sehnen, Bändern und Bindegewebe sowie Verletzungen und Beschwerden, die durch Dauerbelastung entstehen. Sie alle können erhebliche Schmerzen verursachen, gelten aber medizinisch als nicht schwerwiegend.

Man behandelt die Beschwerden normalerweise mit schmerzstillenden und entzündungshemmenden Mitteln und versucht, ihnen mit physiotherapeutischen Maßnahmen wie Massagen, Krankengymnastik, Wärme oder Kälte sowie Reizstrom zu begegnen. Wenn das alles nichts hilft, bleiben nur noch Steroidinjektionen. Häufig werden dann Corticosteroide noch mit einem lokalen Betäubungsmittel kombiniert, um die akuten Schmerzen zu lindern.

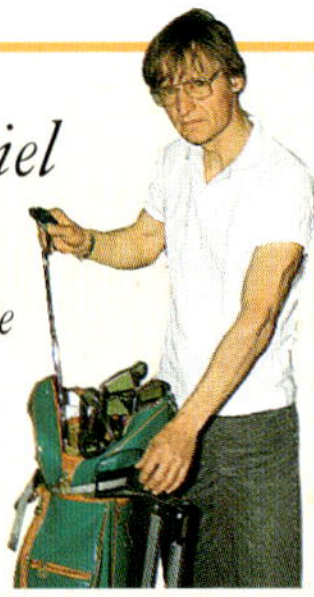

Fallbeispiel

Der Landschaftsarchitekt Josef hatte plötzlich Schwierigkeiten, seine Hände zu gebrauchen, weil sie steif waren und schmerzten. Als er schließlich beim Golfspielen den Schläger nicht mehr richtig halten konnte, suchte er einen Arzt auf. Da Josef dachte, er hätte nur ein bißchen Rheuma, war er sehr überrascht, als der Arzt eine Polyarthritis feststellte. Durch entzündungshemmende Mittel und eine Diät, die viel frisches Obst und Gemüse sowie Fisch enthielt, gingen die Beschwerden zurück, und schon nach ein paar Wochen ließ auch die Steifheit in den Händen nach.

Ruhe gönnen. Da die rheumatischen Symptome eine Vielzahl von Ursachen haben können und zum Erscheinungsbild zahlreicher unterschiedlicher Erkrankungen gehören, sollte man unbedingt einen Arzt aufsuchen.

RINDFLEISCH

VORTEILE

- *Reich an Nährstoffen*

NACHTEILE

- *Ein hoher Konsum wird mit Dickdarmkrebs und Herzerkrankungen in Verbindung gebracht*
- *BSE-Risiko*

Schon bevor fest stand, daß Rinder mit BSE-Erregern infiziert sein können, ist der Konsum von Rindfleisch zurückgegangen. Auch der mögliche Zusammenhang zwischen rotem Fleisch und der Entstehung von Dickdarmkrebs und HERZERKRANKUNGEN veranlaßte viele Menschen, ihren Eiweißbedarf eher mit weißem Fleisch wie Geflügel zu decken. Dennoch sollte man die Vorteile des Rindfleisches nicht außer acht lassen. Mit Ausnahme von Ballaststoffen liefert Rindfleisch nahezu alle Nährstoffe, die der Körper braucht. Zwar ist sein Gehalt an Calcium, Vitamin C und Folsäure verhältnismäßig gering, dafür aber versorgt es mit den Spurenelementen Eisen, Jod, Mangan, Zink, Selen, Chrom, Fluor und Silicium, wobei sich die jeweilige Menge nach dem Boden, auf dem die Rinder grasten, und nach der Zusammensetzung des Zusatzfutters richtet.

Umstrittener Fettgehalt

Um den Bedürfnissen der Verbraucher Rechnung zu tragen, werden heute hauptsächlich Rinder gezüchtet, deren Fleisch deutlich weniger Fett als früher enthält. So liegt der Fettgehalt bei magerem Rindfleisch inzwischen bei unter 5 %, wobei die Hälfte gesättigte Fette sind. Damit ist das Risiko, durch den Verzehr von Rindfleisch zu einem erhöhten Cholesterinspiegel und zu Herzerkrankungen beizutragen, deutlich geringer. Allerdings besteht nach wie vor offensichtlich ein Zusammenhang zwischen einem hohen Konsum an rotem Fleisch und der Entstehung von Dickdarmkrebs.

Die Art der Zubereitung wirkt sich wesentlich auf den Nährstoffgehalt von Rindfleisch aus. Vor allem wenn man Rindfleisch zu einem Eintopf oder einem Schmorbraten verarbeiten will, sollte man alles sichtbare Fett wegschneiden. Auf diese Weise verringert sich der Fettgehalt des Gerichts erheblich. Bratenstücke und Steaks sollte man auf dem Gitterrost grillen, damit das Fett abtropfen kann. Allerdings muß man beim Grillen darauf achten, daß das Fleisch nicht anbrennt oder verkohlt. Denn die dabei entstehenden Substanzen können zur Bildung von krebsauslösenden Stoffen beitragen. Das gilt besonders für Fleisch mit einem verhältnismäßig hohen Fettgehalt wie beispielsweise Würstchen oder Hamburger.

Hamburger und Bakterien

Hamburger sind zwar allgemein beliebt, doch ist ihr Nährwert nur sehr gering. Vor allem die von den verschiedenen Fast-food-Herstellern angebotenen Produkte enthalten meist sehr viel Fett sowie Zusatz- und Konservierungsstoffe und bestehen in manchen Fällen auch aus minderwertigem Rindfleisch.

Wird ein Hamburger nicht richtig durchgebraten, kann er schädliche Bakterien enthalten, die eine LEBENSMITTELVERGIFTUNG auslösen. Am häufigsten sind Kolibakterien, die beim Schlachten in das Fleisch eingedrungen sind. Wird das Fleisch dann zu Hackfleisch verarbeitet, verteilen sich die Bakterien im ganzen Endprodukt. Wenn der daraus hergestellte Hamburger später nicht ausreichend durchgebraten wird, überleben die Bakterien und verursachen eventuell Magen-Darm-Beschwerden, die zu blutigem Durchfall und hohem Fieber führen können.

Innereien

Rinder- und Kalbsleber enthalten reichlich Eisen, das der Körper leicht verwerten kann, sowie die Vitamine A und B_{12}. Damit ist Leber ein hervorragendes Mittel, um einer durch Eisenmangel bedingten BLUTARMUT vorzubeugen. Allerdings sollte man sie nur einmal in zwei Wochen essen, da sie vor allem bei älteren Tieren Schadstoffe wie Schwermetalle enthalten kann.

Frauen, die schwanger sind oder es werden wollen, sollten auf Leber und ihre Produkte wie Leberpasteten verzichten. Denn Leber enthält hohe Men-

RINDERWAHNSINN UND SEINE FOLGEN

BSE (Bovine Spongiforme Enzephalopathie), bekannt unter dem Begriff Rinderwahnsinn, gehört zu den sogenannten Prionenkrankheiten, die zu schwammartigen Veränderungen des Gehirns führen. Erstmals diagnostiziert wurde BSE bei einer Kuh 1984 in Großbritannien. Vermutlich wurden die Erreger über Tiermehl, das von an Scrapie erkrankten Schafen stammte, übertragen. Neben der Traberkrankheit (Scrapie) bei Schafen zählen die Creutzfeldt-Jakob-Krankheit sowie die nvCreutzfeldt-Jakob-Krankheit (nv=neue Variante) beim Menschen zu den Prionenerkrankungen. Letztere wird höchstwahrscheinlich durch den Verzehr von infizierten Rinderbestandteilen ausgelöst. In Großbritannien und Frankreich sind bereits Menschen an dieser Krankheit gestorben.

Zum Schutz der Bevölkerung müssen seit Januar 2001 alle Rinder, die für den menschlichen Verzehr bestimmt und älter als 30 Monate sind, in der EU per Schnelltest sofort auf BSE-Erreger untersucht werden. Für Deutschland gilt diese Regelung bereits für Rinder ab 24 Monate. Weiterhin muß sogenanntes Risikomaterial beim Schlachten vernichtet werden – dazu gehören das Gehirn und Rückenmark (die gesamte Wirbelsäule muß entfernt werden).

Zur Orientierung für den Verbraucher wurde außerdem eine EU-weite Kennzeichnungspflicht für Rindfleisch eingeführt. Sie gibt darüber Auskunft, wo ein Rind geboren, gemästet und geschlachtet wurde.

Trotz aller gesetzlichen Maßnahmen gibt es keinen 100 %igen Schutz vor einer Infektion mit BSE: Wenn der BSE-Schnelltest negativ ausgefallen ist, bedeutet dies zum Beispiel keineswegs, daß das getestete Rind nicht infiziert ist. Denn Tests reagieren erst von einer bestimmten Erregerkonzentration an positiv.

Um sich vor einer Infektion so gut wie möglich zu schützen, sollte man auf die Herkunft von Rindfleisch achten und riskantere Teile wie Innereien nicht essen. Wer ganz sicher gehen will, muß auf den Genuß von Rindfleisch und Rindfleischprodukten sowie Kalb- und Lammfleisch verzichten.

gen an Vitamin A – pro 100 g zwischen 12 230 und 31 700 µg –, die das ungeborene Kind schädigen können.

Nieren sind ebenfalls eine hervorragende Quelle für Vitamin B_{12}. Eine Durchschnittsportion liefert fast die 20fache empfohlene Tagesmenge. Allerdings gilt es auch bei Nieren zu bedenken, daß der Schadstoffgehalt sehr hoch sein kann, vor allem wenn sie von älteren Tieren stammen.

Obwohl Leber und Nieren fettarm sind, enthalten sie viel Cholesterin. Zwar wird einem gesunden Menschen dieses Cholesterin aller Wahrscheinlichkeit nach nicht schaden, wer jedoch bereits einen erhöhten Cholesterinspiegel hat und sich cholesterinarm ernähren muß, sollte bei Innereien Vorsicht walten lassen.

Antibiotika und Hormone

In den letzten Jahren sind eine Reihe von Schreckensnachrichten über Rindfleisch durch die Presse gegangen. Der Rinderwahnsinn ist dabei nur eine der Gefahren, die vom Rindfleisch ausgehen können. Nicht weniger besorgniserregend ist der illegale Gebrauch von Medikamenten bei der Rinderzucht.

Zwar ist es in Europa schon seit Jahren verboten, Antibiotika unter das Tierfutter zu mischen und Wachstumshormone zu verwenden, um größere Mengen mageres Fleisch zu erzeugen. Die meisten seriösen Züchter halten sich auch daran. Dennoch gibt es immer wieder schwarze Schafe, die sich über dieses Verbot hinwegsetzen.

Durch Hormone werden die Tiere früher schlachtreif. Einige der verwendeten Substanzen sind identisch mit ebenfalls verbotenen Dopingmitteln, die bei Sportlern zu einer Kräftigung der Muskeln führen. Mit Hormonen behandelte Tiere nehmen rasch an Gewicht zu und setzen dabei weniger Fett an als ihre unbehandelten Artgenossen. In den USA ist die Verwendung einiger Wachstumshormone noch erlaubt. In Europa dagegen hat man sie verboten, da keine gesicherten Erkenntnisse darüber vorliegen, welche gesundheitlichen Auswirkungen die Hormone bei Menschen haben, die sich regelmäßig von dem Fleisch der damit behandelten Tiere ernähren.

ROHKOST

Auch wenn manches Obst und Gemüse roh wohl zweifellos am gesündesten ist, wären viele Menschen von der Aussicht, nur rohe Sachen essen zu dürfen, nicht gerade erbaut. Andere dagegen schwören auf Rohkost und behaupten, daß sie bei dieser Form der Ernährung mehr Energie hätten und sich vitaler fühlten. Sie sind der festen Überzeugung, daß Nahrungsmittel beim Kochen und Verarbeiten nicht nur qualitative Einbußen erleiden, sondern auch teilweise ihre gesundheitsfördernden Wirkungen verlieren. In der Tat verringert sich der Nährwert, vor allem der Gehalt an wasserlöslichen Vitaminen, wenn Hitze und Wasser auf Obst und Gemüse einwirken.

Eine auf Rohkost basierende Ernährung besteht im wesentlichen aus

Obst und Gemüse, kann aber durch Milchprodukte und Öl ergänzt werden, die allerdings in irgendeiner Form verarbeitet sind. Bohnen, Hülsenfrüchte, Reis oder anderes Getreide sowie Nudeln und Kartoffeln gehören nicht dazu, da sie nicht roh, sondern nur gekocht oder zu Brot verbacken verzehrt werden können.

Da Rohkost hauptsächlich aus Früchten und Gemüse besteht, liefert sie große Mengen an Vitaminen des B-Komplexes sowie an Vitamin C, Betacarotin und Kalium. Sie ist reich an unlöslichen BALLASTSTOFFEN und regt die Verdauung an. Ein übermäßiger Verzehr von Rohkost kann allerdings einen REIZDARM verursachen. Rohkost enthält außerdem viel lösliche Ballaststoffe, die im Ruf stehen, das Risiko von HERZERKRANKUNGEN zu senken. Ferner soll der Verzehr von Obst und Gemüse dem Körper im Kampf gegen Infektionen helfen und vor einigen Krebsformen schützen.

Rohkost ist in der Regel fettarm und damit gut geeignet, wenn man abnehmen will. Umgekehrt ist es jedoch gerade der geringe Energiegehalt, der gegen eine reine Rohkosternährung bei Kindern und bei Menschen spricht, bei denen ein Gewichtsverlust unerwünscht ist. Außerdem kann eine solche Ernährung zu einem Eisenmangel führen. Werden Milchprodukte ausgeschlossen, kann zudem die Zufuhr weiterer lebenswichtiger Nährstoffe wie Calcium, Vitamin B_{12} und Eiweiß zu gering sein.

Man sagt, wer etwa 1 Woche lang nur Rohkost esse, könne den Körper entschlacken und zugleich einige überflüssige Pfunde loswerden. Gegner dieser Ansicht behaupten jedoch, durch eine reine Rohkostdiät werde vielmehr die Fähigkeit des Körpers zu entgiften herabgesetzt. Auch verliere man in erster Linie Wasser und kein Fett, so daß der Gewichtsverlust nur ein vorübergehender sei. In jedem Fall sollte man sich zunächst von einem Ernährungsfachmann beraten lassen, wenn man vorhat, sich über längere Zeit nur von Rohkost zu ernähren.

Um Mangelerscheinungen vorzubeugen, sollte man beispielsweise viel Nüsse zur Rohkost essen, damit der Körper ausreichend mit Eiweiß versorgt wird. Nüsse enthalten darüber hinaus Vitamin E, Thiamin und Niacin. Allerdings sind Nüsse auch sehr fetthaltig, so daß sie zugleich viel Energie liefern.

Roh, aber lecker *Mit ein bißchen Phantasie lassen sich aus rohen Zutaten appetitliche und gesunde Gerichte zaubern.*

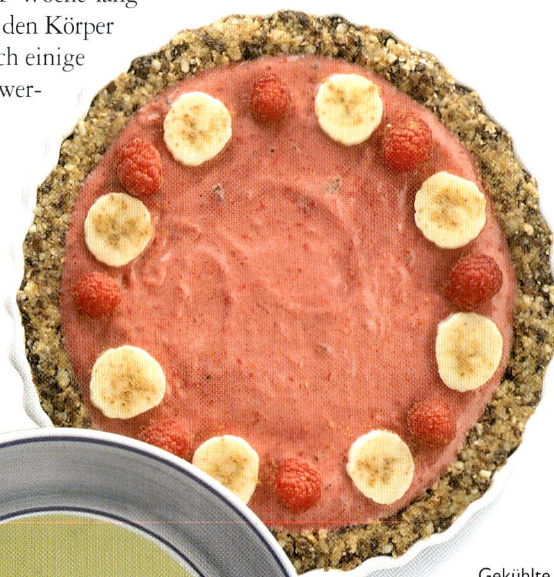

Gekühlte Süßspeise aus Himbeeren und Bananen auf einem Boden aus Mandeln, Haselnüssen, Datteln und Honig

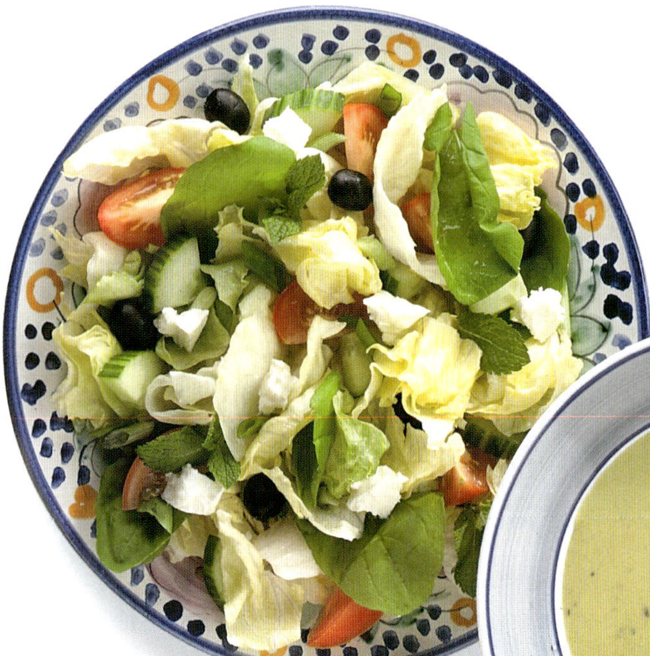

Blattsalate, Gurken, Tomaten sowie Schafskäse und Oliven ergeben einen frischen und gesunden Salat.

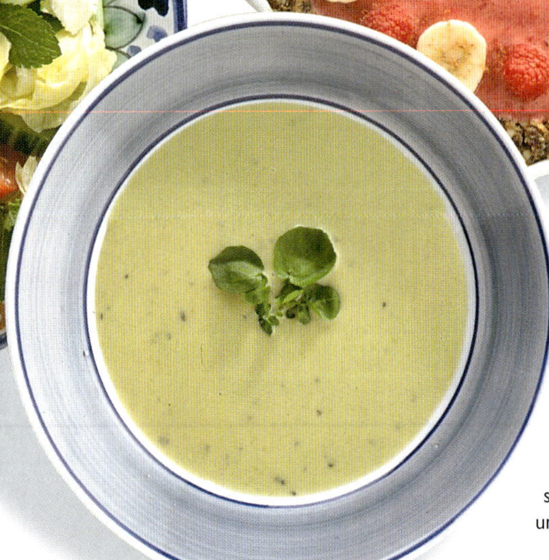

Die eisgekühlte Suppe enthält Avocados, Staudensellerie, Lauchzwiebeln und etwas Zitronensaft.

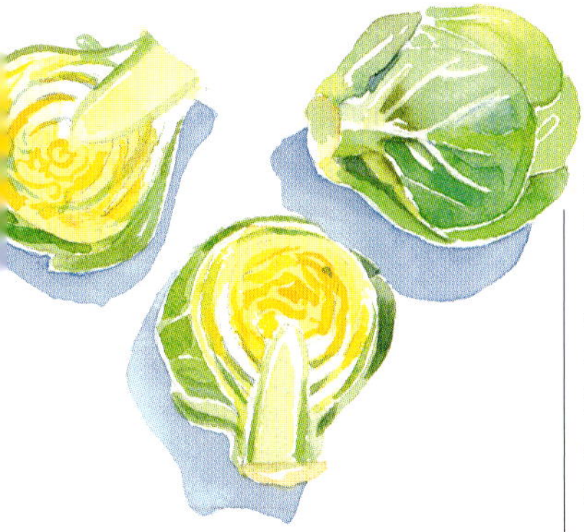

ROSENKOHL

VORTEILE

- *Enthält Ballaststoffe und Antioxidantien, die das Risiko senken können, an Magen- oder Dickdarmkrebs zu erkranken*
- *Gute Quelle für Folsäure und Indole, die vor bestimmten Krebserkrankungen schützen sollen*
- *Liefert Vitamin C und Betacarotin*

NACHTEILE

- *Verursacht Blähungen*

Rosenkohl, der wie eine Miniaturausgabe anderer Kohlsorten wirkt, enthält wie alle Kreuzblütlergewächse sogenannte Indole, Stickstoffbestandteile, die das Risiko senken sollen, an bestimmten Krebsarten zu erkranken. Darüber hinaus liefert Rosenkohl viel Vitamin C und Betacarotin, das der Körper in Vitamin A umwandeln kann. Der einzige Nachteil dieses Gemüses liegt darin, daß es – wie andere Kohlsorten auch – Blähungen verursachen kann.

Waffe gegen Krebs

Man nimmt an, daß Rosenkohl vor bestimmten Brustkrebsarten schützt, die durch einen zu hohen Östrogenspiegel hervorgerufen werden. Die Indole im Rosenkohl regen den Abbau des Hormons in der Leber an. Untersuchungen in den USA haben ergeben, daß das Hormon bei einer Beschleunigung des Stoffwechsels und der Östrogenausscheidung nur mehr in geringen Mengen zur Bildung von bösartigen Geschwüren zur Verfügung steht.

Frauen mit einem raschen Östrogenstoffwechsel sind weniger gefährdet, an Brust- oder Gebärmutterkrebs zu erkranken. Man vermutet auch, ohne es bislang beweisen zu können, daß ein bereits vorhandener Krebs durch die Indole an der Ausbreitung in andere Körperteile gehindert wird. Damit die Indole nicht ins Kochwasser ausgeschwemmt werden, sollte man Rosenkohl nur leicht kochen.

Zur Vorbeugung und Behandlung von Magen- und Dickdarmkrebs empfiehlt man, viel stärkehaltige Nahrungsmittel, Ballaststoffe und Gemüse zu essen. Möglicherweise schützen die ballaststoff- und indolhaltigen Kreuzblütlergewächse auch vor diesen Krebsarten.

Untersuchungen in den USA haben ferner ergeben, daß ein niedriger Folsäuregehalt im Blut die Lungen für bösartige Tumore empfänglicher macht. Demnach könnte Rosenkohl, der viel Folsäure enthält, auch vor Lungenkrebs schützen.

DER BESTE ROSENKOHL

Man sollte kleine, hellgrüne, feste Röschen ohne gelbe Flecken und mit fest geschlossenen Blättern wählen. Altes Gemüse mit lockeren Blättern riecht unangenehm nach Schwefel und wird beim Kochen schwammig und bitter. Ungewaschener Rosenkohl, bei dem man die äußeren Blätter entfernt hat, bleibt im Kühlschrank ein paar Tage lang frisch. Erst kurz vor dem Kochen sollte man ihn waschen und den Strunk kreuzförmig einschneiden, damit er gleichmäßig gar wird. Man sollte Rosenkohl nur kurz und im offenen Topf kochen, damit sich keine schwefeligen Gase bilden.

ROSINEN

VORTEILE

- *Liefern reichlich Kalium*
- *Enthalten Eisen*

NACHTEILE

- *Hoher Zuckergehalt*

Getrocknete Trauben enthalten wie alles Dörrobst viel Zucker und sind daher eine konzentrierte Energiequelle. Darum eignen sie sich hervorragend als rascher Energiespender bei Ausdauersportarten und körperlicher Anstrengung. Außerdem liefern Rosinen die Mineralstoffe Kalium und Eisen.

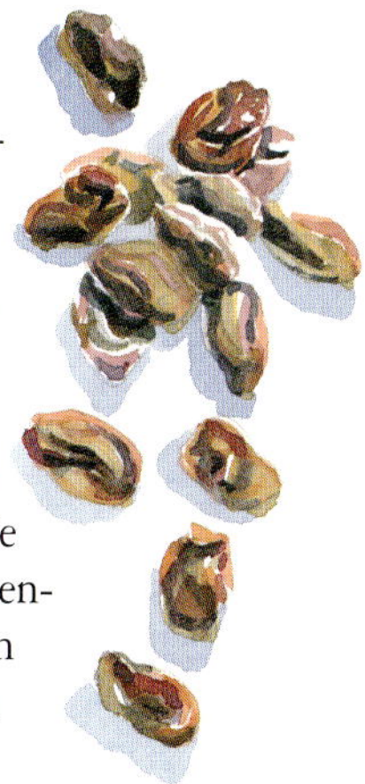

Nach dem Verzehr von Rosinen sollte man sich die Zähne putzen, denn Rosinenstückchen bleiben häufig in den Zahnzwischenräumen hängen, und der hohe Zuckergehalt fördert die Entstehung von Karies. Der hohe Zuckergehalt ist auch der Grund, warum Diabetiker keine Rosinen essen dürfen.

ROTE BETE

VORTEILE

- *Liefern reichlich Folsäure*
- *Reich an Kalium*
- *Enthalten etwas Vitamin C*
- *Das Grün ist reich an Betacarotin, Calcium und Eisen*

Rote Bete sollen das Immunsystem anregen und reich an natürlichen krebshemmenden Stoffen sein. Allerdings stehen Beweise für den weitverbreiteten Glauben, rote Bete seien zur Krebsvorbeugung geeignet, bisher noch aus.

Die eßbaren Stiele und Blätter der roten Bete sind reich an Betacarotin, Calcium und Eisen und lassen sich wie Spinat zubereiten. In früheren Zeiten aß man lediglich die Blätter; die Wurzel wurde nur zu medizinischen Zwecken, etwa zur Behandlung von Kopf- und Zahnschmerzen, genutzt. Heute ißt man meist nur die Wurzel. Man kann sie roh, vorgekocht, in Essig eingelegt oder als Konserve kaufen. Als Verwandte der Zuckerrüben gehören rote Bete zu den zuckerreichsten Gemüsesorten; 100 g enthalten etwa 1 TL natürlichen Zucker.

Eine besondere Eigenschaft von roten Beten ist, daß sie sich auch verarbeitet in Aroma und Bißfestigkeit nur wenig von dem frischen Gemüse unterscheiden. Werden rote Bete in Essig eingelegt, wird das Aroma angenehm pikant. Allerdings verlieren sie dabei einen Teil ihrer wertvollen Vitamine und Mineralstoffe.

Ob man rote Bete lieber roh geraspelt als Salat oder leicht gekocht ißt, ist in erster Linie eine Frage des persönlichen Geschmacks. Unter ernährungswissenschaftlichen Gesichtspunkten sind sie frisch abgekocht ebenso gesund und nährstoffreich wie roh. Sie enthalten die meisten Mineralstoffe in größeren Mengen, so beispielsweise Kalium, das die Herzfrequenz steuert, den Blutdruck reguliert und für ein funktionierendes Nervensystem wichtig ist. Auch die meisten Vitamine, einschließlich des Vitamin C, bleiben in gleicher Menge erhalten, wenn man die Wurzel nur kurz ankocht. Lediglich der Folsäuregehalt verringert sich ein wenig.

Kocht man rote Bete in der Schale, tritt die Farbe, die durch das kräftig rote Pigment Betacyanin zustande kommt, nicht aus und verursacht keine Flecken auf dem Kochgeschirr. Für industrielle Zwecke wird Betacyanin aus roten Beten extrahiert und als Lebensmittelfarbstoff, das sogenannte Betenrot oder Betanin, eingesetzt. Es verleiht so unterschiedlichen Speisen wie Ochsenschwanzsuppe, Eiscreme, Hamburgern und Lakritzkonfekt ihre kräftige Farbe.

Roter Urin?

Es besteht kein Grund zur Besorgnis, wenn man nach dem Verzehr von roten Beten feststellt, daß der Urin und der Stuhl rot gefärbt sind. Wenn junge Eltern ihr Baby mit pürierten roten Beten gefüttert haben, sind sie oft über die anschließend rot gefärbten Windeln entsetzt. Die Färbung zeigt jedoch lediglich eine genetisch bedingte Unfähigkeit an, das rote Pigment Betacyanin aufzuspalten. Der harmlose Stoff wandert dann unverändert durch das Verdauungssystem und wird schließlich ausgeschieden.

Die Vorzüge der roten Bete

Neben den verschiedenen krebshemmenden Stoffen, die rote Bete sowohl roh als auch gekocht enthalten sollen, sind sie reich an Folsäure – einem lebenswichtigen Vitamin, das für gesunde Zellen verantwortlich ist. Mangelt es dem Körper an Folsäure, kann es zu einer BLUTARMUT kommen. Frisch gepreßter Saft von roten Beten liefert eine so geballte Ladung an Vitaminen und Mineralstoffen, daß er ein ideales Stärkungsmittel für Genesende ist.

ROTE JOHANNISBEEREN

VORTEILE

- *Liefern sehr viel Vitamin C*
- *Enthalten reichlich Kalium und Eisen*

Rote Johannisbeeren gehören zwar derselben Familie wie schwarze Johannisbeeren an, doch unterscheiden sich beide in ihrem Nährwert. So braucht man 100 g rote Johannisbeeren, um den Tagesbedarf eines Erwachsenen an Vitamin C zu decken. Die gleiche Menge schwarzer Johannisbeeren liefert das Dreifache.

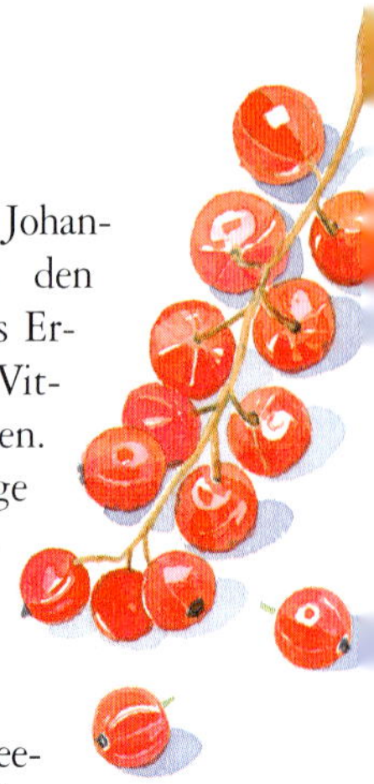

Kocht man die säuerlichen Beeren, gehen die Vitamine teilweise verloren. Aber auch dann ist der Vitamingehalt immer noch beachtlich.

Darüber hinaus liefern rote Johannisbeeren reichlich Kalium sowie Eisen und Ballaststoffe.

RÜBEN

VORTEILE

- *Gute Quelle für Vitamin C*
- *Liefern Ballaststoffe und wenig Energie*
- *Können Bronchialbeschwerden lindern*

Die Ballaststoffe in Rüben sorgen für eine regelmäßige Darmtätigkeit, weshalb man vermutet, daß der Verzehr von Rüben vor Dickdarm- und Mastdarmkrebs schützen kann.

Rüben liefern viel Vitamin C, das der Körper für gesunde Haut und gesundes Gewebe braucht. Da Rüben hauptsächlich aus Wasser be-

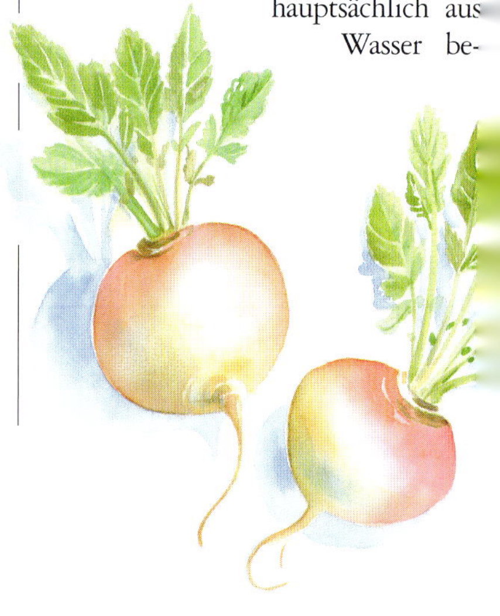

stehen, liefern sie außerdem nur wenig Energie.

Auch die grünen Blätter der Rüben sind zum Verzehr geeignet; sie enthalten viel Betacarotin, Vitamin C und Folsäure. Weich gekocht ergeben sie ein süß schmeckendes Gemüse.

In der Pflanzenheilkunde gilt Rübensirup als Mittel, das Bronchitis und Asthma lindern kann. Man stellt den ziemlich wäßrigen Sirup her, indem man die kleingeschnittenen Rüben in etwas Wasser kocht, und nimmt täglich ein paar Teelöffel davon ein.

RÜCKENSCHMERZEN

ESSEN SIE VIEL

- *Fisch*
- *Kohl, Guaven, Papayas und Kiwis*

ESSEN SIE WENIG

- *Fett und Zucker, um Gewichtsprobleme zu vermeiden*

TRINKEN SIE WENIG

- *Kaffee, Tee und andere koffeinhaltige Getränke*

Bandscheibenschäden, Druck auf Nerven, Fehlhaltungen, Entzündungen der Gelenke, beschädigte Bänder oder schadhafte Wirbel können Rückenschmerzen verursachen. Aber auch eine Schwangerschaft, ein falsch eingestellter Bürostuhl, eine zu harte oder zu weiche Matratze, eine Arbeit, bei der man schwere Gegenstände heben muß, oder eine ungewohnte Sportart kann Rückenschmerzen auslösen. Ein Orthopäde oder Chiropraktiker wird die meisten Formen von Rückenschmerzen erfolgreich behandeln können, doch auf die Dauer sind eine vernünftige Ernährung und Bewegung der beste Weg, erneuten Schwierigkeiten vorzubeugen.

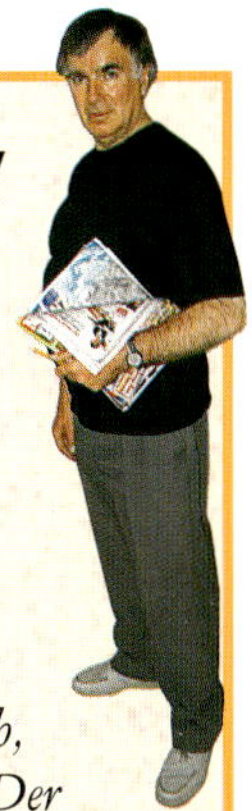

Fallbeispiel

Klaus, ein 55jähriger Zeitungshändler, litt ständig unter Schmerzen im unteren Rückenbereich. Seit kurzem strahlten die Schmerzen auch ins rechte Bein aus und verschlimmerten sich, wenn er sich vorbeugte. Der Arzt, den er aufsuchte, erkannte, daß das Hauptproblem das Übergewicht und die unbeholfene Art war, wie Klaus bei der Arbeit die schweren Zeitungsbündel aufhob. Er riet ihm, auf Alkohol zu verzichten und weiterhin zwar drei Mahlzeiten am Tag, aber deutlich kleinere Portionen zu essen. Außerdem verordnete er Bewegung – dreimal pro Woche jeweils 20 Minuten und gerade so intensiv, daß Klaus dabei etwas ins Schwitzen kam. Der Zeitungshändler nahm in 9 Monaten rund 12 kg ab und lernte, schwere Lasten richtig zu heben, nämlich mit geradem Rücken und gebeugten Knien. Inzwischen hat er fast sein Idealgewicht erreicht und leidet kaum mehr unter Rückenschmerzen.

Zwar lassen sich Rückenschmerzen nicht mit einer bestimmten Diät behandeln, doch belasten Übergewicht und Fettleibigkeit die Wirbelsäule und verschlimmern die Beschwerden. Eine ausgewogene REDUKTIONSDIÄT und Bewegung verringern das Gewicht und tragen damit zur Linderung der Schmerzen bei.

Ferner kann man das Risiko von Rückenbeschwerden senken, indem man sicherstellt, daß die Nahrung alle Stoffe enthält, die der Körper für gesunde Knochen und kräftige Muskeln benötigt. Eiweiß trägt dazu bei, eine starke Muskulatur aufzubauen, und die Vitamine des B-Komplexes, vor allem Niacin, stärken und ernähren das Nervengewebe.

Leber und Fische wie Sardinen, Makrelen und Lachs liefern viel Niacin und Vitamin D, das dem Körper hilft, Calcium aufzunehmen, das zum Aufbau fester Knochen und zur Gesunderhaltung der Nerven beiträgt. Zweimal wöchentlich 100 g Fisch versorgen ausreichend mit diesen Vitaminen. Darüber hinaus wirken die in Fisch enthaltenen Fettsäuren entzündungshemmend und können Gelenkschmerzen lindern.

Kohl, Guaven, Papayas und Kiwis sind ausgezeichnete Quellen für Vitamin C, das der Körper benötigt, um Skelett- und Nervensystem aufzubauen und gesund zu erhalten. Die empfohlene Tagesdosis für einen Erwachsenen liegt bei etwa 80 mg Vitamin C – das entspricht etwa 2 Portionen Kohl, einer Mango, einer kleinen Papaya oder einer halben Guave. Raucher benötigen allerdings die doppelte Menge.

Wer unter Rückenschmerzen leidet, sollte Kaffee, Tee und andere koffeinhaltige Getränke meiden, da sie die feinen Blutgefäße verengen und damit die Durchblutung hemmen. Mit einer verringerten Durchblutung aber gelangen weniger Nährstoffe in die Sehnen entlang der Wirbelsäule, und der Heilungsprozeß wird verzögert.

Bewegung fördert ebenfalls die Durchblutung und stärkt die Muskulatur. Darum sollte, wer Rückenschmerzen vorbeugen will, sich ausreichend bewegen.

Vor allem ältere Menschen leiden häufig unter ständigen Rückenschmerzen. In jedem Fall sollte man die Ursache von einem Arzt abklären lassen, denn den Schmerzen können durchaus auch schwerwiegende Probleme wie OSTEOPOROSE zugrunde liegen.

Reisen ohne Reue

Ferne Länder üben ihre Reize aus, doch bergen sie häufig auch gesundheitliche Gefahren. Mit ein paar einfachen Vorsorgemaßnahmen kann man jedoch das Risiko verringern und die fremde Welt unbeschwert genießen.

Bevor man in ein Land reist, in dem bestimmte Infektionskrankheiten beheimatet sind, sollte man für einen geeigneten Impfschutz sorgen. Der Hausarzt kann Auskunft geben, welche Impfungen notwendig sind und welche Medikamente man eventuell mitnehmen sollte.

Gefährliche Krankheiten

Cholera Zwar tritt Cholera vereinzelt auch in Europa, vor allem in Osteuropa, auf, doch im allgemeinen grassiert die Krankheit in tropischen Breitengraden. Wer nach Afrika, Südamerika und Südostasien reist, sollte sehr sorgfältig darauf achten, was er wo ißt. Man kann sich zwar gegen Cholera impfen lassen, doch ist der Schutz nicht 100%ig.

Cholera ist hochansteckend und wird durch Bakterien in Nahrung und Trinkwasser verbreitet, die mit den Ausscheidungen von Cholerakranken in Berührung gekommen sind. Charakteristisch ist plötzlich auftretendes Erbrechen und starker, wäßriger DURCHFALL, wobei die Kranken jedoch keine Leibschmerzen haben. Da der Körper sehr schnell austrocknet, muß ein Cholerakranker umgehend ärztlich behandelt werden. Andernfalls tritt innerhalb von 24 Stunden der Tod ein.

Bei Cholera gibt man Antibiotika und sorgt für eine unmittelbare Flüssigkeits- und Elektrolytzufuhr, entweder durch den Mund oder intravenös.

Gelbfieber und **Malaria** Beide Krankheiten werden durch Stechmücken übertragen. Daher sollte man sich in Ländern, in denen Gelbfieber und Malaria grassieren, gut vor Insektenstichen schützen. Vor allem abends sollte man hochgeschlossene, langärmelige Kleidung und lange Hosen tragen. Mücken-

REISEN: WAS TUN, WAS LASSEN?

- Man sollte mindestens 2 Monate vor der Reise einen Arzt aufsuchen und sich über notwendige Impfungen beraten lassen.
- Hygienische Vorsichtsmaßnahmen verringern das Infektionsrisiko. Außerdem sollte man darauf achten, was man ißt und trinkt.
- Obst muß vor dem Verzehr geschält werden, auf Salate sollte man verzichten.
- Man sollte nur abgekochtes oder Mineralwasser trinken und sich damit auch die Zähne putzen. Am sichersten sind Mineralwässer mit Kohlensäure. Der Verschluß der Flaschen sollte unbeschädigt sein.
- Auf Eiswürfel in Getränken sollte man verzichten.
- Bei anhaltendem Durchfall muß man einen Arzt aufsuchen.

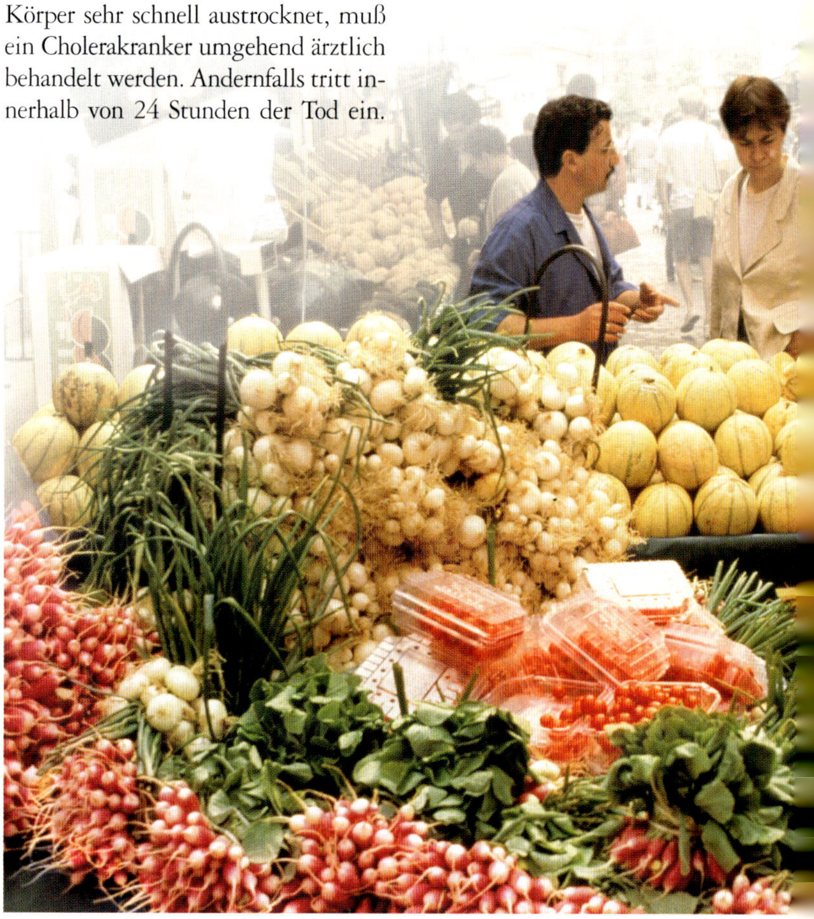

schutzmittel auf der Haut, ein Moskitonetz über dem Bett und Räucherwerk gegen Insekten schützen ebenfalls vor den Überträgern dieser Krankheiten.

Gelbfieber ist eine Viruserkrankung, die unter Umständen tödlich sein kann und vor allem in den tropischen Breiten Afrikas sowie Südamerikas verbreitet ist. Reisende in diese Gebiete müssen sich unbedingt impfen lassen. Zu den Symptomen zählen Frösteln, Kopf- und Gliederschmerzen, Erbrechen sowie schwere Leberentzündung mit GELBSUCHT. Die Behandlungsmöglichkeiten sind begrenzt; man kann lediglich versuchen, den Flüssigkeitsverlust zu ersetzen.

Mit Malaria kann man sich auf der ganzen Welt in mehr als 100 Ländern infizieren, wobei das Risiko jedoch nicht überall gleich groß ist. Besonders gefährdet sind Reisende in die afrikanischen Tropen, wo die ärztliche Versorgung zum Teil sehr schlecht ist. Bislang gibt es noch keinen Impfstoff gegen Malaria, doch kann man sich mit Tabletten schützen. Die Behandlung beginnt 8–10 Tage vor Antritt der Reise und muß noch 4 Wochen nach der Rückkehr fortgesetzt werden. Dadurch kann man das Risiko, an Malaria zu erkranken, deutlich senken. Allerdings werden immer mehr Erreger gegen die Medikamente resistent.

Wurde man von einer infizierten Mücke gestochen, kann es zwischen 6 und 30 Tagen dauern, bis die Krankheit zum Ausbruch kommt. Symptome sind Schüttelfrost, hohes Fieber, Schweißausbrüche und ein Zustand der Desorientierung. Eine nicht rechtzeitig behandelte Malaria kann tödlich sein; deshalb sollte man unbedingt einen Arzt aufsuchen, wenn der Verdacht einer Malaria-Infektion besteht.

Hepatitis A In allen südlichen Ländern ist die Gefahr groß, an Hepatitis A zu erkranken. Dem kann man durch eine Impfung vorbeugen. Außerdem sollte man in Ländern, in denen die hygienischen und sanitären Einrichtungen Anlaß zu Mißtrauen geben, unzureichend gegarte Speisen, rohes Fleisch, rohen Fisch oder rohes Gemüse sowie Milch und Meeresfrüchte meiden. Ferner sollte man darauf achten, daß man nicht in abwasserverseuchten Gewässern badet.

Wer sich eine Hepatitis A zugezogen hat, braucht eine kohlenhydratreiche, fettarme Ernährung, die viel Energie liefert und reich an Vitaminen und Mineralstoffen ist. Zu Beginn der Krankheit ist der Patient möglicherweise zu schwach, um viel essen zu können. Dann versorgt man ihn am besten mit Gemüsesuppen, Fleischbrühe, Fruchtsäften und Zucker. Gewürzte und gegrillte Speisen kann die angegriffene Leber nicht verarbeiten. Alkohol darf der Kranke mindestens 1 Jahr lang überhaupt nicht trinken, denn die geschädigte Leber kann ihn nicht abbauen, und er zerstört zusätzlich Leberzellen.

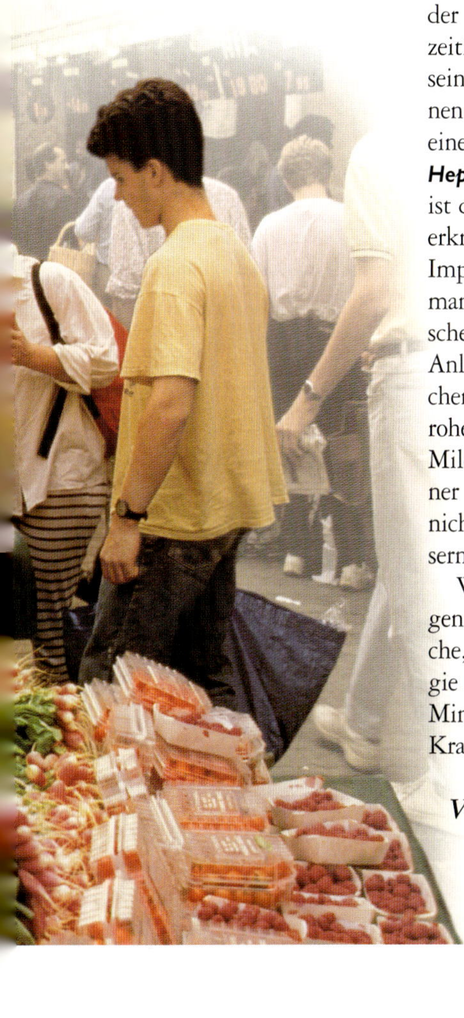

Verlockende Angebote *Fremdländische Märkte mit Obst und Gemüse sind sehr reizvoll. Hüten sollte man sich aber davor, aufgeschnittene oder ungeschälte Früchte zu probieren.*

MEIDEN ODER NUR MIT VORSICHT ZU GENIESSEN

- Meeresfrüchte und Fisch, außer in sehr guten Hotels und Restaurants;
- rohe Meeresfrüchte wie Austern;
- rohes Obst, es sei denn, man kann es schälen;
- halbgare, warm gehaltene oder lauwarme Speisen;
- Lebensmittel, die mit Fliegen in Berührung kommen konnten;
- Eiscreme aus unbekannten Quellen, insbesondere von Straßenhändlern und Marktständen;
- unpasteurisierte Milch;
- Salat, außer man ist sicher, daß er in abgekochtem oder Mineralwasser gewaschen wurde;
- Getränke, die mit Leitungswasser verdünnt wurden.

Zwar sterben heute nur noch wenige Menschen an Hepatitis A, aber die Krankheit ist oft sehr langwierig und kann ernsthafte Leberschäden zur Folge haben.

Ruhr Es gibt zwei Arten von Ruhr, beide mit heftigem, oft blutigem DURCHFALL. Die Amöbenruhr tritt vor allem in tropischen Ländern auf. Verursacher ist ein Parasit, der bei unzureichenden hygienischen Verhältnissen den Menschen über das Essen oder das Trinkwasser befällt. Meist treten die ersten Symptome bereits wenige Tage nach der Infektion auf, in seltenen Fällen kann es aber auch Jahre dauern, bis sich die Folgen der Infektion bemerkbar machen. Amöbenruhr behandelt man mit Antibiotika oder anderen chemotherapeutischen Medikamenten.

Die Bakterienruhr wird ebenfalls durch verseuchtes Essen oder Wasser übertragen. Sie tritt bei unhygienischen Bedingungen und dort auf, wo viele Menschen auf engem Raum zusammengepfercht sind. Etwa 1 Woche nach einer Infektion kommt es zu Durchfall, Erbrechen und Magenkrämpfen. Eine Bakterienruhr bekämpft man mit Antibiotika; wichtig ist aber auch, daß die Patienten ausreichend mit Flüssigkeit und Mineralstoffen versorgt werden, um den Körper vor dem Austrocknen zu bewahren.

Einen Impfschutz vor Ruhr gibt es nicht, aber man kann jeder Form einer Infektion vorbeugen, indem man selbst allgemeine Hygienemaßnahmen ergreift und bei Nahrungsmitteln und Getränken Vorsicht walten läßt. So sollte man auf jeden Fall Leitungswasser und Eiswürfel sowie offene einheimische Getränke meiden. Rohes Obst darf man nur essen, wenn man es zuvor schälen kann, auf Salat sollte man verzichten und Gemüse nur gut durchgegart zu sich nehmen.

Typhus Bei Reisen in Regionen, wo man mit schlechten sanitären Verhältnissen rechnen muß – so beispielsweise in Asien, im Nahen Osten, in Afrika oder in Zentral- und Südamerika –, sollte man sich vorher gegen Typhus impfen lassen. Allerdings schützt auch eine Impfung nicht 100%ig vor einer Infektion, wenn man eine große Anzahl der Typhuserreger – *Salmonella typhy* – mit dem Essen oder dem Wasser aufnimmt. Daher sollte man in jedem Fall bei Speisen und Getränken vorsichtig sein und kein Risiko eingehen. Meiden sollte man Meeresfrüchte, aufgewärmte Speisen, rohes Obst und

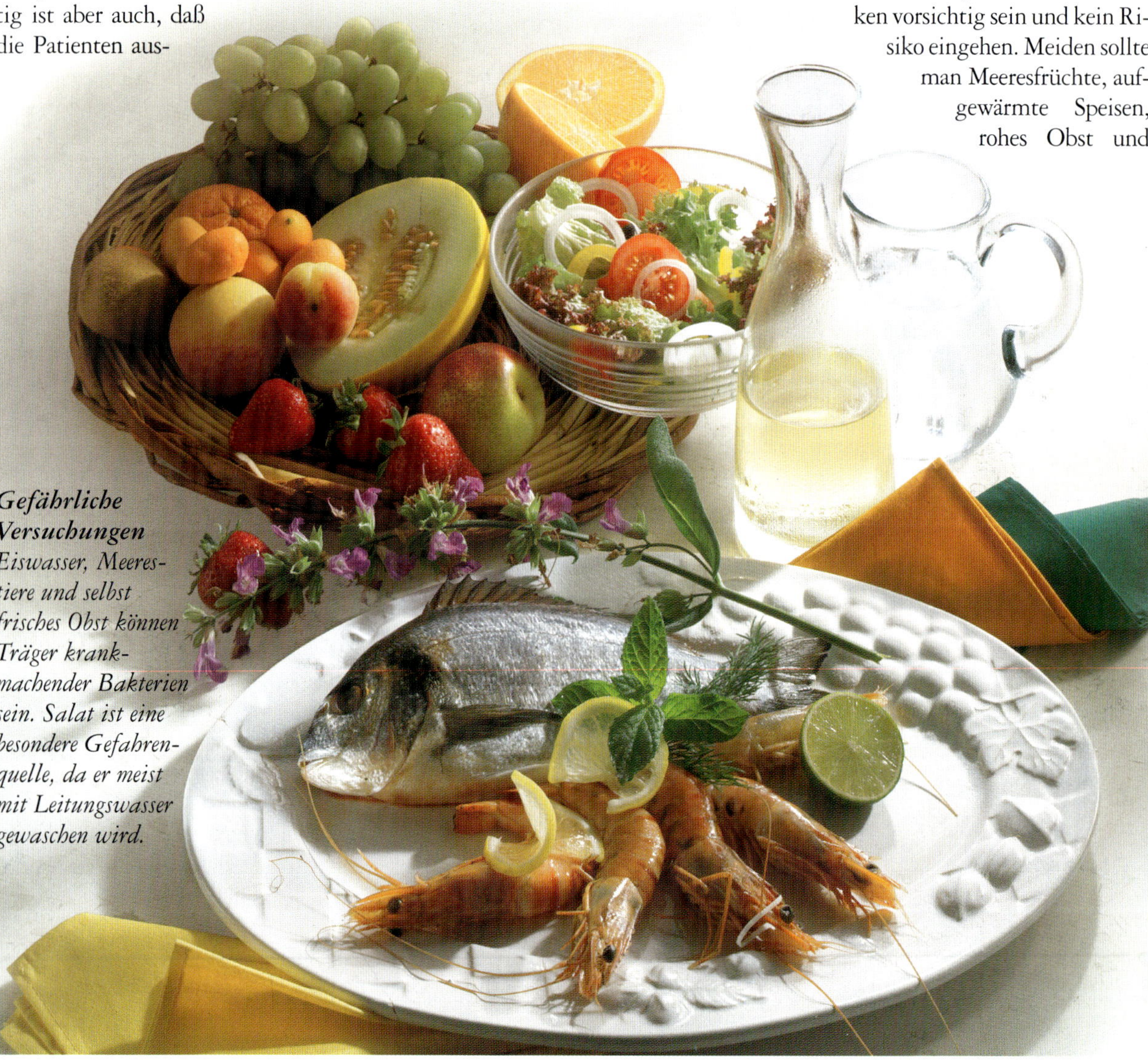

Gefährliche Versuchungen
Eiswasser, Meerestiere und selbst frisches Obst können Träger krankmachender Bakterien sein. Salat ist eine besondere Gefahrenquelle, da er meist mit Leitungswasser gewaschen wird.

Gemüse, Salate, Leitungswasser und Eiswürfel. Bei einer Typhuserkrankung braucht man umgehend ärztliche Hilfe. Die ersten Symptome erinnern an eine Grippe, man fühlt sich schwach, und ein roter Ausschlag breitet sich auf Brust und Bauch aus. In schlimmen Fällen gesellen sich noch eine Entzündung von Milz und Knochen, geistige Verwirrtheit und Darmblutungen hinzu. Typhus wird meist mit Antibiotika behandelt.

Vorsicht, Sonne!

Intensives Sonnenbaden läßt die Haut schneller altern, erhöht das Risiko, an Hautkrebs zu erkranken, und führt häufig zu Sonnenbrand. Vor allem die steigende Zahl der Hautkrebserkrankungen veranlaßt Ärzte immer wieder, vor allzuviel Sonne zu warnen. Sie empfehlen, sehr vorsichtig zu sein und am ersten Tag auf keinen Fall länger als 30 Minuten in der Sonne zu liegen und in der Folgezeit die Dauer nur langsam zu steigern. Sehr hellhäutige und empfindliche Menschen wie Rothaarige oder Blonde mit blauen Augen sollten sich sogar mit nur 10–20 Minuten begnügen. Ein Sonnenschutzmittel ist in jedem Fall unverzichtbar und sollte regelmäßig, vor allem nach dem Schwimmen, neu aufgetragen werden. Wirksam schützen diese Mittel erst ab Lichtschutzfaktor 8, so daß die meisten Ärzte dazu raten, in sonnenintensiven Regionen – etwa am Meer oder im Gebirge – ein Präparat mit Faktor 15 zu verwenden. Während der heißesten Tageszeit, also zwischen 11 und 15 Uhr, sollte man auf das Sonnenbad verzichten. In jedem Fall sollte man sich nach dem Sonnenbad mit einer feuchtigkeitsspendenden After-sun-Lotion einreiben.

Rothaarige und hellhäutige Menschen bekommen sehr schnell einen Sonnenbrand und müssen daher besonders vorsichtig sein. Auch Säuglinge und Kinder sind gefährdet. Säuglinge sollte man auf keinen Fall der direkten Sonneneinstrahlung aussetzen, und Kinder brauchen nicht nur ein hochwirksames Sonnenschutzmittel, sondern sollten immer, auch beim Baden, ein T-Shirt und einen breitrandigen Sonnenhut tragen.

Ein weitverbreiteter Irrtum ist, daß regelmäßige Bestrahlungen im Sonnenstudio die Haut an eine intensive Sonnenbestrahlung gewöhnen können und so vor Sonnenbrand schützen. Andere wiederum suchen die Sonnenstudios auf, um das ganze Jahr über gebräunt auszusehen. Hautärzte stehen den Sonnenbänken und -duschen kritisch bis ablehnend gegenüber. Wer dennoch nicht darauf verzichten will, sollte sich höchstens zweimal im Jahr je 10 Bestrahlungen aussetzen.

Einen gewissen Schutz gegen Sonnenbrand kann Betacarotin bieten, das man verstärkt über die Nahrung aufnehmen sollte. Betacarotin wirkt oxidationshemmend und neutralisiert damit die durch das UV-Licht gebildeten schädlichen FREIEN RADIKALE.

Jet-lag

Langstreckenflüge von Ost nach West oder von West nach Ost, bei denen man die Zeitzonen durchquert, bringen den natürlichen 24-Stunden-Rhythmus des Körpers durcheinander. Man fühlt sich zur falschen Tageszeit müde und hungrig. Weitere Auswirkungen sind Erschöpfung, Reizbarkeit und Konzentrationsschwäche. Fliegt man von Osten nach Westen, ist es meist leichter, den Jet-lag zu überwinden. In diesem Fall wird der Tag länger, und anscheinend kann sich der Körper daran leichter anpassen.

Am besten ist es, den Flug so zu buchen, daß man tagsüber unterwegs ist und abends ankommt. Um die Auswirkungen des Jet-lags soweit wie möglich einzuschränken, sollte man während des Fluges viel Flüssigkeit, jedoch keinen Alkohol, zu sich nehmen. Damit beugt man einer Austrocknung vor, die bei der Druckluft in den Kabinen meist unumgänglich ist und häufig die dem Jet-lag zugeschriebenen Symptome auslöst.

Während des Fluges sollte man leichte, gutverdauliche Speisen zu sich nehmen und soviel wie möglich schlafen. Am Zielort paßt man seinen Essens- und Schlafrhythmus am besten sofort der lokalen Zeit an. Dadurch wird die Produktion des Hormons Melatonin angeregt, und die innere Uhr stellt sich auf die neue Zeit um.

REISEKRANKHEIT

Manche Menschen leiden auf Auto-, Schiffs- oder Flugreisen unter Übelkeit und Kopfschmerzen. Die sogenannte Reisekrankheit wird ausgelöst durch die Diskrepanz zwischen dem, was das Auge sieht, und dem, was das feine Gleichgewichtsorgan im Innenohr an Bewegung wahrnimmt. Die Augen passen sich der Bewegung an, das Innenohr aber nicht. Dadurch erhält das Gehirn zwei entgegengesetzte Botschaften; die Folge ist, daß der Körper mit Übelkeit reagiert.

Wer zu Reisekrankheit neigt, sollte vor und während der Reise keine großen Mahlzeiten essen und auf Alkohol verzichten. Besser ist es, regelmäßig eine Kleinigkeit und viel Flüssigkeit zu sich zu nehmen.

Inzwischen gibt es eine ganze Reihe rezeptfreier wirksamer Mittel gegen Reisekrankheit, die man fast alle schon vor Reisebeginn einnehmen muß. Man kann aber auch vor und während der Reise auf einer frischen, geschälten Ingwerwurzel kauen. Bei klinischen Versuchen hat sich Ingwer als wirksamer erwiesen als viele Medikamente, und er macht auch nicht schläfrig.

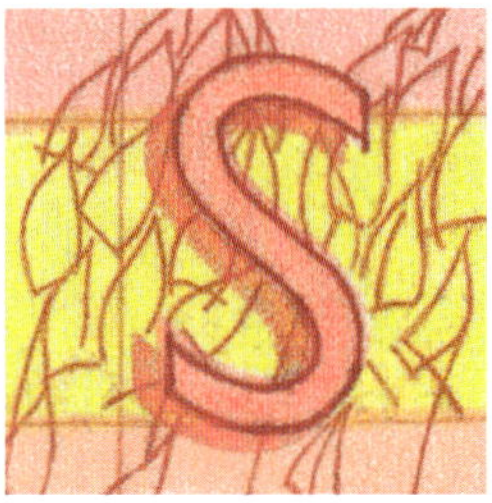

SALATSAUCEN

VORTEILE

- *Verwendete Pflanzenöle enthalten viele ungesättigte Fettsäuren*

NACHTEILE

- *Sind meist sehr energiereich*

Eine klassische Vinaigrette gibt selbst einfachen Salaten eine pikante Note, auch wenn sie einen hohen Fett- und Energiegehalt hat. Vorteilhaft allerdings ist, daß die verwendeten Pflanzenöle überwiegend einfach oder mehrfach ungesättigte Fettsäuren enthalten. Sie sind gesünder als die gesättigten Fettsäuren, die, im Übermaß genossen, das Risiko für HERZERKRANKUNGEN steigern können. Wer gesund bleiben und seinen Körper funktionstüchtig erhalten will, braucht nur wenig Fett. Sein Anteil an der Energieaufnahme sollte 35 % nicht übersteigen und kann ohne weiteres auf rund 25 % gesenkt werden. Um den Anteil an gesättigten und ungesättigten Fettsäuren in Maßen zu halten, dürfen Öle in Salatsaucen nur sparsam verwendet werden.

Die im Handel erhältlichen bereits fertig zubereiteten Marinaden und Dressings sind meist mit einer Reihe von LEBENSMITTELZUSATZSTOFFEN sowie mit Ei- und Sojaprodukten versetzt, die bei manchen Menschen zu allergischen Reaktionen führen können. Wer empfindlich auf Zusatzstoffe in Nahrungsmitteln reagiert, sollte sich anhand der Etikette genau über den Inhalt der Salatsaucen informieren. Für energiebewußte Verbraucher werden im Handel mittlerweile auch kalorienarme Salatsaucen angeboten, die geschmacklich allerdings nicht immer jedermanns Sache sind.

Die meisten Salatöle liefern viel Vitamin E. Oliven- und Rapsöl sind reich an einfach ungesättigten Fettsäuren, während Soja-, Maiskeim-, Sonnenblumen-, Walnuß- und Distelöl überwiegend mehrfach ungesättigte Fettsäuren enthalten.

Für eine klassische Vinaigrette wird am besten kaltgepreßtes Olivenöl oder ein anderes kaltgepreßtes Öl verwendet. Dressings, die mit Blauschimmelkäse wie Roquefort zubereitet sind, enthalten große Mengen an gesättigten Fettsäuren und sind sehr energiereich.

GESUNDE SALATSAUCEN SELBST GEMACHT

Zu einem knackigen grünen Salat paßt ein leckeres Dressing, das aus folgenden Zutaten zubereitet wird: 150 ml Crème fraîche, 1 EL Weißweinessig, 1 EL Zitronensaft, 3/4 TL Dijonsenf und 1 Prise frisch gemahlener schwarzer Pfeffer.

Für eine Vinaigrette wird zunächst eine Knoblauchzehe abgezogen, zerdrückt und mit 3 EL kaltgepreßtem Olivenöl und 1 EL italienischem Balsamessig vermischt. Etwas Dijonsenf, frisch gemahlener Pfeffer und einige Gewürze aus der Provence runden die Marinade ab.

Ein Salat aus Thunfisch und weißen Bohnen wird am besten mit dem Saft einer halben Zitrone und 3 EL kaltgepreßtem Olivenöl gemischt und nach Geschmack gewürzt.

SALZ

VORTEILE

- *Wirkt regulierend auf den Flüssigkeitshaushalt des Körpers*
- *Verbessert den Geschmack vieler Nahrungsmittel*
- *Ist ein gutes Konservierungsmittel*

NACHTEILE

- *Übermäßiger Salzkonsum fördert Bluthochdruck*
- *Erhöhter Salzverbrauch kann Osteoporose fördern*

Durch die moderne Ernährungsweise nehmen die meisten Menschen vor allem auf versteckten Wegen mehr Salz zu sich, als sie eigentlich benötigen. Im Durchschnitt konsumiert ein Erwachsener dreimal mehr Salz, nämlich 12–15 g, als die Weltgesundheitsorganisation (WHO) und Ernährungswissenschaftler empfehlen. Ein übermäßiger Salzkonsum steht aber im Verdacht, BLUTHOCHDRUCK Vorschub zu leisten, der wiederum für Schlaganfälle, HERZERKRANKUNGEN und Nierenversagen verantwortlich sein kann.

Jede Körperzelle benötigt Natrium, um richtig zu funktionieren. Dieses nimmt man in Form von Natriumchlorid auf, also als Kochsalz, das den Speisen zugesetzt wird. Es trägt dazu bei, den Flüssigkeitshaushalt des Körpers und den Blutdruck im Gleichgewicht zu halten. Auch für die Funktion der Nerven und der Muskeln – einschließlich des Herzmuskels – sowie zur Verwertung bestimmter Nährstoffe im Dünndarm braucht der Körper Natrium.

Der Natriumbedarf ist je nach Alter unterschiedlich und hängt davon ab, wieviel man bei körperlicher Anstrengung oder in heißem, feuchtem Klima durch Schwitzen verloren hat. Wie stark ein Mensch schwitzt, ist individuell sehr unterschiedlich. Wenn man beim Sport oder in großer Hitze viel Salz verloren hat, sollte man den Verlust umgehend ausgleichen, beispielsweise mit einem isotonischen Getränk oder mit einer Bouillon.

Wieviel Salz ist gesund?

Ein Viertel des täglichen Konsums von Natrium gewinnt der Körper aus dem Salz, das beim Kochen oder bei Tisch den Speisen zugefügt wird. Ein weiteres Viertel ist in unbehandelten Lebensmitteln enthalten – in geringen Mengen in Obst, Gemüse, Fleisch, Fisch, Getreide und Hülsenfrüchten. Doch gut die Hälfte des Natriums in der Ernährung nimmt man in der westlichen Welt über industriell verarbeitete Lebensmittel auf. Sie enthalten häufig viel Salz oder andere Natriumzusammensetzungen wie das Konservierungsmittel Natriumnitrat, den Geschmacksverstärker Mononatriumglutamat oder das Backtriebmittel Natriumbicarbonat.

Ein erwachsener Mensch benötigt täglich mindestens 1,6 g Natrium, so viel wie etwa in 4 g Salz enthalten ist. Ein gestrichener Teelöffel Salz wiegt 5 g, ein gehäufter etwa 8 g. Salz besteht zu 40 % aus Natrium und zu 60 % aus Chlorid. In 1 g Salz sind also 0,4 g Natrium enthalten.

Den Salzkonsum einschränken

Viele Lebensmittel wie Brot, Frühstücksflocken und Kekse sind fester Bestandteil des Speiseplans, doch ist in ihnen oft übermäßig viel Salz versteckt. Am besten läßt sich der Salzkonsum beim Kochen oder bei Tisch einschränken. Das Nachsalzen bei Tisch ist eine ungesunde Gewohnheit, die man leicht aufgeben kann. Aber auch beim Kochen sollte man sparsam mit Salz umgehen. Vielen Gemüsearten beispielsweise muß man kein Salz zusetzen, denn oft überdeckt es nur den natürlichen Eigengeschmack des Gerichts. Die meisten Speisen und Salatsaucen lassen sich hervorragend mit frischen oder getrockneten Kräutern würzen.

Stark salzhaltige Lebensmittel sollte man weitgehend meiden. Zu ihnen gehören vor allem Brühwürfel (die durchschnittlich 60 % Salz enthalten) und Saucenmischungen (15 %), geräucherter Lachs (5 %), Speck (4 %), Schinken (4 %), Kartoffelchips (1 %) Oliven (2 %) und Sauerkraut (2 %).

Natrium in Lebensmitteln

Ein gestrichener Teelöffel Salz entspricht 2 g oder 2000 mg Natrium. Manche Speisen haben einen erstaunlich hohen Salzgehalt. So enthält z. B. eine Schale Cornflakes genausoviel Natrium wie eine Tüte Kartoffelchips.

Magerer, gegrillter Speck:
2240 mg auf 100 g;
800 mg pro durchschnittliche Scheibe

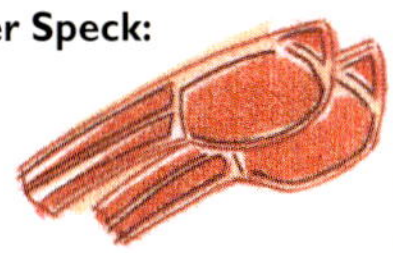

Alle Arten von Brot:
550 mg auf 100 g;
200 mg pro große Scheibe

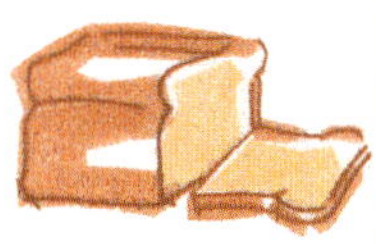

Blauschimmelkäse:
1095 mg auf 100 g;
430 mg pro Portion

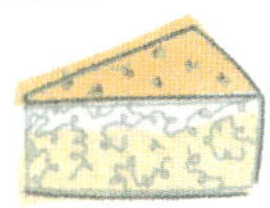

Cornflakes:
1110 mg auf 100 g;
360 mg pro Schale

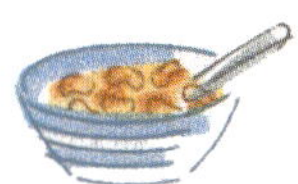

Verschiedene Chips:
1070 mg auf 100 g;
270 mg pro Tüte

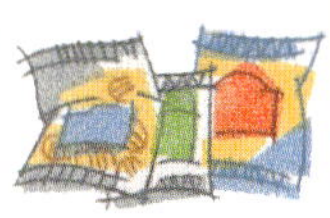

Geröstete und gesalzene Erdnüsse:
400 mg auf 100 g;
100 mg pro kleine Tüte

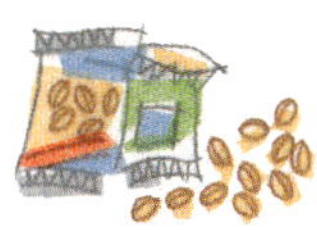

Tomatensuppe aus der Dose:
450 mg auf 100 g;
1125 mg pro Teller

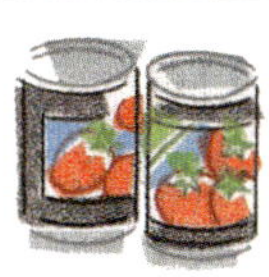

Im Gegensatz zu Erwachsenen können Säuglinge und Kleinkinder Natrium kaum ausscheiden. Sie reagieren wesentlich empfindlicher auf ein Übermaß dieses Mineralstoffs, und das kann zur Folge haben, daß das Salz Wasser im Körper bindet und die Kinder austrocknen. Deshalb sollte Säuglings- und Kleinkindnahrung überhaupt nicht gesalzen werden. Die für Säuglinge und Kleinkinder angebotene Fertignahrung unterliegt strengen Gesundheitsvorschriften und enthält weder Kochsalz noch irgendwelche Natriumzusammensetzungen.

Erwachsene dagegen müssen in geringen Mengen Salz zu sich nehmen. Im Übermaß verzehrt, steigt die Salzkonzentration im Körper jedoch zu stark an, und es kommt zu einer Überlastung der Nieren. Ein hoher Salzkonsum führt außerdem zu einer verstärkten Ausscheidung an Calcium und erhöht vor allem für Frauen das Risiko, an OSTEOPOROSE zu erkranken.

Alternativen zum Salz

Die asiatische Küche kennt eine Reihe von Würzmitteln wie Miso, Tamari oder Sojasauce, die zwar konzentrierte Natriumlieferanten sind, aber meist nur sehr sparsam verwendet werden. Wesentlich gesündere Alternativen sind Zitronensaft, Knoblauch, Kräuter, Pfeffer und andere Gewürze.

Inzwischen wird im Handel auch natriumarmes Salz angeboten, das nur zu einem kleinen Teil aus Natrium und größtenteils aus Kalium besteht. Wer an ZUCKERKRANKHEIT leidet oder nierenkrank ist, sollte diese salzarmen Ersatzprodukte nicht verwenden, da bei diesen gesundheitlichen Störungen das Kalium schwerer ausgeschieden wird und oft im Körper gespeichert bleibt. Nierenerkrankungen erfordern ebenso wie Zuckerkrankheit eine besondere Diät.

GIFTE FÜR MENSCH UND UMWELT

Der moderne Mensch nimmt mit seiner Nahrung und durch die Umwelt zahlreiche Schadstoffe auf. Viele Leute fürchten deshalb um die eigene Gesundheit und die der nachfolgenden Generation.

Viele Menschen fürchten die negativen Auswirkungen der Schadstoffe in Nahrung und Umwelt. Unter Wissenschaftlern und Politikern besteht keine Einigkeit darüber, wie hoch die Grenzwerte der Belastung sein sollten, und auch solide Informationen über mögliche Risiken sind nur selten zu erhalten. Da Kinder auf Schadstoffe empfindlicher reagieren als Erwachsene, könnten einige der weitverbreiteten Krankheiten wie ASTHMA und ALLERGIEN zumindest teilweise durch Umweltgifte mitverursacht sein.

Pestizide

In der Landwirtschaft werden Chemikalien zum Schutz der Ernte gegen Insekten, Wildkräuter, Pilze, Nagetiere und andere Schädlinge eingesetzt. Die Zulassung und Anwendung dieser sogenannten Agrochemikalien ist in den Industrienationen gesetzlich geregelt, sie sind aber trotz der strengen Vorschriften stark umstritten. Da einigen Pestiziden im Tierversuch möglicherweise krebserregende oder erbschädigende Eigenschaften nachgewiesen werden konnten, werden seit Anfang der 80er Jahre immer mehr dieser Mittel verboten.

Wieviel von einem bestimmten Schädlingsbekämpfungsmittel in einem Lebensmittel höchstens noch enthalten sein darf, ist genau festgelegt. Der obere Grenzwert beruht dabei auf einer Menge, die bei Versuchstieren noch keine Schädigung hervorgerufen hat. Dieser Wert wird noch einmal durch einen Sicherheitsfaktor 100 geteilt. Bei allen Pestiziden ist der Zeitpunkt, wann sie letztmalig vor der Ernte ausgebracht werden dürfen, genau festgelegt. Damit will man sicherstellen, daß der Pestizidgehalt der Nahrungsmittel zum Zeitpunkt des Verbrauchs den oberen Grenzwert nicht überschreitet. Der Zeitraum, in dem keine Pestizide angewandt werden dürfen, ist unterschiedlich, je nachdem, um welche Pflanzen und Mittel es sich handelt.

Biologische Alternative

Mehr und mehr setzt sich bei Politikern und Landwirten die Erkenntnis durch, daß man mit den Methoden der

Spritzkalender für eine Himbeerpflanze
Im Februar wird ein Unkrautvertilgungsmittel ausgebracht. Ab März bis Ende August werden die Pflanzen alle 14 Tage mit einem Fungizid gespritzt. Gegen die im April auftauchenden Blattläuse gibt es ein spezielles Bekämpfungsmittel. Anfang und Ende Mai folgt dann ein Insektizid gegen die Zuckermücken, ehe im Juli gegen den Himbeerkäfer gespritzt wird.

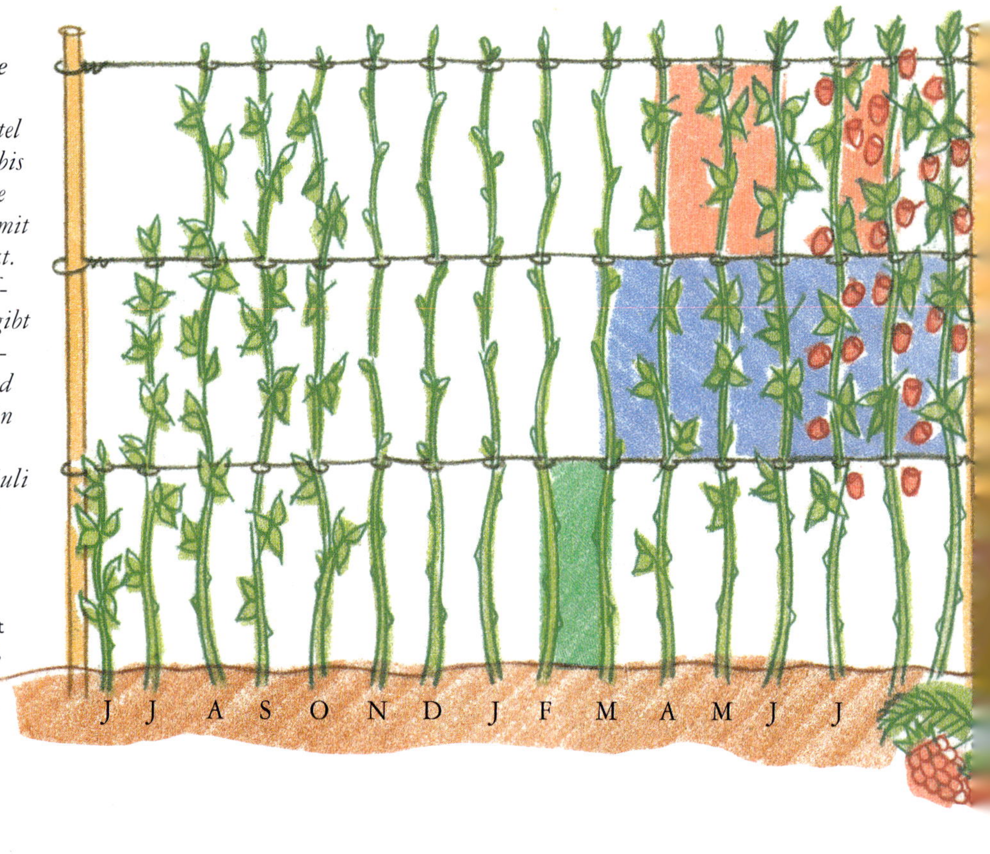

Monatsplan für die Pestizidanwendungen: Rosa bedeutet ein Insektenvertilgungsmittel, blau ein Pilzmittel, grün ein Unkrautvertilgungsmittel.

integrierten Schädlingsbekämpfung effektiver gegen Insekten und andere Schädlinge vorgehen kann. Dabei werden Pestizide weniger häufig und nur in kleinen Mengen angewandt. Außerdem kombiniert man sie mit anderen, umweltfreundlichen Maßnahmen wie Fruchtwechsel, gemischtem Anbau und der Verwendung von Pflanzen, die natürliche Pestizide enthalten. Andere alternative Methoden verzichten ganz auf die Anwendung von Pestiziden. Auf den Märkten und in speziellen Läden sind mittlerweile mehr und mehr BIONAHRUNGSMITTEL zu bekommen.

Die gesundheitlichen Gefahren durch Rauchen und Trinken sind allerdings wesentlich höher einzuschätzen als die Risiken, die von geringen Mengen von Pestizidrückständen ausgehen können.

Unter der Haut

Bestimmte Pestizide finden sich konzentriert auf der Schale und Oberfläche von Obst und Gemüse. Daher sollte beides vor dem Verzehr oder dem Kochen gründlich gewaschen werden.

Zitrusfrüchte wie Apfelsinen, Zitronen und Grapefruits werden oft mit einer Wachsschicht umgeben, damit die Früchte nicht austrocknen und das schöne Aussehen erhalten bleibt. Das Wachs enthält manchmal ein Mittel gegen Schimmelpilze, ein Fungizid. Soll die Schale verwendet werden, ist es deshalb empfehlenswert, unbehandelte Früchte zu kaufen.

Industrialisierte Landwirtschaft

Beobachter stellen fest, daß viele Menschen wesentlich besorgter auf die möglichen Gefahren durch Pestizide reagieren als auf die Verwendung von Antibiotika und Wachstumshormonen in der Viehzucht. Dabei hat der übertriebene Einsatz von Antibiotika in der Tiermedizin dazu geführt, daß einige Bakterienstämme gegen die Medikamente resistent geworden sind.

RADIOAKTIVER NIEDERSCHLAG

Nach dem Reaktorunglück von 1986 in Tschernobyl kam es auch in Mitteleuropa zu einem radioaktiven Niederschlag. Besonders betroffen waren einige Gegenden in Süddeutschland. Da die radioaktiven Teilchen mit der Zeit zerfallen, bessert sich die Situation seit dem Unglück ständig.

Solange es keine weiteren nuklearen Katastrophen gibt und die Atomversuche international eingeschränkt werden, dürfte sich das Problem des radioaktiven Niederschlags in Europa wieder verringern.

Wird Fleisch und Geflügel verzehrt, das solche resistenten Mikroorganismen enthält, dann können die betreffenden Personen bei einer eventuell auftretenden Infektion nicht mehr mit Antibiotika behandelt werden. Um derartige Risiken auszuschließen, verbietet der Gesetzgeber, den Tieren eine bestimmte Zeit vor dem Schlachten antibiotisch wirkende Medikamente zu verabreichen.

Seit 1988 ist in Europa der Gebrauch von steroiden Geschlechtshormonen, die das Wachstum der Tiere beschleunigen und sie schneller Fett ansetzen lassen, verboten. Doch leider gibt es immer noch einige skrupellose Viehmäster, die schnell zu Geld kommen wollen und deshalb weiterhin diese sogenannten Anabolika einsetzen. Besonders eindrücklich werden die Folgen einer industrialisierten Landwirtschaft durch die Erkrankung der Rinder mit dem BSE-Erreger deutlich. Dieser Erreger war zunächst nur bei Schafen bekannt gewesen. Um Rinderherden preisgünstig mit Kraftfutter zu versorgen, verfütterte man in Großbritannien zermahlene Schlachtabfälle von Schafen – darunter auch die Tierschädel mit den Erregern – an die Rinder, von denen daraufhin auch mehrere erkrankten. Ob über die Nahrungskette auch der Mensch davon betroffen werden kann, läßt sich nicht ausschließen. Man sollte deshalb Rindfleisch nur aus zuverlässigen Quellen, kaufen, bei denen die Produzenten für die Abstammung sowie die Mastbedingungen der Tiere garantieren; oder man greift, wo es geht, auf Fleisch zurück, das von Tieren aus heimischen Betrieben oder vom Biobauern stammt.

Schwermetalle

Quecksilber, Cadmium und Blei gehören zu den giftigen Substanzen, die in Nahrungsmitteln enthalten sein können. Sie werden vom Körper nur sehr langsam ausgeschieden und können sich daher im Gewebe in gefährlich hohen Konzentrationen anreichern. Quecksilber stammt vorzugsweise aus Kraftwerken, die mit fossilen Brennstoffen betrieben werden, und wird über die Luft verteilt. Doch auch Schaltiere und Fische aus Küstengewässern, die mit industriellen Abwässern verseucht sind, enthalten Schwermetalle, insbesondere Quecksilber. Die im Laden zu kaufenden Fische und Schaltiere werden regelmäßig auf ihren Schwermetallgehalt untersucht und können in der Regel bedenkenlos verzehrt werden.

Das Fleisch großer Raubfische, wie beispielsweise Hai, Schwertfisch und Riesenthunfisch, weist im allgemeinen die höchsten Quecksilberkonzentrationen auf. Man sollte diese Fische daher nur selten verzehren, und schwangere Frauen sollten am besten ganz darauf verzichten, da bereits Spuren des Metalls den Fetus schädigen können. Thunfischkonserven von kleineren Tieren enthalten normalerweise kein Quecksilber. Leider können auch große Süßwasserfische einen viel zu hohen Gehalt an Quecksilber aufweisen.

SAUBERKEIT

Im Umgang mit Lebensmitteln ist Sauberkeit eine wesentliche Voraussetzung für Gesundheit. Die Grundregeln der Hygiene beim Einkaufen, Aufbewahren, Vorbereiten und Zubereiten von Lebensmitteln sollten nicht nur bekannt sein, sondern auch befolgt werden, damit schwerwiegende Folgen, die bis zu einer akuten LEBENSMITTELVERGIFTUNG reichen können, verhindert werden.

Lebensmittel aufbewahren

Eingekaufte Lebensmittel werden zu Hause so bald wie möglich ausgepackt. Dabei werden rohe und bereits gegarte Lebensmittel getrennt voneinander im Kühlschrank aufbewahrt und dazu gut verpackt oder zugedeckt, damit sie nicht miteinander in Berührung kommen. Packungen und Dosen sollten an einem sauberen, trockenen Ort verwahrt werden. Neue Konserven kommen nach hinten, so daß die älteren vorn stehen und eher verbraucht werden. Konserven mit Früchten, die einen hohen Säuregehalt aufweisen, wie Tomaten oder Ananas, können etwa 12–18 Monate gelagert werden, Konserven mit einem geringen Säuregehalt 2–5 Jahre. Meist ist ein Verfallsdatum auf den Verpackungen aufgedruckt, das man beachten sollte.

LEBENSMITTEL RICHTIG EINKAUFEN

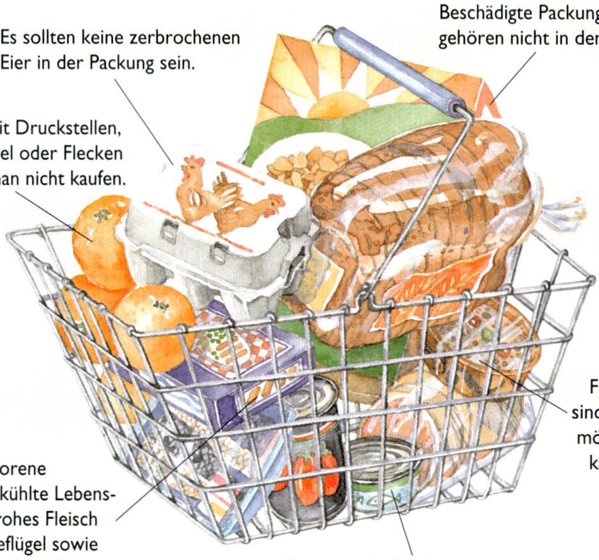
Es sollten keine zerbrochenen Eier in der Packung sein.
Beschädigte Packungen gehören nicht in den Korb.
Obst mit Druckstellen, Schimmel oder Flecken sollte man nicht kaufen.
Gekühlte Fertiggerichte sind so bald wie möglich wieder kalt zu lagern.
Tiefgefrorene oder gekühlte Lebensmittel, rohes Fleisch oder Geflügel sowie Fisch dürfen nicht im warmen Kofferraum des Autos bleiben.
Rostige oder beschädigte Konservendosen sollte man nicht kaufen.

Beim Einkauf sollte man stets auf das Verfallsdatum der Lebensmittel achten. Wer darüber hinaus noch einige einfache Regeln beherzigt, kann die Gefahr einer späteren Lebensmittelvergiftung ebenfalls eindämmen. Bei Bionahrungsmitteln sind allerdings manchmal Abstriche zu machen.

Alle Speisen, die, wie etwa bestimmte Meeresfrüchte, roh gegessen werden, darf man nur bei vertrauenswürdigen Händlern kaufen. Schon die hygienischen Verhältnisse im Laden geben Auskunft darüber, ob man einem Händler vertrauen kann oder nicht. Vorsicht ist z. B. geboten, wenn Kühltheken und Gefriertruhen überquellen und roher und gegarter Fisch nebeneinander gelagert werden.

Gekühlte und tiefgefrorene Waren legt man immer zuletzt in den Einkaufswagen, damit sie nicht schon während des Einkaufs tauen, und packt sie möglichst zusammen ein, damit sie sich gegenseitig kühlen.

Wer in der Mittagspause einkaufen geht, sollte gekühlte oder tiefgefrorene Waren lieber nur dann mitnehmen, wenn er sie am Arbeitsplatz in einen Kühlschrank legen kann.

Reinlichkeit in der Küche

Bakterien brauchen, um sich zu vermehren, Nahrung, Wärme, Feuchtigkeit und Zeit, und manches davon finden sie in der Küche vor. Daher sollte die Küche stets sauber und trocken gehalten werden. Wurde rohes Fleisch oder Geflügel vorbereitet, muß man die Arbeitsplatte sowie das Schneidbrett und -messer anschließend sorgfältig reinigen. Geschirrtücher sollte man täglich wechseln und Spültücher in verdünntem Reinigungsmittel auswaschen und an der Luft trocknen lassen. Auch der Mülleimer muß häufig geleert und mit heißem Wasser gereinigt werden. Haustiere haben weder an den Lebensmitteln noch an den Arbeitsflächen etwas zu suchen.

Nicht sofort verwendete Nahrungsmittel müssen verpackt und Verschüttetes sollte umgehend beseitigt werden, um Insekten, z. B. Fliegen, die Krankheiten übertragen könnten, gar nicht erst anzulocken.

Nahrungsmittel zubereiten

Bevor man Lebensmittel anfaßt, sollte man sich unbedingt die Hände waschen. Muß man bei der Essenszubereitung husten, niesen oder sich die Nase putzen, sollte man stets ein frisches Taschentuch verwenden und vor dem

VOM KÜHLEN UND GEFRIEREN

- Der kälteste Teil des Kühlschranks sollte immer 0–5 °C aufweisen. Manchmal kann ein Kühlschrankthermometer hilfreich sein. Die Temperatur in Gefrierschränken und -truhen sollte unter –18 °C liegen. Die meisten Truhen verfügen über ein Thermometer, das man von außen kontrollieren kann.
- Der Kühlschrank muß regelmäßig gereinigt werden. Dazu wird er geleert, und alle Oberflächen, auch die Roste, werden mit heißem Seifenwasser abgewaschen.
- Manche Kühl- und Gefriergeräte müssen regelmäßig abgetaut werden, damit sie optimal arbeiten. Diese Gelegenheit kann man nutzen, um auch das Gefrierfach auszuwaschen. Bevor die Lebensmittel wieder eingeräumt werden, sollte die Temperatur im Gefriergerät auf –18 °C abgesunken sein.
- Im Kühlschrank ist ausreichend Platz zu lassen, damit die kalte Luft gut zirkulieren kann. Ein Gefriergerät kühlt dagegen am effektivsten, wenn es dicht vollgepackt ist.
- Rohes Fleisch, rohes Geflügel und roher Fisch gehören in die unteren Fächer des Kühlschranks. Sie dürfen nicht mit gegarten Speisen oder roh zu verzehrenden Lebensmitteln in Berührung kommen.
- Wenn man Nahrungsmittel in Gefrierbeutel und Plastikdosen packt, wird verhindert, daß sie feucht werden und Schaden nehmen. Die Verpackungen sind deutlich zu beschriften und mit Verpackungsdatum zu versehen.
- Warme oder heiße Speisen sollten nicht in die Kühl- oder Gefriergeräte gestellt werden, da sie die Temperatur in den Geräten schnell ansteigen lassen.

Weiterarbeiten noch einmal die Hände waschen. Wer Schnittwunden oder Infektionen an den Händen hat, sollte Gummihandschuhe tragen.

Alle Tiefkühlwaren, vor allem Geflügel, müssen vollständig aufgetaut werden, vorzugsweise im Kühlschrank. Dabei darf die Auftauflüssigkeit von Fleisch oder Geflügel nicht auf andere Nahrungsmittel tropfen. Außerdem sollten Fleisch und Geflügel erst unmittelbar vor dem Zubereiten gewaschen werden, da sich in feuchtem Milieu Bakterien besonders rasch ausbreiten. Auch Gemüse muß man gründlich waschen, da im Boden oft Listeriabakterien leben, die durch die Erde auf das Gemüse übergehen können.

Am besten sollten für rohes Fleisch, rohes Geflügel und rohen Fisch jeweils verschiedene Schneidbretter verwendet werden, wobei Kunststoffbretter in der Regel hygienischer sind als Holzbretter. Benutzt man für rohe und gegarte Speisen dieselben Küchengeräte, sollte man sie zwischendurch abspülen.

Kochen

Die Bakterien der Gruppe *Salmonella* verursachen Infektionen wie Bauchtyphus oder eine Lebensmittelvergiftung. Dabei sind Kleinkinder und ältere oder bereits geschwächte Menschen besonders anfällig. Die Infektion kann vor allem von Hühnereiern und Hühnerfleisch übertragen werden. Daher muß Geflügel stets gut durchgegart werden, bis der beim Anstechen austretende Saft nicht mehr blutig ist. Empfindliche Personen sollten auf rohes Hühnereigelb, wie es z.B. für Nachspeisen verwendet wird, verzichten. Auch Schweinefleisch sollte man wegen der Gefahr von Würmern immer gut durchgaren. Reis kann das Bakterium *Bacillus cereus* enthalten und sollte deshalb gleich nach dem Kochen gegessen oder möglichst bald in den Kühlschrank gestellt werden.

SAUCEN

VORTEILE

▶ *Verbessern den Geschmack und das Aussehen vieler Speisen*

NACHTEILE

▶ *Können viel Salz, Zucker und Fett enthalten*

Der Nährwert mancher Saucen spielt kaum eine Rolle, da sie nur in geringen Mengen verzehrt werden. Leider sind aber gerade die Saucen, die viel und gern gegessen werden, auch recht gehaltvoll – vor allem Sahne- und Eiersaucen.

Oft enthalten Saucen, wie z.B. Ketchup, auch reichlich Zucker und Salz. Die im Handel angebotenen Instantsaucen weisen häufig eine breite Palette an LEBENSMITTELZUSATZSTOFFEN auf, von Verdickungsmitteln, Emulgatoren, Stabilisatoren bis hin zu Konservierungsmitteln und Farbstoffen. Wer zu Lebensmittelallergien neigt, sollte vor dem Verzehr den Packungsinhalt auf den Etiketten besonders sorgfältig ansehen.

Sahnesaucen

Sauce béarnaise und Sauce hollandaise sind klassische Saucen, die aus Eigelb und Butter, gewürzt mit Zitronensaft oder Essig, hergestellt werden. Sie liefern Vitamin A, enthalten aber auch sehr viel Energie und gesättigte Fettsäuren. Wer einen hohen Cholesterinspiegel hat, sollte diese und andere Sahnesaucen von seinem Speisezettel streichen.

Die üblicherweise aus Butter, Mehl und Milch bereitete Béchamelsauce dagegen enthält weniger Fett und Energie. Wird sie mit fettarmer Milch und wenig Butter angerührt, darf man sie gelegentlich durchaus genießen. Wird sie als Sauce Mornay allerdings mit Käse angereichert, ist sie sehr energiehaltig. Beide Saucen liefern die Vitamine B_2 und B_{12}, dazu Niacin und Calcium.

Eine richtige Bratensauce kann überaus fett sein. Man erhält eine gesündere Version, wenn man zunächst das Fett aus dem Bratensaft abschöpft. Fertig zu kaufende Bratensaucen sind zwar meist nicht so fettig, dafür aber sehr salzhaltig.

Nudelsaucen

Die im Handel erhältlichen Tomatensaucen liefern viel Kalium und Vitamin B_2. Sie sind meist fett- und energiearm, dafür aber häufig recht salzhaltig. Einfacher und billiger ist es, eine Tomatensauce aus frischen oder konservierten Tomaten mit Zwiebeln, Knoblauch und Olivenöl selbst herzustellen. Pestosauce wird aus frischem Basilikum, Parmesan, Pinienkernen und Olivenöl gemacht und ist sehr fetthaltig, wird aber nur in kleinen Mengen den Nudeln zugefügt. Sahne- und Käsesaucen wie bei Spaghetti carbonara oder Fettuccine Alfredo enthalten recht viel Fett und Energie.

Asiatische Küche

In der asiatischen Küche wird zum Würzen häufig Sojasauce verwendet, die aus fermentierten Sojabohnen hergestellt und ein außerordentlich konzentrierter Natriumlieferant ist. Da Sojasauce auch Weizen enthält, ist sie für Menschen mit einer GLUTENUNVERTRÄGLICHKEIT nicht geeignet. Das in der japanischen und chinesischen Küche häufig verwendete Mononatriumglutamat stand lange Zeit im Verdacht, bei empfindlichen Menschen Kopfschmerzen auszulösen. Nach neueren Untersuchungen jedoch scheinen andere Nahrungsmittel der fernöstlichen Küche dafür verantwortlich zu sein.

Ob Sojabohnen und Sojaprodukte wie Tofu oder Sojasauce vor Brustkrebs, koronaren HERZERKRANKUNGEN, OSTEOPOROSE und Beschwerden der Wechseljahre schützen können, ist zur Zeit noch Gegenstand wissenschaftlicher Untersuchungen.

Chinesische Gerichte werden häufig auch mit stark salzhaltigen Saucen aus schwarzen und gelben Bohnen verfeinert. Beide Arten stellt man aus gesalzenen oder fermentierten Sojabohnen her. Vorgefertigte Bohnensaucen sind unter Umständen mit Weizenmehl angedickt; daher muß man sie bei einer Glutenunverträglichkeit meiden.

Wer sich salzarm ernähren muß, sollte auf die stark natriumhaltigen fernöstlichen Saucen verzichten.

Scharfe und würzige Saucen

Würzige Saucen wie der scharfe Tabasco aus mexikanischem Chili, Essig und Salz oder die englische Worcestersauce können eine verstopfte Nase befreien. Da sie nur sehr sparsam Verwendung finden, spielt ihr Nährwert keine Rolle. Bei Verdauungsproblemen oder MAGENGESCHWÜREN sollte man sie allerdings meiden.

Saucen aus der Flasche

Ketchup enthält viel Salz und Zucker. Solange man ihn nicht in großen Mengen verzehrt, fällt der Zuckergehalt allerdings nicht ins Gewicht.

SAUERKRAUT

VORTEILE

- *Guter Vitamin-C-Lieferant*

NACHTEILE

- *Kann viel Salz enthalten*

Die Herstellung von Sauerkraut aus Weißkohl ist seit vielen Jahrhunderten bekannt. Sie war früher besonders für die Seefahrt eine der wichtigsten Konservierungsmethoden überhaupt. Da Sauerkraut reich an Vitamin C ist, konnte damit der gefürchtete Skorbut bei den Seeleuten verhindert werden.

Frisches Sauerkraut ist kaum länger als 3 oder 4 Tage haltbar, und sein hoher Gehalt an Vitamin C wird besonders rasch vermindert, wenn man es in Plastikbeuteln unter Lichteinfluß aufbewahrt. Bei den im Handel erhältlichen Konserven ist der Weißkohl mit Hilfe von Salz und durch eine natürliche Milchsäuregärung haltbar gemacht worden. Delikateßsauerkraut enthält je 100 g etwa 335 mg Natrium, 288 mg Kalium und 1,6 g Milchsäure.

SCHADSTOFFE UND PESTIZIDE

In Umwelt und Nahrung des Menschen können Giftstoffe vorhanden sein, die auf Dauer die Gesundheit beeinträchtigen können. Vor allem die in der Landwirtschaft verwendeten Chemikalien rufen zunehmend Mißtrauen und Besorgnis hervor. Siehe GIFTE FÜR MENSCH UND UMWELT, S. 294.

SCHILDDRÜSENERKRANKUNGEN

ESSEN SIE VIEL

- *Vitamin-B-reiche Nahrungsmittel wie Fisch, Vollkornprodukte, Hülsenfrüchte und Körner*

MEIDEN SIE

- *rohen Kohl, Steckrüben und Senf bei zu geringer Jodaufnahme*
- *Tabak, Alkohol und Koffein bei einer Schilddrüsenüberfunktion*

Die Schilddrüse befindet sich an der Vorderseite des Halses, direkt unter dem Kehlkopf. Sie bildet jodhaltige Hormone, mit denen der Zellstoffwechsel und das Wachstum angeregt sowie der Energiehaushalt des Körpers gesteuert werden. Die Schilddrüse braucht Jod, um normal funktionieren zu können, und dieses Jod muß mit der Nahrung aufgenommen werden. Jodmangel gehört zu den häufigsten ernährungsbedingten Erkrankungen der Weltbevölkerung. Als Folge dieses Mangels vergrößert sich die Schilddrüse zu einem Kropf, der Struma.

Auch in den westlichen Industriestaaten kann ein Jodmangel auftreten. Meist sind Gebiete betroffen, in denen die Böden und die Gewässer und damit auch die Nahrungsmittel jodarm sind. Die Jodversorgung läßt sich verbessern, indem man häufiger Lebensmittel wie Seefisch, Eier, Joghurt, Milch, und Hartkäse ißt. Da viele Staaten Mittel- und Westeuropas Jodmangelgebiete sind, wird allgemein empfohlen, mit Jod angereichertes Salz zu verwenden.

Einige Nahrungsmittel wie z.B. Kohl, Steckrüben und Senf können die Kropfbildung beschleunigen, wenn gleichzeitig nur wenig Jod aufgenommen wird.

Häufig ist ein Kropf allerdings auch die Folge einer fehlgeleiteten Immunreaktion des Körpers, bei der die Arbeit der Schilddrüse so beeinträchtigt ist, daß es zu einer Unterfunktion kommt.

Schilddrüsenunterfunktion

Bei einer Unterfunktion der Schilddrüse, der Hypothyreose, wird der Stoffwechsel des Körpers verlangsamt. Diese Krankheit entwickelt sich schleichend. Erste Anzeichen sind Müdigkeit, Vergeßlichkeit, Gewichtszunahme, Frieren, VERSTOPFUNG, trockene Haut und sprödes Haar. Meist ist für die Unterfunktion der Schilddrüse eine sogenannte Autoimmunerkrankung verantwortlich. Dabei werden Antikörper gegen die eigene Schilddrüse entwickelt und die Hormonproduktion gehemmt. Zwar leiden meist ältere Menschen an einer Schilddrüsenunterfunktion, aber sie kann auch Kinder treffen. Bei ihnen werden durch die Erkrankung das Körperwachstum, die normale Entwicklung des Gehirns und die sexuelle Reifung verzögert. Daher werden heute zur Sicherheit alle Neugeborenen routinemäßig auf eine mögliche Schilddrüsenunterfunktion untersucht.

Haben Frauen einen erhöhten Cholesterinspiegel, kommt häufig eine Schilddrüsenunterfunktion als Ursache in Betracht. Sie kann mit dem Schilddrüsenhormon Thyroxin behandelt werden.

Fallbeispiel

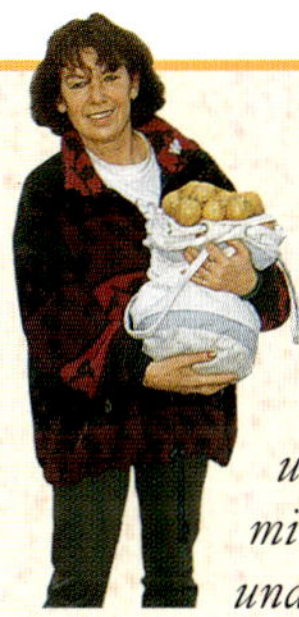

Claudia ging zum Arzt, weil sie seit mehreren Wochen Schmerzen in der linken Hand hatte. Der Arzt stellte fest, daß es sich um ein Karpaltunnelsyndrom handelte, bei dem ein Nerv im Handgelenk schmerzhaft eingeklemmt und das umgebende Gewebe angeschwollen war. Er stellte auch fest, daß Claudia trockene, rauhe Haut und sprödes Haar hatte und daß ihr Gesicht aufgequollen und blaß war. Diese Krankheitszeichen konnten möglicherweise auf eine Unterfunktion der Schilddrüse hindeuten. Auf seine Fragen bestätigte Claudia, daß sie ständig fror, zu Verstopfung neigte und kontinuierlich zunahm. Die Laboruntersuchungen ihres Blutes zeigten, daß ihre Schilddrüse zuwenig Hormone bildete. Zu seiner Verblüffung bekam der Arzt heraus, daß Claudia aufgrund mehrerer Fälle von Schilddrüsenstörungen in ihrer Familie große Angst hatte, selbst zu erkranken, und deshalb Nahrungsmittel mit hohem Jodgehalt wie Fische und Meeresfrüchte, Seetang und Brunnenkresse aß sowie Jodsalz verwendete. Damit hatte sie unwissentlich ihren Zustand noch verschlimmert. Denn obwohl ihre Schilddrüse die richtige Menge an Hormonen produzierte, verhinderte das überschüssige Jod, daß die Hormone in den Blutstrom abgegeben wurden. Der Arzt riet Claudia, den Jodgehalt ihrer Nahrung gering zu halten. Als sie nach einigen Monaten wieder in die Sprechstunde kam, hatten sich die meisten Krankheitszeichen gebessert: Sie war froh, wieder zu ihrer alten Form zurückgefunden zu haben, und auch ihre Hand tat nachts nicht mehr weh.

Schilddrüsenüberfunktion

Auch die Hyperthyreose, die Schilddrüsenüberfunktion, ist meist eine Autoimmunerkrankung. Die Antikörper regen die Schilddrüse dazu an, die beiden wichtigsten Schilddrüsenhormone, das Trijodthyronin und das Thyroxin, im Überfluß herzustellen. In der Folge werden viele Abläufe im Körper beschleunigt, z.B. die Herzfrequenz. Weitere Krankheitszeichen einer überaktiven Schilddrüse sind Gewichtsverlust, Erschöpfung, verstärktes Hungergefühl, Reizbarkeit, Schwitzen, Wärmeempfindlichkeit und hervorstehende Augen.

Menschen mit einer Schilddrüsenüberfunktion brauchen mehr Energie als Gesunde, da ihre Stoffwechselrate erhöht ist und Nährstoffe schneller umgesetzt werden. Darum ist es empfehlenswert, die medizinische Behandlung durch eine besonders nährstoffreiche Ernährung zu ergänzen.

Manchmal stellt bei einer Schilddrüsenüberfunktion die Gewichtsabnahme ein ernstes Problem dar. Um

KROPF

Eine vergrößerte Schilddrüse wird als Kropf bezeichnet. Die Schwellung am Hals ist meist weich, kann aber auch hart und knotig sein. In manchen Fällen kann ein Kropf sehr groß werden und den Halsumfang erheblich erweitern oder sogar die Luftröhre einengen.

Meist treten zusammen mit dem Kropf weitere Krankheitszeichen auf. Bei einer Überfunktion der Schilddrüse sind dies Schwitzen, Pulsrasen, etwas vortretende Augen und Gewichtsabnahme.

Wenn eine Unterfunktion der Schilddrüse die Ursache des Kropfes ist, können trockenes, sprödes Haar, Frieren, Gewichtszunahme und Müdigkeit hinzukommen. Beide Erkrankungen werden als Autoimmunerkrankungen bezeichnet.

Manchmal ist die Schilddrüse aber auch vergrößert, weil sich zuwenig Jod in der Nahrung befindet. In diesem Fall treten neben dem Kropf keine weiteren Krankheitszeichen auf. Oft läßt sich das Übel schon beheben, indem man verstärkt jodreiche Nahrungsmittel wie Fisch oder jodangereichertes Salz zu sich nimmt. Notfalls kann der Arzt Jodtabletten verordnen.

vor allem den Verlust an Muskelmasse gering zu halten, sollte die Kost reichlich Kohlenhydrate und insbesondere Eiweiß liefern. Damit der Körper die zusätzlichen Kohlenhydrate und Proteine auch verarbeiten kann, muß er gleichzeitig ausreichend mit Vitaminen des B-Komplexes versorgt werden, die hauptsächlich in Vollkornprodukten, Kartoffeln und Milcherzeugnissen enthalten sind.

Wer an einer Überfunktion der Schilddrüse leidet, sollte Nicotin, Alkohol, Koffein in Form von Tee, Kaffee und Colagetränken sowie Bitterschokolade meiden, denn all diese Stoffe erhöhen die Stoffwechselrate noch zusätzlich.

SCHIZOPHRENIE

ESSEN SIE VIEL

- *frisches Obst und Gemüse*
- *dunkelgrünes Blattgemüse, Dörrobst und Nüsse*

TRINKEN SIE WENIG

- *Tee, Kaffee und Colagetränke*

MEIDEN SIE

- *Alkohol*
- *allergene Speisen*

Schizophrenie ist der Oberbegriff für eine Reihe von Psychosen, die auch als gespaltene Persönlichkeit bezeichnet werden und bei denen die Gedanken und Gefühle der Betroffenen meist keinen klaren, logischen Zusammenhang haben. Die Krankheit kann erblich bedingt sein und beginnt oft schleichend. Häufig führt sie zu bleibenden Persönlichkeitsveränderungen, Wahnvorstellungen, Halluzinationen und verwirrtem Denken. Menschen mit diesem kräftezehrenden psychischen Leiden haben nicht selten Probleme mit dem Essen und Schlafen und können auch in tiefe DEPRESSIONEN verfallen.

Im allgemeinen treten die ersten Anzeichen einer Schizophrenie zwischen dem 15. und dem 30. Lebensjahr auf, doch setzt die Krankheit oft unbemerkt schon früher ein. Schizophrenie wird mit sogenannten Neuroleptika behandelt. Diese Medikamente können die typischen Symptome abschwächen und den Betroffenen einer Psychotherapie zugänglicher machen. Allerdings rufen sie auch Nebenwirkungen hervor, darunter die Störung muskulärer Bewegungsabläufe. Die meisten schizophrenen Menschen können nach einer Behandlung wieder in ihre gewohnten Lebensumstände zurückkehren. Eine angemessene Ernährung kann die medizinische Behandlung unterstützen und möglicherweise auch einige Symptome mildern, sofern man darauf achtet, daß die Nahrung keine bekannten oder möglichen Allergene enthält. Man muß allerdings bedenken, daß die Krankheitszeichen bei Schizophrenie in den seltensten Fällen durchgängig zu beobachten sind.

Wer an Schizophrenie erkrankt ist, leidet oft an einem niedrigen BLUTZUCKERSPIEGEL oder an UNTERZUCKERUNG. Dagegen helfen zunächst viel frisches Obst und Gemüse sowie kohlenhydratreiche Zwischenmahlzeiten. Je nach Art der medikamentösen Behandlung sind manchmal Vitamin- und Mineralstoffpräparate als Nahrungsergänzung notwendig.

Im fortgeschrittenen Stadium der Schizophrenie können zu den genannten Krankheitszeichen auch Denkschwierigkeiten oder eine HYPERAKTIVITÄT auftreten. Manchmal lassen sich diese Probleme auf Lebensmittelallergien zurückführen, denn es wurde beobachtet, daß sie sich bessern, wenn sich der Betroffene gluten- und milchfrei ernährt. Wird auf Milchprodukte verzichtet, kann es allerdings zu einem Calciummangel kommen, der durch andere calciumreiche Nahrungsmittel wie dunkelgrünes Blattgemüse, Dörrobst, Nüsse und Ölsardinen ausgeglichen werden muß.

Auf koffeinhaltige Getränke und Schokolade sollte man weitgehend verzichten, da sie die Calciumausscheidung verstärken. Weizen und andere glutenhaltige Speisen lassen sich durch Kartoffeln, Mais, Hirse und Reis ersetzen. Alkohol sollten die Betroffenen ganz meiden, da er gemeinsam mit den Medikamenten zu gefährlichen Reaktionen führen kann.

SCHLAF

Etwa ein Drittel seines Lebens verbringt der Mensch im Schlaf. Schlafen ist ebenso wie Träumen ein Grundbedürfnis, was sich durch die schädigende Wirkung von Schlafstörungen leicht erkennen läßt. Siehe IN MORPHEUS' ARMEN, S. 302.

SCHOKOLADE UND SÜSSIGKEITEN

Auch wenn Schokolade und Süßigkeiten vielen Menschen zu einem schnellen Energieschub verhelfen und sie manchmal zufriedener machen, sollte man sich dennoch nicht an die zuckerhaltigen Leckereien gewöhnen. Siehe SÜSSE VERFÜHRER, S. 308.

SCHUPPENFLECHTE

ESSEN SIE VIEL

- *Fisch, der Omega-3-Fettsäuren liefert*

ESSEN SIE WENIG

- *Innereien*

TRINKEN SIE WENIG

- *Alkohol*

Die Haut gilt als Spiegel der Seele, und Hautprobleme lassen sich nicht mit Salben oder Tinkturen lösen, wenn ihr nicht gleichzeitig über die Ernährung die Stoffe zugeführt werden, die sie zur Heilung und Erneuerung benötigt. Die Schuppenflechte, auch Psoriasis genannt, ist eine chronische Erkrankung, die oft alle Familienmitglieder befällt und vererbt werden kann. Die charakteristischen schuppigen, geröteten Stellen treten meist an den Ellbogen, Knien, Schienbeinen und an der Kopfhaut auf, aber auch an Finger- und Zehennägeln.

Der krankhafte Prozeß besteht darin, daß sich neue Hautzellen etwa zehnmal so schnell bilden wie bei gesunder Haut. Dadurch häufen sie sich in Form der charakteristischen roten Stellen an. Die Psoriasis tritt häufig in Schüben unterschiedlicher Stärke auf. Sie ist eine Langzeiterkrankung ohne anhaltenden Heilungserfolg. Allerdings kann die Ernährung zusammen mit Salben helfen, die Symptome unter Kontrolle zu halten.

Bei vielen Menschen, die unter Schuppenflechte leiden, verbessert sich der Ausschlag spürbar, wenn sie sich der Sonne aussetzen. Manchmal kann die Psoriasis mit einer Kombination aus einem die Lichtempfindlichkeit erhöhenden Medikament und einer Bestrahlung mit langwelligem UV-Licht behandelt werden. Da es offensichtlich auch einen Zusammenhang zwischen der Schuppenflechte und einem gestörten Vitamin-D-Stoffwechsel gibt, kann das Vitamin den Patienten in Salbenform verschrieben werden.

Die Krankheitszeichen können sich durch die jeweilige Ernährung verschlimmern oder bessern. Fische wie Makrelen oder Forellen lindern die Symptome etwas und sollten deshalb regelmäßig auf dem Speiseplan erscheinen. Sie enthalten die entzündungshemmend wirkenden Omega-3-Fettsäuren und liefern viel Vitamin D. Oft bessern sich die Krankheitszeichen auch, wenn man auf bestimmte Nahrungsmittel wie Milchprodukte, tierische Fette, Fleisch und Gewürze verzichtet. Ebenso sollte man Innereien meiden, da sie die essentielle Arachidonfettsäure enthalten, die der Körper in entzündungsfördernde Prostaglandine umwandelt. Der Verzicht auf Alkohol wirkt sich ebenfalls positiv aus, denn er erweitert die Blutgefäße und verstärkt damit die Durchblutung der Haut. Dadurch erwärmt und rötet sich die Haut zusätzlich, und der Juckreiz und die Schuppenbildung verstärken sich noch.

SCHWANGERSCHAFT

Im Gegensatz zu früher, als auch in unseren Breiten noch viele Kinder geboren wurden, ist heutzutage die Schwangerschaft für eine Frau ein Ausnahmezustand. Damit für Mutter und Kind diese entscheidenden Monate optimal verlaufen, ist eine gesunde Ernährung von höchster Bedeutung. Siehe NEUES LEBEN ENTSTEHT, S. 314.

SCHWARZE JOHANNISBEEREN

VORTEILE

- *Hervorragende Vitamin-C-Quelle*
- *Lindern Halsschmerzen*

Schwarze Johannisbeeren enthalten sehr viel Vitamin C – viermal soviel wie Orangen –, das die Immunabwehr stärkt. 2 EL (rund 30 g) liefern 60 mg des Vitamins und damit gut drei Viertel des empfohlenen Tagesbedarfs. Hinzu kommt, daß das Vitamin C in schwarzen Johannisbeeren besonders stabil ist. So verliert beispielsweise der Saft innerhalb eines Jahres nur 15 % seines Vitamingehalts.

Darüber hinaus enthält die Haut der schwarzen Johannisbeeren Anthocyanidine, die entzündungshemmend wirken. Daher kann der Saft dieser Früchte helfen, HALSENTZÜNDUNGEN zu lindern.

Sirup und sogar der Saft aus schwarzen Johannisbeeren müssen stark verdünnt werden, da sie Karies verursachen können.

In Morpheus' Armen

Schlafen und Träumen gehören zu den Grundbedürfnissen des Menschen. Die Ernährung kann eine wichtige Rolle dabei spielen, ob Körper und Geist bei einem gesunden Schlaf wieder auftanken können.

Warum das Schlafen für den Menschen nicht nur wohltuend, sondern auch notwendig ist, bleibt bis heute ein ungeklärtes Geheimnis. Klar ist aber, daß das Gehirn und die Stoffwechselvorgänge Erholungsphasen benötigen, um effektiv arbeiten zu können. Auch Träumen ist nötig, damit das Gehirn die Informationen ordnen kann, die es während der Wachphasen gesammelt hat. Der Schlaf wird von einigen im Körper natürlich vorkommenden chemischen Substanzen gefördert, und auch die Ernährung spielt für den gesunden Schlaf eine Rolle. Umgekehrt kann z. B. KOFFEIN das Gehirn wach halten.

Schlaflosigkeit

Wer unter ANGST, DEPRESSIONEN oder STRESS leidet, muß häufig auch die Schlaflosigkeit als Krankheitszeichen in Kauf nehmen. Meist klagen die Betroffenen über Ein- und Durchschlafstörungen und fühlen sich tagsüber reizbar und müde. Da jeder dritte Erwachsene irgendwann einmal unter Schlafstörungen leidet, gehören Schlafmittel auch zu den am meisten verwendeten Medikamenten. Allerdings bergen viele dieser Mittel die Gefahr, daß man von ihnen abhängig wird. Setzt man sie ab, kommt es durch den Entzug erneut zu ernsthaften Schlafschwierigkeiten. Sinnvoller ist es, den Ursachen der Schlaflosigkeit auf den Grund zu gehen und sie zu beheben. Denn erst, wenn man die Angstzustände überwunden hat, die Depressionen nachlassen oder der Streß abgebaut ist, wird man die Schlafprobleme in den Griff bekommen.

FETTLEIBIGKEIT kann gutem Schlaf ebenfalls abträglich sein, weil sie die Atmung erschwert, das Schnarchen fördert und möglicherweise zu einer gefährlichen Schlafapnoe führt. Dabei setzt die Atmung manchmal bis zu 90 Sekunden lang aus. Der Betroffene weiß oft gar nichts davon, fühlt sich je-

ESSEN SIE VIEL
- *stärkehaltige Nahrungsmittel wie Nudeln, Reis und Kartoffeln zum Abendessen*

TRINKEN SIE VIEL
- *heiße Milch mit Honig oder Kamillentee*

TRINKEN SIE WENIG
- *Kaffee, Tee und Colagetränke*

MEIDEN SIE
- *fette, scharf gewürzte oder schwere Speisen*

SCHLAFLOSIGKEIT: WAS TUN, WAS LASSEN?

- Sorgen und Probleme müssen vor der Schlafzimmertür bleiben. Jeder Gedanke an unbezahlte Rechnungen oder die Arbeit des nächsten Tages sollte weggeschoben werden.
- Die Stunden vor dem Zubettgehen sollten ganz der Entspannung dienen. Ein warmes Bad, sanfte Musik, eine Massage oder eine beruhigende Lektüre kann dabei sehr hilfreich sein.
- Sorgen sollten aufgeschrieben werden, damit man sich ein anderes Mal mit ihnen befaßt. Keinesfalls gehört die Liste neben das Bett.
- Die Kraft der Gedanken kann genutzt werden, um Entspannung herbeizuführen. An etwas Schönes, Friedvolles, z. B. ein Sonnenbad an einem einsamen Strand, zu denken wirkt deutlich beruhigend.
- Die Körpermuskulatur kann z. B. mit Muskelentspannungsübungen systematisch von der Stirn bis zu den Zehenspitzen entspannt werden.
- Kurz vor dem Schlafengehen sollte man nicht rauchen und keine anregenden Getränke wie Tee und Kaffee zu sich nehmen. Alkohol ist nur in Maßen gestattet.
- Etwa 3 Stunden vor dem Zubettgehen sollte man keine fetten oder schweren Mahlzeiten zu sich nehmen.
- Das Gehirn darf vor dem Schlafengehen nicht mit schwierigen Kreuzworträtseln oder heftigen Diskussionen aufgeputscht werden.
- Auch Bewegung kurz vor dem Zubettgehen kann wach halten.
- Auf kurze Nickerchen während des Tages sollte man verzichten.
- Es ist nicht ratsam, stundenlang wach zu liegen und sich Sorgen zu machen. Statt dessen sollte man aufstehen und etwa 20 Minuten lang etwas Sinnvolles, aber Entspannendes tun, bis man wieder müde wird. Manchmal ist auch ein kleiner Imbiß hilfreich.

SCHLAFENSZEITEN

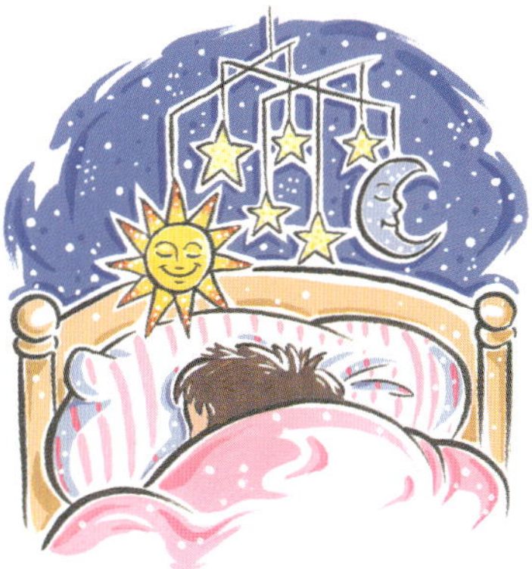

Ein gängiges Vorurteil ist, daß jeder Mensch mindestens 8 Stunden Schlaf pro Nacht braucht. Tatsächlich jedoch ist der Schlafbedarf der Menschen sehr unterschiedlich. Er wechselt ständig, sowohl von einem Tag auf den anderen als auch im Lauf des Lebens. Ältere Menschen schlafen meist weniger, finden schlechter in den Schlaf und wachen nachts öfter auf. Wer sich trotz 8 Stunden Schlaf zerschlagen fühlt, sollte versuchen, 10 Tage lang früher als üblich zu Bett zu gehen. Vielleicht genügt schon diese kleine Extraportion Schlaf, um sich erholt zu fühlen.

doch tagsüber schläfrig und leidet unter Gedächtnis- und Konzentrationsschwäche. Betroffen sind vor allem übergewichtige Männer im Alter zwischen 30 und 50 Jahren. Meist gibt sich das Schnarchen ebenso wie der vorübergehende Atemstillstand, wenn das Gewicht verringert wird. Auch auf Alkohol und Schlafmittel sollte man verzichten.

Eine weitere Erkrankung, die sich störend auf guten Schlaf auswirken kann, sind die UNRUHIGEN BEINE. Vor allem im Bett treten bei den Betroffenen plötzlich unwillkürliche Beinbewegungen auf. In der Naturheilkunde wird als Ursache dafür ein Eisenmangel verantwortlich gemacht, dem man mit Nahrungsmitteln wie Hülsenfrüchten, getrockneten Aprikosen, dunkelgrünem Blattgemüse und Nüssen sowie Mandeln entgegenwirken kann.

Bewährte Schlafrezepte

Wer hungrig oder mit einem überfüllten Magen zu Bett geht, kann nicht gut schlafen, denn nagender Hunger oder Sodbrennen und Blähungen sorgen für eine unruhige Nacht. Ebenso sollte man fette, üppige Speisen vor dem Schlafengehen meiden.

Milch und Honig Mit Honig gesüßte Milch, vor dem Zubettgehen getrunken, ist ein bewährtes Beruhigungsmittel und kann den Schlaf fördern, weil der Zucker den Gehirnzellen die Möglichkeit gibt, mehr Tryptophan, das im Milcheiweiß enthalten ist, aus dem Blutstrom zu ziehen. Das Tryptophan wird dann in den Neurotransmitter Serotonin umgewandelt, dem man eine beruhigende Wirkung auf das Gehirn nachsagt.

Stärkereiche Speisen Sie können ebenfalls das Gehirn beruhigen. Vermutlich liegt das an der Wirkung der Stärke auf den Blutzuckerspiegel, aber vielleicht regt die Stärke das Gehirn ebenfalls dazu an, vermehrt Serotonin auszuschütten.

Kräutertee Verschiedene Kräutertees fördern den Schlaf. Zu den wirksamsten gehören Kamillen-, Lindenblüten- und Baldriantee.

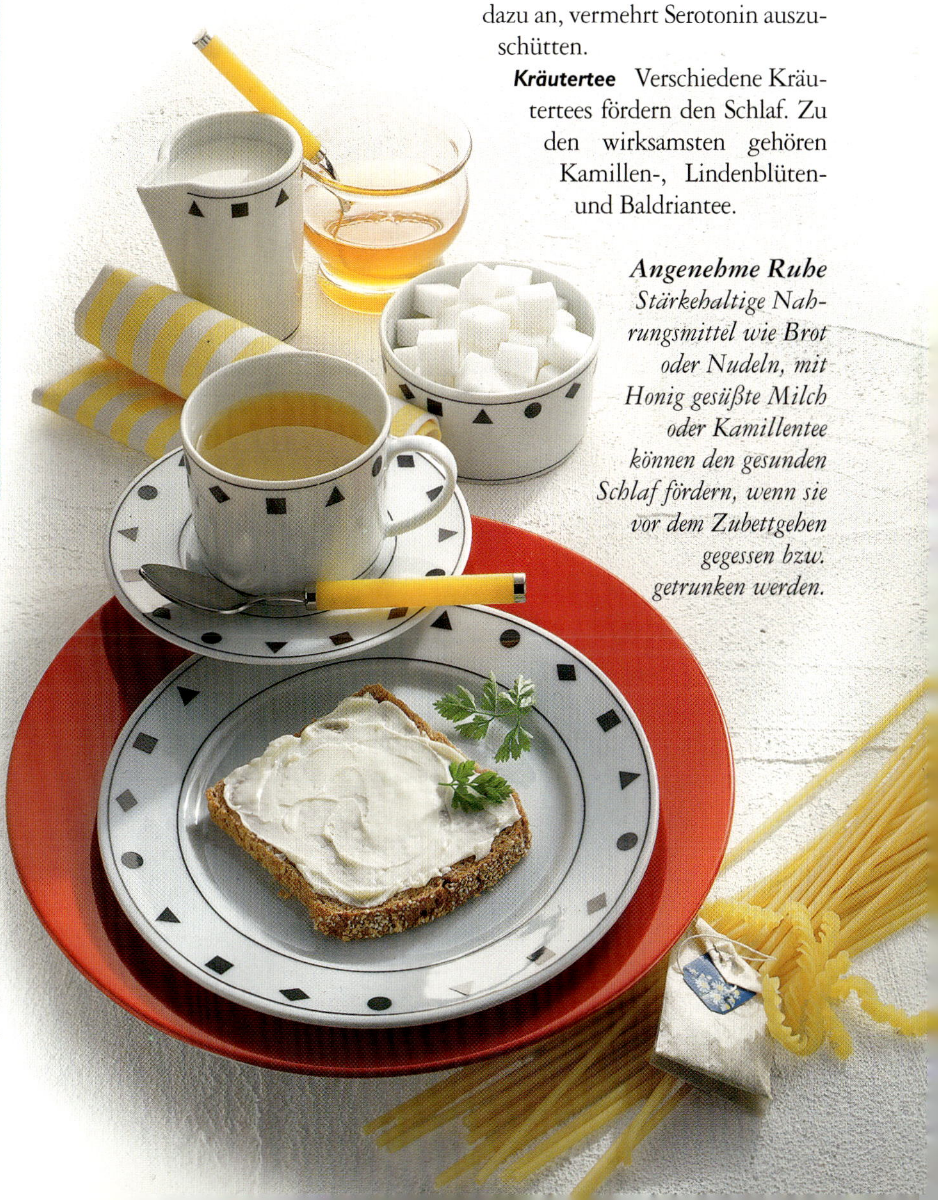

Angenehme Ruhe
Stärkehaltige Nahrungsmittel wie Brot oder Nudeln, mit Honig gesüßte Milch oder Kamillentee können den gesunden Schlaf fördern, wenn sie vor dem Zubettgehen gegessen bzw. getrunken werden.

SCHWEINEFLEISCH

VORTEILE
- *Sehr gute Quelle für die Vitamine des B-Komplexes und Eiweiß*
- *Versorgt mit Zink*

NACHTEILE
- *Gepökeltes Schweinefleisch enthält sehr viel Natrium und Nitrite*
- *Kann roh Trichinen enthalten*

Aus Schweinefleisch hergestellte Produkte wie Wurst, durchwachsener Speck oder Schweinebauch sind reich an gesättigten Fettsäuren, was bei häufigem Konsum zu einem Anstieg des Cholesterinspiegels führt und damit das Risiko von ARTERIENVERKALKUNG und HERZERKRANKUNGEN erhöht.

Tatsächlich aber gehört Schweinefleisch zu den magersten Fleischsorten. Es hat einen geringeren Fettgehalt als Rind oder Lamm und ist kaum fetter als Hähnchen ohne Haut. So weist beispielsweise ein mageres Stück Keule zum Grillen nur 7 % Fett auf, gegrilltes Hähnchen ohne Haut 5,5 %. Auch im Eiweiß- und Energiegehalt unterscheiden sich die beiden Fleischsorten kaum: 100 g Hähnchen liefern 25 g Eiweiß und 630 kJ (150 kcal), die entsprechende Menge Schweinefleisch 30 g Eiweiß und 775 kJ (185 kcal).

Schweinefleisch ist darüber hinaus eine hervorragende Quelle für die Vitamine des B-Komplexes, vor allem Vitamin B_{12}. Außerdem liefert es reichlich Zink und Eisen.

Wenn man vor dem Braten oder Grillen alles sichtbare Fett entfernt, muß man beim Genuß von Schweinefleisch keine gesundheitlichen Bedenken haben. Es sollte allerdings immer vollständig durchgegart werden, da es Bandwurmeier, Trichinen oder andere Parasiten übertragen kann. Durchgebraten ist das Fleisch, wenn man mit einem Messer oder Fleischspieß hineinsticht und kein rosa Bratensaft mehr herausläuft. Zuverlässiger ist die Kontrolle mit einem Fleischthermometer. Bei einer Kerntemperatur von 75 °C sind alle Bakterien oder Parasiten im Braten vernichtet.

Trichinen sind winzige Würmer, die eine sogenannte Trichinose hervorrufen, die bei uns allerdings nur noch selten vorkommt. Erste Krankheitszeichen – Magenschmerzen, Durchfall und Erbrechen – treten ein paar Tage nach dem Verzehr von verseuchtem Fleisch auf. Etwa 1 Woche später kommen starke Muskelschmerzen und Atemschwierigkeiten hinzu. Bei den meisten Menschen klingen die Symptome auch ohne Behandlung nach und nach ab, nur sehr selten verläuft die Infektion tödlich.

In mehreren Experimenten wurde Schweinen BSE-infiziertes Futter gegeben, die Tiere wurden mit dem Erreger nicht angesteckt. Nach derzeitigem Wissenstand besteht keinerlei Gefahr bezüglich einer Infektion mit BSE durch Schweinefleisch.

DER ROSA SCHINKEN

Gepökelter Schinken bleibt, im Gegensatz zum übrigem Schweinefleisch, auch nach dem Kochen rosa. Während des Pökelns verwandeln die Nitrite im Pökelsalz das Sauerstoff speichernde Pigment Myoglobin des Muskelgewebes in dunkelrotes Nitrosomyoglobin. Deswegen haben roher Schinken und Schinkenspeck eine dunkelrote Farbe.

Beim Braten oder Kochen nimmt das Nitrosomyoglobin die charakteristische rosa Farbe an. Würde man ein Pökelsalz ohne Nitrite verwenden, hätte das gekochte Fleisch ein gräuliches Aussehen. Nitrite hemmen das Wachstum schädlicher Bakterien, die z. B. Botulismus verursachen können. Weil die Nitrite aber auch Gefahren für die Gesundheit bergen, dürfen sie nur sorgfältig dosiert verwendet werden.

Schinken und Speck

Pökeln und Räuchern waren früher die einzigen Konservierungsmöglichkeiten für Fleisch. Heute stehen hochentwickelte Kühl- und Gefriertechniken im Vordergrund, so daß die beiden traditionellen Verfahren nur noch untergeordnete Bedeutung haben; allerdings ist der Geschmack von Pökel- oder Rauchfleisch weiterhin sehr beliebt. Zum Pökeln braucht man in erster Linie Salz, Natriumnitrat und Natriumnitrit. Dazu kommen unter Umständen noch Natriumascorbat, um den Pökelvorgang zu beschleunigen, Natriumpolyphosphat, damit das Fleisch saftig wird, und Zucker bei mild gepökeltem Fleisch. Als Geschmackszutaten finden Honig, Melasse, Wacholderbeeren oder Gewürze Verwendung.

Durch Pökeln speichern Schinken und Schinkenspeck außerordentlich viel Natrium. Wer unter BLUTHOCHDRUCK leidet oder sich aus anderen Gründen salzarm ernähren muß, sollte daher nur geringe Mengen gepökelter Nahrungsmittel zu sich nehmen.

SEKUNDÄRE PFLANZENSTOFFE

ESSEN SIE
- *250 g Obst und 400 g Gemüse täglich, auf 5 Portionen verteilt*

Als sekundäre Pflanzenstoffe werden zahlreiche chemische Substanzen in Obst, Gemüse, Kartoffeln, Hülsenfrüchten und Vollkornprodukten sowie in fermentierten Lebensmitteln bezeichnet. Es handelt sich dabei um pflanzliche Inhaltsstoffe, denen vor einigen Jahren ausschließlich gesundheitsschädigende Wirkungen nachgesagt wurden. Heute stehen die gesundheitsfördernden Wirkungen im Vordergrund. Da diese Pflanzenstoffe in extrem niedriger Dosis wirken und – im Vergleich zu Fett, Kohlenhydraten oder Eiweiß – keinerlei Nährwert besitzen, werden sie als „sekundär" bezeichnet. Ebenso wird der Begriff „bioaktive Substanzen" verwendet.

Zahlreiche Studien haben gezeigt, daß diese Substanzen Krebs, Herz-Kreislauf-Krankheiten und mikrobiellen Infektionen vorbeugen können. Sie sind in der Lage, die Blutfettwerte und den Blutzuckerspiegel günstig zu beeinflussen. Zu der Gruppe der bioaktiven Substanzen gehören neun verschiedene chemische Stoffgruppen: Carotinoide (vor allem Betacarotin), Saponine, Glucoinsolate, Polyphenole, Proteas-Inhibizoren, Terpene, Phytosterine, Phytoöstrogene und Sulfide. Sie alle üben eine pharmakologische Wirkung auf unseren Körper aus. Jede Gruppe übernimmt dabei eine andere Schutzfunktion im Stoffwechsel. Viele ergänzen sich in ihren Wirkungen.

Selbst kochen oder fertig kaufen?

Selbst kochen kann gesünder sein als der Griff zu Fertiggerichten. Die unten angegebenen Speisen aus der eigenen Küche enthalten weniger Fett, Zucker und Energie, dafür aber mehr Eiweiß und Ballaststoffe. Dazu liefern sie neben Vitamin B_2, Calcium, Phosphat und Zink noch weitere wichtige Nährstoffe. Der Eisen- und Vitamin-B_{12}-Gehalt ist der gleiche wie bei den Fertiggerichten.

Tagesplan mit Fertiggerichten	Tagesplan mit selbst gekochten Speisen
FRÜHSTÜCK	
Getoastetes Weißbrot mit Margarine und Marmelade; 1 Tasse Kaffee oder Tee	Selbstgemachtes Müsli; 2 Scheiben Vollkorntoast mit Butter; 1 Tasse Kaffee oder Tee
IMBISS	
Cappuccino und Schokoladenkekse	Pfannkuchen und 1 Glas ungesüßter Apfelsaft
MITTAGESSEN	
Hamburger mit Pommes frites; 1 Tafel Schokolade; 1 Büchse Cola	Belegtes Vollkornbrot mit Thunfisch und Salat; 1 Banane; 1 Glas frischer Orangensaft
NACHMITTAGSIMBISS	
1 Tasse Kaffee oder Tee; 1 Krapfen mit Marmelade	1 Tasse Kaffee oder Tee und selbstgemachter Obstkuchen
ABENDESSEN	
Fleischpastete zum Aufwärmen aus dem Supermarkt und Pommes frites; tiefgefrorene Apfeltasche mit 2 Kugeln Eiscreme: Limonadengetränk oder 2 Glas Bier bzw. Wein	Linsensuppe; gegrillte Hühnerbrust; Folienkartoffel, Brokkoli, Tomatensalat; Obstsalat aus Erdbeeren und Melone mit Eiscreme; 1 Glas Mineralwasser und 1 Glas Wein

SELBST GEKOCHT

Selbst gekochtes Essen mit frischen Zutaten hat gegenüber FERTIGGERICHTEN viele Vorteile: es ist billiger, schmeckt besser, und man weiß genau, was man ißt. Werden die Zutaten sorgfältig ausgewählt und richtig zubereitet, sind selbst gekochte Speisen im allgemeinen auch nahrhafter als gekaufte Fertigprodukte.

Vorgekochte Fertigmahlzeiten sind praktisch für Menschen, die es eilig haben oder nicht kochen können. Unter diesen Umständen sind sorgfältig ausgewählte Fertiggerichte ungesunden selbst gekochten Speisen vorzuziehen. Allerdings muß man dann Produkte meiden, die viel Fett und Zucker, aber wenig essentielle Nährstoffe enthalten. Zeitmangel sollte jedoch kein unüberwindliches Hindernis sein, denn es gibt genug Kochbücher mit Rezeptvorschlägen für die schnelle Küche.

Preiswertes Kochen

Selbst zu kochen ist in jedem Fall billiger, als zu Fertiggerichten zu greifen. Außerdem hat man keine Probleme mit der Portionierung, und man kann auch einmal auf Vorrat kochen und den Rest einfrieren. Häufig lassen sich Essensreste zu einer guten Suppe verarbeiten. Darüber hinaus sind viele preiswerte Nahrungsmittel wie Hülsenfrüchte, Reis, Nudeln, Kartoffeln und Gemüse nicht nur sättigend, sondern versorgen mit wertvollen Nährstoffen.

Gesundes Kochen

Wie man Nahrungsmittel richtig aufbewahrt, vorbereitet und kocht, ist ebenso wie die Zusammenstellung von Gerichten kein Hexenwerk; jeder kann es lernen, um dann möglichst schonend mit den Produkten umzugehen. Im Gegensatz dazu wird das Gemüse in Fertiggerichten industriell gekocht,

Gesundes und vergnügliches Kochen *Selbst zu kochen macht Spaß – und man weiß genau, was man ißt.*

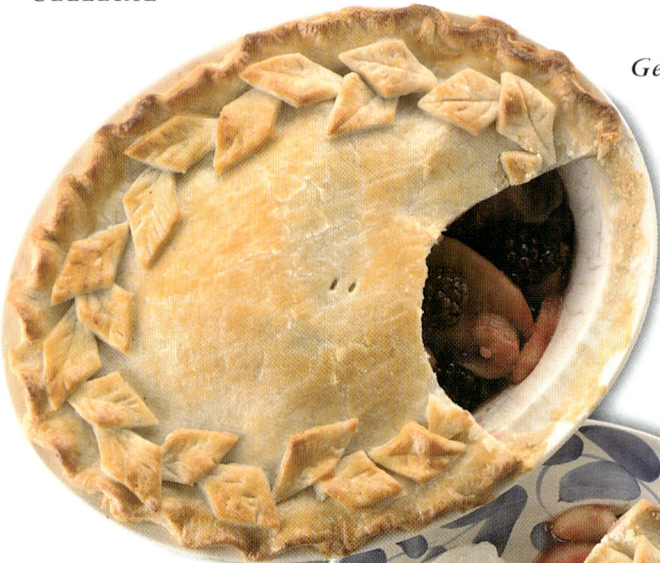

Dem verführerischen Duft eines frischen Brombeer-Apfel-Strudels ist kaum zu widerstehen.

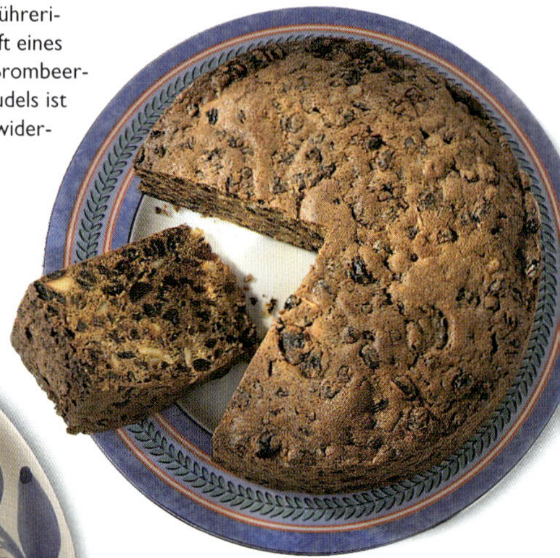

Selbstgebackener Kuchen ist meist gesünder als gekaufter.

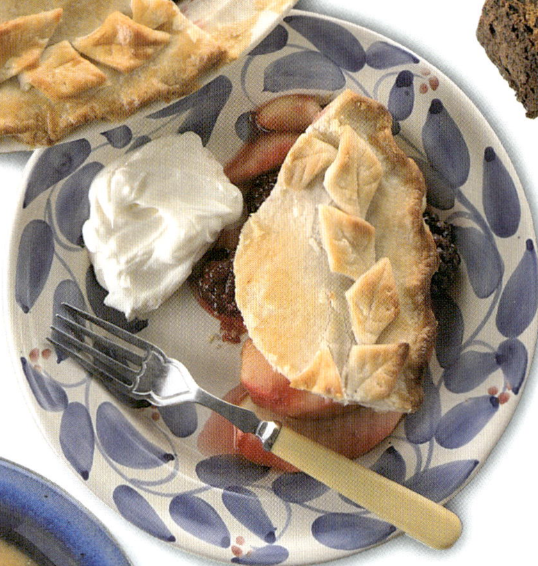

Eine selbstgemachte Suppe ist nicht nur köstlich und nahrhaft, sondern auch preiswert und leicht zuzubereiten.

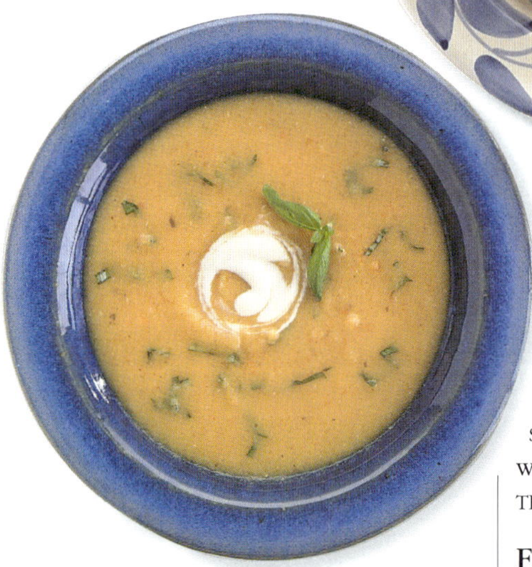

gekühlt oder tiefgefroren und schließlich vor dem Verzehr wieder erwärmt. Dabei gehen wichtige Nährstoffe, vor allem die Vitamine des B-Komplexes und Vitamin C, verloren.

Frisches Qualitätsgemüse, das kurz gegart wird, sieht nicht nur appetitlicher aus und schmeckt besser, sondern enthält auch mehr Nährstoffe als Fertiggerichte. Wird das Kochwasser für Suppen oder Saucen weiterverwendet, gibt es kaum einen Nährstoffverlust. Wenn man selbst kocht, sollte SAUBERKEIT in der Küche oberstes Gebot sein. Speisen sollten nur einmal aufgewärmt werden, um eine mögliche LEBENSMITTELVERGIFTUNG zu vermeiden.

Freude am Kochen

Ein Menü selbst zu kochen und optisch ansprechend anzurichten kann großes Vergnügen bereiten. Will man seine Gäste und sich selbst etwas verwöhnen, darf man die Suppe auch einmal mit Sahne verfeinern, den Fisch in einer reichhaltigen Sauce schwimmen lassen und als Krönung eine cremige Nachspeise servieren. Kochen sollte einfach Spaß machen. Der kreativen Entfaltung sind dabei keine Grenzen gesetzt. Und wer schon als Kind dazu ermutigt wird, in der Küche zu experimentieren und eigene Erfahrungen zu sammeln, gewinnt Freude am Kochen.

SELLERIE

VORTEILE

- *Gute Kalium-Quelle*
- *Liefert Ballaststoffe und Vitamin C*

Dieses auch Knollensellerie genannte Wurzelgemüse ist mit dem Stangensellerie verwandt. Vor dem Kochen schält man die Knolle. Sellerie ist, in Stifte oder Würfel geschnitten, eine beliebte Suppenzutat. Man kann ihn auch als warmes Gemüse servieren sowie roh oder nur leicht gekocht mit einer pikanten Sauce als Salat anrichten.

Sellerie liefert viel Kalium und roh auch Vitamin C. Ferner enthält er lösliche Ballaststoffe, die den Cholesterinspiegel senken.

SEXUALTRIEB

Das sexuelle Erleben und Verhalten der Menschen ist sehr unterschiedlich. Es gibt ein breites Spektrum an Problemen im Zusammenhang mit dem Sexualverhalten und sexueller Erfüllung, und viele dieser Probleme sind ganz oder teilweise psychischen Ursprungs, wie z. B. Transvestismus oder die Unfähigkeit, einen Orgasmus zu erleben.

Es gibt aber auch organische Ursachen für sexuelle Probleme wie hormonelle und Durchblutungsstörungen. Ferner kann die sexuelle Leistungsfähigkeit durch bestimmte Substanzen wie Alkohol, blutdrucksenkende Medikamente oder die Antibabypille herabgesetzt sein. Wer sich ernsthafte Sorgen über sein Sexualleben macht, ist meist in einer Partner- und Eheberatung gut aufgehoben. Hier kann eine Sexualtherapie angeboten werden, die gezielt auf die Probleme der Partner abgestimmt ist.

Einige einfache Grundregeln kann man allerdings im Zusammenhang mit dem Sexualleben beachten. Zunächst sollte persönlicher Streß abgebaut werden, denn er verhindert die Entspannung, die eine wesentliche Voraussetzung für erfüllte Sexualität ist. Offensichtlich wirkt sich auch regelmäßiger Sport ebenso wie eine ausgewogene Ernährung, die ausreichend mit allen Nährstoffen versorgt, günstig auf das Sexualleben aus.

Alkohol und Rauchen

Bei starken Trinkern und Rauchern ist die Libido, der Sexualtrieb, deutlich vermindert. Im Bier könnte der beim Brauen verwendete Hopfen dafür verantwortlich sein. Die Bestandteile des Hopfens werden in der Naturheilkunde zur Dämpfung des männlichen Sexualtriebs eingesetzt, können aber auch DEPRESSIONEN verschlimmern. Nicotin erhöht das Risiko einer ARTERIENVERKALKUNG, die vor allem bei älteren Männern zur IMPOTENZ führen kann. Schon aus diesem Grund sollte man sich das Rauchen abgewöhnen.

Das Märchen der Aphrodisiaka

Weder pulverisierte Rhinozeroshörner noch andere Wundermittel halten den sagenhaften Versprechungen stand, den Sexualtrieb zu verstärken. Auch sonst gehören alle Geheimrezepte von Austern über Spargel und Sellerie bis zum sibirischen Ginseng, jedenfalls von ernährungswissenschaftlicher Seite aus gesehen, ins Reich der Sagen, Mythen und Märchen.

SNACKS

Die vielen kleinen Zwischenmahlzeiten sind bei jung und alt gleichermaßen beliebt. Sie spenden schnelle Energie, sollten aber keine richtigen Mahlzeiten ersetzen. Selbst gemacht ist der Imbiß zwischendurch noch gesünder und nahrhafter. Siehe FÜR DIE PAUSE ZWISCHENDURCH, S. 318.

SONNENBRAND

ESSEN SIE VIEL

- *orangefarbene Früchte und Gemüse sowie dunkelgrüne Blattgemüse*
- *Nüsse und Weizenkeime*
- *Vollkornprodukte, Fisch und Hülsenfrüchte*

TRINKEN SIE VIEL

- *Wasser*

Die schmerzhafte Entzündung der Haut beruht darauf, daß das ultraviolette Licht der Sonnenstrahlen in die oberste Hautschicht eindringt und dort die FREIEN RADIKALE aktiviert, die dann Zellmembranen und Erbsubstanz in den oberen Hautzellen schädigen. Das Immunsystem reagiert auf diesen Angriff, indem es noch mehr freie Radikale freisetzt, die das Gewebe rund um die geschädigten Zellen zerstören.

Sonnenbrand tritt häufig bei hellhäutigen Menschen auf, deren Haut nur kleine Mengen des schützenden Pigments Melanin produziert. Aber auch andere Hauttypen, die sich zu lange der Sonne aussetzen, riskieren einen Sonnenbrand oder sogar einen Sonnenstich, der Erbrechen, Fieber und einen Kreislaufkollaps auslösen kann. Häufiges und langes Sonnenbaden läßt zudem die Haut vorzeitig altern und erhöht das Risiko, an Hautkrebs zu erkranken.

Daher sollte man sich am ersten Tag nicht länger als 15 Minuten der Sonne aussetzen und die Dauer der Sonnenbäder auch nur langsam steigern. Unbedingt notwendig ist es, die Haut mit einer Sonnencreme mit einem hohen Lichtschutzfaktor zu schützen. Diese sollte schon vor Beginn des Sonnenbades aufgetragen werden.

Wer sich einen Sonnenbrand zugezogen hat, sollte die betroffenen Stellen mit gerbstoffhaltigen Lotionen oder Gels einreiben, die Antihistamine enthalten. Außerdem sollte er viel Wasser trinken, um einer Austrocknung des Körpers vorzubeugen.

Vitamin A hilft dem Körper dabei, neues Gewebe zu bilden, und spielt eine große Rolle für gesunde Haut. Aprikosen, Möhren und Spinat können den Heilungsprozess unterstützen. Sie enthalten viel Betacarotin, das vom Körper in Vitamin A umgewandelt werden kann. Betacarotin gehört zu den ANTIOXIDANTIEN, die vor Schäden durch die freien Radikale schützen können.

Auch die Vitamine des B-Komplexes sind für eine gesunde Haut wichtig. Sie sind in Fisch, Geflügel, Vollkornprodukten und Hülsenfrüchten enthalten.

Süsse Verführer

Schokolade und andere Leckereien stellen sofort Energie zur Verfügung und können obendrein noch glücklich machen. Dennoch sollte man nicht allzuoft nach ihnen greifen, denn sie bergen auch Gefahren.

Es sind angenehme Gefühle, die sich einstellen, wenn man Schokolade und Süßigkeiten ißt. Da der Blutzuckerspiegel dabei rasch ansteigt, werden viele Menschen dazu verleitet, den süßen Verlockungen immer wieder nachzugeben und ihren Energiehaushalt damit aufzuputschen. Süßigkeiten liefern aber hauptsächlich leere Kalorien und unterdrücken obendrein den Appetit auf nahrhaftere Speisen. Zwar hat Schokolade einen gewissen Nährwert, doch ist sie auch sehr fett. Wer viel Schokolade und Süßigkeiten ißt, wird daher zunehmen. In Maßen genossen, stellen Süßigkeiten jedoch kein Risiko für die Gesundheit dar. Allerdings sollten sie keinesfalls eine nahrhafte Mahlzeit ersetzen.

Schokolade

In den westeuropäischen Staaten liegt der Schokoladenkonsum pro Kopf bei etwa 5 kg pro Jahr. Je höher der Kakaoanteil in der Schokolade ist – bei manchen Sorten sind das über 70 % –, desto edler, aber auch herber ist sie. Die Nährstoffe in der Schokolade setzen sich aus etwas Eiweiß, unterschiedlichen Mengen Zucker und einigen Mineralstoffen zusammen. So ist Schokolade beispielsweise ein guter Eisen- und Magnesiumlieferant, und alle Sorten enthalten Kalium. Manche Schokoladenbestandteile wirken anregend, was bei empfindlichen Menschen MIGRÄNE auslösen kann.

Da Schokolade durchschnittlich 30 % Fett enthält, liefert sie auch viel Energie – etwa 2100 kJ (500 kcal) pro 100 g. Daher kann es kaum verwundern, daß häufiger Schokoladenkonsum meist dazu führt, daß man deutlich an Gewicht zunimmt.

Glücksbringer

Schokolade läßt den Serotonin- und Endorphinspiegel im Gehirn ansteigen. Serotonin ist ein Neurotransmitter, ein Stoff, den das Gehirn braucht, um Impulse von Nervenzelle zu Nervenzelle weitergeben zu können; Endorphine sind körpereigene Opiate, also gewissermaßen Schmerz- und Rauschmittel, die der Körper selbst herstellt. Das angenehme Gefühl nach dem Verzehr von Schokolade beruht darauf, daß beide Stoffe vermehrt im Gehirn vorkommen. Möglicherweise erklärt das auch das Verlangen nach Schokolade, wenn man Liebeskummer hat oder sich niedergeschlagen fühlt. Schokolade enthält darüber hinaus die anregenden Stoffe Theobromin und KOFFEIN. Doch trotz dieser Muntermacher wirkt Schokolade auf manche Menschen eher beruhigend. Übrigens: Es genügt schon an Schokolade zu riechen, um die Produktion von Serotonin anzuregen.

Wussten Sie, dass ...

- es keinen Beweis dafür gibt, daß Schokolade Akne auslöst oder verschlimmert? Dennoch wird den Betroffenen normalerweise empfohlen, weniger Schokolade zu essen.
- eine kleine Tafel (125 g) dunkle Schokolade mehr Koffein als eine Tasse Schnellkaffee enthält?
- Schokolade für die Zähne weniger schädlich ist als andere Süßigkeiten?
- der wissenschaftliche Name des Kakaobaumes *Theobroma cacao* lautet? Theobroma bedeutet Nahrung für die Götter.
- Süßigkeiten die Hauptursache für Karies sind, vor allem wenn sie häufig zwischen den Mahlzeiten verzehrt werden?
- das Koffein in der Schokolade sehr empfindliche Menschen nachts wach halten kann? Hyperaktivität allerdings wird durch Schokolade nicht ausgelöst.

Überlebensrationen

Bei langen Wanderungen oder bei einem Ausflug sollten zum Proviant immer auch ein oder zwei Tafeln Schokolade gehören. Erfahrene Bergsteiger empfehlen bei großen Touren neben heißen Getränken ebenfalls Schokolade als Energiespender. Sogar die Astronauten im Weltraum verzehren Schokolade.

Die Herstellung

Den Grundstoff für die Schokoladenherstellung gewinnt man aus den Früchten des ursprünglich aus Südamerika stammenden Kakaobaumes. Vor rund 3000 Jahren stellte die Kakaobohne in Mexiko bei den Azteken eine Art Währung dar. Heute gedeiht der Kakaobaum auch in Westafrika und in Südostasien.

Bis zur fertigen Schokolade müssen die Kakaobohnen einen langen Verarbeitungsprozeß durchlaufen. Vor dem

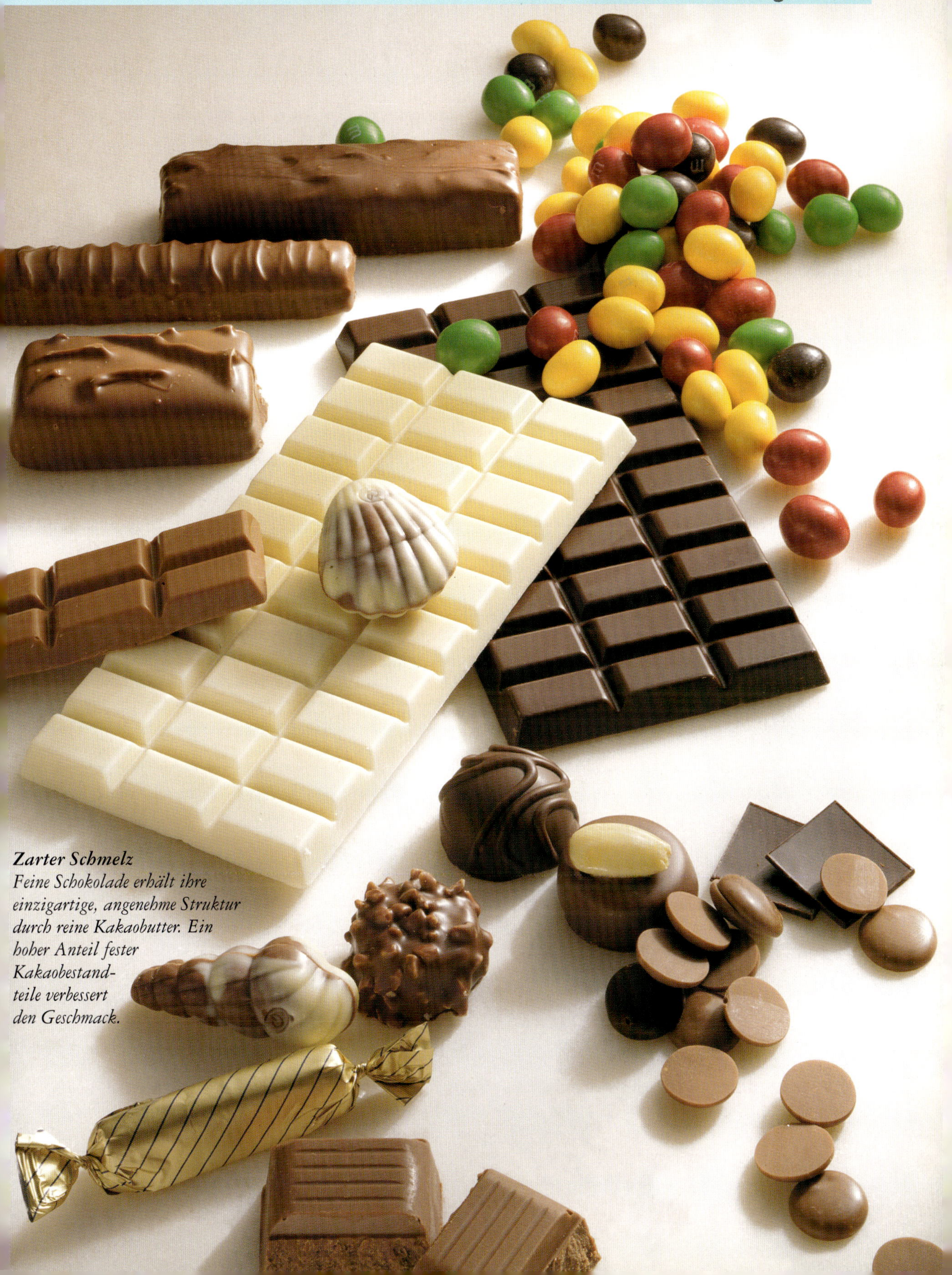

Zarter Schmelz
Feine Schokolade erhält ihre einzigartige, angenehme Struktur durch reine Kakaobutter. Ein hoher Anteil fester Kakaobestandteile verbessert den Geschmack.

Export werden sie zuerst fermentiert und dann in der Sonne getrocknet. In den Schokoladenfabriken werden die Bohnen sortiert, gereinigt und dann geröstet, damit sich ihr Geschmack entfalten kann. Die Hülsen, die um die gerösteten Bohnen liegen, werden anschließend entfernt und die Bohnenkerne gemahlen.

Bei diesem Mahlvorgang entsteht Hitze. Durch sie schmilzt das Fett in den Kakaobohnen, und es entsteht eine fettige Masse mit bitterem Geschmack, der sogenannte Schokoladenlikör. Das gelbe Fett, die Kakaobutter, wird in einer Presse zum größten Teil vom Likör getrennt. Übrig bleibt ein fester Kakaokuchen. Dieser wird wiederum gemahlen, durchgesiebt und zu Kakaopulver weiter verarbeitet.

Bei der Schokoladenzubereitung werden dem Kakaopulver Zucker, Fett und – im Fall von Milchschokolade – Milch zugesetzt. Der zusätzliche Fettanteil besteht meist aus Kakaobutter, die bewirkt, daß die Schokolade auf der Zunge zergeht. In einigen europäischen Ländern darf Schokolade 5% pflanzliches Fett enthalten, sie ist dann allerdings auch weniger geschmackvoll.

SÜSSIGKEITEN

Fast alle Süßigkeiten bestehen hauptsächlich aus Zucker. Die Geschichte des Zuckers ist geheimnisvoll, denn es ist nicht bekannt, wann oder wo er zum erstenmal auftauchte. Das Zuckerrohr, aus dem Zucker zunächst gewonnen wurde, stammt vermutlich ursprünglich aus Polynesien.

Süßigkeiten bestehen hauptsächlich aus Einfachzucker – Saccharose, Glucose und Fructose –, die etwa 1680 kJ (400 kcal) pro 100 g liefern.

Nicht immer stimmt es, daß Süßigkeiten aufgrund ihres hohen Zuckeranteils dick machen. Zucker kann, wie viele Eltern wissen, zunächst auch als Appetitzügler wirken: Haben die Kinder vor dem Essen Süßigkeiten genascht, ist ihr Appetit deutlich geringer. Daher sollte man Kinder vor dem Essen möglichst nicht naschen lassen, da sonst die Gefahr besteht, daß sie ihren Hunger mit den nährstoffarmen Süßigkeiten stillen, statt nahrhafte Mahlzeiten zu sich zu nehmen, die ihnen die gerade in diesem Alter besonders wichtigen Vitamine und Mineralstoffe liefern.

GESUNDE SCHOKOLADE?

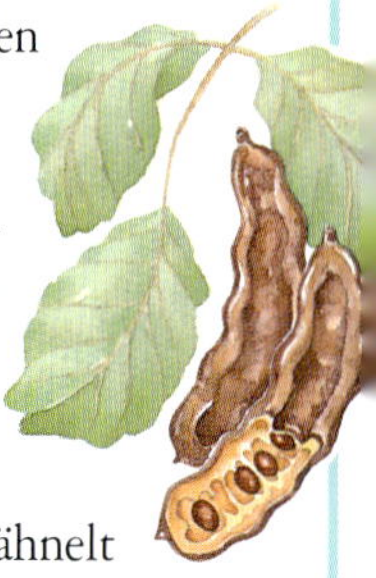

Viele Naturkostläden bieten als Alternative zu Schokolade Johannisbrotsüßigkeiten an, die keine anregenden Stoffe enthalten. Die pulverisierte Johannisbrothülse ähnelt in Farbe und Duft dem Kakao, entwickelt aber wesentlich weniger Geschmack und muß daher in weitaus größeren Mengen verarbeitet werden. Johannisbrotkernmehl enthält weniger Fett und mehr Kohlenhydrate und Calcium als Kakao, der allerdings mehr Niacin, Vitamin E, Eisen, Zink und Phosphor aufweist.

Zwar ist das Johannisbrotkernmehl fettarm, die Johannisbrotschokolade selbst ist es aber keineswegs. Sie wird mit Kokosöl oder gehärtetem Pflanzenfett hergestellt und enthält am Ende meist genausoviel Fett wie herkömmliche Schokolade.

Fallbeispiel

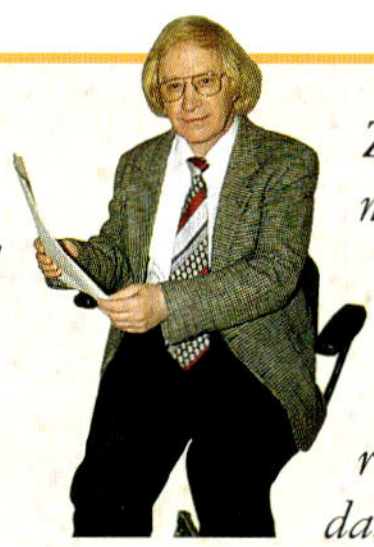

Philipp, 46 Jahre alt und Grundstücksmakler, hatte seit seiner Kindheit große Angst vor dem Zahnarzt. Er verließ sich auf die Wirkung seiner Zahnbürste und kaute für frischen Atem den ganzen Tag über Pfefferminzbonbons. Er glaubte, mit diesen Bonbons seinen Zähnen etwas Gutes zu tun, da sie ähnlich wie Zahnpasta schmecken. Seit kurzem litt er jedoch immer wieder unter heftigen Zahnschmerzen, und obendrein war ihm noch ein Zahn abgebrochen. Schließlich nahm Philipp all seinen Mut zusammen und ging zum Zahnarzt. Der war entsetzt über die fortgeschrittene Karies und vermutete als Ursache das ständige Bonbonlutschen, wodurch sich täglich ein Zuckerfilm auf den Zähnen gebildet hatte. Durch moderne Narkosemethoden konnten Philipps Zähne schmerzlos gefüllt und überkront werden. Diese Erfahrung stärkte Philipps Vertrauen in Zahnärzte. Er verzichtete auf Pfefferminzbonbons und nahm fortan die Mundhygiene ernst.

Kinder lieben leuchtende Farben. Darauf haben sich die Süßwarenhersteller eingestellt, die ihre Produkte in vielfältigsten Farben anbieten. Zwar unterliegen alle Lebensmittelfarben strengen Kontrollen und dürfen daher als ungefährlich gelten, dennoch können einige dieser Farbstoffe bei empfindlichen Menschen allergische Reaktionen auslösen. Den schlechtesten Ruf hat Tartrazin (E 102), das bei Asthmatikern Atemnot und bei besonders empfindlichen Menschen Migräne auslösen kann. Der häufig verwendete Lebensmittelfarbstoff kann auch zu NESSELFIEBER, triefender Nase, tränenden Augen und Sehunschärfe führen. Hyperaktive Kinder sollten mit der

Nahrung weder Tartrazin noch andere künstliche Farbstoffe wie Gelborange (E 110), Echtes Karmin (E 120) und Indigotin (E 132) aufnehmen.

Achtung Karies!

Wer regelmäßig zuckerhaltige Speisen und Getränke konsumiert, erhöht sein Kariesrisiko. Zucker und andere raffinierte Kohlenhydrate werden von Bakterien in einen säurehaltigen Zahnbelag umgewandelt, der den Zahnschmelz angreift. Entscheidend dabei ist die Dauer des Kontaktes, und daher sollten Kinder niemals vor dem Einschlafen Süßes zu sich nehmen oder dieses über längere Zeit im Mund behalten. Außerdem sollte man sie zu regelmäßigem Zähneputzen und sorgfältiger Mundhygiene anhalten, um die negativen Auswirkungen des Zuckers in möglichst engen Grenzen zu halten.

Zwar ist Schokolade für die Zähne nicht ganz so schlecht wie andere Süßigkeiten, trotzdem kann auch sie die Bildung von Karies fördern. Da sie meist schnell gekaut und hinuntergeschluckt wird, ist die Einwirkungsdauer geringer als bei Süßigkeiten, die gelutscht werden. Möglicherweise verhindern aber auch der Fettgehalt und die Tannine des Kakaos, daß sich verstärkt Zahnbelag bildet.

Nährwert verschiedener Süßigkeiten

Produkt	Gewicht	Energie in kJ/kcal	Fett	Eiweiß
Pfefferminzplättchen	40 g	670/160	5 g	–
Kaugummi	3 g = 1 Streifen	42/ 10	–	–
Schokoladenriegel	40 g	840/200	11 g	1 g
Milchschokolade	40 g	880/210	13 g	3 g
Toffee	40 g = 6 Stück	756/180	1,5 g	–
Gummibärchen	20 Stück	590/140	–	–

Zahnfreundliche Süßigkeiten

Mittlerweile gibt es im Handel Süßigkeiten, die Karies nicht fördern. Einige Kaugummis sind sogar ausgesprochen zahnfreundlich, da sie statt mit dem kariesfördernden Zucker mit Xylit gesüßt werden, einem Extrakt aus Birkenholz, Maiskolben und Mandelschalen. Xylit wird auch als Zuckeraustauschstoff in Lebensmitteln für Diabetiker verwendet, obwohl sein langfristiger Nutzen für die Stoffwechseleinstellung bei ZUCKERKRANKHEIT bisher noch nicht belegt ist. Die mit Xylit versetzten Kaugummis wirken zweifach: Einerseits stimuliert das Kauen den Speichelfluß, und Speichel hilft, den Mund zu reinigen; zum andern verändert Xylit die Zusammensetzung und Dichte des Zahnbelags und beugt damit einer Karies vor. Zuckerfreie Süßigkeiten, die mindestens zur Hälfte mit Xylit gesüßt sind, tragen sogar zur Zahnpflege und -gesunderhaltung bei, wenn sie nach dem Essen verwendet werden. Das ergaben Untersuchungen, die von der Weltgesundheitsorganisation (WHO) in Auftrag gegeben wurden.

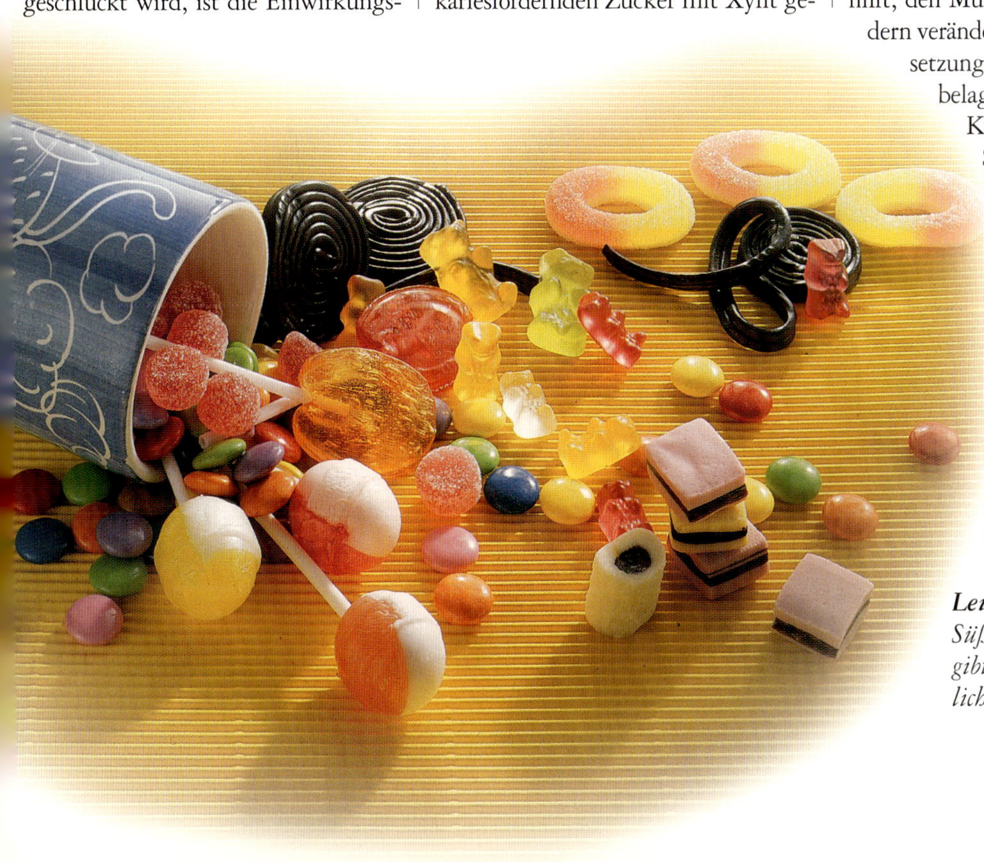

Leuchtende Farben
Süßigkeiten und Lakritze gibt es in den unterschiedlichsten Formen und Farben.

SOOR

Soor, auch Candidasis genannt, ist eine Pilzinfektion, die durch den Hefepilz *Candida albicans* verursacht wird. Am häufigsten tritt der Pilz im Bereich des Mundes und der Vagina auf, aber auch an Hautstellen, die durch Feuchtigkeit und Reibung wund geworden sind, wie z. B. unter den Brüsten. Säuglinge können Soor im Mund bekommen, und außerdem kann der Pilz einen bereits bestehenden Windelausschlag deutlich verschlimmern.

Schwere Infektionen mit dem Pilz treten meist dann auf, wenn das Immunsystem bereits durch eine andere Krankheit oder Infektion, etwa eine Grippe, angegriffen ist. Werden Antibiotika, Hormone oder steroide Medikamente gegen ASTHMA eingenommen, ist die Anfälligkeit für Soor ebenso erhöht wie bei STRESS, der bekanntlich die Wirksamkeit des Immunsystems herabsetzt. Auch bestimmte Stoffwechselstörungen wie ZUCKERKRANKHEIT oder hormonale Veränderungen nach der Einnahme der Antibabypille können ein übermäßiges Wachstum des Pilzes fördern.

Unfreundliche Invasion

Der Pilz *Candida albicans* gehört zu den Mikroorganismen, die von Natur aus im Mund, auf der Haut und im Darm vorkommen. Probleme verursachen sie erst, wenn sie sich unkontrolliert vermehren und sich die harmlose Hefe in invasive Pilze verwandelt.

Normalerweise wird *Candida albicans* durch Körperbakterien unter Kontrolle gehalten. Werden diese schützenden Bakterien allerdings zerstört oder ist das Immunsystem geschwächt, z. B. durch die Einnahme von Breitbandantibiotika über längere Zeit, können sich die Candidapilze schnell vermehren und Infektionen verursachen. Bei Neugeborenen ist das Immunsystem noch nicht entwickelt. Sie nehmen ihren ersten Kontakt mit den schützenden Bakterien im Geburtskanal der Mutter, über deren Haut und durch die Muttermilch auf. Dadurch wird ihr Darm gegen alle möglichen Infektionen immunisiert.

JOGHURT GEGEN SOOR

Soor tritt gehäuft bei Frauen auf, und zwar meist im Genitalbereich. Er äußert sich durch einen weißen Ausfluß, vaginalen Juckreiz und Beschwerden beim Wasserlassen. Immer wieder wird von ärztlicher Seite empfohlen, Joghurt mit Lebendkulturen in die Vagina einzuführen. Die Joghurtbakterien lassen ein saures Milieu entstehen, auf welchem sich die natürlichen Bakterien entwickeln können, mit denen die Infektion bekämpft werden kann.

In einem Brief an die berühmte wissenschaftliche Zeitschrift *The Lancet* beschreiben Wissenschaftler am Beispiel einer Patientin, wie diese Methode weiterentwickelt wurde. Die 33 Jahre alte Frau war innerhalb von 30 Monaten 20mal an vaginalen Infektionen, hauptsächlich an Soor, erkrankt. Der Arzt empfahl ihr daraufhin, ein Pessar, das gefriergetrocknete Laktobakterien (ähnlich den Bakterien im Joghurt) enthielt, in die Vagina einzuführen. Innerhalb von 2 Tagen war sie beschwerdefrei und blieb es für weitere 7 Wochen. In den folgenden 6 Monaten wandte sie diese Methode noch zweimal an und bekam danach keine Soorinfektionen mehr.

Die Hefe

Schulmedizinisch wird die Infektion meist mit Antipilzmitteln, den sogenannten Antimykotika, behandelt. Allerdings kehrt die Infektion danach häufig wieder. Wer eine Neigung zu Candidosen hat, sollte darauf achten, daß seine Haut immer so trocken wie möglich ist. Wenn betroffene Frauen die Antibabypille nehmen, wird ihnen häufig empfohlen, statt dessen nichthormonale Verhütungsmethoden anzuwenden.

Viele Menschen, die immer wieder an Soor erkrankten, haben mit naturheilkundlichen Mitteln die Krankheit überwunden. Heilpraktiker empfehlen bei wiederholten Candida-Infektionen, zunächst auf alle zuckerhaltigen Nahrungsmittel zu verzichten, da die Hefepilze sich von Zucker ernähren. Des weiteren sollte man Nahrungsmittel meiden, die in irgendeiner Form Hefe, Schimmel oder Pilze enthalten; dazu gehören Brot, Speisepilze, Trauben, Wein und Schimmelkäse. Wer empfindlich auf eine bestimmte Hefeart reagiert, sollte alle anderen Hefearten ebenso meiden. Denn eine Überempfindlichkeit gegen bestimmte Hefen gilt in der Naturheilkunde als Ursache für eine ganze Reihe von Beschwerden wie Erschöpfung, aufgeblähter Magen, Depressionen, Angstzustände, Muskel- und Gelenkschmerzen bis hin zu weiteren Pilzinfektionen und Hautausschlägen.

Da der Pilz auch den Magen-Darm-Trakt befallen kann, wird von Naturheilkundlern gelegentlich behauptet, daß die aggressive Form von *Candida albicans* schließlich durch die Schleimhäute im Darm in den Blutkreislauf gelangen könnte, um auf diesem Weg den ganzen Körper zu infizieren.

Nach Meinung vieler Schulmediziner gibt es jedoch kaum einen wissenschaftlichen Beweis dafür, daß eine Hefeausschlußdiät mehr nützt als eine gesunde, ausgewogene Ernährung. Auch die Annahme, daß die Überempfindlichkeit gegenüber bestimmten Hefen für so viele unterschiedliche Beschwerdebilder verantwortlich sein soll, ist nicht bewiesen.

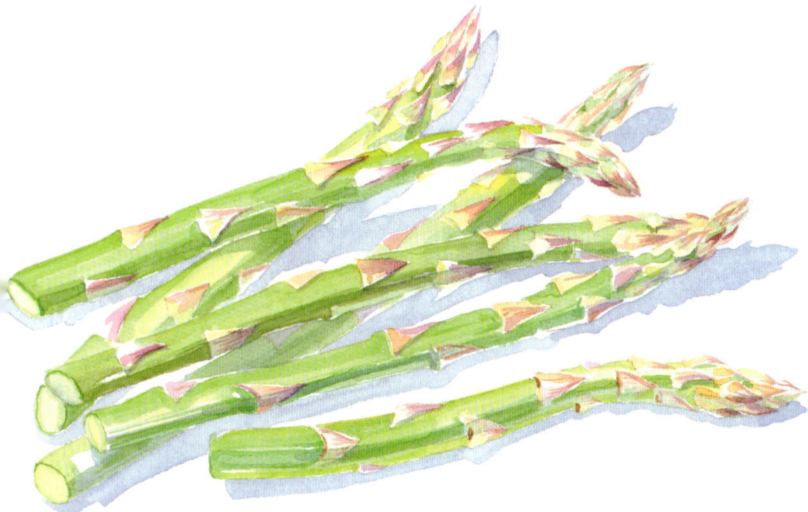

SPARGEL

VORTEILE

- *Reich an Folsäure*
- *Enthält Vitamin C und Vitamin E*
- *Hat eine harntreibende und leicht abführende Wirkung*

Gedämpft oder gekocht ist Spargel ein gesunder Leckerbissen. 100 g liefern drei Viertel des Tagesbedarfs an Folsäure und ein Viertel des Vitamin-C-Bedarfs sowie etwas Vitamin E. Grüner Spargel enthält darüber hinaus auch noch Betacarotin, das der Körper in Vitamin A umwandeln kann.

Spargel wirkt harntreibend und leicht abführend. Allerdings enthält er bestimmte schwefelbildende Substanzen, die bei den meisten Menschen dem Urin einen unangenehmen Geruch verleihen. In der Volksmedizin galt Spargel als Stärkungsmittel für die Nerven, man schrieb ihm beruhigende Wirkung zu, und bei Rheuma, Nervenentzündungen und anderen Beschwerden, wie schlechtes Sehvermögen und Zahnschmerzen, sollte er lindernd wirken. Darüber hinaus soll Spargel den Sexualtrieb stärken.

Da Spargel rasch verdirbt und kaum gelagert werden kann, sollte er immer ganz frisch verzehrt werden. Wer an Gicht leidet, muß allerdings vorsichtig sein, denn Spargel ist reich an Purinen, die dafür verantwortlich gemacht werden, daß sich Harnsäurekristalle allmählich in den Gelenken ansammeln und die Schmerzen verursachen.

SPINA BIFIDA

ESSEN SIE VIEL

- *Rosenkohl und Brokkoli*
- *Hülsenfrüchte*
- *angereicherte Frühstücksflocken*
- *naturbelassenen Reis, Weizenkeime und Gerste*
- *Nüsse und Samen*

MEIDEN SIE

- *Leber*

Spina bifida ist ein im Mutterleib entstandener Geburtsschaden. Mehrere Wirbelbogen des Fetus schließen sich dabei nicht richtig, so daß ein Teil des Rückenmarks ungeschützt bleibt. Die Ursachen für Spina bifida sind unbekannt, allerdings kann die Wahrscheinlichkeit, daß sie sich beim Fetus entwickelt, dadurch verringert werden, daß die werdende Mutter ausreichend Folsäure zu sich nimmt. Folsäure ist ein wichtiges Vitamin des B-Komplexes, das zusammen mit Vitamin B_{12} für die Bildung von Blutzellen verantwortlich ist. Folsäure kommt vor allem in Getreide und Getreideprodukten, in Brokkoli und Rosenkohl sowie in geringerer Menge in Spinat vor.

Besonders wichtig ist eine ausreichende Versorgung mit Folsäure unmittelbar vor der Empfängnis und während der ersten 3 Schwangerschaftsmonate. Manche Frauenärzte empfehlen Frauen, die schwanger werden wollen, ab sofort Folsäurepräparate einzunehmen.

Bei der Fehlbildung der kindlichen Wirbelsäule spielen aber nicht nur Ernährungs- und Umweltfaktoren, sondern auch genetische Ursachen eine Rolle. Viele mit Spina bifida geborene Säuglinge leiden zusätzlich unter Wasseransammlungen im Gehirn, einem sogenannten Hydrozephalus, weil die Gehirn- und Rückenmarksflüssigkeit nicht richtig abfließen kann.

Häufig kann heute eine offene Wirbelsäule bereits in der Frühschwangerschaft mit Hilfe der Ultraschalldiagnostik erkannt werden. Auch ein hoher Spiegel von Alphafetoprotein im Fruchtwasser weist manchmal auf diese Krankheit hin.

In manchen, nicht allzu schweren Fällen kann der Wirbelsäulenspalt operativ geschlossen werden, damit das Rückenmark vor weiterem Schaden bewahrt wird.

Auf keinen Fall Leber

Leber galt lange Zeit als wichtiges Nahrungsmittel für Schwangere. Zwar sind in Leber viele wertvolle Nährstoffe wie Folsäure und Eisen enthalten, dennoch rät man heute Schwangeren dringend, in den ersten Schwangerschaftsmonaten auf Leber und auf daraus hergestellte Produkte wie Leberpastete zu verzichten. Der hohe Vitamin-A-Gehalt der Leber kann zusammen mit dem Vitamin A aus der übrigen Nahrung zu einer Überdosierung führen, die sich schädlich auf den Fetus auswirkt. Ein Überschuß an Vitamin A kann nämlich nicht über den Urin ausgeschieden werden.

Neues Leben entsteht

Die zukünftige Mutter kann vor und während der Schwangerschaft mit einer ausgewogenen Ernährung viel dazu beitragen, ihrem Kind den Weg ins Leben zu erleichtern. Dabei sind manche Nährstoffe wichtiger als andere.

Schwangerschaft und Geburt sind für den weiblichen Körper eine enorme Belastung, und doch gelingt es den meisten schwangeren Frauen, sowohl die Bedürfnisse ihres eigenen Körpers als auch die des wachsenden Kindes mit einer normalen Ernährung zu befriedigen. Die Ernährung einer Schwangeren sollte ausgewogen und vielseitig sein, viel komplexe Kohlenhydrate, Obst und Gemüse enthalten und nur wenig gesättigte Fettsäuren liefern, um der werdenden Mutter zu helfen, fit zu bleiben, und dem Fetus alle Nährstoffe zu geben, die er für eine gesunde Entwicklung braucht.

Vor der Empfängnis

Wie sich die Frau vor der Empfängnis und in den ersten Wochen der Schwangerschaft ernährt, kann ausschlaggebend für die Frühentwicklung des Fetus sein. Zuviel ALKOHOL beispielsweise stört das Wachstum des Kindes, und im ersten Drittel der Schwangerschaft sollte er deshalb ganz gemieden werden. Später wird ein gelegentliches Glas Wein oder Bier nicht mehr als Risiko angesehen.

Untersuchungen haben ergeben, daß das Risiko sinkt, ein Kind mit SPINA BIFIDA zur Welt zu bringen, wenn die Mutter bereits vor der Empfängnis und in den ersten 3 Monaten der Schwangerschaft viel Folsäure zu sich nimmt.

Normale Ernährung

Eine ausgewogene Ernährung liefert die nötige Energie und alle Nährstoffe, die Mutter und Kind für ihre Gesundheit brauchen, ohne daß die Mutter unnötig viel an Gewicht zunimmt. Der alte Rat, nun für zwei zu essen, ist heute überholt, wenn die Ernährung ausgewogen ist. Von Reduktionsdiäten während der Schwangerschaft ist grundsätzlich abzuraten, es sei denn, sie finden unter strenger ärztlicher Aufsicht statt. Andernfalls können Mutter und Kind rasch an ernsthaften Mangelerscheinungen leiden.

Eiscreme mit sauren Gurken

Es ist ein weitverbreiteter Irrglaube, Schwangere hätten deshalb Heißhunger auf bestimmte Nahrungsmittel, weil der Körper diese gerade brauche. Es gibt keinerlei Anhaltspunkte dafür, daß Heißhungerattacken Anzeichen für einen Nährstoffmangel sind. Allerdings haben viele Schwangere besonders in den ersten 3 Monaten ausgeprägte Gelüste, und zwar vorwiegend auf bestimmte Früchte und Fruchtsäfte, Schokolade und Milchprodukte. Noch häufiger lehnen sie manche Speisen und Getränke ab, vor allem Fleisch, Fett oder Gewürze, Tee, Kaffee und Alkohol.

Heißhunger *Manche schwangeren Frauen haben Gelüste auf Obst, Käse und Schokolade.*

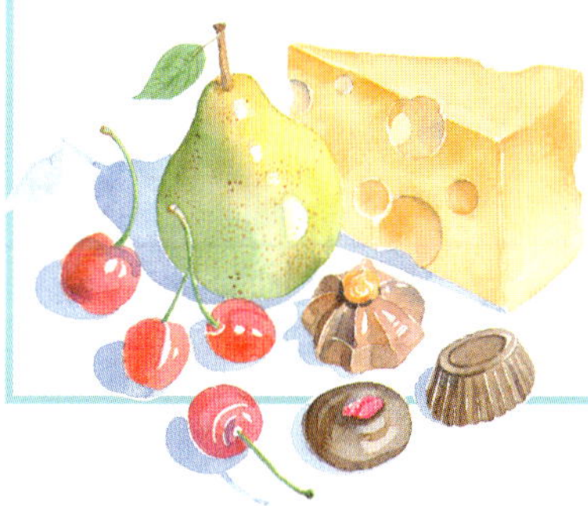

Der Energiebedarf ändert sich während der Schwangerschaft nur geringfügig. Kleine Imbisse in Form von frischem oder getrocknetem Obst, Toast, Milchbrötchen oder Butterkeksen können zwischen den Mahlzeiten die erforderliche Energie liefern und sind gesünder als gezuckerte, gesalzene oder fette Speisen.

Während der Schwangerschaft muß der Anteil an Eiweiß in der Ernährung nicht erhöht werden. Die werdende Mutter sollte aber darauf achten, ihren Salzkonsum in engen Grenzen zu halten, um BLUTHOCHDRUCK und Wassereinlagerungen zu vermeiden.

Vitamine und Mineralstoffe

Für die Gesundheit von Mutter und Kind ist es wichtig, daß die Ernährung ausreichend Vitamine und Mineralstoffe liefert, wobei einigen davon besondere Bedeutung zukommt. Calcium beispielsweise ist sowohl für den Aufbau der Zähne und Knochen des Kindes von großer Bedeutung als auch für Schwangere unter 25 Jahren, bei denen die endgültige Knochendichte noch nicht erreicht ist. Schwangere brauchen pro Tag so viel Calcium, wie in 1 Liter Milch (gleich welcher Fettstufe) enthalten ist. Zum Vergleich: in 200 g Joghurt oder in 30 g Schnittkäse ist etwa genausoviel Calcium enthalten wie in 200 ml Milch. Weitere gute Calciumlieferanten sind Brot, Sardinen mit Gräten, Sesamsamen und dunkelgrünes Blattgemüse. Ferner hilft Vitamin D dem Körper, Calcium aufzunehmen. Daher sollten Schwangere einmal in der Woche Seefisch und 3 bis 4 Eier zu sich nehmen.

Zink ist für die Entwicklung des kindlichen Immunsystems wichtig und ist in magerem Fleisch, Vollkornprodukten und Käse enthalten.

Durch Eisen wird die Blutbildung im Körper des Fetus angeregt, und auch der Eisenspiegel der Mutter muß aufrechterhalten bleiben. Zum Glück kann der Körper der Frau während der Schwangerschaft mehr Eisen aufnehmen als sonst. Wenn eine Frau schon gute Eisenvorräte mitbringt und ausreichend eisenhaltige Speisen ißt, beispielsweise Fleisch, Geflügel, Fisch, Eier, grünes Gemüse und Dörrobst, ist die Gefahr gering, daß sie oder ihr Kind an Eisenmangel leidet. Die Fähigkeit des Körpers, Eisen aufzunehmen, kann durch Vitamin C noch verbessert werden. Dennoch entwickeln manche Frauen trotz ausreichender Eisenaufnahme eine auf Eisenmangel beruhende BLUTARMUT.

Leber ist zwar ein guter Eisenlieferant, allerdings auch sehr reich an Vitamin A, das im Übermaß den Fetus schädigen kann. Wer schwanger ist oder es gern werden möchte, sollte deshalb Leber meiden und auf andere Eisen- und Vitamin-A-Quellen ausweichen. Betacarotin ist eine Vorstufe des Vitamin A und in leuchtendrotem und gelborangefarbenem Obst und Gemüse wie Aprikosen, Möhren und roten Paprikaschoten enthalten.

Für die gesunde Entwicklung von Gehirn und Augen des Kindes sind die Omega-3-Fettsäuren besonders wichtig. Gute Lieferanten sind Makrelen, Heringe, Sardinen und Lachs.

Probleme meistern

Zahlreichen schwangeren Frauen ist vor allem während der ersten 12–16 Wochen der Schwangerschaft oft übel. Am besten helfen viele kleine Mahlzeiten, eine Methode, die sich übrigens auch gut als Mittel bei Magenverstimmungen und Sodbrennen eignet. Milch oder Joghurt können über die Beschwerden hinweghelfen.

Gegen die VERSTOPFUNG, auch eine unangenehme Begleiterscheinung der Schwangerschaft, helfen ausreichend Flüssigkeit sowie ballaststoffreiche Nahrungsmittel. Als natürliches Abführmittel bieten sich vor allem Backpflaumen an.

Vorsichtsmaßnahmen

Eine LEBENSMITTELVERGIFTUNG ist äußerst gefährlich für Mutter und Kind. Daher sollten Fertiggerichte vor dem Verzehr vorsichtshalber gut erhitzt werden. Fertige Salate und Delikateßwaren, die ebenfalls oft bakteriell verunreinigt sind, sollte man während der Schwangerschaft möglichst meiden. Wegen der Gefahr einer Salmonellenvergiftung darf man Eier nur essen, wenn sie auch gut durchgegart sind. Auf alle mayonnaiseartigen Saucen und Dressings sowie auf Desserts aus rohen oder nur kurz gegarten Eiern sollte man während der Schwangerschaft verzichten.

Fleisch sollte vor dem Verzehr immer gut durchgegart sein. Wenn man rohes Fleisch angefaßt hat, sollte man sich stets die Hände waschen, um eine Infektion mit Toxoplasmen zu verhindern, Parasiten, die sich beispielsweise im Darm von Katzen vermehren und zu schweren Schäden beim Fetus führen können. Wer mit Katzen umgeht, sollte deshalb in der Küche am besten Schutzhandschuhe tragen.

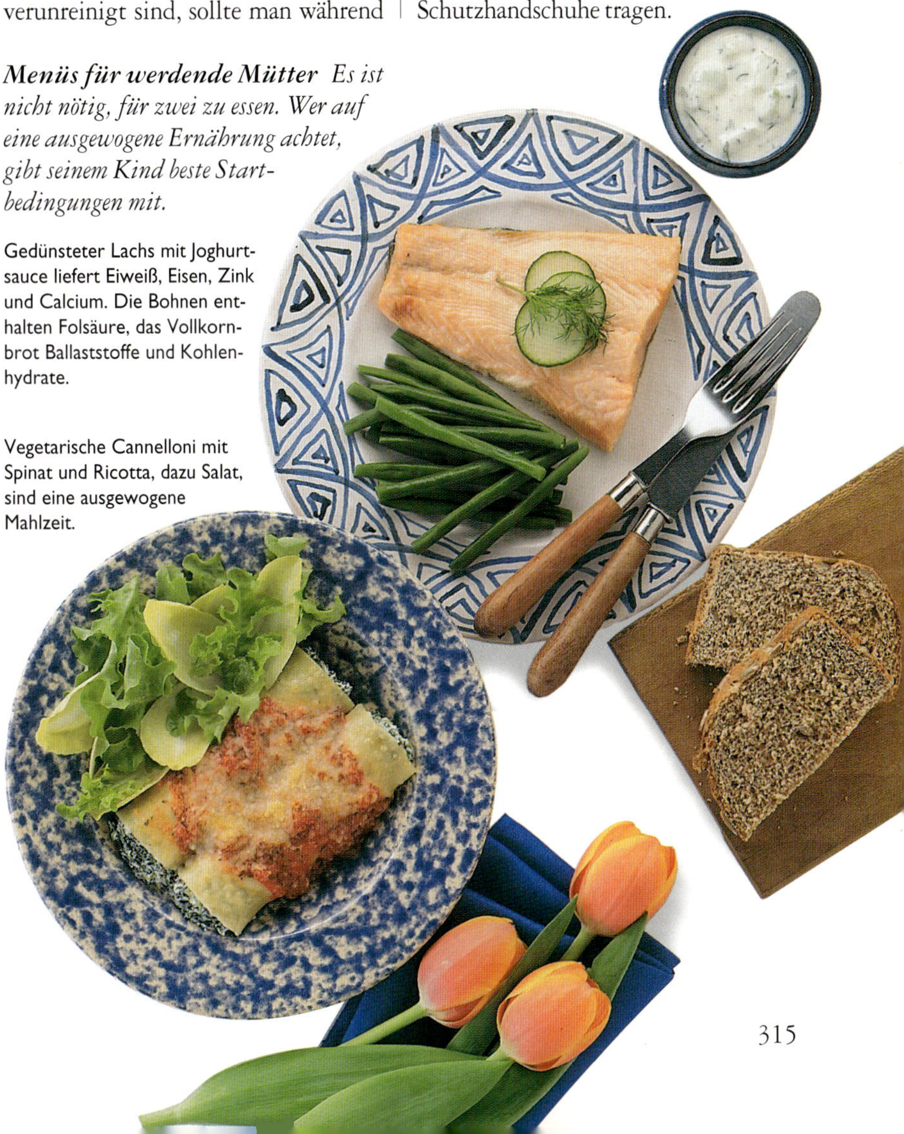

Menüs für werdende Mütter *Es ist nicht nötig, für zwei zu essen. Wer auf eine ausgewogene Ernährung achtet, gibt seinem Kind beste Startbedingungen mit.*

Gedünsteter Lachs mit Joghurtsauce liefert Eiweiß, Eisen, Zink und Calcium. Die Bohnen enthalten Folsäure, das Vollkornbrot Ballaststoffe und Kohlenhydrate.

Vegetarische Cannelloni mit Spinat und Ricotta, dazu Salat, sind eine ausgewogene Mahlzeit.

SPINAT

VORTEILE

- *Reich an Carotinoiden*
- *Guter Vitamin-C-Lieferant*
- *Enthält Kalium*
- *Liefert Folsäure*

NACHTEILE

- *Die Oxalsäure kann die Calcium- und Eisenverwertung hemmen*
- *Kann die Bildung von Nieren- und Blasensteinen fördern*

Im Gegensatz zur landläufigen Meinung ist Spinat kein besonders guter Eisenlieferant, aber die dunkelgrünen Blätter enthalten viele andere wertvolle Nährstoffe. Manche Forscher sind sogar der Meinung, daß Spinat von allen Gemüsesorten am nachhaltigsten vor KREBS schützt.

Spinat weist eine hohe Konzentration an Carotinoiden auf, darunter Betacarotin, eine Vorstufe des Vitamin A. Ferner ist er reich an Lutein und Zeaxantin, carotinoiden Pigmenten mit oxidationshemmenden Eigenschaften. Verschiedene Untersuchungen haben ergeben, daß der regelmäßige Verzehr von dunkelgrünem Blattgemüse vor vielen Krebsarten schützen kann. Eine carotinreiche Ernährung senkt außerdem das Risiko, an einer altersbedingten Netzhautentartung oder Makuladegeneration, einer häufigen Ursache für Altersblindheit, zu erkranken.

Spinat liefert ferner Folsäure, die schwangere Frauen verstärkt zu sich nehmen sollten, um zu vermeiden, daß ihr Kind mit SPINA BIFIDA, dem offenen Rücken, geboren wird.

In der Naturheilkunde behandelt man mit Spinat seit langem BLUTHOCHDRUCK, BLUTARMUT und VERSTOPFUNG. Spinat enthält nämlich auch viel Kalium, das dazu beiträgt, den Blutdruck zu regulieren.

Ein vielseitiges Gemüse *Frischer, junger Spinat muß sorgfältig verlesen und gewaschen werden. Vor dem Blanchieren sollte man die harten Stiele entfernen.*

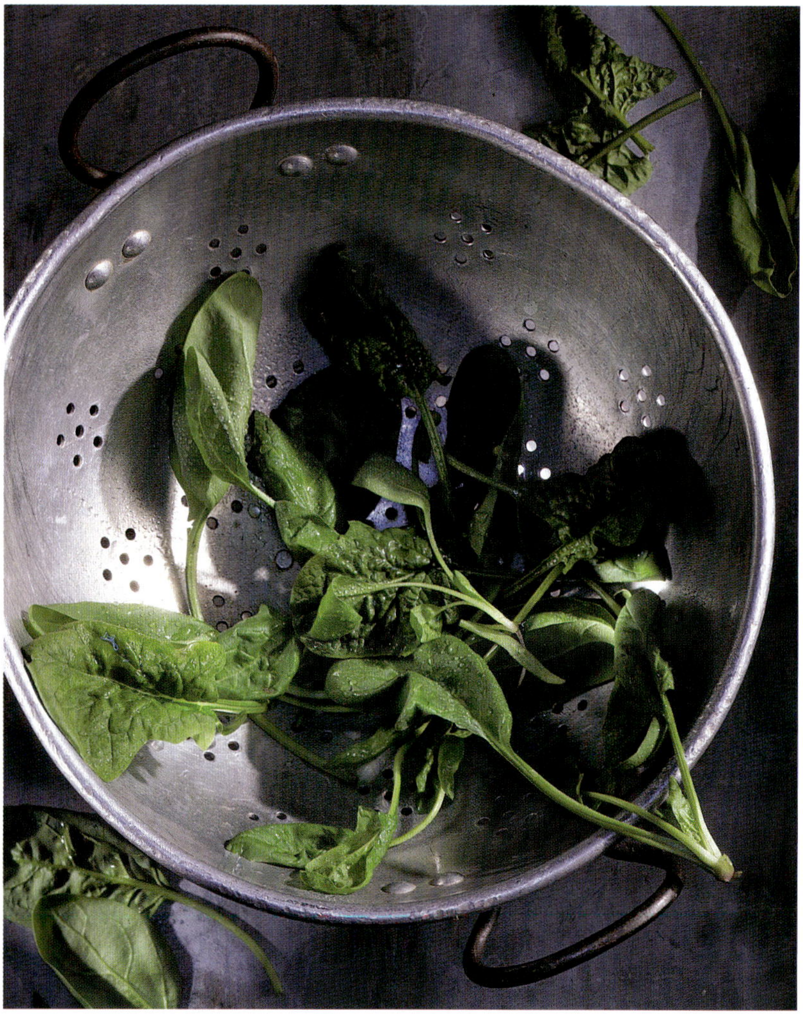

Der Popeye-Mythos

Spinat galt lange Zeit als besonders guter Eisenlieferant. Kinder mußten viel Spinat essen, weil ihre Eltern überzeugt waren, daß sie dadurch gesund und stark würden. Zu diesem Image des Spinats trug auch die Comicfigur Popeye bei, der große Mengen an Spinat aß, um seine Muskeln zu stärken. Dann allerdings stellte sich heraus, daß Popeye und viele Eltern einem Irrtum aufgesessen waren: ein Lebensmittelchemiker hatte sich beim Errechnen der Eisenwerte geirrt und dem Spinat einen zehnmal höheren Eisengehalt zugeschrieben.

Der Körper kann das Eisen im Spinat besser verwerten, wenn man gleichzeitig Vitamin-C-haltige Nahrungsmittel wie Tomaten oder Zitrusfrüchte verzehrt.

Nachteile

Der Nährwert von Spinat wird durch seinen hohen Gehalt an Oxalsäure gemindert. Wegen der Oxalsäure kann nur ein kleiner Teil des im Spinat enthaltenen Eisens und Calciums vom

Körper aufgenommen werden. Allerdings müßte man schon sehr viel Spinat essen, um die Calciumverwertung vollständig zu hemmen. Wird Spinat oder anderes stark oxalsäurehaltiges Gemüse wie Rhabarber in großen Mengen und regelmäßig verzehrt und gleichzeitig hohe Dosen von Vitamin-C-Präparaten eingenommen, kann die Bildung von Oxalsteinen in der Niere und der Blase gefördert werden. Bei empfindlichen Menschen entstehen diese durch Oxalablagerungen.

Spinat kann unter Umständen sehr viel Nitrat enthalten. Bei der Verdauung werden Nitrate dann in Nitrite umgewandelt, die zusammen mit Aminen im Darm die krebserregenden Nitrosamine bilden können. Bei Säuglingen und Kleinkindern kann Nitrit auch zu einer sogenannten Blausucht führen.

SPORTLER-ERNÄHRUNG

Wer regelmäßig und viel Sport treibt, muß besonders auf seine Ernährung achten. Sie ist genauso entscheidend wie das richtige und regelmäßige Training. Siehe DER HERAUSFORDERUNG GEWACHSEN SEIN, S. 320.

STACHELBEEREN

VORTEILE

- *Liefern viel Vitamin C sowie lösliche Ballaststoffe*

Sowohl frische als auch eingemachte Stachelbeeren sind gute Vitamin-C-Lieferanten – eine durchschnittliche Portion von 100 g deckt ein Viertel des Tagesbedarfs eines Erwachsenen ab. Stachelbeeren enthalten darüber hinaus viel lösliche Ballaststoffe und sind energiearm – 100 g mit Zucker gekochte frische Stachelbeeren liefern nur 220 kJ (52 kcal).

Es gibt ganz unterschiedliche Stachelbeersorten. Einige wurden, besonders für den Nachtisch, etwas süßer und größer gezüchtet. Manche Sorten findet man auch wild wachsend in lichten Wäldern. In Nordeuropa werden Stachelbeeren häufig zu Wein, Obstkuchen und sogar zu Essig verarbeitet, aber ebenso ist Marmelade aus Stachelbeeren eine geschätzte Köstlichkeit. Ob der Saft der Stachelbeeren tatsächlich gegen Entzündungen aller Art hilft, wie in einem alten Kräuterbuch berichtet wird, ist wissenschaftlich ebensowenig erwiesen wie die Behauptung, ein Aufguß aus 25 g getrockneten Blättern und 0,5 l Wasser bekomme jungen Mädchen vor ihrer Periode gut. Der Name jedenfalls weist auf die zahlreichen borstigen Haare hin, die diese saftigen und wohlschmeckenden Beeren bedecken. Meist befinden sich unter den Früchten noch Reste der Blüten, die vor dem Verzehr entfernt werden sollten.

Verkannte Frucht *Die borstig behaarte Haut sollte nicht darüber hinwegtäuschen, daß Stachelbeeren wohlschmeckend sind und viel Vitamin C enthalten.*

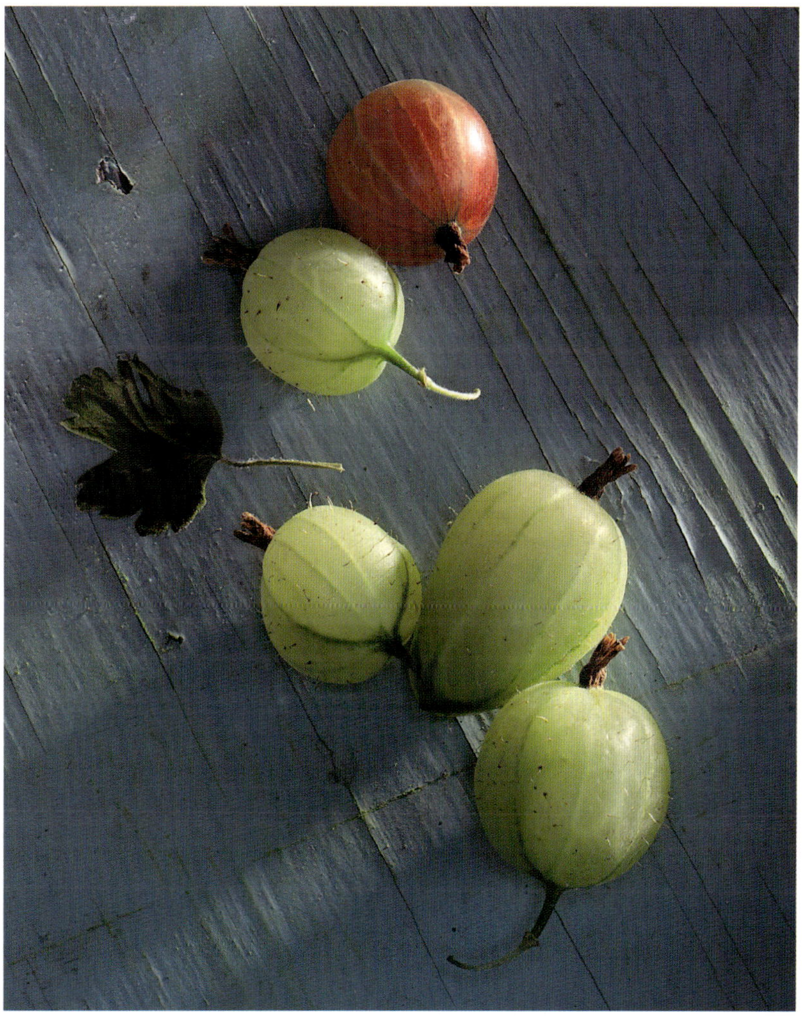

Für die Pause zwischendurch

Einige industriell gefertigte Snacks sind ausgesprochen fetthaltig, aber es gibt auch gesunde Alternativen. Ausgewogene, nahrhafte Snacks zwischen den Mahlzeiten spenden Energie und verhindern Heißhunger.

Bei vielen Menschen sinkt der Blutzuckerspiegel nach den Mahlzeiten verhältnismäßig rasch ab, und sie fühlen sich dann müde und niedergeschlagen. Durch kleine, regelmäßige Mahlzeiten kann man ein gleichmäßig hohes Energieniveau erhalten, ohne die Verdauung zu überlasten. Außerdem steigt auch die Stimmung, wenn man einen wohlschmeckenden Imbiß zu sich nimmt.

Damit diese kleinen Zwischenmahlzeiten jedoch reich an Nährstoffen sind, müssen sie richtig ausgewählt werden. Fast alle industriell gefertigten Snacks sind arm an Nährstoffen und ziemlich fettreich. So enthalten beispielsweise Schokoladenriegel Calcium und Eiweiß, und Chips liefern neben Vitamin C auch reichlich Kalium, doch in beiden Fällen ist der Fettgehalt sehr hoch.

Kleiner Appetit

Kleinere Kinder haben einen kleinen Magen und können mit einer Mahlzeit oft nicht alle notwendigen Nährstoffe aufnehmen. Daher ist es sinnvoll, das Essen in mehrere kleine Portionen aufzuteilen, die das Kind dann den Tag über in regelmäßigen Abständen zu sich nehmen kann. Größere Kinder und Jugendliche brauchen für das rasche Wachstum ihres Körpers sehr viel Nährstoffe, die man ihnen ebenfalls besser mit vielen kleinen Mahlzeiten zuführt als mit den wenigen großen Portionen der Erwachsenen.

Der Blick auf die Etikette

Wer Fertigsnacks kauft, sollte auf den jeweiligen Energiegehalt achten. Ein Päckchen Nüsse (50 g) liefert etwa 1260 kJ (300 kcal) – das ist so viel, wie eine kleine Mahlzeit ausmachen sollte. Wieviel Energie der Snack enthält, läßt sich der Etikette entnehmen. Energiereiche Snacks können durchaus auch angebracht sein, wenn der Energiebedarf des Körpers entsprechend hoch ist. Häufig enthalten abgepackte Snacks jedoch sehr viel

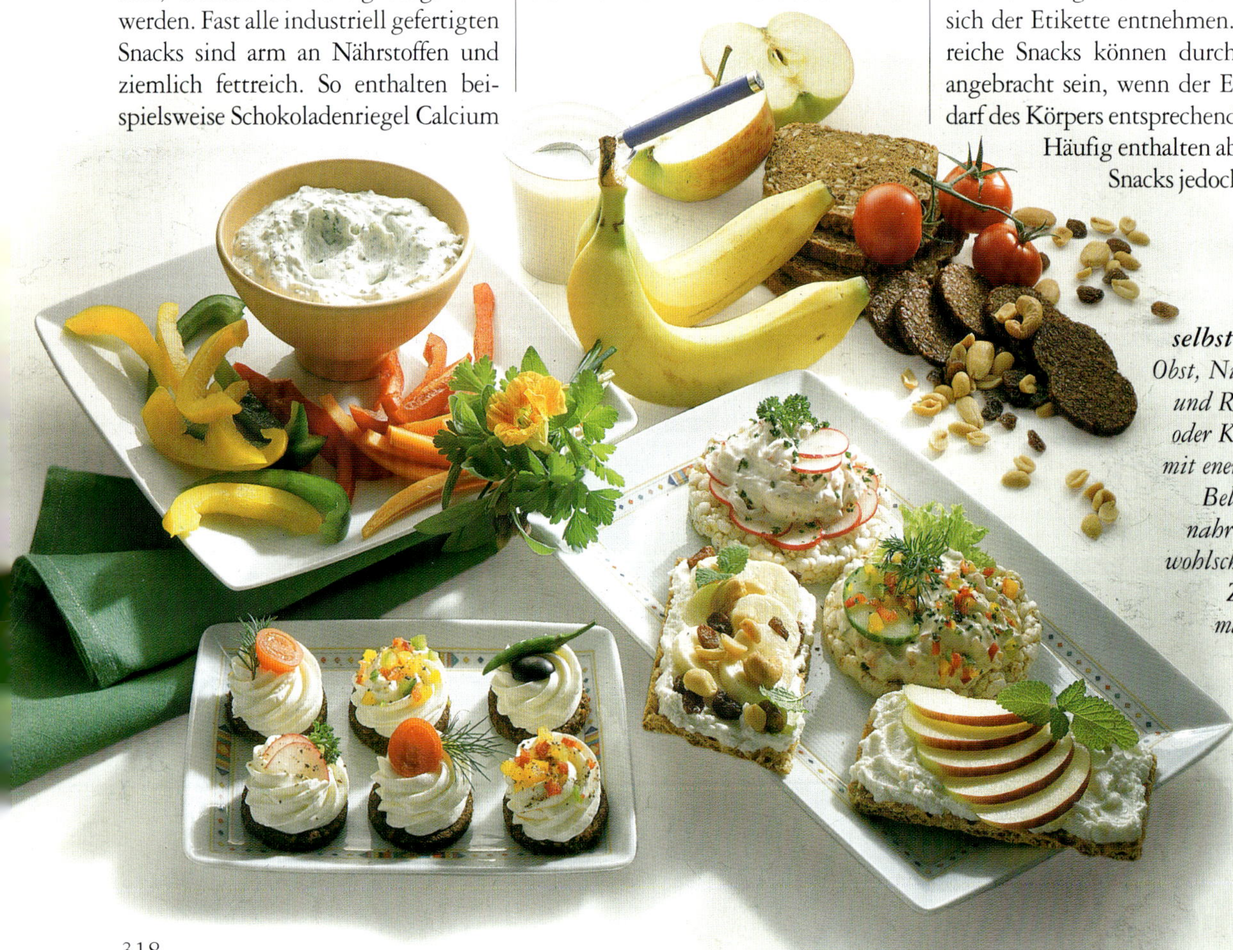

Snacks selbst machen *Obst, Nüsse, Dips und Reiscracker oder Knäckebrot mit energiearmen Belägen sind nahrhafte und wohlschmeckende Zwischenmahlzeiten.*

Salz. Die genaue Menge verbirgt sich oft hinter der Angabe des Natriumgehalts (1 g Natrium entspricht 2,5 g Salz). Bei Chips sollte man möglichst die weniger fett- und salzhaltigen Sorten wählen und solche, die in ungehärtetem Pflanzenöl ausgebacken wurden. Die Etikette gibt meist sowohl Auskunft über die Ölsorte als auch über den Fettgehalt. Eine kleine Tüte Chips enthält etwa 9 g Fett. Solange man solche Leckereien nur in Maßen genießt, bringen sie eine ausgewogene Ernährung nicht aus dem Gleichgewicht.

Die großen Verführer

Sind Zwischenmahlzeiten überhaupt notwendig? Es gibt viele Meinungen darüber, ob der Körper einen Imbiß braucht, wenn er zu den Hauptmahlzeiten ausreichend mit Nährstoffen versorgt wird. Die Werbung für Süßigkeiten will zu übermäßigem Genuß verführen und unterstellt, daß es ein Bedürfnis ist, immer wieder zwischendurch zu essen. Viele Menschen vertreten aber auch die Ansicht, die zahlreichen Zwischenmahlzeiten deuteten eher auf Langeweile und Unzufriedenheit als auf tatsächlichen Hunger hin.

Wer aus welchen Gründen auch immer lieber öfter am Tag kleine Zwischenmahlzeiten statt der traditionellen drei Hauptmahlzeiten zu sich nehmen will, muß darauf achten, daß die notwendige Nährstoffzufuhr gesichert ist. Zwischenmahlzeiten lassen sich im voraus zubereiten und bieten dann einen gesunden Ersatz für industriell gefertigte Snacks.

Gesunde Alternativen

Es gibt viele gesunde Möglichkeiten, einen plötzlich auftretenden Heißhunger zu stillen. Frische Äpfel und Birnen sowie Orangen bieten ausreichend Nährstoffe. Eine Handvoll Dörrobst oder ungesalzene Nüsse sind rasche Energiespender und zusammen mit einem kleinen Becher Joghurt mit Weizenkeimen eine überaus nahrhafte Zwischenmahlzeit. Bei Nüssen sollte allerdings der hohe Energiegehalt beachtet werden.

Rohes Gemüse wie Möhren, Sellerie, Blumenkohlröschen oder Streifen von roten, gelben und grünen Paprika sind, sorgfältig gewaschen und in einen Dip getaucht, ebenfalls eine gesunde und nahrhafte Alternative. Teilweise allerdings sind die Dips recht fett- und energiereich. Das läßt sich verhindern, indem man Joghurt oder Frischkäse anstelle von Sahne und Mayonnaise verwendet. Haferkekse, Knäckebrot oder Reiscracker mit einem Aufstrich aus Hüttenkäse werden gern gegessen, und oftmals genügt schon eine Banane, um den knurrenden Magen zu besänftigen.

Wer oft Snacks verzehrt, sollte auch an die Zahnhygiene denken. Je häufiger gegessen wird, desto mehr Nahrung finden die belagbildenden Bakterien im Mund.

DIE LECKERSTEN DIPS

Guacamole Hierzu werden Avocados und Tomaten mit Zitronensaft und Salz püriert; liefert reichlich Vitamin E, außerdem Pantothensäure und Vitamin C. 100 g enthalten kein Cholesterin, 1,4 g Eiweiß, 12,7 g Fett und 2,2 g Kohlenhydrate.

Hummus besteht aus Kichererbsen, Knoblauch, Olivenöl und Zitronensaft und wird mit Salz und Pfeffer gewürzt; enthält Eisen und Thiamin. Die Kichererbsen liefern 7,6 g Eiweiß, 12,6 g Fett, 11,6 g Kohlenhydrate und kein Cholesterin.

Taramasalata Ein Dip aus Semmelbröseln, geräuchertem Kabeljaurogen, Olivenöl, Pfeffer und Zitronensaft. Der Fettgehalt ist mit 46,4 g sehr hoch, davon sind 22,6 g allerdings einfach ungesättigte Fettsäuren. Hervorragende Quelle für Vitamin B_{12}, hat aber auch 37 mg Cholesterin; enthält 3,2 g Eiweiß und 4,1 g Kohlenhydrate.

Blauschimmelkäsedip Die Mischung aus Blauschimmelkäse, saurer Sahne und Mayonnaise ergibt eine fett- und energiereiche Tunke (34 g Fett, davon 15 g gesättigte Fettsäuren). Um den Dip etwas fettärmer zu machen, kann man die saure Sahne sowie die Mayonnaise durch Joghurt ersetzen.

Salsa Dieser Dip aus Tomaten, Zwiebeln, Zitronensaft, Olivenöl, Chili, Knoblauch und Gewürzen enthält nur 1 g Eiweiß und 270 kJ (64 kcal) je 100 g; liefert 3,5 g Fett und 7,2 g Kohlenhydrate.

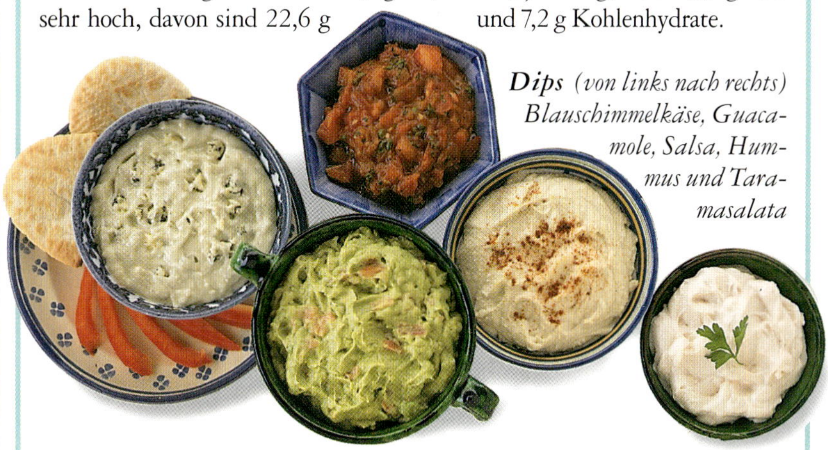

Dips (von links nach rechts) Blauschimmelkäse, Guacamole, Salsa, Hummus und Taramasalata

Der Herausforderung gewachsen sein

Sportler müssen ihre Ernährung genauso wichtig nehmen wie das Trainingsprogramm. Wer zu den Siegern gehören will, darf in seiner Kost keine Fehlstarts wagen, sondern muß auf Ausgewogenheit setzen.

Aktiver Sport erfordert meist ein anstrengendes körperliches Training. Nur wer bei diesen oft täglichen Programmen auch auf die richtige Ernährung achtet, wird auf Dauer keinen Schaden davontragen und im richtigen Moment der Herausforderung gewachsen sein. Grundsätzlich brauchen Sportler genausoviel Nährstoffe wie andere Menschen, aber da sie sich körperlich mehr anstrengen, kann ihr Bedarf an Kohlenhydraten erhöht sein. Daher besteht die Ernährung eines Ausdauersportlers bis zu 67 % aus Kohlenhydraten.

Es gibt noch einen anderen Grund für Sportler, auf ihre Ernährung zu achten: Sie müssen zum richtigen Zeitpunkt topfit sein. Eine Zauberkost, die das Leistungsvermögen explodieren läßt, gibt es nicht. Nur eine ausgewogene Vielfalt an Nahrungsmitteln verhilft einem Sportler zu höchster Leistungsfähigkeit. Manche Sportarten sind mit hohem Energieaufwand verbunden; in diesem Fall benötigt der Körper eine ausreichende Menge an Energie, Kohlenhydraten, Eiweiß, Fett, Ballaststoffen, Vitaminen und Mineralstoffen.

Sportler brauchen also wie andere Menschen auch eine ausgewogene Ernährung, allerdings müssen sie dem hohen Energieverbrauch Rechnung tragen. Entgegen landläufiger Meinung verlangt sportliches Training keine besonders eiweißreiche Kost. In den meisten Fällen ist es besser, die zusätzlich benötigte Energie aus Kohlenhydraten zu beziehen. Bei Sportarten mit besonders hohem Energiebedarf, wie z.B. beim Rudern, sollte die Ernährung viel Fett enthalten, damit die Mahlzeiten nicht so umfangreich sind. Dagegen müssen Sportler, die eher Geschicklichkeit und Aufmerksamkeit als Kraft brauchen, keine zusätzliche Energie aufnehmen.

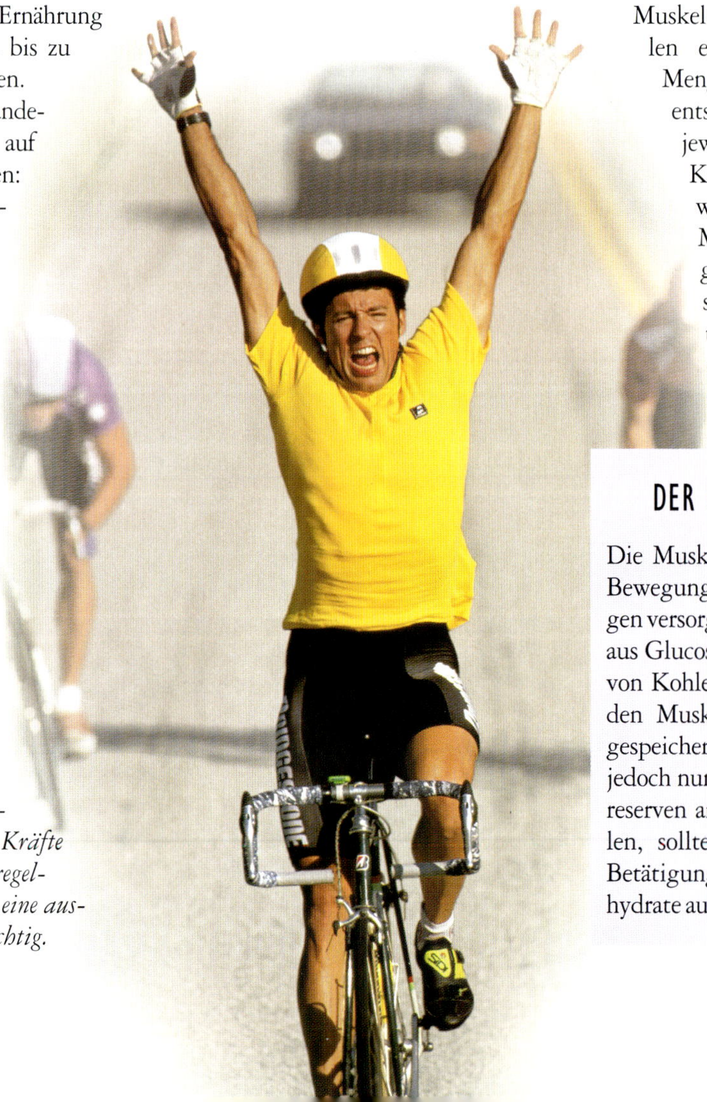

Im Ziel *Damit im entscheidenden Moment die Kräfte reichen, ist neben einem regelmäßigen Training auch eine ausgewogene Ernährung wichtig.*

Mehr Mineralstoffe

Muskeln, Haut, Knochen und Zellen enthalten unterschiedliche Mengen an MINERALSTOFFEN; entsprechend ist auch ihr jeweiliger Bedarf verschieden. Knochen enthalten beispielsweise sehr viel Calcium, Muskelzellen große Mengen an Kalium und Magnesium, das Blut sehr viel Natrium und Chlor. Kommt es zu einem Mangel an Mineralstoffen, wird dieser

Der Muskeltreibstoff

Die Muskeln werden während der Bewegung vor allem durch Glykogen versorgt. Der Körper gewinnt es aus Glucose, die bei der Verdauung von Kohlenhydraten anfällt und in den Muskeln sowie in der Leber gespeichert wird. Der Körper kann jedoch nur relativ kleine Glykogenreserven anlegen. Um sie aufzufüllen, sollten vor einer sportlichen Betätigung sehr viele Kohlenhydrate aufgenommen werden.

normalerweise ausgeglichen, indem entweder weniger Mineralstoffe ausgeschieden oder die Reserven im Gewebe angegriffen werden.

Bei einem Marathonläufer sind die Mineralstoffreserven zwar vorübergehend erschöpft, füllen sich aber bei einer angemessenen Ernährung rasch wieder auf. Ein dauerhafter Mineralstoffmangel kann allerdings schwerwiegende Folgen haben. Als Ausgleich werden oft Mineralstoffpräparate empfohlen, die jedoch die Leistung der Sportler nicht steigern.

Das Kalium in den Muskeln baut sich durch die wiederholte Belastung eines Trainings langsam ab, andererseits wird der Mineralstoff benötigt, um Energie freizusetzen, den Herzschlag regelmäßig zu halten und die unverdaute Nahrung weiterzubefördern. Für Nachschub wird mit einer kaliumreichen Ernährung gesorgt, wobei gute Quellen mageres Fleisch, Gemüse, Nüsse, Hülsenfrüchte sowie Obst, vor allem Bananen, sind.

Ausdauersportler weisen häufig niedrige Magnesiumwerte auf. Wenn der Körper über zuwenig Magnesium verfügt, wird nicht genügend Energie freigesetzt, und das Ergebnis sind Erschöpfungszustände, MUSKELKRÄMPFE und eine niedrige Muskelspannung. Zu den magnesiumreichen Nahrungsmitteln zählen dunkelgrünes Blattgemüse, Vollkornprodukte, Nüsse und Hülsenfrüchte.

Zink wird vor allem in Knochen und Muskeln gespeichert und mit Urin und Schweiß ausgeschieden. Gute Lieferanten für diesen Mineralstoff sind Innereien, Eier, Weizenkeime und Hülsenfrüchte.

Blutarmut bei Sportlerinnen

Sportlerinnen tragen aus bisher noch nicht bekannten Gründen ein erhöhtes Risiko, an einer BLUTARMUT zu leiden. Daher müssen sie besonders darauf achten, daß sie ausreichend Eisen, Folsäure und Vitamin B_{12} zu sich nehmen, um die Blutbildung zu unterstützen. Eisen kann man vor allem aus rotem Fleisch, Innereien, Eigelb und dunkelgrünem Blattgemüse beziehen. Folsäure findet sich in Leber, Weizenkeimen, Kohl, Hülsenfrüchten, Brokkoli und Hefeextrakt. Vitamin B_{12} liefern Innereien, Geflügel, Fisch, Eier und Milchprodukte.

Der Körper speichert fast seinen gesamten Calciumvorrat in den Knochen. Der Mineralstoff wird ständig auf- und abgebaut, und bei einer zu geringen Calciumaufnahme werden die Knochen schwächer. Ausreichend Calcium liefern Nahrungsmittel wie Milch und Milchprodukte, Sardinen und grünes Blattgemüse.

Das Osteoporoserisiko

Sportlerinnen, vor allem Langstreckenläuferinnen, sind besonders anfällig, nach den WECHSELJAHREN an OSTEOPOROSE zu erkranken, die mit einer verringerten Knochendichte, vor allem in der Wirbelsäule, einhergeht. Verantwortlich dafür sind ein niedriger Östrogenspiegel nach Training, Streß und Gewichtsverlust, der dazu führt, daß die Monatsblutungen ausbleiben und der Calciumstoffwechsel ungenügend ist. Offensichtlich sinkt der Östrogenspiegel so weit ab, weil gerade Läuferinnen sehr geringe Fettreserven haben. In anderen Sportarten wie beim Tennis und beim Schwimmen sind diese Probleme unbekannt, da die Sportlerinnen hier über mehr Körperfett verfügen. Frauen, die regelmäßig wandern oder joggen, brauchen sich allerdings keine Sorgen zu machen. Im Gegenteil: diese Form sportlicher Betätigung kann sogar das Osteoporoserisiko etwas senken.

Insgesamt nehmen die meisten Sportler nur etwa 30% Fett mit der normalen Nahrung auf. Bei einem leichten Training beziehen die Muskeln ihre Energie bevorzugt aus Fett. Je größer die Anstrengung beim Training und im Wettkampf jedoch wird, um so stärker greifen die Muskeln auf Kohlenhydrate zurück. Eine kohlenhydratreiche Ernährung kann also die Ausdauer steigern, bringt es aber mit sich, daß man mengenmäßig mehr essen muß. Setzt man der Kost Fett zu, kann man den Energiegehalt einer Mahlzeit bei einer gleich großen Portion fast verdoppeln. Dabei sollte man ungesättigte Fettsäuren, die vor allem in Pflanzenölen und Fisch vorkommen, den gesättigten Fettsäuren in Käse, Butter und Fleisch sowie den Transfettsäuren in den meisten Margarinesorten vorziehen. Allerdings sollten nicht alle gesättigten Fettsäuren aus der Ernährung verbannt werden (siehe auch FETTE).

FLÜSSIGKEITSBEDARF

Bei sportlicher Betätigung werden durch das Ausatmen und Schwitzen die Flüssigkeitsreserven des Körpers aufgebraucht. Wenn man stark schwitzt, kann es vorkommen, daß weniger Blut in die Extremitäten fließt und das Blutvolumen abnimmt. In extremen Fällen trocknet der Körper aus, ein Hitzschlag oder Kollaps ist die Folge. Daher ist es wichtig, vor, während und nach dem Sport genügend Flüssigkeit zu sich zu nehmen. Die handelsüblichen isotonischen Getränke enthalten etwas Salz, um den Durst anzuregen und verlorene Mineralstoffe zu ersetzen, sowie Zucker als Energiespender. Da diese Getränke verhindern sollen, daß der Körper austrocknet, bleiben sie nicht im Magen, sondern gehen sofort zur Verwertung in den Dünndarm über. Genausogut ist eine Mischung aus Fruchtsaft und Mineralwasser im Verhältnis 1:1.

STANGENSELLERIE

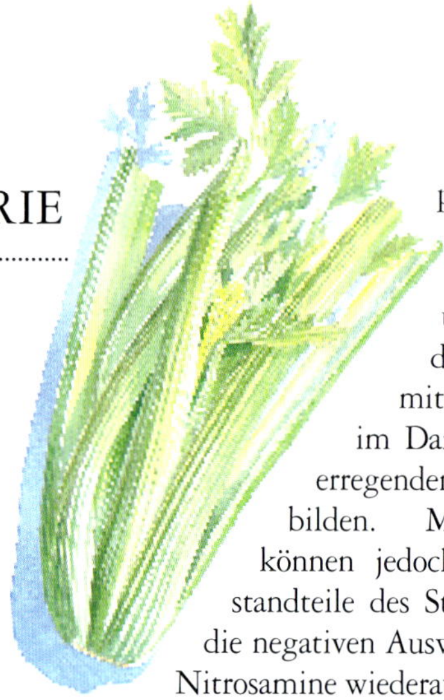

VORTEILE
- *Kann helfen, den Blutdruck und den Cholesterinspiegel zu senken*
- *Kann Gelenkschmerzen lindern*
- *Liefert wenig Energie*

NACHTEILE
- *Kann viel Nitrat enthalten*

Der Stangen- oder Staudensellerie wird gern in Rezepten für eine REDUKTIONSDIÄT verwendet, denn er ist selbst für ein Gemüse ausgesprochen energiearm. 100 g (etwa 2 Stangen) liefern nur 30 kJ (7 kcal).

In der traditionellen fernöstlichen Medizin galt Stangensellerie als ein Mittel gegen BLUTHOCHDRUCK. Moderne Untersuchungen haben diese Eigenschaft bestätigt. Denn Stangensellerie enthält 3-n-Butyl-Phthalid, einen Stoff, der nicht nur beruhigend wirkt, sondern auch den Blutdruck senken kann. Darüber hinaus liefert das Gemüse einen entzündungshemmenden Wirkstoff, der Schmerzen lindern soll, die durch GICHT hervorgerufen werden. Gicht entsteht, wenn sich Harnsäurekristalle in den Gelenken ansammeln. In der Pflanzenheilkunde nutzt man diese Wirkung schon lange und empfiehlt Gichtkranken, Tee aus Selleriesamen zu trinken. Die Samen sind im Handel erhältlich und können auch zur Zubereitung eines Öls verwendet werden, das als natürliches Beruhigungsmittel wirkt.

Leider gehört Stangensellerie zu den Pflanzen, die besonders hohe Nitratmengen ansammeln, die gesundheitsschädlich sind. Welche Grenzwerte für Nitrat in Gemüse noch toleriert werden können, ist Gegenstand heftiger Kontroversen in der Europäischen Union. Im Verlauf des Verdauungsprozesses werden Nitrate in Nitrite umgewandelt, die zusammen mit den Aminen im Darm die krebserregenden Nitrosamine bilden. Möglicherweise können jedoch andere Bestandteile des Stangenselleries die negativen Auswirkungen der Nitrosamine wiederaufheben.

Wie hoch die Nitratkonzentration in Gemüse ist, hängt von vielen verschiedenen Faktoren ab. Eine Rolle dabei spielen die jeweilige Bodenbeschaffenheit, die Pflanzensorte, die Lichtintensität sowie der Einsatz von Dünge- und Schädlingsbekämpfungsmitteln.

Schätzungen zufolge liegt die durchschnittliche Nitrataufnahme der meisten Verbraucher noch innerhalb der international festgelegten Grenzwerte. Allerdings ist Vorsicht geboten, wenn aus nitratbelasteten Lebensmitteln Nahrung für Säuglinge und Kinder zubereitet wird. Das Nitrit kann bei ihnen die Sauerstoffaufnahme der roten Blutkörperchen blockieren, was zu Blausucht und im äußersten Fall sogar zum Erstickungstod führen kann.

Nitratreiche Gemüsesorten wie Salate, Fenchel, Spinat, rote Bete, China-, Weiß- und Grünkohl sowie Wirsing sollten daher nur selten auf dem Speiseplan von Säuglingen und Kleinkindern stehen. Unproblematischer und daher vorzuziehen sind Möhren, frische Erbsen, Rosenkohl, Zucchini, Kohlrabi und Blumenkohl. Es ist wichtig, das Gemüse nur mit natrium- und nitratarmem Wasser zu kochen. Der Nitratgehalt kann beim Wasserwerk erfragt werden und darf den gesetzlichen Grenzwert nicht übersteigen. Man kann auch Mineralwasser mit der Bezeichnung „geeignet für Säuglingsnahrung“ verwenden.

STECKRÜBEN

VORTEILE
- *Können vor Krebs schützen*
- *Gute Quelle für Vitamin C*

NACHTEILE
- *Häufiger Verzehr steigert den Jodbedarf*

Rüben, Steckrüben und Kohlpflanzen gehören zur Familie der Kreuzblütlergewächse. Sie enthalten chemische Stoffe, die in dem Ruf stehen, vor bestimmten Krebsarten schützen zu können. Am besten untersucht sind bisher die Indole und Isothiocyanate. Indole scheinen vor Brustkrebs zu schützen, indem sie Enzyme stimulieren, die die Wirkung des in gewisser Hinsicht krebsfördernden Östrogens verringern. Von den Isothiocyanaten wird angenommen, daß sie die Bildung von Enzymen für das genetische Material in allen Zellen anregen und diese damit vor Schädigungen durch krebsauslösende Stoffe bewahren.

Diese Bestandteile der Kreuzblütlergewächse haben allerdings den Nachteil, daß sie Jod aus der Schilddrüse abziehen. Da der Körper Jod nicht selbst herstellen kann, muß man es in ausreichender Menge über die Nahrung aufnehmen, weil sonst Mangelerscheinungen auftreten können. Jod kommt natürlicherweise in Meerestieren vor, wird aber in Mitteleuropa vorwiegend über angereichertes Jodsalz aufgenommen. Die Schilddrüse benötigt Jod zur Bildung von Stoffwechselhormonen, die für ein gesundes Wachstum und eine normale Entwicklung wichtig sind.

Der Körper kann die Indole und Isothiocyanate aus gekochten Steckrüben leichter verwerten als aus dem rohen Gemüse. Allerdings geht beim Kochen der Gehalt an Vitamin C teilweise verloren.

STIMMUNGS-SCHWANKUNGEN

ESSEN SIE VIEL
- *kohlenhydratreiche Nahrungsmittel, die beruhigend wirken*
- *Nahrungsmittel, die reich an Vitaminen des B-Komplexes sind*

MEIDEN SIE
- *Alkohol*

Die Wirkstoffe in Kokablättern, Schlafmohn, Alkohol, bestimmten Pilzen und sogar in Muskatnuß können einschläfernd oder euphorisierend wirken, Halluzinationen hervorrufen oder von Schmerzen befreien. Überraschenderweise haben aber auch bestimmte alltägliche Nahrungsmittel einen nachhaltigen Einfluß auf die Stimmung. Allerdings ist die Beziehung zwischen der Ernährung und der jeweiligen Stimmung sehr vielschichtig, denn sowohl Nährstoffmangel, Nahrungsmittelunverträglichkeiten oder -allergien als auch die Höhe des Blutzuckerspiegels können sich auf das geistig-seelische Wohlbefinden einer Person auswirken.

Beruhigende Stoffe

Das Gehirn produziert hochwirksame chemische Botenstoffe, die sogenannten Neurotransmitter. Sie werden aus den Eiweißbausteinen in der Nahrung, den Aminosäuren, aufgebaut.

Inzwischen darf als erwiesen gelten, daß die Bildung und Freisetzung von Neurotransmittern im Gehirn bis zu einem gewissen Grad durch bestimmte Nahrungsmittel beeinflußbar ist. Die Ernährung könnte also, zumindest theoretisch, das Gefühlsleben beeinflussen. Allerdings ist es nicht ohne weiteres möglich, Ursachen und Wirkungen immer so genau zu bestimmen, da sich beispielsweise auch das Alter eines Menschen, sein Geschlecht und eventuell eingenommene Medikamente auf die chemischen Abläufe im Gehirn auswirken.

Die Aminosäure Tryptophan, die in eiweißreichen Nahrungsmitteln wie Fleisch, Milch und Eiern vorkommt, ist Baustein für den Neurotransmitter Serotonin, der z. B. für gesunden Schlaf benötigt wird. Ein Mangel an Serotonin scheint mit der Entstehung von DEPRESSIONEN in Zusammenhang zu stehen.

Speisen, die reich an Kohlenhydraten sind, sollen angeblich in der Lage sein, den Serotoninspiegel im Gehirn zu erhöhen, so daß man sich nach dem Essen ruhig und schläfrig fühlt. Wer an einer WINTERDEPRESSION leidet, hat in der dunklen Jahreszeit oft Heißhunger auf Zucker und Stärke. Vermutlich versucht man damit, die Neigung zu Reizbarkeit, schlechter Laune sowie depressiven Stimmungen auszugleichen. Vielleicht greifen Menschen mit einer Winterdepression unbewußt zu Kohlenhydraten, um wenigstens für kurze Zeit der Verstimmung zu entkommen.

Schokolade als Tröster

Schokolade kann umgehend die Laune heben und eine niedergeschlagene Stimmung vertreiben. Das Wohlgefühl nach Schokoladengenuß beruht teilweise darauf, daß der Serotonin- und der Endorphinspiegel im Gehirn ansteigen. Endorphine sind körpereigene Opiate, Schmerzmittel, die der Körper selbst herstellt. Schokolade enthält darüber hinaus die Substanzen Theobromin und Koffein, die beide anregend wirken und munter machen.

Die Vitamine des B-Komplexes

Ein Mangel an einem der verschiedenen Vitamine des B-Komplexes kann ebenfalls einen Stimmungswandel zur Folge haben. Vegetarier und Veganer leiden ebenso häufig wie Alkoholiker an einem Vitamin-B_{12}-Mangel. Sehr viel Vitamine des B-Komplexes enthalten Bierhefe, Bohnen, Eigelb, Fisch, Geflügel, Milchprodukte, brauner Reis, Nüsse, Sojabohnen und Vollkornprodukte. Da Vitamin B_{12} im wesentlichen aus tierischen Quellen stammt, müssen Vegetarier und Veganer ihren Bedarf unter Umständen mit Nahrungsmitteln decken, die mit Vitamin B_{12} angereichert werden, etwa Sojamilch und Hefeextrakte, oder regelmäßig Ergänzungspräparate einnehmen.

Bei manchen Frauen lindert Vitamin B_6 die Beschwerden des prämenstruellen Syndroms (PMS). Es ist beteiligt an der Aufspaltung des Hormons Östrogen in der Leber und kann deshalb indirekt auch auf die Stimmung wirken. Ein Mangel an Vitamin B_6 kann Angstzustände und nervöse Anspannung zur Folge haben. Ergänzungspräparate können deshalb Frauen helfen, die im Zusammenhang mit PMS reizbar und depressiv sind, auch wenn viele Ärzte solchen Ratschlägen eher skeptisch gegenüberstehen. Gute Vitamin-B_6-Lieferanten sind Bierhefe, Weizenkeime, Haferflocken, Leber und Bananen.

Der Blutzuckerspiegel

Häufig resultieren Verstimmungen aus einer unregelmäßigen Nahrungsaufnahme. Wird längere Zeit nichts gegessen, gleicht das Gehirn den sinkenden Blutzuckerspiegel durch Ketokörper als Energielieferanten aus. Diese Substanzen stammen aus dem Abbau von körpereigenem Fett. Als Reaktion hierauf können Hochstimmung und ein Gefühl des Wachseins eintreten. Darin liegt auch die Erklärung, warum sich viele Menschen beim Fasten ungewöhnlich gut fühlen.

Wer müde ist und eine kohlenhydratreiche Mahlzeit zu sich genommen hat, wird meist ruhig und schläft mühelos ein. Manche Menschen sind unmittelbar nach dem Aufwachen sehr gereizt, weil ihr Blutzuckerspiegel in diesem Moment sehr niedrig ist. Solchen Morgenmuffeln kann geholfen werden, wenn sie als erstes Kohlenhydrate zu sich nehmen. Andere Menschen werden etwa 2 Stunden nach einer kohlenhydratreichen Mahlzeit reizbar. Das beruht vermutlich darauf, daß ihr Blutzuckerspiegel unter den Normalwert absinkt, weil zuviel Insulin im Körper ausgeschüttet wird. In diesem Fall können mehrere kleine über den Tag verteilte Mahlzeiten Abhilfe schaffen und die Stimmung heben.

Ein Gläschen in Ehren?

„Wer Sorgen hat, hat auch Likör", dichtete schon Wilhelm Busch, und unter Alkoholeinfluß vergessen viele Menschen ihre Sorgen, verlieren ihre Hemmungen und fühlen sich selbstsicher. Allerdings wirkt Alkohol nicht stimulierend, sondern dämpfend, und wenn man zuviel trinkt, verlangsamt sich die Tätigkeit der Hirnzellen, und die Konzentrationsfähigkeit läßt deutlich nach.

STOFFWECHSEL-STÖRUNGEN

Einige Stoffwechselstörungen sind Folge von Störungen des endokrinen Systems, bei denen zuwenig oder zuviel Hormone produziert werden, die die Stoffwechselaktivitäten steuern. Hierzu gehören u.a. die ZUCKERKRANKHEIT, das Cushing-Syndrom und die Überfunktion der Schilddrüse, die Hyperthyreose. Andere Beispiele sind GICHT und Knochenerkrankungen wie OSTEOPOROSE und Rachitis. Darüber hinaus kennt die Medizin bereits bei Neugeborenen über 3000 verschiedene, durch Enzymdefekte ausgelöste Stoffwechselstörungen. Die meisten davon treten glücklicherweise außerordentlich selten auf. Werden diese Erbkrankheiten nicht rechtzeitig erkannt und behandelt, können sie zu körperlichen und geistigen Behinderungen führen. Nur einige dieser Stoffwechselstörungen reagieren positiv auf bestimmte Diäten, z. B. die Phenylketonurie (PKU), bei der eine lebenswichtige Aminosäure vom Körper nicht verarbeitet werden kann.

Etwa eines von 25 000 Neugeborenen leidet unter PKU, die damit die häufigste vererbbare Stoffwechselstörung ist. Erkannt wird die Krankheit durch den Guthrie-Test, der an jedem Säugling in den ersten 6–14 Tagen seines Lebens durchgeführt wird. Fällt dieser Test positiv aus, wird intensiv nach möglichen weiteren Enzymdefekten gesucht. Wenn die Stoffwechselstörung früh genug erkannt wird, können die Schädigungen durch PKU in Grenzen gehalten werden; allerdings ist die Störung an sich nicht heilbar. Ohne Behandlung treten schwere geistige Behinderungen auf, die unter Umständen von Zuckungen, Krämpfen und einer Verringerung der Haar- und Hautpigmentierung begleitet werden.

Zu den Ernährungsvorschriften bei der Behandlung gehört der Verzicht auf die Aminosäure Phenylalanin, die in vielen eiweißhaltigen Nahrungsmitteln und dem Süßstoff Aspartam vorkommt. Da die Aminosäure sowohl in Muttermilch wie in Kuhmilch enthalten ist, müssen die betroffenen Säuglinge meist mit einer Spezialkost ernährt werden.

Seltene Stoffwechselstörungen

Refsum-Krankheit Die Erkrankung, nach einem norwegischen Arzt benannt, ist erblich. Verursacht wird sie durch eine Störung des Enzymsystems, das für den Stoffwechsel der Phytansäure verantwortlich ist. Phytansäure kommt in Fisch und Milchprodukten vor. Die Krankheit beginnt meist im 1. oder 2. Lebensjahr. Zu den verschiedenen Krankheitszeichen gehören u. a. Nachtblindheit, eine fortschreitende Erblindung und ein schwerfälliger, unkoordinierter Bewegungsablauf. Die Behandlung beinhaltet auch eine strikte Diät, um die Aufnahme von Phytansäure weitgehend zu verringern bzw. zu vermeiden.

Ahornsirupkrankheit Bei dieser Stoffwechselstörung werden Aminosäuren nicht verwertet, sondern über den Urin ausgeschieden, der dann ähnlich wie Ahornsirup riecht. Die wenigen überlebenden Kinder sind meist geistig behindert und müssen eine strenge Diät auf der Grundlage von Gelatine, glutenfreiem Mehl, Butter, Margarine, Zucker und Obst einhalten.

Galaktoseunverträglichkeit Bei dieser Krankheit kann der Körper Milchzucker (Laktose) und dessen Bestandteil Galaktose nicht verwerten. Sie führt unbehandelt zu geistiger Behinderung, zur Erblindung sowie zur Zersetzung der Leber. Milchzucker muß in jeder Form aus der Ernährung ausgeschlossen werden; die Säuglinge dürfen nur eine besonders behandelte Milch erhalten.

All diese Erkrankungen, die bereits im Säuglingsalter auftreten, müssen durch Spezialisten behandelt werden.

STRESS

Was jemand als stressig empfindet, ist individuell sehr verschieden. Auf jeden Fall gehören peinliche Situationen, ständige Überforderung oder tragische Verlusterlebnisse dazu. Doch auch angenehme Ereignisse wie eine berufliche Beförderung oder eine Hochzeit können einen Menschen belasten. Um so wichtiger ist es, mit Bewegung, Entspannung und der richtigen Ernährung dem Streß entgegenzuwirken. Siehe UNTER DRUCK, S. 328.

SUPPEN

Wenn man Gemüse kocht, werden ihm unweigerlich Vitamine und Mineralstoffe entzogen. Nicht so bei der Zubereitung einer Suppe: In diesem Fall bleiben die meisten Nährstoffe erhalten.

Selbstgemachte Suppen

Eine Vielzahl von Lebensmitteln läßt sich zu einer Suppe verarbeiten. Dadurch entsteht eine Fülle an Kombinationsmöglichkeiten, so daß es nicht schwerfallen sollte, die unterschiedlichen Nährstoffbedürfnisse und Vorlieben der einzelnen Familienmitglieder zu berücksichtigen. Auf S. 327 befinden sich einige Vorschläge für gesunde, leichtverdauliche Suppen, die man auf der Grundlage von Hülsenfrüchten, Getreide, Fleisch, Fisch und Gemüse in unterschiedlichen Zusammensetzungen leicht selbst herstellen kann.

Frische Zutaten für eine gute Brühe bekommt man heute in jedem Supermarkt, und eine selbstgemachte Brühe ist wesentlich gesünder als eine aus Brühwürfeln hergestellte Suppe, da Brühwürfel meist sehr viel Salz und obendrein noch LEBENSMITTELZUSATZSTOFFE enthalten. Für eine selbstgemachte Fleischbrühe braucht man Rindfleisch oder Geflügel, das man zusammen mit Gemüse oder Kräutern

Einfach oder raffiniert
Je nach Vorliebe kann man Suppen herzhaft deftig oder exotisch verfeinert zubereiten.

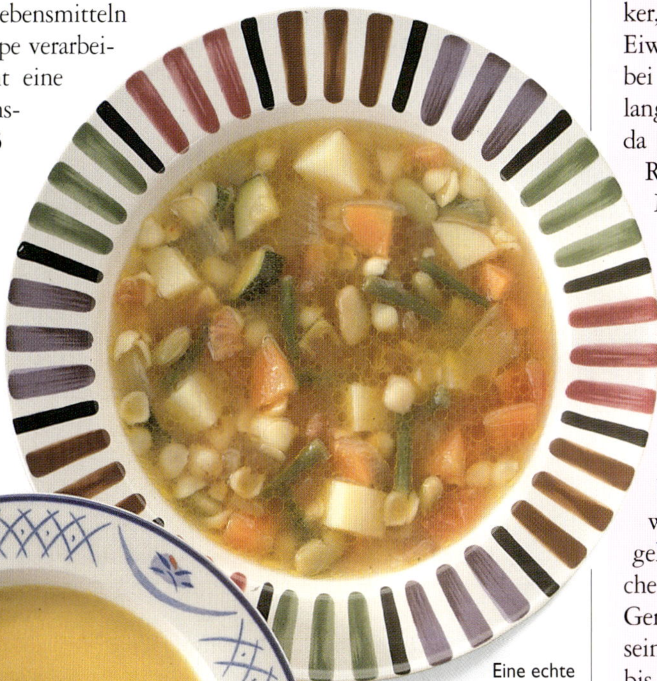

Eine echte italienische Minestrone mit Nudeln, Gemüse und Bohnen

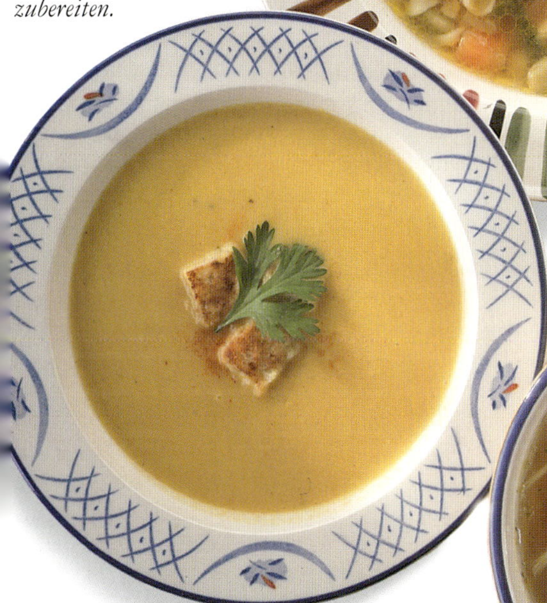

Preiswert und ausgesprochen nahrhaft ist eine Suppe aus Karotten, Äpfeln und Tomaten.

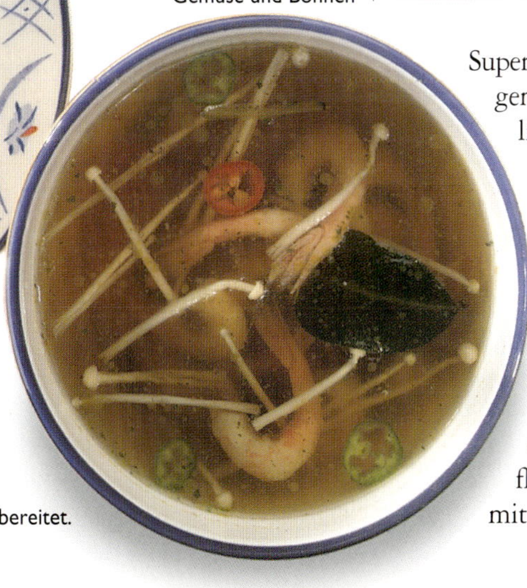

Thailändische Garnelensuppe wird mit Chili, Kräutern und Zitronengras zubereitet.

WAS STECKT IM BRÜHWÜRFEL?

Brühwürfel werden aus hochkonzentrierten Extrakten von Rindfleisch, Hühnchen, Pilzen oder Gemüse hergestellt. Dazu kommen Salz, Zucker, Hefeextrakt, Kräuter und Gewürze sowie Lebensmittelzusatzstoffe, z. B. das Mononatriumglutamat, ein Geschmacksverstärker, der in gehärtetem pflanzlichem Eiweiß enthalten ist. Vor allem bei Dosensuppen verzichtete man lange Zeit auf diesen Zusatzstoff, da Mononatriumglutamat in dem Ruf stand, bei empfindlichen Menschen Kopfschmerzen und Migräne, das sogenannte China-Restaurant-Syndrom, auszulösen. Nachdem diese Behauptung heute als widerlegt gelten darf, wird es allerdings wieder fast allen Brühwürfeln zugesetzt.

Wer eine salzarme Ernährung befolgen muß, sollte auf Brühwürfel ebenso verzichten wie auf gekörnte Brühe. Auch die in manchen Geschäften angebotene fertige Gemüsebrühe kann sehr salzhaltig sein. Immerhin kann ein Brühwürfel bis zu 1 gestrichenen TL Natrium enthalten.

Tomatensuppen im Vergleich

Der Nährwert einer Suppe kann recht unterschiedlich ausfallen, je nachdem, wie sie zubereitet wurde. Um die Vergleichswerte aufzuzeigen, wurde hier als Beispiel eine Tomatensuppe ausgewählt. Der Eiweißgehalt bleibt etwa immer gleich, aber die selbstgemachte Tomatencremesuppe weist den höchsten Fett- und Energiegehalt auf. Die kondensierte Suppe enthält am meisten Zucker, und die Suppenkonserve ist Spitzenreiter beim Salzgehalt. Zucker und Salz finden sich in der hausgemachten Version in geringerem Maß. Den niedrigsten Energiegehalt hat das Suppenpulver, allerdings auch die wenigsten Nährstoffe.

Nährwert pro 220 g	Tomatencremesuppe (hausgemacht)	Tomatencremesuppe (Konserve)	Tomatencremesuppe (kondensiert)	Tomatensuppe (Pulver)
kJ/kcal	750/179	500/119	570/136	285/68
Eiweiß	2,5 g	1,76 g	1,98 g	1,32 g
Fett	14,9 g	7,26 g	7,48 g	1,1 g
Zucker	4,9 g	5,72 g	12,32 g	7,7 g
Natrium	213,5 mg	1012 mg	902 mg	858 mg

und Gewürzen kocht. Durch das lange und langsame Sieden konzentriert sich der Geschmack. Eine gute Fischsuppe läßt sich eigentlich aus allen sauberen Fischabfällen und Gewürzen bereiten. Bei einer allzu langen Kochzeit nimmt sie allerdings einen strengen Geruch und bitteren Geschmack an. Meist sollte die Kochzeit daher etwa 20 Minuten nicht überschreiten.

Vor der weiteren Verwendung wird die Brühe durch ein feines Sieb oder ein Küchentuch abgegossen, um alle mitgekochten Knochen, Zwiebeln und Gewürze zu entfernen. Wird die Fleischbrühe vor der Verwendung als Suppe gut gekühlt, setzt sie sich als weiches Gelee ab, von dem man die obenauf schwimmende Fettschicht leicht abheben kann.

In der Tiefkühltruhe läßt sich vorgekochte Brühe bis zu 6 Monate lang problemlos einfrieren. Um eine Kontrolle zu haben, sollte man das Gefriergut mit einer gut lesbaren Etikette versehen, auf der man das Datum des Einfrierens festhält.

Im Handel sind mittlerweile sogenannte Fonds erhältlich, die nur sehr wenig Natrium enthalten und sich auch als Grundlage für Suppen verwenden lassen.

Vor allem Gemüsesuppen kann man hervorragend mit Milch, Sahne oder Crème fraîche anreichern, um ihren guten Geschmack zu verstärken. Allerdings steigt dabei nicht nur der Eiweiß- und Calciumgehalt, sondern sie werden auch fetter und damit energiereicher.

Suppenkonserven

Beim Abfüllen in Konserven wird der Inhalt gleichzeitig sterilisiert, so daß Dosensuppen keine Lebensmittelzusatzstoffe brauchen, um lange haltbar zu sein. Tomatensuppe aus der Dose enthält zwar noch etwas Betacarotin, aber kaum mehr Vitamin C. Die meisten konservierten oder abgepackten Suppen enthalten viel Salz. Die obenstehende Tabelle erlaubt es, den Natriumgehalt der unterschiedlichen Produkte zu vergleichen.

Tütensuppen

Tütensuppen enthalten im allgemeinen weniger Nährstoffe, dafür aber mehr Lebensmittelzusatzstoffe als Konserven oder selbstgemachte Suppen. Zu den getrockneten Nahrungsbestandteilen kommen noch Verdickungsmittel sowie Farb- und Geschmacksstoffe. Der Druck der Verbraucher hat dafür gesorgt, daß bei vielen Marken der Gehalt an Mononatriumglutamat – ein Geschmacksverstärker, der lange Zeit in dem Ruf stand, bei empfindlichen Menschen Kopfschmerzen und Migräne hervorzurufen – verringert wurde. Tütensuppen enthalten wenig Vitamine, da diese beim Trocknen der Zutaten weitgehend verlorengehen.

Verdickungsmittel, die vielen Suppen zugesetzt werden, sind oft aus Weizen hergestellt; Menschen mit einer GLUTENUNVERTRÄGLICHKEIT müssen daher genau auf die Kennzeichnung der Inhaltsstoffe achten.

Suppen und Gelenkschmerzen

Wer unter GICHT leidet, sollte möglichst Suppen wählen, die auf Gemüsebasis hergestellt sind, denn Fleischbrühwürfel enthalten meist sehr viel Purine, die den Harnsäurespiegel im Blut ansteigen lassen. Die Harnsäurekristalle sind für die Gelenkschmerzen bei Gicht verantwortlich. Spargelcremesuppe enthält ebenfalls Purine und sollte daher von Gichtkranken auch nur in sehr geringen Mengen verzehrt werden.

Beliebte Suppen

Bouillabaisse Die reichhaltige Fischsuppe, die ursprünglich aus Marseille stammt, schmeckt am besten mit Mittelmeerfischen, sie kann aber auch mit anderen Fischsorten zubereitet werden. Die Tomaten liefern Vitamin C, das Gemüse Calcium und der Fisch Eisen und Eiweiß.

Französische Zwiebelsuppe Eine wärmende Suppe, die mit Käse überbacken wird und in der Volksheilkunde als Mittel gegen Müdigkeit, Frösteln und Erkältungen gilt, aber auch einen Kater vertreiben soll.

Gazpacho Die kalte spanische Sommersuppe wird aus Tomaten, Salatgurken und Frühlingszwiebeln hergestellt und mit gerösteten Brotwürfeln serviert. Sie enthält viel Vitamin C.

Hühnersuppe Sie gilt als traditionelles Mittel gegen eine verstopfte Nase. Hühnersuppe liefert Eiweiß und die meisten Vitamine des B-Komplexes. Versuchen sollte man auch unbedingt einmal eine exotische Mulligatawny-Suppe mit Curry.

Linsensuppe Da die Grundlage für diese Suppe Hülsenfrüchte sowie ein reichhaltiges Gemüsebouquet sind, ist sie hervorragend für Vegetarier geeignet. Linsen liefern sehr viel Eiweiß, aber auch Ballaststoffe und Eisen, wenn sie vor dem Kochen ausreichend Zeit hatten zu quellen.

Minestrone Diese gesunde italienische Suppe wird aus frischem Gemüse, getrockneten Bohnen und Nudeln oder Reis hergestellt. Sie liefert Eiweiß, Ballaststoffe und Vitamin C.

Tomatensuppe Eine selbstgemachte Tomatensuppe ist wesentlich nährstoffreicher als eine Konserve und kann nach eigenem Geschmack zubereitet werden. Wer sie gern süß möchte, sollte im Sommer zu fast überreifen Tomaten greifen. In jedem Fall sollte man sie mit frischem Basilikum abschmecken. Tomatensuppe liefert Ballaststoffe und Vitamin C.

SÜSSHOLZ

VORTEILE

- *Kann Magengeschwüre lindern*
- *Wirkt schleimlösend bei Atemwegserkrankungen*

NACHTEILE

- *Hält Natrium zurück und baut Kalium ab, was zu Bluthochdruck führen kann*

Die Wurzeln der Süßholzpflanze sowie der unter der Erde wachsende Stengel sind dunkelrotbraun mit einem gelben, faserigen Kern. Süßholzwurzeln werden zerstampft und gekocht, anschließend läßt man die Feuchtigkeit verdampfen. Aus der verbleibenden Substanz werden Tropfen, Pulver und Pastillen für die verschiedenen medizinischen Anwendungen bereitet. Man kann die Wurzeln auch roh, in kleine Stücke geschnitten, kaufen. Sie werden gekaut und sind gut für Zähne und Zahnfleisch.

Den süßen Geschmack erhält Süßholz durch das Glyzyrrhizin, einen Stoff, der 50mal süßer ist als Zucker. Untersuchungen haben ergeben, daß Süßholz trotzdem dem Bakterienwachstum und der Belagbildung im Mund entgegenwirkt und damit vor Karies schützt. Die Wurzeln sind in der Regel in gut sortierten Naturkostläden erhältlich.

Chinesische Ärzte behandeln mit Süßholz schon seit Jahrtausenden unterschiedliche Beschwerden, von VERSTOPFUNG und MAGENGESCHWÜREN bis zu Übelkeit und Erbrechen. Viele der Heilwirkungen, die dem Süßholz zugeschrieben werden, ließen sich inzwischen wissenschaftlich nachweisen. So enthält die Süßholzwurzel bestimmte Wirkstoffe, die sich schützend auf die Magenschleimhaut legen. Daher enthalten heute einige Medikamente gegen Magengeschwüre Auszüge aus Süßholzwurzeln. Man kann anstelle dieser Medikamente aber auch Lakritze oder Lakritzbonbons lutschen.

Süßholz ist ein gutes Hustenmittel, denn es regt die Schleimbildung an und erleichtert dadurch das Abhusten. Wer allerdings unter BLUTHOCHDRUCK leidet, sollte auf Süßholz verzichten, da es Natrium zurückhält und dem Körper Kalium entzieht. Da beide Substanzen den Flüssigkeitshaushalt des Körpers regeln, kann sich der Zustand verschlimmern.

SÜSSKARTOFFELN

VORTEILE

- *Hervorragende Quelle für Betacarotin*
- *Liefern Kalium und Vitamin C*

Süßkartoffeln sind in unseren Breiten eher selten. Wie der Name sagt, schmecken sie sehr süß, sind aber ein stärkehaltiges Gemüse. Sie liefern etwas mehr Energie als neue Kartoffeln – 353 kJ (84 kcal) auf 100 g.

Es gibt zwei Sorten von Süßkartoffeln: die eine ist saftig und orangefarben, die andere eher trocken und cremefarben. Beide Sorten versorgen mit Kalium, Vitamin C und Ballaststoffen, die orangefarbenen darüber hinaus auch noch mit Betacarotin.

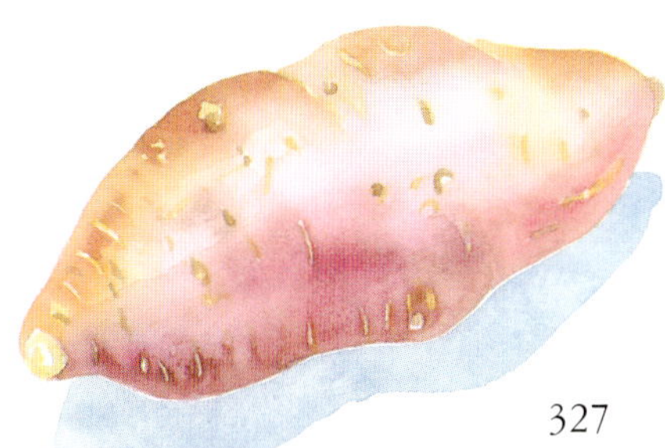

Unter Druck

Ein bißchen Streß kann guttun, doch wenn er überhandnimmt, beeinträchtigt die Anspannung die Gesundheit. Durch ausgewogene Ernährung, Bewegung und Entspannung läßt sich den täglichen Belastungen entgegensteuern.

Eine gesunde Kost ist ein mächtiger Verbündeter, wenn man mit Streß zu kämpfen hat. Untersuchungen haben erwiesen, daß psychische und körperliche Belastung das Immunsystem schwächen, und häufig treten nach anstrengenden Zeiten ERKÄLTUNGEN, Husten und Schnupfen auf. Bestimmte Nährstoffe werden unter Streß rasch verbraucht. So benötigt der Körper verstärkt Vitamine des B-Komplexes, um das Nervensystem zu stabilisieren, sowie Vitamin C und Zink, um krankmachende Bakterien und Viren abwehren zu können. Dieser zusätzliche Bedarf läßt sich leicht mit den Nahrungsmitteln decken, die als „Streßlöser aus der Speisekammer" auf S. 330 aufgeführt sind. Durch kleine Mahlzeiten mindestens alle 3 Stunden kann man den Energiehaushalt ankurbeln und zugleich die streßbedingte Müdigkeit verringern. Die Mahlzeiten sollten vor allem komplexe Kohlenhydrate wie Vollkornbrot, Nudeln, Reis und Kartoffeln beinhalten. Die kleinen Mahlzeiten sollten ebenfalls in Ruhe eingenommen werden. Egal, unter welchem Termindruck man steht – langsames und entspanntes Essen hat Vorrang. Zuviel Tee und Kaffee sollte man meiden, sie putschen nicht nur auf, sondern können unter Umständen auch Angstgefühle auslösen. Manche Menschen greifen in Streßzeiten zu Nicotin und Alkohol, doch beides stiehlt dem Körper wertvolle Nährstoffe. Zwar hebt Alkohol kurzfristig die Stimmung, kann aber dann zu Niedergeschlagenheit führen. Ferner ist die Gefahr groß, daß man mit

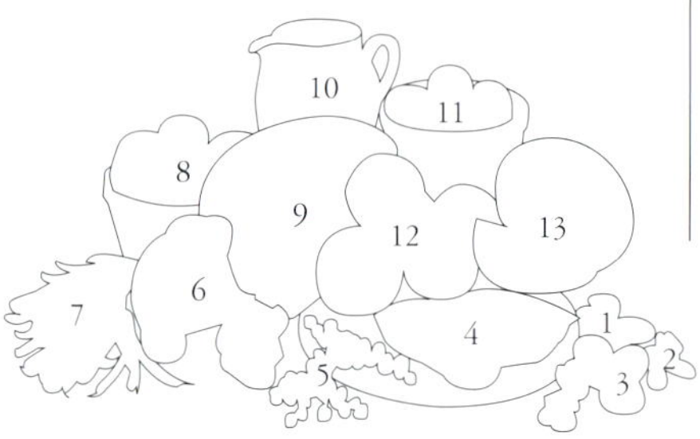

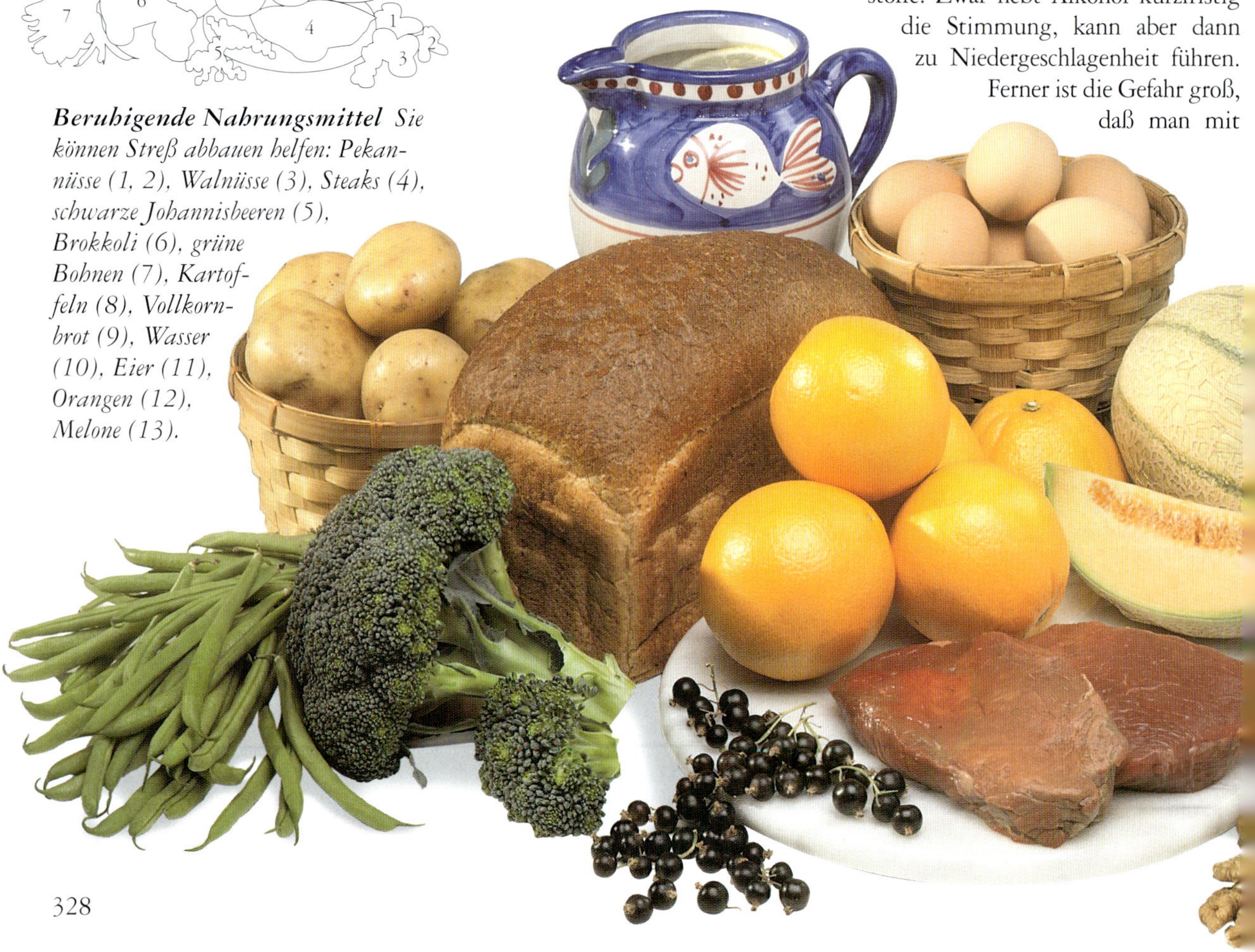

***Beruhigende Nahrungsmittel** Sie können Streß abbauen helfen: Pekannüsse (1, 2), Walnüsse (3), Steaks (4), schwarze Johannisbeeren (5), Brokkoli (6), grüne Bohnen (7), Kartoffeln (8), Vollkornbrot (9), Wasser (10), Eier (11), Orangen (12), Melone (13).*

STRESSLÖSER

- Urlaub ist wichtig und sollte immer wieder eingeplant werden.
- Koffein, Alkohol und Nicotin sollte man nicht im Übermaß zu sich nehmen.
- Kleine gesunde Mahlzeiten können den Tagesablauf wohltuend unterbrechen.
- Sport oder regelmäßige Bewegung ist ein guter Streßlöser.
- Entspannungsübungen wie autogenes Training, Yoga oder Atemübungen können hilfreich sein.
- Probleme am Arbeitsplatz oder in der Partnerschaft sollte man nicht verdrängen, sondern lösen.
- Jeder hat eine persönliche Streßtoleranz, die er nicht überschreiten sollte.
- Manchmal wirken Haustiere sehr entspannend.
- Man sollte über Probleme, die man hat, sprechen. Eventuell kann auch ein professioneller Berater weiterhelfen.

der Zeit eine höhere Toleranz entwickelt, so daß man immer mehr trinken muß, um den erwünschten Effekt zu erreichen, und auf lange Sicht vom Alkohol abhängig wird. Daher sollte man ihn nicht als abendliches Entspannungsmittel einsetzen.

Flucht oder Kampf

Auf Streß reagiert der Körper mit dem Bestreben, zu fliehen oder zu kämpfen, eine Verhaltensweise, die als Ur-Instinkt unseren prähistorischen Vorfahren das Überleben sicherte. Dieser Ur-Instinkt, auf eine Bedrohung oder Herausforderung umgehend zu reagieren, ist im heutigen Leben längst nicht mehr angemessen, denn nach den geltenden gesellschaftlichen Umgangsformen darf man in stressigen Situationen weder fliehen noch kämpfen. Meist kann man nur versuchen, die entsprechende Situation mit Anstand durchzustehen. Dennoch tut es gut, sofort ein bißchen Dampf abzulassen: ein Spaziergang oder das Problem mit einer vertrauten Person zu besprechen kann oft schon hilfreich sein.

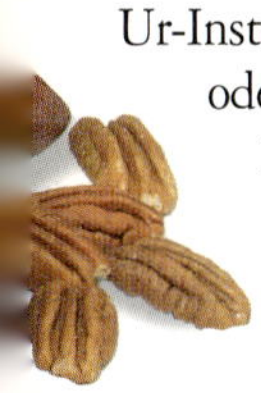

Auslöser der körperlichen Streßreaktion ist das Streßhormon Adrenalin, das zudem die Ausschüttung von Fettsäuren und Glucose in die Blutbahn anregt, um den Muskeln Nahrung zu liefern. Wer längere Zeit unter Streß steht, hat ein erhöhtes Risiko, einen Schlaganfall zu erleiden oder sich eine Herzerkrankung zuzuziehen.

Der Streß hat viele Gesichter

Streß wirkt sich auf den ganzen Menschen aus, auf seinen Körper, seinen Verstand, seine Gefühle und sein Verhalten. Dauerhafter Streß kann sich auf ganz verschiedene Weise äußern. Vielfach kommen Nacken-, Kopf- und Rückenschmerzen vor, oft knirscht der Betroffene nachts heftig mit den Zähnen, oder man hat das Gefühl, einen Kloß im Hals zu haben. Hinzukommen Zittern, Zucken, häufiges Zwinkern und andere nervöse Ticks. Streß kann aber auch zu schwerwiegenden Erkrankungen wie Bluthochdruck, Migräne und Verdauungsstörungen führen. In einer bestimmten Belastungssituation spürt man Pulsrasen, Herzklopfen, der Mund wird trocken, man beginnt zu schwitzen und hat Schluckbeschwerden.

Streß kann ferner Schlafstörungen verursachen und sich manchmal in Schwindel, Abgeschlagenheit und Antriebsschwäche äußern. Darüber hinaus regt Streß die Magensäurebildung an und fördert dadurch die Entstehung von Magengeschwüren.

Da vom Streß auch die Psyche betroffen ist, gehören Konzentrations-

Fallbeispiel

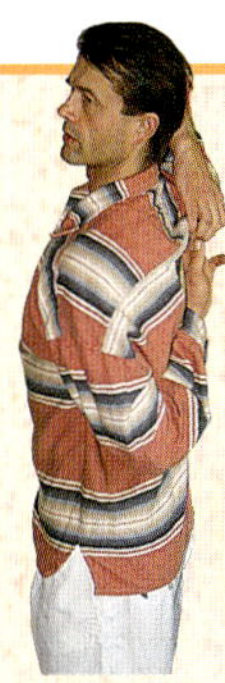

Andreas, ein 40jähriger praktischer Arzt, betreut rund 2400 Patienten. In den letzten Jahren hatte er sich angewöhnt, morgens immer früher anzufangen und bis spät am Abend zu arbeiten. Um wach zu bleiben, trank er sehr viel starken Kaffee. Wenn er dann nach Hause kam, war er gereizt und müde; seine drei kleinen Söhne sah er kaum noch. Obwohl Andreas immer mehr Zeit in der Praxis verbrachte, hatte er nicht das Gefühl, mehr zu leisten. Je erschöpfter er war, desto länger brauchte er selbst für einfache Routinetätigkeiten. Zum Glück erkannte er diese Symptome als streßbedingt und nahm für sich selbst den Rat an, den er seit Jahren seinen Patienten gab. Um mehr Bewegung zu haben, meldete er sich bei einem Sportverein in der Nähe an. Dreimal in der Woche spielt er nun 1 Stunde lang Basketball und Hallenfußball. Als nächstes verzichtete er auf Kaffee, denn das Koffein hielt ihn auch dann wach, wenn er eigentlich schlafen wollte. Nun konnte Andreas wieder ruhig schlafen, wenn er müde war, und hatte deshalb genügend Kraft für den nächsten Tag. Andreas verbringt mittlerweile auch nicht mehr soviel Zeit in der Praxis, weil er jetzt mit frischer Kraft deutlich leistungsfähiger ist. Die wichtigste Änderung in seinem Leben ist aber wohl, daß er deutlich mehr Zeit für seine Familie hat.

schwäche, diffuse Angstzustände oder unbegründete Furcht sowie Phasen erhöhter Reizbarkeit zu den vielen Erscheinungsformen, in denen sich Streß äußern kann.

Positiver Streß

Belastungen aller Art sind ein Teil des Lebens, und sie fordern die meisten Menschen körperlich, intellektuell und sozial heraus. Allerdings dürfen die Anforderungen nicht zu hoch liegen, sondern gerade etwas über der jeweiligen Leistungsfähigkeit, damit sie richtig anspornen. Wer solche Herausforderungen annehmen kann, bleibt länger gesund, aktiv und jung – vorausgesetzt, er beherrscht auch die Kunst der Entspannung.

Zeit zum Entspannen

Wichtig ist es, eine individuelle Balance zwischen Zeiten der Anspannung und der Entspannung zu finden. Dabei können Gartenarbeit, Wandern, Sport, Meditation oder Musikhören von Problemen ablenken und entspannen.

Wer neue Herausforderungen erst anpackt, wenn sie da sind, wer sich nicht überfordert und weiß, wann es nötig ist auszuruhen, bevor Erschöpfung und Frustration zu groß werden, kann Streß einsetzen, um sich anzuspornen und ein interessantes, erfülltes Leben zu führen.

Streßlöser aus der Speisekammer

Wer unter Streß steht, sollte die folgenden Nahrungsmittel bevorzugt essen und trinken, da einige lebenswichtige Nährstoffe unter Belastung schneller verbraucht werden.

Vitamin C hilft dem Körper bei der Abwehr von Infekten und bei der Wundheilung. Vitamin C liefern frisches Obst, vor allem Zitrusfrüchte und schwarze Johannisbeeren, Obstsäfte und frisches Gemüse.

Vitamine des B-Komplexes werden zur Freisetzung von Energie ebenso benötigt wie für ein gesundes Nervensystem. Sie sind enthalten in grünem Gemüse, Kartoffeln, frischem Obst, Weizenkeimen, Vollkornprodukten, Hülsenfrüchten, Nüssen, Körnern, Dörrobst, Eiern, Milchprodukten, Hefeextrakt, Meeresfrüchten, magerem Fleisch, Leber und Geflügel.

Zink beugt Infektionen vor und fördert die Wundheilung. Mit Zink versorgen Leber und rotes Fleisch, Milchprodukte, Eigelb, Vollkornprodukte, Fische und Meeresfrüchte.

Komplexe Kohlenhydrate liefern dauerhaft Energie und wirken beruhigend auf das Nervensystem. Sie sind vor allem in Brot, Reis, Hülsenfrüchten, Haferflocken, Nudeln und Kartoffeln enthalten.

STEHEN SIE UNTER STRESS?

Um zu beurteilen, wie stark man wirklich belastet ist, hier einige gängige, leicht nachvollziehbare Anzeichen für Streß:

- Sind Sie oft den Tränen nahe?
- Sind Sie zu Hause oder am Arbeitsplatz anderen gegenüber oft gereizt?
- Hat Ihr Interesse an Sex nachgelassen?
- Schlafen Sie schlecht?
- Sind Sie unruhig, kauen an den Nägeln oder nesteln an Ihren Haaren herum?
- Können Sie sich schlecht konzentrieren oder nur mühsam entscheiden?
- Fällt es Ihnen zunehmend schwer, mit anderen auch nur zu reden?
- Sind Sie meistens müde?
- Haben Sie den Eindruck, Ihren Sinn für Humor völlig verloren zu haben?
- Trinken oder rauchen Sie mehr, um die Tage durchzustehen?
- Haben Sie das Gefühl, es einfach nicht mehr zu schaffen?

Wer mehr als vier dieser Fragen mit Ja beantwortet, steht unter Streß und sollte einige der rechts vorgestellten Streßlöser in seine Ernährung einbauen.

BELASTENDE EREIGNISSE

Die meisten Veränderungen im Leben, auch wenn sie positiv sind, verursachen Streß. Obwohl jeder Mensch anders reagiert, lassen sich die streßbringenden Ereignisse doch der Reihe nach auflisten:

Höchstes Streßpotential
Tod des Partners
Scheidung oder Trennung
Autounfall
Tod eines nahen Angehörigen
Eigene Verletzung oder Krankheit
Heirat
Verlust des Arbeitsplatzes

Hohes Streßpotential
Versöhnung mit dem Partner
Pensionierung
Schwere Krankheit von Familienangehörigen
Schwangerschaft
Sexuelle Probleme
Neugeborenes Kind in der Familie
Wechsel des Arbeitsplatzes
Finanzielle Probleme
Tod eines guten Freundes

Mäßiges Streßpotential
Familienstreitigkeiten
Aufnahme eines großen Darlehens
Neue Aufgaben am Arbeitsplatz
Sohn/Tochter verläßt das Elternhaus
Unfrieden mit den Schwiegereltern
Veränderte Lebensbedingungen
Probleme mit dem Chef

Eher geringes Streßpotential
Schulwechsel der Kinder
Urlaub
Neuzugehörigkeit oder Verlassen einer sozialen Gruppe
Weihnachten

DIE VIELEN BELASTENDEN EREIGNISSE

Die meisten wichtigen Veränderungen im Leben – gleich, ob Todesfall, Scheidung, Heirat oder Geburt des Kindes – sind mit Streß verbunden. Offensichtlich sind sie sehr vielschichtig und überfordern häufig die Fähigkeiten des einzelnen, mit Problemen umzugehen und sich auf neue Situationen einzustellen. Krank macht Streß aber nur dann, wenn dieses Gefühl der Überforderung ständig da ist. Wer sich dagegen herausgefordert fühlt, ein gesundes Verhältnis zwischen Spannung und Entspannung findet und die Belastungen und Anforderungen nicht allzu groß werden läßt, kann den Streß auch in nützliche Kanäle lenken. Manche Menschen wie z. B. Musiker oder Chirurgen empfinden dann in besonders fordernden Situationen sogar ein Hochgefühl.

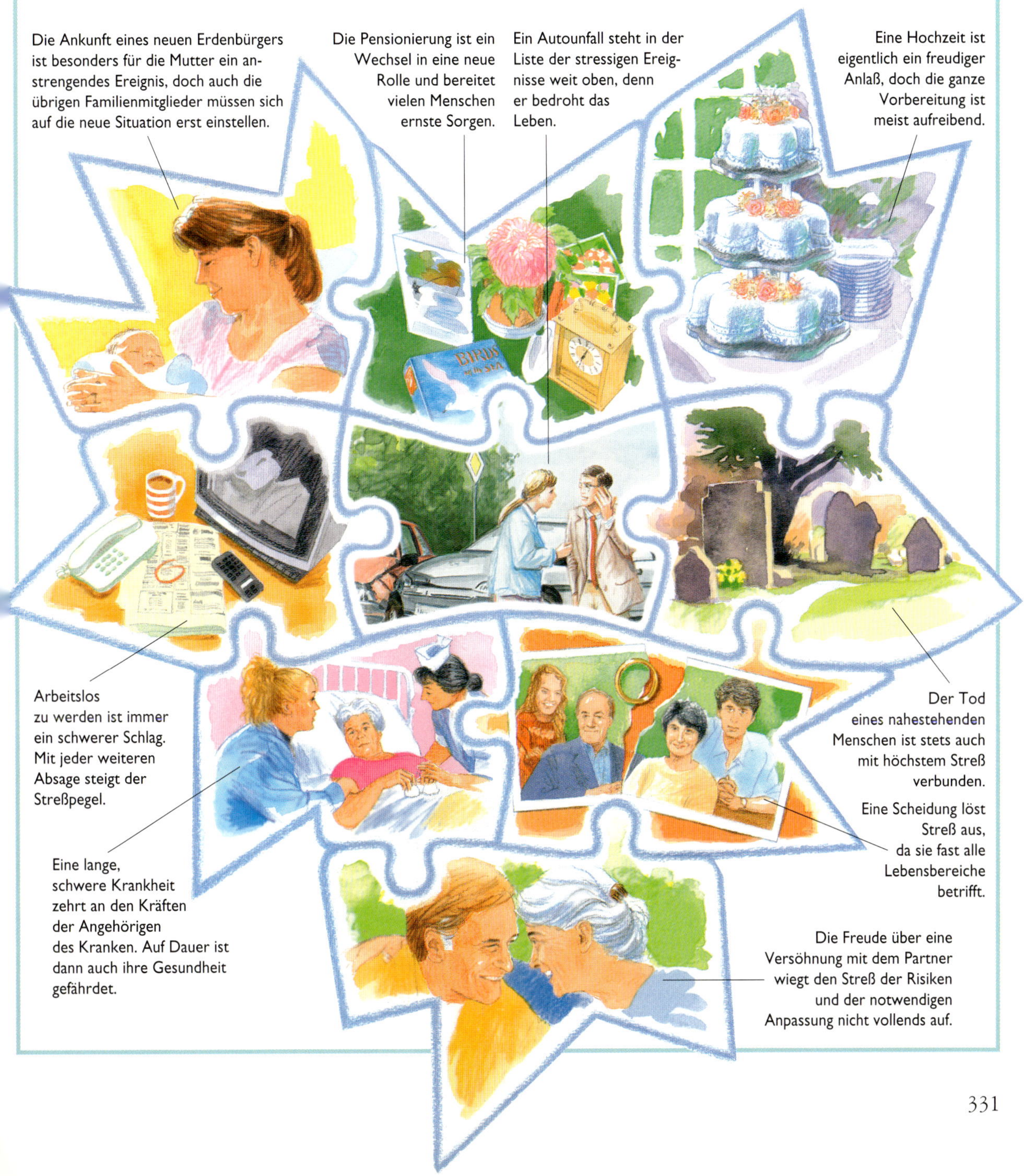
Die Ankunft eines neuen Erdenbürgers ist besonders für die Mutter ein anstrengendes Ereignis, doch auch die übrigen Familienmitglieder müssen sich auf die neue Situation erst einstellen.
Die Pensionierung ist ein Wechsel in eine neue Rolle und bereitet vielen Menschen ernste Sorgen.
Ein Autounfall steht in der Liste der stressigen Ereignisse weit oben, denn er bedroht das Leben.
Eine Hochzeit ist eigentlich ein freudiger Anlaß, doch die ganze Vorbereitung ist meist aufreibend.
Arbeitslos zu werden ist immer ein schwerer Schlag. Mit jeder weiteren Absage steigt der Streßpegel.
Der Tod eines nahestehenden Menschen ist stets auch mit höchstem Streß verbunden.
Eine Scheidung löst Streß aus, da sie fast alle Lebensbereiche betrifft.
Eine lange, schwere Krankheit zehrt an den Kräften der Angehörigen des Kranken. Auf Dauer ist dann auch ihre Gesundheit gefährdet.
Die Freude über eine Versöhnung mit dem Partner wiegt den Streß der Risiken und der notwendigen Anpassung nicht vollends auf.

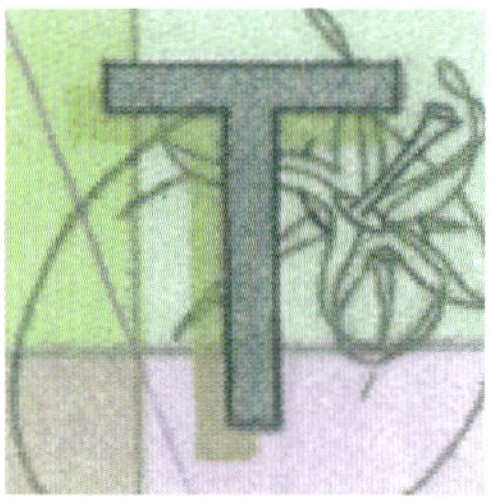

TEE

Tee schmeckt nicht nur, er ist von alters her auch Medizin – ein Aufguß aus Kräutern, die gegen so manche Krankheit gewachsen sind. Siehe TEE – ANREGEND UND HEILKRÄFTIG, S. 334.

THROMBOSE

ESSEN SIE VIEL
- *fetten Fisch*
- *Zwiebeln und Knoblauch*

ESSEN SIE WENIG
- *Fleisch, Milchprodukte und Salz*

MEIDEN SIE
- *Rauchen*

Eine Ernährung, die arm an gesättigten Fettsäuren ist, dafür aber viel BALLASTSTOFFE sowie reichlich Obst und Gemüse enthält, reduziert das Risiko der ARTERIENVERKALKUNG, einer Erkrankung, bei der sich in den Blutgefäßen Fett ablagert. Die schleichend schlechter werdende Durchblutung kann sich zu einer Thrombose weiterentwickeln: In den durch die Ablagerungen immer enger werdenden Blutgefäßen bildet sich ein Thrombus, ein Pfropf aus Ablagerungen und geronnenem Blut, der die Blutzirkulation zunächst behindert und schließlich völlig blockiert.

Was schadet und was hilft

Um es erst gar nicht soweit kommen zu lassen, sollte man Nahrungsmittel mit einem hohen Anteil an gesättigten

Gefahren mindern *Das Risiko, an Thrombosen zu erkranken, läßt sich durch eine an Ballaststoffen und essentiellen Fettsäuren reiche Kost senken.*

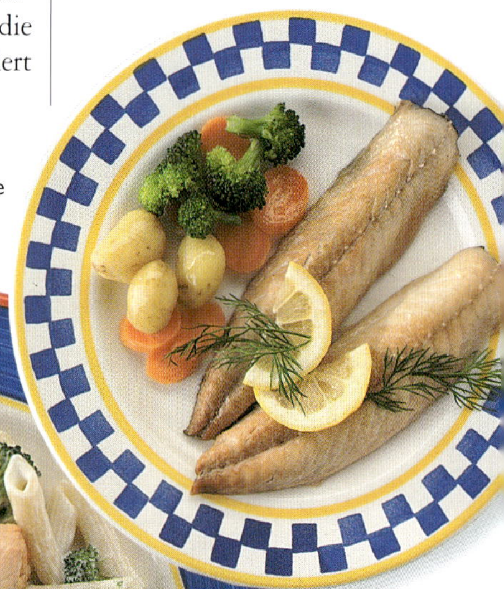

Gegrillte Makrelen mit Gemüse als Beilage liefern die essentiellen Omega-3-Fettsäuren und außerdem reichlich Ballaststoffe.

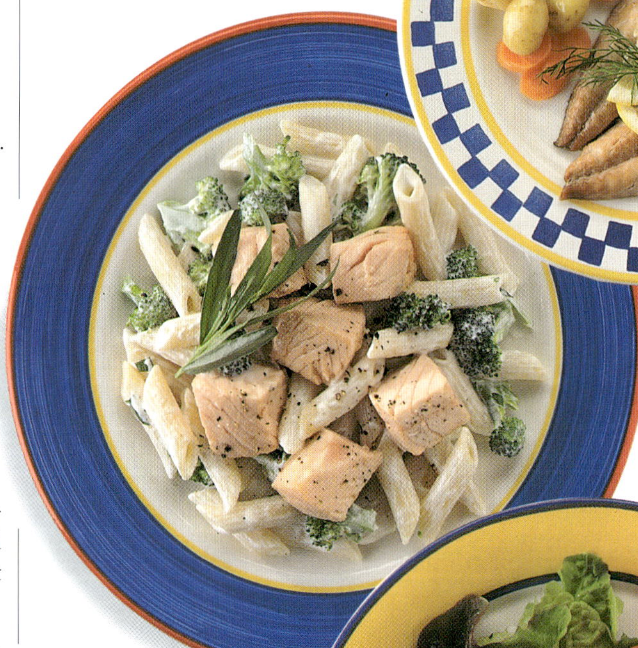

Nudeln mit Brokkoli
Lachs enthalten viel B
stoffe und ungesättig
Fettsäuren, außerden
reichlich Vitamin C.

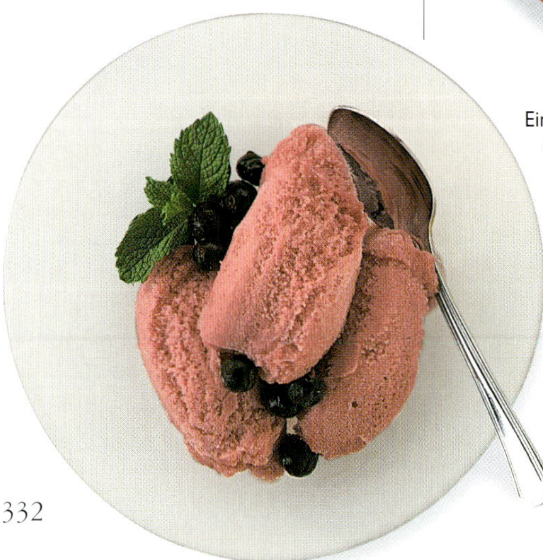

Ein Sorbet aus schwarzen Johannisbeeren ist ein schmackhafter, fettfreier Nachtisch.

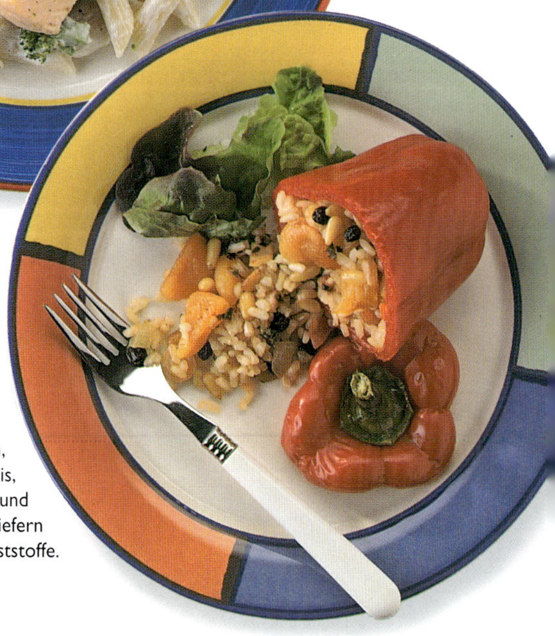

Paprikaschoten, gefüllt mit Reis, Pinienkernen und Aprikosen, liefern viel Ballaststoffe.

Fettsäuren wie fettes Fleisch, Speck, fette Wurst, aber auch den übermäßigen Genuß von Vollmilchprodukten meiden. Ebenso ungünstig sind stark salzhaltige Speisen, denn sie lassen den Blutdruck steigen. Dadurch werden die ohnehin geschädigten Gefäßwände zusätzlich belastet, und die Gefahr wächst, daß Blutpfropfen losgerissen und in kleinere Gefäße gepreßt werden, die dann durch eine Thrombose blockiert werden.

Doch Fett ist nicht gleich Fett. Einige mehrfach ungesättigte Fette enthalten Omega-3-Fettsäuren, die die Blutplättchen weniger klebrig machen und damit einen Schutz gegen Gerinnsel bilden. Diese Fettsäuren kommen in Fischen wie Makrelen, Heringen und Forellen vor. Je eine dieser Fischarten sollte 2- bis 3mal pro Woche auf dem Speiseplan stehen.

Rohe Zwiebeln und roher Knoblauch können den Schaden begrenzen, den zuviel gesättigte Fettsäuren anrichten, da sie den Abbau von Blutgerinnseln beschleunigen. Die Thrombosegefahr steigt mit dem Alter; weitere Risikofaktoren sind FETTLEIBIGKEIT, Rauchen und Bewegungsmangel. Ein maßvoller Genuß von Alkohol ist hingegen unbedenklich – er kann sogar die Blutgefäße erweitern und damit die Thrombosegefahr verringern.

THROMBOSEARTEN

Wenn ein Thrombus eine Arterie blockiert, wird die Blut- und damit auch die Sauerstoff- und Nährstoffversorgung des dazugehörigen Körperteils unterbrochen. Betroffene Gliedmaßen werden rasch weiß, schwellen an und schmerzen. Bei blockierten Herzgefäßen bekommt der Herzmuskel zuwenig Blut, was einen Infarkt auslösen kann. Ein Blutpfropf in den Blutbahnen, die das Gehirn versorgen, verursacht einen Schlaganfall.

Genauso gefährlich kann eine Venenthrombose sein. Thrombosen in den tiefen Venen treten meist in den Beinen auf, manchmal im Anschluß an eine Operation. Sie lassen sich aber in der Regel vermeiden, wenn der Patient möglichst bald wieder aufsteht und umhergeht.

Beginnt ein Pfropf in einer tiefen Vene zu wandern und blockiert den Lungenkreislauf, besteht die Gefahr einer Lungenembolie, die tödlich verlaufen kann.

Eine Thrombophlebitis ist die Entzündung der oberflächlich verlaufenden Venen. Sie entsteht meist in den Beinen und geht häufig mit KRAMPFADERN einher.

TIEFKÜHLKOST

VORTEILE

- *Die meisten Nährstoffe bleiben erhalten*
- *Farbe, Geschmack und Konsistenz des Lebensmittels werden bis auf Ausnahmen kaum verändert*

NACHTEILE

- *Obst und Gemüse verlieren beim Blanchieren teilweise Vitamine*
- *Stark wasserhaltige Lebensmittel werden beim Auftauen oft weich*

In den Gefrierschränken der Supermärkte findet sich eine breite Palette an industriell verarbeiteten Tiefkühlgemüsen und -früchten sowie FERTIGGERICHTEN. Das Verfallsdatum, also die maximale Lagerdauer, muß gut lesbar auf der Etikette angegeben sein.

Durch das Tiefgefrieren verderben Nahrungsmittel viel langsamer, denn durch den Entzug des Wassers können sich zersetzende Mikroorganismen kaum noch vermehren, und außerdem ist die Reaktionsfähigkeit von Enzymen, die den Abbau beschleunigen, stark eingeschränkt.

Beim Blanchieren, bei dem man das Obst oder Gemüse kurz in kochendes Wasser gibt, werden ebenfalls bestimmte Enzyme und Mikroorganismen ausgeschaltet, die sonst trotz des Einfrierens die Lebensmittel – wenn auch stark verlangsamt – zersetzen würden. Allerdings gehen beim Blanchieren Vitamin C und andere hitzeempfindliche Nährstoffe, wie z. B. Vitamin B_1 und Folsäure, teilweise verloren. Trotzdem sind Früchte und Gemüse, die erntefrisch tiefgefroren werden, oft vitaminreicher als Frischware beim Händler, weil der Vitaminverlust bei Obst und Gemüse gleich nach der Ernte einsetzt. In den Industriebetrieben werden die Lebensmittel unmittelbar nach dem Pflücken tiefgefroren, während frisches Obst und Gemüse beim Händler pro Tag bis zu 15% seines Vitamin-C-Gehalts verliert, wenn es bei Zimmertemperatur gelagert wird.

Bei Fisch, Fleisch und Geflügel gehen so gut wie keine Nährstoffe verloren, da das Eiweiß ebenso wie Vitamin A und D durch Tiefgefrieren nicht negativ beeinflußt wird.

Das Gefriergerät

Wenn man kein Gefriergerät mit Abtauautomatik besitzt, muß man es regelmäßig abtauen. Dazu räumt man das Gerät leer und wäscht es mit warmem Wasser aus, dem ein mildes, in der Regel vom Hersteller empfohlenes Reinigungsmittel zugesetzt wurde. Anschließend muß die Temperatur im Gerät erst wieder auf –18 °C sinken, bevor die Lebensmittel eingeräumt werden. Die Tiefkühlwaren sollten möglichst dicht in das Gerät gestapelt werden, dadurch kühlt es wirkungsvoller und spart Energie. An- und aufgetaute Lebensmittel darf man niemals erneut einfrieren.

Tee – anregend und heilkräftig

Wenn man von Tee spricht, denkt man meist an schwarzen Tee, also an den Aufguß fermentierter Blätter des Teestrauchs. Doch eher noch als schwarzer Tee haben die zahlreichen Kräutertees heilende Eigenschaften.

Eine Tasse schwarzer Tee wirkt oft sehr belebend, obwohl er keine Energie enthält. Selbst mit Milch und Zucker liefert 1 Tasse Tee nur etwa 170 kJ (40 kcal). Die anregenden Substanzen im Tee, wie etwa das in diesem Fall Tein genannte Koffein, können den Herzschlag beschleunigen, machen wach und erleichtern die Atmung, indem sie die Atemwege erweitern. In 1 Tasse Tee sind etwa 40 mg Tein enthalten; das ist fast doppelt soviel wie in den meisten Colagetränken und etwa drei Viertel von 1 Tasse Kaffee. Daß schwarzer Tee dennoch langsamer anregt als z. B. Kaffee, liegt vor allem an den Gerbstoffen des Tees, die die Aufnahme des Teins durch den Körper verlangsamen.

Diese Gerbstoffe sind ansonsten nicht besonders nützlich. Sie geben dem Tee zwar seinen typischen Geschmack, stören aber unter Umständen die Eisenverwertung. Daher wird der Wert eisenhaltiger Lebensmittel durch gleichzeitigen Teegenuß während der Mahlzeiten stark gemindert.

Kleinkinder sollten überhaupt keinen schwarzen Tee bekommen, da ihr Verdauungssystem und ihr Stoffwechsel die anregenden Substanzen noch nicht richtig verarbeiten können. Dadurch besteht die Gefahr, daß die Kinder eine Eisenmangelanämie (siehe BLUTARMUT) entwickeln.

Gerbstoffe verfärben außerdem häufig die Zähne, ganz besonders die beim Zahnersatz verwendeten Materialien. Unmittelbar vor oder nach dem Genuß von Tee sollte man keine Mundwässer verwenden, die Chlorhexadin enthalten, weil diese Substanz die Verfärbungen noch verstärkt.

Bemerkenswert am schwarzen Tee ist sein hoher Gehalt an Quercetin, einem der vielen natürlich vorkommenden Stoffe in der Nahrung, die man unter dem Oberbegriff Bioflavonoide zusammenfaßt. Untersuchungen deuteten zunächst auf krebsauslösende Eigenschaften des Quercetins hin. Neuere Forschungen haben jedoch ergeben, daß die Bioflavonoide als starke ANTIOXIDANTIEN das Risiko von HERZERKRANKUNGEN und KREBS sogar eher senken können. Besonders grünem Tee und Oolongtee werden krebsverhütende Wirkungen nachgesagt. Die verschiedenen wissenschaftlichen Untersuchungen widersprechen sich zwar noch zum Teil, und neue Laborergebnisse sind noch nicht endgültig abgesichert, doch dürften mit hoher Wahrscheinlichkeit die positiven Eigenschaften des Quercetins überwiegen.

VORTEILE

- *Wirkt leicht anregend*
- *Liefert Quercetin, ein Antioxidans, das das Risiko von Herzerkrankungen und Krebs verringern kann*

NACHTEILE

- *Kann den Magen reizen*
- *Die enthaltenen Gerbstoffe können die Zähne verfärben*
- *Behindert die Aufnahme von Eisen, wenn man ihn während des Essens trinkt*
- *Löst bei Überempfindlichkeit Migräne aus*

Eistee – ein Sommergenuss

Der englische Kaufmann Richard Belchynden war 1904 zur Weltausstellung nach St. Louis in die USA gereist, um für indischen Tee zu werben. Bei den glühendheißen Temperaturen fand er jedoch kaum Interessenten für sein Produkt. In seiner Not goß er den Tee schließlich über Eiswürfel – der Eistee war geboren.

Tee-Experten empfehlen folgende Zubereitung: 60 g Teeblätter mindestens 3 Stunden, besser noch über Nacht in 1,2 l frischem kaltem Wasser ziehen lassen. Den kalten Tee in eine große Kanne füllen, bei Bedarf mit etwas Zucker süßen und kühl halten. Eistee serviert man mit Eiswürfeln in einem Glas, das mit einer frischen Zitronenscheibe garniert wird.

Mit einigen frischen Minzeblättern zubereitet, schmeckt Eistee bei großer Hitze noch erfrischender.

Als wichtige Spurenelemente liefert schwarzer Tee vor allem Fluor (0,25 mg pro Tasse) und Mangan (0,5 mg pro Tasse). Fluor hemmt, schwach dosiert, die Ausbreitung von Karies, während sich Mangan offensichtlich positiv auf die Fruchtbarkeit und das Skelettwachstum auswirkt.

Gesundheitstees aus Kräutern

Hier ein Dutzend der wichtigsten Teekräuter – stellvertretend für weit mehr pflanzliche Ausgangsstoffe, aus denen sich heilkräftige Tees zubereiten lassen.

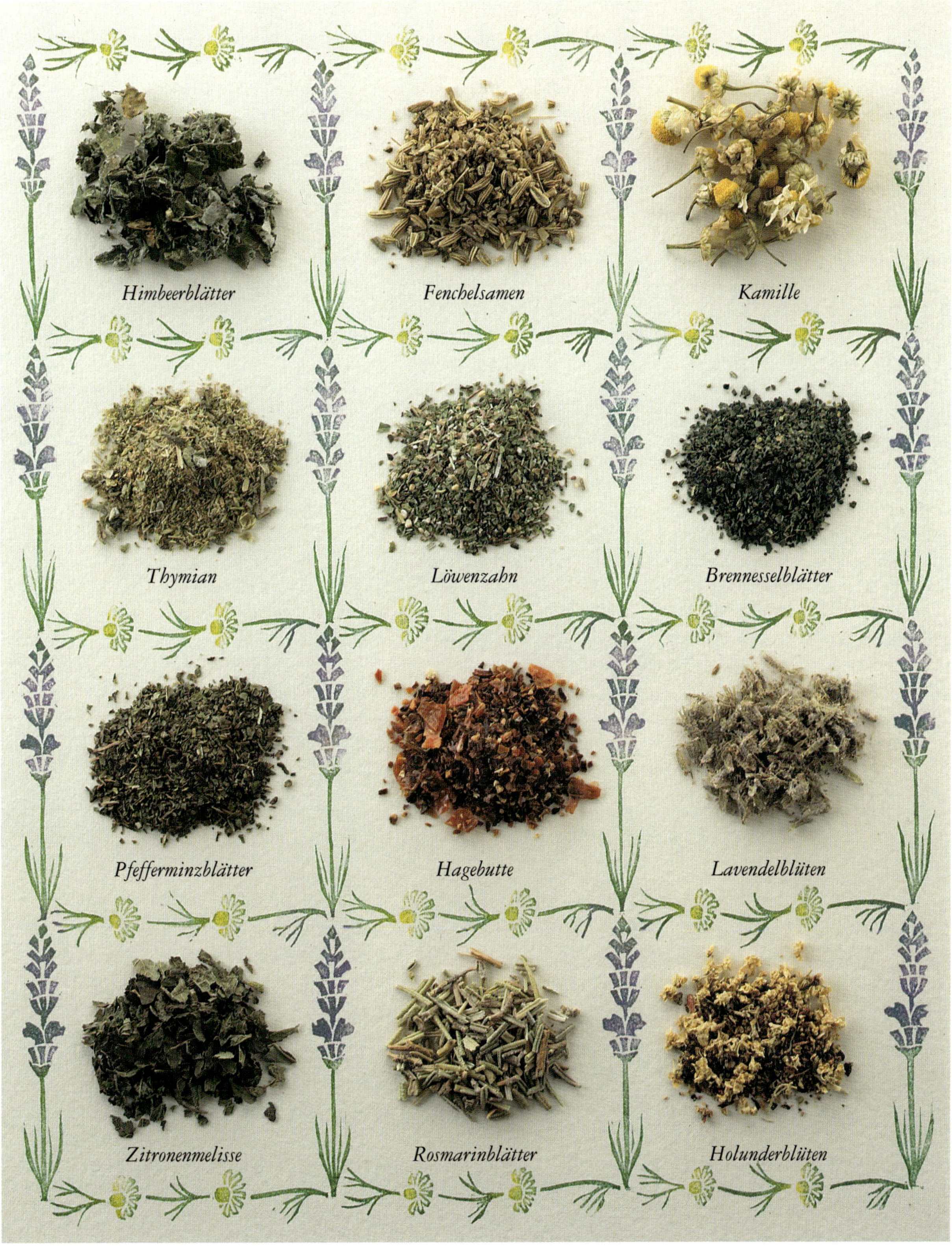
Himbeerblätter
Fenchelsamen
Kamille
Thymian
Löwenzahn
Brennesselblätter
Pfefferminzblätter
Hagebutte
Lavendelblüten
Zitronenmelisse
Rosmarinblätter
Holunderblüten

Wenn man an MAGENSCHLEIMHAUTENTZÜNDUNG oder an MAGENGESCHWÜREN leidet, sollte man schwarzen Tee, besonders wenn er stark ist, meiden. Denn wie Kaffee regt er die Bildung der Magensäure an und führt dadurch zu Magenreizungen. Wer trotzdem nicht ganz auf schwarzen Tee verzichten möchte, sollte ihn schwach aufgebrüht und mit Milch trinken. Bei sehr empfindlichen Menschen kann schwarzer Tee möglicherweise MIGRÄNE auslösen.

Hilfe aus der Natur: Kräutertee

Tees oder Aufgüsse aus Blättern, Blüten, Wurzeln und Früchten der verschiedensten Pflanzen erfreuen sich wachsender Beliebtheit. Vielen von ihnen werden Heilwirkungen zugeschrieben, die allerdings wissenschaftlich bislang nicht immer eindeutig nachgewiesen sind. In Supermärkten, Tee- und Naturkostläden bekommt man inzwischen ein breites Angebot an Kräutertees. Alle im folgenden aufgeführten Tees lassen sich einfach und problemlos zu Hause zubereiten. Pro Tasse rechnet man 1–2 TL getrockneter Kräuter (2 TL frische Kräuter). Man übergießt diese in der Regel mit kochendem Wasser, deckt sie zu, läßt sie 5–10 Minuten ziehen und gießt den Tee dann durch ein Sieb. Nach Belieben kann man das Getränk mit Honig oder Zucker süßen.

NICHT IMMER HARMLOS

Einige Kräuteraufgüsse können auch schädigende Stoffe enthalten; Pyrrolidinalkaloide, die die Leber schädigen können, finden sich in über 300 Pflanzenarten, so auch in vielen beliebten Heilkräutern wie z.B. Beinwell. Daher sollte man Beinwell- und andere Kräutertees nur zu medizinischen Zwecken trinken. Schwangere sollten Kräutertees möglichst meiden.

Brennesseltee wirkt belebend. Er enthält zahlreiche Vitamine und Mineralstoffe, darunter auch wertvolles Eisen. Er kann zudem helfen, allergische Reaktionen wie HEUSCHNUPFEN und NESSELFIEBER zu lindern.

Teestunde *Nicht nur in Großbritannien wird die Tea Time geschätzt, auch auf dem mitteleuropäischen Festland genießt man gern zu einer kleinen Pause am Nachmittag eine Tasse Tee mit Gebäck in gemütlicher Atmosphäre.*

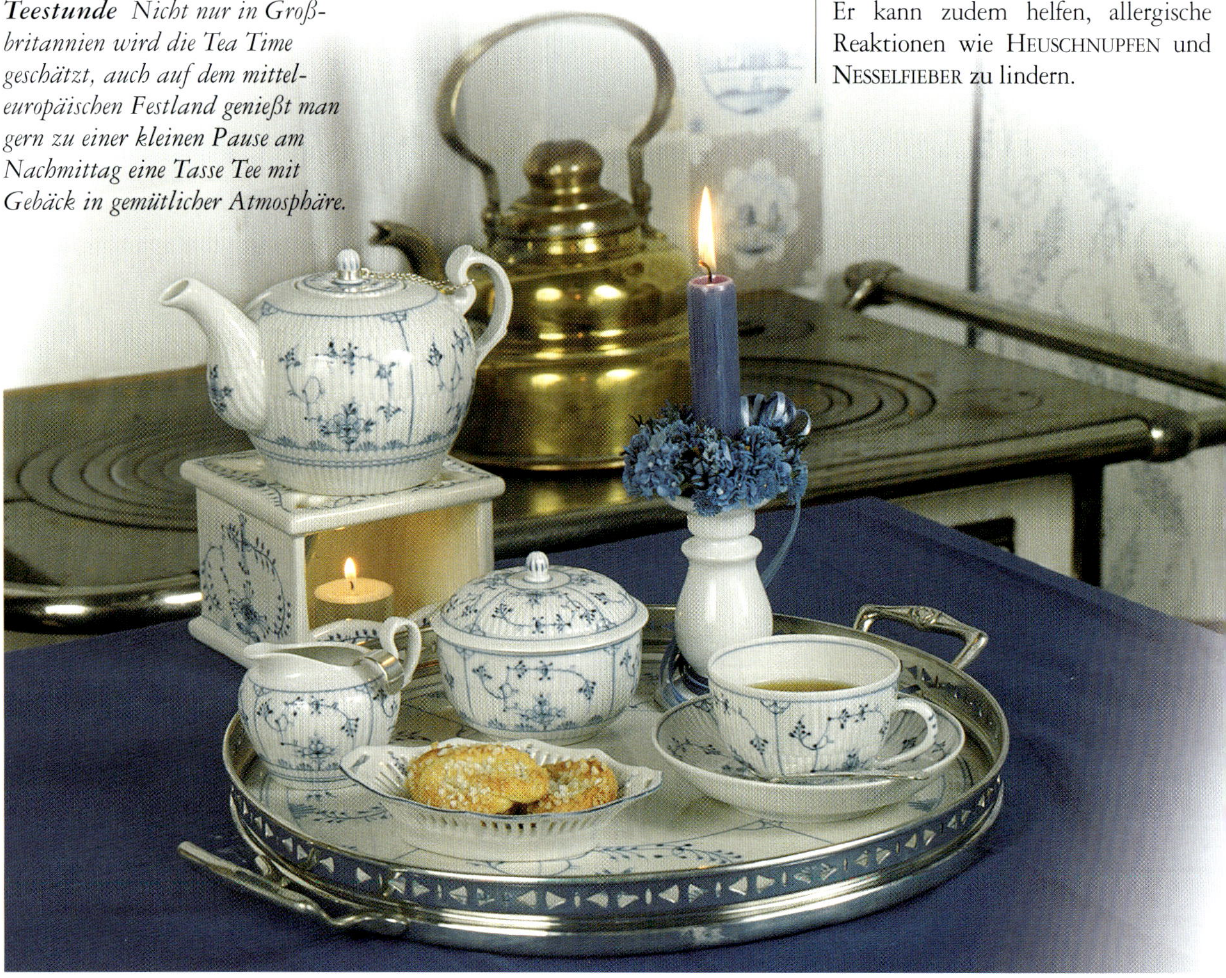

Fenchelsamentee unterstützt die Verdauung. Er wirkt wohltuend bei Übelkeit und BLÄHUNGEN. Bei stillenden Müttern verstärkt er den Milchfluß und lindert gleichzeitig KOLIKEN und Blähungen des Säuglings. Fenchelsamen können eventuell eine Menstruation auslösen und sollten deshalb von Schwangeren gemieden werden.

Hagebuttentee aus zerkleinerten Hagebutten ist reich an Vitamin C und schützt daher vor Infektionskrankheiten. Der milde Geschmack gewinnt noch durch etwas Zitronensaft oder Zitronenschale.

Himbeerblättertee wirkt mild adstringierend, d.h. zusammenziehend, und eignet sich deshalb gut zu Mund- oder Halsspülungen bei Racheninfektionen. Wenn er regelmäßig in den letzten Wochen der SCHWANGERSCHAFT getrunken wird, soll er außerdem die Geburt verkürzen und erleichtern. Am Anfang einer Schwangerschaft sollte man ihn jedoch meiden, da er eventuell eine Fehlgeburt verursachen kann.

Holunderblütentee ist ganz besonders wohltuend, wenn man an GRIPPE, KATARRH oder NASENNEBENHÖHLENERKRANKUNGEN leidet. Er wirkt entzündungshemmend, ist stark schweißtreibend und lindert Brustschmerzen. Auch bei HEUSCHNUPFEN kann Holunder rasch und zuverlässig helfen.

Kamillentee wird schon lange bei VERDAUUNGSSTÖRUNGEN und Nervosität eingesetzt. Er fördert den SCHLAF. Überbrühte, dann abgekühlte Teebeutel kann man zur Linderung auf entzündete oder müde Augen legen.

Lavendelblütentee ist entspannend und kann, kurz vor dem Zubettgehen getrunken, den SCHLAF fördern.

Lindenblütentee kann Spannungskopfschmerzen lindern, beruhigt meist rasch bei nervösen Spannungszuständen und gilt als sehr schlaffördernd. Lindenblütentee senkt außerdem in vielen Fällen das FIEBER bei ERKÄLTUNGEN und GRIPPE.

GESCHICHTEN UND TIPS RUND UM DEN TEE

- Die Teepflanze ist ein immergrüner Strauch der Familie *Camellia*. Ihre Blätter sind glatt, glänzend und oval.
- Als Getränk wurde der schwarze Tee vor mehr als 5000 Jahren von dem chinesischen Kaiser Shen Nung entdeckt.
- Nach Großbritannien kam der Tee im 16. Jh.; Seefahrer der Ostindischen Kompanie hatten die Blätter aus China mitgebracht.
- Anfang des 19. Jh. führte Anna, die 7. Herzogin von Bedford, den Nachmittagstee ein, um die lange Zeit zwischen Mittag- und Abendessen zu überbrücken.
- Der New Yorker Kaufmann Thomas Sullivan erfand, ohne es zu wollen, den Teebeutel, als er Proben in Seidensäckchen verschickte.
- Die Aromatisierung des Tees mit Zitrone war einst ein russischer Brauch, der von der ältesten Tochter Königin Viktorias, die mit dem preußischen Kaiser Friedrich III. verheiratet war, eingeführt wurde.
- Auch Aberglaube rankt sich um den Tee: So sollen z.B. auf die Türschwelle gestreute Teeblätter böse Geister und Armut abhalten.
- Indien produziert heute mehr als 30% des Tees in der Welt. Das Hauptteeanbaugebiet des Subkontinents ist Assam, das vom Himalaja bis zum Golf von Bengalen reicht.
- Darjeeling ist ein leichter, zarter Tee, der in über 2000 m Höhe in den Ausläufern des Himalaja gedeiht. Er gilt allgemein als der Champagner unter den Tees.
- Professionelle Teeprüfer verkosten den Tee und untersuchen sein Aroma. Manche zerkrümeln auch die Blätter, um an dem Geräusch den Grad der Trockenheit zu erkennen.
- Teekannen sollten aus Keramik, Porzellan oder Glas sein, da diese Materialien die Wärme besser speichern als Silber oder Edelstahl. Aluminium oder Gußeisen verändert den Geschmack von Tee.
- Die Teekanne wird kräftig vorgewärmt, damit das Wasser, mit dem die Teeblätter überbrüht werden, so lange wie möglich am Siedepunkt bleibt.
- Tee mit Milch schmeckt milder, durch die Milch wird aber die Ausfällung der Gerbstoffe verstärkt, wodurch sich die Tasse verfärbt.

Löwenzahnblättertee gilt als ein bewährtes Diuretikum, also ein Entwässerungsmittel, mit dessen Hilfe der Körper Wasseransammlungen (Ödeme) leichter abbauen kann.

Pfefferminztee unterstützt nach einem üppigen Essen die Verdauung und vermindert außerdem BLÄHUNGEN. Er gilt auch als hilfreich gegen Übelkeit sowie – besonders in der traditionellen Kombination mit Holunderblüten – bei ERKÄLTUNGEN und GRIPPE.

Rosmarintee wirkt unmittelbar anregend, entweder am Morgen oder tagsüber, wenn die Energie nachläßt. Er hilft gegen KOPFSCHMERZEN und VERDAUUNGSSTÖRUNGEN und wird zur Gedächtnisstärkung empfohlen.

Thymiantee gilt bei allen Arten von Infektionen wie ERKÄLTUNGEN, GRIPPE, BRONCHITIS sowie bei OHRENKRANKHEITEN als hilfreich. Er soll zudem Verdauungsbeschwerden lindern und anregend wirken.

Zitronenmelissetee schmeckt am besten aus frischen Blättern. Er löst Verspannungen, ohne jedoch müde zu machen, unterstützt die Verdauung, beruhigt strapazierte Nerven und hilft bei fiebrigen Erkrankungen wie GRIPPE.

TOFU

VORTEILE

- *Eiweißreich*
- *Arm an gesättigten Fettsäuren*
- *Reich an Calcium und Vitamin E*
- *Soll vor bestimmten Krebsarten und Herzerkrankungen schützen*

NACHTEILE

- *Löst relativ häufig allergische Reaktionen aus*

Der weiche, milchfarbene Tofu ist auch als Käse Asiens bekannt. Zu seiner Herstellung werden gekochte Sojabohnen gemahlen. Die dabei gewonnene milchartige Flüssigkeit wird durch ein mineralisches Gerinnungsmittel (Calciumsulfat) eingedickt. Tofu enthält sehr viel Eiweiß, nur wenig gesättigte Fettsäuren und kein Cholesterin. Eine Portion von 100 g gekochtem Tofu liefert etwa 305 kJ (73 kcal).

Tofu ist ohne Eigengeschmack und kann daher süß oder salzig zubereitet werden. Man unterscheidet zwei Tofuarten: Seidentofu ist cremig-weich und eignet sich für Dressings, Saucen und milchfreie Eiscreme oder Käsekuchen. Fester Tofu kann mariniert werden und nimmt dadurch Geschmack an. Er läßt sich in der Pfanne zubereiten, mit anderen Zutaten verrühren, einlegen, räuchern, backen und sogar grillen.

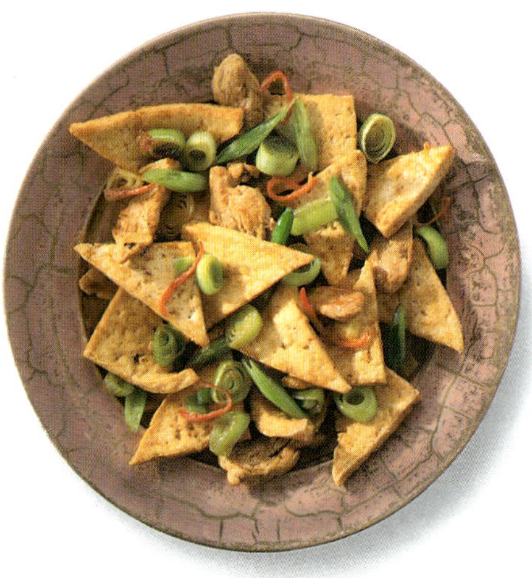

Exotisch und gesund *Dieses Gericht enthält dreieckig zugeschnittenen und gebackenen Tofu, der mit Schweinefleischscheibchen und Gemüse kurz in der Pfanne zubereitet wurde.*

Gekochter Tofu ist wegen des Herstellungsverfahrens mit Calciumsulfat ein guter Calciumlieferant und versorgt außerdem mit dem Spurenelement Mangan sowie Vitamin E. Auch Phosphor und Eisen stecken reichlich in Tofu, der dadurch besonders wertvoll für eine ausgewogene vegetarische Ernährung ist, denn in vielen Rezepten läßt sich Fleisch durch Tofu ersetzen.

Sojabohnen und Sojaprodukte wie Tofu und Sojasauce werden innerhalb der medizinischen Forschung auch auf ihre mögliche Schutzfunktion gegen KREBS (speziell Brustkrebs), OSTEOPOROSE und Beschwerden der WECHSELJAHRE untersucht. Ihre Schutzwirkungen verdanken diese Nahrungsmittel den in ihnen enthaltenen sogenannten Phyto-Östrogenen. Sojabohnen und Sojaprodukte senken auch nachweisbar den CHOLESTERINSPIEGEL im Blut und beugen somit koronaren HERZERKRANKUNGEN vor.

Da bei der Verarbeitung die Ballaststoffe der Sojabohne entfernt werden, ist Tofu zwar ballaststoffarm, dafür aber ausgesprochen leicht verdaulich. Wird Tofu ausgebacken, nimmt er allerdings 15 % des Backfettes auf. Sojabohnen und -produkte lösen zudem oft allergische Reaktionen aus.

Kauft man frischen Tofu, sollte man daran riechen, um zu prüfen, ob er nicht sauer ist. Beim abgepackten Tofu muß auf das aufgestempelte Haltbarkeitsdatum geachtet werden. Frischer Tofu wird abgespült und in einem Gefäß mit frischem Wasser aufbewahrt. Das Wasser muß täglich gewechselt werden, und innerhalb von 3–4 Tagen sollte man den Tofu verbrauchen.

TOMATEN

VORTEILE

- *Reich an Betacarotin und Kalium*
- *Liefern reichlich Vitamin C und E*

NACHTEILE

- *Führen häufig zu Allergien, besonders in Form von Ekzemen*
- *Grüne Tomaten können Migräne auslösen*

Tomaten sind nicht nur köstlich, sondern auch ausgesprochen gesund. Untersuchungen haben beispielsweise ergeben, daß das Pigment Lycopin, dem die Tomaten ihre knallrote Farbe verdanken, die schädliche Wirkung der FREIEN RADIKALE hemmt und somit das Krebsrisiko senken kann.

Tomaten liefern viel Kalium und Betacarotin, außerdem die Vitamine C und E. Ihr Energiegehalt ist indessen gering – zwei mittelgroße Tomaten bringen es lediglich auf rund 92 kJ (22 kcal) –, ein Umstand, der sie für eine REDUKTIONSDIÄT geeignet sein

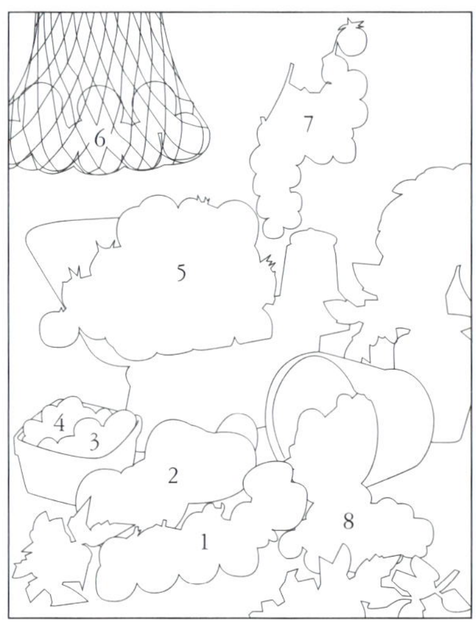

Gaumenfreuden in Rot *Strauchtomaten (1, 5), Fleischtomaten (2), gelbe und rote Cocktailtomaten (3, 4, 7), Salattomaten (6), Eiertomaten (8)*

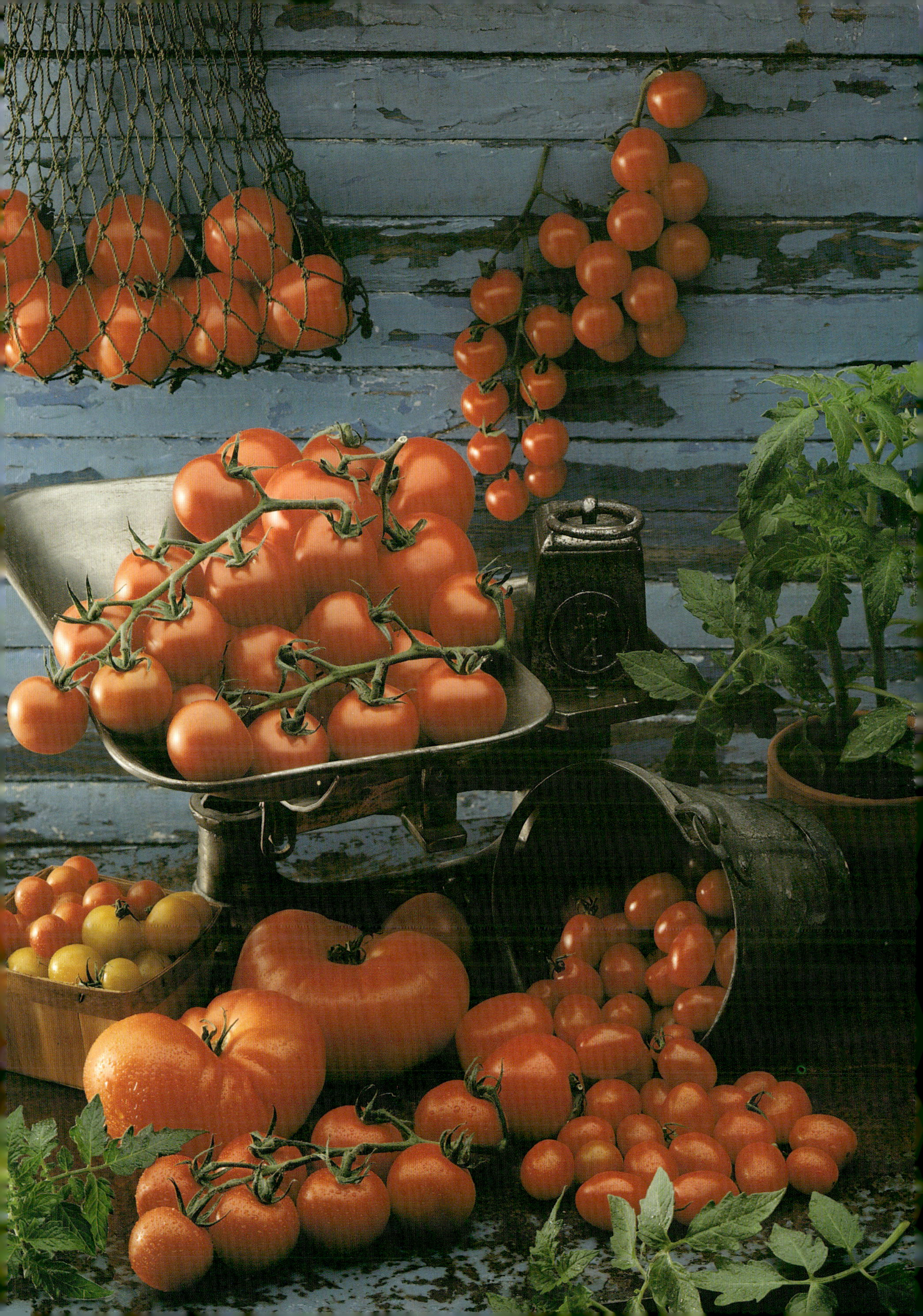

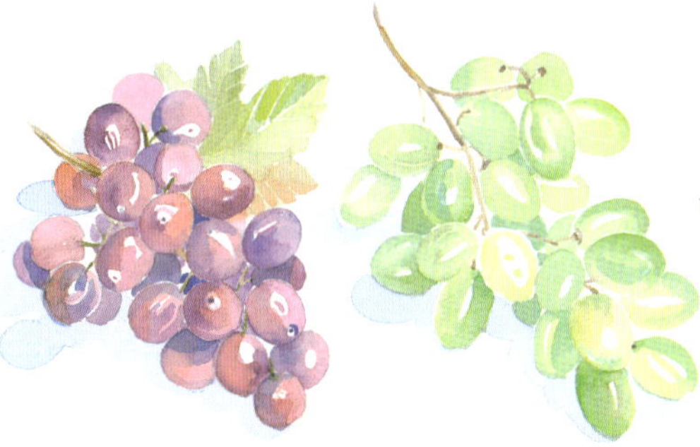

läßt. Verbreitete Sorten sind die kleinen Cocktailtomaten, die vor allem in Italien beliebten Eiertomaten und die runden, schnittfesten Salat- und Strauchtomaten. Gelbe Sorten sind wegen ihres höheren Zuckeranteils süßer.

Manche Menschen entwickeln gegen Tomaten Allergien, meist in Form von EKZEMEN. Die für bestimmte Zwecke bevorzugten grünen Tomaten können durch ihren hohen Gehalt an Solanin mitunter Migräne auslösen.

TRAUBEN

VORTEILE

- *Enthalten viel Kalium*
- *Dunkle Trauben liefern reichlich Antioxidantien*

NACHTEILE

- *Die Schalen ungewaschener Trauben sind oft mit Pilzen und Pestiziden verunreinigt*
- *Dunkle Trauben können Migräne auslösen*

Kranken gibt man häufig Trauben, da sie leicht und appetitanregend sind. Zwar sind Trauben süß, aber dennoch relativ energiearm: 100 g liefern nur gut 250 kJ (60 kcal). Sie enthalten viel Kalium, ansonsten aber recht wenig Mineralstoffe und Vitamine, z. B. nur 5 % des Vitamin-C-Gehalts einer Kiwi.

Dunkle Traubensorten versorgen reichlich mit Bioflavonoiden, ANTIOXIDANTIEN, die die FREIEN RADIKALE neutralisieren. Daher können sie helfen, KREBS und HERZERKRANKUNGEN vorzubeugen.

Migräneauslöser

Die Polyphenole und Gerbstoffe dunkler Trauben können bei empfindlichen Menschen MIGRÄNE auslösen. Das Hauptproblem beim Traubenkonsum ist aber die Verschmutzung der Schalen durch Pilze, Schadstoffe aus der Luft und Pestizidrückstände. Man muß Trauben deswegen vor dem Verzehr sehr sorgfältig waschen.

TUBERKULOSE

ESSEN SIE VIEL

- *Fisch, mageres Fleisch, Getreide und Hülsenfrüchte*
- *frisches Obst und Gemüse*
- *Eier, Butter und Milchprodukte*

MEIDEN SIE

- *unpasteurisierte Milch und Milchprodukte*

Tuberkulose ist die Infektionskrankheit, die weltweit die meisten Todesopfer fordert. Zwar tritt die Tuberkulose vor allem in Entwicklungsländern auf, neuerdings häufen sich aber durch die Impfmüdigkeit auch in Mitteleuropa wieder die Erkrankungsfälle: So stieg die Rate der Erkrankungen zwischen den Jahren 1987 und 1993 wieder deutlich an.

Symptome und Therapie

Tuberkulose wird von dem Erreger *Mycobacterium tuberculosis* ausgelöst. Ein Symptom von Lungentuberkulose ist zunächst chronischer Husten. Dazu kommen unter Umständen Müdigkeit, Appetitlosigkeit, starker Gewichtsverlust (Schwindsucht), Fieber und ein Nachlassen der Körperkräfte. In manchen Fällen sind die Betroffenen aber auch symptomfrei.

Die Behandlung erfolgt durch die tägliche Einnahme von Antibiotika über einen Zeitraum von 6–9 Monaten. Daneben werden die Abwehrkräfte der Patienten durch eine optimale Ernährung und sehr viel Ruhe in heilklimatischen Kurkliniken wiederhergestellt.

Ansteckungsgefahren mindern

Eine gesunde Ernährung bietet einen wesentlichen Schutz gegen Tuberkulose. Vor allem der Verzehr von Fisch und Fleisch dient sowohl der Vorbeugung als auch der Behandlung des Leidens. Die Ursachen dieses Effekts sind nicht genau bekannt, doch Untersuchungen weisen darauf hin, daß sich das Tuberkuloserisiko durch einen Vitamin-B_{12}-Mangel erhöht. Dieses Vitamin kommt fast ausschließlich in tierischen oder angereicherten Nahrungsmitteln vor. Ein Vitamin-D-Mangel begünstigt ebenfalls eine Infektion mit Tuberkulose.

Gute Lieferanten von Vitamin B_{12} und D sind Eier, Fisch und Milchprodukte. Zusammen mit magerem Fleisch, Vollkorngetreide, Hülsenfrüchten, frischem Obst und Gemüse werden alle Nährstoffbedürfnisse abgedeckt. Eine solche Ernährung beugt vor, trägt zur Gesundung bei und schützt auch gegen Rückfälle.

Das größte Risiko einer Tuberkuloseinfektion tragen ungeimpfte Kleinkinder, ältere Menschen sowie unterernährte oder geschwächte Personen. Besonders anfällig sind auch Menschen mit perniziöser Anämie (siehe BLUTARMUT), die entsteht, wenn Vitamin B_{12} nicht verwertet werden kann. Unpasteurisierte Milch und Milchprodukte können in seltenen Fällen das auf den Menschen übertragbare Bakterium der Rindertuberkulose enthalten.

Neben einer abwehrstärkenden Ernährung bietet ein lückenloser Impfschutz die beste Vorsorge gegen eine Ansteckung mit Tuberkulose.

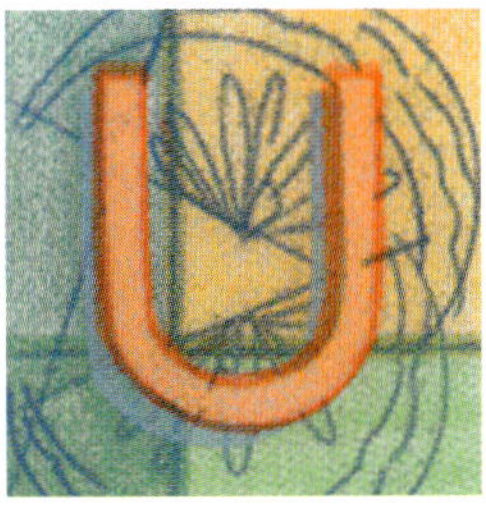

UNFRUCHT-BARKEIT

ESSEN SIE VIEL

- *Meeresfrüchte, Sonnenblumenkerne, Sesamsamen und Nüsse, die mit Zink versorgen*
- *Zitrusfrüchte wegen ihres Vitamin-C-Gehalts*
- *Fleisch, Innereien und Geflügel, die Eisen liefern*
- *braunen Reis, Weizenkeime, Hülsenfrüchte, Fisch und Haferflocken, die viele Vitamine des B-Komplexes enthalten*
- *Sojabohnen, Mandeln und Vollkornbrot, die Magnesium liefern*

TRINKEN SIE WENIG

- *Alkohol und Tee*

Ungewollte Kinderlosigkeit kann auf verschiedenen medizinischen Störungen bei einem oder beiden Partnern beruhen. Eine Ursache für Unfruchtbarkeit kann allerdings auch eine unzureichende oder falsche Ernährung sein.

Bei Frauen, die sich Diäten unterzogen haben, die zu einem Nährstoffmangel führten, ließ sich ein Zusammenhang zwischen Ernährung und Unfruchtbarkeit feststellen. Wichtig ist für Frauen auch, die optimale Körperfettmasse aufrechtzuerhalten, nämlich mindestens 18% des Körpergewichts. Sinkt die Masse unter diesen Wert ab, sind häufig Hormonstörungen die Folge, die einen fehlenden Eisprung und damit Unfruchtbarkeit bedingen können. Andererseits kann FETTLEIBIGKEIT die Chance, schwanger zu werden, ebenfalls sinken lassen. Vor allem Frauen, die als Kinder stark übergewichtig waren, haben Probleme mit der Empfängnis. Jede Frau, die sich um ihre Fruchtbarkeit Gedanken macht, sollte ihre Ernährungsgewohnheiten überprüfen. Wichtig sind Nahrungsmittel, die reich an essentiellen Fettsäuren, Zink, Magnesium, Eisen, Folsäure und Vitamin C sind.

Manchmal ist bei Frauen, die über Jahre hormonelle Verhütungsmittel genommen haben, die Fruchtbarkeit in den ersten Monaten beeinträchtigt. In diesen Fällen können sich manganreiche Nahrungsmittel wie Haferflocken, Weizenkeime, Kastanien, Roggenbrot und Erbsen als nützlich erweisen, weil Mangan die Wirkung der Östrogene fördert. Zusätzlich sollten die Betroffenen viel Vitamin B6 zu sich nehmen, um den Östrogenstoffwechsel anzuregen. Es findet sich in Vollkornprodukten und grünem Gemüse.

Sowohl für Männer als auch für Frauen empfiehlt es sich, industriell hochverarbeitete Lebensmittel wie Auszugsmehl und Zucker weitgehend zu meiden, da diesen meist wesentliche Nährstoffe fehlen. Ebenso sollte man auf Alkohol verzichten, denn er verhindert, daß der Körper ausreichend Vitamine des B-Komplexes und Mineralstoffe wie Zink und Eisen aufnimmt. Auch Tee kann, in großen Mengen genossen, die Eisenaufnahme hemmen.

Männer benötigen, um zeugungsfähig zu sein, essentielle Fettsäuren, wie sie in Fisch und mehrfach ungesättigten Ölen vorkommen, außerdem die Vitamine A, B, C und E sowie Zink und Selen. Alle diese Nährstoffe spielen eine Rolle bei der Bildung der Samenzellen. In zahlreichen Untersuchungen wurde ein Zusammenhang zwischen gesunden Samenzellen und Zink nachgewiesen, und in den Hoden und im Sperma wurden hohe Zinkkonzentrationen gemessen. Normalerweise enthalten die Hoden darüber hinaus hohe Konzentrationen an Vitamin C.

Ob die hochdosierte Einnahme von Vitamin C verhindern kann, daß die Spermien verklumpen – eine der häufigsten Ursachen einer Zeugungsunfähigkeit –, wird noch erforscht werden. So hat man beispielsweise an der Universität von Texas davon betroffenen Männern 1 Monat lang täglich 500 mg Vitamin C verabreicht. Nach 3 Wochen hatte sich der Prozentsatz der verklumpten Spermien verringert, und zwar von 37 auf 11%, was einem Wert entspricht, den auch zeugungsfähige Männer aufweisen.

In vielen Fällen allerdings besteht kein Zusammenhang zwischen den Ursachen der Unfruchtbarkeit und der Ernährung. Bei Frauen ist möglicherweise eine Infektion vorausgegangen, es können die Eileiter verklebt sein, hormonelle Störungen vorliegen, vielleicht findet kein Eisprung statt, oder es erfolgt eine allergische Reaktion auf das Sperma des Partners. Bei Männern können Impotenz, zu wenige, abnorme oder schwache Spermien, eine Prostataerkrankung, Krankheiten wie MUMPS, eine Hodenentzündung oder eine Verletzung Gründe für die Zeugungsunfähigkeit sein.

Der Medizin steht heute eine Reihe von Möglichkeiten zur Verfügung, den Kinderwunsch doch zu erfüllen. Neben Hormonbehandlungen des Mannes und der Frau gibt es Samenübertragungen, Befruchtungen außerhalb des Körpers und die Übertragung von Ei und Samenzellen in die Eileiter.

Die Spermienzahlen nehmen ab

Aus Studien in verschiedenen europäischen Ländern liegen beunruhigende Hinweise darauf vor, daß die Spermienzahl bei Männern in den letzten 50 Jahren insgesamt deutlich zurückgegangen ist. Eine mögliche Ursache dafür könnte die zunehmende Umweltverschmutzung sein. Derzeit werden die Wirkungen von östrogenartigen Schadstoffen untersucht, die in Flußwasser und in Lebensmittelverpackungen aus Kunststoff enthalten sind. Ihre Wirkung ist dem weiblichen Hormon Östrogen sehr ähnlich. Diese bei der Kunststoffherstellung als Weichmacher verwendeten Substanzen gehen offenbar besonders häufig in Nahrungsmittel über, die viel Fett enthalten, z. B. Kartoffelchips, Schokolade und Milch. Gelegentlich sind sie auch in Farbanstrichen und Kosmetika nachweisbar. Wissenschaftler vermuten, daß sich diese östrogenartigen Substanzen zu dem komplexen Schadstoffcocktail gesellen, der in noch unbekannter Weise auf die ungeborenen männlichen Feten einwirkt und ihre spätere Zeugungsfähigkeit stark beeinträchtigt.

Ein Blick in die Geschichte

Ernährung und Fruchtbarkeit sind schon immer in einem Atemzug genannt worden. Für die Fruchtbarkeit und die Zeugung männlicher Nachkommen empfahlen die Griechen bereits in der Antike trockene Nahrungsmittel wie Hülsenfrüchte, Getreide und Nüsse. Der griechische Arzt Hippokrates meinte, um zeugungsfähig zu sein, dürfe ein Mann weder ein heißes Bad nehmen noch sich betrinken. „Er soll stark und gesund sein und sich von ungesunder Nahrung fernhalten." Seine Frau wies er an, möglichst viel Kernobst zu essen.

Auch heute noch sollen Mütter angeblich durch eine bestimmte Ernährungsweise das Geschlecht des ungeborenen Kindes beeinflussen können. Allerdings ist gegenüber solchen zweifelhaften Ratschlägen Vorsicht geboten, denn eine falsche Ernährung könnte letztendlich Mutter und Kind schaden.

UNRUHIGE BEINE

ESSEN SIE VIEL

- *Weizenkeime, Nüsse, Hülsenfrüchte, Petersilie und grünes Blattgemüse*
- *mageres Rindfleisch, Haferflocken und getrocknete Aprikosen*
- *Distelöl, Nüsse und Avocados*
- *Bananen*

TRINKEN SIE WENIG

- *Kaffee, Tee und Colagetränke*

MEIDEN SIE

- *Nicotin*

Etwa 15 % der Bevölkerung leiden unter unruhigen Beinen. Die Beschwerden, die von einem Kribbeln über Brennen bis hin zu heftigen Schmerzen in den Beinen reichen können und oft von unwillkürlichen Zuckungen begleitet sind, treten meist dann auf, wenn man sich gerade hingesetzt oder ins Bett gelegt hat. Das ist nicht nur lästig, sondern kann auch beim Schlafen stören.

Die Ursache ist nicht bekannt, allerdings gibt es, vor allem bei Frauen, Hinweise auf einen Eisenmangel. Daher sollten viele eisenhaltige Lebensmittel wie getrocknete Aprikosen gegessen werden. Auch das in Fleisch vorhandene Vitamin B_{12} kann hilfreich sein. Der tägliche Speiseplan sollte zudem Weizenkeime, Nüsse, Hülsenfrüchte, Petersilie und grünes Blattgemüse enthalten, damit der Körper viel Folsäure bekommt, die er zur Bildung der roten Blutkörperchen benötigt.

Möglicherweise geht die Unruhe in den Beinen von KREISLAUFSTÖRUNGEN aus. Hier helfen Distelöl, ungesalzene Nüsse und Avocados, da sie Vitamin E enthalten. Bananen sind eine gute Quelle für Kalium, das den Blutdruck unter Kontrolle hält und die Muskelfunktionen unterstützt. Die Salzzufuhr sollte verringert werden, um den Blutdruck in normalen Grenzen zu halten. Da Koffein und Nicotin die Blutgefäße verengen und dadurch den Blutkreislauf erschweren, sollte man nicht mehr als 2–3 Tassen Kaffee oder schwarzen Tee täglich trinken und das Rauchen ganz einstellen.

UNTERERNÄHRUNG

Eine schwere Unterernährung ist in den westlichen Industrieländern selten. Sie tritt hier fast nur in Zusammenhang mit chronischen Krankheiten wie beispielsweise MORBUS CROHN, einer MAGERSUCHT oder einer GLUTENUNVERTRÄGLICHKEIT auf. Aber auch Menschen, die eine strenge Ausschlußdiät befolgen müssen, sowie Alkoholiker, Drogenabhängige oder alte, alleinlebende Menschen sind gefährdet.

Viele Krankheiten und Beschwerden können durch eine mangelhafte Ernährung verursacht sein. Die von Regierungen und Gesundheitsbehörden empfohlenen Nährwertrichtlinien sind nicht immer ein verläßlicher Maßstab für eine gesunde und vor allem ausgewogene Ernährung. Die Zahlen unterscheiden sich in den einzelnen Ländern und richten sich normalerweise nach dem Durchschnittsbedarf. Mittlerweile sind allerdings sogenannte Ernährungsrichtwerte entwickelt worden, die viele unterschiedliche Faktoren wie Alter, Geschlecht und berufliche Anforderungen in Betracht ziehen und stärker darauf abzielen, ernährungsbedingte Krankheiten zu vermeiden und nicht nur Nährstoffmängel zu verhindern.

Im folgenden sind Vitamine und Mineralstoffe sowie ihre Hauptlieferanten aufgezählt. Außerdem wird beschrieben, welche Mangelerscheinungen auftreten, wenn der Körper mit den jeweiligen Nährstoffen unterversorgt wird.

Vitamine

Vitamin B1 (Thiamin) kommt in Milch, Schweinefleisch, Vollkornprodukten, Kartoffeln, Hülsenfrüchten und Nüssen vor. Ein Mangel führt zu Appetitverlust, geschwollenen Gliedmaßen, geistiger Verwirrung, Vergrößerung des Herzens, Muskelschwäche und Nervenleiden.

Vitamin B2 (Riboflavin) liefern Milch, Eier, Fleisch, Geflügel und angereicherte Frühstücksflocken. Mangelerscheinungen zeigen sich in aufgesprungenen Lippen, blutunterlaufenen Augen, Hautentzündungen und leichter BLUTARMUT.

Niacin (Nicotinsäure) ist in Fleisch, Nüssen, Erbsen, Bohnen, Geflügel und angereicherten Frühstücksflocken enthalten. Bei ungenügender Aufnahme leidet man unter MÜDIGKEIT, Hautausschlägen und DURCHFALL.

Folsäure kommt in Rosenkohl, grünem Blattgemüse, Leber und Hülsenfrüchten vor. Ein Mangel verursacht BLUTARMUT und Darmschwäche, was zu einer schlechten Verwertung anderer essentieller Nährstoffe führt.

Vitamin B12 liefern Fleisch, Fisch, Geflügel, Eier und Milchprodukte. Ein Mangel ist zwar selten, kann aber bei alten Menschen und Veganern durchaus vorkommen.

Vitamin C ist reichlich in schwarzen Johannisbeeren, Paprika, Zitrusfrüchten, Kartoffeln und Erdbeeren enthalten. Ein Mangel verursacht Zahnfleischentzündungen, schuppige Haut, schlechte Wundheilung und eine erhöhte Anfälligkeit für INFEKTIONSKRANKHEITEN.

Vitamin D kommt in Fisch, Fischtran und angereicherter Margarine vor. Ein Mangel führt zu Muskelschwäche, KNOCHENERWEICHUNG und bei Kindern zu Rachitis.

Vitamin E findet sich in Margarine, Nüssen und Pflanzenöl. Ein Mangel ist selten und kommt nur bei Frühgeborenen und bei Menschen vor, die kein Fett verwerten können. Zu den Symptomen zählen Nervenschäden und bestimmte Formen der BLUTARMUT.

Mineralstoffe

Calcium kommt in Milchprodukten, grünem Blattgemüse, Ölsardinen mit Gräten und Sesamsamen vor. Ein Calciummangel führt zu Muskelschwäche, RÜCKENSCHMERZEN, weichen, spröden Knochen, KNOCHENBRÜCHEN und OSTEOPOROSE.

Eisen liefern Leber, Rindfleisch, Sardinen, dunkelgrünes Blattgemüse, getrocknete Feigen, Aprikosen, Vollkorngetreide und angereicherte Frühstücksflocken. Eine ungenügende Aufnahme verursacht MÜDIGKEIT, Kurzatmigkeit, BLUTARMUT und eine verringerte Widerstandskraft gegen Infektionen.

Magnesium ist in Weizenkleie, Vollkornprodukten, Nüssen, Sesamsamen und getrockneten Feigen enthalten. Mangelsymptome sind allgemeine Schwäche sowie unwillkürliche Muskelzuckungen und MUSKELKRÄMPFE.

Kalium kommt in Dörrobst, Sonnenblumenkernen, Nüssen, Avocados, Bohnen, Erbsen und Linsen vor. Ein Mangel führt zu allgemeiner Schwäche, Verwirrung, Apathie, extremem Durst, schlechter Verdauung sowie zu Atemnot und Herzproblemen.

Zink liefern Leber, Austern und andere Schaltiere, rotes Fleisch und Nüsse. Ein Mangel tritt selten auf. Zu den Symptomen zählen schlechte Wundheilung, Wachstumsstörungen und verzögerte Geschlechtsentwicklung.

MANGELHAFTE KRANKENHAUSKOST

Immer wieder gibt es Berichte und Einzelbeschwerden, daß die Krankenhauskost nicht den Anforderungen an eine gesunde Ernährung gerecht werde. So klagen z.B. viele Patienten darüber, daß die Krankenhauskost meist salziger ist als die Gerichte, die sie zu Hause zu sich nehmen. Auch der Anteil an tierischen Fetten ist oft höher als wünschenswert. Bei einzelnen Patientengruppen, die nach Operationen für längere Zeit im Krankenhaus liegen, tritt ein deutlicher Mangel an Mikronährstoffen auf. Der Grund für solche Ernährungsmängel: in Krankenhäusern wird ebenso wie in vielen Firmen in Großküchen gekocht, und dort ist es auch bei gutem Willen oft schwierig, immer Speisen mit ausgewogenen Zutaten und optimalem Nährwert herzustellen. Hinzu kommt, daß viele Mediziner einer gesunden Kost im Krankenhaus nicht die nötige Bedeutung beimessen und nur selten Unterricht über eine gesunde Ernährung bekommen.

UNTERKÜHLUNG

ESSEN SIE VIEL

- *warme Speisen und heiße Suppen*
- *kleine Mahlzeiten, dafür aber öfter*

MEIDEN SIE

- *Alkohol*

Eine extreme Unterkühlung des ganzen Körpers ist gefährlich und kann, im Gegensatz zum Erfrieren einzelner Gliedmaßen, zum Tod führen. Die ersten Anzeichen dafür sind Frieren, Schläfrigkeit und die Verlangsamung des Pulsschlags. Besonders gefährdet sind ältere Menschen, die allein in einer schlecht geheizten Wohnung leben, oder Neugeborene, die die Nacht in ungeheizten und feuchten Räumen verbringen müssen. Frühchen und kranke Säuglinge sind für eine Unterkühlung ganz besonders empfänglich. Erstes Anzeichen ist ein gerötetes Gesicht, dann werden sie lethargisch und verweigern die Nahrung. Auch Menschen, die längere Zeit extremer Kälte oder Feuchtigkeit ausgesetzt sind, z. B. Seeleute, Bergsteiger und Wintersportler, können sich eine Unterkühlung zuziehen. Ebenfalls gefährdet sind Betrunkene und Drogenabhängige, da sie im Rausch die Kälte nicht spüren und sich oft nicht mehr selbst helfen können. Immer wieder gibt es Berichte von eingeschneiten Autofahrern, die von plötzlichen Temperaturstürzen überrascht wurden.

Die Situation wird gefährlich, wenn die Körpertemperatur von den normalen 37 unter 35 °C absinkt und sich der Stoffwechsel verlangsamt. Fällt die Körpertemperatur unter 33 °C, hört das Frieren auf, dafür wird der Betroffene verwirrt und unruhig. Unter 30 °C drohen Bewußtlosigkeit und schließlich der Tod, wenn nicht umgehend Hilfe eintrifft. Wird jemand in einem solchen Zustand gefunden, gehört er in jedem Fall sofort in fachkundige Behandlung. Man sollte umgehend einen Arzt oder Rettungsdienst verständigen.

Während man auf Hilfe wartet, sollte man Kopf und Körper des Betroffenen in Decken, Kleider oder wärmende Tücher wickeln. Wärmflaschen oder andere direkte Hitzequellen wie elektrische Heizkissen oder -decken sind keinesfalls erlaubt, da die Wiedererwärmung nicht zu rasch vor sich gehen darf. Ist der Betroffene bei Bewußtsein und in der Lage zu schlucken, darf man ihm eine warme Suppe oder heiße, gesüßte Getränke anbieten. Auf keinen Fall sollte man ihm Alkohol einflößen, da dieser das Blut aus den lebenswichtigen Organen in die Haut zieht und die feinen Blutgefäße an der Hautoberfläche so stark erweitert, daß noch mehr Körperwärme verlorengeht.

Einer Unterkühlung vorbeugen

Um der Gefahr einer Unterkühlung vorzubeugen, sollte man folgende Ratschläge beachten:

- Im Lauf des Tages sollte man reichlich heiße Getränke zu sich nehmen.
- Mindestens eine Mahlzeit am Tag sollte warm sein.
- Warme Kleidung schützt vor Kälte. Mehrere dünne Lagen übereinander wärmen besser als ein dickes Kleidungsstück.
- Mit einer Mütze kann die Körperwärme nicht über den Kopf verlorengehen. Vor allem Säuglinge verlieren ohne Kopfbedeckung schnell an Wärme.
- Ständige Bewegung tut gut. Wer längere Zeit an einer Stelle sitzen bleibt, friert erst recht.
- Mindestens ein Raum im Haus – möglichst der, in dem man sich am häufigsten aufhält – sollte auf 21 °C geheizt werden. Türen und Fenster sollte man gut abdichten und Zugluft vermeiden.
- In kalten Nächten gehört eine Thermoskanne mit einem heißen Getränk ans Bett. Außerdem kann eine Wärmflasche hilfreich sein.
- Wer bei Frost größere Touren unternimmt, sollte gut vorsorgen. Dazu gehört wetterfeste Kleidung, selbst wenn der Himmel blau ist. Wäsche aus Wolle wärmt dabei besser als Wäsche aus Baumwolle. Darüber hinaus sollte man ausreichend essen und für den Notfall kohlenhydratreiche Snacks bei sich haben.
- Wer sich bei kalter, feuchter Witterung draußen aufhält, sollte keinen Alkohol trinken, denn er schwächt die Widerstandskraft und vermindert die Aufmerksamkeit. Entgegen landläufiger Meinung wärmt Alkohol nicht, sondern entzieht dem Körper Wärme.
- Wer im Winter campen will, sollte über ein stabiles, wasser- und winddichtes Zelt, einen wetterfesten Kocher sowie warme Decken oder über einen winterfesten Wohnwagen verfügen.

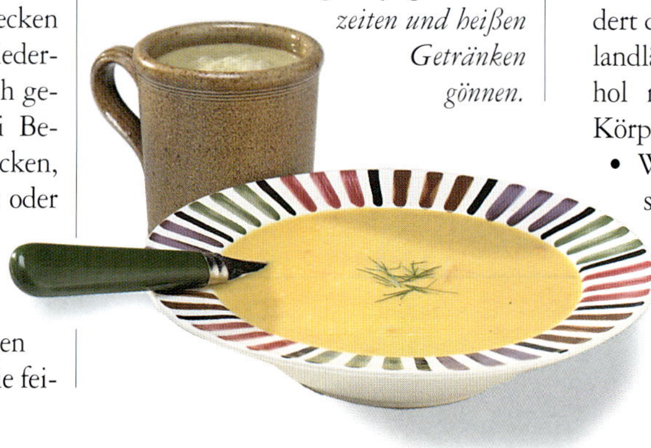

Winterwärme *Man sollte seinem Körper bei kalter Witterung zusätzliche Wärme mit regelmäßigen Mahlzeiten und heißen Getränken gönnen.*

ÜBERLEBENSTRAINING

In manchen Situationen kann eine Tafel Schokolade oder ein Käsebrot über Leben und Tod entscheiden. 1995 wurden zwei Studenten am schottischen Berg Ben Nevis von einem Schneesturm überrascht und überlebten 2 Tage und Nächte mit Schokolade und belegten Broten. Beide litten an Unterkühlung und zogen sich Erfrierungen zu. Andere Bergsteiger trotzten ebenfalls gefährlicher Kälte dank energiereicher Kost. Ein Skifahrer überstand sogar 3 Nächte an einem Berg mit Hilfe eines einzigen Schokoriegels. Lebenswichtig ist es auch, bei Kälte wach zu bleiben. 1994 überlebte ein Bergsteiger in den französischen Alpen eine Lawine, weil er sich in den Schneemassen Platz für Arme und Beine schuf und ständig in Bewegung blieb.

UNTERZUCKERUNG

ESSEN SIE WENIG
- *umfangreiche, schwere Mahlzeiten*

TRINKEN SIE WENIG
- *Alkohol*

Glucose versorgt den Körper mit wichtiger Energie und ist die einzige Energiequelle für das Gehirn. Dieser einfache Zucker ist einer der Bestandteile der Saccharose, die in Zuckerrüben und Früchten vorkommt, sowie der Stärke in Kartoffeln und Brot. Werden saccharose- oder stärkehaltige Nahrungsmittel verdaut, gelangt Glucose ins Blut. Ihre Konzentration im Blut wird normalerweise durch Insulin und andere Hormone geregelt, damit der Energiehaushalt stimmt und die Versorgung des Gehirns gewährleistet ist. Kann der Körper den BLUTZUCKERSPIEGEL allerdings nicht mehr selbst steuern, kommt es zu einer Über- oder Unterzuckerung.

Zu den Anzeichen einer Unterzuckerung gehören Hunger, Schwäche, kalter Schweiß, Herzklopfen und Schwindel. Wird der Zuckerspiegel dann nicht rasch angehoben, fällt der Betroffene in Ohnmacht.

Ursachen

Eine Unterzuckerung tritt vor allem bei Menschen auf, die unter ZUCKERKRANKHEIT leiden, sie kann aber auch ein Anzeichen für LEBERSTÖRUNGEN sein, da die Leber ebenfalls an der Regulierung des Blutzuckergehalts beteiligt ist. Eine Unterzuckerung kann ferner bei starker körperlicher Anstrengung, bei STRESS oder nach hohem Alkoholkonsum auftreten.

In seltenen Fällen stellt der Körper zuviel Insulin her. Dann können chronischer Streß, ausgelassene Mahlzeiten und eine Ernährung mit viel raffinierten Kohlenhydraten dazu beitragen, daß der Blutzuckerspiegel sehr schnell absinkt. Bereits kurz nach einer Mahlzeit zeigen sich in diesem Fall alle Anzeichen der Unterzuckerung.

Die Unterzuckerung vermeiden

Der Blutzuckerspiegel läßt sich durch regelmäßiges Essen konstant halten, wobei mehrere kleine Mahlzeiten besser sind als drei große. Die Mahlzeiten sollten aus komplexen Kohlenhydraten wie Vollkornbrot, Hülsenfrüchten, Folienkartoffeln und Vollkornnudeln bestehen, ferner Gemüse und frisches Obst enthalten. Da der Körper diese Nahrungsmittel nur langsam verarbeitet, wird Glucose gleichmäßig ins Blut abgegeben.

Man muß auf raffinierte, zuckerhaltige Nahrungsmittel wie Honig und Dörrobst oder süße Getränke wie Limonaden und Fruchtsäfte nicht ganz verzichten, sollte sie aber nur in Maßen zu sich nehmen. Weitgehend meiden sollte man jedoch Alkohol, da er die Insulinproduktion anregt.

Diabetiker wissen, daß sie bei einer leichten Unterzuckerung sofort etwas Traubenzucker essen und bei einer schweren Unterzuckerung Glucagon durch die Haut spritzen müssen. Im Anschluß daran empfiehlt es sich, etwas Gehaltvolleres wie 1 Glas Milch, ein paar Kekse oder ein belegtes Brot zu sich zu nehmen. Treten die Anfälle von Unterzuckerung wiederholt vor den Mahlzeiten auf, sollten die Essenszeiten vorverlegt werden. Diabetiker sollten vor und nach sportlicher Betätigung die Kohlenhydrataufnahme steigern, wobei sich die Menge nach dem individuellen Stoffwechsel und der Sportart richtet. Ein Stück Zucker ist eine gute Soforthilfe gegen Unterzuckerung.

Fallbeispiel

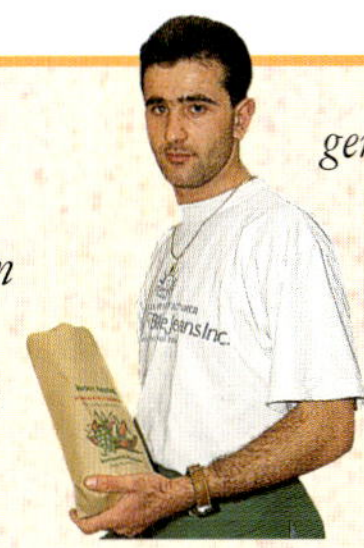

Während seiner morgendlichen Sprechstunde wurde ein Arzt dringend in einen griechischen Laden gerufen, wo Kosta, der 29jährige Sohn des Besitzers, ein eigenartiges Verhalten an den Tag legte. Er war mit einemmal aggressiv und abweisend gegenüber seinen Eltern geworden; außerdem war er herumgetorkelt, als wäre er betrunken. Als der Arzt eintraf, war er in einem Stuhl zusammengesackt und schwitzte heftig. Der Arzt wußte, daß Kosta Diabetiker war, der Insulin spritzen mußte, und daß diese Symptome auf eine Unterzuckerung, also einen niedrigen Blutzuckerspiegel hindeuteten. Die Mutter erzählte dann, daß Kosta erkältet war und das Frühstück ausgelassen hatte; seine morgendliche Insulindosis aber hatte er genommen. Doch ohne Essen hatte das Insulin Kostas Blutzuckerwerte rapide abfallen lassen, was wiederum alle Anzeichen einer Trunkenheit auslöste. Der Arzt überredete Kosta, 1 Glas gesüßte Milch zu trinken, und innerhalb von 30 Minuten benahm er sich wieder normal. Nach der Milch aß er noch etwas Brot, dessen langsam wirkende Kohlenhydrate die Blutzuckerwerte stabilisierten. Der Arzt erklärte Kosta, daß er trotz Appetitlosigkeit auf seine Energiezufuhr achten müsse, solange er das notwendige Insulin nehme. Künftig sollte er bei einer Unpäßlichkeit immer wieder kleine Mengen an Speisen und Getränken zu sich nehmen. Außerdem wurde er durch eine speziell für Diabetespatienten ausgebildete Krankenschwester beraten.

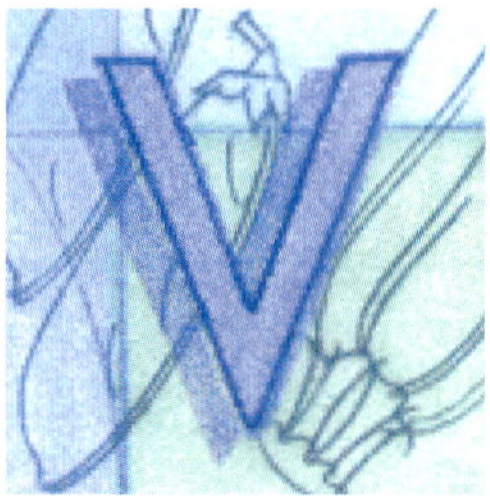

VEGETARISCHE ERNÄHRUNG

Ob aus Tierliebe, aus gesundheitlichen oder geschmacklichen Gründen: immer mehr Menschen streichen Fleisch und Fleischprodukte von ihrem Speisezettel und halten sich statt dessen lieber an Getreideprodukte, Obst, Gemüse und Nüsse als gesunde Alternativen. Wer seine Ernährung umstellen und sich künftig vegetarisch ernähren will, muß jedoch darauf achten, daß er seinen Körper ausreichend mit Nährstoffen versorgt.

Inzwischen hat eine Vielzahl von Untersuchungen ergeben, daß das Risiko, an Krebs zu erkranken, bei Vegetariern um 40% niedriger liegt als bei Fleischessern. Da Vegetarier im allgemeinen schlanker sind als Fleischesser, weniger gesättigte Fettsäuren zu sich nehmen, die vor allem aus Produkten tierischer Herkunft stammen, und mehr Ballaststoffe essen, haben sie darüber hinaus niedrigere Cholesterinwerte. Sie sind deshalb weniger anfällig für koronare HERZERKRANKUNGEN.

Allerdings treffen diese Aussagen nicht auf alle Vegetarier zu, denn es gibt verschiedene Ausprägungen dieser Ernährungsweise. Manche verzichten auf Fleisch und Fleischprodukte, essen aber Fisch. Die Ovo-Lacto-Vegetarier verzehren weder Fleisch noch Fisch, nehmen aber Eier sowie Milch und Milchprodukte zu sich. Und schließlich gibt es auch noch die sogenannten Veganer, die sich ausschließlich von pflanzlichen Nahrungsmitteln ernähren. Zwar sind Nahrungsmittel tierischen Ursprungs für die Ernährung des Menschen nicht unbe-

Wichtige Nährstoffe für Vegetarier

Zwar sind einige der lebenswichtigen Mineralstoffe und Vitamine aus Fleisch oder Fisch für den Menschen leichter zu erschließen als aus pflanzlichen Quellen, doch umfaßt eine ausgewogene vegetarische Ernährung eine so große Vielfalt an Nahrungsmitteln, daß Vegetarier alle Nährstoffe bekommen, die sie brauchen. Das gilt jedoch nicht für Veganer. Alle Vegetarier sollten bei ihrer Ernährung darauf achten, daß sie ihren Körper ausreichend mit Eisen, Vitamin B_{12}, Calcium und Folsäure versorgen.

Nährstoff	**Gute Lieferanten ohne Fleisch**	**Wofür nötig?**	**Mögliche Mangelerscheinungen**	**Wie man eine gesunde Versorgung sicherstellt**
Eisen	Bohnen, Linsen, Vollkornmehl, Haferschrot, Dörrobst, dunkelgrüne Blattgemüse, Nüsse, Petersilie, angereicherte Müslis und Eigelb	Wichtig für die Bildung von Hämoglobin in den roten Blutkörperchen, besonders wichtig für junge Mädchen bei Einsetzen der Menstruation	Erschöpfung, Anämie 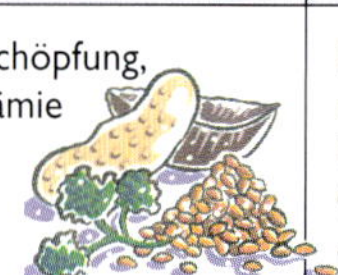	Da der Körper Vitamin C benötigt, um Eisen aus anderen Quellen als Fleisch zu verwerten, sollte viel Obst und Gemüse zu den eisenreichen Mahlzeiten verzehrt werden.
Vitamin B_{12} 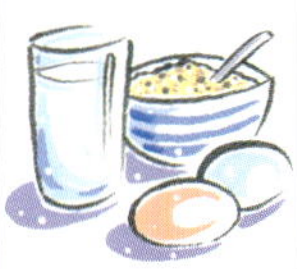	Milch, Milcherzeugnisse, Eier, mit Vitamin B_{12} angereicherte Lebensmittel wie Sojamilch, Müslis und Hefeextrakte; Vitaminpräparate	Sehr wichtig für ein gesundes Nervensystem und die Bildung roter Blutkörperchen	Erschöpfung, Anämie und Reizbarkeit, Prickeln in Händen und Füßen	Viele Vegetarier nehmen anstelle von Fleisch mehr Milchprodukte zu sich. Dabei sollten möglichst die fettarmen Sorten gewählt werden. Veganer müssen angereicherte Lebensmittel essen oder Ergänzungspräparate einnehmen.
Calcium	Milch und Milcherzeugnisse, angereicherte Sojaprodukte (Milch, Joghurt, Käse und Tofu), Nüsse (vor allem Mandeln), dunkelgrüne Blattgemüse, Sesam und Sonnenblumenkerne	Wird zur Bildung und Erhaltung gesunder Knochen und Zähne benötigt 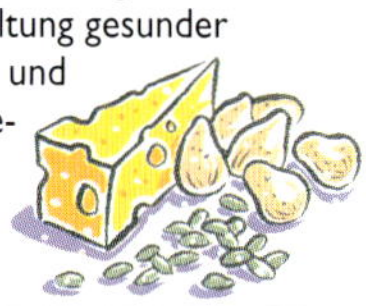	Bei Kindern Rachitis und bei Erwachsenen Osteomalazie, eine Form der Knochenerweichung; Osteoporose	Zur Resorption von Calcium benötigt der Körper unbedingt Vitamin D. Das Sonnenlicht stellt bei den meisten Menschen sicher, daß sie genügend Vitamin D erhalten. Es ist auch in Margarine und angereicherten Müslis enthalten.
Folsäure 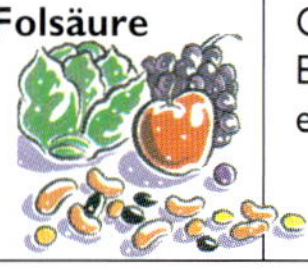	Grüne Blattgemüse, Bohnen, Eier, Obst, Erdnüsse, Hefeextrakt und Vollkorngetreide	Wichtig für die Bildung roter Blutzellen, schützt in der Zeit vor der Empfängnis und in der Frühschwangerschaft gegen Spina bifida des Kindes	Anämie, Erschöpfung und Mißbildungen des Fetus	Vor der Empfängnis und in den ersten 12 Wochen der Schwangerschaft Folsäurepräparate, angereicherte Müslis und viel folsäurereiches Gemüse essen.

dingt nötig, doch ist Sorgfalt geboten, wenn man bestimmte Nahrungsmittel systematisch wegläßt. Bei einer streng vegetarischen Ernährung können Gesundheitsprobleme durch Vitamin-B_{12}-Mangel entstehen. Problematisch sind auch die schlechte Eisenresorption sowie der Mangel an Calcium und Vitamin D bei Veganern.

Alle Vegetarier nehmen in der Regel mehr Ballaststoffe und komplexe Kohlenhydrate zu sich als Fleischesser, und zwar in Form von Vollkornprodukten, Nüssen und Hülsenfrüchten wie Bohnen, Erbsen und Linsen. Eine ballaststoffreiche Kost kann vor verschiedenen Darmerkrankungen schützen und beschleunigt die Darmpassage der Nahrung, so daß Vegetarier seltener an VERSTOPFUNG leiden und auch weniger anfällig für GALLENSTEINE oder DIVERTICULITIS sind.

Vegetarier leben insgesamt gesünder als Nichtvegetarier, denn wer auf das Fleischessen verzichtet, scheint offensichtlich auch weniger Alkohol zu trinken, nicht zu rauchen und regelmäßig Sport zu treiben. Diese gesunde Lebensweise macht es allerdings schwer, genaue Zusammenhänge zwischen vegetarischer Ernährung und Erkrankungen aufzuzeigen.

Eine ausgewogene vegetarische Ernährung sollte neben nahrhaften Grundnahrungsmitteln wie Vollkornbrot, Nudeln, Kartoffeln und Reis eine möglichst große Vielfalt an Gemüse, Obst, Nüssen und Körnern umfassen.

Ist Eiweiß ein Problem?

Im Gegensatz zum gängigen Vorurteil stellt die ausreichende Versorgung mit Eiweiß für einen Vegetarier kein Problem dar. Die meisten Grundnahrungsmittel enthalten Eiweiß, und selbst Veganer beziehen es reichlich aus Getreide, Kartoffeln, Nüssen und Hülsenfrüchten. Über die Qualität des Eiweißes braucht man sich nur bei kleinen Kindern Gedanken zu machen.

AUF VEGETARISCHEM KURS

Werdende Mütter, die sich vegetarisch ernähren, sollten viel Eisen, Calcium, Folsäure und Vitamin B_{12} zu sich nehmen und nach Rücksprache mit dem Arzt eventuell Calcium-, Folsäure- und Vitamin-B_{12}-Ergänzungspräparate einnehmen. Solange eine schwangere Frau keinen Eisenmangel aufweist, wird auch der Säugling genügend Eisen im Blut haben, um damit die ersten 4–6 Monate auszukommen. Danach müssen eisenhaltige Nahrungsmittel auf dem Speiseplan des Kindes stehen, z. B. Spinat, Grünkohl, Wirsing, Salat, Hülsenfrüchte und Getreideprodukte. Wird das Kind jetzt weiter nur gestillt, kann es zu einer Eisenmangelanämie kommen, weil die Muttermilch nicht genügend Eisen enthält.

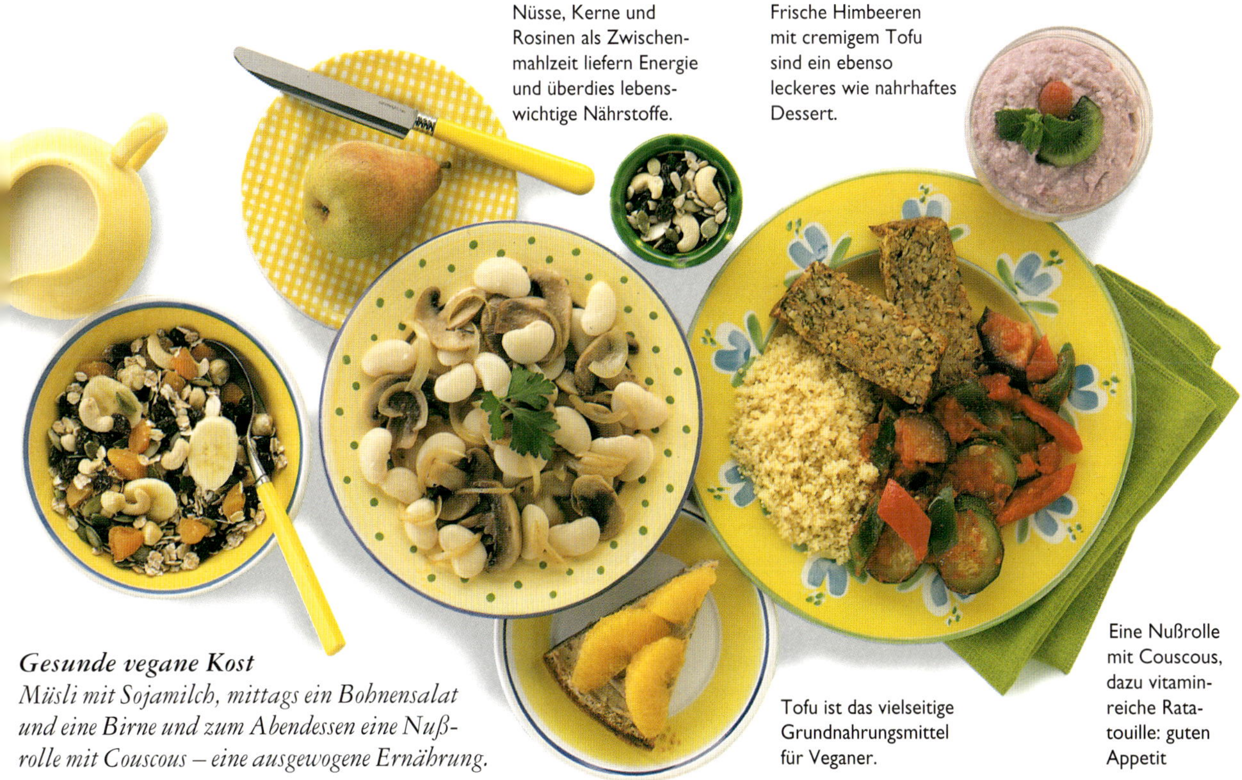

Nüsse, Kerne und Rosinen als Zwischenmahlzeit liefern Energie und überdies lebenswichtige Nährstoffe.

Frische Himbeeren mit cremigem Tofu sind ein ebenso leckeres wie nahrhaftes Dessert.

Gesunde vegane Kost
Müsli mit Sojamilch, mittags ein Bohnensalat und eine Birne und zum Abendessen eine Nußrolle mit Couscous – eine ausgewogene Ernährung.

Tofu ist das vielseitige Grundnahrungsmittel für Veganer.

Eine Nußrolle mit Couscous, dazu vitaminreiche Ratatouille: guten Appetit

Wenn Magen und Darm rebellieren

Die meisten Menschen haben hin und wieder Verdauungsstörungen, manche aber leiden tagtäglich darunter. Dabei lassen sich über die Ernährung die meisten dieser unangenehmen Beschwerden lindern oder sogar vollkommen beheben.

Nur wer seine Nahrung richtig verdaut, ist auch wirklich gesund und kann Vitamine und Mineralstoffe sowie Fette, Eiweiß und Kohlenhydrate verwerten, um daraus neue Zellen zu bilden.

Der Darm, der eine der Hauptrollen bei der Verdauung spielt, verfügt über bemerkenswerte Selbstheilungskräfte. Alle 72 Stunden erneuert er seine Schleimhaut und reagiert sehr rasch, wenn es gilt, schädliche Substanzen auszuscheiden. Allerdings kann die typische westliche Ernährungsweise mit ihren stark aufbereiteten und nährstoffarmen Lebensmitteln zu Problemen führen. Häufige Beschwerden sind dann u.a. BLÄHUNGEN, MAGENVERSTIMMUNG, DIVERTICULITIS und MAGENGESCHWÜRE.

Magenverstimmungen gehen häufig darauf zurück, daß man üppige Mahlzeiten zu hastig heruntergeschlungen oder zu spät abends noch gegessen hat. Wer an Magenverstimmung leidet, sollte mehrere kleine Mahlzeiten über den Tag verteilt zu sich nehmen und fette Speisen ebenso meiden wie Alkohol, da beides die Produktion der Magensäure anregt.

VERSTOPFUNG und Blähungen sowie MUNDGERUCH werden oft durch vergorene Ballaststoffe ausgelöst, können aber auch Folge schlechter Ernährungsgewohnheiten sein. Wiederholte heftige Schmerzen, vor allem nach schweren, fetten Mahlzeiten, können ein Anzeichen für GALLENSTEINE sein. Ein durch Blähungen aufgetriebener Bauch und Schmerzen, hauptsächlich an der linken unteren Bauchseite, können möglicherweise durch einen REIZDARM verursacht sein. Langfristiger Alkoholmißbrauch kann zu MAGENSCHLEIMHAUTENTZÜNDUNG und Magengeschwüren führen.

Eine DICKDARMENTZÜNDUNG, insbesondere als Folge von MORBUS CROHN, verringert die Menge an Nährstoffen, die bei der Verdauung verwertet werden. Wer an einer Dickdarmentzündung leidet, sollte viele lösliche Ballaststoffe aufnehmen. Nahrungsmittel wie Kleie, die einen hohen Anteil an unlöslichen Ballaststoffen enthalten, sollte man meiden, da sie im Dünndarm nicht vollständig verdaut werden können. Bei häufigen Verdauungsstörungen oder bei Verdacht auf ein Magengeschwür sollte man auf jeden Fall einen Arzt aufsuchen.

Manche Menschen leiden unter bestimmten Nahrungsmittelunverträglichkeiten oder -allergien und reagieren z.B. allergisch auf Milch und Milchprodukte. Zunehmend wird auch eine GLUTENUNVERTRÄGLICHKEIT beobachtet. Gluten ist das Klebereiweiß in Weizen und anderen Getreidesorten.

Der Weg der Nahrung

Bereits der Duft einer Speise wirkt auf das Verdauungssystem, und zwar schon lange bevor man von ihr gekostet hat. Sowohl durch den Geruch als auch durch den Geschmack bildet sich Speichel, der trockene Nahrungsmittel anfeuchtet, das Kauen und Schlucken

Heilende Kräuter

Einige Kräuter und Gewürze wirken beruhigend auf den Darm und lindern Blähungen und Koliken. Meist werden sie schon von alters her auch beim Kochen eingesetzt, beispielsweise Minze, Dill, Kümmel, Meerrettich, Lorbeer, Estragon, Kerbel, Fenchel, Majoran, Kreuzkümmel, Zimt, Ingwer und Kardamom. Kamillentee ist ebenfalls hilfreich.

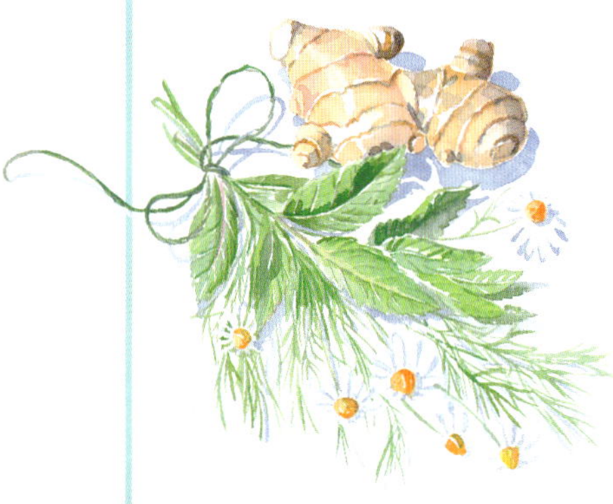

ESSEN SIE VIEL
- *frisches Obst und Gemüse*
- *Kräuter und Gewürze wie Dill, Kümmel und Estragon*

TRINKEN SIE VIEL
- *Wasser, mindestens 2 l täglich*
- *Gemüsesäfte*

ESSEN SIE WENIG
- *raffinierte Kohlenhydrate*
- *ausgebackene Speisen und stark fetthaltige Nahrungsmittel*

TRINKEN SIE WENIG
- *Alkohol*

erleichtert und gleichzeitig für die stärkeaufbereitenden Enzyme sorgt. Damit der Speichel fließt und die Speisen damit gut durchmischt werden, müssen alle Nahrungsmittel lang und gründlich gekaut werden. Die zerkaute Nahrung wandert über die Speiseröhre in den Magen, wo Säuren und Enzyme auf die Eiweißstoffe einwirken und sie aufspalten.

Der dabei entstehende Nahrungsbrei gelangt dann in den Dünndarm, wo die Verdauungssäfte der Bauchspeicheldrüse und Gallenblase Eiweiß, Fett und Kohlenhydrate weiter aufspalten. Die Nährstoffverwertung findet hauptsächlich im Dünndarm statt. Die nicht weiter verwertbaren Abfallprodukte wandern durch den Dickdarm. BALLASTSTOFFE und unverdauliche Stärke werden im Dickdarm vergoren und geben dem Stuhl Volumen. Die Stuhlmasse wiederum regt die glatte Muskulatur des Darmes an, die Abfallprodukte weiterzutransportieren und schließlich auszuscheiden.

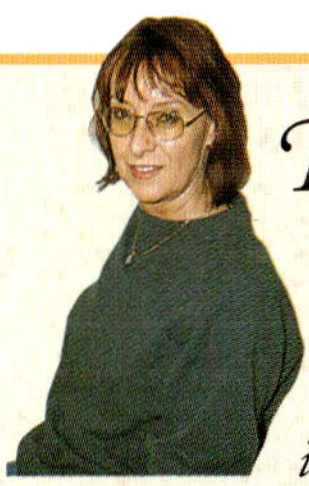

Fallbeispiel

Eigentlich hatte Margot die Abendessen mit ihrem Mann im Restaurant immer sehr genossen, doch leider litt sie danach häufig unter Völlegefühl, Blähungen und einem Brennen, das sich vom Magen zum Brustkorb hinzog. Ihr Arzt riet ihr, zunächst das Gewicht zu reduzieren. Außerdem sollte sie tagsüber mehrere kleinere Mahlzeiten zu sich nehmen, abends lieber weniger essen und fette Speisen sowie Alkohol meiden. Sie befolgte den Rat, und ihre Verdauungsstörungen nahmen ab. Schon nach kurzer Zeit ging sie gern wieder aus.

Beruhigung für den Darm

In den meisten Fällen lassen sich Probleme mit der Verdauung schon durch eine bewußtere Ernährungsweise lindern. Wer allerdings starke Schmerzen oder tagelang anhaltende Beschwerden hat, sollte unbedingt einen Arzt aufsuchen.

Ungeeignete Nahrungsmittel bei	**Geeignete Nahrungsmittel bei**
BLÄHUNGEN	
Weniger Hülsenfrüchte – Erbsen, Bohnen, Linsen – sowie Rosenkohl und Weißkohl	Viel Joghurt mit Lebendkulturen, Pfefferminz- und Fencheltee, verdauungsfördernde Kräuter, wie Thymian, Salbei, Kümmel, und Fenchelsamen 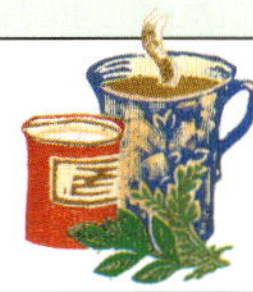
DICKDARMENTZÜNDUNG (EINSCHLIESSLICH MORBUS CROHN)	
Weizenkleie, Nüsse, Samen, Mais und alle Nahrungsmittel, auf die man bekanntermaßen empfindlich reagiert	Haferbrei, Äpfel, Dörrobst, Fisch, Leber, Petersilie, Linsen und Brunnenkresse. Bei Morbus Crohn benötigt man häufig zusätzlich Zink, Calcium, Magnesium sowie die Vitamine B, C und K 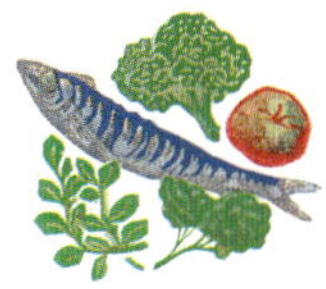
DIVERTICULITIS	
Raffinierte Kohlenhydrate; man sollte sie durch Vollkornprodukte ersetzen.	 Viel gekochtes grünes Blattgemüse, Haferbrei und Äpfel, Vollkornbrot, brauner Reis und andere Vollkornprodukte
GLUTENUNVERTRÄGLICHKEIT	
Weizen und glutenhaltiges Getreide, Mehlprodukte, mit Mehl angedickte Konservenerzeugnisse, Bier	Frisches Obst und Gemüse, Hülsenfrüchte, Nüsse, Geflügel, Käse, Reis und Kartoffeln 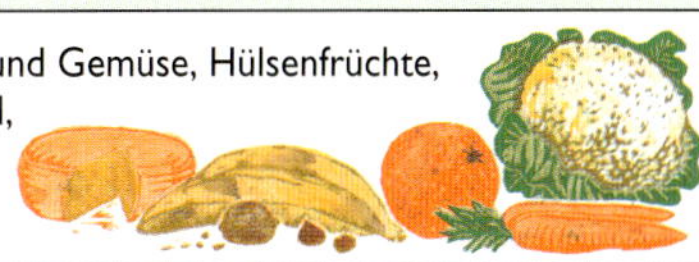
MAGEN-DARM-KATARRH	
Während der ersten 48 Stunden der Krankheit alle Speisen meiden, die nicht in der gegenüberliegenden Spalte aufgeführt sind	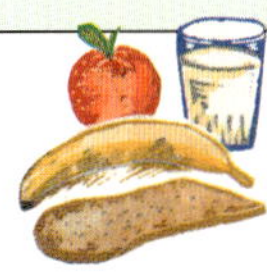 Bananen, Äpfel, gekochter weißer Reis und trockener Weizentoast. Viel Wasser als Flüssigkeitsersatz; ebenso Kamillentee
MAGENVERSTIMMUNG	
Alle sauren Speisen (vor allem mit Essig), rohe Zwiebeln, Chili, fette oder getrocknete Nahrungsmittel, Kaffee und Alkohol	Ballaststoffreiche Nahrungsmittel wie Vollkornbrot, Naturreis und Gemüse. Etwas gut gehopftes Bier, 30 Minuten vor dem Essen, stimuliert die Verdauungssäfte. 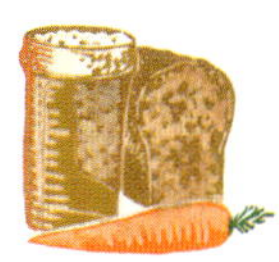
REIZDARM	
Weizenkleie, Hülsenfrüchte und alle Nahrungsmittel, die Unverträglichkeiten auslösen	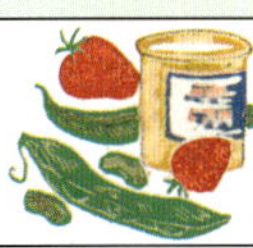 Viel Obst und Gemüse wegen löslicher Ballaststoffe; Naturjoghurt aus Lebendkulturen wegen nützlicher Bakterien

VERBRENNUNGEN

ESSEN SIE VIEL
- *eiweißhaltige Nahrungsmittel wie mageres Fleisch, Fisch oder Getreide*
- *frisches Obst und Gemüse, das reich an Vitamin C ist*

TRINKEN SIE VIEL
- *Wasser und Fruchtsäfte*

MEIDEN SIE
- *Alkohol, Tee und Kaffee*

Verbrennungen entstehen, wenn große Hitze, Feuer, heiße Flüssigkeiten oder Dämpfe, aber auch bestimmte Strahlen auf den Körper einwirken. Viele Unfälle, die Verbrennungen nach sich ziehen, finden im Haushalt statt. Besonders gefährdet sind hier kleine Kinder und alte Menschen.

Es gibt drei Abstufungen von Verbrennungen. Bei Verbrennungen ersten Grades rötet sich die Haut; ein Beispiel hierfür ist der Sonnenbrand. Verbrennungen zweiten Grades führen zu Blasenbildung, heilen aber ohne Vernarbungen wieder ab. Bei Verbrennungen dritten Grades wird die Haut und manchmal auch das darunterliegende Muskelgewebe bis in tiefe Schichten zerstört.

Verbrennungsopfer brauchen Erste Hilfe sowie eine schnelle und angemessene ärztliche Versorgung, denn sie können unter einem lebensbedrohlichen Schock stehen. Um die Heilung zu unterstützen, kann eine Ernährung hilfreich sein, die alles ersetzt, was bei der Gewebezerstörung verlorengeht: Flüssigkeit, Eiweiß, Natrium, Kalium, Stickstoff und essentielle Fettsäuren. Um das Gewebe bei starken Verbrennungen wiederaufzubauen, braucht der Körper sehr viel Energie und eiweißreiche Nahrung.

Eine wichtige Rolle bei der Heilung von Wunden und Verbrennungen spielen auch Vitamin C und Zink – dieses liefern vor allem Fleisch und Meeresfrüchte – sowie essentielle Fettsäuren, die in Fischtran und Pflanzenölen enthalten sind.

Tee und Kaffee sollte man wegen ihrer harntreibenden Wirkung möglichst meiden und auf Alkohol ganz verzichten, da er dem Körper Wasser entzieht und die Haut austrocknet.

VERDAUUNG UND VERDAUUNGSSTÖRUNGEN

Verdauungsstörungen haben viele Ursachen. Manchmal hat man einfach zuviel oder zu schnell gegessen, oder die Speisen waren zu fett oder zu scharf; aber auch Streß und Nervosität können die Beschwerden verursachen. In den meisten Fällen kann die richtige Ernährung Abhilfe schaffen. Siehe WENN MAGEN UND DARM REBELLIEREN, S. 348.

VERSTOPFUNG

ESSEN SIE VIEL
- *ungeschältes Obst, grünes Blattgemüse und Vollkornbrot*

TRINKEN SIE VIEL
- *Wasser, täglich mindestens 2 l*

MEIDEN SIE
- *raffinierte Kohlenhydrate*

In den westlichen Industrieländern sind eine an BALLASTSTOFFEN arme Ernährung sowie mangelnde körperliche Bewegung die häufigsten Ursachen von Verstopfung. Viele davon betroffene Menschen sind besorgt, ob sie ihren Darm auch oft genug entleeren, denn Regelmäßigkeit und Beschwerdefreiheit bei der Darmtätigkeit sind von großer seelischer und körperlicher Bedeutung. Verstopfung ist in den meisten Fällen zwar harmlos, kann aber ein Zeichen für eine zugrundeliegende Krankheit sein, besonders wenn sie jenseits des 40. Lebensjahres zum erstenmal auftritt. Ein gesunder Darm zeichnet sich durch regelmäßige Bewegungen der glatten Darmmuskulatur aus, die das Risiko von Dickdarmkrebs und anderen Krankheiten verringert.

Eine regelmäßige Darmtätigkeit ist wichtig für die Gesundheit, aber es gibt große individuelle Unterschiede, denn ein dreimaliger Stuhlgang am Tag ist genauso normal wie eine Darmentleerung alle 3 Tage. In der Schwangerschaft leiden viele Frauen unter Verstopfung. Auch wer gerade eine Diät macht, die womöglich zuwenig Wasser oder Faseranteile enthält, sollte sich nicht wundern, wenn Verstopfung die Folge ist.

Es gibt zwei Arten von Verstopfung. Bei einer atonischen Verstopfung liegt ein zu schwacher Muskeltonus vor, der durch eine flüssigkeits- und ballaststoffarme Ernährung oder mangelhafte körperliche Bewegung verursacht wird. Manchmal sind von ihr auch ältere Menschen betroffen, deren Beckenbodenmuskulatur stark geschwächt ist. Die spastische Verstopfung ist durch unregelmäßige Darmbewegungen charakterisiert. Ursachen dafür können nervöse Beschwerden, starkes Rauchen, reizauslösende Nahrungsmittel oder eine Blockade des Dickdarmes sein. Auch wer häufig das Bedürfnis, den Darm zu entleeren, ignoriert, muß sich nicht wundern, wenn er unter Verstopfung leidet.

Die Masse macht's

Ballaststoffe und einige Formen der Stärke werden im Dickdarm vergoren und bilden dann die Masse, die dazu beiträgt, die Dickdarmmuskulatur anzuregen. Dadurch wird die verdaute Nahrung durch den Darm bewegt. Manche Nahrungsmittel wie Kaffee, Rhabarber oder Backpflaumen enthalten bestimmte Bestandteile, die den Darm ebenfalls stimulieren.

Häufig gesellt sich zu einer ballaststoffarmen Ernährung, die aus vielen raffinierten Kohlenhydraten und zuwenig Obst, Gemüse und komplexen Kohlenhydraten wie Vollkornbrot besteht, noch eine zu geringe Flüssigkeitsaufnahme. Dadurch wird der festen Masse verdauter Nahrung im Dickdarm zusätzlich Wasser entzogen. Sie wird hart und bewegt sich nur schwer durch das Verdauungssystem. Je länger die verdaute Nahrung im Darm bleibt, um so mehr Wasser wird ihr entzogen.

Der Darm wird durch langes Sitzen träge; aber häufig kann es auch zur Verstopfung führen, wenn man den Stuhlgang, beispielsweise wegen Hämorrhoiden, unterdrückt. Daher ist gerade bei Verstopfung körperliche Aktivität sehr empfehlenswert.

Über einen längeren Zeitraum regelmäßig Abführmittel zu nehmen stört die natürliche Funktion des Darmes und sollte daher vermieden werden, abgesehen von Fällen, in denen eine starke Anstrengung bei der Darmentleerung andere vorhandene Störungen verschlimmern könnte.

Erleichterung durch Ballast

Die Deutsche Gesellschaft für Ernährung (DGE) empfiehlt, täglich 30 g Ballaststoffe aufzunehmen. Dieser Wert wird vom Durchschnitt der Bevölkerung weit unterschritten. Ballaststoffe lassen sich in zwei Arten unterteilen: die löslichen, die bei der Regulierung des Blutzuckers und des Blutcholesterins mitwirken, und die unlöslichen, die vor Verstopfung schützen, da sie im Darm aufquellen. Einer Reihe von industriell hergestellten Nahrungsmitteln werden mittlerweile Ballaststoffe zugesetzt, aber Nahrungsmittel mit einem natürlichen Gehalt an Ballaststoffen sind ihnen vorzuziehen. Wer den Anteil an Ballaststoffen in seiner Nahrung erhöhen will, sollte langsam vorgehen, um unangenehme Nebenwirkungen zu vermeiden. Am besten wird zunächst die Flüssigkeitsaufnahme – täglich mindestens 2 l, bei heißem Wetter mehr – erhöht. Wer ausschließlich an Weißbrot gewöhnt ist, sollte anfangs die Hälfte der Menge durch Vollkornbrot ersetzen und sein Frühstück auf Frühstücksflocken oder Müsli umstellen.

In der ersten Woche werden täglich 1 kleiner Becher Joghurt aus Lebendkulturen oder 2 TL Kleie zu den Frühstücksflocken gegeben. In der zweiten Woche nimmt man 3 TL Kleie und ersetzt das restliche Weißbrot durch Vollkornbrot. Zu Beginn der Ernährungsumstellung treten oft BLÄHUNGEN auf, vor allem wenn der tägliche Speiseplan auch noch um 100 g Dörrobst sowie frisches Obst, gekochtes grünes Blattgemüse und Salat erweitert wird.

Die ideale Ballaststoffmenge ist, je nach körperlichem Wohlbefinden, individuell verschieden. In jedem Fall sollte man sie jedoch nicht ausschließlich aus Kleie beziehen, da diese langfristig negative Wirkungen entfaltet. Es sind Fälle bekannt, in denen nach allzu ausgiebigem Kleiekonsum ohne ausreichende Flüssigkeitszufuhr operiert werden mußte.

Jede anhaltende Veränderung der Darmtätigkeit, besonders bei Personen über 40 Jahre, kann auf einen bösartigen Tumor des Dickdarmes hinweisen. Daher sollte man in diesem Fall unbedingt einen Arzt aufsuchen.

DIE SOGENANNTE KLEIEREVOLUTION

1972 veröffentlichte der britische Arzt Dennis Burkitt eine Theorie, nach der Verstopfung auf einen Mangel an Ballaststoffen in der Ernährung zurückzuführen sei. Weitere mögliche Folgen dieses Ballaststoffmangels seien Diverticulitis – eine Dickdarmentzündung – und schließlich sogar Darmkrebs. Etwa zur selben Zeit wurde auch die ballaststoffarme Ernährung der Seeleute als Ursache ihrer häufigen Verstopfung entlarvt – ein Problem, welches außerdem Krampfadern und Hämorrhoiden nach sich zieht.

Als Folge dieser bahnbrechenden Veröffentlichungen wurde immer mehr Kleie gegessen, eine Modeerscheinung, die jedoch unerwünschte Folgen hatte. Der exzessive Konsum von Kleie ist nämlich durchaus problematisch, denn sie kann einen aufgetriebenen Bauch und Blähungen hervorrufen. Außerdem hemmt die Phytinsäure in der Kleie die Verwertung vor allem von Eisen. Ein hoher Kleiekonsum kann demnach zur BLUTARMUT beitragen.

Frauen, die ein erhöhtes Osteoporoserisiko haben, sollten ebenfalls wenig Kleie essen, da sie dadurch eventuell zuwenig Calcium aus der Nahrung aufnehmen. Es gibt Untersuchungen, nach denen sich der Verzehr von Kleie bei Patienten mit einem REIZDARM negativ auswirkt.

Weizenkleie besteht aus unlöslichen Ballaststoffen, die in dieser Form auch in Obst- und Gemüseschalen vorkommen. Haferkleie hingegen ist, genauso wie das Pektin in Obst und Gemüse, ein löslicher Ballaststoff, der dazu beitragen kann, den Cholesterinspiegel zu senken und somit dem Risiko einer HERZERKRANKUNG entgegenzuwirken.

Eine Säule der Gesundheit

Die meisten Vitamine können vom Körper nicht selbst hergestellt werden. Daher sind sie ein wichtiger Bestandteil der Ernährung. Jedes Vitamin hat bestimmte Aufgaben, und ein Mangel kann schwerwiegende Folgen haben.

Eine der wichtigsten Entdeckungen des 20. Jh. auf dem Gebiet der Ernährungswissenschaft sind die Vitamine. Sie sind eine Gruppe komplexer organischer Substanzen, die in geringen Mengen notwendig sind, damit der Körper normal funktionieren kann.

Wie die Vitamine wirken, ist zwar schon seit mehr als 200 Jahren bekannt. So wurden z. B., weil man gute Erfahrungen damit gemacht hatte, Zitronen und Limonen gegen den Skorbut der Seeleute eingesetzt. Entdeckt wurde das erste Vitamin, das Thiamin (B_1), aber erst 1896 durch den auf Java tätigen niederländischen Armeearzt Christiaan Eikman.

Im Lauf der Zeit wurden nicht nur immer mehr Vitamine entdeckt, es wurde auch deutlich, daß diese Ernährungsbestandteile – im Gegensatz zu Fetten, Kohlenhydraten und einigen Eiweißstoffen – nicht der Energieversorgung dienen. Dabei stellte sich heraus, daß, von einer Ausnahme, dem Vitamin D, abgesehen, der Körper diese Stoffe nicht selbst erzeugen kann, sondern sie ihm mit der Nahrung zugeführt werden müssen. Der Körper benötigt alle Vitamine nur in sehr geringen Mengen, wobei allerdings jede Art wiederum bestimmte Aufgaben zu erfüllen hat.

Bei einer abwechslungsreichen Ernährung werden alle Vitamine in ausreichender Menge aufgenommen. Um eventuelle Mängel zu erkennen, hat die Deutsche Gesellschaft für Ernährung (DGE) Nährstoffempfehlungen herausgegeben, die für etwa 97 % der Bevölkerung gelten. Der individuelle Bedarf kann dabei durchaus abweichen. Bei manchen Vitaminen gelten unterschiedliche Werte für Frauen und Männer, ebenso für schwangere und stillende Frauen sowie für Säuglinge, Kinder und Jugendliche. Auch alte Menschen, Kranke und Rekonvaleszenten benötigen oft ungewöhnlich hohe Dosen bestimmter Nährstoffe.

Vitamine können in fett- und wasserlösliche eingeteilt werden. Fettlösliche Vitamine sind A, D, E und K, die kaum über den Urin ausgeschieden werden und im Übermaß gesundheitsschädlich sein können. Die acht Vitamine des B-Komplexes und das Vitamin C sind wasserlöslich; sie werden, mit Ausnahme des Vitamin B_{12}, nur sehr begrenzt im Körper gespeichert; nimmt man zuviel davon auf, wird der Überschuß mit dem Urin wieder ausgeschieden.

Vitamin A (Retinol)

Das Vitamin A ist ein fettlösliches Vitamin, das eine Reihe von bedeutsamen Funktionen im Körper innehat. Es ist wichtig für eine normales Wachstum sowie für die Bildung von Knochen und Zähnen, und es sorgt für intakte Schleimhäute im Atmungs-, Verdauungs- und Harnwegssystem. Darüber hinaus braucht man es, um gut zu sehen, denn es spielt eine entscheidende Rolle bei der Umwandlung von Licht in elektrische Signale. In den Industrieländern ist ein Vitamin-A-Mangel selten und beruht meist auf einer Schädigung des Darmes wie bei der MUKOVISZIDOSE. Das erste Anzeichen eines Vitamin-A-Mangels ist die Nachtblindheit, also die Unfähigkeit, bei schwachem Licht zu sehen, gefolgt von Trockenheit und Entzündungen der Augen. Auch die Widerstandskraft gegen Infektionen ist herabgesetzt, die Haut wird trocken und rissig, und Kinder sind im Wachstum gehemmt.

Ein dauerhafter Vitamin-A-Mangel führt zu Xerophthalmie (einem Zerfall des vorderen Augenabschnittes) und zur Erblindung. Im Frühstadium kann man Xerophthalmie durch Vitamin-A-Gaben noch heilen.

Ein Erwachsener braucht durchschnittlich pro Tag 1 mg Vitamin A; das entspricht dem Betacarotingehalt von 100 g Möhren. Schwangere und stillende Frauen haben einen etwas höheren Bedarf, kleine Kinder benötigen weniger.

Vitamin A wird vom Körper in Form von Retinolestern aufgenommen, die in Nahrungsmitteln tieri-

Vita, das Leben

Bereits 1912 prägte ein in London arbeitender Biochemiker den Begriff Vitamine für die wichtigen Substanzen, die er und andere vor ihm in der Nahrung entdeckt hatten. Der Name spielt auf ihre Lebenswichtigkeit an, da *vita* auf lateinisch das Leben heißt. Er unterstellte auch eine Ähnlichkeit mit den Aminen, kurz zuvor entdeckten Stickstoffbestandteilen. Zwar ließ sich die chemische Parallele nicht aufrechterhalten, aber der Name war bereits so populär geworden, daß er sich durchsetzte.

scher Herkunft wie Leber, Lebertran, Eigelb und Milchprodukten und auch als Margarinezusatz vorhanden sind. Aus pflanzlichen Lebensmitteln kann der Körper Vitamin A in Form seiner Vorstufe Betacarotin beziehen. Es ist ein gelbes oder orangefarbenes Pigment, das der Körper nach Bedarf in Vitamin A umwandelt.

Auch Retinol ist hellgelb und löst sich leicht in Öl und Fett. Die ergie-

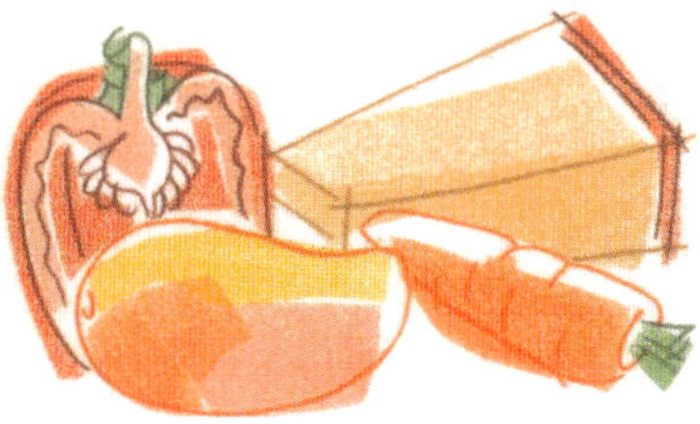

bigste Retinolquelle ist Leber, denn bereits 3 g Kalbsleber decken den Tagesbedarf eines Erwachsenen. Da das Vitamin fettlöslich ist und vom Körper nicht leicht verwertet wird, sind große Mengen giftig und können in der Frühschwangerschaft den Embryo schädigen. Aus diesem Grund sollen schwangere Frauen oder solche, die schwanger werden möchten, bis zum 6. Schwangerschaftsmonat keine Leber essen. Umgekehrt kann allerdings auch ein Mangel an Vitamin A das Kind schädigen.

Im Gegensatz zum Retinol bergen die Carotinoide kein Gesundheitsrisiko. Bei einem sehr hohen Konsum von Betacarotin kann es allerdings zur sogenannten Carotingelbsucht kommen, bei der sich die Haut vor allem an den Handflächen und Fußsohlen orange verfärbt. Diese unschädliche Hautverfärbung verschwindet jedoch wieder, wenn weniger Carotin aufgenommen wird.

Da Betacarotin erst eine Vorstufe von Retinol darstellt, wird die sechsfache Menge davon benötigt, um ausreichend Vitamin A zu bilden. In unserer Ernährung stammt der Vitamin-A-Gehalt zu 80% aus Retinol. Veganer, die weder Fleisch, Fisch, Milchprodukte noch Eier essen, erhalten ihr Vitamin A weitgehend aus betacarotinhaltigen Möhren, roten Paprika, Mangos, Netzmelonen und grünem Blattgemüse. Dabei kann man sich die Faustregel merken: Je farbintensiver eine Frucht oder ein Gemüse ist, desto mehr Betacarotin enthält es. Aus Möhren nimmt der Körper Betacarotin jedoch nur auf, wenn sie blanchiert sind oder zu Saft verarbeitet wurden.

Betacarotin spielt neben der Versorgung des Körpers mit Vitamin A auch eine wichtige Rolle als ANTIOXIDANS. Betacarotin aus natürlichen Quellen kann das Risiko senken, an bestimmten Krebsarten zu erkranken. Dies scheint allerdings für Lebensmittel, denen Betacarotin nur zugesetzt wurde, nicht zuzutreffen.

Es gibt aus noch nicht abgeschlossenen Forschungen auch Hinweise darauf, daß die beiden Carotinoide Lutein und Zeaxanthin, die vor allem im Spinat vorkommen, einen nachhaltigen Schutz gegen den altersbedingten Zerfall der Netzhaut bieten. Er ist die häufigste Ursache dauerhafter Erblindung in den Industrieländern.

Die Vitamine des B-Komplexes

Insgesamt sind acht B-Vitamine bekannt, die in ihren Funktionen sehr ähnlich sind. Bis auf das Vitamin B_{12} und die Folsäure sichern sie alle die Energieverwertung aus der Nahrung. Da sie ausnahmslos mehr oder weniger wasserlöslich sind, können sie, bis auf B_{12}, nicht im Körper gespeichert werden. Im Übermaß aufgenommene Vitamine werden normalerweise über den Urin ausgeschieden.

Thiamin (Vitamin B_1)

Das Thiamin hat die Aufgabe, Kohlenhydrate, Fett und Alkohol in Energie umzuwandeln. Es verhindert auch, daß beim Stoffwechsel giftige Nebenprodukte aufgebaut werden, die Herz und Nervensystem schädigen würden. Gute Thiaminlieferanten sind Kartoffeln, Schweinefleisch, Leber, Herz, Nieren, Paranüsse, Samen, Bohnen und brauner Reis.

Die empfohlene Tagesdosis für einen Erwachsenen liegt bei etwas mehr als 1 mg – kein Problem bei einer normalen Ernährung. Meist wird der Bedarf weitgehend aus Weißbrot, Frühstücksflocken, Kartoffeln und Fleisch gedeckt. 12 Scheiben Weißbrot oder 6 Scheiben Vollkornbrot entsprechen dem Tagesbedarf eines Erwachsenen.

Thiamin ist wasserlöslich, so daß beim Kochen von Gemüse etwa die Hälfte des ursprünglichen Gehalts verlorengeht. Nur Kartoffeln, vor allem wenn sie in der Schale gekocht werden, verlieren weniger an Thiamin als anderes Gemüse.

Der Tagesbedarf eines Erwachsenen könnte auch mit 4 Portionen braunem Reis gedeckt werden. Geschälter weißer Reis dagegen enthält kein Thiamin mehr. In Ländern, in denen weißer Reis das wichtigste Grundnahrungsmittel darstellt, ist ein Thiamin-

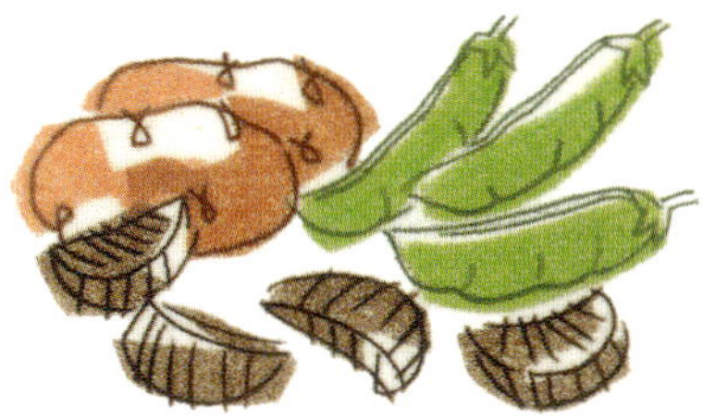

mangel die Hauptursache für die Beriberi-Krankheit.

Mangelerscheinungen treten gelegentlich bei folgenden Personengruppen auf: bei älteren Menschen, die sich unzureichend ernähren, aber reichlich Zucker und hoch ausgemahlenes Weizenmehl zu sich nehmen, sowie bei Patienten mit einer Schilddrüsenüberfunktion und bei langjährigen Alkoholikern. Ein Mangel an Thiamin kann auch durch Thiaminase-Enzyme verursacht werden, die z. B. in Heidelbeeren, Rotkohl und bestimmten Fischarten vorkommen und die Wirksamkeit des Thiamins verringern. Beim Kochen werden die Enzyme jedoch zerstört. Wer große Mengen der angeführten Nahrungsmittel längere Zeit roh verzehrt, benötigt eventuell ein Thiaminpräparat.

Riboflavin (Vitamin B_2)

Das Riboflavin wird für die Energieverwertung aus der Nahrung benötigt; außerdem unterstützt es die Aufgaben der Vitamine B_6 und Niacin. Da der Körper Riboflavin nur sehr begrenzt speichern kann, muß man es täglich aufnehmen. Der Riboflavinbedarf richtet sich danach, wieviel Energie ein Mensch verbrennt. Ein erwachsener Mann braucht etwa 1,7 mg pro Tag,

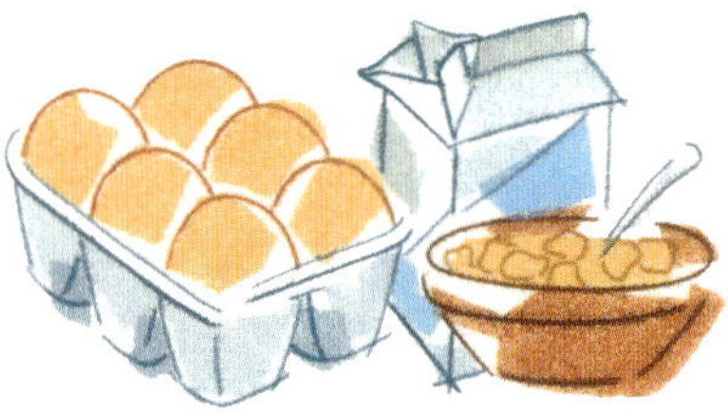

schwangere oder stillende Frauen sowie Kinder und Jugendliche während der Wachstumsphasen etwas mehr.

Eine hervorragende Quelle für Riboflavin ist Milch, denn bereits 750 ml decken den Tagesbedarf eines Erwachsenen. Wenn Milch allerdings dem Sonnenlicht ausgesetzt wird, geht das Riboflavin schnell verloren – nach $3^1/_2$ Stunden in der Sonne sind etwa 75 % des Vitamin-B_2-Gehalts zerstört.

Riboflavin kommt auch in anderen Milchprodukten vor, außerdem in Eiern, Fleisch, Geflügel und angereicherten Frühstücksflocken. Eine Schüssel Frühstücksflocken deckt den Tagesbedarf eines Erwachsenen bereits zur Hälfte, 1 Ei zu einem Fünftel und 2 Scheiben Roastbeef zu einem Viertel. Selbst Bier enthält in sehr geringen Mengen Riboflavin.

Mangelerscheinungen sind in den Entwicklungsländern häufig, treten in den westlichen Industriestaaten dagegen fast nur bei alten und kranken Menschen auf. Anzeichen sind aufgesprungene Lippen und Mundwinkel, blutunterlaufene Augen, Hautausschläge und einige Arten von Blutarmut. Es ist nicht bekannt, daß eine übermäßige Aufnahme von Riboflavin schädliche Folgen haben könnte.

Niacin

Niacin besteht aus Nicotinsäure und Nicotinamid und hat keine eigene Vitaminnummer. Es spielt eine wesentliche Rolle bei den Aktivitäten verschiedener Enzyme, die am Kohlenhydrat- und Fettstoffwechsel beteiligt sind. Der Körper braucht es auch für die Bildung von chemischen Botenstoffen im Gehirn, und es sorgt für eine gesunde Haut und ein funktionierendes Verdauungssystem. Zu den Hauptquellen von Niacin gehören Leber, mageres Fleisch, Geflügel, Nüsse, Hülsenfrüchte und angereicherte Frühstücksflocken.

Zum Teil wird der Niacinbedarf des Körpers durch Tryptophan gedeckt, eine Aminosäure, die in vielen Eiweißstoffen vorkommt und in das Vitamin umgewandelt wird. So enthalten zwar Milch, Käse und Eier nur wenig Niacin, verhindern aber aufgrund ihres hohen Tryptophangehalts einen Mangel. Dazu kommt, daß das Niacin die-

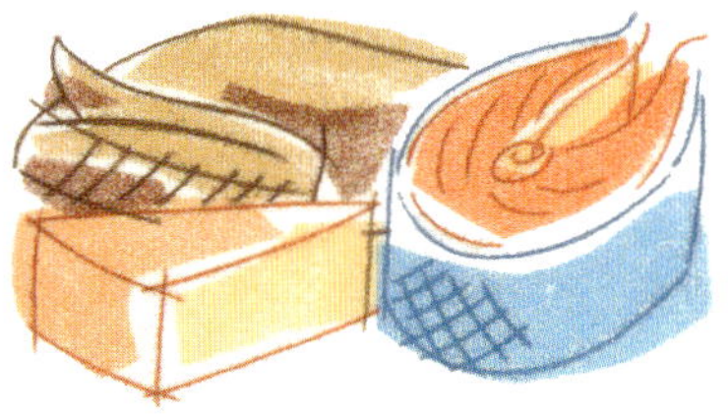

ser Nahrungsmittel vom Körper unmittelbar aufgenommen werden kann. Ein Niacinmangel führt zu Müdigkeit, Depressionen und Pellagra, einem Hautausschlag, der insbesondere bei Sonneneinwirkung auftritt. Pellagra mit ihren Krankheitszeichen Durchfall, Dermatitis und Schwachsinn ist eine Niacinmangelerkrankung, die vor allem in Ländern weit verbreitet ist, deren Grundnahrungsmittel kaum Niacin enthalten. Männer benötigen täglich 18 µg Niacin, Frauen etwa 15 µg. Das entspricht 3 Scheiben magerem Roastbeef, 150 g gebratenem Huhn, 300 g Schnittkäse oder einem großen Lachssteak.

Ab und zu werden bei einem hohen Cholesterinspiegel hohe Dosen eines Nicotinsäurepräparates (1–2 g täglich) verordnet. Diese Behandlung sollte jedoch nur unter ärztlicher Aufsicht geschehen, da ein Übermaß des Präparates zu Hautrötungen und sogar zu Leberschäden führen kann.

Pantothensäure

Der Name stammt aus dem Griechischen und bedeutet weit verbreitet, denn dieses Vitamin kommt in allen pflanzlichen und tierischen Nahrungsmitteln vor, besonders in Vollkornbrot, Nüssen, Maronen und Dörrobst wie Backpflaumen und getrockneten Apri-

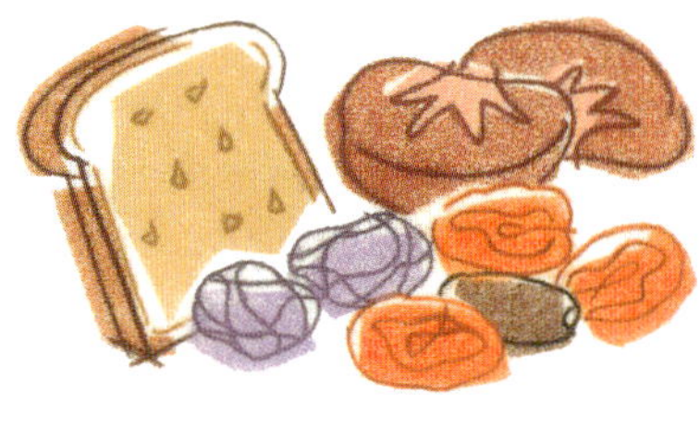

kosen. Die Pantothensäure ist Teil eines Koenzyms, das der Körper braucht, um Nahrung in Energie umzuwandeln. Außerdem sind diese Enzyme an der Produktion von Corticosteroiden und Geschlechtshormonen sowie an der Verwertung weiterer Vitamine beteiligt und gewährleisten ein funktionierendes Nervensystem sowie ein gesundes Wachstum und eine normale Entwicklung. Ein ernährungsbedingter Mangel an Pantothensäure kommt fast nie vor – eine Ausnahme bilden

Resorptionsstörungen oder starke Alkoholabhängigkeit. Die wichtigsten Auswirkungen eines Mangels sind Müdigkeit, Kopfschmerzen, Übelkeit, Bauchschmerzen, Taubheitsgefühl und Kribbeln in Armen und Beinen, Muskelkrämpfe und eine Anfälligkeit für Infektionen der Atemwege.

Wegen ihrer weiten Verbreitung gibt es keine empfohlenen Tagesdosen für die Pantothensäure, wobei Experten von einer benötigten Mindestmenge von etwa 6 mg ausgehen. Als Ergänzung wird sie nur eingesetzt, wenn eine normale Aufnahme nicht möglich ist, wie etwa bei künstlich ernährten Patienten. Es ist nicht bekannt, daß eine übermäßig starke Aufnahme von Pantothensäure schädliche Folgen haben könnte.

Pyridoxin (Vitamin B6)

Hinter dem Begriff Vitamin B6 verbergen sich drei miteinander verbundene Stoffe, die alle drei benötigt werden, um Energie aus Eiweiß freizusetzen. Das Vitamin ist auch wichtig für die Bildung von roten Blutkörperchen und von Antikörpern im Immunsystem.

Pyridoxin kommt reichlich in Innereien, Geflügel, Fisch und Eiern vor. Weitere wichtige Lieferanten sind Kartoffeln und getrocknete Bohnen, brauner Reis, Nüsse, Sojabohnen und Vollkornbrot.

Je eiweißreicher die Ernährung ist, um so mehr Vitamin B6 wird – mit individuellen Unterschieden – benötigt. Männer brauchen etwas mehr als Frauen, im Durchschnitt etwa 1,8 mg pro Tag.

Manche Ärzte verschreiben Vitamin B6, um die Beschwerden des prämenstruellen Syndroms wie Stimmungsschwankungen und Blähbauch oder die Nebenwirkung der Antibabypille einzuschränken. Die vorgeschriebene Dosis sollte nicht eigenmächtig erhöht werden. Auch das KARPALTUNNELSYNDROM wird mit Vitamin B6 täglich teilweise erfolgreich behandelt.

Ein Mangel an Vitamin B6 ist selten. Meist sind ältere Menschen mit schlechter Ernährung, Alkoholiker oder Medikamentenabhängige betrof-

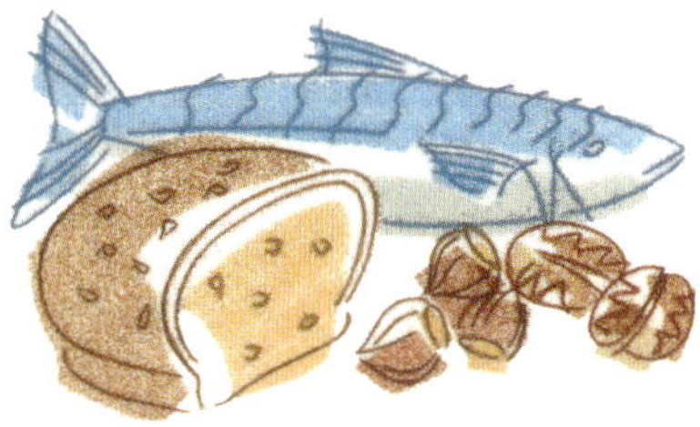

fen. Pyridoxinmangel kann Schwäche, Reizbarkeit, Depressionen, Blutarmut, Hautkrankheiten sowie Entzündungen von Mund und Lippen hervorrufen. Bei Neugeborenen wurden als Folge eines Vitamin-B6-Mangels auch Krämpfe beobachtet, wenn die Kinder mit Fertigmilchprodukten ohne ausreichenden Vitamin-B6-Gehalt ernährt wurden. Eine übermäßige Aufnahme von Vitamin B6 kann Nervenentzündungen hervorrufen.

Biotin

Dieses Koenzym kommt in geringen Mengen in allen pflanzlichen und tierischen Nahrungsmitteln vor. Es hilft beim Abbau von Fettsäuren und Kohlenhydraten und wird in winzigen Mengen benötigt, um Energie aus der Nahrung freizusetzen.

Biotin ist in vielen Nahrungsmit-

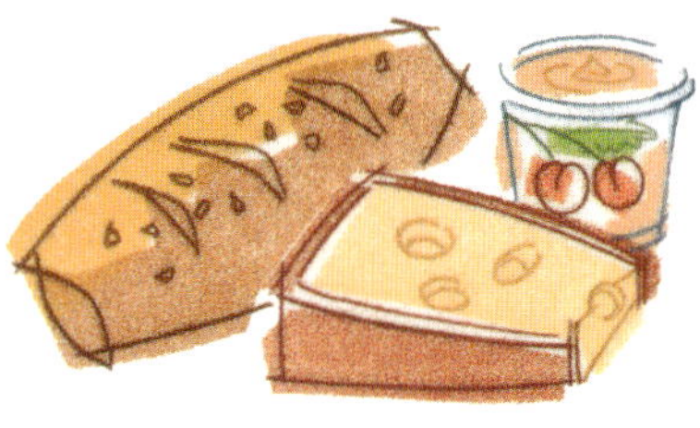

teln enthalten. Leber und Nieren sind gute Biotinlieferanten, in geringerem Maß auch Käse, Vollkornbrot, Joghurt und Eigelb. Da das Biotin leicht verfügbar ist und man nur wenig davon benötigt, spielt es bei der Ernährungsplanung kaum eine Rolle. Ein Mangel kommt selten vor, tritt aber manchmal bei Patienten auf, die lange Zeit mit Antibiotika und Sulfonamiden behandelt wurden. Die Anzeichen eines Mangels sind Müdigkeit, Appetitlosigkeit, Haarausfall, Schuppendermatitis, Übelkeit und Muskelschmerzen. Umgekehrt ist nicht bekannt, daß eine übermäßige Aufnahme von Biotin schädliche Folgen haben könnte.

Folsäure

Folsäure ist überaus wichtig für die Zellteilung und die Bildung von Nucleinsäuren, dem genetischen Material der Zellen. Die Folsäure spielt auch eine Rolle bei der Fortpflanzung und bei der Produktion des eisenhaltigen Proteins im Hämoglobin, das zur Bildung der roten Blutkörperchen gebraucht wird.

Die empfohlene Tagesdosis liegt bei 300 µg. Frauen, die ein Kind bekommen möchten, sollten ihre Dosis auf 400 µg erhöhen. Am besten nehmen sie 3 Monate vor einer geplanten Empfängnis und in den ersten Wochen der Schwangerschaft ein Zusatzpräparat ein. Sie verringern damit das Risiko eines Neuralrohrdefektes beim Kind. Manche Ernährungswissenschaftler raten allen sexuell aktiven Frauen, die eventuell schwanger werden könnten, zur Vorsicht ebenfalls die doppelte Tagesdosis von 400 µg zu sich zu nehmen, z.B. als Ergänzungspräparat. Es sollte mindestens bis zur 12. Schwangerschaftswoche eingenommen werden. Gute Quellen des Vitamins sind Leber, Hefe, grünes Gemüse wie Brokkoli, Nüsse und Hülsenfrüchte, wobei die Folsäure auch in fast allen anderen Nahrungsmitteln vorkommt. Schwangere sollten jedoch bis zum 6. Schwangerschaftsmonat wegen des gefährlich hohen Vitamin-A-Gehalts keine Leber essen.

1 Portion Rosenkohl oder angereicherte Frühstücksflocken liefert 100 µg Folsäure, 1 Glas frischer Orangensaft 40 µg und 1 Scheibe Vollkornbrot 15 µg. Obst und Gemüse decken etwa 40 % des Folsäurebedarfs.

Eine abwechslungsreiche Ernährung stellt dem Körper für seinen Bedarf genug Folsäure zur Verfügung. Zu einem ausgeprägten Mangel kann es jedoch in der Schwangerschaft oder beim Stillen kommen, ebenso bei Frühgeborenen oder bei untergewichtigen Menschen. Folsäuremangel wirkt sich hauptsächlich in Form von Blutarmut, Wundstellen um den Mund, einer wunden Zunge und bei Kindern als Wachstumsmangel aus. Es wird jedoch davon abgeraten, große Mengen an Folsäure zu sich zu nehmen, da damit ein Vitamin-B_{12}-Mangel verdeckt werden könnte.

Vitamin B_{12}

Vitamin B_{12} wird für das Wachstum und die Teilung der Zellen sowie für die Bildung der roten Blutkörperchen benötigt. Es ist auch wesentlicher Bestandteil der Nucleinsäuren des Zellkerns und des Myelins, der weißen Hülle um die Nervenfasern.

Reich an Vitamin B_{12} sind Leber, Nieren, Huhn, Rindfleisch, Schweinefleisch, Eier und Milchprodukte. Benötigt werden nur winzige Mengen des Vitamins – 3 µg decken den Tagesbedarf eines Erwachsenen ab. Eine ausgewogene Ernährung enthält genügend Vitamin B_{12}. Ein Mangel beruht fast immer auf der Unfähigkeit des Darmes, das Vitamin zu absorbieren. Andere Gründe für einen Mangel können Darmerkrankungen oder eine streng vegetarische Ernährung sein, bei der alle tierischen Produkte aus der Kost ausgeschlossen sind.

Die charakteristische Auswirkung des Vitamin-B_{12}-Mangels ist die perniziöse Anämie (siehe BLUTARMUT), also eine mangelhafte Produktion roter Blutkörperchen. Ohne Vitamin-B_{12}-Injektionen verläuft die Krankheit tödlich. Außerdem kann es zu wunden Stellen im Mund und an der Zunge sowie zu Taubheit und Kribbeln in den Gliedmaßen kommen, die durch Rückenmarksschäden verursacht werden. Ebenso können Depressionen und Gedächtnisschwund mögliche Folgen eines Mangels sein.

Jede Kost, die geringe Mengen tierisches Eiweiß enthält, liefert meist

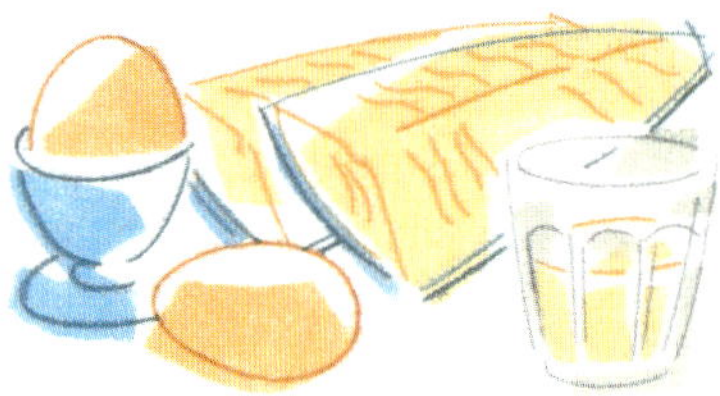

ausreichend Vitamin B_{12}. So wird der Tagesbedarf eines Erwachsenen beispielsweise schon mit 1 Portion Weißfisch oder 1 Ei abgedeckt. Eine große Portion angereicherte Frühstücksflocken oder 1 großes Glas Milch bietet bereits die Hälfte der benötigten Menge. Der Körper kann notfalls auch aus der Galle Vitamin B_{12} wiedergewinnen, wenn die Zufuhr zu gering ist. Soweit bekannt ist, hat eine übermäßig starke Aufnahme von Vitamin B_{12} keine schädlichen Folgen.

Vitamin C

Vitamin C oder Ascorbinsäure ist wichtig für die Produktion von Kollagen, einem Protein, das für gesunde Haut, Knochen, Knorpel, Zähne und Zahnfleisch sorgt und auch eine bedeutende Rolle bei der Heilung von Wunden und Verbrennungen spielt. Es hilft darüber hinaus bei der Produktion der Neurotransmitter Noradrenalin und Serotonin.

Vitamin-C-Mangel führt zu Müdigkeit, Appetitlosigkeit und erhöhter Anfälligkeit für Infektionen. In schlimmen Fällen kommt es zu Skorbut, einer Krankheit, die jahrhundertelang die Seeleute auf ihren Reisen plagte, da sie ohne frisches Obst und Gemüse auskommen mußten.

Vitamin C muß regelmäßig über die Nahrung aufgenommen werden. Es ist eines der instabilsten Vitamine und wird leicht durch Oxidation, Licht oder hohe Temperaturen zerstört. Die besten Quellen sind daher frisches, rohes Obst und Gemüse. Besonders viel Vitamin C ist in Zitrusfrüchten, Erdbeeren, schwarzen Johannisbeeren, Guaven, Kiwis und Paprika enthalten.

Ein Erwachsener benötigt im Durchschnitt 80 mg pro Tag, Raucher haben einen mindestens doppelt so hohen Bedarf an Vitamin C. Die wichtigsten Vitamin-C-Lieferanten in der Ernährung der mitteleuropäischen Staaten sind Kartoffeln und in geringerem Maß grünes Gemüse, frisches Obst und Fruchtsäfte.

Vitamin C verbessert die Eisenverwertung von Vegetariern, da pflanzli-

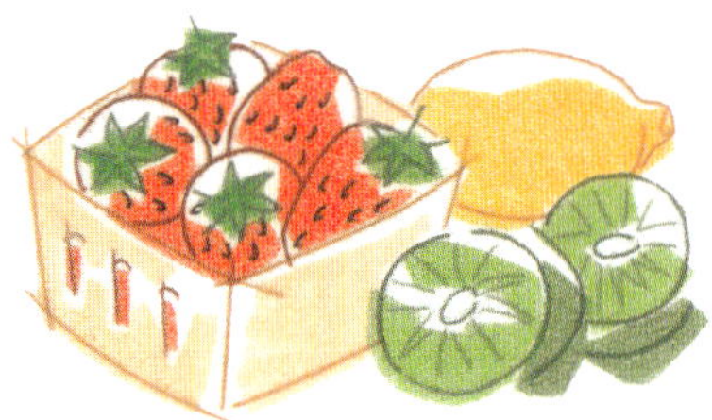

ches Eisen mit Hilfe von Vitamin C aus Nahrungsmitteln oder Fruchtsäften leichter aufgenommen werden kann.

Eine obst- und gemüsereiche Kost kann das Risiko senken, an bestimmten Krebsarten zu erkranken. Welche Rolle das Vitamin C dabei genau spielt, ist bisher nicht geklärt. Zwar kann es unter Umständen die Heftigkeit und Dauer von Erkältungskrankheiten lindern, einen absoluten Schutz vor Erkältungen bietet es allerdings nicht. Die Langzeitaufnahme von hohen Dosen an Vitamin C kann andererseits bei erhöhter Empfindlichkeit die Bildung von Nierensteinen fördern und zu Kopfschmerzen, Schlafstörungen und Magenbeschwerden führen.

Vitamin D

Das Vitamin D wird durch die Einwirkung der ultravioletten Strahlen sowohl in Sonnenlicht als auch in künstlichem Licht, z. B. einer Höhensonne, gebildet und ist das einzige Vitamin, das der Körper selbst herstellen kann. Vitamin D ist notwendig, damit der Körper Calcium und Phosphor aufneh-

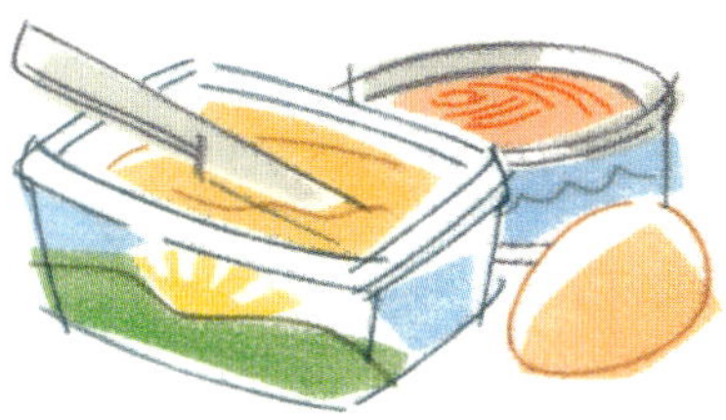

men kann, und trägt auf diese Weise zu einer gesunden Knochenstruktur und guten Zähnen bei.

Obwohl Vitamin D fettlöslich ist, kann der Körper nicht viel davon speichern. Allerdings genügt selbst das verhältnismäßig schwache Sommersonnenlicht in nördlichen Ländern, um ausreichend Vitamin D für das ganze Jahr zu bilden. Mangelerscheinungen – und damit die Notwendigkeit, das Vitamin über die Nahrung aufzunehmen – treten eigentlich nur bei Menschen auf, die nicht ins Freie kommen, wie manche Säuglinge oder kranke und alte Menschen.

Wesentliche Nahrungsquellen sind Eier und Fisch sowie angereicherte Lebensmittel wie Margarine. Das Vitamin wird von den Nieren in eine aktive Form umgewandelt. Es wirkt dann als Hormon, das die Calciumaufnahme im Darm sowie den Calcium- und Phosphorgehalt im Blut und in den Knochen steuert.

Die Deutsche Gesellschaft für Ernährung (DGE) gibt als Richtwert für Schwangere und ältere Menschen eine Tagesaufnahme von 10 µg an, was etwa einer kleinen Büchse Sardinen entspricht.

Ein Mangel führt bei Kindern zu der in den westlichen Industriestaaten selten gewordenen Rachitis und bei Erwachsenen zu KNOCHENERWEICHUNG. Allerdings ist auch bei Zusatzpräparaten Vorsicht geboten, da ein Zuviel an Vitamin D die Nieren schädigen kann.

Vitamin E

Vitamin E ist ein Sammelbegriff für eine Gruppe biologisch aktiver ANTIOXIDANTIEN. Es schützt vor Schäden durch die Oxidation mehrfach ungesättigter Fettsäuren in den Zellmembranen. Wer häufig mehrfach ungesättigte Fettsäuren über die Ernährung aufnimmt, sollte zusätzlich eine ausreichende Vitamin-E-Versorgung sicherstellen.

Gute Lieferanten sind Pflanzenöle, einige Margarinesorten, Körner und Samen sowie Weizenkeime. Eine Handvoll Mandeln oder etwas mehr als 1 EL Sonnenblumenöl liefert jeweils schon die benötigte Tagesmenge von 12 mg für eine erwachsene Frau.

Ob es einen Zusammenhang zwischen einer deutlich erhöhten Tagesdosis an Vitamin E, 75–100 mg, und einem verringerten Risiko gibt, an bestimmten Krebsarten zu erkranken oder unter Arterienverkalkung, einem Schlaganfall oder an Herzerkrankun-

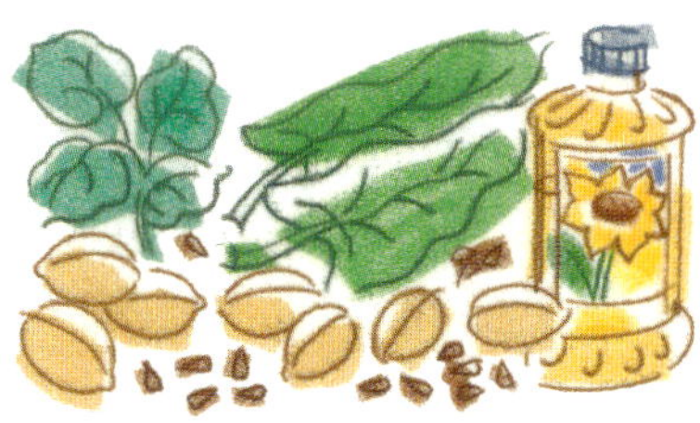

gen zu leiden, ist umstritten. Allerdings kann bei einer ausgewogenen Ernährung das Vitamin nicht in der erforderlichen Menge aufgenommen werden, so daß Zusatzpräparate notwendig sind, um die erhöhte Dosis zu erreichen.

Ein Mangel an Vitamin E ist selten und kommt praktisch nur bei Frühgeborenen und bei Menschen vor, die kein Fett verwerten können. Die Folgen können hämolytische Anämie (siehe BLUTARMUT) und Nervenschäden sein. Hohe Dosen scheinen, soweit bekannt, nicht schädlich zu sein.

Vitamin K

Dieses Vitamin wird zur Bildung von Blutgerinnungsfaktoren in der Leber benötigt. Hauptlieferanten von Vit-

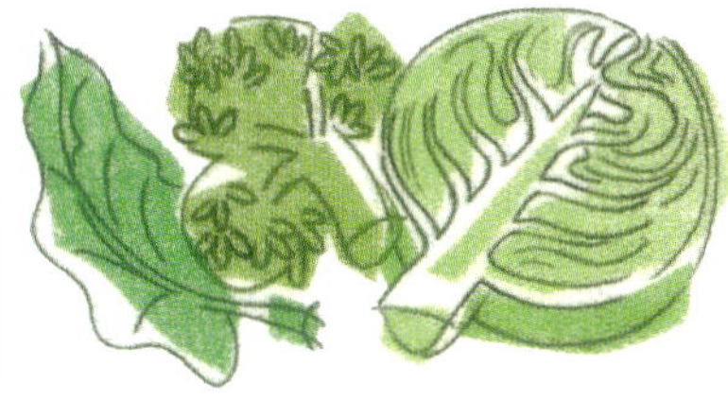

amin K_1 sind grünes Blattgemüse, pflanzliche Öle, Eigelb, Käse, Schweinefleisch und Leber. Auch im Darm lebende Bakterien erzeugen Vitamin K_2, das vom Körper aber nicht verwertet werden kann.

Da das Vitamin während der Schwangerschaft kaum über die Plazenta zum Fetus gelangt und der Darm des Säuglings kein Vitamin produzieren kann, gibt man Neugeborenen routinemäßig Vitamin-K-Injektionen oder -Tropfen. Damit soll eine normale Blutgerinnung sichergestellt und das Kind vor einer lebensbedrohlichen Hirnblutung geschützt werden.

Ein durch Ernährung bedingter Mangel kommt selten vor, tritt aber dann auf, wenn der Körper aufgrund einer kranken Gallenblase Fett nicht richtig verwerten kann. Im Extremfall wird die Blutgerinnung gehemmt.

Vitamin	Wichtige Quellen	Bedeutung für die Gesundheit
A (aus dem Retinol tierischer oder dem Betacarotin pflanzlicher Lebensmittel)	Retinol findet sich in Leber, Lebertran, Eigelb, Butter, Käse. Hauptlieferanten für Betacarotin sind Möhren, roter Paprika, Mangos und grünblättriges Gemüse. Um 1 mg Vitamin A zu produzieren, werden 6 mg Betacarotin benötigt.	Wichtig für normale Zellteilung und Wachstum sowie für gutes Sehen und ein funktionierendes Immunsystem. Verhindert, daß die Schleimhäute austrocknen, vor allem die der Atemwege. Carotinoide haben eine stark antioxidative Wirkung.
Thiamin (B_1)	Schweinefleisch, Leber, Herz, Nieren, Paranüsse, Nüsse, Bohnen, brauner Reis, Kartoffeln	Hat die Aufgabe, Kohlenhydrate, Fette und Alkohol in Energie umzuwandeln. Verhindert den Aufbau toxischer Nebenprodukte beim Stoffwechsel, die Herz und Nervensystem schädigen würden.
Riboflavin (B_2)	Milch, Joghurt, Eier, Fleisch, Geflügel, Hefeextrakt, angereicherte Frühstücksflocken	Wichtig für die Energieverwertung aus der Nahrung. Unterstützt die Aufgaben von Vitamin B_6 und Niacin
Pyridoxin (B_6)	Innereien, Geflügel, Fisch, Eier, Vollkornbrot, Nüsse, Bananen, Sojabohnen, brauner Reis, Kartoffeln	Wird für die Freisetzung und Verwertung der Energie aus Eiweiß benötigt. Wichtig für die Funktion des Nervensystems
Niacin (Nicotinsäure)	Leber, mageres Fleisch, Geflügel, Hülsenfrüchte, Nüsse und angereicherte Frühstücksflocken	Wird zur Energiebildung in den Zellen sowie zur Bildung von Neurotransmittern benötigt. Sorgt für gesunde Haut und funktionierende Verdauung
Pantothensäure	In allen pflanzlichen und tierischen Nahrungsmitteln, besonders in Dörrobst und Nüssen	Hilft, Nahrung in Energie umzuwandeln. Wichtig für den Stoffwechsel von Cholesterin und Fett
Biotin	Ist in allen pflanzlichen und tierischen Nahrungsmitteln enthalten, besonders in Leber, Eiern, Käse, Joghurt, Vollkornbrot	Hilft, Nahrung in Energie umzuwandeln. Wichtig für den Stoffwechsel von Cholesterin und Fett
Folsäure	Grünes Blattgemüse, Leber, Brokkoli, Rosenkohl, Hülsenfrüchte, angereicherte Frühstücksflocken, Hefe	Nötig für die Zellteilung und die Bildung von DNS sowie für die Eiweißsynthese. Bis zur 12. Schwangerschaftswoche kann es Neuralrohrdefekte verhindern.
B_{12}	In allen tierischen Nahrungsmitteln wie Fleisch, Geflügel, Fisch, Eiern und Milchprodukten sowie in angereicherten Frühstücksflocken.	Nötig für die Bildung der DNS und der Myelinschicht, die die Nervenzellen umgibt. Notwendig für die Zellteilung und die Bildung roter Blutkörperchen
C (Ascorbinsäure)	Obst und Gemüse, besonders Zitrusfrüchte, Erdbeeren, schwarze Johannisbeeren, Kiwis, Guaven, roter Paprika und Kartoffeln	Wichtig für die Produktion von Kollagen, einem Protein, das für gesunde Haut, Knochen, Knorpel und Zähne sorgt, sowie für einige Neurotransmitter. Wichtiges Antioxidans. Eisen kann mit seiner Hilfe aus pflanzlichen Nahrungsmitteln gelöst werden.
D	Fisch, Eier, angereicherte Margarine	Notwendig zur Aufnahme von Calcium und Phosphor für eine gesunde Knochenstruktur und gute Zähne
E	Pflanzenöle, Margarine, Weizenkeime, Nüsse und Samen	Schützt vor Schäden durch die Oxidation mehrfach ungesättigter Fettsäuren in den Zellmembranen
K	Grünes Blattgemüse wie Spinat, Brokkoli und Rosenkohl	Wichtig zur Bildung von Proteinen und für eine normale Blutgerinnung

Tagesbedarf Männer	Frauen	Mögliche Anzeichen bei Mangel	Mögliche Anzeichen bei zu hohen Dosen
1 mg	1 mg	Verschlechterte Dunkeladaptation. Erhöhtes Infektrisiko, Atemwegsbeschwerden. Zerfall der Netzhaut und des Glaskörpers im Auge mit möglicher Erblindung	Schläfrigkeit, Haarausfall, Kopfschmerzen und Erbrechen; Leber- und Knochenschäden. Erhöhtes Risiko einer Fehlgeburt oder einer Schädigung des Kindes. Durch zuviel Betacarotin wird die Haut gelb.
1,3 mg	1,1 mg	Appetitverlust, geistige Verwirrung, geschwollene Gliedmaßen, Taubheit und Muskelschwäche. Vermehrt bei Alkoholikern anzutreffen	Keine bekannten Anzeichen, da ein Überschuß an Thiamin von den Nieren ausgeschwemmt wird
1,7 mg	1,5 mg	Trockene, aufgesprungene Lippen, blutunterlaufene Augen, Dermatitis und Blutarmut	Schädigungen sind nicht bekannt. Ein Überschuß wird von den Nieren ausgeschwemmt.
1,8 µg	1,6 µg	Ein Mangel kommt selten vor. Er kann aber durch Medikamente ausgelöst werden. Depressionen, Verwirrung und Blutarmut	Schädigungen der Nerven. Hohe Dosen über eine lange Zeit führen zu Schwäche und Taubheitsgefühl in den Gliedmaßen.
18 µg	15 µg	Müdigkeit, Depression, ein Hautausschlag, der vor allem bei Sonneneinwirkung auftritt. Dermatitis, Durchfall, Schwachsinn	Ein Übermaß kann zu Hautrötungen und sogar zu Leberschäden führen.
6 mg	6 mg	Ein Mangel ist selten und führt zu Taubheit und Kribbeln in den Zehen.	Keine bekannten Anzeichen
30–100 µg	30–100 µg	Ein Mangel ist selten und kann zu Haarausfall, Schuppendermatitis, Appetitlosigkeit, Übelkeit und Muskelschmerzen führen.	Keine bekannten Anzeichen
300 µg	300 µg 400 µg in der Schwangerschaft	Megaloblastische Anämie, Schädigung des Darmes mit schlechter Verwertung der Nahrungsmittel. In der Folge Schädigung des Fetus	Ein Übermaß ist nicht schädlich, kann aber einen Vitamin-B12-Mangel verdecken und epileptische Anfälle auslösen.
3 µg	3 µg	Müdigkeit, perniziöse Anämie, Verlust der Empfindungen in den Gliedmaßen, Abbau des Nervensystems	Keine bekannten Anzeichen
80 mg Raucher: wenigstens 150 mg	80 mg Raucherinnen: wenigstens 120 mg	Müdigkeit, Appetitverlust, Parodontose, fahle Haut. Schlechte Wundheilung und erhöhte Infektanfälligkeit. In schlimmen Fällen: geistige Verwirrungen sowie innere Blutungen und Blutarmut. Gefahr des plötzlichen Herztodes	Zuviel Vitamin C wird mit dem Urin ausgeschieden. Megadosen über einen langen Zeitraum können die Bildung von Nierensteinen fördern und führen unter Umständen zu Kopfschmerzen, Schlafstörungen und Magenbeschwerden.
Vitamin D bildet sich, wenn die Haut den ultravioletten Strahlen der Sonne ausgesetzt wird. Wer sich viel in geschlossenen Räumen aufhält, sollte 10 µg aufnehmen.		Bei Kindern führt ein Mangel zu Rachitis, bei Erwachsenen zu schmerzhafter Knochenerweichung mit häufigen Brüchen.	Ein hoher Calciumspiegel im Blut führt zu Calciumablagerungen und zu Schädigungen des Herzmuskels, der Lunge und der Nieren.
Mindestens 12 mg	Mindestens 12 mg	Ein Mangel ist selten und kommt nur bei Frühgeborenen und Menschen vor, die kein Fett verwerten können.	Ist in hohen Dosen nicht schädlich
80 µg	65 µg	Ein Mangel verringert die Glycoproteine, die für eine normale Blutgerinnung sorgen. Bei Erwachsenen tritt ein Mangel nur in der Folge von Krankheiten auf.	Die Wirkung gerinnungshemmender Medikamente kann gestört werden.

VORBEARBEITETE LEBENSMITTEL

Bei kritischen Verbrauchern stehen industriell verarbeitete Nahrungsmittel wie Konserven, Tiefkühlkost und sauer eingelegte oder geräucherte Produkte wegen ihres verminderten Nährstoffgehalts in schlechtem Ruf. Viele Nahrungsmittel werden mittlerweile sogar einem Fooddesign unterworfen und in mehreren Stufen industriell vorverarbeitet. Sie enthalten oft viele verschiedene LEBENSMITTELZUSATZSTOFFE wie künstliche Nährstoffe, Farb- und Aromastoffe, Zucker, Salze und Konservierungsstoffe. Bei den einfach industriell verarbeiteten Produkten kann die Konservierung von Lebensmitteln durchaus ihre Vorteile haben. Ohne sie würden große Mengen an Nahrungsmitteln verderben, und das Risiko für den Verbraucher, sich mit nicht konservierten Lebensmitteln eine LEBENSMITTELVERGIFTUNG zuzuziehen, wäre weitaus höher. Viele frische Nahrungsmittel beginnen schon unmittelbar nach der Ernte, dem Fang oder nach der Schlachtung zu verderben. Daher weisen sofort an Ort und Stelle verarbeitete Nahrungsmittel häufig einen höheren Nährwert als vermeintlich frische, unverarbeitete Waren auf, die nicht nur lange Transportwege hinter sich haben, sondern oft auch schon ein paar Tage im Geschäft lagerten.

Hitzebehandlung

Beim Erhitzen werden schädliche Mikroorganismen abgetötet und der Verfall gestoppt, außerdem sind Stärke und Eiweiß durch diese Behandlung leichter verdaulich.

Leider gehen bei dieser Art der Bearbeitung einige Vitamine verloren. Die wasserlöslichen Vitamine, vor allem Thiamin (B_1), Riboflavin (B_2) und Vitamin C, werden beim Waschen und Blanchieren, dem kurzen Überbrühen von Lebensmitteln in kochendem Wasser, Wasserdampf oder heißer Luft, ausgelaugt.

Viele flüssige Nahrungsmittel werden bei 121 °C für 20–60 Minuten ultrahocherhitzt und damit sterilisiert, bevor sie verpackt werden. Bei dieser Methode ist der Vitaminverlust relativ gering, die Bakterien aber werden zerstört. Beim Pasteurisieren liegen die Temperaturen niedriger, der Vitaminverlust ist etwa der gleiche. Da beim Pasteurisieren aber einige Mikroorganismen überleben, haben derart behandelte Produkte, z. B. Milch, eine geringere Haltbarkeit.

Trocknen

Beim traditionellen Trocknen von Früchten mit Hilfe verschiedener Verdampfungsmethoden gehen etwa die Hälfte des Vitamin C und bis zu einem Fünftel des Betacarotins verloren. Außerdem werden der Zucker- und der Ballaststoffgehalt konzentriert. Durch die modernen schonenderen Trocknungsmethoden bleibt der Großteil der Nährstoffe erhalten. Beim Gefriertrocknen – dabei wird das Produkt rasch eingefroren und anschließend das Eis verdampft – ist der Verlust an Vitamin C minimal.

Tiefkühlen

Der Nährwert von Tiefkühlkost ist häufig fast derselbe wie bei frischen Nahrungsmitteln. Allerdings gehen die wasserlöslichen Vitamine in Obst und Gemüse verloren, weil diese beim Blanchieren vor dem Tiefkühlen auslaugen. Tiefkühlkost kann nicht so lange aufbewahrt werden wie Konserven, da einige Vitamine und ungesättigte Fettsäuren selbst bei Minustemperaturen zu oxidieren beginnen.

Vergorene Lebensmittel

Viele Nahrungsmittel, darunter reifer Käse, Brot, Joghurt, Sojasauce und Wein, werden durch Vergärung gewonnen. Dabei wird das Wachstum natürlich vorkommender Organismen gefördert, oder es werden angelegte Kulturen hinzugefügt. Käse wird mit solchen Kulturen geimpft, bestrichen oder besprüht, um das Schimmelwachstum anzuregen. So entsteht Blauschimmelkäse mit charakteristischen Geschmacksrichtungen und Strukturen. Bei der Vergärung ist der Nährwertverlust gering, in manchen Fällen nimmt der Gehalt an Vitaminen des B-Komplexes sogar noch zu. In den meisten Fällen steigert die Vergärung die Haltbarkeit.

Gemahlenes Getreide

Einerseits wird Getreide durch Ausmahlen haltbar und für den Menschen verwertbar gemacht. Andererseits gehen durch das feine Ausmahlen die meisten Vitamine und Ballaststoffe in den äußeren Schichten des Getreidekorns verloren. Wer sein Korn noch von Hand mit der Steinmühle schrotet, kann dabei einen Teil der Vitamine und Ballaststoffe retten. Manche industriell ausgemahlenen Getreideprodukte werden zusätzlich mit Vitaminen und Mineralstoffen angereichert.

Geräuchert, gesalzen, eingelegt

Viele alltägliche Nahrungsmittel werden geräuchert, gepökelt oder eingelegt, um ihnen einen charakteristischen Geschmack zu geben. Man sollte auf diese Weise behandelte Nahrungsmittel nicht allzuoft zu sich nehmen, da sie meist sehr viel Natrium und Nitrat enthalten. Einige Fleischprodukte, wie z. B. geräucherter Schinken, werden mit Nitraten und Nitriten behandelt. Nitrite reagieren mit Eiweißbestandteilen und bilden Nitrosamine, die im Verdacht stehen, Krebs zu erregen. Einige Experten sind der Ansicht, daß das Krebsrisiko steigt, wenn man häufig gepökelte Räucherwaren zu sich nimmt, da im Rauch ebenfalls krebserregende Substanzen enthalten sind.

WASSER

Wasser ist zwar kein Nahrungsmittel, aber Hauptbestandteil aller lebenden Organismen, einschließlich des Menschen, und muß daher regelmäßig aufgenommen werden. Doch Industrialisierung und Bevölkerungswachstum bedrohen zunehmend die Trinkwasservorräte der Erde. Siehe DAS LEBENSWICHTIGE NASS, S. 368.

WECHSELJAHRE

ESSEN SIE VIEL

- *Milchprodukte und grünes Blattgemüse wegen des Calciumgehalts*
- *Fisch als Quelle für Vitamin D*

TRINKEN SIE WENIG

- *koffeinhaltige Getränke und Alkohol*

MEIDEN SIE

- *Übergewicht und Fettleibigkeit*

Den Zeitraum, in dem bei einer Frau die Eierstöcke ihre Funktion einstellen und die Menstruation aufhört, bezeichnet man als Wechseljahre oder Klimakterium. Er liegt gewöhnlich zwischen dem 40. und 55. Lebensjahr und dauert etwa 2–3 Jahre. Für manche Frauen sind Hitzewallungen, nächtliches Schwitzen, Stimmungsschwankungen und Depressionen, die oft während der Wechseljahre auftreten, eine große Belastung, während andere kaum Probleme damit haben und nicht selten diesen Zeitraum sogar als positiv erleben.

Einige der Symptome beruhen auf den Veränderungen des Hormonhaushalts während der Wechseljahre, wodurch sich auch das Risiko für HERZERKRANKUNGEN oder OSTEOPOROSE erhöht. Eine langfristige medikamentöse Hormonersatzbehandlung kann zwar viele der unangenehmen Begleiterscheinungen der hormonellen Umstellung abmildern. Allerdings vertragen nicht alle Frauen die Behandlung gut, die darüber hinaus noch die Gefahr erhöht, an Brustkrebs zu erkranken. In manchen Fällen kann eine Ernährungsumstellung hilfreich sein, wenn auch bisher keine direkte Beziehung zwischen der Art, sich zu ernähren, und einer Linderung der Symptome nachgewiesen werden konnte.

Man weiß jedoch, daß der Eisenbedarf des Körpers sinkt, weil durch den Wegfall der Menstruation kein Blutverlust mehr auftritt. Dafür benötigt der Körper mehr Calcium, um den Knochenabbau hinauszuzögern. Viele Fachleute halten eine tägliche Zufuhr von mindestens 800–1000 mg bei Frauen in den Wechseljahren für angemessen.

Die Nahrungsmittel mit dem höchsten Calciumgehalt sind Milcherzeugnisse und grünes Blattgemüse. Um den aufgenommenen Mineralstoff ausreichend resorbieren zu können, braucht der Körper Vitamin D, das bestimmte Fischarten in hohem Maß enthalten. Bei Ölsardinen z.B. kann man sogar die calciumreichen Gräten mitessen. Schwarzer Tee, Kaffee und Colagetränke hingegen sollten möglichst wenig getrunken werden, weil sie die Calciumausscheidung fördern.

Viele Frauen nehmen in den Wechseljahren zu, was u.a. dazu beitragen kann, daß sich der Cholesterinspiegel erhöht. Um das Körpergewicht im Griff zu behalten, sind fettarme Milchprodukte und andere fettarme Nahrungsmittel zu empfehlen. Auch Alkohol sollte man nur in kleinen Mengen genießen.

In neueren wissenschaftlichen Untersuchungen wird überprüft, ob bestimmte Pflanzeninhaltsstoffe, sogenannte Phytoöstrogene, möglicherweise die Symptome der Wechseljahre mildern können. Diese Substanzen, die eine ähnliche Wirkung zeigen wie menschliches Östrogen, sind in vielen Nahrungsmitteln enthalten, hochkonzentriert vor allem in Sojabohnen und Alfalfakeimlingen.

WEIN

VORTEILE

- *In Maßen genossen, verringert Wein vor allem bei Männern ab dem mittleren Alter das Risiko von Herzerkrankungen*
- *Wein zu den Mahlzeiten unterstützt die Eisenverwertung*

NACHTEILE

- *Rotwein kann Migräne auslösen*
- *Schwefeldioxid und Histamin im Wein können Asthmaanfälle und allergische Reaktionen verursachen*
- *Maßloser Weinkonsum kann zu Kater, Alkoholismus und Leberzirrhose führen*

Über die gesundheitlichen Auswirkungen des Weins sind die Mediziner geteilter Meinung. Doch setzt sich immer mehr die Ansicht durch, daß vor allem Rotwein, in Maßen genossen, das Risiko von HERZERKRANKUNGEN in der zweiten Lebenshälfte verringern kann. Andererseits gibt es Substanzen im Wein, die im Verdacht stehen, krebserregend zu sein.

Wein hat bis auf seinen Alkoholgehalt kaum einen Nährwert. 1 Glas

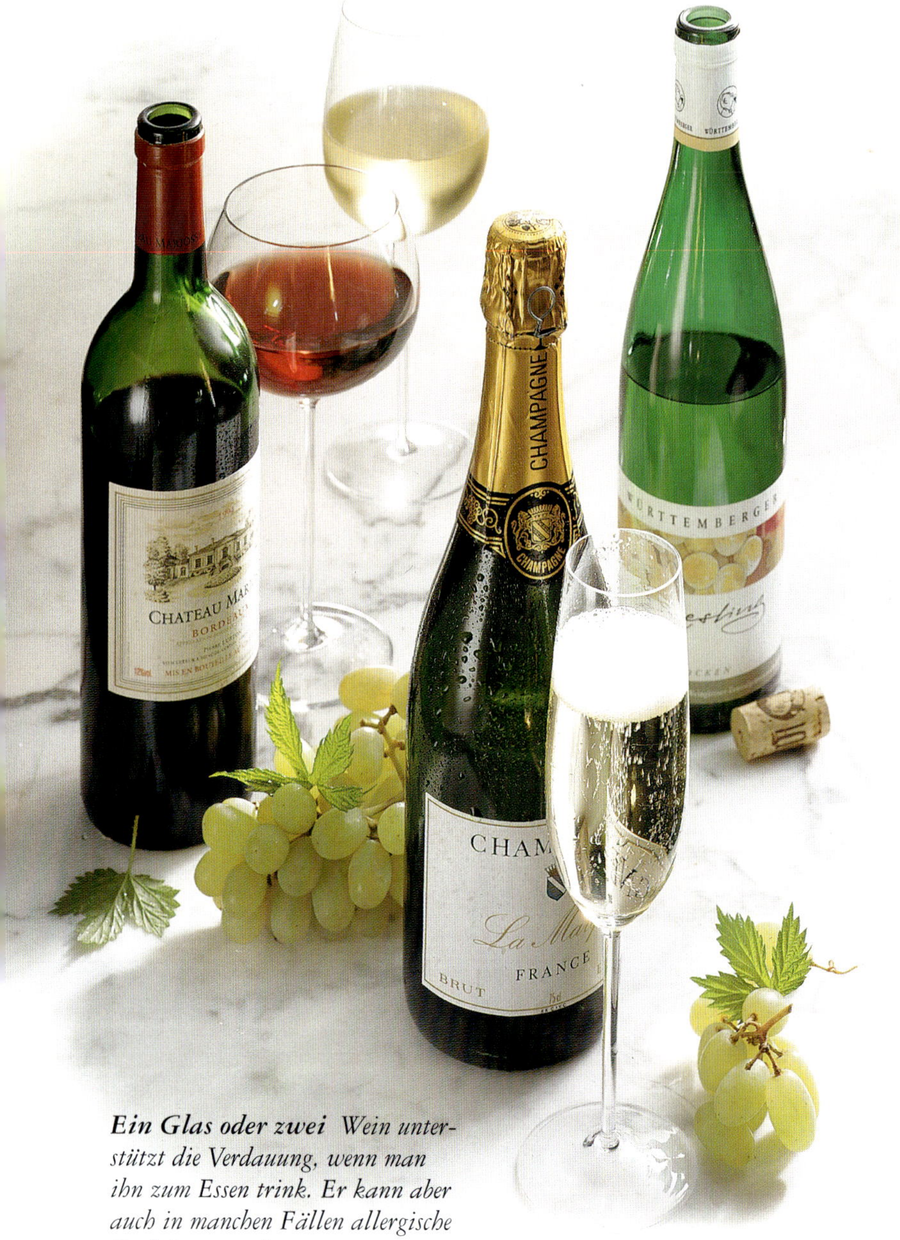

Ein Glas oder zwei *Wein unterstützt die Verdauung, wenn man ihn zum Essen trink. Er kann aber auch in manchen Fällen allergische Reaktionen auslösen.*

Rotwein mit 125 ml liefert etwa 355 kJ (85 kcal), bei Weißwein sind es rund 380 kJ (90 kcal).

Rotwein enthält meist 12 Vol.-% Alkohol (Ethanol) und geringe Mengen Zucker. Bei Weißwein schwanken Alkohol- und Zuckergehalt je nach Schwere. In Wein ist auch etwas Eisen enthalten; wichtiger aber ist die Tatsache, daß er den Körper bei der Eisenaufnahme unterstützt, wenn man ihn zu den Mahlzeiten trinkt.

Bestimmte Bestandteile im Wein lösen bei empfindlichen Menschen eventuell Asthmaanfälle aus. Hierbei handelt es sich vor allem um das im Rotwein vorkommende Histamin und das Schwefeldioxid, welches die Aktivität von Hefen und Bakterien stoppt und beim Entkorken frei wird.

In Frankreich ist zwar die Herzerkrankungsrate trotz des relativ fetten Essens erstaunlich niedrig, dafür leiden viele Menschen an Krebs im Mund- und Rachenraum. Beide Phänomene werden mit dem hohen Weinkonsum in Verbindung gebracht.

Zahlreiche Untersuchungen haben bestätigt, daß ein maßvoller Alkoholkonsum einen gewissen Schutz vor Herzerkrankungen bietet. Neuere Forschungen legen auch den Schluß nahe, daß eine Substanz im Rotwein die Neigung zu Blutgerinnseln verringert und als ANTIOXIDANS wirkt.

Bei manchen Menschen löst Rotwein Migräne aus. Mögliche Ursache dafür sind die darin enthaltenen Polyphenole. Allergische Reaktionen auf Wein können sich in Übelkeit, Ausschlag und Blähungen äußern.

WILD UND WILDGEFLÜGEL

VORTEILE

- *Fett- und kalorienarm, verglichen mit Fleisch von Zuchttieren*
- *Hervorragende Eiweißquelle*
- *Reich an Vitaminen des B-Komplexes*
- *Stark eisenhaltig*
- *Liefert Phosphor und Kalium*

NACHTEILE

- *Im Fleisch können sich Rückstände von Blei aus Schrotkugeln befinden*

Aufgrund der unterschiedlichen Lebensbedingungen bauen freilebende Tiere nur selten soviel Fettreserven auf, wie man sie bei Zuchttieren findet.

Was steckt in einem Wildbraten?

Da Wild fettarm ist und mit viel wertvollem Eiweiß versorgt, hält man es im allgemeinen für gesünder als Zuchttierfleisch. Die nachfolgend angeführte Liste liefert nähere Einzelheiten zum Nährwertgehalt von Wildfleisch. Die empfohlene Tagesmenge an Mineralstoffen liegt für Phosphor bei 1200 mg, für Kalium bei 2000 mg und für Eisen bei 10–15 mg.

Fleisch (pro 100 g)	Fett (g)	Eiweiß (g)	Phosphor (mg)	Kalium (mg)	Eisen (mg)
Rehbraten	3,6	22,4	220	340	3
Hirschbraten	3,3	20,6	250	330	3
Wildschwein	3,4	19,5	167	359	1,8
Geschmortes Kaninchen	7,6	20,8	225	380	3,5
Geschmorter Hase	3	21,6	220	400	2,4
Gebratener Fasan	6,6	23,8	250	245	0,5
Gebratene Wildtaube	9,5	20,9	210	290	2

Darum hat Wildfleisch im Gegensatz zu Rind-, Lamm- oder Schweinefleisch praktisch keinen Fettrand. Entfernt man beim Fleisch von Zuchtvieh allerdings das sichtbare Fett, unterscheidet sich der Fett- und Energiegehalt der beiden Fleischsorten kaum mehr. Auch Wild liefert reichlich Eiweiß, Vitamine des B-Komplexes und Eisen. Außerdem ist es eine gute Quelle für Kalium und Phosphor. BSE-Infektionen bei Wild sind in Deutschland auch bei Zuchtwild noch nicht vorgekommen.

Wildkaninchen, Hasen, Hirsch, Reh, Wildschwein und Wildgeflügel gibt es mittlerweile das ganze Jahr über in guten Metzgereien und größeren Supermärkten. Während der Jagdzeit, die bei den verschiedenen Wildarten unterschiedlich ist, sind die Preise oft recht günstig. Außerhalb der Saison bekommt man nur tiefgefrorenes Wild, das dann meist sehr teuer ist.

In Europa stammt fast alles Wild von Jagderträgen, so daß die Gefahr einer Verseuchung mit Antibiotika und künstlichen Wachstumshormonen gering ist. Zuchtwild dagegen ist nicht immer völlig frei von solchen Stoffen.

Zähes Fleisch

Da sich wildlebende Tiere in der Regel mehr bewegen als Haustiere, ist ihr Fleisch zäher. Das liegt vor allem daran, daß das faserige Eiweiß Kollagen in ihrem Muskelfleisch beim Kochen nicht so leicht zerfällt. Deshalb sind bei der Zubereitung von Wild einige Punkte zu beachten.

Durch Abhängen wird das Fleisch zarter und der Geschmack feiner. Eine fachkundige Beratung kann sicherlich die Metzgerei liefern. Das Alter des Tieres und die Wärme im Raum spielen eine große Rolle. Beispielsweise wird ein Fasan bei Kälte gewöhnlich 2–3 Wochen abgehängt. Wenn es warm ist, genügen indessen 1–2 Tage. Tiefgefrorenes Wildgeflügel muß man nach dem Auftauen nicht mehr abhängen. Junge Vögel schmecken am besten gebraten; im heißen Ofen bekommen sie eine knusprige, braune Haut. Allerdings darf man Wild niemals zu lange im Ofen lassen. Kaninchen genießt man am besten als Schmorgericht, und Hirsch, Reh oder Wildschwein braucht normalerweise eine lange Kochzeit, damit es zart und geschmackvoll wird.

Blei ist ein Gift, das sich im Körper ansammelt. Es wird vor allem in den Knochen abgelagert und verdrängt gleichzeitig Calcium. Auch in Leber und Nieren wird Blei gespeichert. Man sollte deshalb möglichst darauf achten, daß sich im Fleisch keine Schrotkugeln mehr befinden.

WINDPOCKEN

ESSEN SIE VIEL

- *Lebensmittel mit einem hohen Betacarotin-Gehalt wie grünes Blattgemüse und Möhren. Evtl. alle 2 Wochen eine Portion Leber*
- *frisches Obst und Gemüse als Vitamin-C-Quelle*
- *Dörrobst, Nüsse und Körner wegen des Energiegehalts*

TRINKEN SIE VIEL

- *Gemüsesäfte wie Möhren oder Brunnenkressesaft*
- *Orangen- und Zitronensaft, die reich an Vitamin C sind*

Windpocken sind eine Kinderkrankheit, die durch das Varicella-Zoster-Virus verursacht wird. Die Ansteckung erfolgt durch Tröpfcheninfektion beim Husten und Niesen oder durch Schmierinfektion über den wäßrigen Inhalt der Hautbläschen, die aufplatzen und verkrusten. Die Symptome setzen im allgemeinen innerhalb von 10–21 Tagen nach der Ansteckung ein, meist in Form von Fieber, heftig juckendem Hautausschlag, Müdigkeit und Kopfschmerzen. Bei Erwachsenen ist der Verlauf unter Umständen schwerer als bei Kindern, weil manchmal eine Lungenentzündung oder andere Komplikationen hinzutreten können.

Windpocken sind, noch bevor die roten Pünktchen erscheinen, ansteckend und bleiben es bis zu 7 Tage, nachdem sich die letzten Ausschläge gebildet haben. Man sollte auf keinen Fall an dem Hautausschlag herumkratzen, denn dadurch kann es zu bleibenden Narben kommen. Um den Juckreiz zu lindern, helfen z. B. Abwaschungen mit Kamillentee oder regelmäßige warme Bäder. Man kann auch mit einem Schwamm einen Holunderblütenaufguß auf die Haut auftragen.

Wer einmal an Windpocken erkrankt war, bleibt für sein ganzes Leben dagegen immun. Allerdings lauert das inaktive Virus im Nervensystem, und zwar in den Nervenwurzeln des Rückenmarks. Wird es später einmal erneut tätig – etwa bei Menschen, deren Immunsystem geschwächt ist –, kommt es zu einer schmerzhaften GÜRTELROSE. Man kann sich bei einem an Windpocken erkrankten Menschen nicht mit Gürtelrose anstecken, doch der umgekehrte Fall kann durchaus auftreten.

Ein Impfstoff gegen Windpocken wird derzeit von der amerikanischen Gesundheitsbehörde geprüft und dürfte vermutlich in nicht allzu ferner Zukunft zur Verfügung stehen.

Zur Heilung beitragen

Für intakte Schleimhäute und eine gesunde Haut spielt Vitamin A eine wichtige Rolle. Deshalb sollten Patienten, die an Windpocken erkrankt sind, reichlich Nahrungsmittel zu sich nehmen, die dieses Vitamin enthalten. Hervorragend geeignet sind Leber (außer während einer Schwangerschaft), grünes Blattgemüse sowie orangefarbenes Obst und Gemüse, die Betacarotin enthalten, das der Körper in Vitamin A umwandeln kann.

Wie immer bei fieberhaften Erkrankungen empfiehlt es sich, viel zu trinken. Zitrussäfte eignen sich besonders gut, weil sie den Körper mit viel Vitamin C versorgen, das ebenfalls für eine gesunde Haut benötigt wird und überdies bei der Infektionsabwehr hilft. Reichlich Energie liefern Dörrobst, Körner und Nüsse.

Diese Ernährungsempfehlungen stellen natürlich keinen Ersatz für eine Behandlung der Windpocken dar, helfen aber dem Patienten dabei, die Krankheit möglichst rasch zu überwinden.

WINTER-DEPRESSION

ESSEN SIE VIEL

- *Kohlenhydrate wie Vollkornbrot, Nudeln, Hülsenfrüchte, Gemüse und braunen Reis*

MEIDEN SIE

- *Alkohol, denn er kann die Depressionen verstärken*
- *zuviel Süßigkeiten, Kekse und Kuchen*

Wenn man sich während der düsteren Wintermonate ungewöhnlich niedergeschlagen und antriebslos fühlt, die Symptome aber im Frühling wieder verschwinden, dann leidet man vermutlich unter einer sogenannten Winterdepression, auch als SAD (Abkürzung für englisch *seasonal affective disorder*) bezeichnet. Hierbei handelt es sich um eine chemische Reaktion des Gehirns auf den vorherrschenden Lichtmangel. Betroffen sind vor allem Frauen in nördlichen Ländern, wie beispielsweise Skandinavien; dort häufen sich in den langen, dunklen Wintermonaten die Fälle von Depressionserscheinungen und von Selbstmorden. Erst 1987 wurde die Winterdepression offiziell als Krankheit eingestuft. Allerdings gab es schon in den 20er Jahren Ärzte, die ihren schwermütigen Patienten als Therapie während der kalten Jahreszeit eine Reise in sonnige Länder verordneten.

Lichttherapie

Als besonders erfolgreich im Kampf gegen die Winterdepression erweist sich eine 1- bis 2wöchige Behandlung mit Licht. Dabei wird die betroffene Person pro Tag zwischen 30 Minuten und mehreren Stunden dem Sonnenlicht bzw. besonders hellem weißem Kunstlicht (etwa 5- bis 20mal heller als normales Zimmerlicht) ausgesetzt.

Die Winterdepression wird häufig von ESSGELÜSTEN, vor allem nach zuckerhaltigen Kohlenhydraten, begleitet. Dieser Zuckerstoß hilft vielen eine Zeitlang über die Symptome hinweg. Schweizer Wissenschaftler haben herausgefunden, daß süße Speisen dieselben stimmungshebenden Chemikalien freisetzen wie Sonnenschein oder helles weißes Licht. Nach Beginn der Lichttherapie läßt das Verlangen nach Süßem meistens nach.

Winterdepressive sollten versuchen, ihre Lust auf Kohlenhydrate durch Nudeln mit leichten Saucen, Hülsenfrüchte wie Bohnen, frisches Gemüse und Brot anstelle von fettreichen, zuckrigen Süßigkeiten, Keksen und Kuchen zu stillen. Alkohol läßt man am besten ganz weg, denn er verstärkt unter Umständen die Depressionen. Ratsam ist, möglichst viel im Freien zu unternehmen und den Schreibtisch im Büro vielleicht näher ans Fenster zu rücken. Außerdem empfiehlt es sich, nach Möglichkeit einige Urlaubstage im sonnigen Süden zu verbringen.

WÜRMER

Menschen werden meist von Fadenwürmern, auch Rundwürmer genannt, oder Bandwürmern befallen. Eine Infektion erfolgt gewöhnlich über verseuchte Nahrung. Die Parasiten gelangen in den Darm, wo sie Nährstoffe aufnehmen, bevor diese vom Körper resorbiert werden können.

Die Symptome eines heftigen Wurmbefalls sind DURCHFALL, nagender Hunger, Reizbarkeit, APPETITLOSIGKEIT und Gewichtsverlust, was schließlich zu ernsthaften Erkrankungen und Störungen im Nährstoffhaushalt führen kann. So kommt es eventuell zu einem Vitamin-B_{12}- und einem Eisenmangel, was wiederum BLUTARMUT zur Folge hat.

Alle Wurminfektionen müssen medizinisch behandelt werden, wofür es verschiedene rezeptfreie Präparate gibt. Reisende in Entwicklungsländern sollten geeignete Vorsichtsmaßnahmen treffen und riskante Speisen meiden. Symptome, die nach einer Reise in fremde Länder auftreten, müssen vom Arzt abgeklärt werden.

Bandwürmer

Die vielgliedrigen, abgeflachten Bandwürmer sind je nach Art ein paar Millimeter bis mehrere Meter lang. Mit Saugnäpfen und Haken klammern sie sich an die Darminnenwände und nehmen über ihre ganze Körperoberfläche Nährstoffe auf. Segmente, die Eier enthalten, lösen sich vom Wurm ab und werden über den After ausgeschieden.

Von einem Zwischenwirt, z. B. Schwein oder Kuh, aufgenommen, entwickeln sich die Eier in dessen Gewebe zu sogenannten Finnen. Durch den Konsum von rohem oder nicht durchgegartem Fleisch werden die Larven auf den Menschen übertragen. Es gibt drei verbreitete Bandwurmarten, die den Menschen befallen können.

Der Rinderbandwurm, *Taenia saginata,* ist im Nahen Osten, in Afrika und Südamerika zu Hause. Man kann dem Bandwurm nur entgehen, indem man jegliches Rindfleisch sorgfältig gart – blutige Steaks und Hamburger zu essen ist in diesen Ländern sehr riskant. Dasselbe gilt auch für den Genuß von Tatar.

Eine ernsthafte Gefährdung geht vom Schweinebandwurm, *Taenia solium,* aus, dessen Eier in den Magen zurückwandern können. Dort durchdringen die Larven die Magenwände und breiten sich im ganzen Körper aus, vor allem in den Muskeln und im Gewebe unter der Haut. In seltenen Fällen bildet sich im Gehirn eine Finnenblase, die u. a. epileptische Anfälle auslösen kann. Dieser Parasit ist in Osteuropa, Südostasien und Afrika weit verbreitet, weshalb man dort auf unzureichend gegartes Schweinefleisch oder Wurstprodukte verzichten sollte.

Den Fischbandwurm, *Diphyllobothrium latum,* kann man sich beim Verzehr von halbgarem oder rohem Fisch holen. Er kommt in Island, China, Japan (eine Hauptquelle ist Sushi), Südostasien, Skandinavien und in den Seengebieten der Schweiz vor. Beschwerden treten selten auf, führen aber unter Umständen zu einem Vitamin-B_{12}-Mangel und in der Folge davon zu Blutarmut.

HEILMITTEL GEGEN WÜRMER

Bandwürmer sind hartnäckige Begleiter. Es gibt aber eine ausgesprochen sichere und altbewährte Methode, sie wieder loszuwerden: Nach einer 12stündigen Fastenzeit ißt man einen Brei aus etwas Milch und 60 g frisch gemahlenen Kürbiskernen, deren äußere Schale man entfernt hat. 2 Stunden später nimmt man 20 ml (etwa 4 TL) Rizinusöl mit etwas Fruchtsaft ein. Innerhalb von 3 Stunden müßte der Bandwurm dann abgehen.

Gewöhnlich werden vom Arzt Medikamente verschrieben, die eine toxische oder lähmende Wirkung auf Würmer haben.

Fadenwürmer

Kinder unter 5 Jahren werden besonders leicht von Fadenwürmern der Art *Enterobius vermicularis* befallen. Das Hauptsymptom ist nächtliches Afterjucken, wenn die etwa 10 mm langen Weibchen herauskriechen, um ihre Eier abzulegen. Kratzen sich die Kinder und berühren danach Lebensmittel, infizieren sie sich immer wieder aufs neue oder stecken andere an. Dieser Gefahr kann man durch strikte Hygienemaßnahmen vorbeugen: nach dem Gang zur Toilette und vor dem Essen immer Hände waschen. Ein morgendliches Bad, das die Wurmeier abspült, schützt ebenfalls vor einer Ausbreitung.

Andere Würmer

Neben Faden- und Bandwürmern gibt es noch eine Reihe von anderen Würmern, die den Menschen befallen können. Hauptinfektionsquellen für den Spulwurm, *Ascaris lumbricoides,* und den Peitschenwurm, *Trichuris trichiura,* sind rohes Gemüse und Salat, die mit menschlichen Fäkalien gedüngt wurden. Trichinenlarven *(Trichinella spiralis)* gelangen in den Körper, wenn man z. B. rohes, larvenhaltiges Fleisch ißt.

Für unliebsame Überraschung sorgt auch der Spulwurm *Anisakis simplex,* der häufig in Heringen auftritt. In Gegenden, in denen der Fisch fast roh verzehrt wird – so in den Niederlanden zu Beginn der neuen Heringssaison –, ist das Risiko, einen Spulwurm aufzunehmen, recht hoch. Zum Glück stirbt der Wurm durch Tiefkühlen ab; nach einer 3tägigen Lagerung bei –20 °C ist der Fisch wurmfrei.

WURSTWAREN

VORTEILE

- *Gute Energiequellen*
- *Wertvolle Eiweißlieferanten*

NACHTEILE

- *Enthält relativ viel Fett*
- *Hoher Salzanteil*
- *Enthalten meist Konservierungs-, Farb-, Geschmacks- und Füllstoffe*
- *Bildung von Nitrosaminen*
- *Relativ hoher Cholesteringehalt*
- *Der Kauf ist Vertrauenssache*

Schätzungsweise gibt es mehr als 1500 Wurstsorten. Sie werden fast alle aus Fleisch hergestellt. Schon in der Antike machten Griechen und Römer Fleisch in Form von Wurst haltbar. So stammt das englische Wort *sausage* für Wurst von der lateinischen Bezeichnung *salsus* – gesalzen – ab. Damit Wurst ihren Geschmack und ihre Form behält, ist eine Mindestmenge an Salz und Fett nötig.

Wurstwaren haben generell einen geringeren Nährwert als Frischfleisch, auch wenn sie die gleichen Nährstoffe enthalten. Die Zugabe von LEBENSMITTELZUSATZSTOFFEN zu Wurst ist normalerweise erlaubt. Die Verwendung von Farb-, Konservierungs- und Geschmacksstoffen wird vom Gesetzgeber streng überwacht, doch der Einsatz von Nitriten und Nitraten als Konservierungsmittel ist weiterhin besorgniserregend hoch. Diese Stoffe reagieren mit bestimmten Substanzen im Fleisch und im Magen, was zur Bildung von Nitrosaminen führt. Versuchstiere, denen man sehr hohe Dosen davon verabreicht hat, erkrankten an Krebs. Untersuchungen weisen allerdings darauf hin, daß die Chemikalien in der Menge, in der sie in verarbeiteten Lebensmitteln auftauchen, nur ein minimales Krebsrisiko darstellen.

Alles unter Kontrolle?

Die Kontrollen für Zusatzstoffe sind sehr sorgfältig und die Sicherheitsgrenzen eng gefaßt. Vor allem Konservierungsstoffe sollte man nicht grundsätzlich verteufeln, denn sie bewirken, daß gefährliche Bakterien wie z.B. *Clostridium botulinum,* der Verursacher des lebensbedrohenden Botulismus, vernichtet werden.

In Deutschland legen die Leitsätze für Fleisch und Fleischerzeugnisse fest, welche Zutaten in welcher Menge in welcher Wurst enthalten sein dürfen. Diese Leitsätze sind jedoch keine Gesetze.

Wurstkauf ist letztlich Vertrauenssache: Ob z.B. Rindfleisch verarbeitet wurde, erfährt man nur vom Metzger oder aus der Zutatenliste.

Neben den Zusatzstoffen zur Haltbarmachung werden den Wurstwaren oft auch Kräuter und Gewürze zur Geschmacksverfeinerung beigefügt sowie Füllstoffe wie Hafermehl oder Semmelbrösel, um den Fleischgehalt zu strecken. In den Bestimmungen der EU für Fleisch- und Fischprodukte sind die erlaubten Füllstoffe in der Wurstverarbeitung

Einfache Wurstwaren *Diese traditionelle Methode der Fleischkonservierung ist in vielen Ländern üblich.*

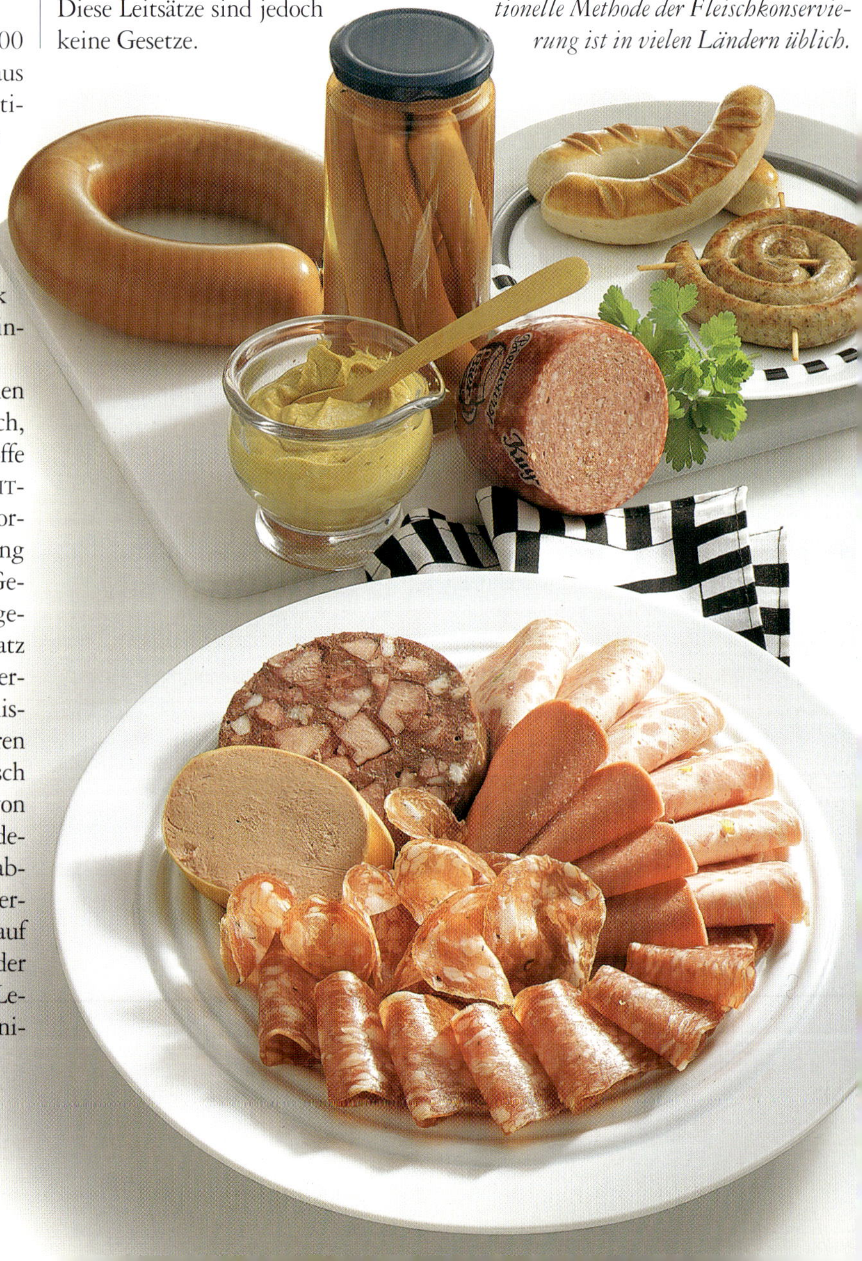

Was steckt in der Wurst (je 100 g)?							
Wurst*	**Energie (kJ)**	**Eiweiß (g)**	**Fett (g)**	**Kohlenhydrate (g)**	**Ballaststoffe (g)**	**Vitamine**	**Natrium (mg)**
Wiener Würstchen*	1150 (274 kcal)	9,5	25	3	0,1	3 mg Niacin 1 µg B_{12}	980
Salami*	2055 (491 kcal)	19,3	45,2	1,9	0,1	8,2 mg Niacin 1 µg B_{12}	1850
Rinderbratwurst*	1130 (269 kcal)	12,9	18	14,9	0,7	9,7 mg Niacin 1 µg B_{12}	1090
Schweinswürstchen	1330 (317 kcal)	13,8	24,5	11	0,7	7,3 mg Niacin 1 µg B_{12}	1050
Fettarme Schweinswürstchen	885 (211 kcal)	14,9	13	9,1	1,4	5 mg Niacin 1 µg B_{12}	950
Münchner Weißwurst*	1130 (269 kcal)	11,6	24,7	0	0,2	43 µg B_1 130 µg B_2	620
Fertigwurst aus pflanzlichem Eiweiß	920 (219 kcal)	14,1	13,8	9,2	1,7	1,6 mg E 90 µg Folsäure	700

* Rind- oder Kalbfleisch kann enthalten sein.

nicht namentlich aufgezählt; gesundheitsschädliche Substanzen dürfen allerdings nicht verwendet werden.

Wurst aus Schweinefleisch muß nach den Vorschriften einen Mindestfleischgehalt von 65 % aufweisen; bei Rindfleisch liegt der Minimalgehalt bei 50 %, und bei Leber- oder Zungenwurst müssen mindestens 30 % des Fleischanteils aus Leber bzw. Zunge bestehen. Pökelfleisch und Wurstwaren mit ausdrücklicher Fleischbezeichnung haben mindestens 80 % des genannten Fleisches zu enthalten. Für eine nicht näher bezeichnete Wurst ist lediglich ein Mindestfleischanteil von 50 % vorgeschrieben, der aber aus verschiedenen Sorten bestehen darf.

Auch Separatorenfleisch – seit 2001 darf es nicht mehr vom Rind stammen – wird bei der Wurstherstellung verwendet. Darunter versteht man z. B. Muskelgewebe von der Knochenoberfläche, das in Kochwürsten erlaubt ist.

Biowurst

Einige Hersteller haben sich auf hochqualitative traditionelle Wurstwaren spezialisiert, die viele Verbraucher für wesentlich gesünder einstufen als konventionell hergestellte Produkte. Nach den strengen Herstellungsrichtlinien für Biowurst ist weder Fett noch Separatorenfleisch erlaubt. Das Fleisch und andere verwendete Zutaten müssen aus biologischer Landwirtschaft stammen. Außerdem muß der Fleischgehalt dieser Wurstwaren mindestens 80 % betragen; Lebensmittelzusatzstoffe sind verboten.

Salz und Salami

Die berühmte italienische Salami schmeckt zwar gut, ist aber besonders ungesund, da ihr Salz- und Fettgehalt höher ist als bei anderen Wurstwaren. Zwar wird Salami meist in geringeren Mengen als andere Wurst konsumiert, doch decken bereits 50 g fast die Hälfte des täglichen Salzbedarfs von 6 g, der von der Weltgesundheitsorganisation (WHO) als Norm festgelegt wurde.

Salami, Wiener Würstchen und andere geräucherte Wurstwaren enthalten meistens die Substanz Tyramin, die bei empfindlichen Menschen allergische Reaktionen auslösen kann. Wenn man auf eine fett- und salzarme Ernährung achten muß, sollte man auf Salami weitgehend verzichten; auch andere Wurstwaren sollte man nur gelegentlich zu sich nehmen und möglichst fettarme Produkte wählen.

Vegetarische Würste

Vegetarische Wurst weist zwar in der Regel fast denselben Fettgehalt wie Wurst auf Fleischbasis auf. Im Gegensatz zu Fleischprodukten enthält vegetarische Wurst jedoch überwiegend ungesättigte Fettsäuren; außerdem liegt der Salzgehalt niedriger.

Vegetarische Würste bestehen aus pflanzlichem Eiweiß, Pflanzenöl und Getreide, Gewürzen und Geschmacksstoffen. Sie liefern weit mehr Ballaststoffe als die Metzgereiprodukte, enthalten aber weniger Eisen, Zink und Vitamin B_{12}. Das Eiweiß stammt aus Sojabohnen oder Erdnüssen, worauf manche Menschen allergisch reagieren.

Das lebenswichtige Nass

Auch wenn es kein Nahrungsmittel im eigentlichen Sinn ist, wäre ein Leben ohne Wasser undenkbar. Der Mensch kann mehrere Wochen lang auf Essen verzichten, ohne Wasser jedoch würde er innerhalb weniger Tage zugrunde gehen.

Der Körper eines Erwachsenen besteht zu rund 60% aus Wasser. Dieser Anteil nimmt ständig ab, denn allein durch die Atmung gehen pro Tag etwa 0,3 l davon verloren. Es muß deshalb stets Flüssigkeit nachgeliefert werden: Im Lauf eines Lebens trinkt jeder Mensch grob gerechnet 40 000 l Wasser.

Die Aufgaben des Wassers im Körper sind vielfältig. Es transportiert u. a. Nährstoffe zu den einzelnen Zellen und schwemmt Schadstoffe aus. Wasser dient ferner als Schmiermittel für Gelenke und Augen und spielt eine wesentliche Rolle bei der Regulierung der Körpertemperatur. Aufgetankt wird die Flüssigkeit beim Essen und Trinken. Die gesamte Menge, die man durch Getränke einschließlich Tee, Kaffee und Fruchtsäfte zu sich nimmt, ergänzt durch 300 ml, die als Nebenprodukt des Stoffwechsels anfallen, beträgt etwa 2 l pro Tag. Die Nahrung, vor allem Obst und Gemüse, liefert einen weiteren Liter, so daß sich die gesamte Flüssigkeitsaufnahme bei einem Erwachsenen auf rund 3 l täglich beläuft.

Gerät man bei hohen Außentemperaturen oder körperlicher Anstrengung ins Schwitzen, muß man mehr als sonst trinken, um den erhöhten Flüssigkeitsverlust auszugleichen. Eine ausreichende Menge an Wasser garantiert, daß Calcium im Urin verdünnt wird;

Woher stammt die notwendige Flüssigkeit?

Die meisten Menschen trinken zuwenig. Dabei hängt der Wasserbedarf hauptsächlich vom Klima und den jeweiligen Aktivitäten des einzelnen ab. Grob geschätzt wird der Flüssigkeitsbedarf eines Erwachsenen zu einem Drittel nicht durch Getränke, sondern durch Nahrungsmittel abgedeckt. Den überwiegenden Teil liefern Obst und Gemüse, in geringerem Maß sind Brot und Milchprodukte daran beteiligt.

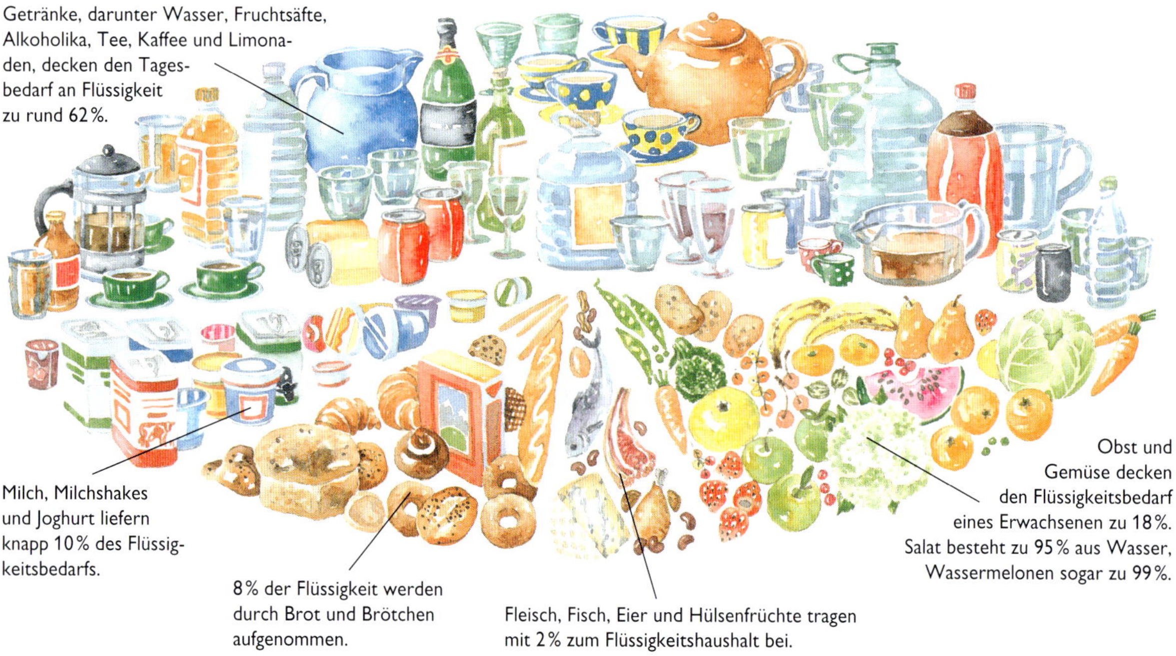
Getränke, darunter Wasser, Fruchtsäfte, Alkoholika, Tee, Kaffee und Limonaden, decken den Tagesbedarf an Flüssigkeit zu rund 62%.
Milch, Milchshakes und Joghurt liefern knapp 10% des Flüssigkeitsbedarfs.
8% der Flüssigkeit werden durch Brot und Brötchen aufgenommen.
Fleisch, Fisch, Eier und Hülsenfrüchte tragen mit 2% zum Flüssigkeitshaushalt bei.
Obst und Gemüse decken den Flüssigkeitsbedarf eines Erwachsenen zu 18%. Salat besteht zu 95% aus Wasser, Wassermelonen sogar zu 99%.

in konzentrierter Form können sich nämlich aus den Kristallen Nierensteine bilden. Außerdem werden Blase und Nieren gut durchgespült, wodurch Harnwegsinfektionen weitgehend verhindert werden können.

Wasserqualität

In den letzten Jahren ist der Absatz an Wasserfiltern und Wasser, das in Flaschen abgefüllt wird, drastisch gestiegen – ein Anzeichen für die zunehmende Besorgnis der Bürger über die Qualität des Leitungswassers. Diese Sorgen sind im wesentlichen unbegründet, wenn auch einige Probleme nicht zu leugnen sind.

Grundsätzlich legen die Wasserwirtschaftsämter strenge Maßstäbe an, was die mikrobielle Reinheit von Trinkwasser angeht. Die Wasserwerke chloren das Wasser, um es zu desinfizieren und einer Vermehrung von Bakterien vorzubeugen. Außerdem enthält Leitungswasser vielerorts die wertvollen Mineralstoffe Calcium, Magnesium, Kalium und Eisen, allerdings je nach Region bzw. Herkunft des Wassers in unterschiedlicher Konzentration.

Obwohl das Trinkwasser regelmäßig überprüft wird, kann es Rückstände bestimmter Schadstoffe enthalten, wenn auch nur in sehr geringen Mengen. Dies betrifft Düngemittel, Unkrautvernichtungsmittel, Industriechemikalien und giftige Metalle. Einige Substanzen wie Chlor, Fluor und Aluminiumsulfat, die dem Trinkwasser vom Wasserwerk zugesetzt werden, haben ebenfalls schon verschiedentlich bei Verbrauchern für Proteste gesorgt.

Aluminium

Aluminiumsulfat setzt man dem Trinkwasser häufig zu, um Schwebepartikel abzufangen. Der größte Teil davon wird wieder herausgefiltert, doch geringe Mengen Aluminium können dabei in das Versorgungsnetz gelangen. Die geltende Richtlinie der Europäischen Union setzt die maximal zulässige Aluminiumkonzentration auf 0,2 mg/l fest. Eine Verbindung zwischen erhöhten Aluminiumwerten im Trinkwasser und einer Zunahme der ALZHEIMER-KRANKHEIT gilt noch immer als sehr umstritten.

Sexualhormone

In einigen Flüssen und Seen, die man für die Trinkwasserversorgung nutzt, wurden Hormone der Antibabypille nachgewiesen, die Frauen jeden Tag millionenfach über den Urin ausscheiden. Diese Substanzen werden mit einem Rückgang der Zeugungsfähigkeit bei den Männchen bestimmter Fisch- und Reptilienarten in Verbindung gebracht. Einige Wissenschaftler und Umweltschutzorganisationen befürchten, daß sich die Hormone (z. B. Östrogene) möglicherweise auch beim Menschen nachteilig auf die Fruchtbarkeit auswirken könnten.

Bleirohre

Wasserrohre aus Blei waren früher gang und gäbe. Auch wenn die meisten inzwischen aus dem Verkehr gezogen worden sind, kann es noch immer zu einer Verunreinigung des Wassers kommen. Denn Blei wird heute teilweise zum Verlöten von Kupferrohren verwendet. Die Risiken steigen deutlich in Gegenden mit weichem Wasser, weil Blei darin leichter löslich ist. Dasselbe gilt für höhere Wassertemperaturen, weshalb man heißes Wasser direkt aus dem Wasserhahn nicht zum Kochen benutzen sollte.

Die Hauptsorge bei diesem Problem gilt der Frage, wie Kinder durch die langfristige Einwirkung von Blei geschädigt werden. Eine Bleivergiftung führt, wie man heute weiß, zu Verhaltensauffälligkeiten, Lernschwierigkeiten und Koordinationsstörungen. Darüber hinaus kann Blei das Wachstum verzögern und das Nervensystem schädigen. Erwachsene nehmen zwar erheblich weniger Blei auf als Kinder, können aber ebenfalls eine Bleivergiftung mit Schädigung der Nieren und Fortpflanzungsorgane erleiden.

Um die aufgenommene Bleimenge möglichst gering zu halten, empfiehlt es sich, morgens immer erst ein paar Minuten lang kaltes Wasser laufen zu lassen, damit das über Nacht in den Leitungen stehende Wasser, das besonders viel Blei enthält, abfließt.

Fluor

Die Fluoridierung des Trinkwassers als Gesundheitsprophylaxe wird in einigen europäischen Ländern und den USA vorgenommen. In Deutschland wird sie vom Gesetzgeber untersagt. Neben der täglichen Gabe von Fluortabletten für Kinder kann man durch die Verwendung von Speisesalz, dem Jod und Fluor zugesetzt ist, den Fluorbedarf regulieren.

RIECHENDES UND TRÜBES WASSER

Manchmal riecht Leitungswasser nach Chlor. In solchen Fällen füllt man am besten ein Gefäß mit Wasser, stellt es etwa 1 Stunde in den Kühlschrank und prüft dann, ob der Geruch noch da ist. Er müßte verschwunden sein.

Ist das Leitungswasser trüb oder schwimmen kleine Partikel darin, könnte dies daran liegen, daß an der Hauptleitung gearbeitet wird. In der Regel wird man vom Wasserwerk darüber in Kenntnis gesetzt. Dann läßt man das Wasser so lange laufen, bis es wieder klar ist.

Andernfalls kann man es einige Minuten lang abkochen und dann stehenlassen, bis die Partikel abgesunken sind. Gießt man den Überstand vorsichtig ab, bleibt der Bodensatz im Gefäß zurück.

Der Wassergehalt alltäglicher Lebensmittel

Etwa ein Drittel der Flüssigkeitszufuhr, die der Organismus benötigt, um funktionstüchtig zu bleiben, wird mit festen Nahrungsmitteln abgedeckt, und man staunt, wieviel Wasser diese enthalten. Obst und Gemüse liefern am meisten, doch auch Fleisch, Fisch, Brot und Milchprodukte haben einiges zu bieten.

Nahrungsmittel	Wassergehalt
BROT	
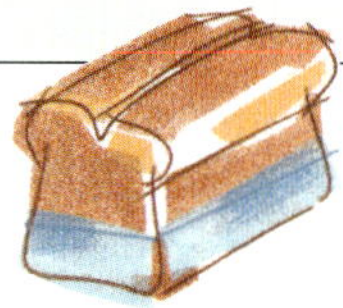	Die meisten Brotsorten enthalten etwa 38 % Wasser, Fladenbrot hat nur rund 29 %. Knäckebrot ist wegen seines geringen Wassergehalts sehr lange lagerfähig. Butterkekse und Cracker besitzen rund 4 % Wasser, Käsekuchen etwa 35 %.
MILCHPRODUKTE	
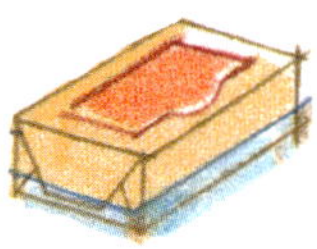	Frischkäse enthält rund 58 %, Hartkäse 38 % und Weichkäse etwa 50 % Wasser. Butter und Margarine haben einen Wassergehalt von rund 16 %, fettarme Brotaufstriche dagegen etwa 50 %. Milch besteht zu rund 90 % aus Wasser, Sahne je nach Fettgehalt zu 48–79 %.
FISCH UND MEERESFRÜCHTE	
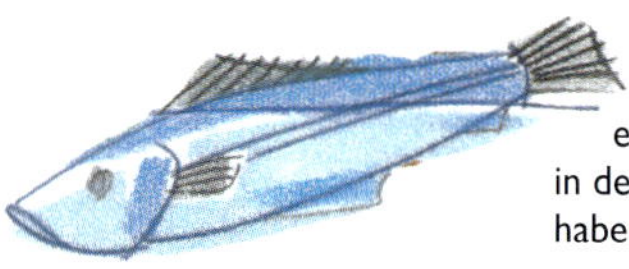	Der Wassergehalt vieler Fischarten ist ähnlich, wobei Kabeljau, Schellfisch, Seezunge, Scholle und Forelle zu etwa 75 % aus Wasser bestehen. Meeresfrüchte enthalten in der Regel noch mehr, nämlich bis zu 85 %. Sardellen haben etwa 42 % Wasser und geräucherte Makrelen 47 %.
OBST	
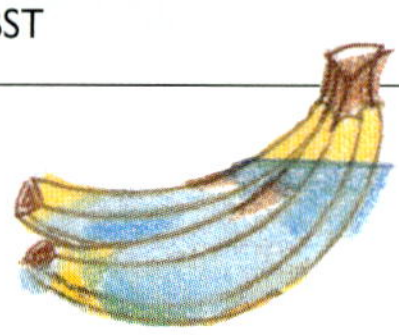	Die eßbaren Anteile der meisten Früchte enthalten 75–80 % Wasser. Melonen besitzen etwas mehr, meist 90 %. Der Wassergehalt von Dörrobst, wie etwa Datteln und Korinthen, beträgt 12 bzw. 16 %.
AUFSTRICHE	
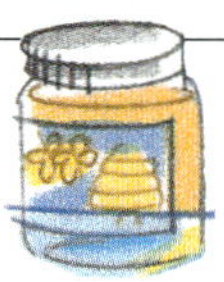	Honig besteht zu 23 % aus Wasser, während Marmelade meist bis zu 30 % enthält. Zuckerreduzierte Konfitüre weist mehr Wasser auf, nämlich rund 65 %. Orangenmarmelade hat einen Wassergehalt von 28 %, heller Sirup nur von 20 %.
GEFLÜGEL UND FLEISCH	
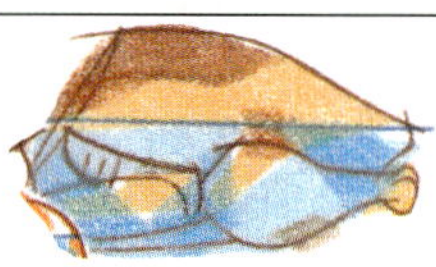	Bratensorten haben größtenteils einen Wassergehalt von etwa 50 %, Geflügel meist einen höheren von 65–70 %. Salami enthält nur 28 % Wasser, Speck zwischen 13 und 67 %. Würste weisen einen Wassergehalt von 45–54 % auf.
GEMÜSE	
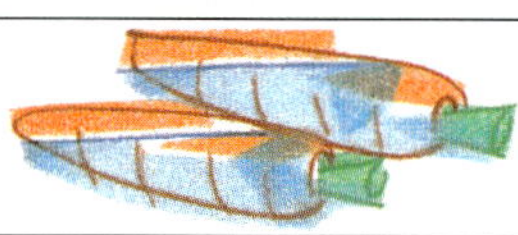	Gemüse hat den höchsten Wassergehalt. Gurken z. B. bestehen zu 96 % aus Wasser, Tomaten zu 93 %. Spinat, Möhren und Brokkoli haben etwas weniger, rund 89 % Wasser.

Fluor ist in den meisten Zahnpasten enthalten und muß in der Liste der Inhaltsstoffe aufgeführt werden. In seltenen Fällen kann es bei Kindern zu einer sogenannten Dentalfluorose kommen, bei der die Zähne durch die Überdosis an Fluor gelbbraune Flecken aufweisen. Der Mineralstoff wird auch dafür verantwortlich gemacht, wenn Hüftgelenksfrakturen vermehrt auftreten; denn ebenso wie den Zahnschmelz härtet Fluor das Knochengewebe, so daß die Elastizität verlorengeht.

Nitrate

Seit den 70er Jahren sind Nitrate im Trinkwasser ein heftig diskutiertes Thema. Die Werte werden ständig überwacht und dürfen 50 mg/l nicht übersteigen. Diese Zahl wurde festgesetzt, weil sie für Babys, deren Fertignahrung mit Leitungswasser zubereitet wird, das Risiko der sogenannten alimentären Methämoglobinämie (früher Brunnenwasservergiftung genannt) ausschließt. Das Nitrat wird nämlich im Verdauungstrakt des Säuglings bakteriell in Nitrit umgewandelt, das mit dem roten Blutfarbstoff reagiert und dessen Fähigkeit beeinträchtigt, Sauerstoff zu transportieren, so daß das Baby wegen Sauerstoffmangel blau anläuft (Blausucht).

Nitrate werden in großem Maßstab als Düngemittel, z. B. in Form von Gülle, eingesetzt und von den Feldern mit dem ablaufenden Niederschlagswasser in Flüsse und ins Grundwasser geschwemmt. Der bakterielle Umbau findet im unteren Darmtrakt des Körpers statt, wo die Nitrite in den Blutkreislauf übergehen und über die Speicheldrüsen in den Speichel gelangen. Im Magen können sich die Nitrite dann mit den in der Nahrung enthaltenen Aminen zu Nitrosaminen zusammenschließen. Diese hochgiftigen Stoffe stehen im Verdacht, an bestimmten Magenkrebsformen ursächlich beteiligt zu sein.

Nitrate kommen zwar auch von Natur aus in pflanzlichen Lebensmitteln vor, aber der Gehalt an dieser Substanz steigt durch den verbreiteten Einsatz von nitrathaltigen Düngemitteln an. Nach Bestimmungen der Europäischen Union müssen die Nitratwerte, vor allem bei Gemüse wie Spinat und Blattsalat, von Supermärkten und Großhändlern geprüft werden, bevor diese die Ware an den Verbraucher abgeben dürfen. Nitrate und Nitrite werden darüber hinaus bei der Konservierung von Fleisch und Wurstwaren eingesetzt.

Wasserfilter

Obwohl man Leitungswasser grundsätzlich gefahrlos trinken kann, werden vielfach Wasserfilter verwendet, die winzige Rückstände von Chemikalien, Metallen und anderen möglicherweise vorhandenen Stoffen herausziehen. Wichtig ist es, den Filter nach den Angaben des Herstellers regelmäßig zu wechseln. Hat man ihn zu lange in Gebrauch, werden die Schadstoffe wieder ins Wasser abgegeben, außerdem vermehren sich die Bakterien.

Es gibt im wesentlichen drei Arten von Filtern. Mit Aktivkohle arbeiten beispielsweise die Modelle, in denen das Leitungswasser durch eine Filterpatrone in ein Gefäß läuft. Dabei werden Chlor, Pestizide und bestimmte Chemikalien, nicht jedoch Fluor und Nitrate herausgefiltert. Bei Destillationsanlagen beseitigt man die meisten Verunreinigungen durch Verdunstung und anschließende Kondensation des Wassers. Viele Menschen empfinden allerdings destilliertes Wasser als fade, außerdem verbrauchen die Geräte viel Strom. Umkehrosmosegeräte drücken das Wasser durch eine Membran und entziehen ihm praktisch alle Chemikalien und Mineralstoffe, allerdings auch lebenswichtige, geschmacksgebende Substanzen wie Calcium und Magnesium. Wasser, das nach diesem Prinzip gefiltert wurde, muß sofort verbraucht oder tiefgefroren und dann innerhalb von 24 Stunden verwendet werden. Läßt man es bei Zimmertemperatur stehen, vermehren sich die Bakterien explosionsartig, da kein Chlor mehr vorhanden ist.

Weich oder hart?

Der Härtegrad des Wassers hängt teilweise vom Gehalt an Mineralstoffen wie Calcium und Magnesium ab, die überwiegend gelöst im Wasser vorkommen. Wohnt man in einer Gegend mit hartem Wasser und beschließt deshalb, sich einen Wasserenthärter anzuschaffen, ist es ratsam, diesen nicht für das Wasser zum Kochen und Trinken einzusetzen. Damit wird zum einen das im Wasser enthaltene Calcium weiterhin dem Körper zugeführt, zum andern vermeidet man, zuviel Natrium zu sich zu nehmen, das beim Enthärtungsvorgang vermehrt gebildet wird.

Hartes Wasser ist offenbar gesünder als weiches. Eine wissenschaftliche Studie ergab, daß das Risiko, an einer Herz-Kreislauf-Erkrankung zu sterben, für Menschen in Gebieten mit sehr weichem Wasser um 10% höher liegt als für Menschen in Gegenden mit hartem.

ACHTUNG, BLAUES WASSER!

Wenn direkt unter dem Wasserhahn in der Spüle bläuliche Flecken auftauchen, kann dies einen hohen Kupfergehalt des Trinkwassers anzeigen. Kupfer ist zwar ein wichtiges Spurenelement, in größeren Mengen jedoch giftig. Über den Verdauungstrakt gelangt es in die Leber und kann sie schädigen. Allerdings muß dafür die Kupferkonzentration im Trinkwasser erheblich größer sein als normal (oder vorgeschrieben).

WASSER IN FLASCHEN?

Viele Menschen glauben, Mineralwasser sei sauberer und gesünder als Leitungswasser. Dabei enthält es oft mehr, wenn auch überwiegend harmlose Bakterien als Leitungswasser, bei dem das Bakterienwachstum durch Chlorzusatz weitgehend gehemmt wird. Der Gehalt an Mineralstoffen ist nicht größer.

Quell- und Tafelwässer dürfen nach dem Gesetz den unterschiedlichsten Wasserstellen entstammen, ob es sich nun um eine natürliche Quelle oder eine Hauptwasserleitung handelt. Nach entsprechender Vorbehandlung, z. B. Filtern und Zusetzen von Kohlensäure, werden sie abgefüllt und in den Handel gebracht.

Der Nitratgehalt der einzelnen Marken ist sehr unterschiedlich und liegt zwischen 1 und 32 mg/l. Das Gesetz schreibt für natürliches Mineralwasser keine Grenzwerte vor, während alle übrigen Wässer (einschließlich Leitungswasser) den Wert von 50 mg/l nicht überschreiten dürfen.

Wasser aus Flaschen und Mineralwässer sind häufig sehr reich an Natrium (bis 1 g/l), was einem Bluthochdruck Vorschub leisten kann. Empfehlenswert ist in diesem Fall ein Wasser, das weniger als 200 mg Natrium pro Liter aufweist.

Für Reisen in Länder, wo das Leitungswasser möglicherweise verseucht ist, kann in Flaschen abgefülltes Wasser eine sinnvolle Vorsichtsmaßnahme zum Schutz gegen Krankheiten sein, die mit dem Trinkwasser übertragen werden. Hier ist es ratsam, das Wasser nicht nur zum Trinken zu benutzen, sondern damit auch Obst oder rohes Gemüse zu waschen und es zum Zähneputzen zu verwenden.

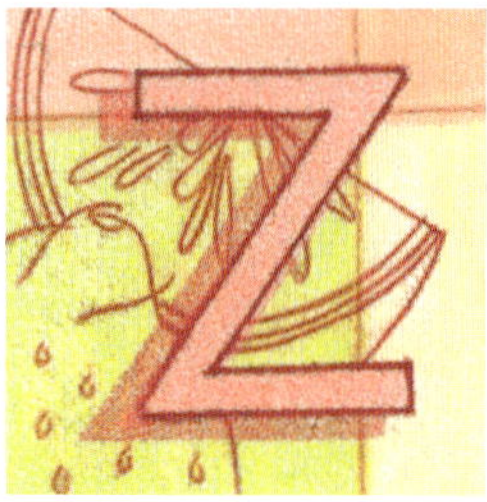

ZÄHNE UND ZAHNFLEISCH

ESSEN SIE VIEL

- *calciumreiche Nahrungsmittel wie Milch, Joghurt und Käse*
- *frisches Obst und Gemüse wegen des Vitamin-C-Gehalts*

MEIDEN SIE

- *süße Getränke und Naschereien zwischen den Mahlzeiten*
- *klebrige Speisen, die zwischen den Zähnen hängenbleiben*
- *den Genuß von säurehaltigen Getränken*

Jeder weiß, daß für gesunde Zähne und gesundes Zahnfleisch regelmäßiges Zähneputzen und das Säubern der Zahnzwischenräume mit Zahnseide ebenso wichtig sind wie der Besuch beim Zahnarzt. Weniger bekannt dagegen ist, welche Rolle die Ernährung dabei spielt.

Karies und Zahnfleischerkrankungen werden durch Bakterien auf den Zähnen verursacht – besonders durch die Bakterienkolonien, die den Zahnbelag bilden. Diese Bakterien wandeln Zucker und Stärke in Säuren um, die den Zahnschmelz angreifen. Wird der Zahnbelag nicht regelmäßig entfernt, kommt es zu einem allmählichen Zahnverfall.

Karies und Parodontose kann man durch eine Ernährung vorbeugen, die – vor allem in jungen Jahren – ausreichend Calcium und Fluor liefert, die die Zähne widerstandsfähiger machen. Und es gibt noch eine Reihe anderer Nährstoffe, die für die Gesundheit von Zähnen und Zahnfleisch wichtig sind.

Entwicklung gesunder Zähne

Für die Bildung der Zähne beim Baby ist es wichtig, daß die Mutter während der Schwangerschaft ausreichend Calcium aufnimmt. Gute Calciumquellen sind Milchprodukte, Sesamsamen, Ölsardinen und dunkelgrünes Blattgemüse. Vitamin D, das in ölhaltigem Fisch vorkommt, unterstützt die Calciumverwertung.

Der Entstehung von Karies kann man zum großen Teil vorbeugen, wenn man dem Kind in den ersten Lebensjahren Fluor gibt. Darüber hinaus sollten Kinder frühzeitig lernen, die Zähne gründlich zu putzen. Eine Ernährung, die die Entwicklung gesunder Zähne unterstützt, schützt langfristig ebenfalls vor Karies.

Die folgenden Mineralstoffe helfen, den Zahnschmelz in jungen Jahren aufzubauen: Calcium; Fluor, das den meisten Zahnpastamarken zugesetzt ist; Phosphor, das in Fleisch, Fisch und Eiern vorkommt; Magnesium, das Vollkornbrot, Spinat und Bananen liefern. Vitamin A spielt ebenfalls eine wichtige Rolle für die Entwicklung von starken, gesunden Knochen und Zähnen. Gute Lieferanten von Betacarotin, das der Körper teilweise in Vitamin A umwandeln kann, sind orangefarbene Obst- und Gemüsesorten wie z.B. Aprikosen und Möhren, außerdem dunkelgrünes Blattgemüse.

Die Rolle des Zuckers

Lange Zeit hat man die Saccharose, den Hauptbestandteil von Zuckerrohr und Zuckerrüben, für den Zahnverfall bei Kindern verantwortlich gemacht, doch sie ist bei weitem nicht der einzige Übeltäter. Zwar dürfen Süßigkeiten und zuckerhaltige Getränke als die Hauptverursacher der Karies gelten, aber auch Stärke trägt ihren Teil zum Zahnverfall bei. Sie wird durch den Speichel in einfache Zucker zersetzt und dann durch die Mundbakterien in zahnschmelzschädigende Säuren umgewandelt. Stärkehaltige Nahrungsmittel, die an den Zähnen kleben, fördern die Bildung von Karies zusätzlich, da die entstehenden Säuren ebenfalls am Zahnschmelz haften und nicht durch den Speichel abtransportiert werden.

Eine ähnliche Wirkung hat das sehr zuckerhaltige Dörrobst, das gleichfalls an den Zähnen hängenbleibt und somit den Bakterien mehr Zeit zur Säurebildung gewährt. Aber auch ungesüßte Fruchtsäfte tragen aufgrund ihres Gehalts an Säure und einfachen

Fallbeispiel

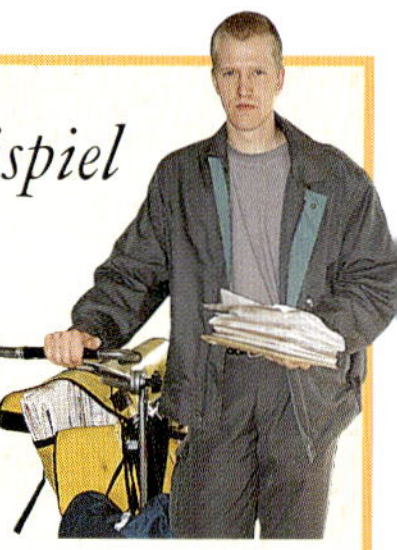

Markus, ein 25jähriger Postbote, hatte bereits eine eigene Familie zu versorgen. Meist begann sein Tag um 5.30 Uhr mit der Vorbereitung der Morgenrunde, und häufig machte er noch bis 8 Uhr abends Überstunden beim Sortierdienst. Die Mahlzeiten ließ er oft aus und aß statt dessen einen Schokoriegel, wenn er Hunger bekam. Nach einigen Wochen fiel seiner Frau auf, daß er Mundgeruch hatte und sein Zahnfleisch entzündet war und blutete. Markus gestand, daß er sich elend fühlte, und er sorgte sich auch um die kleinen Blutergüsse, die sich an seinen Gelenken bildeten. Der Hausarzt stellte einen Vitamin-C-Mangel fest und verordnete Markus ein hochdosiertes Präparat. Außerdem riet er ihm, mehr frisches Obst und Gemüse zu essen.

Zuckern zu Karies bei, und selbst Getränke mit Süßstoff greifen wegen ihres Säuregehalts den Zahnschmelz an. Frisches Obst ist weniger problematisch, da durch das Kauen der Speichelfluß angeregt wird und Zucker ebenso wie Säure nicht lange in Kontakt mit dem Zahnschmelz bleiben.

Süßigkeiten, zuckerhaltige Getränke und Fruchtsäfte erhöhen, wenn sie über einen langen Zeitraum oder vor dem Zubettgehen aufgenommen werden, das Kariesrisiko. Kinder sollten daher nicht mit Milch, die Milchzucker enthält, Fruchtsaft oder gesüßten Tees beruhigt werden.

Hilfreiche Nahrungsmittel

Jede Mahlzeit sollte mit Nahrungsmitteln beendet werden, die entweder keine Karies verursachen oder ihr möglichst sogar vorbeugen. So schützt z. B. Käse den Zahnschmelz, indem er die Säure im Mund neutralisiert. Nur auf den anschließenden Kaffee sollte man dann verzichten. Zuckerfreier Kaugummi fördert die Speichelbildung, und der Speichel hilft, die Säure leichter abzutransportieren.

Auch Süßholz, das manchen Zahnpastasorten zugesetzt ist, bekämpft den Zahnverfall. Es hat entzündungshemmende Eigenschaften und verhindert die Bildung von neuen Belägen. Am wichtigsten aber ist es, eine fluorhaltige Zahnpasta zu verwenden.

Zahnfleischerkrankungen

Insgesamt gehen mehr Zähne durch Zahnfleischerkrankungen als durch Karies verloren. Ohne entsprechende Mundhygiene und eine ausgewogene Ernährung ist das Zahnfleisch stark gefährdet. Das Risiko für Zahnfleischerkrankungen steigt durch Alkoholmißbrauch und Unterernährung, aber auch bei der Einnahme von Steroiden oder bestimmten Krebsmedikamenten. Regelmäßiges Zähneputzen und das Säubern der Zahnzwischenräume mit Zahnseide hilft, wundem, geschwollenem oder entzündetem Zahnfleisch vorzubeugen.

Bei mangelnder Mundhygiene bilden sich zwischen Zahnfleisch und Zahn Taschen, in denen sich der Zahnbelag, eine klebrige Masse aus Speiseresten und Bakterien, ansammelt. Die Bakterien greifen zunächst das Zahnfleisch an und zerfressen schließlich den Knochen, der die Zähne umgibt. Mit der Zeit lockern sich die Zähne im Zahnfleisch und fallen im schlimmsten Fall aus.

Zahnfleischbluten, ein erstes Anzeichen für Zahnfleischentzündungen, kann aber auch ein Hinweis auf einen Vitamin-C-Mangel sein. Dagegen hilft viel frisches Obst und Gemüse.

Wenn man die Zähne regelmäßig sorgfältig putzt, kann man verhindern, daß sich Beläge bilden; bereits vorhandene Beläge sollten durch den Zahnarzt entfernt werden.

ZELLULITE

ESSEN SIE VIEL

- *Obst und Gemüse*

ESSEN SIE WENIG

- *fette Speisen wie Fleisch, Vollmilchprodukte, Eiscreme oder Pommes frites*

Die Zellulite betrifft sowohl Frauen als auch Männer. Sie tritt bei Frauen häufig an Oberschenkeln, Gesäß und manchmal auch an den Oberarmen oder im unteren Bereich des Bauches auf. Auf keinen Fall sollte sie mit der Zellulitis verwechselt werden, die eine höchst schmerzhafte bakterielle Entzündung der Haut ist.

Viele Naturheilkundler, Kosmetikerinnen und die Hersteller der diversen Zellulitecremes behaupten, die Zellulite entstünde durch die Ansammlung von giftigen Schlacken im Körpergewebe und beruhe letztlich auf einer falschen Ernährung, die zu viele hochverarbeitete Lebensmittel und zuwenig frisches Obst und Gemüse umfasse. Die dadurch entstehenden Gewebetaschen, die mit Wasser, Fett und Schlacken gefüllt sind, verursachen das eingedellte Aussehen der Haut, die auch als Orangenhaut bezeichnet wird. Die Hauterscheinungen werden deutlich sichtbar, wenn man im betroffenen Bereich eine Hautfalte zusammendrückt. Naturheilkundler empfehlen den Betroffenen meist eine Entgiftungsdiät mit viel frischem Obst und Gemüse und raten dazu, auf Tee, Kaffee und Alkohol möglichst zu verzichten.

Gibt es Schlacken im Gewebe?

Die Behauptung, es handle sich bei der Zellulite um die Ablagerung giftiger Schlacken und damit um eine Form der inneren Verschmutzung, ist keineswegs nachgewiesen. Vielmehr sind sich die meisten Ärzte und Wissenschaftler darüber einig, daß unter der Orangenhaut ganz normales Körperfett sitzt und Schlacken überhaupt nichts mit dieser völlig natürlichen Erscheinung zu tun haben.

Daß so viele und sogar sehr schlanke Frauen Zellulite an Oberschenkeln und Hüften haben, kommt daher, daß das weibliche Hormon Östrogen genau an diesen Stellen für Fettpölsterchen sorgt. Frauen speichern Fett eher direkt unter der Hautoberfläche, während sich bei Männern die Fettdepots überwiegend im Körperinneren unter den Muskeln bilden. Nach den Wechseljahren lagert sich bei Frauen dann mehr Fett am Bauch und an den Hüften an. Dieser Tendenz kann man allerdings durch eine Hormonersatzbehandlung begegnen. Da mit zunehmendem Alter die oberste Hautschicht dünner wird und an Elastizität verliert, werden die Dellen deutlicher sichtbar. Zellulite ist insofern eine natürliche

Erscheinung des weiblichen Körpers. Sie kann für die betroffenen Frauen zwar zu einem psychischen Problem werden, verursacht aber keine spürbaren körperlichen Beschwerden.

Wichtig zu wissen ist, daß Sonnenbäder die Orangenhaut verschlimmern, da eine übermäßige Sonneneinstrahlung der Haut mit der Zeit ihre Elastizität nimmt.

Mit schönheitschirurgischen Maßnahmen wie Fettabsaugen, Injektionen und Elektrobehandlung dürfte sich bei Orangenhaut kaum ein bleibender Erfolg erzielen lassen, wohl aber manchmal mit Massagen. Viele Ärzte sind der Meinung, daß regelmäßige Bewegung, beispielsweise Schwimmen, Radfahren, Laufen und Tanzen, sowie eine fettarme Ernährung mit viel Obst und Gemüse gegen Zellulite helfen.

ZITRONEN

VORTEILE

- *Hervorragende Vitamin-C-Quelle*
- *Sollen helfen, Rheuma zu lindern*

NACHTEILE

- *Die Schale kann gewachst und mit Fungiziden gespritzt sein*
- *Hoher Säuregehalt*

Da Zitronen sehr sauer sind, werden sie normalerweise nur zur geschmacklichen Abrundung von Speisen und Getränken verwendet: ein paar Spritzer Zitronensaft über den Fisch, 1 oder 2 TL in der Salatsauce oder eine Zitronenscheibe im Weißbier.

Ein frisches Zitronensaftgetränk liefert sehr viel Vitamin C und enthält kaum Energie. Zitronensaft, gemischt mit heißem Wasser und 1 TL Honig, ist ein altes Heilmittel gegen ERKÄLTUNGEN. Das Vitamin C schützt vor Infektionen, während der Honig Hals-

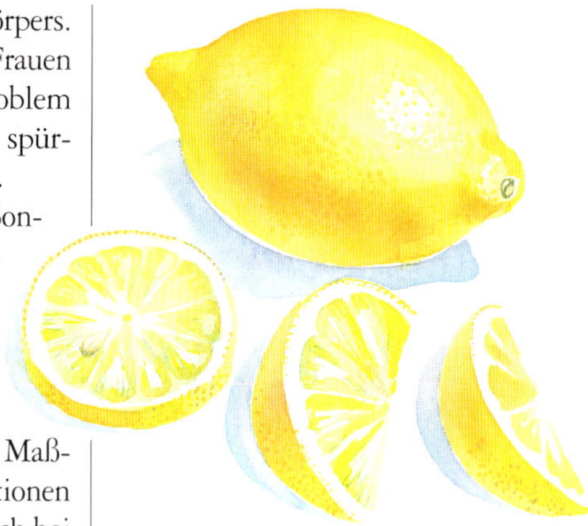

schmerzen lindert. Das im Zitronensaft enthaltene Öl kann möglicherweise rheumatische Beschwerden erleichtern, da es die Leber dazu anregt, Giftstoffe auszuscheiden.

Mögliche Probleme

Zitrusfrüchte werden mit MIGRÄNE in Verbindung gebracht, denn manche Menschen reagieren allergisch darauf. Der äußerst saure Zitronensaft kann den Zahnschmelz angreifen. Zitronen werden oft mit Fungiziden und Wachs behandelt. Will man die Schale verwenden, sollte man nur unbehandelte Früchte kaufen.

ZÖLIAKIE SIEHE GLUTENUNVERTRÄGLICHKEIT

ZUCCHINI

VORTEILE

- *Energiearm*
- *Gute Quelle für Betacarotin*
- *Liefern Vitamin C und Folsäure*

Zucchini ähneln kleinen, jungen Kürbissen. In ihrer zarten, eßbaren Schale

Farbenspiele *Ob grün oder gelb, die Zucchini haben alle denselben Gehalt an Nährstoffen, und auch die Blüten sind schmackhaft.*

befinden sich die meisten Nährstoffe. Eine Portion (200 g) leicht gegarter Zucchini liefert fast ein Drittel des Tagesbedarfs eines Erwachsenen an Vitamin C und enthält viel Folsäure, hat dabei aber nur 160 kJ (38 kcal). Darüber hinaus sind Zucchini eine gute Quelle für Betacarotin.

ZUCKER UND KÜNSTLICHE SÜSSSTOFFE

VORTEILE

- *Verbessern den Geschmack vieler Speisen*
- *Liefern sofort Energie*
- *Einige künstliche Süßstoffe sind frei von Energie*

NACHTEILE

- *Zucker kann Karies verursachen*
- *Manche Menschen vertragen keine Laktose (Milchzucker)*
- *Zuckerhaltige Zwischenmahlzeiten stillen kurzfristig den Hunger*

Bei Zucker handelt es sich bei weitem nicht nur um den normalen Haushaltszucker (Saccharose). Der süßeste Zucker ist die Fructose in Früchten und Honig, gefolgt von der Saccharose, die Hauptbestandteil von Rüben- und Rohrzucker ist, der Glucose aus Honig, Obst und Gemüse, der Maltose aus keimendem Getreide und der Laktose, die nur in Milch und Milchprodukten vorkommt.

Die Ernährungswissenschaftler unterscheiden zwei Typen von Zucker: die in den Zellwänden von Pflanzen enthaltenen sogenannten intrinsischen

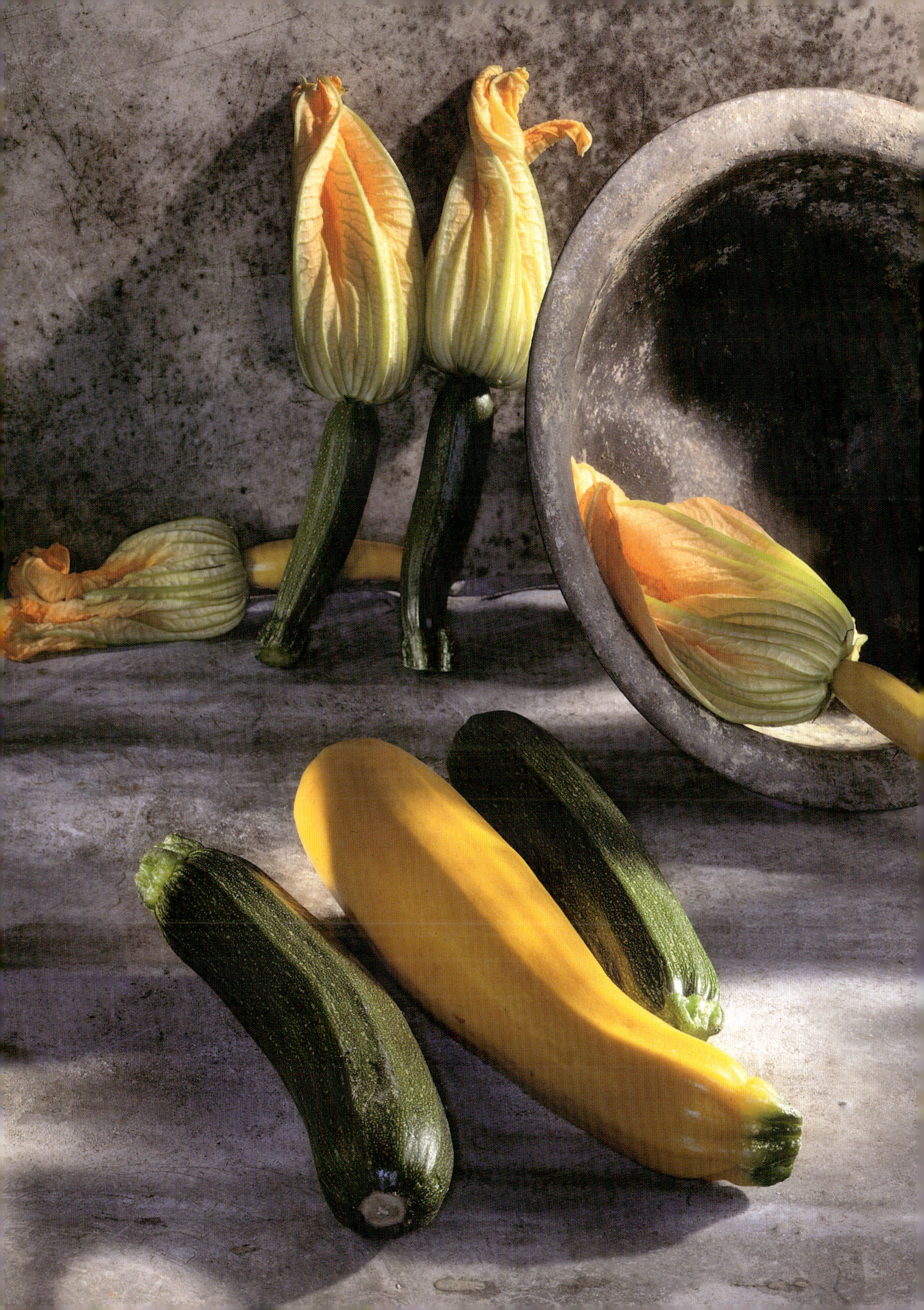

Zucker und die extrinsischen Zucker anderen Ursprungs. Die intrinsischen Zucker sind beispielsweise in Früchten und süßlichem Gemüse wie Möhren und roten Beten enthalten. Neben Vitaminen und Mineralstoffen liefern diese Nahrungsmittel auch wertvolle Ballaststoffe.

Die extrinsischen Zucker sind Haushaltszucker, Glucose, Honig, Zuckersirup und Milchzucker. Der Zucker in Fruchtsaft ist ebenfalls extrinsisch, da die Zellwände beim Auspressen der Frucht aufgebrochen wurden. Extrinsische Zucker schädigen die Zähne und sollten deshalb nicht mehr als 10 % der Energiezufuhr ausmachen.

Energieträger

Neben Stärke sind Zucker die wichtigsten energieliefernden KOHLENHYDRATE. Beim Verdauungsvorgang wird Zucker in Glucose aufgespalten, die in den Blutkreislauf eingespeist und in alle Bereiche des Körpers transportiert wird.

Wieviel Glucose sich im Blut befindet, wird durch die Hormone Insulin und Glucagon geregelt. Wenn der Blutzuckerspiegel wie bei der ZUCKERKRANKHEIT nicht geregelt werden kann, kommt es entweder zu einer Überzuckerung, der Hyperglykämie, oder einer UNTERZUCKERUNG, der Hypoglykämie.

Die meisten Zucker werden rasch verdaut und stellen sofort Energie bereit. So rasch wie der Blutzuckerspiegel nach einem Energiestoß durch ein zuckerhaltiges Getränk oder einen süßen Imbiß ansteigt, so rasch fällt er auch wieder ab. Regelmäßige kleine Mahlzeiten aus vielen komplexen Kohlenhydraten halten den Blutzuckerspiegel besser unter Kontrolle.

Ist Zucker ungesund?

Obwohl möglicherweise ein Zusammenhang zwischen hohem Zuckerverbrauch und einem erhöhten Risiko von HERZERKRANKUNGEN, der Zuckerkrankheit und NIERENERKRANKUNGEN besteht, fehlt ein wissenschaftlicher Beweis dafür. Zweifel bestehen sogar daran, daß ein hoher Zuckerverbrauch zwangsläufig zu FETTLEIBIGKEIT führt, denn schlanke Menschen essen mehr Zucker als dicke.

Zucker liefert keinerlei Vitamine, Mineralstoffe oder Ballaststoffe, und selbst Honig und brauner Zucker, die als gesünder gelten, enthalten nur geringe Mengen an Vitaminen und Mineralstoffen. Deshalb dürfen nährstoffreichere Nahrungsmittel nicht durch zuckerhaltige Snacks und Getränke ersetzt werden.

Zucker dämpft überdies den Appetit. Wenn Kinder vor den Mahlzeiten leere Kalorien in Form von gezuckerten Limonaden, Schokolade und Süßigkeiten zu sich nehmen, verderben sie sich den Appetit auf nahrhafte Speisen.

Abgesehen von dem gesicherten Zusammenhang zwischen Karies und Zucker gibt es keinen Nachweis für weitere schädliche Wirkungen des Zuckers. Sofern die Ernährung insgesamt ausgewogen ist und alle Nährstoffe ausreichend liefert, ist aus der Sicht der Ernährungswissenschaftler nichts gegen mäßige Mengen an Zucker einzuwenden. Für die meisten Menschen trägt er auch zum Genuß beim Essen bei.

Ob eine zuckerreiche Ernährung die Ursache für HYPERAKTIVITÄT sein kann, ist noch umstritten. Um den Zucker aufspalten zu können, benötigt der Organismus Chrom, das dem Haushaltszucker jedoch beim industriellen Raffinieren entzogen wurde. Kommt es im Organismus zu einem Chrommangel, kann das Insulin den Blutzuckerspiegel weniger effektiv steuern. Daher vermutet man, daß ein Zusammenhang zwischen Hyperakti-

SÜSSEN OHNE ZUCKER

Bei den künstlich süßenden Substanzen muß man zwischen Zuckeraustauschstoffen und künstlichen Süßstoffen unterscheiden. Zuckeraustauschstoffe wie Mannit, Sorbit, Xylit und gehärteter Glucosesirup weisen etwa den gleichen Energiegehalt wie Zucker auf. In vielen industriellen Lebensmitteln ersetzen sie den Zucker, werden jedoch vom Körper nicht so gut aufgenommen. Zuckeralkohole, nämlich gehärteter Glucosesirup und Xylit, werden für zahnschonende Süßwaren und Kaugummis verwendet. Allerdings können diese Stoffe Durchfall verursachen, wenn man mehr als 25 g pro Tag davon aufnimmt.

Künstliche Süßstoffe wie Acesulfam K, Aspartam und Saccharin enthalten so gut wie überhaupt keine Energie und werden vorwiegend in Diätgetränken und -desserts sowie in Form von Süßwürfeln eingesetzt. Diese Stoffe sind 200- bis 400mal süßer als Zucker.

Aspartam kommt Zucker geschmacklich sehr nahe und hinterläßt im Gegensatz zu Saccharin keinen bitteren Nachgeschmack. Künstliche Süßstoffe stehen im Ruf, stark appetitanregend zu sein, obwohl viele Fachleute dieser Behauptung widersprechen.

Mit künstlichen Süßstoffen hergestellte kalorienarme Getränke sind für jeden geeignet, auch für Diabetiker. Doch sollte man beim Konsum solcher Getränke daran denken, daß in diesem Fall zwar nicht der Zucker, wohl aber die Säuren der Getränke den Zahnschmelz angreifen können.

vität sowie anderen Verhaltensauffälligkeiten und einer zuckerreichen Ernährung besteht. Beweise für diese Behauptung gibt es bislang nicht.

Einigen Menschen fehlt das Enzym Laktase; sie leiden an einer Milchzuckerunverträglichkeit. Sie können keine Milch verdauen, Joghurt und bestimmte Käsesorten vertragen sie jedoch meist problemlos.

Zucker und Karies

Süßigkeiten und gezuckerte alkoholfreie Getränke sind die Hauptverursacher von Karies, wenn auch im Prinzip alle Arten von Stärke Karies und Zahnfleischbeschwerden bedingen können. Sie werden von auf den Zähnen sitzenden Bakterien in Säuren umgewandelt, die den Zahnschmelz angreifen. Entscheidend ist die Dauer des Kontaktes. Daher ist es besonders schlecht für die Zähne, zwischen den Mahlzeiten Süßes zu essen und ständig gezuckerte Getränke und Säfte zu trinken. Säuglinge und Kleinkinder sollten niemals mit Milch, die Laktose enthält, gesüßten Tees oder Fruchtsäften beruhigt werden, da die zuckerhaltige Flüssigkeit die ganze Zeit die Zähne umspült.

Klebrige Süßigkeiten und Dörrobst enthalten reichlich konzentrierten Zucker und kleben an den Zähnen fest, so daß die Bakterien mehr Zeit haben, Säuren zu produzieren. Nach dem Essen sollte man daher entweder die Zähne putzen oder zuckerfreie Kaugummis kauen, die den Speichelfluß anregen. Dieser sorgt dafür, daß der Großteil der schädlichen Säuren weggespült wird.

Was auf der Etikette steht

Weil Saccharose, der Haushaltszucker, Nahrungsmittel konserviert und manchen Speisen mehr Volumen und Süße verleiht, wird sie in der Lebensmittelherstellung sehr oft eingesetzt. Allerdings verwendet die Nahrungsmittelindustrie mehrere verschiedene Sorten Zucker. Häufig befinden sich auf der Etikette die Bezeichnungen Saccharose, Glucose, Dextrose (Traubenzucker), Maltose, Melasse, Laktose, Fructose, Honig, Maissirup und Invertzucker (ein Gemisch aus Glucose und Fructose).

ZUCKERKRANKHEIT

Die Zuckerkrankheit oder auch Diabetes mellitus ist eine Funktionsstörung der Bauchspeicheldrüse, die in nicht mehr ausreichender Menge Insulin herstellen kann. Die Krankheit äußert sich zunächst in gesteigertem Durst und häufigem Harndrang. Wird sie nicht behandelt, treten Gewichtsverlust, Müdigkeit, wiederholte Infektionen sowie Sehstörungen auf, und in seltenen Fällen kann es zum Koma kommen oder sogar der Tod eintreten.

Insulin ist ein wichtiges Hormon, das einerseits die Glucose in die Körperzellen schleust, um den akuten Energiebedarf zu decken. Andererseits ist es dazu da, Energieträger in der Leber und den Fettzellen zu speichern. Bei Insulinmangel steigt der Blutzuckerspiegel abnorm hoch an.

Es gibt zwei Hauptformen des Diabetes mellitus. Der sogenannte Typ I ist die schwerwiegendere Form, die meist schon bei jungen Menschen unter 35 Jahren auftritt. Da die Insulinproduktion bei dieser Krankheitsform völlig zum Erliegen kommt, sind die Patienten auf regelmäßige Insulinspritzen angewiesen. Oft entwickelt sich die Krankheit als Spätfolge einer Virusinfektion, die die Bauchspeicheldrüse geschädigt hat.

Der sogenannte Typ II ist der nichtinsulinabhängige Altersdiabetes. Etwa 15% aller Menschen über 50 Jahre erkranken daran. Er entwickelt sich etwa ab dem 40. Lebensjahr, bleibt oft unerkannt und wird häufig erst bei einer medizinischen Routineuntersuchung festgestellt. Die Insulinproduktion funktioniert bei den Betroffenen noch, doch wird das Hormon nicht in ausreichender Menge zur Verfügung gestellt. Manchmal reagiert der Körper auch abweisend gegenüber dem Insulin.

Sowohl der insulinabhängige Typ als auch der Altersdiabetes treten familiär gehäuft auf. Allerdings ist Übergewicht der Hauptrisikofaktor für die Entwicklung eines Diabetes mellitus vom Typ II. Da die nicht verwertete Glucose vom Körper ausgeschieden wird, kann die Diagnose nicht nur durch einen Bluttest gestellt werden,

Fallbeispiel

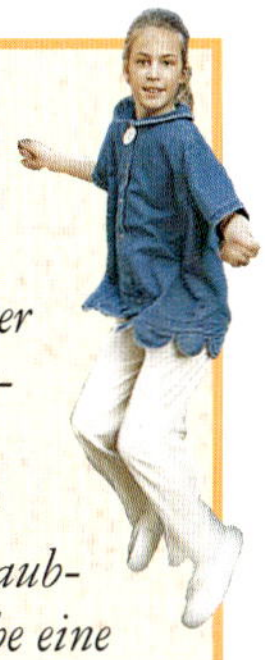

Als Anna, ein lebhaftes 14jähriges Mädchen, über Kopf- und Gelenkschmerzen und einen trockenen Mund klagte und immer teilnahmsloser wurde, glaubten alle zunächst, sie habe eine Grippe. Erst durch die ärztliche Untersuchung wurde ein Diabetes mellitus Typ I festgestellt.

Annas Blutzuckerspiegel wurde eingestellt, und nach 2 Wochen konnte sie wieder zur Schule gehen. Zweimal täglich gibt sie sich jetzt eine Insulinspritze und kontrolliert ihren Blutzuckerspiegel. Bereits vorher hatte sie sich mit vielen Ballaststoffen fettarm und ohne zusätzlichen Zucker ernährt. Neu ist lediglich, daß sie vor dem Korbballspielen einen kleinen Imbiß zu sich nehmen muß. Anna kommt ganz gut mit ihrer Krankheit zurecht und führt trotzdem ein aktives Leben.

Ernährungskontrolle *Bei Diabetes braucht man nicht immer eine spezielle Diät, oft reicht eine ausgewogene Ernährung.*

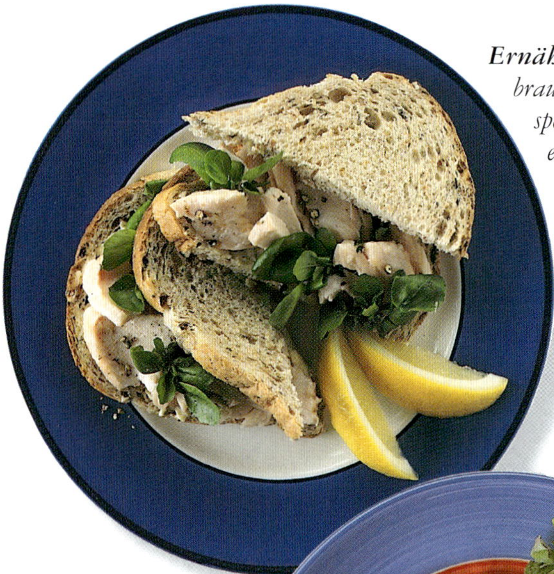

Ein dickes Vollkornsandwich mit pochiertem Lachs ist ein nahrhafter Imbiß.

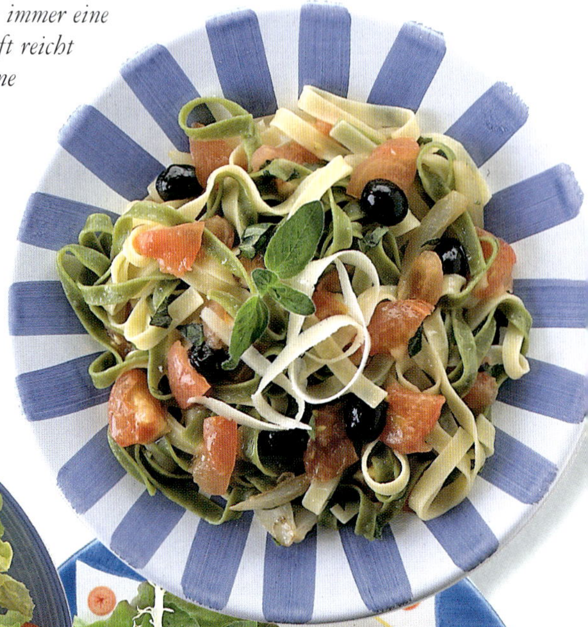

Nudeln mit Gemüse und fettarmem Käse sind ein schmackhaftes Hauptgericht.

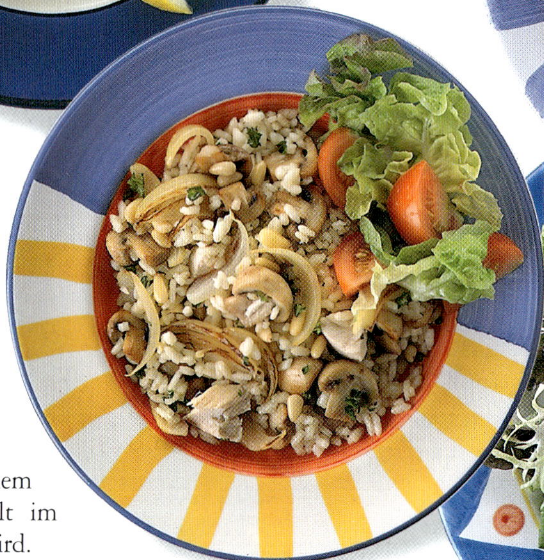

Risotto mit etwas Hühnchen: ein wohlschmeckender Hauptgang

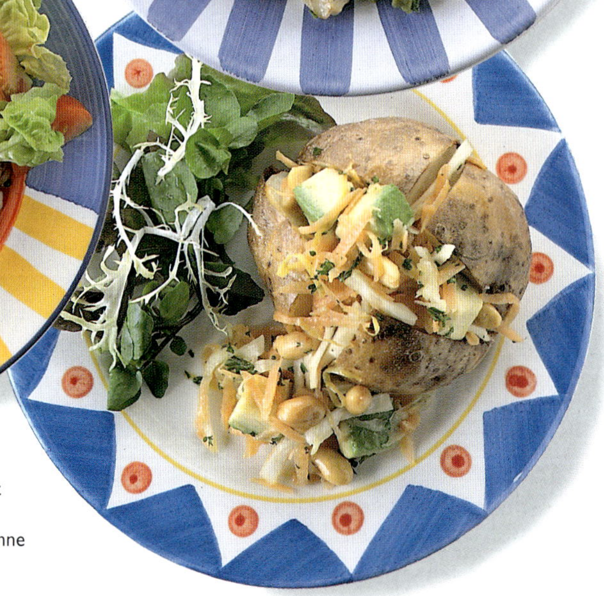

Zu Folienkartoffeln paßt sehr gut Krautsalat mit Zitronensauce – aber ohne Mayonnaise.

sondern auch indem der Glucosegehalt im Urin gemessen wird.

Eine erfolgreiche Behandlung zielt darauf ab, den Blutzuckerspiegel so normal wie möglich zu halten. Wichtige Voraussetzungen dazu sind ein Normalgewicht, regelmäßiges Körpertraining, eine sorgfältig zusammengestellte Kost und, soweit nötig, Insulinspritzen. In vielen Fällen reicht die Kombination von Ernährungsmaßnahmen und Gewichtsreduktion, um den Zustand unter Kontrolle zu halten.

Bei beiden Diabetesarten sind regelmäßige Mahlzeiten überaus wichtig, damit der Blutzuckerspiegel nicht absinkt. Insulinabhängige Diabetiker müssen manchmal alle 2–3 Stunden essen und oft noch zusätzlich eine Kleinigkeit zu sich nehmen. Bei einer auftretenden Unterzuckerung brauchen sie so schnell wie möglich Glucose. Die Deutsche Diabetologische Gesellschaft empfiehlt in einem solchen Fall 15 g Glucose oder Saccharose, entweder in Tablettenform oder besser noch als Getränk. Wenn die Unterzuckerung öfter vor den Mahlzeiten auftritt, muß der Abstand zwischen den Mahlzeiten verkürzt werden.

Alle Diabetiker sollten einen Ausweis bei sich tragen, der über die Art der Behandlung und die Dosierung der Medikamente, die sie im Notfall brauchen, Auskunft gibt. Da leichte Formen des Diabetes keine Symptome zeigen, sollte man sich regelmäßig untersuchen lassen, wenn man das 50. Lebensjahr überschritten hat.

Ernährung und Diabetes

Diabetiker brauchen eine von Experten sorgfältig zusammengestellte und auf ihren Typ und auf ihre speziellen Erfordernisse abgestimmte Ernährung. Die allgemeinen Richtlinien sind zwar für alle Diabetiker mehr oder weniger gleich, doch gibt es individuelle Unterschiede, die sich nach der Art des Diabetes sowie dem Körpergewicht und der körperlichen Aktivität richten. Bei der Planung der Mahlzeiten spielen auch der Zeitpunkt und die Dosierung der jeweiligen Insulininjektionen eine Rolle. Es sollte ferner berücksichtigt werden, ob die Betroffenen gegenüber Insulin und anderen Medikamenten empfindlich sind.

Die Deutsche Diabetologische Gesellschaft lehnt eine spezielle, industriell gefertigte Diabetikernahrung ab. Solche Produkte verstärken nur den Glauben, Diabetiker könnten sich nicht normal ernähren. Abgesehen von den beachtlichen Preisen haben viele Diabetikerprodukte auch einen hohen Fettgehalt. Daher ist eine normale zucker- und energiearme Ernährung besser geeignet.

Heutzutage wird Diabetikern eine Kost empfohlen, die viele komplexe Kohlenhydrate und Ballaststoffe enthält und möglichst arm an Fett und Zucker ist.

Langzeitkomplikationen wie HERZERKRANKUNGEN, Augenprobleme und Nierenversagen zu vermeiden und mit Hilfe der Ernährung die unmittelbaren Krankheitszeichen in den Griff zu bekommen – das sind die Ziele der Behandlung. Die Ernährungsrichtlinien gelten dabei ebenso für Kinder und Jugendliche, allerdings sollten Ärzte und Diätetiker in diesem Fall die Ernährung regelmäßig den durch das Wachstum veränderten Bedürfnissen anpassen. Mit sorgfältiger Selbstbeobachtung und einer guten medikamentösen Behandlung haben heute alle Diabetiker eine normale Lebenserwartung.

Frauen können in der Schwangerschaft Diabetes bekommen, der sich aber im allgemeinen 6 Wochen nach der Geburt wieder legt. Etwa 40 % der Betroffenen entwickeln allerdings innerhalb der folgenden 20 Jahre einen Altersdiabetes.

DEN BLUTZUCKERSPIEGEL UNTER KONTROLLE HALTEN

- Übergewicht sollte man vermeiden und auf eine ausgewogene, gesunde Ernährung mit geeigneten Nahrungsmitteln achten. Wer abnehmen muß, sollte sich von einem Arzt oder Diätetiker beraten lassen.
- Regelmäßiges Essen ist wichtig. Die Anzahl und Portionsgröße der Mahlzeiten sollte den individuellen Gegebenheiten angepaßt werden.
- Betroffene sollten vermehrt stärkehaltige, ballaststoffreiche Nahrungsmittel wie Vollkornbrot, Bohnen, Erbsen und Linsen essen. Bei diesen Nahrungsmitteln steigt der Blutzuckerspiegel nur langsam an.
- Zuckerhaltige alkoholfreie Getränke, Kuchen, Süßigkeiten und Schokolade sollte man weitgehend meiden. Der Zucker wird rasch verwertet und läßt den Blutzuckerspiegel schneller steigen.
- Viel frisches Obst und Gemüse liefern lösliche Ballaststoffe und Vitamine. Früchte eignen sich als Imbiß oder Nachspeise. Bei Obstkonserven sollte man darauf achten, daß sie in natürlichem Saft und nicht in Sirup eingelegt sind. Dörrobst wie Datteln enthält konzentrierten Zucker und darf nur in kleinen Mengen gegessen werden.
- Mindestens zweimal täglich sollte man Fleisch, Eier oder Käse zu sich nehmen. Wer auf sein Gewicht achten muß, wählt kleine Portionen. Fisch und Hülsenfrüchte sind weitere mögliche Eiweißquellen.
- Der Fettkonsum muß verringert werden, da Fett das Risiko von Herzerkrankungen bei Diabetikern noch erhöht.
- Der Salzkonsum sollte eingeschränkt werden, da Diabetiker ohnehin zu erhöhtem Blutdruck neigen. Auch auf das versteckte Salz in Konserven sowie in geräucherten und vorbehandelten Lebensmitteln sollte man achten.
- Der Alkoholkonsum sollte in Grenzen gehalten werden. Dabei sollte man bedenken, daß zuckerarme Diätbiere einen höheren Alkoholgehalt haben.
- Süßstoffe zu verwenden ist sinnvoll, spezielle Lebensmittel für Diabetiker müssen Zuckerkranke aber nicht zu sich nehmen.

ZWERCHFELL-BRUCH

ESSEN SIE VIEL
- *kleine Mahlzeiten*
- *mit Kräutern gewürzte Speisen*

TRINKEN SIE WENIG
- *starken Kaffee und Alkohol*

MEIDEN SIE
- *große Mahlzeiten am späten Abend*
- *Speisen, die den Magen beschweren*
- *Rauchen*

Bei diesem häufigen Leiden stülpt sich ein Teil des Magens durch eine Zwerchfellücke in den Brustraum. Dadurch fließt die Magensäure in die Speiseröhre zurück. Die Folgen können chronisches Sodbrennen, das sich in der Rückenlage noch verschlimmert, sowie VERDAUUNGSSTÖRUNGEN und BLÄHUNGEN sein. Oft hat der Betroffene aber auch keinerlei Beschwerden.

Wer einen Zwerchfellbruch hat, sollte große, schwere Mahlzeiten vermeiden, die den Magen überladen. Besser ist es, über den Tag verteilt, vier oder fünf kleinere Mahlzeiten zu sich zu nehmen.

Hauptsächlich leiden übergewichtige Frauen mittleren Alters unter einem Zwerchfellbruch. Sie sollten unbedingt ihr Gewicht reduzieren. Wer raucht, sollte es aufgeben, denn es verstärkt die Säurebildung im Magen. Ebenso sollte der Betroffene auf schwerverdauliche ausgebackene und fette Gerichte verzichten, ferner auf saure und eingelegte Speisen, die Sodbrennen auslösen können.

Als Getränke eignen sich Wasser oder milde Kräutertees, aber kein Pfefferminztee, denn er läßt, wie Alkohol und Kaffee, den Ösophagus erschlaffen, den Muskel, der den Übergang von der Speiseröhre zum Magen verschließt. Die Folge ist, daß die Magensäfte ungehindert in die Speiseröhre aufsteigen können. Auch kohlensäurehaltige Getränke, die ein Aufstoßen verursachen, sowie sehr heiße oder kalte Speisen, die den Magen zusätzlich reizen, sollte man besser meiden.

Da die Beschwerden in der Ruhelage zunehmen, ist es nicht ratsam, sich nach dem Essen hinzulegen. Beim Zubettgehen sollte die letzte Mahlzeit mindestens 3 Stunden zurückliegen. Je weniger sich im Magen befindet, um so weniger Schwierigkeiten bereitet das Liegen. Einige Heilpraktiker empfehlen, bei der Zubereitung des Essens verdauungsfördernde Kräuter wie Rosmarin, Salbei, Estragon, Fenchel, Dill und Minze zu verwenden.

Die nächtlichen Beschwerden lassen sich auch verringern, wenn das Kopfende des Bettes etwa 7–8 cm erhöht wird.

In schweren Fällen kann es notwendig sein, den ausgestülpten Teil des Magens mit Hilfe einer Operation wieder zurückzuschieben und so zu verhindern, daß der saure Mageninhalt weiterhin in die Speiseröhre fließt.

ZWIEBELN

VORTEILE

- *Können helfen, den Cholesterinspiegel zu senken*
- *Verhindern möglicherweise Blutgerinnsel*
- *Sollen das Krebsrisiko verringern*
- *Gelten als schleimlösendes Mittel*

NACHTEILE

- *Können bei empfindlichen Menschen Migräne auslösen*
- *Verursachen Mundgeruch*
- *Können Blähungen hervorrufen*

Zwiebeln gelten seit je als natürliches Allheilmittel. Vor allem die Schwefelbestandteile der Zwiebel, die ihr den intensiven Geschmack und Geruch verleihen, führten zu der Annahme, Zwiebelsaft könne bei Krankheiten helfen. Im Mittelalter verwendete man Zwiebeln als Talisman gegen die Pest. Und noch immer empfiehlt man bei Warzen und Akne, Zwiebelscheiben aufzulegen, obwohl es keinen Beweis für ihre heilende Wirkung gibt.

Zwiebeln gehören wie Knoblauch zur Familie der *Allium*-Gewächse. Zwar wird heute die Schutz- und Heilwirkung der Zwiebel allgemein anerkannt, aber die dafür verantwortlichen Substanzen wurden noch nicht bestimmt. Roh gegessen, sollen Zwiebeln den Cholesterinspiegel senken, indem sie den Gehalt an Lipoproteinen hoher Dichte (HDL) erhöhen. Diese speziellen Moleküle lösen das CHOLESTERIN aus dem Gewebe und von den Arterienwänden.

Ferner sollen sowohl rohe als auch gekochte Zwiebeln die schädigenden Auswirkungen fetter Speisen verhindern. Sie scheinen einen Stoff zu enthalten, der die Blutgerinnung stoppt und bestehende Gerinnsel aufzulösen vermag. Obgleich wissenschaftlich nicht bewiesen, deutet vieles darauf hin, daß Zwiebeln aus diesem Grund gegen verschiedene Krankheiten helfen können. Dazu gehören beispielsweise koronare HERZERKRANKUNGEN, THROMBOSEN sowie alle Leiden, die mit Infarkten und einem schwachen Kreislauf zusammenhängen. Offensichtlich ist es ratsam, mehr Zwiebeln zu essen. So können eingelegter Matjes und Kartoffelsalat mit milden rohen und ein Lammbraten mit angebratenen Zwiebeln verfeinert werden.

Auch die vermutete Schutzwirkung der Zwiebeln gegen Krebs ist Gegenstand wissenschaftlicher Untersuchungen. Möglicherweise verhindert der in Zwiebeln enthaltene Schwefel das Wachstum von Krebszellen. Heute noch ist bei Kindern mit Ohrenentzündungen das Zwiebelsäckchen ein bekanntes und erfolgreiches Heilmittel. Bei manchen Menschen können Zwiebeln jedoch MIGRÄNE auslösen und zu BLÄHUNGEN führen.

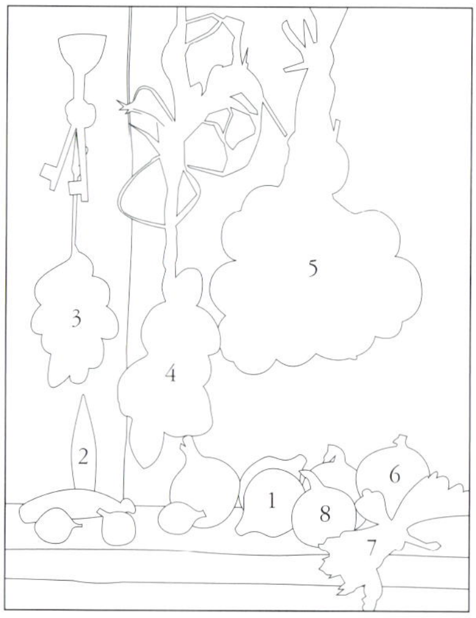

Scharf oder süß *Der scharfe Geschmack aller Zwiebelgewächse wird beim Kochen milder. Rote Zwiebeln (1), Bananenschalotten (2), kleine Zwiebeln (3), Schalotten (4), braune Zwiebeln (5), spanische Zwiebeln (6), Frühlingszwiebeln (7), weiße Zwiebeln (8).*

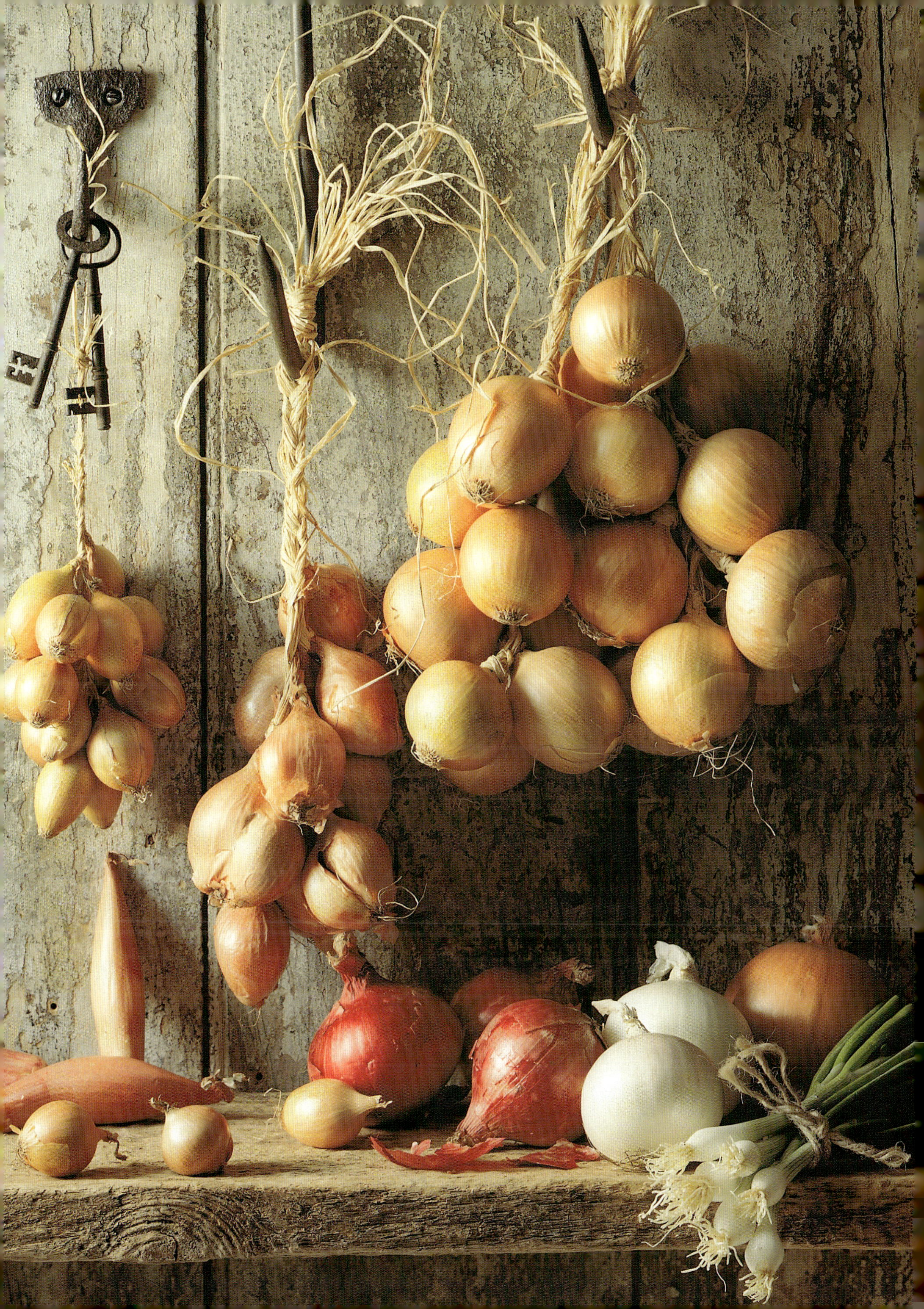

Glossar

Im folgenden werden einige schwierige oder wenig bekannte Begriffe und Wendungen erläutert, die im Hauptteil des Buches nicht mit einem eigenen Eintrag vertreten sind.

Adrenalin Ein Hormon, das von den Nebennieren gebildet und ausgeschüttet wird, wenn das Gehirn einen Notfall oder starke emotionale Belastung signalisiert. Es versetzt den Körper in Bereitschaft, zu kämpfen oder zu fliehen. Es beschleunigt den Herzschlag und die Atmung, läßt den Blutzuckerspiegel ansteigen und verzögert die Ermüdung der Muskeln.

Aflatoxin Ein Gift, das von dem Schimmelpilz *Aspergillus flavus* produziert wird, der sich in warmem, feuchtem Milieu, z. B. auf Getreide, ausbreitet. Der Giftstoff kann das Immunsystem schädigen und steht im Verdacht, Krebs auszulösen.

Akut Der Begriff bezeichnet eine Erkrankung, die rasch und heftig einsetzt und schnell zum Höhepunkt kommt, z. B. akute Blinddarmentzündung.

Alkaloide Stickstoffhaltige Substanzen überwiegend pflanzlicher Herkunft. Einige dieser Substanzen werden als Arzneimittel eingesetzt, z. B. Codein, Morphin und Chinin; andere können giftig sein, so beispielsweise Solanin (in grünen, lichtgeschädigten Kartoffeln) und Nicotin. In kleinen Mengen wirkt Nicotin anregend, große Mengen jedoch sind giftig.

Allergen Jede Substanz, die eine allergische Reaktion auslöst, beispielsweise Pollen, die Heuschnupfen hervorrufen, oder Erdnüsse, die schwere Asthmaanfälle verursachen können.

Amine In Nahrungsmitteln enthaltene Stickstoffverbindungen, die sich mit den ebenfalls in der Nahrung vorhandenen Nitriten zu Nitrosaminen verbinden, die vermutlich krebserregend sind. Beweise dafür stehen allerdings noch aus.

Aminosäuren Die Bausteine aller Eiweiße (Proteine). Es gibt 20 verschiedene Aminosäuren, von denen der Körper die meisten selbst herstellen kann. Lediglich acht Aminosäuren kann der Körper nicht produzieren, sie müssen ihm mit der Nahrung zugeführt werden. Daher bezeichnet man sie als essentielle (unentbehrliche) Aminosäuren. Wenn Nahrungseiweiß aufgebrochen wird, wandern die Aminosäuren mit dem Blutstrom in die Leber und in andere Körperregionen, wo sie benötigt werden. Dort werden sie wieder zu bestimmten Eiweißen zusammengesetzt, je nachdem, was das entsprechende Gewebe braucht.

Anaphylaktischer Schock Eine überschießende, unter Umständen lebensbedrohliche allergische Reaktion, bei der große Mengen an Histaminen im Körper freigesetzt werden. Dadurch kommt es zu einem raschen Anschwellen der Schleimhäute und in der Folge zu Atemnot. Erhält der Betroffene nicht umgehend ärztliche Hilfe, kann ein Herz- und Kreislaufversagen die Folge sein. Ein solcher Anfall kann durch Nahrungsmittel wie Erdnüsse, durch Insektenstiche oder bestimmte Arzneimittel ausgelöst werden.

Antikarzinogene Einige in Nahrungsmitteln enthaltene Stoffe, die Karzinogenen (krebserzeugenden Stoffen) entgegenwirken sollen und daher der Entstehung bestimmter Krebsformen vorbeugen können. Kreuzblütler (z. B. Brokkoli, Blumenkohl, Grünkohl, Rosenkohl und Weißkohl) enthalten diese Stoffe besonders reichlich.

Antikörper Sie stehen an vorderster Front der körpereigenen Abwehr und können Bakterien und andere möglicherweise schädliche Stoffe vernichten. Sobald sich eine körperfremde Substanz, etwa ein Virus, im Körper breitmacht, produziert das Lymphgewebe diese Antikörper, die über den Blutkreislauf transportiert werden. Jeder Antikörper kann jedoch nur eine bestimmte Infektion bekämpfen; so kann beispielsweise ein Antikörper gegen Masern nichts gegen ein Erkältungsvirus ausrichten. Hat der Körper gegen eine Krankheit Antikörper gebildet, ist er künftig dagegen immun.

Bakterien Einfache Mikroorganismen, die aus einer einzigen Zelle bestehen und nur einige Tausendstel Millimeter groß sind. Sie gedeihen überall, in der Luft, in Nahrung, im Wasser, im Boden und im Inneren von Lebewesen, also auch im Menschen. Sie sind nicht in jedem Fall schädlich, im Gegenteil: Die Bakterien, die normalerweise die Darmflora bilden, helfen sogar, Infektionen abzuwehren. Andere jedoch verursachen zahlreiche Krankheiten von Cholera und bestimmten Formen der Lungenentzündung bis hin zu Lebensmittelvergiftungen und Tuberkulose. Manche Bakterien produzieren darüber hinaus Giftstoffe, sogenannte Toxine.

Betacarotin Der gelbe Farbstoff, dem Nahrungsmittel wie Möhren, Aprikosen, Cantaloupemelonen und Mangos ihre leuchtende Farbe verdanken. Betacarotin gehört zu den Antioxidantien,

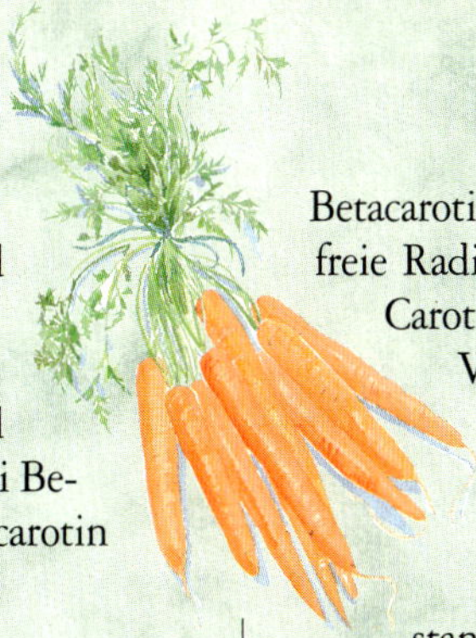

die dazu beitragen, den Körper langfristig gesund zu erhalten, und möglicherweise vor den Auswirkungen von Alter und Krankheiten schützen. Bei Bedarf kann der Körper Betacarotin in Vitamin A umwandeln.

Bioflavonoide Bioaktive Substanzen oder sekundäre Pflanzenstoffe, die in Früchten wie Zitronen, Pflaumen, Grapefruits, Kirschen, Brombeeren und schwarzen Johannisbeeren sowie in Buchweizen, schwarzem Tee und Kohl enthalten sind. Sie besitzen meist ausgeprägt antioxidative Eigenschaften und sollen helfen, bestimmten Krebsformen vorzubeugen. Außerdem stärken sie zusammen mit Vitamin C die Kapillaren, die kleinen Blutgefäße.

Biologische Verfügbarkeit Nahrungsmittel, aus denen der Körper die Nährstoffe leicht herauslösen kann, besitzen eine hohe biologische Verfügbarkeit. So ist z. B. Eisen aus Fleisch biologisch besser verfügbar als aus Gemüse.

B-Komplex Die Vitamine des B-Komplexes sind chemisch untereinander nicht verwandt, doch kommen sie oft gemeinsam in denselben Nahrungsmitteln vor, so etwa in Milch, Getreideprodukten oder Innereien. Darüber hinaus arbeiten sie im Körper eng zusammen, vor allem bei der Freisetzung von Energie aus der Nahrung.

Die Vitamine des B-Komplexes werden mit ihrem Namen und/oder einem Code bezeichnet. Im einzelnen gehören zu diesem Komplex Vitamin B_1 (Thiamin), Vitamin B_2 (Riboflavin), Pantothensäure, Vitamin B_6 (Pyridoxin), Niacin, Biotin, Folsäure und Vitamin B_{12} (Cyanocobalamin).

Carotinoide Gelbe und rote Pigmente, die in vielen Pflanzen enthalten sind. Zu den Carotinoiden gehört u. a. auch Betacarotin, ein Antioxidans, das freie Radikale neutralisiert. Andere Carotinoide sollen allein oder in Verbindung mit anderen Stoffen ähnlich günstige Eigenschaften haben.

Cellulose Wichtiger Bestandteil der Zellwände von Pflanzen. Der Mensch kann diesen unlöslichen Ballaststoff zwar nicht verdauen, dennoch ist er ein wichtiger Bestandteil der Ernährung, da er dafür sorgt, daß Abfallprodukte rasch durch den Darm aus dem Körper hinausbefördert werden.

Chronisch Dieser Begriff bezeichnet eine Erkrankung, die sich langsam entwickelt und von langer Dauer ist, z. B. Asthma oder Arthritis.

Diuretikum Ein Arzneimittel, das die Harnproduktion fördert. Diuretika werden eingesetzt, um Wassereinlagerungen zu beseitigen, die bei Herz- und Nierenerkrankungen auftreten können. Das in Kaffee, schwarzem Tee und Colagetränken enthaltene Koffein ist ein natürliches Diuretikum; Petersilie, Sellerie, Spargel und Löwenzahn enthalten ebenfalls solche harntreibenden Stoffe.

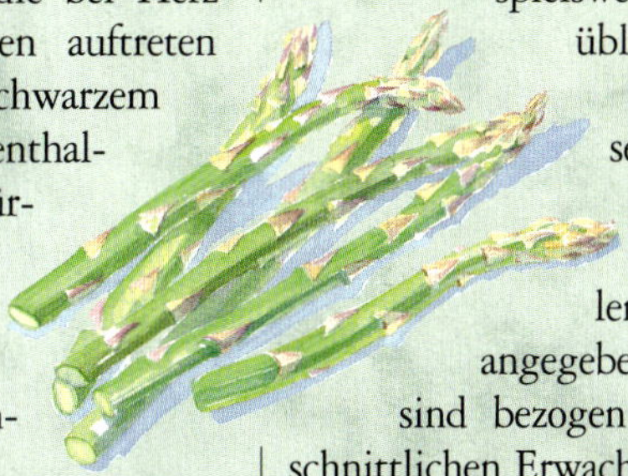

DNS (Desoxyribonucleinsäure) Sie befindet sich im Kern jeder lebenden Zelle und enthält das Erbgut, also die Informationen, mit denen bestimmte Merkmale von den Eltern auf ihre Kinder übertragen werden. Die DNS ist der Bauplan für die gesamte Körperentwicklung.

Einfach ungesättigte Fettsäuren Fettsäuren, die vor koronaren Herzerkrankungen und Arterienverkalkung schützen sollen; sie sind reichlich in Olivenöl und Avocados enthalten.

Eisen Man unterscheidet zwischen Eisen aus tierischen und aus pflanzlichen Quellen. Dieses kann der Körper nicht so gut aufnehmen wie den in Fleisch enthaltenen Mineralstoff. Man kann die Eisenaufnahme aus pflanzlichen Nahrungsmitteln jedoch unterstützen, indem man dem Körper gleichzeitig Vitamin C zuführt.

Elektrolyte Elektrisch geladene Teilchen, die im Blut kreisen und dazu beitragen, den Flüssigkeitshaushalt des Körpers zu regulieren. Elektrolyte sind Natrium, Kalium, Calcium, Magnesium, Chlorid und Bicarbonat.

Empfohlene Tagesmengen In vielen Ländern gibt es offizielle Empfehlungen, in welcher durchschnittlichen Menge man bestimmte Nährstoffe pro Tag zu sich nehmen sollte. Innerhalb der Europäischen Union und in der Schweiz werden diese Mengen häufig auf den Etiketten angegeben. Beispielsweise ist die in einer üblichen Portion enthaltene Eisenmenge prozentual im Verhältnis zur empfohlenen Tagesmenge angegeben. Die Mengen sind bezogen auf den durchschnittlichen Erwachsenen und liefern deshalb nur grobe Anhaltspunkte für eine gesunde Ernährung. Individuelle Unterschiede im Nährstoffbedarf, die u. a. von Alter, Geschlecht oder Beruf abhängen, sind nicht berücksichtigt.

Emulgatoren Lebensmittelzusatzstoffe, mit deren Hilfe man Öl und Wasser mischen kann, ohne daß sie sich – wie es normalerweise der Fall ist – wieder trennen.

Endorphine Schmerzstillende und beruhigende Substanzen, die im Gehirn gebildet werden. Ihre Wirkung ähnelt der von Opiumderivaten wie Morphin. Sie werden bei starkem Streß oder übermäßiger körperlicher Anstrengung freigesetzt. Auch Schokolade soll den Endorphinspiegel im Gehirn ansteigen lassen.

Energiebedarf Der Energiebedarf eines Menschen ist abhängig von Alter, Größe, Geschlecht und körperlicher Aktivität. So braucht ein 16jähriger Junge rund 12600 kJ (3000 kcal), eine mäßig aktive erwachsene Frau meist nur knapp 8400 kJ (2000 kcal).

Enzyme Eiweißstoffe, die in den Zellen von Pflanzen und Tieren gebildet werden und als Katalysatoren biologische Prozesse beschleunigen, ohne selbst dabei verbraucht zu werden. Sie binden sich an den Stoff, der verändert werden soll, und wandeln ihn um.

Enzyme in Speichel, Magen, Bauchspeicheldrüse und Dünndarm spielen für die Verdauung eine entscheidende Rolle, da sie die Nahrung so umstrukturieren, daß sie vom Körper optimal verwertet und der Rest ausgeschieden werden kann. Jedes Enzym hat eine bestimmte Funktion. So ist z. B. ein für den Fettstoffwechsel zuständiges Enzym nicht in der Lage, Eiweiß oder Kohlenhydrate aufzuschlüsseln.

Enzyme sind für die Gesundheit lebenswichtig. Versagt nur ein einziges Enzym, kann das eine schwerwiegende Störung zur Folge haben.

Ernährungsempfehlungen Die von der Deutschen Gesellschaft für Ernährung (DGE) ermittelten Richtwerte für die durchschnittliche Menge an Nährstoffen, die unterschiedliche Bevölkerungsgruppen, beispielsweise Säuglinge, Kinder, Jugendliche, Frauen und Schwangere, täglich zu sich nehmen sollten.

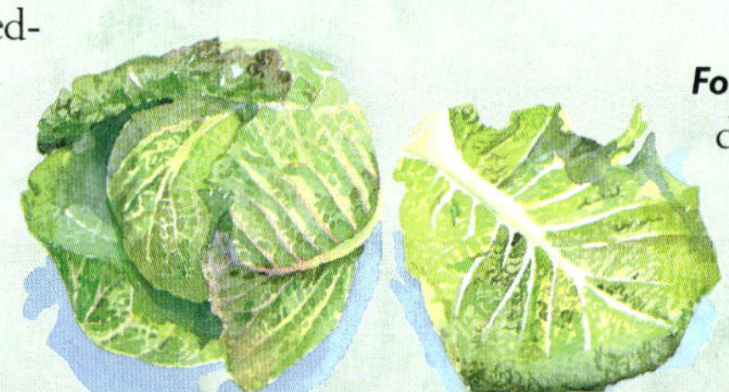

Essentielle Fettsäuren Einige mehrfach ungesättigte Fettsäuren kann der Körper nicht selbst herstellen; damit er gesund bleibt, müssen sie ihm mit der Nahrung zugeführt werden. Es gibt im wesentlichen zwei Gruppen: zum einen die Omega-6-Fettsäuren, chemische Abkömmlinge der Linolsäure, die in Pflanzenölen wie Sonnenblumenöl enthalten sind; zum andern die Omega-3-Fettsäuren, die von der Linolensäure abstammen und die Leinöl, Walnüsse und Fische liefern. Diese Fettsäuren halten die Zellmembranen intakt, transportieren Fette innerhalb des Körpers und werden für die Bildung von Prostaglandinen (wichtigen hormonartigen Substanzen) benötigt.

Flüssigkeitshaushalt Um richtig funktionieren zu können, braucht der Körper stets eine ausreichende Menge an Flüssigkeit. Normalerweise bleibt der Flüssigkeitshaushalt verhältnismäßig konstant, egal, wieviel man trinkt. Er wird zum Teil über die Elektrolyten gesteuert, aber auch die Nieren spielen eine Rolle dabei, wieviel Wasser mit dem Urin ausgeschieden wird. Bei Krankheit kann der Flüssigkeitshaushalt aus dem Gleichgewicht geraten. So führt beispielsweise Durchfall zu Flüssigkeitsverlust und damit zu einem Austrocknen (Dehydration) des Körpers. Umgekehrt kann ein Ödem, eine Wasseransammlung im Gewebe, die Folge sein, wenn der Körper zuviel Flüssigkeit speichert.

Folate Der Begriff bezeichnet alle aus der Folsäure abgeleiteten Stoffe und Stoffgemische.

Folsäure Vitamin des B-Komplexes, das zusammen mit Vitamin B_{12} für die Bildung von DNS und RNS wichtig ist. Folsäure fördert die Aufspaltung und Verwertung von Eiweiß und spielt bei der Bildung roter und weißer Blutkörperchen eine wichtige Rolle.

Gesättigte Fettsäuren Die häufigste Form von Fett in Fleisch und Milchprodukten sowie in Kokosfett. Gesättigte Fettsäuren stehen im Verdacht, das Risiko für koronare Herzerkrankungen zu erhöhen.

Glucagon Ein Hormon, das in der Bauchspeicheldrüse gebildet wird und den Blutzuckerspiegel ansteigen läßt.

Glucose Ein auch Dextrose genannter Einfachzucker, der im Blut zirkuliert und vom Körper direkt als Energielieferant genutzt wird. Nur wenige Nahrungsmittel, etwa Weintrauben, enthalten reine Glucose. Das meiste von dem, was der Körper benötigt, bezieht er aus der Aufspaltung von Stärke und Saccharose (Tafelzucker) bei der Verdauung. Die Glucosekonzentration im Blut – der sogenannte Blutzuckerspiegel – wird durch die beiden Hormone Glucagon und Insulin gesteuert.

Glykogen Wenn der Körper mehr Glucose aufnimmt, als er braucht, um den unmittelbaren Energiebedarf zu decken, wird einiges davon in Leber und Muskeln als Glykogen gespeichert, das aus vernetzten Glucoseeinheiten zusammengesetzt ist. Diese Molekülketten können bei Bedarf, etwa bei körperlicher Anstrengung, aufgebrochen und rasch wieder in den Blutkreislauf abgegeben werden.

Hämoglobin Ein eisenhaltiges Pigment, das den roten Blutkörperchen ihre Farbe verleiht sowie Sauerstoff an sich bindet und in alle Teile des Körpers befördert. Je mehr Sauerstoff das Hämoglobin transportiert, desto heller ist das Blut.

Harnsäure Ein stickstoffhaltiger Abfallstoff, der bei der Aufspaltung von Eiweiß anfällt. Normalerweise wird die Harnsäure mit dem Urin ausgeschieden. Manche Menschen sind dazu allerdings erblich bedingt nicht in der Lage, so daß sich die Säure ansammelt, zu Salzen (Uraten) auskristallisiert und Gicht verursachen kann. Die gleichen Folgen kann es haben, wenn man zuviel Fleisch oder Innereien ißt.

Histamin Ein chemischer Stoff, der in den meisten Geweben vorhanden ist und zu den Abwehrmechanismen des Körpers gehört. Histamin ist außerdem an der Ausschüttung von Magensäure und an den Kontraktionen der glatten Muskulatur beteiligt. Bei allergischen Reaktionen wird es in großen Mengen freigesetzt und verursacht Jucken und Hautausschlag, Niesen, tränende Augen, Schwellungen und Atemnot.

Hochverarbeitete Lebensmittel Haushaltszucker, Weißmehl und polierter Reis sind Beispiele für hochverarbeitete (raffinierte) Lebensmittel, deren wesentliche Bestandteile so verändert wurden, daß viele der ursprünglich enthaltenen Nährstoffe verlorengegangen sind. Weißmehl und polierter Reis büßen den größten Teil ihrer Ballaststoffe ein, Reis darüber hinaus Vitamin B_1. Allerdings wird durch die Verarbeitung die Haltbarkeit der Lebensmittel verlängert.

Hormone Chemische Botenstoffe, die über den Blutkreislauf die Funktionen der Organe steuern. Die meisten werden von den Drüsen des endokrinen Systems gebildet, das durch die an der Schädelbasis gelegene Hypophyse (Hirnanhangsdrüse) gesteuert wird.

Indole Stickstoffverbindungen, die in Kreuzblütlern wie Rosenkohl, Grünkohl, Brokkoli, Blumenkohl und anderen Kohlsorten vorkommen. Pflanzliche Indole sollen dazu beitragen, den Abbau des weiblichen Hormons Östrogen im Körper zu beschleunigen und damit hormonell verursachte Krebserkrankungen wie Gebärmutter- und Brustkrebs zu verhüten.

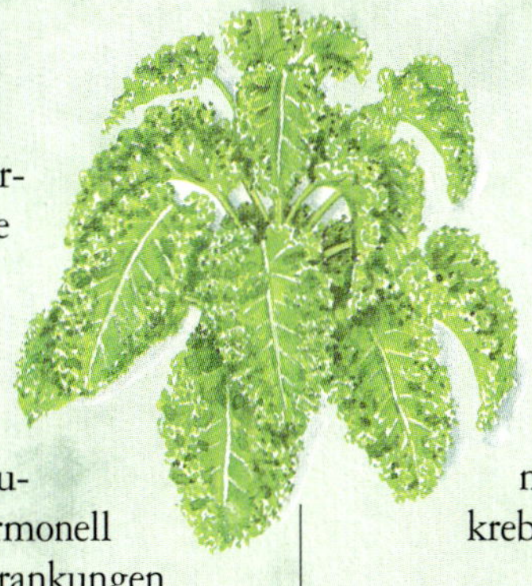

Insulin Ein Hormon, das von der Bauchspeicheldrüse produziert wird und verhütet, daß sich zuviel Glucose im Blut ansammelt; es sorgt dafür, daß die Zellen Glucose aufnehmen. Bei Diabetes mellitus, der häufigsten Form der Zuckerkrankheit, ist der Körper nicht in der Lage, Insulin in ausreichender Menge zu bilden, so daß der Blutzuckerspiegel ungebremst steigen kann, was schwerwiegende gesundheitliche Störungen zur Folge hat.

Isothiocyanate Chemische Stoffe in Nahrungsmitteln pflanzlicher Herkunft, die dazu beitragen sollen, die körpereigenen Abwehrkräfte gegen bestimmte Krebsformen zu stärken. Sie kommen beispielsweise in allen Kreuzblütlern wie Brokkoli, Rosenkohl und anderen Kohlsorten vor.

Joule Die Grundeinheit, mit der man den Brennwert von Nahrungsmitteln und den Energiebedarf des Körpers errechnet. Ein Joule ist eine winzige Menge, deshalb drückt man die Zahlen meist in Kilojoule aus (1 kJ = 1000 J). Eine andere gängige, offiziell aber nicht mehr gebräuchliche Maßeinheit für denselben Sachverhalt ist die Kilokalorie (1 kcal = 4,2 kJ).

Karzinogen Jede Substanz, die in lebendem Gewebe Krebs auslösen kann. Als Karzinogene bekannt oder verdächtig sind viele chemische Stoffe, die beispielsweise in der Industrie verwendet werden oder die in Autoabgasen und Zigarettenrauch enthalten sind. Auch die ultravioletten Strahlen des Sonnenlichts können als Karzinogene wirken und Hautkrebs hervorrufen.

Ketokörper Organische Verbindungen, die bei der Umwandlung von Fett in Energie gebildet werden, wenn dem Körper zuwenig Kohlenhydrate zur Verfügung stehen. Längeres Fasten sowie Erkrankungen, bei denen der Kohlenhydratstoffwechsel gestört ist (z. B. bei Zuckerkrankheit), lassen die Zahl der Ketokörper im Blut übermäßig ansteigen und bedingen eine Störung, die man als Ketose bezeichnet.

Koenzyme Organische Moleküle, die mit Enzymen zusammen biologische Prozesse beschleunigen, z. B. die Verdauung. Ein Koenzym kann ein Vitamin sein oder eines enthalten, es kann auch im Körper aus einem Vitamin gebildet werden. Koenzym A beispielsweise, das im Kohlenhydrat- und Fettstoffwechsel eine Rolle spielt, enthält Pantothensäure.

Kofaktor A Ein allgemeiner Begriff für nichteiweißartige Substanzen, die in ausreichender Menge vorhanden sein müssen, damit bestimmte Enzyme ihre Tätigkeit aufnehmen können.

Kollagen Ein Eiweiß, das die einzelnen Zellen zu Geweben zusammenschließt. Es ist in der Haut, in Sehnen, Bändern, Knochen und Knorpeln enthalten.

Komplexe Kohlenhydrate (Polysaccharide) Unter diesem Begriff werden Stärke und Ballaststoffe zusammengefaßt. Die Struktur dieser beiden Kohlenhydrate ist komplizierter als die von Zuckern, die die dritte Gruppe der Kohlenhydrate bilden.

Laktase Ein Enzym, das im Dünndarm hergestellt wird und das den in der Milch enthaltenen Milchzucker (Laktose) aufspaltet. Manche Menschen leiden unter einem angeborenen Laktasemangel, so daß sie Laktose nicht verdauen können und deshalb keine Milch vertragen.

Laktose Ein Zucker, der ausschließlich in Milch vorkommt. Er besteht aus den beiden Einfachzuckern Glucose und Galaktose und wird im Dünndarm durch das Enzym Laktase aufgespalten.

Lecithin Ein Bestandteil der Zellwände und der Lipoproteine. Lecithin ist beim Transport von Fett in die Zellen beteiligt. Man vermutet, daß es darüber hinaus den Körper im Kampf gegen so unterschiedliche Erkrankungen wie Arterienverkalkung, Virusinfektionen und Gallensteine unterstützt. Natürliche Lecithinquellen sind Eigelb, Leber, Vollkornweizenprodukte und Nüsse. Es wird auch als Ergänzungspräparat in Form von Kapseln und Saft angeboten. Lebensmittelhersteller verwenden es als Emulgator bei Produkten wie Mayonnaise.

Linolensäure Essentielle Fettsäure, die zur Gruppe der Omega-3-Fettsäuren gehört. Sie ist in Fisch, Walnüssen und in Leinöl enthalten.

Linolsäure Essentielle Fettsäure, die zur Gruppe der Omega-6-Fettsäuren gehört. Natürliche Quellen sind die meisten Pflanzenöle wie Sonnenblumen- oder Distelöl. Ebenso wie Linolensäure wird Linolsäure der Fertignahrung für Säuglinge zugesetzt, da Babys und Kleinkinder am ehesten durch einen Mangel gefährdet sind.

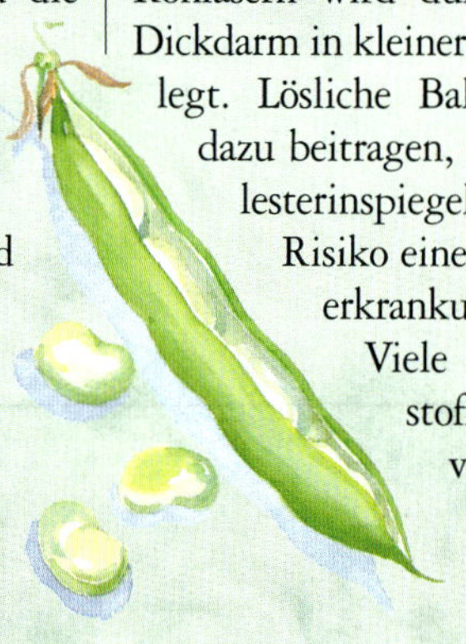

Lipide Zusammenfassende Bezeichnung für Fette und fettähnliche Stoffe, wie Öle und Wachse, sowie für fettlösliche Vitamine und eine Reihe komplexer Moleküle. Alle Lipide sind in Wasser schlecht löslich.

Lipoproteine Aus Eiweiß (Proteinen) und Lipiden bestehende Moleküle, die dafür sorgen, daß wasserunlösliche Fette mit dem Blutstrom transportiert werden können.

Man unterscheidet Lipoproteine geringer Dichte (LDL; von englisch *low density lipoproteins*) und Lipoproteine hoher Dichte (HDL; von englisch *high density lipoproteins*). Die Lipoproteine geringer Dichte befördern Cholesterin zu den Körperzellen, wo es in die Zellwände eingelagert wird oder eine Rolle bei anderen lebenswichtigen Funktionen spielt. Hohe LDL-Werte im Blut können darauf hindeuten, daß der Blutcholesterinspiegel erhöht ist, wodurch das Risiko einer koronaren Herzerkrankung steigt. Ein hoher LDL-Spiegel kann erblich oder durch eine falsche Ernährung bedingt sein oder durch eine Verbindung beider Faktoren hervorgerufen werden.

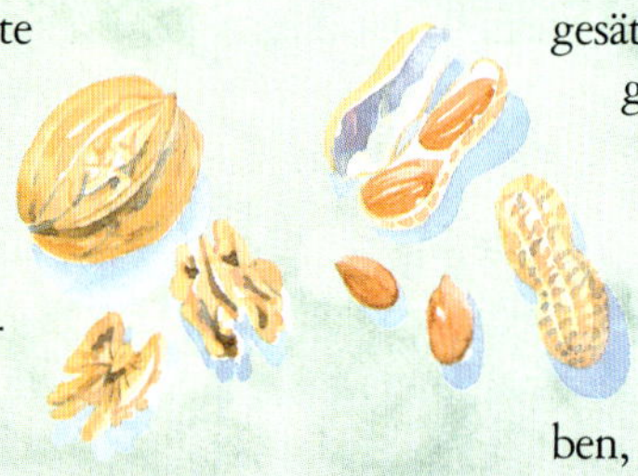

Die Lipoproteine hoher Dichte schleusen überschüssiges Cholesterin aus dem Gewebe heraus und transportieren es zur Leber, wo es abgebaut und ausgeschieden wird. Ein hoher HDL-Spiegel zeigt an, daß das Risiko einer Herzerkrankung gering ist.

Lösliche Ballaststoffe Diese Art der Rohfasern wird durch Bakterien im Dickdarm in kleinere Bestandteile zerlegt. Lösliche Ballaststoffe können dazu beitragen, einen hohen Cholesterinspiegel und damit das Risiko einer koronaren Herzerkrankung zu senken. Viele lösliche Ballaststoffe liefern Früchte, vor allem Dörrobst, grünes Gemüse, Hülsenfrüchte (dicke Bohnen, Erbsen und Linsen) und bestimmte Getreideprodukte wie Haferflocken und Weizenkleie.

Makronährstoffe Allgemeiner Begriff für jene Nährstoffe, die der Körper in verhältnismäßig großen Mengen benötigt, um daraus Energie zu gewinnen. Es handelt sich dabei im wesentlichen um Kohlenhydrate, Eiweiß und Fette.

Mehrfach ungesättigte Fettsäuren Fettarten, die in hoher Konzentration in Pflanzenölen wie Distel- und Sonnenblumenöl, ferner in Nüssen und fettreichen Fischen wie Lachs und Makrele enthalten sind. Zu den mehrfach ungesättigten Fettsäuren gehören auch die beiden Gruppen der essentiellen Fettsäuren, die der Körper, um gesund zu bleiben, mit der Nahrung aufnehmen muß und die man ihm deshalb regelmäßig in geringen Mengen zuführen sollte. Eine Ernährung, die reichlich mehrfach ungesättigte Fettsäuren, dafür aber wenig gesättigte und Transfettsäuren enthält, senkt den Cholesterinspiegel und kann dazu beitragen, das Risiko einer koronaren Herzerkrankung zu verringern.

Metabolit Jede Substanz, die im Rahmen des Stoffwechsels (Metabolismus) eine Rolle spielt, sei es als Stoffwechselprodukt oder als Rohmaterial in Form von Nährstoffen, die der Körper aus der Nahrung gewinnt.

Mikrogramm (µg) Gewichtseinheit, die einem millionstel Gramm oder einem tausendstel Milligramm entspricht.

Mikronährstoffe Allgemeine Bezeichnung für Nährstoffe wie Vitamine und Mineralstoffe, die für die Gesundheit und Funktionstüchtigkeit des Körpers zwar unabdingbar sind, die dieser aber nur in sehr kleinen Mengen benötigt.

Mikroorganismus Ein Lebewesen, das zu klein ist, als daß man es mit bloßem Auge sehen könnte. Zu den Mikroorganismen, auch Mikroben genannt, gehören u. a. Bakterien und Viren.

Milligramm (mg) Gewichtseinheit, die einem tausendstel Gramm entspricht.

Milliliter (ml) Maßeinheit, die einem tausendstel Liter entspricht. 1 TL entspricht etwa 5 ml, 1 EL etwa 15 ml.

Neurotransmitter Chemische Botenstoffe, die von den Enden der Nervenzellen freigesetzt werden und den Nervenimpuls an die nächste Nervenzelle weiterleiten. Auf diese Weise laufen die Signale durch den ganzen Körper.

Nitrate Stickstoffhaltige Stoffe, die in manchen Nahrungsmitteln von Natur aus enthalten sind und die als Konservierungsmittel vielen Fleischprodukten zugesetzt werden. Nitrate dienen auch als Düngemittel in der Landwirtschaft. Aus dem Erdboden werden die Nitrate in Flüsse und ins Grundwasser und damit weiter ins Trinkwasser geschwemmt. Der zulässige Nitratgehalt im Trinkwasser sowie in Nahrungsmitteln ist gesetzlich festgelegt.

Nitrite Ebenso wie die chemisch verwandten Nitrate werden Nitrite Fleischprodukten zugesetzt, um sie haltbarer zu machen. Nitrite können aber auch im Körper gebildet werden, wenn bestimmte Bakterien im Magen die in der Nahrung und im Trinkwasser enthaltenen Nitrate umwandeln.

Nitrosamine Substanzen, die entstehen, wenn Nitrite und Amine zusammen reagieren. Nitrosamine haben sich in Tierversuchen als krebserregend erwiesen. Ob auch beim Menschen eine Verbindung zwischen Nitrosaminen und Krebserkrankungen besteht, konnte bislang nicht gesichert festgestellt werden. Auffallend ist allerdings, daß beispielsweise in Japan, wo man verhältnismäßig viele mit Nitraten behandelte oder geräucherte Lebensmittel (die zur Bildung von Nitrosaminen im Magen führen können) ißt, Speiseröhren- und Magenkrebs deutlich häufiger auftreten.

Noradrenalin Dieses Hormon ist eng verwandt mit Adrenalin und hat ähnliche Wirkungen. Es wird ebenfalls von den Nebennieren gebildet. Ferner gehört Noradrenalin zu den Neurotransmittern, die für die Übertragung der Nervenimpulse zuständig sind.

Omega-3-/Omega-6-Fettsäuren Siehe ESSENTIELLE FETTSÄUREN, S. 384.

Östrogen Eines der Hormone, die den weiblichen Sexualzyklus steuern. Es wird vor allem in den Eierstöcken gebildet.

Oxalsäure Ein chemischer Stoff, der sich – in größeren Mengen aufgenommen – unter Umständen sehr schädlich auf die Gesundheit auswirken kann. Darum sollte man auf keinen Fall Rhabarberblätter essen, denn sie enthalten Oxalsäure in so hoher Konzentration, daß sie giftig sind. In geringerer Menge ist Oxalsäure auch in den Rhabarberstielen, in Spinat, Sauerampfer, Mandeln und Schokolade enthalten. Oxalsäure hemmt die Calcium- und Eisenaufnahme.

Oxidation Ein chemischer Vorgang, bei dem sich ein Stoff mit Sauerstoff verbindet, wobei eine Vielzahl von Reaktionen abläuft. Sichtbar wird dieser Vorgang z. B., wenn sich ein aufgeschnittener oder geschälter Apfel braun verfärbt.

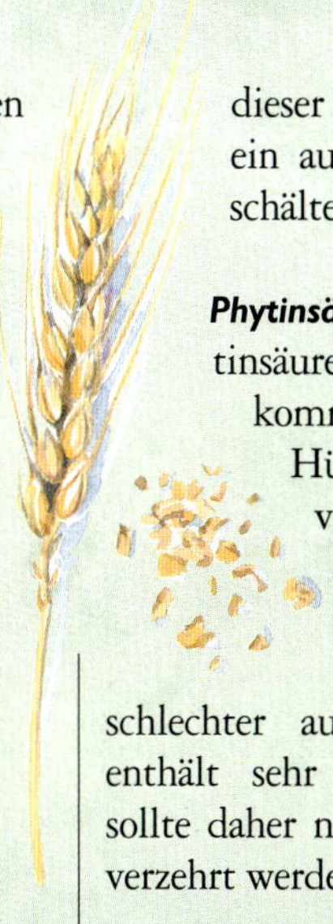

Phytinsäure Die Salze der Phytinsäure, sogenannte Phytate, kommen in Getreide und Hülsenfrüchten vor. Sie verbinden sich mit Mineralstoffen wie Calcium, Eisen und Zink, so daß der Körper diese schlechter aufnehmen kann. Kleie enthält sehr viel Phytinsäure und sollte daher nur in geringen Mengen verzehrt werden.

Phytochemische Stoffe Eine Bezeichnung für sekundäre Pflanzenstoffe, die in Obst und Gemüse vorkommen. Sie können in gewissem Umfang vor Krebs, Herzerkrankungen, Arthritis, Bluthochdruck und anderen Störungen schützen. Der Beweis, daß diese Stoffe krebshemmend wirken, steht bisher noch aus, doch deutet vieles darauf hin, daß Menschen, die viel Obst und Gemüse essen, seltener an Krebs erkranken. Zu den phytochemischen Stoffen gehören u. a. Betacarotin, Indole und Isothiocyanate.

Phytoöstrogene Pflanzliche Stoffe, die dem weiblichen Hormon Östrogen ähneln. Sie sind in Sojabohnen und anderen Hülsenfrüchten enthalten.

Plasma Eine blaßgelbe Flüssigkeit, die etwa 55 % des Blutes ausmacht. Die roten und weißen Blutkörperchen sowie die Thrombozyten schwimmen darin. Darüber hinaus transportiert das Plasma Tausende von weiteren Stoffen in alle Teile des Körpers, u. a. Proteine, Glucose, Vitamine, Hormone und Antikörper.

Polypen Kleine Gewächse, die sich an Schleimhäuten bilden, meist in der Nase und den Nebenhöhlen. Sie sind nur selten bösartig, müssen aber in vielen Fällen chirurgisch entfernt werden, um Beschwerden und chronische Infektionen zu verhüten. Polypen im Dickdarm können zu Krebs entarten. Eine übermäßige Entwicklung von Darmpolypen ist oft erblich bedingt.

Polyphenole Eine Gruppe organischer Substanzen (wie Tannine), die in vielen Lebensmitteln wie Tee, Kaffee und Rotwein enthalten sind. Sie verbinden sich mit Eisen, das der Körper dann nur schwer aufnehmen kann.

Prostaglandine Substanzen, die in vielen Körpergeweben und -flüssigkeiten enthalten sind, z. B. im Gehirn, in der Gebärmutter, in den Nieren und im männlichen Samen. Ihre Wirkung ähnelt der von Hormonen. Sie regen beispielsweise während der Menstruation oder der Geburt die Gebärmutter an, sich zusammenzuziehen, und beeinflussen die Durchblutung der Nieren sowie die Schleimproduktion im Magen.

Purine Eine Gruppe organischer Substanzen, zu denen u. a. auch Koffein und Harnsäure zählen. Patienten, die an Nieren- oder Blasensteinen oder an Gicht leiden – Erkrankungen, die durch das Auskristallisieren von Harnsäure entstehen –, sollten auf purinreiche Nahrungsmittel wie Leber, Nieren und Fische wie Sardinen verzichten.

Resistente Stärke Eine Form der Stärke, die nicht auf die übliche Weise von den Enzymen im Dünndarm aufgespalten werden kann. Sie ist in rohen Kartoffeln, unreifen Früchten und manchen vorverarbeiteten Lebensmitteln enthalten. Resistente Stärke passiert unverdaut den Magen-Darm-Trakt bis zum Dickdarm, wo sie ebenso wie die unlöslichen Ballaststoffe dazu beitragen kann, Verstopfung zu verhindern. Allerdings kann resistente Stärke auch gären und dabei Blähungen und Unwohlsein verursachen.

RNS (Ribonucleinsäure) Diese Substanz ist in jeder lebenden Zelle vorhanden und ermöglicht es dem Körper, sich entsprechend dem Erbgut, also der genetischen Information der DNS, zu entwickeln. Es gibt verschiedene Formen der RNS: Die Messenger- oder Boten-RNS trägt Informationen von der im Zellkern enthaltenen DNS zu den Ribosomen, zu Zellpartikeln, in denen Eiweiß hergestellt wird. Die Transfer-RNS wiederum stellt sicher, daß die Aminosäuren, also die Bausteine der Proteine oder Eiweißkörper, dem Code entsprechend richtig zusammengesetzt werden.

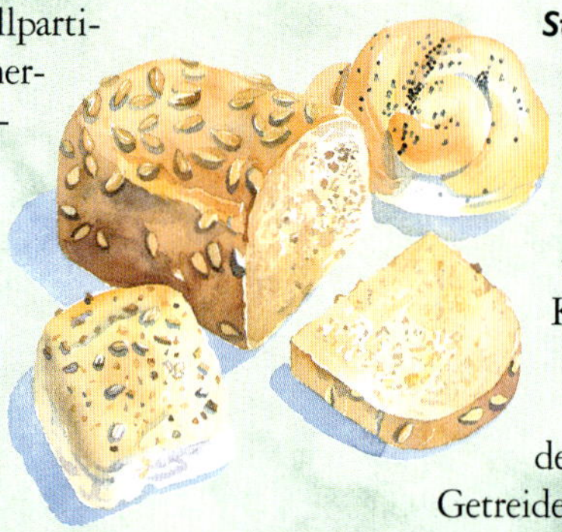

Salicylate Substanzen, die mit der Salicylsäure eng verwandt sind, die als Wirkstoff in vielen Schmerzmitteln enthalten ist. Bei manchen Menschen können die in Nahrungsmitteln (vor allem in Früchten) und Medikamenten enthaltenen Salicylate allergische Reaktionen wie Asthmaanfälle und Heuschnupfen auslösen.

Schleimhaut (Mucosa) Die innere Auskleidung von Mund, Nasennebenhöhlen, Magen, Darm und anderen Hohlorganen. Wie der Name schon andeutet, produziert sie Schleim, der als Schutzfilm ihre Oberfläche bedeckt, sie gleitfähig macht und vor mechanischen, thermischen und chemischen Reizen schützt. Darüber hinaus enthält der Schleim Enzyme, die er weitertransportiert.

Spurenelemente Mineralstoffe, die der Körper nur in ganz geringen Mengen benötigt, um gesund und funktionstüchtig zu bleiben. Zu den Spurenelementen gehören u. a. Jod, Eisen, Selen, Zink und Mangan.

Stabilisatoren Substanzen, die Emulsionen (Fett-Wasser-Mischungen) stabilisieren und unerwünschte chemische Veränderungen verhüten sollen. Meist dicken sie die Emulsion auch ein und lassen sie erstarren. Häufig eingesetzte Stabilisatoren sind Gelatine, Pektin und Guarkernmehl.

Stärke Ein komplexes Kohlenhydrat. Stärke besteht aus Glucosebausteinen und ist die wichtigste Energie- und Kohlenhydratquelle der menschlichen Ernährung. Besonders stärkehaltig sind Getreideprodukte wie Brot, Nudeln und Reis sowie Kartoffeln.

Steroide Eine bestimmte Art der Lipide. In der Natur kommen Steroide sowohl in Form der männlichen und weiblichen Sexualhormone als auch als Gallensalze vor. Eine Reihe synthetischer Steroide (beispielsweise Cortison) wird als entzündungshemmende Arzneimittel eingesetzt. Anabolika ähneln den männlichen Sexualhormonen. Sie lassen bei Sportlern rasch Muskelmassen anschwellen und verhelfen überdies zu mehr Ausdauer. Gelegentlich werden Anabolika von Profisportlern illegal eingesetzt, um ihre Leistung zu steigern.

Stimulantien Alle Arzneimittel, Nahrungsmittel und Getränke, die in der Lage sind, die Abläufe im Körper vorübergehend zu beschleunigen, können als Stimulantien bezeichnet werden. Im engeren Sinn allerdings meint man damit Stoffe, die die natürliche Wirkung von Adrenalin imitieren, d. h.

Körper und Gehirn in erhöhte Reaktionsbereitschaft versetzen. Alltägliche Stimulantien sind Koffein, das in Tee, Kaffee, Colagetränken und Schokolade enthalten ist, sowie Nicotin.

Stoffwechsel (Metabolismus) Der Begriff umfaßt alle chemischen und physikalischen Abläufe, die im Körper stattfinden, um ihn am Leben und funktionstüchtig zu erhalten. Man unterscheidet grob zwei Arten von Stoffwechselprozessen: zum einen Vorgänge, mit deren Hilfe komplexe chemische Stoffe in einfache Bestandteile aufgespalten werden, um Energie zu liefern (Katabolismus); zum andern Prozesse, bei denen komplexe Stoffe in den Organen und Geweben aufgebaut werden, um Energie zu speichern oder um im Körper für Wachstum und Reparaturen zu sorgen (Anabolismus).

Sulfite Schwefelverbindungen, die eingesetzt werden, um Nahrungsmittel haltbar zu machen. Werden Sulfite mit einer Säure vermischt, setzen sie gasförmiges Schwefeldioxid frei, das Hefezellen abtötet und überdies bleichend wirkt. Bei empfindlichen Menschen kann Schwefeldioxid Asthmaanfälle auslösen.

Synthese Ein Prozeß, bei dem aus einzelnen Bestandteilen komplexe Stoffe zusammengesetzt werden. Bei der Eiweißsynthese z. B. werden aus den einzelnen Aminosäuren, die aus dem aufgespaltenen Nahrungseiweiß stammen und die über den Blutkreislauf in die Leber oder zu anderen Körperzellen gelangen, neue Proteine gebildet.

Systemisch Der Begriff bezeichnet eine Erkrankung, die nicht nur einen Körperteil, sondern den gesamten Organismus betrifft. Ein Beispiel dafür ist Lupus erythematodes, eine chronisch entzündliche Autoimmunerkrankung des Bindegewebes.

Thrombozyten Wenn ein Blutgefäß beschädigt wird, eilen Thrombozyten (Blutplättchen), die im Knochenmark produziert und in großer Zahl mit dem Blutstrom transportiert werden, zu Hilfe. Sie verklumpen an den Wundrändern und reparieren so kleinere Schäden. Ist die Wunde zu groß, als daß die Thrombozyten sie allein verschließen könnten, lösen sie chemische Reaktionen aus, die rote Blutkörperchen an die beschädigte Stelle rufen und dort verklumpen lassen.

Toxinämie Eine Form der Blutvergiftung durch Toxine (Gifte), die von Bakterien stammen, die in den Körper eingedrungen sind. Sobald die Toxine ins Blut gelangt sind, lösen sie im ganzen Körper entsprechende Symptome aus.

Toxine Gifte, die von lebenden Organismen produziert werden, meist von Bakterien. Toxische Substanzen können aber auch anorganische Stoffe wie Blei oder Quecksilber sein.

Transfettsäuren Fette, die von Natur aus in Fleisch und Milchprodukten vorkommen, aber auch bei der Herstellung gehärteter Pflanzenfette entstehen, die bei Raumtemperatur fest bleiben sollen. In dieser künstlichen Form sind Transfettsäuren vor allem in gehärteter Margarine enthalten. Untersuchungen deuten darauf hin, daß der Verzehr großer Mengen künstlicher Transfettsäuren möglicherweise das Risiko einer koronaren Herzerkrankung erhöht. Allerdings sind diese Ergebnisse bislang noch umstritten, da eindeutige Beweise dafür bislang nicht vorliegen.

Triglyceride In dieser Form werden Fette im Körper gespeichert. Bei der Verdauung werden die mit der Nahrung aufgenommenen Triglyceride zunächst aufgespalten und dann in den Zellen der Darmwand wieder zusammengesetzt und an den Blutstrom abgegeben. Untersuchungen haben ergeben, daß ein Zusammenhang zwischen einem erhöhten Triglyceridspiegel und Herzerkrankungen besteht. Dazu tragen jedoch möglicherweise auch noch andere Faktoren bei. So wurde nachgewiesen, daß bei körperlicher Bewegung die Triglyceride im Blut abgebaut werden, während starker Alkoholkonsum sie meist ansteigen läßt.

Unlösliche Ballaststoffe Pflanzliche Rohfasern wie Cellulose, die unverändert durch den Darm wandern, weil sie von den körpereigenen Enzymen nicht aufgespalten werden können. Allerdings sorgen Bakterien im unteren Teil des Dickdarms dafür, daß die unlöslichen Ballaststoffe zu kurzkettigen Fettsäuren vergoren werden.

Viren Infektiöse Partikel, die zahlreiche Krankheiten verursachen können, vom Schnupfen über Grippe und Windpocken bis hin zu Herpes, Aids und Kinderlähmung. Viren vermehren sich, indem sie in eine Zelle eindringen und sich dort immer wieder reproduzieren. Beim gesunden Menschen bildet die befallene Zelle den Eiweißstoff Interferon, der das Virus an seiner Ausbreitung hindert. Bei Menschen mit einem geschwächten Immunsystem funktioniert dieser Abwehrmechanismus nicht immer wirksam.

Virustatika Arzneimittel, die gegen Viren wirksam sind. Ein Beispiel ist Acyclovir, das zur Behandlung von Gürtelrose und anderen Herpeserkrankungen eingesetzt wird. Bestimmte Nahrungsmittel wie Knoblauch enthalten natürliche Stoffe, die ebenfalls antivirale Eigenschaften haben.

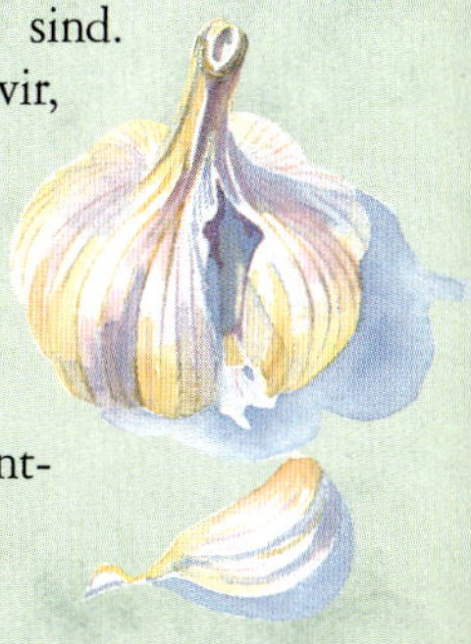

Register

Die **fett** gedruckten Seitenzahlen verweisen auf einen Haupteintrag, die *kursiv* gedruckten Seitenzahlen verweisen auf eine Tabelle oder ein Bild. Die Umlaute ä, ö, ü werden wie a, o, u behandelt.

A

B

C

D

I

J

K

N

O

P

Bildnachweis

Vorsatz: Vernon Morgan
Rücksatz: Vernon Morgan

Innenteil: 3 Vernon Morgan; 4/5 Vernon Morgan; 6 Vernon Morgan; 9 Werner Pleil; 11 u. Döbbelin; 12 u.r. Clare Melinsky; 14 (3.Illu.) Inkje von Wurmb; 14 u. l. Image Bank; 14 u. r. Weststock/IFA-Bilderteam; 15 u.l. Palais/Mauritius; 15 u.r. Vision/IFA-Bilderteam; 16 Karl Adamson; 19 Vernon Morgan; 20 Werner Pleil; 22/23 Karl Adamson; 24/25 Vernon Morgan; 26 Gus Filgate; 29 Werner Pleil; 31 Vernon Morgan; 32/33 ACE/Mauritius; 34 Hallwaß; 35 Werner Pleil; 37 Werner Pleil; 39 Vernon Morgan; 44/45 Karl Adamson; 49 TPL/IFA-Bilderteam; 50 Werner Pleil; 54 Carol Sharp; 57 Gus Filgate; 59 Döbbelin; 60/61 Gus Filgate; 61 o.r. Werner Pleil; 63 o.l. Habel/Mauritius; 63 o.r. HESTIA; 64 Werner Pleil; 66 Vernon Morgan; 68 Werner Pleil; 70/71 Döbbelin; 75 Gus Filgate; 76 o.l. Lesli Sternberg; 76 u.r. Werner Pleil; 80 Werner Pleil; 82 Werner Pleil; 84 Gus Filgate; 86 Teubner; 88 u.l. Werner Pleil; 90 Vernon Morgan; 92 Karl Adamson; 95 Gus Filgate; 101 Hallwaß; 106/107 Karl Adamson; 109 Vernon Morgan; 116 Karl Adamson; 119 Gus Filgate; 122/123 PP/Bavaria; 124 Karl Adamson; 126 Lesli Sternberg; 129 Karl Adamson; 130 Werner Pleil; 136 Werner Pleil; 137 Karl Adamson; 139 Karl Adamson; 140 Hallwaß; 141 Jon Stewart; 143 Lesli Sternberg; 144 Werner Pleil; 147 Werner Pleil; 148 Gus Filgate; 152 Gus Filgate; 154 Carol Sharp; 157 o.M. Reimann; 157 u.l. Reimann; 158 Werner Pleil; 159 Karl Adamson; 160 Lesli Sternberg; 162 Teubner; 163 Jon Stewart; 165 Gus Filgate; 166/167 Vernon Morgan; 168 Werner Pleil; 169 Teubner; 171 Vernon Morgan; 173 M. Teufert/New Eyes; 175 Karl Adamson; 182 Jon Stewart; 185 Vernon Morgan; 186 Karl Adamson; 189 Karl Adamson; 193 Vernon Morgan; 194 Teubner; 196/197 Teubner; 200 o.l. Lesli Sternberg; 200 u.r. Vernon Morgan; 201 Werner Pleil; 204 Werner Pleil; 206 Teubner; 211 Lesli Sternberg; 212 Werner Pleil; 217 Gus Filgate; 220 Vernon Morgan; 221 Karl Adamson; 222/223 Vernon Morgan; 225 Werner Pleil; 227 Teubner; 229 Werner Pleil; 231 Karl Adamson; 241 Karl Adamson; 242 Werner Pleil; 251 Vernon Morgan; 253 Gus Filgate; 256 Karl Adamson; 259 Karl Adamson; 261 Werner Pleil; 262/263 Gus Filgate; 264/265 Karl Adamson; 266 Lesli Sternberg; 269 Gus Filgate; 271 Hallwaß; 276 Carol Sharp; 282 Werner Pleil; 284 Karl Adamson; 287 Werner Pleil; 288/289 Richard Passmore/Tony Stone; 290 Teubner; 292 Lesli Sternberg; 299 Werner Pleil; 303 Teubner; 306 Karl Adamson; 309 Teubner; 310 Werner Pleil; 311 Teubner; 315 Karl Adamson; 316 Gus Filgate; 317 Gus Filgate; 318 Teubner; 319 Karl Adamson; 320 David Madison/Tony Stone; 325 Karl Adamson; 328 Karl Adamson; 329 Werner Pleil; 331 M.r. Reimann; 332 Karl Adamson; 335 Karl Adamson; 336 SKN-Bildarchiv; 338 Karl Adamson; 339 Vernon Morgan; 341 Lesli Sternberg; 344 Karl Adamson; 345 Werner Pleil; 347 Karl Adamson; 349 Werner Pleil; 361 Lesli Sternberg; 362 Teubner; 366 Teubner; 372 o.l. Lesli Sternberg; 372 u.r. Werner Pleil; 375 Gus Filgate; 377 Werner Pleil; 378 Karl Adamson; 381 Vernon Morgan.

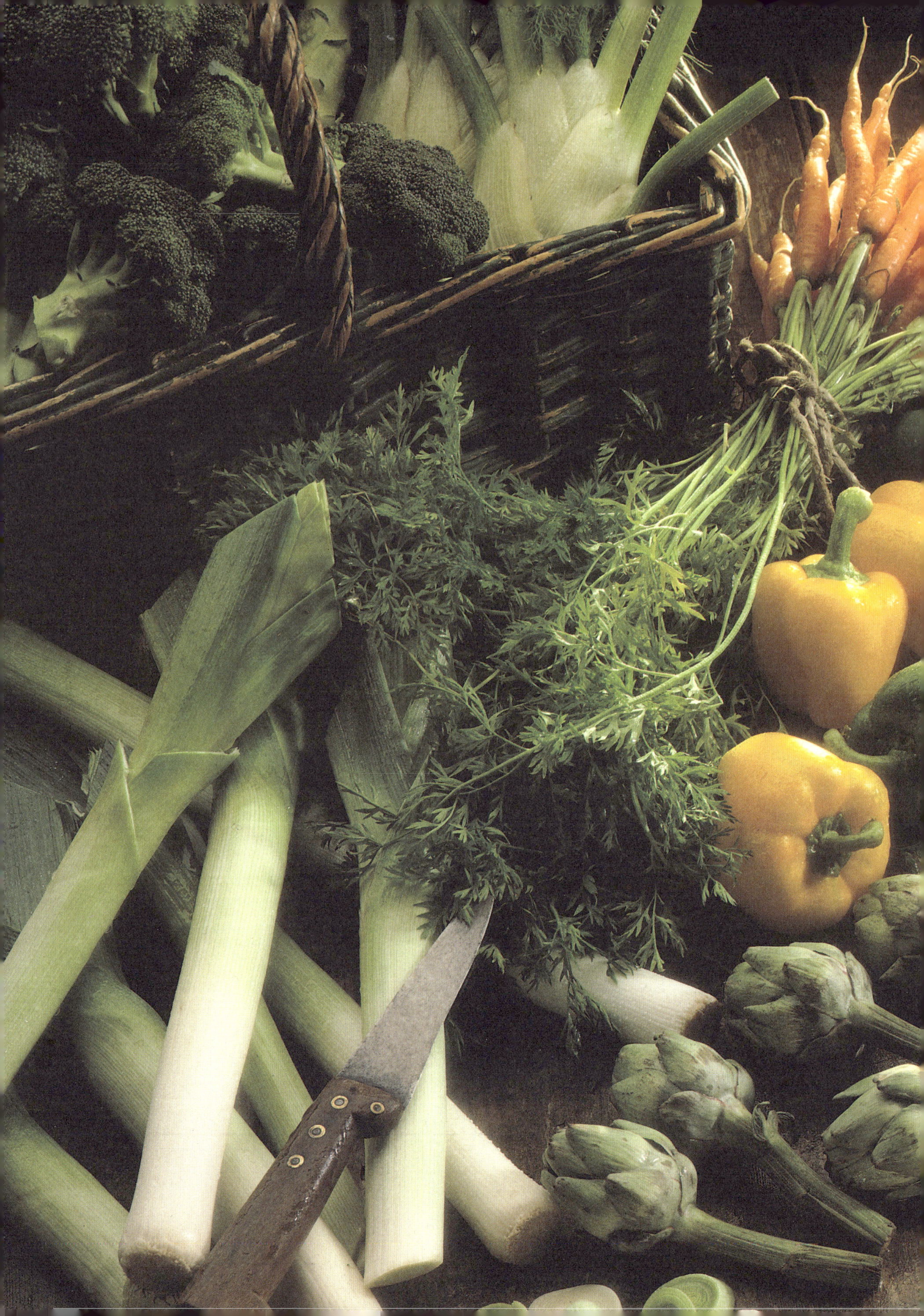